Schwangerschaft
& Geburt

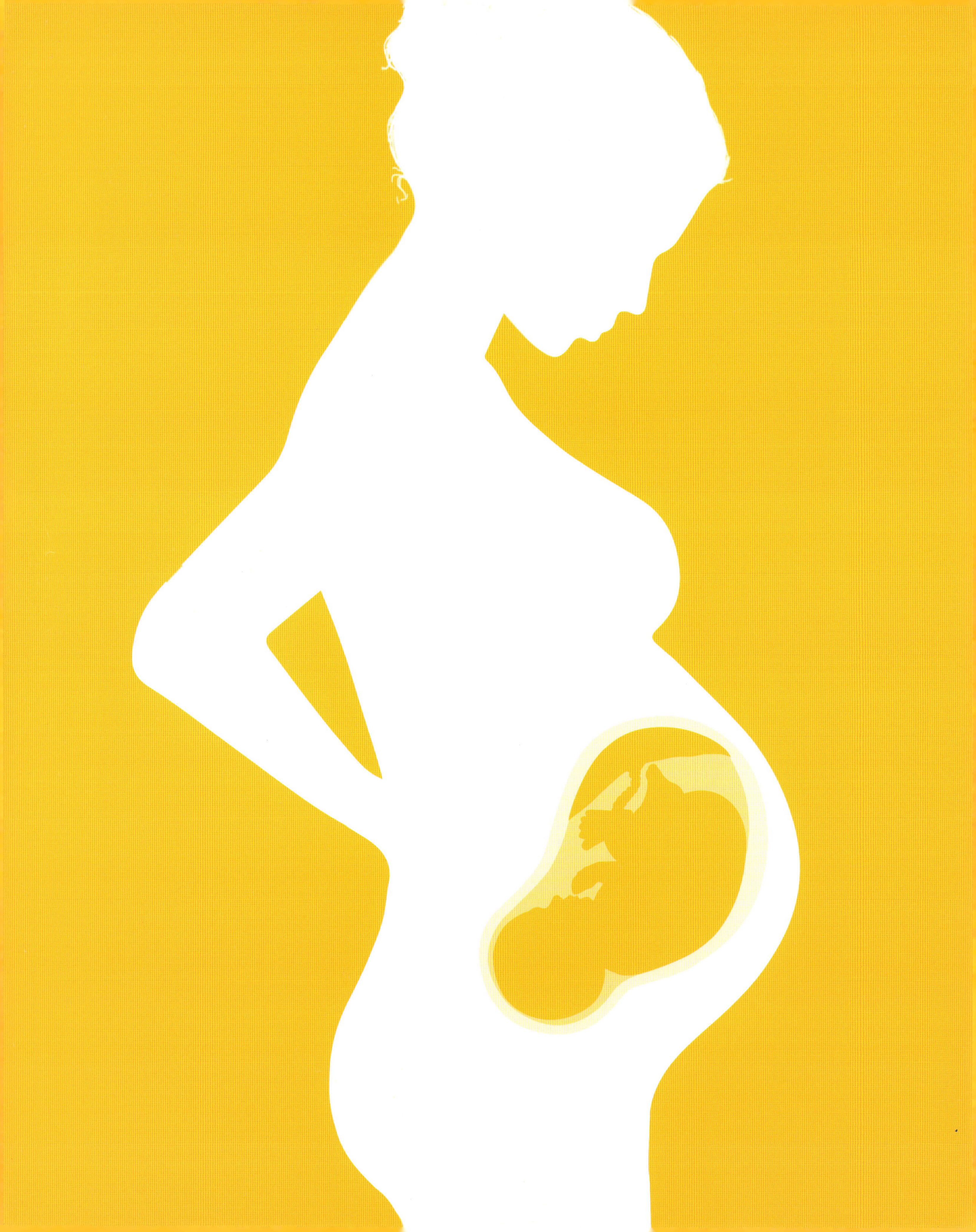

Schwangerschaft & Geburt

Alle Antworten auf meine Fragen

Herausgeberin
Dr. Chandrima Biswas

DK

DK Penguin Random House

DK London
Herausgeber Dr. Chandrima Biswas
Berater Dr. Anastasia Alcock, Dr. Jenny Hall, Dr. Su Laurent, Prof. Lesley Page
Autoren Judy Barratt, Claire Cross, Susannah Steel
Projektbetreuung Shaswati Tia Sarkar, Victoria Mashallsay, Dawn Bates, Hilary Mandleberg, Ruth O'Rourke
Cheflektorat Lisa Dyer
Lektorat Carrie Love, Victoria Heyworth-Dunne
Programmleitung Mary-Clare Jerram
Art Director Maxine Pedliham
Bildredaktion Marianne Markham, Nicola Rodway, Alison Gardner, Collette Sadler
Gestaltung und Satz Emma Forge, Tom Forge
Herstellung Andy Hilliard, Stephanie McConnell
Umschlaggestaltung Nicola Powling, Francesca Young
Creative Technical Support Sonia Charbonnier
Bildrecherche Lucy Clacton, Martin Copeland
Illustrationen Peter Bull
Fotos Ruth Jenkinson

Für die deutsche Ausgabe:
Programmleitung Monika Schlitzer
Redaktionsleitung Caren Hummel
Projektbetreuung Manuela Stern
Herstellungsleitung Dorothee Whittaker
Herstellungskoordination Katharina Schäfer
Herstellung Sophie Schiela

Titel der englischen Originalausgabe:
The Pregnancy Encyclopedia

Übersetzung Karin Hofmann, Jeanette Stark-Städele
Lektorat Marianne Rudolph

ISBN 978-3-8310-3231-0

Druck und Bindung RR Donnelley Asia Printing Solutions Limited, China

Besuchen Sie uns im Internet
www.dorlingkindersley.de

Hinweis
Die Informationen und Ratschläge in diesem Buch sind von den Autoren und vom Verlag sorgfältig erwogen und geprüft, dennoch kann eine Garantie nicht übernommen werden.
Eine Haftung der Autoren bzw. des Verlags und seiner Beauftragten für Personen-, Sach- und Vermögensschäden ist ausgeschlossen.

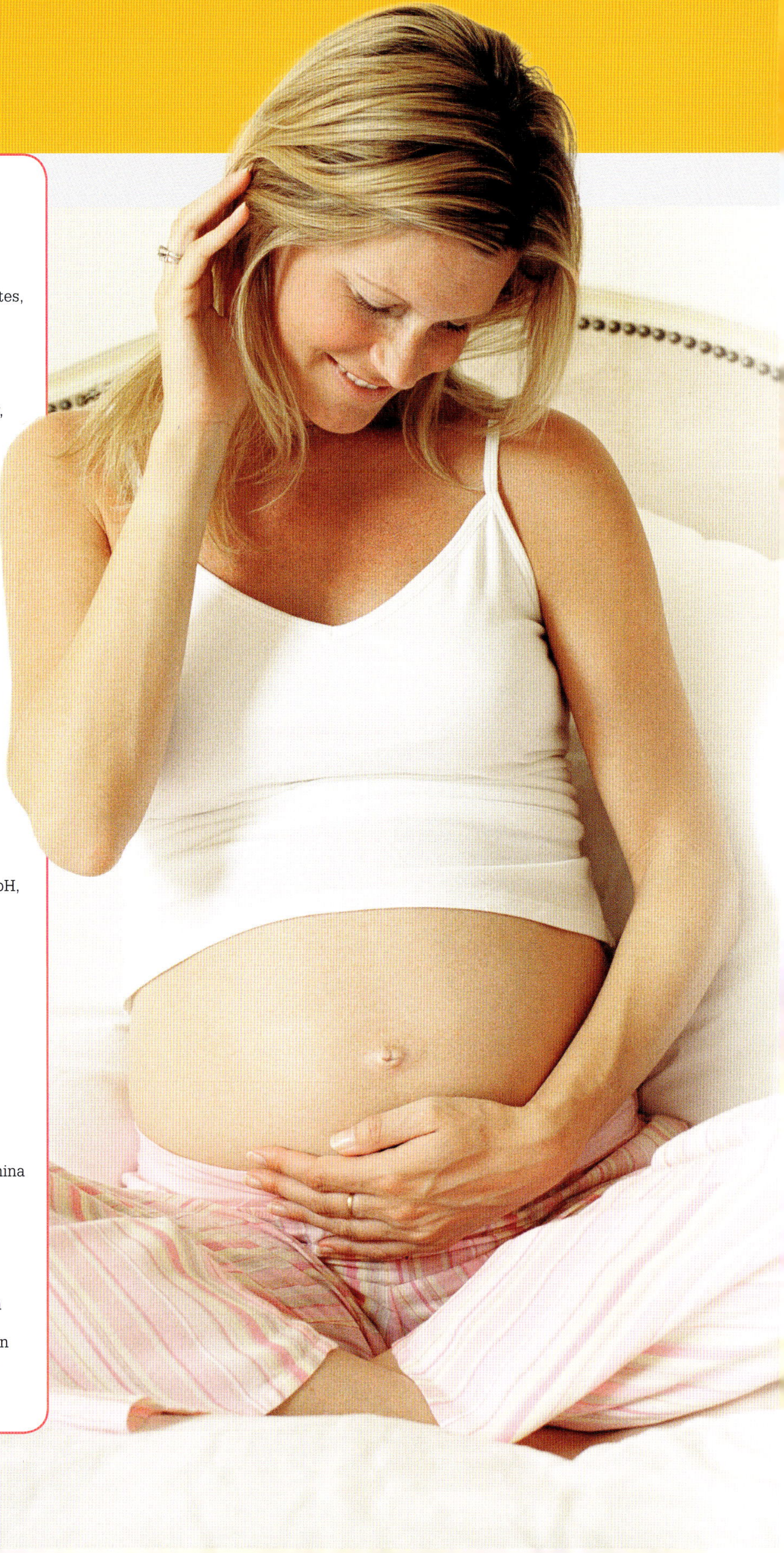

Inhalt

Vorwort

Ihre Schwangerschaft, egal ob die erste oder eine von mehreren, ist eine unglaubliche und einzigartige Reise. In meiner Arbeit als Geburtshelferin mit Frauen unterschiedlichster Herkunft erlebe ich immer wieder, dass keine Schwangerschaft und keine Geburt der anderen gleicht.

Die Bestätigung, dass Sie zum ersten, zweiten, dritten oder vierten Mal schwanger sind, kann die verschiedensten Gefühle hervorrufen: Freude, Aufregung, Befremdung, Neugier und natürlich Angst. Solche Gefühle sind genauso natürlich wie der Wunsch nach Unterstützung. Früher fanden Schwangere quer durch alle sozialen Schichten Rat und Hilfe bei den weiblichen Angehörigen ihrer Großfamilie. Heute stehen nur noch die engsten Angehörigen und ein paar Freundinnen zur Verfügung sowie alle paar Wochen die Hebamme oder der Frauenarzt, mit denen wir über unsere Schwangerschaft sprechen.

Oft führt uns unser erster Weg auf der Suche nach Hilfe ins Internet. Dort herrscht ein Überangebot an Informationen (und Fehlinformationen), an Anekdoten und Erfahrungsberichten – besonders schöne ebenso wie besonders schreckliche –, die andere Eltern mit dem Rest der Welt geteilt haben. So sind die Suchergebnisse manchmal informativ, häufig aber sorgen sie eher für Verwirrung und schüren die Angst vor zukünftigen eigenen Erlebnissen.

Antwort auf Ihre Fragen

In diesem Buch versuchen wir, Ihnen genau die Ratschläge und Unterstützung zukommen zu lassen, die Sie in einer der wichtigsten Phasen Ihres Lebens brauchen: angefangen bei der Empfängnis über Schwangerschaft, Wehen und Geburt bis hin zu den ersten drei Lebensmonaten Ihres Babys. Die Kapitel sind nach Themenbereichen und Fragen angeordnet, sodass Sie schnell die Antworten finden, die Sie suchen, aber auf Wunsch auch etwas über andere verwandte Themen erfahren können.

Wer sind die Experten?

Herausgeberin
Dr. Chandrima Biswas

Dr. Chandrima Biswas ist medizinische Direktorin des Whittington Hospital in London und leitet außerdem den Geburtshilfebereich des North Central London Maternity Network. Sie gehört dem Royal College of Obstetricians and Gynaecologists an und war Präsidentin des Maternity and Newborn Forum der Royal Society of Medicine. Ihr Spezialgebiet sind Hochrisikoschwangerschaften, insbesondere die Betreuung von stark übergewichtigen Frauen während der Schwangerschaft.

Beraterin
Dr. Anastasia Alcock

Dr. Anastasia Alcock ist Kinderärztin mit den Spezialgebieten Notfallmedizin und Infektionskrankheiten. Seit ihrem Studienabschluss an der Imperial College School of Medicine in London arbeitet sie am John Radcliffe Hospital in Oxford. Dr. Alcock gründete den Prenatal Classroom, eine Einrichtung, die Beratung vor und nach der Geburt anbietet. Sie ist außerdem Autorin von *Your Baby's First Year*, das Eltern durch die Höhen und Tiefen im ersten Lebensjahr ihres Kindes begleitet.

Beraterin
Dr. Jenny Hall

Dr. Jenny Hall arbeitet seit über 35 Jahren im Bereich Geburtshilfe, zunächst als Schwester und Hebamme und später als Ausbilderin. Derzeit ist sie Dozentin an der Bournemouth University und forscht dort über Spiritualität und Würde in der Pflege. Sie war zehn Jahre lang Lektorin von *The Practising Midwife Journal* und ist heute Lektorin für die Zeitschrift *Women & Birth*. Als Autorin und Co-Autorin veröffentlichte sie verschiedene Bücher und Artikel über Geburtshilfe.

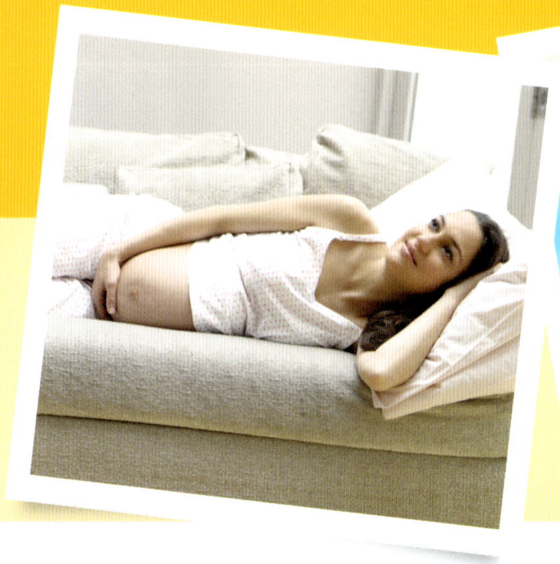
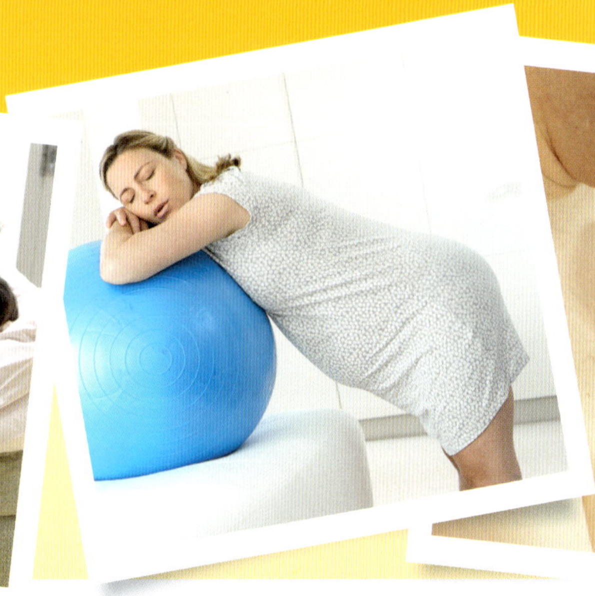
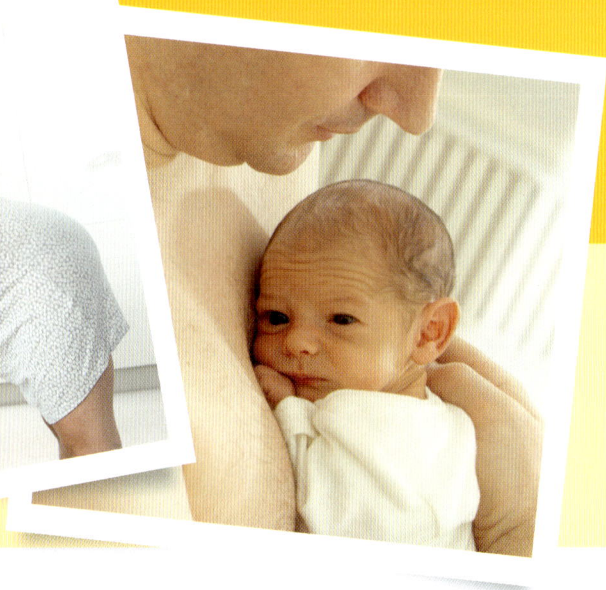

Sie finden einen Terminplan für die Vorsorgeuntersuchungen sowie fachkundige Informationen über alles, was in der Schwangerschaft geschieht – von Untersuchungsmethoden bis hin zu Geburtsplänen und Möglichkeiten zur Bewältigung der Wehen. Sie erfahren, wie Sie sich in der Schwangerschaft ernähren sollten, welche wichtige Rolle Sport spielt und natürlich welche Veränderungen in Ihrem Körper und dem des Babys vor sich gehen. Ebenso gibt es einen Abschnitt über Umstandskleidung und die Dinge, die Sie für den Neuankömmling in Ihrer Familie anschaffen sollten. Sie erhalten Ratschläge zum Umgang mit den üblichen Schwangerschaftsbeschwerden, aber auch dazu, wie Sie das Neugeborene nach der Geburt richtig versorgen. Wenn es jedoch nötig ist, den Rat der Hebamme oder des Arztes einzuholen, werden wir Sie darauf hinweisen.

Ihr Weg zur Geburt und darüber hinaus

In liebevoller Gestaltung wird die Entstehung neuen Lebens leicht verständlich und gleichzeitig faktisch korrekt erklärt. Detaillierte medizinische Angaben und fachkundiger Rat sollen mögliche Ängste zerstreuen, während die Tipps zu Lebensstil und Wohlbefinden zu einer ausgeglichenen Schwangerschaft beitragen.

Jeder Frau und jedem Paar, das eine Schwangerschaft plant oder schon schwanger ist, wünsche ich, dass dieses Buch ihnen dabei hilft, den Anfang des Lebens ihres Kindes zu verstehen und zu genießen.

Dr. Chandrima Biswas

Beraterin
Dr. Su Laurent

Dr. Su Laurent ist seit 1993 beratende Kinderärztin am Barnet Hospital in London. Zu ihren Spezialgebieten gehören Asthma sowie das Zusammenwirken von Körper und Geist und dessen Einfluss auf die physische Gesundheit. Sie schrieb mehrere Bücher über Elternschaft sowie Kindergesundheit, ist medizinische Beraterin der englischen Wohltätigkeitsorganisation Child Bereavement und seit vielen Jahren beratende Kinderärztin für die Zeitschrift *Mother and Baby*.

Beraterin
Prof. Lesley Page

Prof. Lesley Page ist Präsidentin des Royal College of Midwives. Sie war die erste Professorin für Geburtshilfe in England an der Thames Valley University und im Queen Charlotte's Hospital. Sie genießt einen internationalen Ruf als Expertin, Fürsprecherin und Aktivistin für Hebammen, Mütter und Babys. Als Geburtshelferin und Stillberaterin mit mehr als 32 Jahren Berufspraxis hat sie einen enormen Beitrag zur Entwicklung einer frauenzentrierten Schwangerschaftsbetreuung geleistet.

Beratende Redakteurin
Prof. Paula Amato

Prof. Paula Amato ist Professorin an der Oregon Health and Science University (OHSU) in Oregon. Sie studierte an der University of Toronto, wo sie auch ihre Facharztausbildung in Gynäkologie und Geburtshilfe absolvierte. Danach spezialisierte sie sich an der University of California auf die Reproduktions-Endokrinologie – die Hormonsysteme des Körpers im Bereich der Fortpflanzung. Sie ist heute zertifizierte Fachärztin für Geburtshilfe, Gynäkologie und Reproduktions-Endokrinologie.

So benutzen Sie dieses Buch

Dieses Buch ist eine umfassende Informationsquelle, die Sie durch diese besonderen neun Monate begleiten wird. In einem klar strukturierten Frage-und-Antwort-Format behandelt das Buch alle Aspekte von Schwangerschaft, Geburt und den ersten Lebenswochen Ihres Babys.

DER AUFBAU DER KAPITEL

Die Kapitel sind nach Themengebieten geordnet, sodass Sie die Antworten auf alle Fragen zu einem bestimmten Thema an einer Stelle versammelt finden. Ob Sie sich über all die Scans und Tests in der Schwangerschaft informieren wollen oder erfahren möchten, wie sich das Baby entwickelt oder was Sie jetzt bevorzugt essen sollten: Die liebevoll gestalteten Kapitel geben über jeden Punkt umfassend Auskunft.

In den Kapitelabschnitten geht es um die einzelnen Aspekte eines Themas, die übersichtlich in Fragen und Antworten präsentiert werden. Besonders wichtige Punkte werden auf den Schlüsselseiten tiefer gehend besprochen. Bildseiten setzen ein optisches Highlight und bieten genauere Einblicke in interessante Themen.

Navigation Ein Mini-Inhaltsverzeichnis zeigt Ihnen, wo Sie den gesuchten Abschnitt finden.

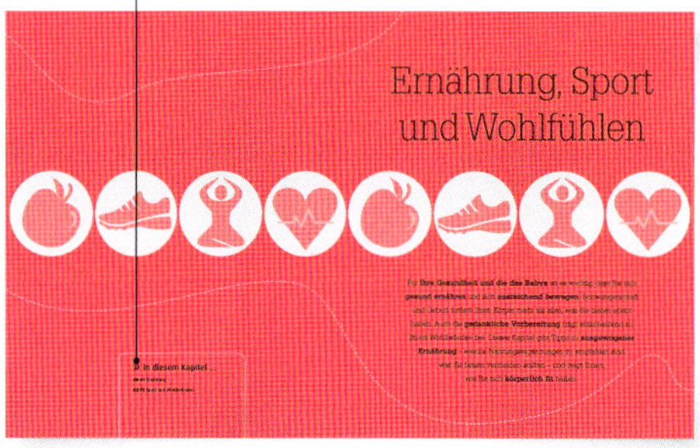

Themenkapitel machen es Ihnen leicht, alles zu einem bestimmten Thema der Schwangerschaft zu finden.

Einführung Der Überblick liefert den Hintergrund zu Fragen, die Sie vielleicht haben.

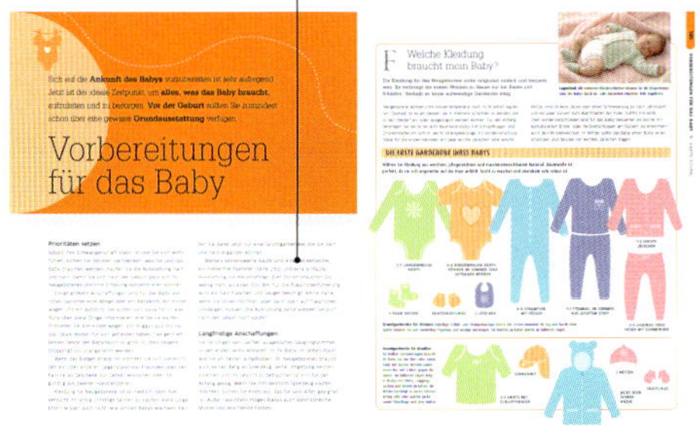

Abschnitte behandeln ausführlich einzelne Aspekte des Kapitelthemas.

Fragen werden von erfahrenen Fachleuten beantwortet.

Visuelle Erklärungen veranschaulichen komplizierte Vorgänge.

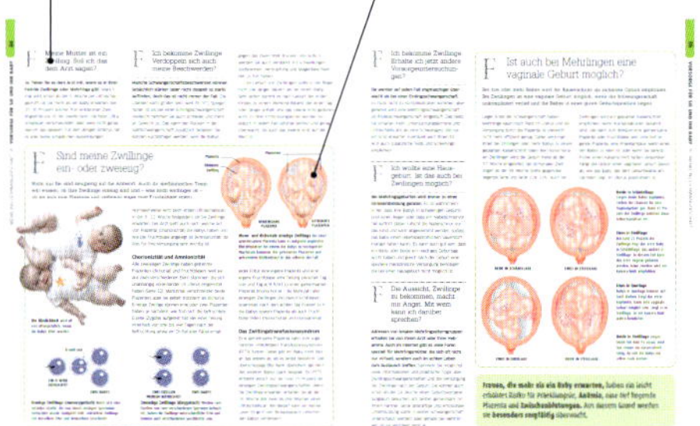

Fragen & Antworten Hier finden Sie alle Antworten auf Ihre Fragen. Anschauliche Fotos und Zeichnungen machen die Informationen leichter verständlich.

Schlüsselfragen werden eingehender erläutert.

Seitliche Randtitel zeigen den Inhalt der Seite auf einen Blick.

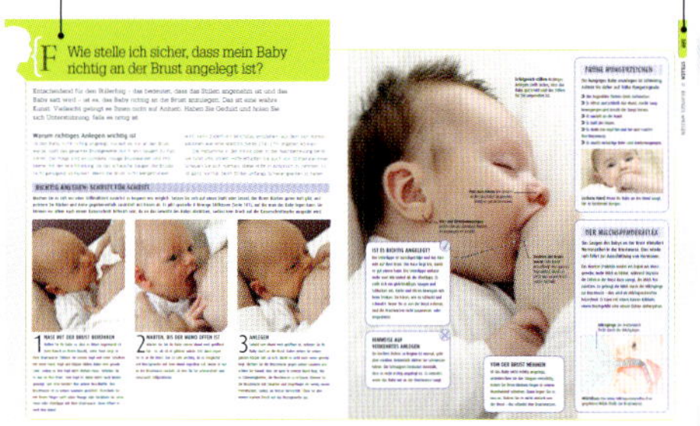

Schlüsselseiten behandeln besonders wichtige Fragen ganz ausführlich. Detaillierte Antworten und Abbildungen liefern umfassende Informationen zu vielen Themen.

Schritt für Schritt Prozesse werden schrittweise erklärt.

Unterhaltsame Fakten werden Sie immer wieder in Staunen versetzen.

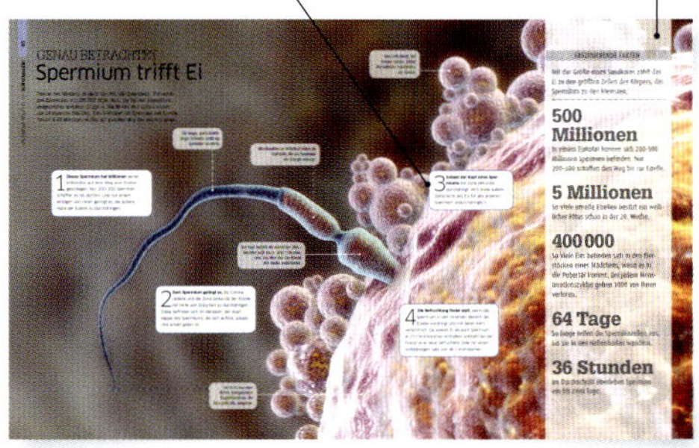

Bildseiten Wunderschöne Fotos und faszinierende Fakten zelebrieren das Wunder der Schwangerschaft und der Geburt Ihres Babys.

DIE KAPITEL IN DIESEM BUCH

WILLKOMMEN IN DER SCHWANGERSCHAFT

» Seiten 10–25

Woche für Woche durch die Schwangerschaft führt Sie das erste Kapitel dieses Buches. Im »Blick aufs Baby« können Sie mitverfolgen, wie sich Ihr Baby in jeder Woche entwickelt. Unter »Ihr Befinden« erfahren Sie alles über Ihre Schwangerschaft. Lesen Sie, welche unglaublichen Veränderungen in jeder Woche der drei Trimester stattfinden. Daneben erhalten Sie wöchentlich Hinweise und Erinnerungen, etwa wann Sie sich zum Geburtsvorbereitungskurs anmelden sollten.

Abbildungen zeigen Ihnen, wie Ihr Baby in jeder Woche wächst.

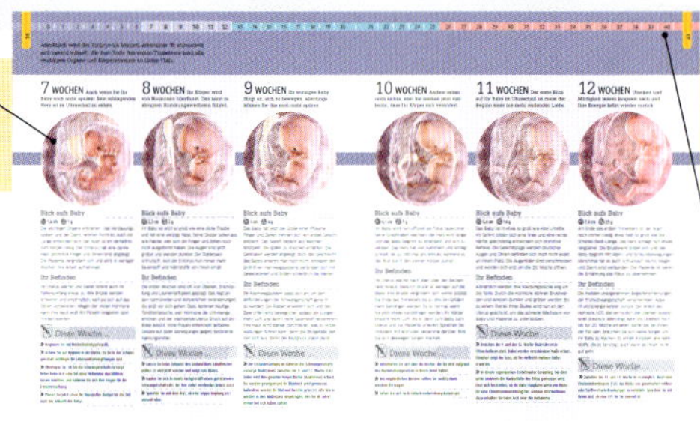

Zeitplan Folgen Sie den Wochen auf der Zeitachse.

Einstiegskapitel Für jede Woche sind Größe und Gewicht des Babys angegeben, außerdem mögliche Symptome, die Sie vielleicht spüren.

EMPFÄNGNIS

» Seiten 26–45

Der erste Schritt zur Schwangerschaft ist getan mit der Kette der unglaublichen Ereignisse, die zur Empfängnis führen. Sie erfahren, wie der Monatszyklus Ihren Körper für die Schwangerschaft vorbereitet und wie die Schwangerschaft mit dem Einnisten des winzigen Embryos beginnt. Von der Optimierung der Fruchtbarkeit bis hin zu den ersten Anzeichen der Schwangerschaft begleitet Sie das Kapitel durch diese wichtigen ersten Wochen.

ERNÄHRUNG, SPORT UND WOHLFÜHLEN

» Seiten 46–75

Schwangere werden meist mit einer Fülle von Ratschlägen überhäuft, was sie tun und lassen sollten, damit das Baby gesund bleibt. Dieses Kapitel bietet klare Richtlinien, welche Lebensmittel besser zu meiden sind und wie gesundes Essen die Entwicklung des Babys fördern kann. Für Sie selbst gibt es hilfreiche Übungen und Entspannungstechniken, die die typischen Schwangerschaftsbeschwerden lindern und Ihre Kondition für die Geburt stärken.

SCHWANGERENVORSORGE

» Seiten 76–103

Vorsorge ist in der Schwangerschaft unerlässlich. Dieses Kapitel erläutert, wie die Vorsorgeuntersuchungen ablaufen und wer sich dabei um Sie kümmern wird. Es soll auch dazu anregen, sich Gedanken zu machen, auf welche Weise Sie Ihr Kind gebären möchten. Sie lernen die gängigen Tests und Scans in der Schwangerschaft kennen und erfahren, wozu diese dienen und wie Sie und Ihr Baby davon profitieren können.

SIE UND IHR KÖRPER

» Seiten 104–147

Eine Schwangerschaft wirkt sich auf sehr viele Lebensbereiche aus – von der Partnerbeziehung über Ihren Schlafrhythmus bis hin zur Reisefähigkeit. Neben solchen praktischen Dingen befasst sich dieses Kapitel auch mit den körperlichen und psychischen Veränderungen, die eine Schwangerschaft mit sich bringt. Angesprochen werden zudem die häufigsten Beschwerden und Komplikationen und wie Sie mit diesen umgehen können.

SO WÄCHST IHR BABY

» Seiten 148–171

Nichts ist während der Schwangerschaft faszinierender als die Entwicklung des Babys im Uterus. Dieses Kapitel dokumentiert jeden Fortschritt, den das Ungeborene macht. Es zeigt, wie Ihr Baby in wenigen Wochen von einem winzigen Zellhaufen zu einem erkennbar menschlichen Fötus wird. Dabei betrachten wir nicht nur das körperliche Wachstum, sondern auch die Entwicklung der wichtigen Organe sowie das einzigartige genetische Erbe Ihres Babys.

LETZTE VORBEREITUNGEN

» Seiten 172–195

Von Schwangerschafts- und Still-BHs über Umstandshosen bis hin zu Stillkissen, Buggy, Wiege und Strampelanzügen: Viele Dinge müssen in der Schwangerschaft angeschafft werden. Dieses Kapitel soll Ihnen dabei helfen, die richtige Auswahl zu treffen. Sie erhalten Tipps, was wann gekauft werden sollte, damit während der Schwangerschaft und der ersten Wochen und Monate mit dem Baby alles Nötige zum richtigen Zeitpunkt zur Verfügung steht.

WEHEN UND GEBURT

» Seiten 196–239

Dieses Kapitel führt Sie durch jede Phase der Geburt. Es zeigt Ihnen, woran Sie den Beginn der Geburt erkennen und wie Sie feststellen, dass es vorangeht. Ein Ratgeber zu den Möglichkeiten der Schmerzlinderung hilft Ihnen, die Methoden und Medikamente auszuwählen, die für Sie in Frage kommen. Ebenso erfahren Sie, was direkt nach der Geburt geschieht: wie das Baby untersucht wird und wie Sie den Bindungsprozess anstoßen können.

DIE ZEIT NACH DER GEBURT

» Seiten 240–301

Während der Schwangerschaft denken Sie sicher darüber nach, wie das Leben mit Baby sein wird. Dieses Kapitel bietet einen Ausblick darauf, was vor Ihnen liegt, und bereitet Sie auf die tägliche Pflege des Babys vor. Sie erfahren, wie Sie Ihr Baby waschen, anziehen, trösten, es sicher transportieren und mit seinen ersten Krankheiten umgehen. Tipps zeigen Ihnen, wie Sie sich selbst etwas Freiraum verschaffen und sich von der Geburt erholen können.

BESONDERE SITUATIONEN

» Seiten 302–317

Manchmal kommt es in der Schwangerschaft zu unerwarteten Situationen. Das kann eine Fehlgeburt sein oder das Baby wird zu früh geboren und braucht besondere Pflege. Vielleicht kommt das Baby mit einer akuten oder chronischen Erkrankung auf die Welt. Zu einigen dieser Szenarien finden Sie hier Rat und Informationen, wie Sie mit Ihrer Familie die schwierige Situation besser verstehen und bewältigen können.

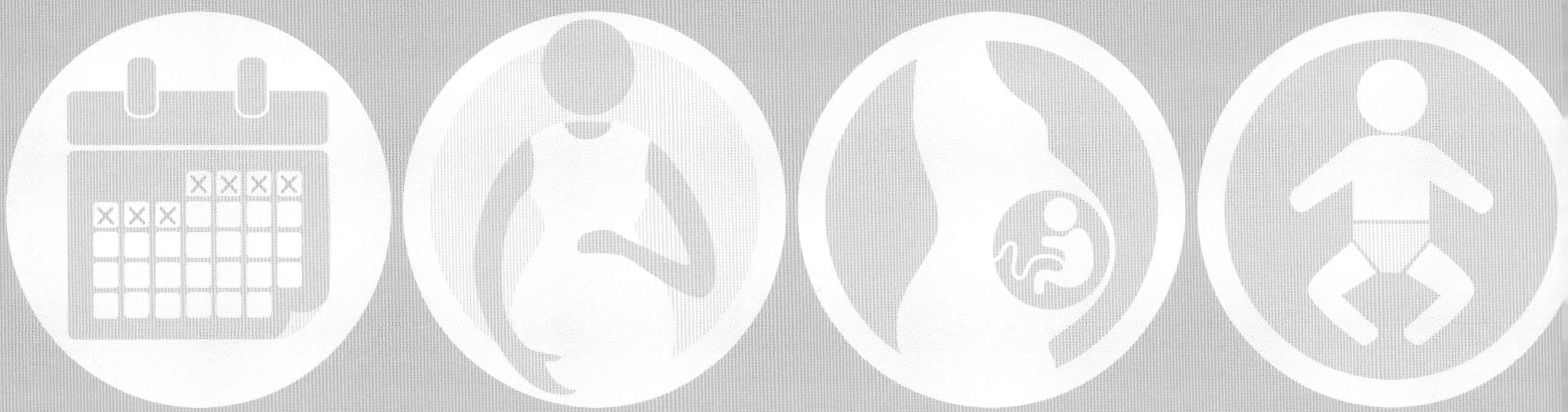

» In diesem Kapitel ...

Willkommen in der Schwangerschaft

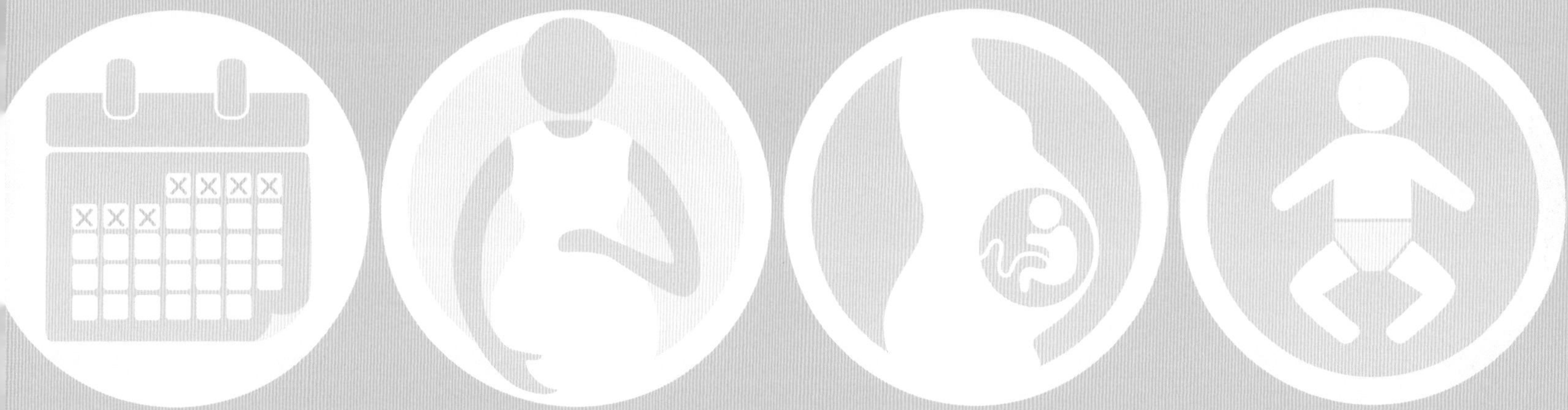

Herzlichen Glückwunsch – **Sie sind schwanger** oder glauben zumindest, es zu sein! Dieses Kapitel zeigt Ihnen im Überblick, **was Sie in jeder Schwangerschaftswoche erwartet.** Ausführlichere Informationen zu jedem einzelnen Thema finden Sie dann in den späteren Kapiteln dieses Buches.

IHR SCHWANGERSCHAFTS-
Zeitplan

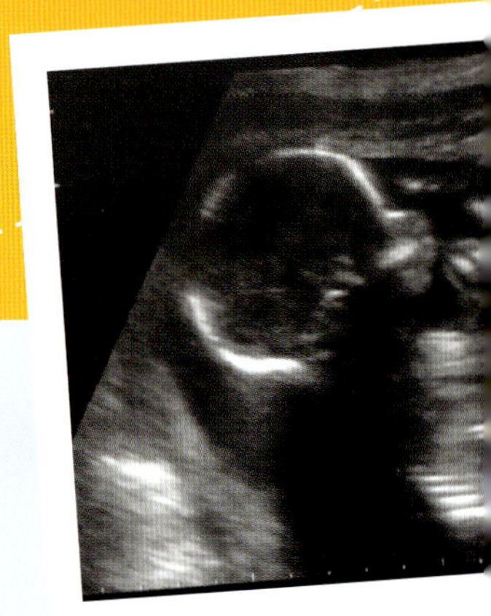

Ab dem Moment der Empfängnis durchleben Sie und Ihr Baby viele außergewöhnliche Veränderungen. Ihre Schwangerschaft beginnt mit dem ersten Tag der letzten Periode und dauert durchschnittlich 40 Wochen. Sie wird in drei Drittel (Trimester) unterteilt, von denen jedes rund drei Monate umfasst. Wenn in diesem Buch von einer »Woche« die Rede ist, bezieht sich das auf eine beendete Schwangerschaftswoche. Dieser Zeitplan zeigt Ihnen wichtige Stationen Ihrer Schwangerschaft im Überblick.

Menstruation Die Schwangerschaft wird ab dem ersten Tag der letzten Periode gerechnet. Das heißt, in den ersten zwei Wochen sind Sie noch gar nicht schwanger.

Ergänzungen Nehmen Sie schon vor der Schwangerschaft – oder sobald Sie davon wissen – und bis zum Ende des ersten Trimesters Folsäure ein. Zusätzlich wird während der gesamten Schwangerschaft die Einnahme von Jod empfohlen.

IHR BABY
ist kaum größer als eine Weintraube, aber es wächst schnell. Sein winziges Herz schlägt, ein kleines Gesicht wird erkennbar und seine Gliedmaßen bilden sich.

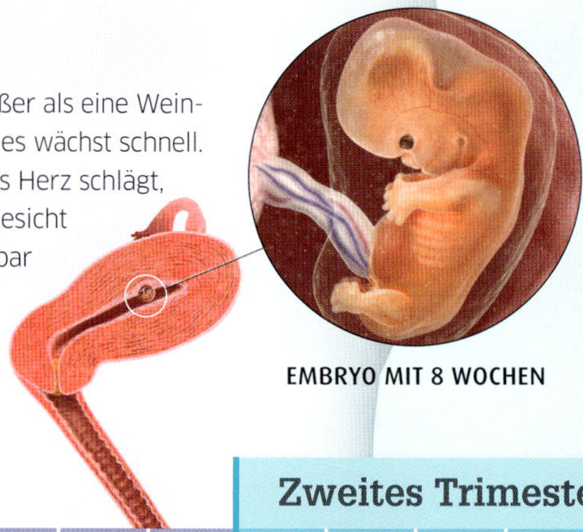

EMBRYO MIT 8 WOCHEN

2. ULTRASCHALL
Die Größe von Kopf und Bauch des Babys sowie die Länge des Oberschenkelknochens werden gemessen. Vielleicht sieht man schon, ob es ein Junge oder ein Mädchen wird.

Erstes Trimester

0 1 2 3 4 5 6 7 8 9 10 11 12

Zweites Trimester

13 14 15 16 17 18 19 20

EMPFÄNGNIS
Sobald ein Spermium eine Eizelle befruchtet, beginnt das Leben des Babys. Nach wenigen Tagen nistet es sich im Uterusgewebe ein. An dieser Stelle entsteht später die Plazenta.

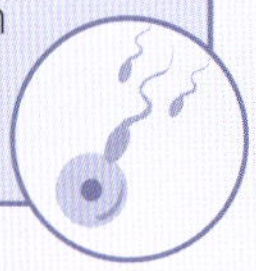

Erste Anzeichen einer Schwangerschaft sind Übelkeit, starke Müdigkeit, Launenhaftigkeit und seltsame Essensgelüste.

Erstuntersuchung Die erste Untersuchung findet meist zwischen der 9. und 12. Woche statt. Neben der medizinischen Untersuchung wird auch eine Anamnese erhoben und Sie erhalten Ihren Mutterpass, den Sie zu allen weiteren Untersuchungen mitbringen müssen.

Frohe Botschaft Anfang des zweiten Trimesters ist ein guter Zeitpunkt, der Welt Ihre Schwangerschaft mitzuteilen.

In Bewegung bleiben Ihr übliches Sportpensum wird jetzt vielleicht zu anstrengend. Passen Sie es an oder belegen Sie Sportkurse, die extra für Schwangere angeboten werden.

Grippe-Impfung Grippe-Viren können Ihnen und dem Ungeborenen schaden. Eine Impfung ist während der Schwangerschaft möglich. Sprechen Sie Ihren Arzt darauf an.

Sie sind schwanger! Der Schwangerschaftstest reagiert auf das Vorhandensein eines bestimmten Hormons und zeigt so, ob Sie ein Baby erwarten.

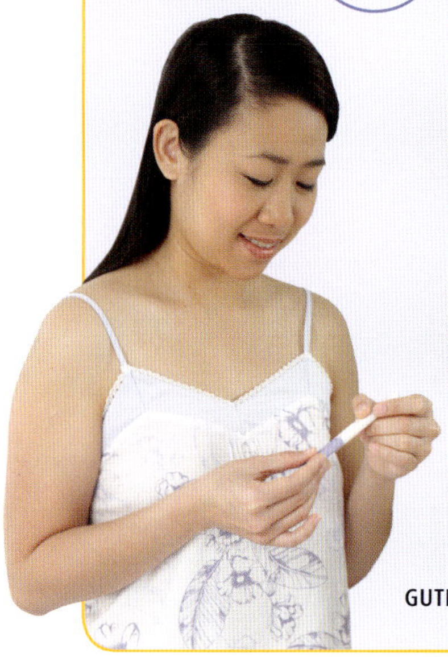

GUTE NEUIGKEITEN!

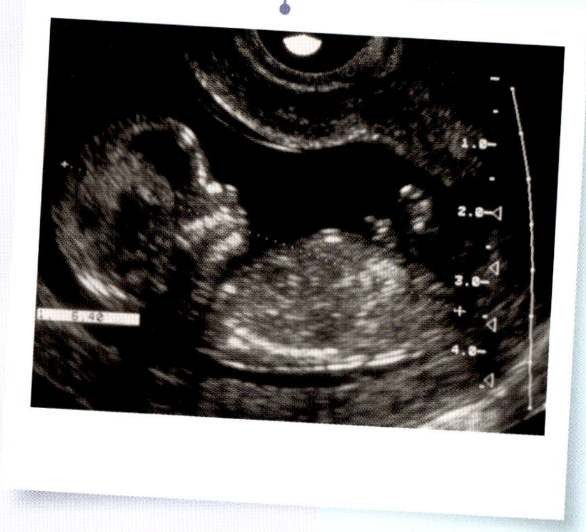

1. ULTRASCHALL
Bei der ersten Ultraschalluntersuchung, die meistens zwischen der 9. und 12. Woche stattfindet, wird die Körperlänge des Fötus gemessen und danach berechnet, in welcher Schwangerschaftswoche Sie sich höchstwahrscheinlich befinden. Der Arzt teilt Ihnen außerdem den voraussichtlichen Geburtstermin mit.

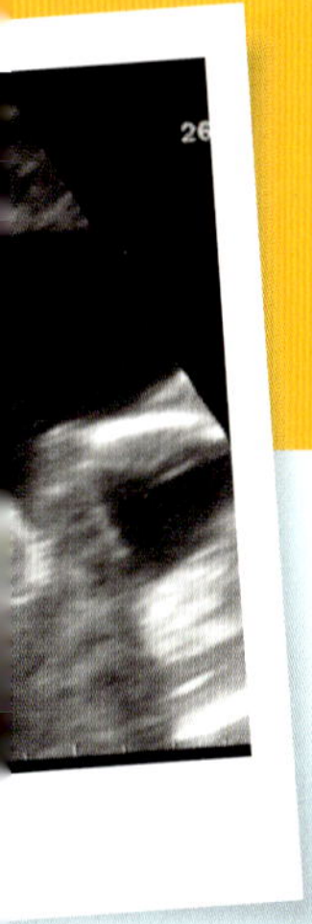

Elternzeit ist laut Gesetz spätestens sieben Wochen vor der Geburt beim Arbeitgeber zu beantragen. Sie kann insgesamt bis zu drei Jahre lang in Anspruch genommen werden.

Babyausstattung Überlegen Sie, was Sie für das Neugeborene benötigen werden. Soll es in einer Wiege, einem Bettchen oder in einem Moseskorb schlafen? Probieren Sie Tragetücher und Kinderwagen aus.

Geburtsplan Jetzt ist es Zeit, darüber nachzudenken, wo und auf welche Weise Sie Ihr Kind zur Welt bringen möchten.

Alles im Griff Lernen Sie Übungen, Atem- und Entspannungstechniken, die die Geburt erleichtern.

Geburtsvorbereitung Spätestens jetzt sollten Sie einen Geburtsvorbereitungskurs besuchen. Die guten sind schnell ausgebucht – melden Sie sich besser schon 12 Wochen vorher an.

DIE LAGE DES BABYS

Zu diesem späten Zeitpunkt werden das Wachstum des Babys und der Zustand der Plazenta eingeschätzt. Ihr Baby ist fast reif für die Geburt und im Uterus ist es eng geworden. Es dreht sich jetzt wahrscheinlich in die Kopflage und sinkt tiefer ins Becken hinab (stellt sich ein). Auf diese Weise bereitet sich Ihr Körper auf die Geburt vor.

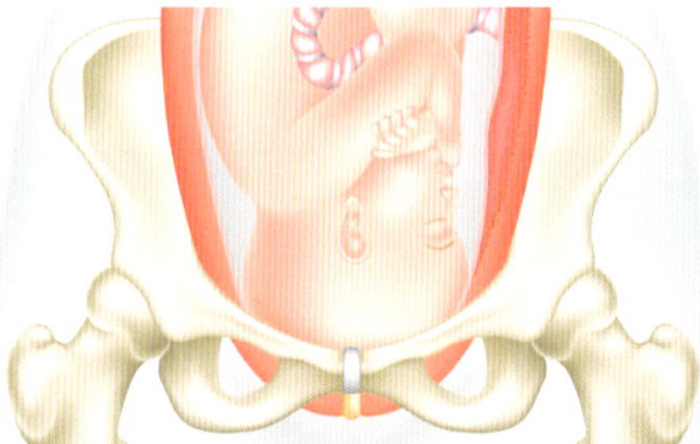

KOPF EINGESTELLT

Geburt Babys werden meist zwischen der 37. und der 42. Woche geboren. Keine Sorge also, wenn Ihres sich Zeit lässt.

Drittes Trimester

21 | 22 | 23 | 24 | 25 | 26 | 27 | 28 | 29 | 30 | 31 | 32 | 33 | 34 | 35 | 36 | 37 | 38 | 39 | 40+

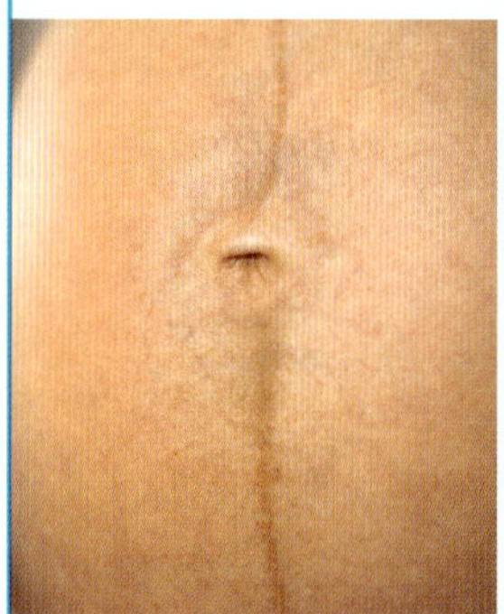

HÄUFIGE NEBENEFFEKTE

Die meisten Frauen fühlen sich im 2. Trimester besonders gut, obwohl sich jetzt einige Nebeneffekte wie geschwollene Hände und Füße, Zahnfleischbluten, Hämorrhoiden, Krämpfe und Hautveränderungen bemerkbar machen können. Manchmal erscheint eine dunkle Linie (»Linea nigra«) auf dem Bauch, die nach der Geburt wieder verblasst.

KINDSBEWEGUNGEN

In den letzten Wochen fühlen Sie die Bewegungen Ihres Kindes immer deutlicher. Sie spüren sogar, wenn es Schluckauf hat. Achten Sie auf das Verhaltensmuster Ihres Babys und berichten Sie ungewöhnliche Änderungen sofort dem Arzt oder der Hebamme.

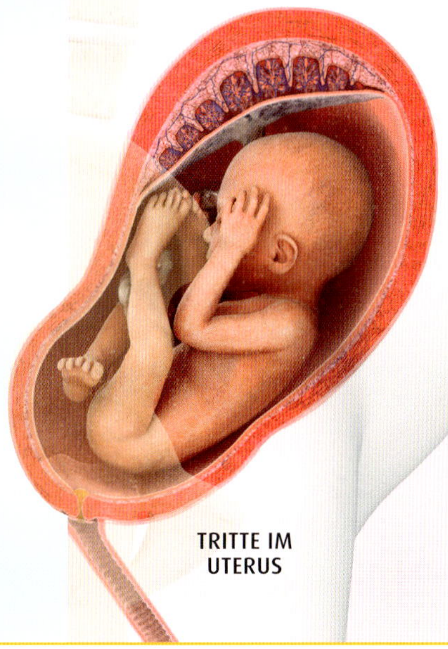

TRITTE IM UTERUS

Nestbauinstinkt Übertreiben Sie es nicht, wenn Sie jetzt den Drang spüren, alles zu putzen und zu säubern.

Kliniktasche packen Tragen Sie immer Ihren Mutterpass bei sich und packen Sie Ihre Kliniktasche oder bereiten Sie alles für eine Hausgeburt vor. Ihr Geburtspartner sollte wissen, wo was zu finden ist.

3. ULTRASCHALL

Beim abschließenden Ultraschallscan in der 29. bis 32. Woche wird noch einmal geprüft, ob sich das Baby zeitgerecht entwickelt, und die Fruchtwassermenge gemessen.

SIND SIE BEREIT?

Erste Anzeichen der beginnenden Geburt sind das »Zeichnen«, das Platzen der Fruchtblase und einsetzende Wehen. Falls Sie schon in der 41. oder 42. Woche sind, ohne dass sich etwas tut, sollten Sie mit Arzt oder Hebamme über weitere Schritte sprechen.

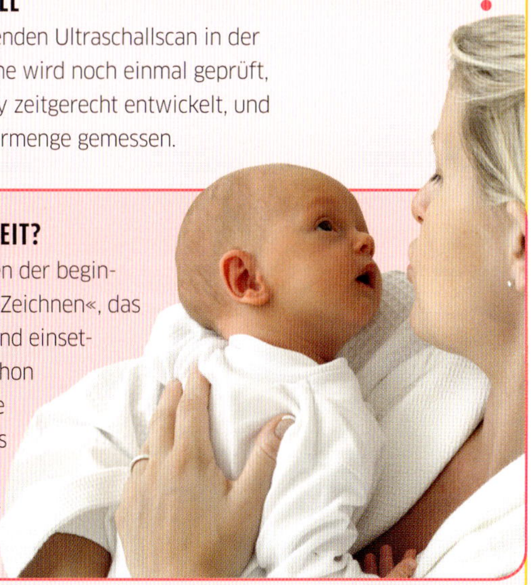

Erstes Trimester

TAG 1–14

Der Countdown zur Schwangerschaft startet mit Ihrer Periode – dem Zyklusbeginn.

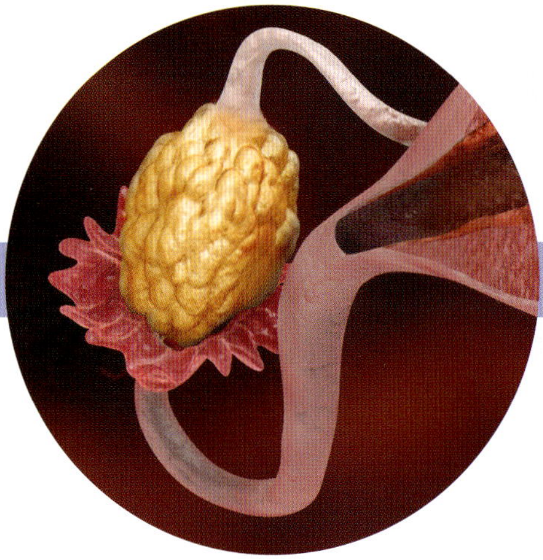

Blick aufs Baby

Noch kein Baby in Sicht. In den Eierstöcken reift das nächste Ei heran.

Ihr Befinden

Da es oft schwierig ist, den Zeitpunkt der Befruchtung exakt zu bestimmen, gilt der erste Tag der letzten Periode als Beginn der Schwangerschaft. In der ersten Woche wird zyklusgemäß die Gebärmutterschleimhaut abgestoßen, in der zweiten Woche beginnt sich die neue Schleimhaut im Uterus aufzubauen. Damit bereitet sie sich auf die nächste Gelegenheit vor, eine Eizelle in sich aufzunehmen.

Diese Woche ...

» Beginnen Sie schon vor der Empfängnis mit der Einnahme von 400 µg Folsäure täglich.

» Sie sollten möglichst gesund leben, um die Chancen auf eine Schwangerschaft zu erhöhen. Hören Sie auf zu rauchen, verzichten Sie auf Alkohol und reduzieren Sie den Koffeingenuss, essen Sie gesund und bewegen Sie sich regelmäßig.

» Ein Besuch beim Arzt klärt, ob Ihr Impfschutz aufgefrischt werden sollte.

» Starkes Übergewicht verringert die Chancen, schwanger zu werden, und führt meist zu Hochrisikoschwangerschaften. Bemühen Sie sich vor der Empfängnis um eine Reduzierung.

2 WOCHEN

Eine reife Eizelle wird von den Eierstöcken freigesetzt. Trifft sie auf ein Spermium, entsteht ein Baby.

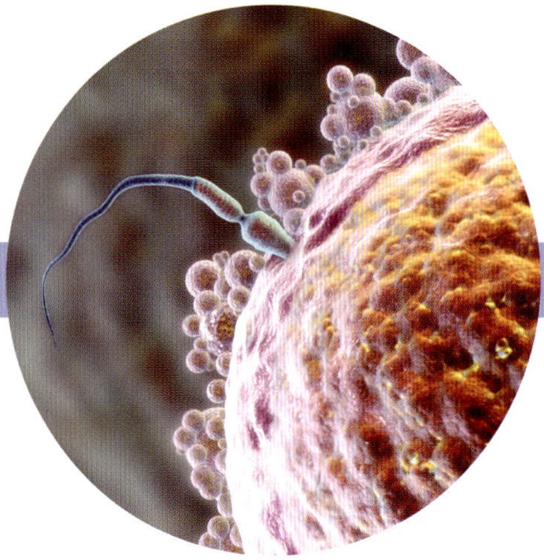

Blick aufs Baby

Länge: etwa 0,1 mm

Ein Ei kann bis zu 24 Stunden überleben, während es darauf wartet, befruchtet zu werden. Beim männlichen Orgasmus werden 200–500 Millionen Spermien ausgestoßen, doch nur wenige hundert gelangen bis zum Ei und nur ein einziges siegreiches Spermium schafft es, in das Ei einzudringen und es zu befruchten. Sofort danach verhärtet sich die Eihülle, sodass kein anderes Spermium mehr hineingelangt. Spermium und Ei verschmelzen ihr genetisches Material und Ihr Baby beginnt sein Leben als einzelne Zelle, die sogenannte Zygote.

Ihr Befinden

Die Zygote meldet ihre Anwesenheit der Hirnanhangdrüse (Hypophyse). Daraufhin wird ein Hormon, das humane Choriongonadotropin (hCG), ausgeschüttet, das den normalen Monatszyklus zum Erliegen bringt.

Diese Woche ...

» Häufiger Sex erhöht die Chancen einer Empfängnis – am besten alle zwei bis drei Tage.

» Nehmen Sie sich Zeit für Ruhe und Entspannung. Stress beeinträchtigt die Empfängnisfähigkeit. Nicht umsonst werden so viele Paare im Urlaub schwanger.

3 WOCHEN

In Ihrem Körper passieren erstaunliche Dinge. Manche Frauen haben jetzt schon erste Symptome.

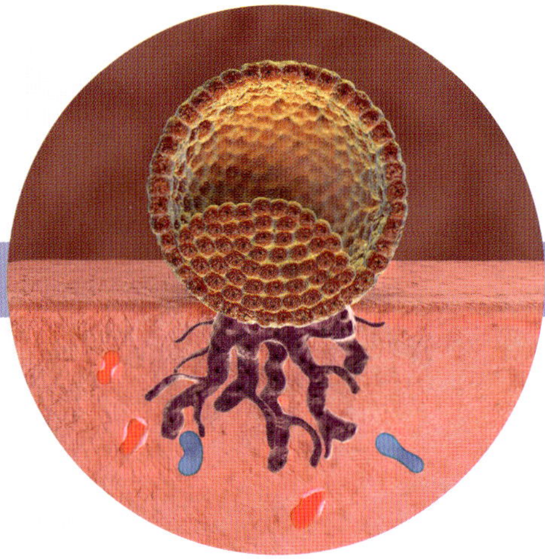

Blick aufs Baby

Länge: etwa 1 mm

Ihr zukünftiges Baby ist nun ein Ball aus rund 100 Zellen, auch Blastozyste genannt. Es gräbt sich in die Gebärmutterschleimhaut ein, die extra klebrig geworden ist, damit es sicheren Halt findet. Dort, wo es sich eingräbt, entsteht später die Plazenta. Zunächst bildet sich jedoch ein Dottersack, der das Baby am Anfang versorgt.

Ihr Befinden

Hormone, darunter Östrogen und Progesteron, durchfluten Ihren Körper, damit sich die Blastozyste sicher einnisten kann. Vielleicht spüren Sie schon erste Symptome wie Müdigkeit und schmerzende Brüste. Beim Einnisten kann es zu einer Blutung kommen, die jedoch leicht, kurz und schmerzlos sein sollte.

Diese Woche ...

» Auch wenn Sie noch nicht wissen, ob Sie schwanger sind, sollten Sie Alkohol, Zigaretten und Koffein meiden und sich ausgewogen ernähren. Das verschafft Ihrem Baby einen guten Start.

» Mit einem speziellen Test können Sie jetzt schon herausfinden, ob Sie schwanger sind.

» Wenn Sie Medikamente nehmen, fragen Sie Ihren Arzt, ob diese in der Schwangerschaft unbedenklich sind.

Das erste Trimester ist eine entscheidende Phase, denn in dieser Zeit bilden sich alle Organe. Hormone aus den Eierstöcken erhalten die Schwangerschaft aufrecht, bis sich um die 10. Woche die Plazenta gebildet hat.

LEGENDE

Durchschnittliche Größe am Ende der Woche: Bis 19. Woche Scheitel-Steiß-Länge Ab 20. Woche Scheitel-Fersen-Länge

Durchschnittliches Gewicht

4 WOCHEN

Bleibt in dieser Woche die Periode aus, fragen Sie sich vielleicht: »Bin ich etwa schwanger?«

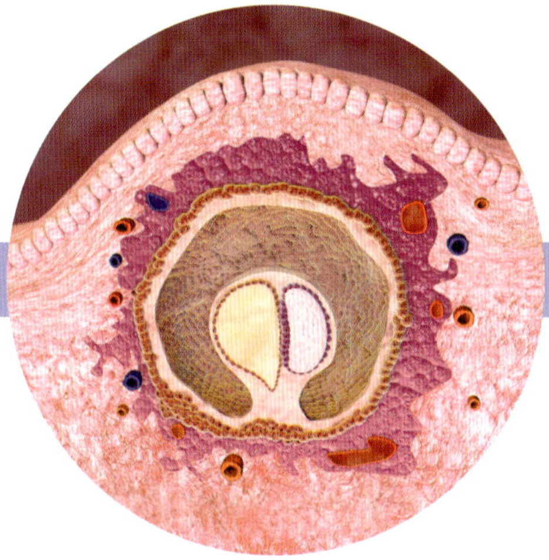

Blick aufs Baby

Länge: 2 mm

Ihr winziges Baby ist jetzt ein Embryo, eine Scheibe aus Zellschichten. Es schwimmt in einer mit Flüssigkeit gefüllten Fruchtblase. Ein einfaches Blutkreislaufsystem entsteht. Gehirn und Nervensystem beginnen sich zu entwickeln.

Ihr Befinden

Die Anzeichen einer Schwangerschaft werden immer deutlicher. Vielleicht wird Ihnen jetzt öfter übel. Die Menge an hCG (humanes Choriongonadotropin) in Ihrem Blut ist jetzt so hoch, dass der Schwangerschaftstest positiv ausfällt.

Diese Woche ...

- » Machen Sie einen Schwangerschaftstest.
- » Falls Sie es bisher noch nicht getan haben: Beginnen Sie mit der täglichen Einnahme von 400 µg Folsäure und 100–150 µg Jod (bei einer Schilddrüsenerkrankung nach Rücksprache mit dem Arzt).
- » Setzen Sie die Pille ab, wenn die Schwangerschaft nicht geplant war.
- » Vereinbaren Sie einen Termin beim Frauenarzt.
- » Verzichten Sie auf Alkohol, rauchen Sie nicht und trinken Sie nicht mehr als drei Tassen Kaffee (5–6 mg Koffein pro kg Körpergewicht) am Tag.

5 WOCHEN

Man sieht nichts, aber Ihr Körper passt sich der Schwangerschaft an – das spüren Sie vielleicht schon.

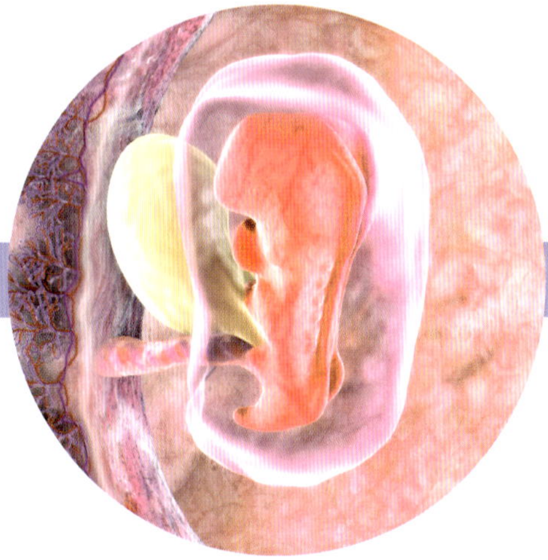

Blick aufs Baby

4 mm

Der Embryo ähnelt einer winzigen Kaulquappe. Der Körper hat sich verlängert und am Rücken ist eine Reihe dunkler Zellen erschienen, aus denen sich später die Wirbelsäule bildet. Die dunklen Flecken im Gesicht werden bald zu Augen und aus den knospenartigen seitlichen Auswüchsen entstehen die Gliedmaßen. Das Herz wächst schnell und wird Ende dieser Woche anfangen zu schlagen.

Ihr Befinden

Die üblichen Schwangerschaftsbeschwerden des ersten Trimesters sind in vollem Gange, die meisten verschwinden jedoch nach zwölf Wochen. Gegen Übelkeit hilft Ingwer, aber wenn Sie nichts mehr bei sich behalten können, gehen Sie zum Arzt.

Diese Woche ...

- » Informieren Sie sich über gesunde Ernährung und was Sie jetzt lieber nicht mehr essen sollten. Dazu zählen rohe Eier, rohes Fleisch, Innereien, Rohmilchprodukte und Weichkäse.
- » Wenn Sie einen gefährlichen oder anstrengenden Beruf ausüben, informieren Sie Ihren Arbeitgeber über die Schwangerschaft, damit er Schutzmaßnahmen ergreifen kann.
- » Tragen Sie Handschuhe, wenn Sie Reinigungsmittel benutzen, und atmen Sie die Dämpfe nicht ein.

6 WOCHEN

Auch wenn noch kein Bäuchlein sichtbar ist, verändert sich Ihr Körper auf andere Weise.

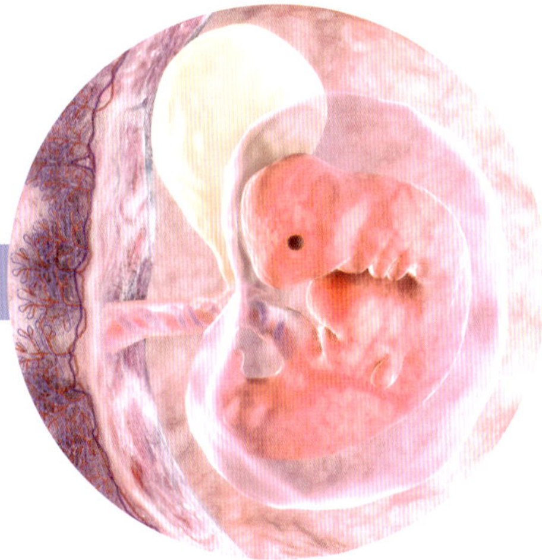

Blick aufs Baby

6–8 mm

Ihr Baby verdoppelt in dieser Woche etwa seine Länge und sieht aus wie eine kleine Garnele. Kopf und Gehirn wachsen unglaublich schnell. Man erkennt immer deutlicher, dass sich die dunklen Flecken am Kopf zu Augen entwickeln. Sie bilden bereits eine primitive Hornhaut aus.

Ihr Befinden

Ihr Stoffwechsel beschleunigt sich. Ihre Lungen arbeiten stärker und Ihre Blutmenge erhöht sich. Seien Sie nicht überrascht, wenn Sie etwas an Gewicht zunehmen, obwohl man noch keinen Bauch sieht. Ihr Blutdruck sinkt, weil sich die Blutgefäße entspannen. Das führt manchmal zu Schwindel, deshalb sollten Sie nicht lange stehen. Ihre Brustwarzen und die Warzenhöfe (Areolen) können dunkler werden. Ein Schleimpfropf verschließt den Uterus, um das Baby vor Infektionen zu schützen.

Diese Woche ...

- » Hüten Sie sich vor Toxoplasmose-Erregern. Sie können im Katzenkot, in nicht durchgegartem Fleisch und in der Erde sein.
- » Treiben Sie Sport in Maßen. Je fitter Sie sind, desto leichter werden Sie es bei der Geburt haben.

Allmählich wird der Embryo als Mensch erkennbar. Er entwickelt sich rasend schnell. Bis zum Ende des ersten Trimesters sind alle wichtigen Organe und Körpersysteme an ihrem Platz.

7 WOCHEN

Auch wenn Sie Ihr Baby noch nicht spüren: Sein schlagendes Herz ist im Ultraschall zu sehen.

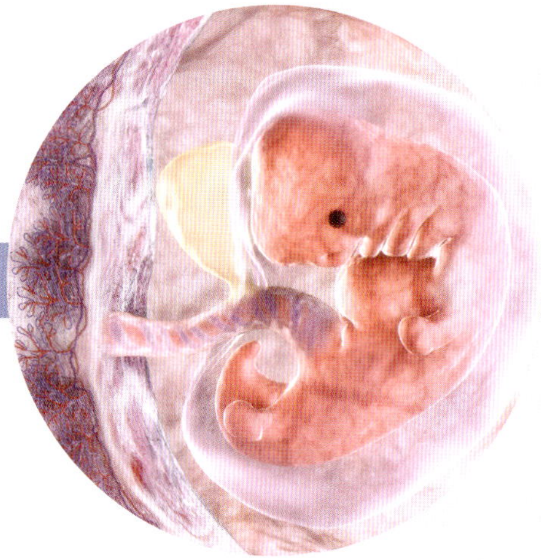

Blick aufs Baby

1,6 cm 1 g

Die wichtigen Organe entstehen. Das Verdauungssystem und der Darm nehmen Form an, auch die Lunge entwickelt sich. Der Kopf ist im Verhältnis zum Körper riesig. Der Embryo hat eine dünne Haut, primitive Finger und Zehen sind angelegt. Die Plazenta vergrößert sich und wird in wenigen Wochen ihre Arbeit aufnehmen.

Ihr Befinden

Ihr Uterus wächst und damit nimmt auch Ihr Taillenumfang etwas zu. Ihre Brüste werden schwerer und empfindlich, weil sie sich auf das Stillen vorbereiten. Wegen der vielen Hormone kann Ihre Haut jetzt mit Pickeln reagieren oder trocken werden.

Diese Woche …

» Beginnen Sie mit Beckenbodengymnastik.

» Achten Sie auf Hygiene in der Küche, da Sie in der Schwangerschaft anfälliger für Lebensmittelvergiftungen sind.

» Überlegen Sie, ob Sie die Schwangerschaftsvorsorge lieber beim Arzt oder bei einer Hebamme durchführen lassen möchten, und notieren Sie sich Ihre Fragen für die Erstuntersuchung.

» Planen Sie jetzt schon Ihr finanzielles Budget für die Zeit nach der Ankunft des Babys.

8 WOCHEN

Ihr Körper wird von Hormonen überflutet. Das kann zu abrupten Stimmungswechseln führen.

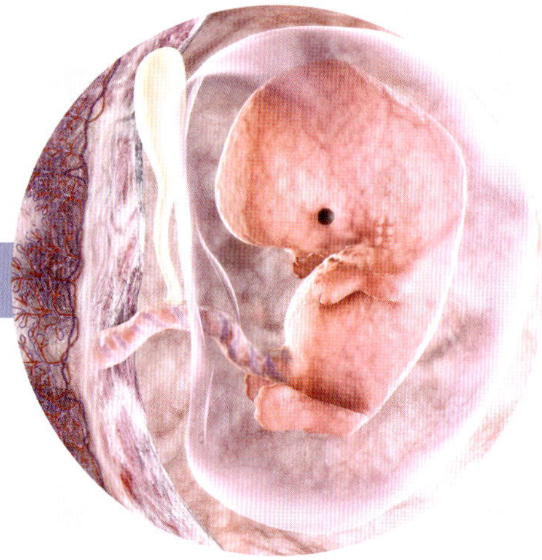

Blick aufs Baby

2,3 cm 2 g

Ihr Baby ist jetzt so groß wie eine dicke Traube und hat eine winzige Nase. Seine Glieder sehen aus wie Paddel, weil sich die Finger und Zehen noch nicht ausgeformt haben. Die Augen sind jetzt größer und werden dunkler. Der Dottersack schrumpft, weil der Embryo nun immer mehr Sauerstoff und Nährstoffe von Ihnen erhält.

Ihr Befinden

Die ersten Wochen sind oft von Übelkeit, Erschöpfung und Launenhaftigkeit geprägt. Das liegt an den hormonellen und körperlichen Veränderungen, die jetzt vor sich gehen. Dazu kommen häufige Toilettenbesuche, weil Hormone die Urinmenge erhöhen und der wachsende Uterus Druck auf die Blase ausübt. Viele Frauen entwickeln seltsame Gelüste auf (oder Abneigungen gegen) bestimmte Nahrungsmittel.

Diese Woche …

» Lassen Sie beim Zahnarzt den Zustand Ihres Zahnfleisches prüfen. Es wird jetzt weicher und neigt zum Bluten.

» Kaufen Sie sich in einem Fachgeschäft einen gut sitzenden Schwangerschafts-BH, der Ihre voller werdenden Brüste stützt.

» Sprechen Sie mit dem Arzt, ob eine Grippe-Impfung jetzt sinnvoll wäre.

9 WOCHEN

Ihr winziges Baby fängt an, sich zu bewegen, allerdings können Sie das noch nicht spüren.

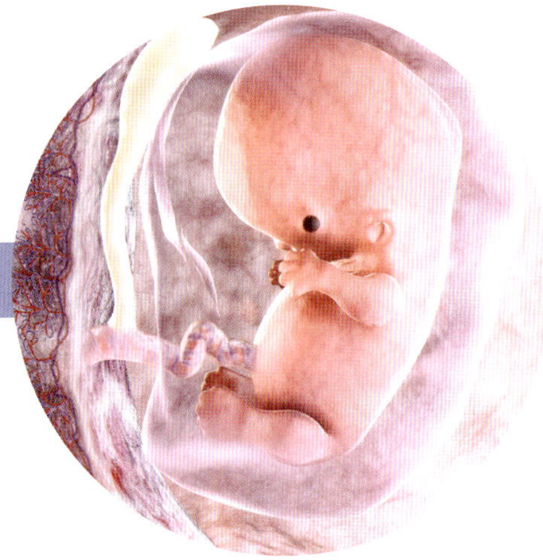

Blick aufs Baby

3 cm 4 g

Das Baby hat jetzt die Größe einer Pflaume. Finger und Zehen trennen sich, ein erstes Gesicht entsteht. Das Skelett besteht aus weichen Knorpeln, die später zu Knochen erhärten. Die Genitalien werden angelegt, doch das Geschlecht des Babys erkennt man noch nicht. Knospen des primitiven Harnwegssystems verbinden sich mit Gewebezellen und bilden schließlich die Nieren.

Ihr Befinden

Ihr Atemwegssystem passt sich an, um den Anforderungen der Schwangerschaft gerecht zu werden. Die Rippen erweitern sich und das Zwerchfell wird beweglicher, sodass die Lungen mehr Luft und damit mehr Sauerstoff bekommen. Ihre Haut wird stärker durchblutet, was zu Hitzewallungen führen kann, denn die Blutgefäße dehnen sich aus, damit der Blutdruck stabil bleibt.

Diese Woche …

» Die Erstuntersuchung im Rahmen der Schwangerschaftsvorsorge findet meist zwischen der 9. und 12. Woche statt. Dabei wird Ihre gesamte Vorgeschichte (Anamnese) erfasst, Sie werden gewogen und Ihr Blutdruck wird gemessen. Außerdem werden Ihr Blut und Ihr Urin getestet. Alle Werte werden in den Mutterpass eingetragen, den Sie ab sofort immer bei sich haben sollten.

10 WOCHEN

Andere sehen noch nichts, aber Sie merken jetzt vielleicht, dass Ihr Körper sich verändert.

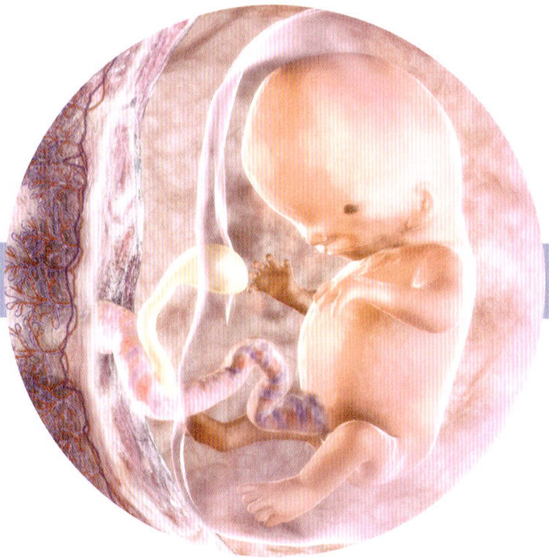

Blick aufs Baby

4,1 cm 7 g

Ihr Baby wird nun offiziell als Fötus bezeichnet. Seine Gliedmaßen wachsen, der Hals wird länger und das Baby beginnt zu strampeln und sich zu winden. Das Herz hat vier Kammern und schlägt schnell, bis zu 160-mal pro Minute, während es das Blut durch den kleinen Körper pumpt.

Ihr Befinden

Ihr Uterus wächst nach oben über den Beckenrand hinaus. Dadurch drückt er weniger auf die Blase. Ihre Brüste vergrößern sich weiter, sodass Sie Ende des Trimesters bis zu drei BH-Größen mehr benötigen werden. Es ist normal, wenn Sie jetzt etwas kurzatmiger werden. Ihr Körper braucht mehr Luft, die er dann zum Baby, zum Uterus und zur Plazenta umleitet. Sprechen Sie trotzdem mit Arzt oder Hebamme darüber, falls Sie sich deswegen Sorgen machen.

Diese Woche …

» Informieren Sie sich über die Rechte, die Sie jetzt aufgrund des Mutterschutzgesetzes in Ihrem Beruf haben.

» Bei empfindlichen Brüsten sollten Sie nachts einen weichen BH tragen.

» Sehen Sie sich nach Geburtsvorbereitungskursen um.

11 WOCHEN

Der erste Blick auf Ihr Baby im Ultraschall ist meist der Beginn einer nie mehr endenden Liebe.

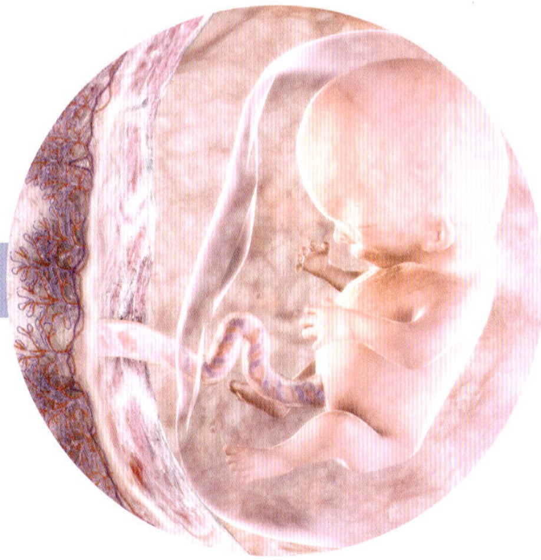

Blick aufs Baby

5,4 cm 14 g

Das Baby ist in etwa so groß wie eine Limette. Im Gehirn bilden sich eine linke und eine rechte Hälfte, gleichzeitig entwickeln sich primitive Reflexe. Die Gesichtszüge werden deutlicher. Augen und Ohren befinden sich noch nicht exakt an ihrem Platz. Die Augenlider sind verschmolzen und werden sich erst um die 26. Woche öffnen.

Ihr Befinden

Allmählich werden Ihre Kleidungsstücke eng um die Taille. Durch die Hormone können Brustwarzen und Areolen dunkler und größer werden. Bis zu einem Viertel Ihres Blutes wird nun an den Uterus geschickt, um das schnelle Wachstum von Baby und Plazenta zu unterstützen.

Diese Woche …

» Zwischen der 9. und der 12. Woche findet der erste Ultraschallscan statt. Dabei werden verschiedene Maße erfasst. Daneben zeigt der Scan, ob Sie vielleicht mehrere Babys erwarten.

» In einem sogenannten Ersttrimester-Screening, bei dem unter anderem die Nackenfalte des Fötus gemessen wird, lässt sich feststellen, ob Ihr Baby möglicherweise ein Risiko für eine Chromosomenstörung hat. Genaue Informationen dazu erhalten Sie beim Arzt oder der Hebamme.

12 WOCHEN

Übelkeit und Müdigkeit lassen langsam nach und Ihre Energie kehrt wieder zurück.

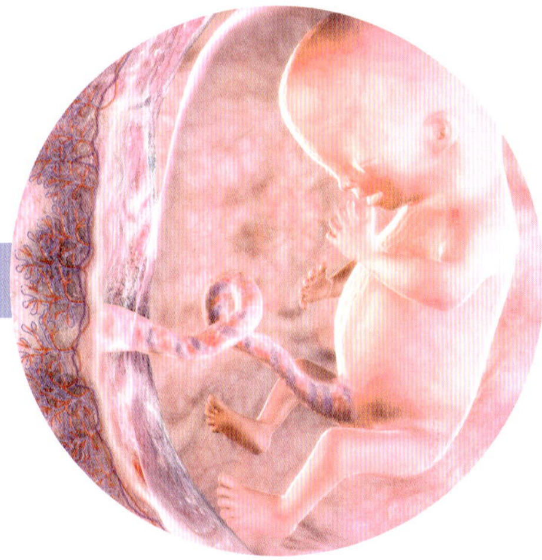

Blick aufs Baby

7,4 cm 23 g

Am Ende des ersten Trimesters ist der Kopf noch immer riesig, etwa halb so groß wie die Scheitel-Steiß-Länge. Das Herz schlägt nun etwas langsamer. Die Brustwand bildet sich und das Baby beginnt mit Atem- und Schluckbewegungen. Manchmal hat es auch Schluckauf. Mund, Magen und Darm sind verbunden. Die Plazenta ist bereit, die Ernährung des Fötus zu übernehmen.

Ihr Befinden

Die meisten unangenehmen Begleiterscheinungen der Frühschwangerschaft verschwinden, Appetit und Energie kehren zurück. Der Anteil des Hormons hCG, das vermutlich die Übelkeit auslöst, sinkt drastisch. Allerdings kann die Übelkeit noch bis zur 20. Woche anhalten. Sollte das bei Ihnen der Fall sein, brauchen Sie sich keine Sorgen um Ihr Baby zu machen: Es erhält trotzdem alle Nährstoffe, die es benötigt, auch wenn es Ihnen nicht gut geht.

Diese Woche …

» Zwischen der 11. und 13. Woche ist es möglich, durch eine Chorionzottenbiopsie (CVS) das Risiko von genetischen Fehlern oder Stoffwechselerkrankungen zu ermitteln. Sprechen Sie mit Ihrem Arzt, ob eine CVS für Sie sinnvoll ist.

Zweites Trimester

13 WOCHEN

Veränderungen in Ihrem Körper lassen Sie erblühen. Lehnen Sie sich zurück und genießen Sie die Zeit.

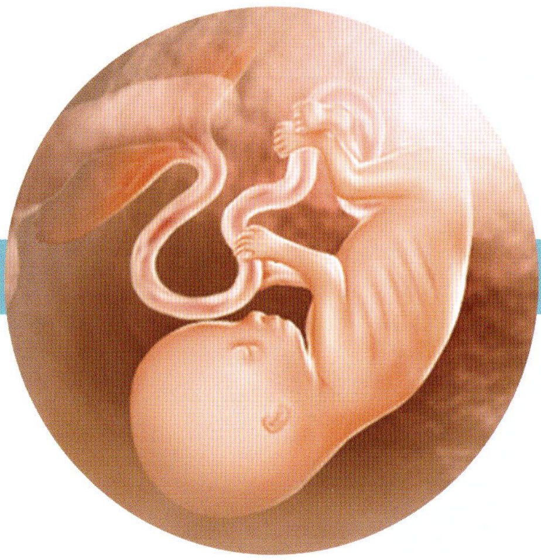

Blick aufs Baby

8,7 cm 43 g

Die Proportionen des Babys gleichen sich an, denn sein Rumpf wird länger. Finger und Zehen sind voneinander getrennt, Zehennägel entstehen. Die vielen kleinen Knochen der Hände und Füße bilden sich heraus.

Ihr Befinden

Das Hormon Relaxin lockert Gelenke und Bänder in Vorbereitung auf die Geburt. Da sie aber gleichzeitig immer stärker belastet werden, spüren Sie vielleicht einige Beschwerden. Ihr Blutvolumen erhöht sich und führt zu dem typischen strahlenden Aussehen, das man Schwangeren nachsagt. Dieses »innere Leuchten« und die immer deutlichere Wölbung des Bauches machen die Schwangerschaft allmählich auch für andere sichtbar.

Diese Woche ...

» Jetzt wäre der richtige Moment für einen Urlaub. Die meisten Fluggesellschaften lassen Hochschwangere nicht mehr fliegen. Informieren Sie sich rechtzeitig vor der Buchung.

» Führen Sie Tagebuch über Ihre Schwangerschaft.

» Treiben Sie weiterhin Sport in Maßen. Walking und Schwimmen sind ideal. Wenn Sie daran gewöhnt sind, ist auch leichtes Joggen möglich.

14 WOCHEN

Die Schwangerschaft wird immer offensichtlicher und Sie fühlen sich ausgesprochen gut.

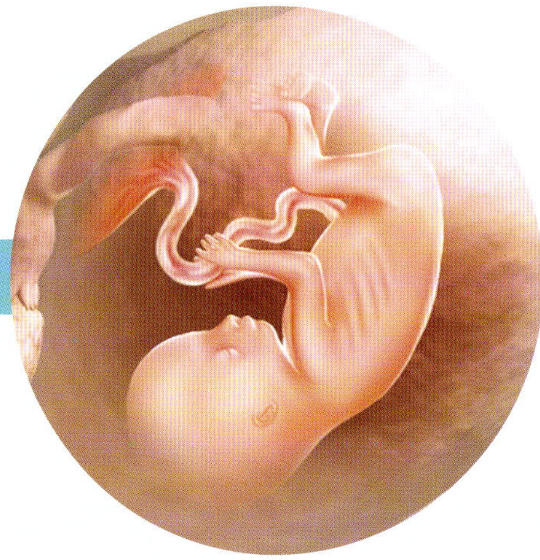

Blick aufs Baby

10,1 cm 70 g

Die Nabelschnur wird dicker und länger. So kann sie das Baby mit immer mehr sauerstoffhaltigem Blut und Nährstoffen versorgen. Bei Mädchen produzieren die Eierstöcke jetzt schon Tausende von Eiern. Zudem wandern die Eierstöcke selbst in das Becken. Die äußeren Genitalien werden allmählich immer eindeutiger erkennbar.

Ihr Befinden

Eine ständig verstopfte Nase, Nasenbluten und schmerzende Nebenhöhlen sind in dieser Phase nicht ungewöhnlich. Der Grund dafür ist die verstärkte Durchblutung der Schleimhäute. Weil die Hormone das Verdauungssystem träge machen, kann es jetzt auch zu Verstopfung und Magenproblemen kommen.

Diese Woche ...

» Mit dem zunehmenden Taillenumfang brauchen Sie allmählich ein paar hübsche Teile an Umstandskleidung.

» Nehmen Sie sich Zeit für Ihre Partnerschaft und genießen Sie regelmäßig schöne Momente zu zweit.

» Sie müssen Ihrem Arbeitgeber nichts von der Schwangerschaft sagen. Es empfiehlt sich jedoch, da er nur dann entsprechende Maßnahmen zum Mutterschutz ergreifen kann.

15 WOCHEN

Gemischte Gefühle angesichts der Veränderungen an Ihren Körperformen sind ganz normal.

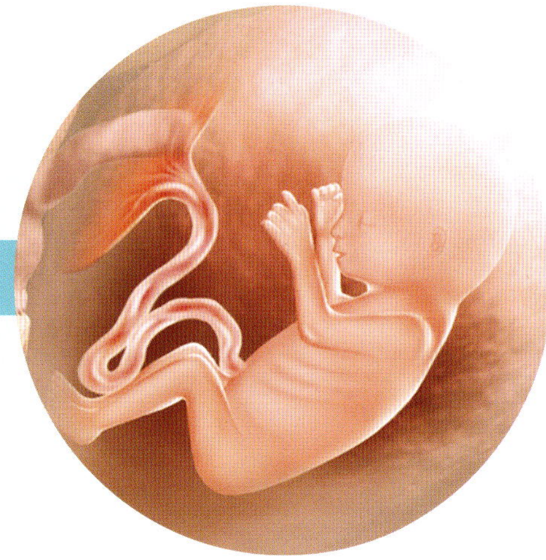

Blick aufs Baby

11,6 cm 100 g

Die Nieren des Babys arbeiten. Sie können das Blut filtern und Abfallstoffe aus dem Körper entfernen. Botschaften zwischen Gehirn und Körper werden nun schneller übermittelt, sodass Bewegungen koordinierter ablaufen und sogar schon langsame Augenbewegungen möglich sind.

Ihr Befinden

Sie werden feststellen, dass nicht nur Ihre Haut strahlt, sondern auch Ihre Haare glänzen und deutlich voller werden. Das liegt daran, dass sich die Haarwachstumsphase verlängert, wodurch weniger Haare ausfallen. Auch die Nägel werden kräftiger und gesünder.

Diese Woche ...

» Ein weiterer Test zur Chromosomendiagnostik, die Amniozentese oder Fruchtwasseruntersuchung, kann ab dieser Woche durchgeführt werden.

» Machen Sie sich erste Gedanken über einen Geburtsplan: Wo möchten Sie gebären, wer soll dabei sein, welche Geburtspositionen möchten Sie nutzen?

» Melden Sie sich zu einem Geburtsvorbereitungskurs an, falls Sie das noch nicht getan haben. Die Kurse beginnen zwar erst später in der Schwangerschaft, sind aber meist schnell ausgebucht.

Die Schwangerschaft ist jetzt stabil und das Risiko einer Fehlgeburt verringert sich wesentlich. Ihre Energie und die gute Laune kehren zurück. Der Fötus wächst rasant und Ihr Bauch beginnt sich immer deutlicher zu wölben.

16 WOCHEN

Sie sehen jetzt definitiv schwanger aus, auch wenn Sie sich fühlen wie immer.

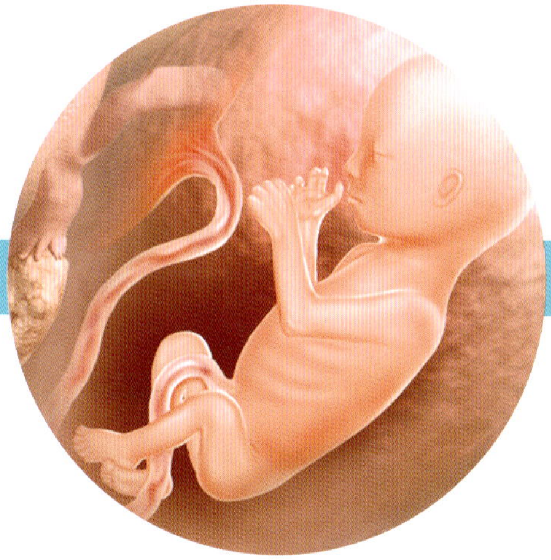

Blick aufs Baby

13 cm 140 g

Der Fötus ist nun größer als die Plazenta. Rumpf und Gliedmaßen wachsen schnell, der Kopf dagegen etwas langsamer, sodass sich die Größenverhältnisse etwas ausgleichen. Vielleicht lässt Sie die Hebamme jetzt zum ersten Mal mit einem speziellen Gerät, dem Dopton, die Herztöne Ihres Babys hören.

Ihr Befinden

Durch die erhöhte Produktion von Melanin, dem Haar- und Hautpigment, kann es zu einer Hyperpigmentierung der Haut (Chloasma) kommen. Sie äußert sich als dunkle Flecken auf Stirn, Wangen, Oberlippe und Hals sowie eine dunkle Linie (Linea nigra) am Bauch, die jedoch nach der Schwangerschaft wieder verblassen.

Diese Woche ...

» Zeigt sich beim Blutabnehmen eine Anämie bei Ihnen, erhalten Sie Eisenpräparate zur Nahrungsergänzung.

» Als Kontaktlinsenträgerin stellen Sie vielleicht fest, dass Ihre Augen trockener werden. Holen Sie sich beim Optiker spezielle Augentropfen, die die Hornhaut feucht halten.

» Eine Diät ist in der Schwangerschaft nicht empfehlenswert. Halten Sie sich lieber weiterhin an frische, gesunde Nahrungsmittel.

17 WOCHEN

Das »Strahlen« der Schwangeren zeigt sich nicht nur im Aussehen, sondern auch in der guten Laune.

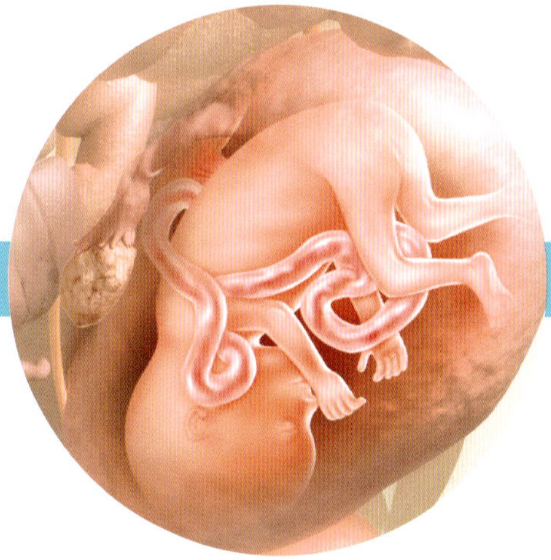

Blick aufs Baby

14,2 cm 190 g

Die Geschlechtsorgane sind voll entwickelt und gut sichtbar. Ende der Woche sind alle Zahnknospen für das Milchgebiss im Zahnfleisch angelegt.

Ihr Befinden

Ihr Herz leistet jetzt doppelte Arbeit, um die erhöhte Blutmenge durch den Körper zu pumpen. Damit der Blutdruck nicht zu sehr steigt, erweitern sich die Blutgefäße. Die Haut wird verstärkt durchblutet – so wirken Sie besonders gesund und strahlend. Die gute Durchblutung des Beckenbereichs lässt außerdem das Interesse an Sex wieder ansteigen.

Diese Woche ...

» Wegen der hormonellen Veränderungen schwitzen Sie jetzt vielleicht schnell. Dagegen helfen mehrere Lagen atmungsaktiver Kleidung, die Sie nach Bedarf an- und ausziehen können.

» Unterstützen Sie das Nervensystem Ihres Babys in seiner Entwicklung, indem Sie natürliche Omega-3-Fettsäuren zu sich nehmen, etwa über Olivenöl, fetten Fisch oder Leinsamen. Fetter Fisch wie Thunfisch und Makrele kann jedoch Quecksilber enthalten – essen Sie davon nicht mehr als zwei Portionen pro Woche (Seite 52).

» Auch wenn Sie sich noch so fit fühlen: Planen Sie genügend Zeit für Ruhe und Entspannung ein.

18 WOCHEN

Vielleicht spüren Sie zum ersten Mal, wie sich Ihr Baby in Ihrem Bauch bewegt.

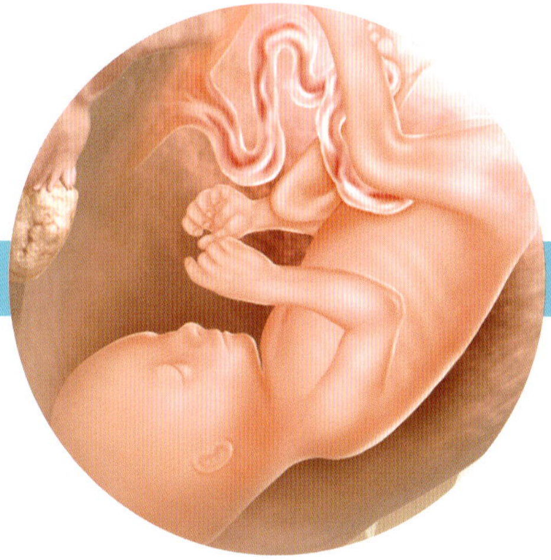

Blick aufs Baby

15,3 cm 240 g

Das Baby ähnelt immer mehr der kleinen Person, die Sie bald kennenlernen werden. Die Gesichtszüge sind gut geformt, die einzigartigen Fingerabdrücke entwickeln sich. Die Augäpfel bewegen sich hin und her, doch die Augenlider sind noch zu.

Ihr Befinden

Möglicherweise spüren Sie jetzt zum ersten Mal, wie sich Ihr Baby bewegt. Diese ersten Kindsbewegungen fühlen sich an wie das Flattern von Schmetterlingsflügeln. Jede Woche wächst der Uterus um 1 cm. Sein oberes Ende (der Fundus) liegt jetzt etwa in Höhe Ihres Bauchnabels. Die Bänder im Beckenbereich dehnen sich und werden dünner, sodass es zu Hüft- und Rückenschmerzen kommen kann.

Diese Woche ...

» Bald findet der zweite Ultraschallscan statt. Machen Sie sich jetzt schon Gedanken darüber, ob Sie dabei das Geschlecht Ihres Kindes erfahren wollen.

» Viele Menschen können nicht widerstehen, den Bauch einer Schwangeren zu berühren. Sie meinen es nicht böse, aber es ist völlig in Ordnung, wenn Sie sich das verbitten.

» Ihr Körperumfang und Ihr Schwerpunkt verändern sich. Lassen Sie die High Heels ab jetzt lieber im Schrank.

Innerhalb des zweiten Trimesters verzwanzigfacht Ihr Baby sein Gewicht. Alle wichtigen Organe entwickeln sich weiterhin sehr schnell. Sie sehen jetzt definitiv schwanger aus und fühlen sich rundum wohl.

19 WOCHEN Fast die Hälfte des Weges haben Sie schon geschafft!

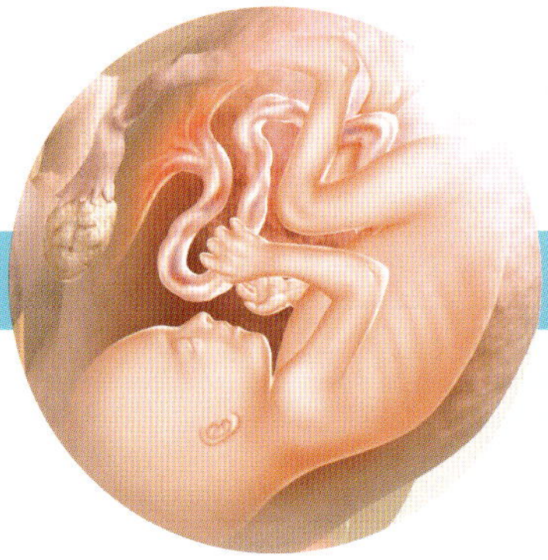

Blick aufs Baby

16,4 cm 300 g

Die Beine sind länger als die Arme. Das Knorpelskelett bildet sich weiter zu Knochen um. Im Gehirn entwickeln sich die Sinne für Hören, Fühlen, Schmecken und Riechen.

Ihr Befinden

In diesem Trimester steigert sich Ihre Gewichtszunahme. Im Durchschnitt nehmen Sie jetzt bis zur Geburt 0,5–1 kg pro Woche zu. Das liegt nur zum Teil am Baby: Der Rest ist auf die erhöhte Blutmenge, Ihre größeren Brüste, das Fruchtwasser und auf Fettdepots zurückzuführen. Der Uterus dehnt sich nach oben aus und drückt den Magen zusammen, das Progesteron entspannt die Bauchmuskeln und macht den Darm träge. Vielleicht leiden Sie jetzt unter Sodbrennen und Verstopfung.

Diese Woche ...

» Ballaststoffe und viel Flüssigkeit unterstützen Ihre Verdauung und sind hilfreich bei Verstopfung.

» Wie soll Ihr Baby heißen? Erstellen Sie eine Liste Ihrer Lieblingsnamen.

20 WOCHEN Der Ultraschallscan erlaubt einen Blick auf Ihr hübsches Baby.

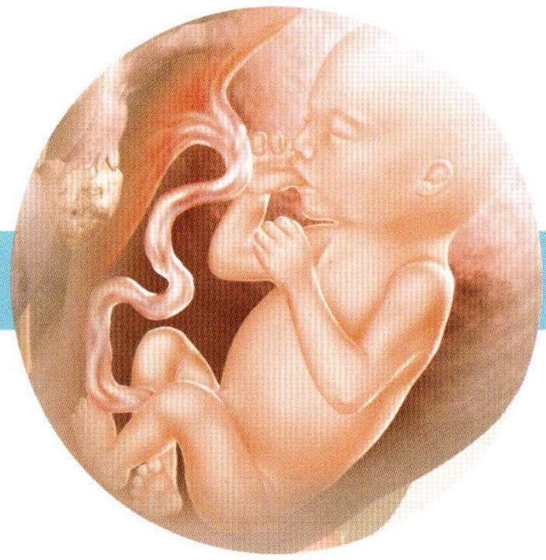

Blick aufs Baby

26,7 cm 360 g

Feines Lanugohaar bedeckt die Haut, unter der Haut bilden sich erste Fettpolster. Die Haut besteht aus zwei Schichten, der Epidermis und der Dermis. Ihr Baby schluckt regelmäßig Fruchtwasser, das von seinen Nieren verarbeitet und als Urin ausgeschieden wird. Auf der Haut bildet sich eine weiße Schutzschicht, die sogenannte »Vernix caseosa« (Käseschmiere).

Ihr Befinden

Ihr Bauch rundet sich immer weiter. Er wölbt sich jetzt schon bis unter den Bauchnabel. Die zusätzliche Blutmenge in Ihrem Körper unterstützt die Organe, die jetzt stärker arbeiten und das Baby mitversorgen müssen.

Diese Woche ...

» Die zweite Ultraschalluntersuchung wird als erweiterte Basis-Untersuchung durchgeführt. Dabei werden zusätzlich Kopf, Bauch, Rücken und Oberschenkel des Fötus gemessen sowie sein Herz und die Plazenta genauer betrachtet.

21 WOCHEN Sie spüren immer deutlicher, wie lebhaft Ihr Baby ist.

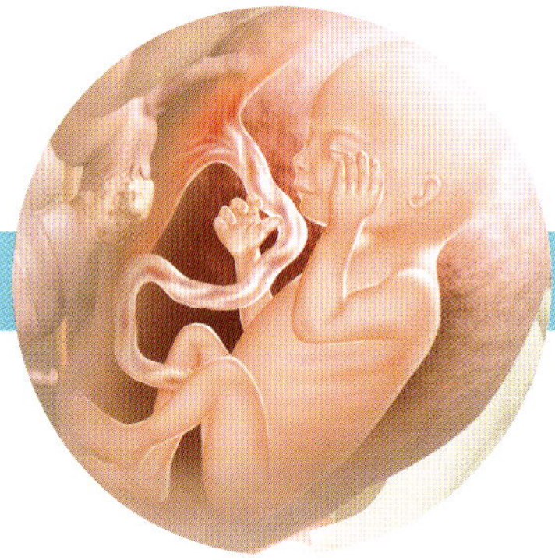

Blick aufs Baby

27,8 cm 430 g

Die Nerven und Knöchelchen im Innenohr sind entwickelt, sodass das Baby jetzt hören kann. Das Nervensystem ist jetzt so gut ausgebildet, dass es dem Baby willkürliche Bewegungen wie Treten oder Daumenlutschen erlaubt.

Ihr Befinden

Ein großer Teil Ihrer erhöhten Blutmenge wird direkt in den Uterus geschickt. Diese Umverteilung des Blutes kann Schwindelgefühle auslösen. Die Bewegungen des Babys werden immer deutlicher spürbar. Bald werden Sie ein Bewegungsmuster erkennen, das ein guter Indikator für das Wohlbefinden des Fötus ist. Spüren Sie 24 Stunden lang keine Bewegung, kontaktieren Sie Arzt oder Hebamme.

Diese Woche ...

» Überlegen Sie jetzt schon, wer Ihnen zur Hand gehen könnte, sobald das Baby da ist.

» Ernähren Sie sich weiterhin gesund. Schwere und fette Speisen können jetzt leichter für Verdauungsprobleme sorgen.

22 WOCHEN Ungewollte Begleiterscheinungen bilden sich später zurück.

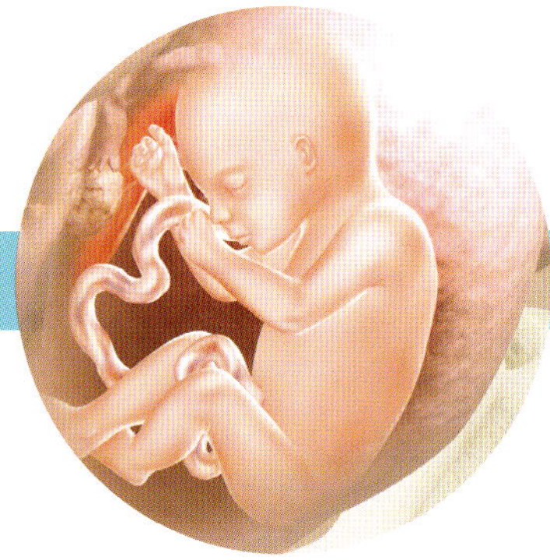

Blick aufs Baby

28,9 cm 501 g

Mit seinen wenigen Fettpolstern sieht das Baby noch etwas runzelig aus. Die Hautzellen beginnen eine Schutzschicht aus Keratin zu bilden. Aus den Nagelbetten wachsen winzige Fingernägel, auf dem Kopf zeigt sich vielleicht ein erster Haarflaum. Ihr Baby hat jetzt Augenbrauen und Wimpern.

Ihr Befinden

Durch die Ausdehnung des Uterus werden die Kollagen- und Elastinfasern der Haut dünner und Dehnungsstreifen können entstehen. Sie sind grellrot, verblassen aber nach der Schwangerschaft. Vor allem nachts treten jetzt häufig schmerzhafte Muskelkrämpfe auf. Massage und das Ziehen des Fußes in Richtung Knie können dagegen helfen.

Diese Woche ...

» Nahrungsmittel, die viel Kalium (etwa Bananen) oder Kalzium enthalten, können das Auftreten von Krämpfen verhindern. Achten Sie auch darauf, genug zu trinken.

23 WOCHEN Bleiben Sie aktiv. So sind Sie gut für die Geburt gerüstet und erholen sich danach schneller.

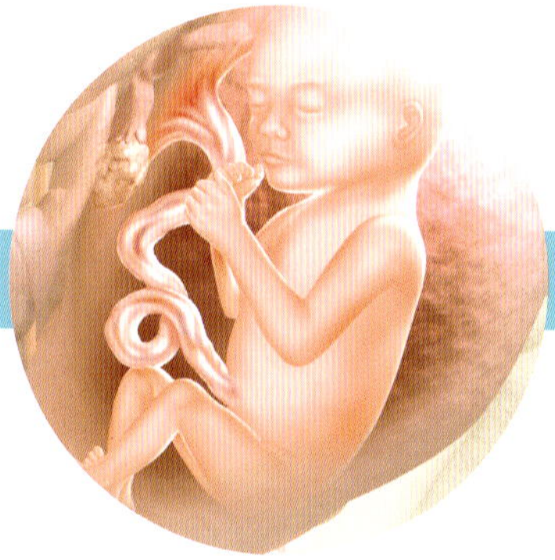

Blick aufs Baby

30 cm 600 g

Die Lungen Ihres Babys bilden jetzt Surfactant, einen Feuchtigkeitsfilm, der die Lungenbläschen (Alveolen) bedeckt und das Atmen außerhalb des Uterus ermöglichen wird. Die Hörschnecke (Cochlea) im Innenohr ist voll entwickelt und das Baby nimmt Geräusche wahr. Es erschrickt oder dreht den Kopf, wenn es etwas hört. Auch Ihre Stimme wird ihm vertraut, sodass es sie nach der Geburt sofort wiedererkennen wird.

Ihr Befinden

Regelmäßige leichte Sportübungen halten Ihre Muskeln und Bänder kräftig und geschmeidig. Sie beugen auch Rückenschmerzen vor, die jetzt auftreten können. Einiges weist darauf hin, dass die Geburt bei trainierten Frauen schneller abläuft und ihre Babys einen kräftigeren Herzschlag haben. Beckenbodengymnastik ist ebenfalls wichtig. Sie stärkt die Muskeln, die die Organe im Beckenbereich – und damit auch den Uterus – stützen.

Diese Woche ...

» Wenn Sie schon ein Kind haben, sollten Sie ihm spätestens jetzt von seinem neuen Geschwisterchen erzählen. Kleine Kinder haben noch kein Zeitgefühl. Ihnen genügt eine einfache Erklärung, vielleicht mit Hilfe eines Bilderbuches.

» Eiweiß aus magerem Fleisch, Hülsenfrüchten, Eiern und Käse ist wichtig für das Wachstum des Babys.

24 WOCHEN Ihr Baby wird manchmal gerade dann besonders munter, wenn Sie schlafen möchten.

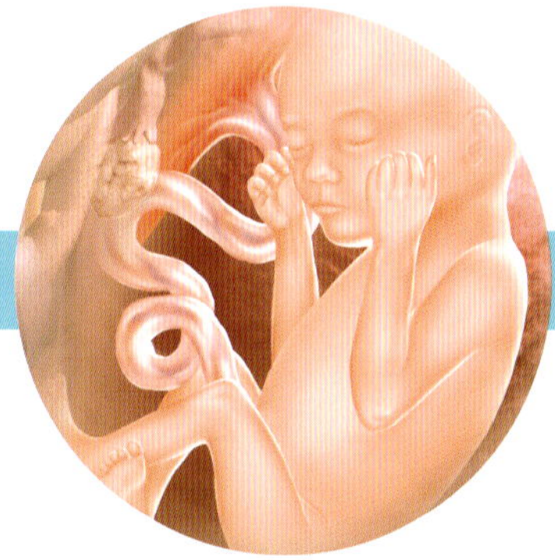

Blick aufs Baby

34,6 cm 660 g

Das Baby entwickelt eine Art primitives Gedächtnis. Seine Gehirnwellen ähneln denen eines Neugeborenen. Es hat hin und wieder Schluckauf und kann sogar schon gähnen. Allmählich entwickelt es einen Schlaf-Wach-Rhythmus. Die Nasenlöcher sind offen und im Zahnfleisch bilden sich die Knospen für die zweiten Zähne. Sein Herzschlag verlangsamt sich auf 140–150 Schläge pro Minute.

Ihr Befinden

Ihr Bauch dehnt sich immer weiter nach außen und nach oben, um dem schnell wachsenden Baby Platz zu schaffen. Damit beginnt er jetzt allerdings auf das Zwerchfell zu drücken, sodass Sie vielleicht kurzatmiger werden. Er engt auch den Magen etwas ein, was zum Rückfluss von Magensäure führen und damit Sodbrennen verursachen kann.

Diese Woche ...

» Der große Bauch bringt Ihre Körperstatik durcheinander. Achten Sie darauf, dass Sie sich im Sitzen, Stehen und Gehen keine schlechte Haltung angewöhnen, die Ihren Rücken noch zusätzlich belastet.

» Da der wachsende Uterus immer mehr Platz einnimmt und das Verdauungssystem zusehends einengt, sollten Sie jetzt lieber kleinere Portionen essen, dafür aber öfter als die üblichen drei Mahlzeiten pro Tag.

25 WOCHEN Sicher wandern Ihre Gedanken jetzt immer öfter zum Tag der Geburt.

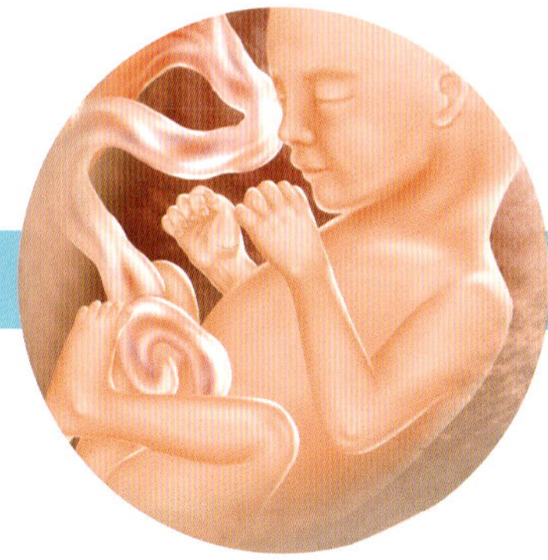

Blick aufs Baby

35,6 cm 760 g

Mit voll ausgeformten Händen greift das Baby nach allem, was es erwischt. Es macht ihm Freude, am Daumen zu nuckeln. Im Uterus ist noch relativ viel Platz für die Bewegungen. Manche Babys bewegen ihre Beine, als ob sie laufen würden. Bei Jungen wandern die Hoden jetzt vom Unterbauch in den Hodensack (Skrotum).

Ihr Befinden

Ihr Uterus wächst weiter nach oben. Er beansprucht so viel Platz, dass Ihre anderen Organe ziemlich eingeengt werden. Ihre Blutmenge hat sich auf rund 5 Liter erhöht und das Herz muss schwer arbeiten, um diese durch den Körper zu pumpen. Die Blutgefäße haben sich auf ihre maximale Weite gedehnt, deshalb steigt der Blutdruck jetzt wieder etwas an. Es ist ganz normal, wenn Hände, Füße und Knöchel nun anschwellen, weil sich darin Wasser ansammelt. Starke Ödeme sollten jedoch beobachtet werden.

Diese Woche ...

» Bei der Vorsorgeuntersuchung in diesen Wochen werden Arzt oder Hebamme die Höhe Ihres Uterus (Fundusstand) messen und beurteilen, ob Ihr Baby so wächst wie erwartet.

» Scheuen Sie sich nicht, Arzt oder Hebamme zu informieren, wenn Ihnen etwas ungewöhnlich vorkommt. Das dient dem Wohl des Kindes und Ihrer eigenen Beruhigung.

Drittes Trimester

26 WOCHEN

Sie dürfen ruhig ein bisschen stolz auf Ihren Bauch sein, in dem ein neues Leben heranwächst.

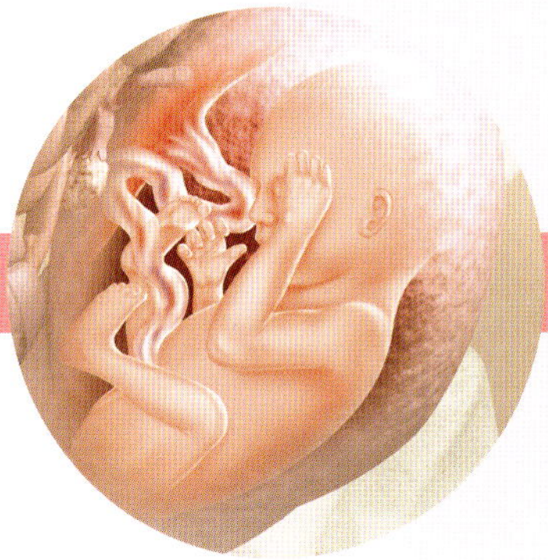

Blick aufs Baby

36,6 cm 875 g

Die Augenlider des Babys öffnen sich jetzt zum ersten Mal. Es erkennt Licht, das durch die Bauchwand scheint, sieht aber alles nur in Schwarz, Weiß und Grau. Die Nieren reifen und bilden mehr Urin, der ins Fruchtwasser ausgeschieden wird. Die wachsartige Käseschmiere (Vernix) schützt die Haut des Babys vor Irritationen durch den Urin.

Ihr Befinden

Keine Sorge, wenn Ihre Brüste nun anfangen etwas Flüssigkeit abzusondern. Diese Vormilch (Kolostrum) wird schon in der Schwangerschaft produziert, damit sie direkt nach der Geburt zur Verfügung steht.

Diese Woche ...

» Sprechen Sie oft mit Ihrem Baby. So kann es sich an Ihre Stimme gewöhnen.

» Haben Sie mit Hämorrhoiden zu kämpfen, essen Sie genügend Ballaststoffe, damit der Stuhl weich bleibt.

» Tragen Sie Stützstrümpfe, wenn Sie unter Krampfadern leiden, und legen Sie die Beine – sooft es geht – hoch.

» Erstellen Sie eine Liste mit Dingen, die Sie für das Baby brauchen. Vielleicht können Sie einige teuere Gegenstände auch mieten oder leihen. Wenn Sie sich gut fühlen, spricht nichts dagegen, manches schon einzukaufen.

27 WOCHEN

Es ist beruhigend, zu wissen, dass Babys, die jetzt geboren werden, zu 90 Prozent überleben.

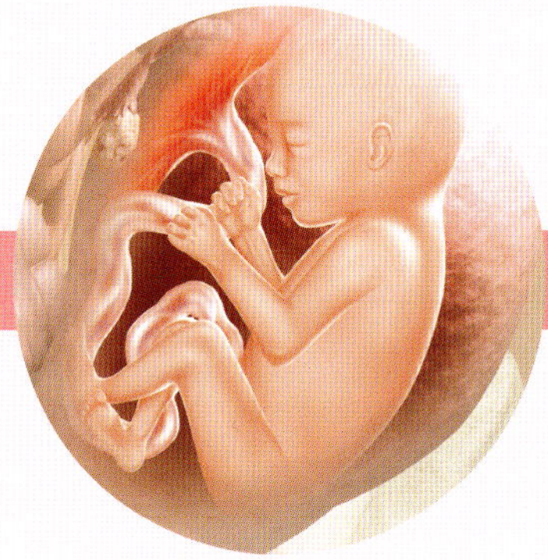

Blick aufs Baby

37,6 cm 1 kg

In der Gebärmutter wird es langsam eng, doch Ihr Baby kann immer noch Arme und Beine bewegen. Aminosäuren (Eiweißbausteine) aus Ihrem Blut helfen seinen Muskeln und Organen beim Reifen. In den Handflächen zeigen sich Linien, in den Zahnknospen bilden sich Zahnschmelz und Zahnbein (Dentin).

Ihr Befinden

Da die Fruchtwasserproduktion zurückgeht, das Baby aber immer aktiver wird, bekommen Sie seine Tritte häufiger und stärker zu spüren. Achten Sie auf sein Aktivitätsmuster. Alle Änderungen seines normalen Verhaltens (es bewegt sich langsamer oder überhaupt nicht mehr) sollten Sie sofort dem Arzt oder der Hebamme melden. Manche Schwangere fangen jetzt an zu »watscheln«, weil der Bauch immer dicker und Bänder und Gewebe immer lockerer werden. Seien Sie jetzt besonders vorsichtig, wenn Sie auf rutschigem Untergrund stehen, etwa in der Dusche oder Badewanne!

Diese Woche ...

» Achten Sie auf Ihre Bewegungen, damit Sie Ihren Rücken nicht unnötig belasten.

» Schwellungen an Händen und Füßen sollten beobachtet werden.

28 WOCHEN

Vermutlich können Sie sich gar nicht mehr vorstellen, wie es war, ohne diesen Bauch zu leben.

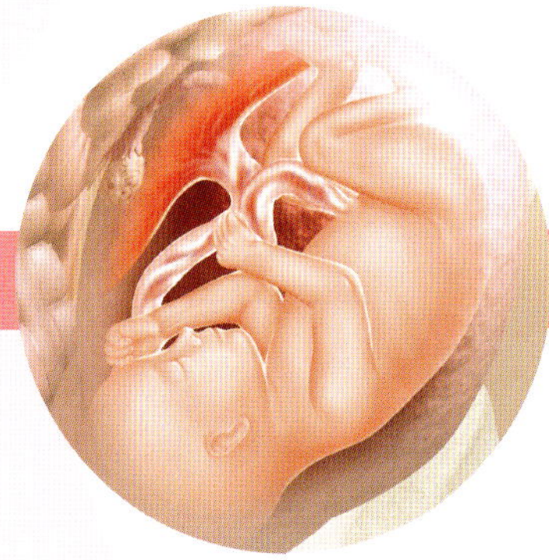

Blick aufs Baby

38,6 cm 1,2 kg

Die Lunge reift weiter aus, damit das Baby nach der Geburt richtig atmen kann. Die Gehirnwindungen haben sich vermehrt, sodass Millionen neuer Gehirnzellen Platz finden. Die Großhirnrinde sendet elektrische Impulse.

Ihr Befinden

Ihre Brüste bereiten sich nun auf die Stillzeit vor: Die Schwangerschaftshormone erhöhen die Durchblutung der Brust und sorgen für Veränderungen im Gewebe. Die Adern treten deutlicher hervor. Der Bereich um die Brustwarze, die Areola, wird größer und dunkler. Vielleicht werden dort kleine Erhebungen sichtbar, die Montgomery-Drüsen.

Diese Woche ...

» Bei der Schwangerenvorsorge werden Arzt oder Hebamme Ihr Blut vielleicht auf Eisenmangel und Schwangerschaftsdiabetes untersuchen.

» Ist Ihre Blutgruppe Rhesus-negativ, erhalten Sie eine Anti-D-Spritze, um Komplikationen in späteren Schwangerschaften zu vermeiden.

» Leiden Sie unter dem Restless-Legs-Syndrom? Dann meiden Sie Koffein spät am Tag und nehmen Sie tryptophanhaltige Nahrung wie Kürbiskerne und Joghurt zu sich. Tryptophan fördert die Ausschüttung von Serotonin im Gehirn, das für guten Schlaf sorgt.

Mit Unterstützung könnte Ihr Baby jetzt außerhalb Ihres Bauches überleben. Doch bei Ihnen ist es immer noch am besten aufgehoben, denn Lunge, Gehirn und Verdauungssystem müssen noch ausreifen.

29 WOCHEN

Ihr Baby tritt inzwischen kräftig um sich.

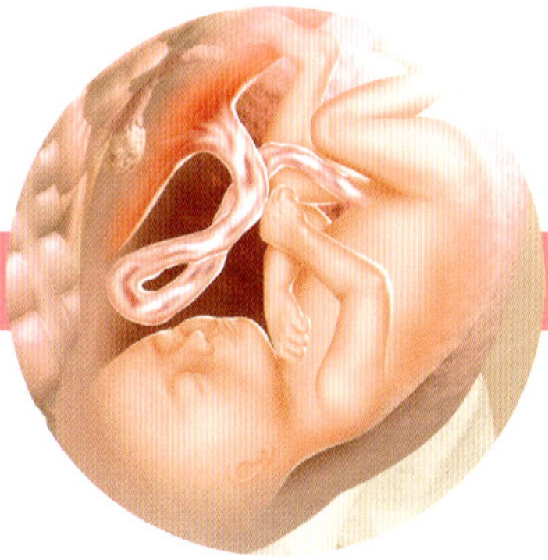

Blick aufs Baby

39,9 cm 1,3 kg

Das Baby schluckt Fruchtwasser und übt damit schon die Atembewegungen. Sein Nervensystem ist nun so komplex, dass feinere Bewegungen möglich sind, auch der Saugreflex entsteht. Muskeln und Fett polstern seine Haut auf. Ab jetzt und bis zum Ende der Schwangerschaft verdoppelt sich sein Gewicht nochmals.

Ihr Befinden

Ihre Lungenkapazität hat sich verringert und Ihre Rippen dehnen sich seitwärts, um Ihnen das Atmen zu erleichtern. Der Uterus drückt auf sämtliche Organe und löst Beschwerden wie Sodbrennen, Verstopfung oder Herzstolpern aus. Überall zwickt und zwackt es.

Diese Woche ...

» Zwischen der 29. und 32. Woche wird die 3. Ultraschalluntersuchung fällig. Dabei wird die zeitgerechte Entwicklung des Babys geprüft sowie seine Lage und sein Herzschlag kontrolliert.

» Stützen Sie den Bauch mit vielen Kissen und Polstern ab, damit Sie eine entspannte Nachtruhe haben.

30 WOCHEN

Überdenken Sie Ihren Geburtsplan: Ist noch etwas zu ändern?

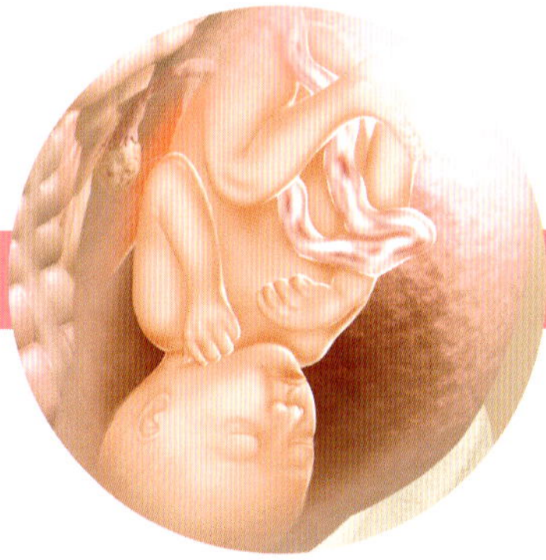

Blick aufs Baby

41,1 cm 1,5 kg

Die Fettpolster geben der Haut einen rosa Farbton. Das Baby kann seine Körpertemperatur jetzt selbst regulieren. Es hat kaum noch Platz, ist aber so gelenkig, dass es an seinen Zehen nuckeln kann.

Ihr Befinden

Bis zur Geburt ist es noch ein paar Monate hin, aber die Gebärmutter bereitet sich schon durch »Braxton-Hicks-Kontraktionen« darauf vor. Sie spannt sich dabei für kurze Zeit an, was Sie kaum bis leicht krampfartig wahrnehmen. Das unregelmäßige Auftreten und die geringe Schmerzhaftigkeit zeigen jedoch, dass dies keine ernsthaften Wehen sind.

Diese Woche ...

» Jetzt wird es Zeit für den Geburtsvorbereitungskurs, den Sie vorzugsweise mit Ihrem Geburtspartner absolvieren sollten. Solche Kurse sind übrigens die perfekte Gelegenheit, um sich ein Netzwerk aus hilfreichen Kontakten aufzubauen.

31 WOCHEN

Ihr Baby kann weiterhin jede beliebige Position einnehmen.

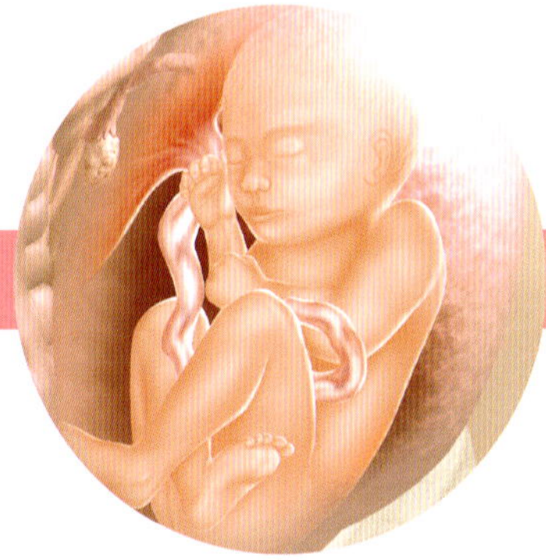

Blick aufs Baby

42,4 cm 1,7 kg

Die Muskelmasse und auch die Spannung der Muskeln erhöhen sich, deshalb werden die Bewegungen des Babys kräftiger und zielgerichteter. Seine Atemübungen sind gleichmäßig und rhythmisch, wobei sich Brustwand und Zwerchfell bewegen.

Ihr Befinden

Ihr Blutvolumen steigert sich noch einmal. Dies ist möglich, weil Plasma- und Flüssigkeitsgehalt steigen, während die Anzahl der roten Blutkörperchen gleich bleibt. Durch die verringerte Konzentration der Blutkörperchen kann in der Spätschwangerschaft ein Eisenmangel entstehen. Aber keine Sorge: Das Baby erhält weiterhin ausreichend Nährstoffe und Sauerstoff.

Diese Woche ...

» Bei der routinemäßigen Vorsorgeuntersuchung werden Blutdruck und Urin geprüft und der Uterus vermessen. Arzt oder Hebamme halten außerdem Ausschau nach Anzeichen einer Präeklampsie.

32 WOCHEN

Langsam wird es Zeit, sich auf die Geburt vorzubereiten.

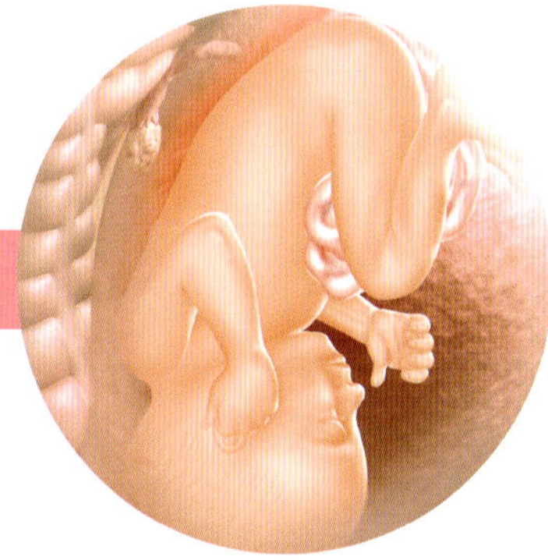

Blick aufs Baby

43,7 cm 1,9 kg

Das Nervensystem benötigt noch etwas Verfeinerung. Die Nervenzellen werden bestimmten Bereichen und Funktionen zugeordnet. Durch die Fettpolster verschwinden alle Runzeln und der Fötus sieht immer mehr wie ein Baby aus.

Ihr Befinden

Der Bauch drückt zunehmend auf die Adern, was zu Krampfadern führen kann. Leichte Gymnastik, Ruhe und Stützstrümpfe können Erleichterung bringen. Vielleicht tritt auch Ihr Bauchnabel jetzt nach außen hervor. Ärgern Sie sich nicht darüber: Nach der Geburt bildet sich alles wieder zurück.

Diese Woche ...

» Gehen Sie öfter mal auf alle viere oder setzen Sie sich auf einen Geburtsball, um das Baby in die beste Position zu bringen.

» Finden Sie heraus, wie lange die Fahrt ins Krankenhaus zu verschiedenen Tageszeiten dauert.

» Wenn die nahende Geburt Ihnen Ängste bereitet, sprechen Sie mit dem Arzt oder der Hebamme darüber.

In den letzten Wochen rüstet sich das Baby mit Fettdepots für das Leben außerhalb Ihres Bauches. Seine Lungen sind bereit, den ersten Atemzug zu tun. In der Geburtsposition wartet es auf den Beginn der Wehen.

33 WOCHEN

Ihr Baby bereitet sich jeden Tag weiter auf die Außenwelt vor.

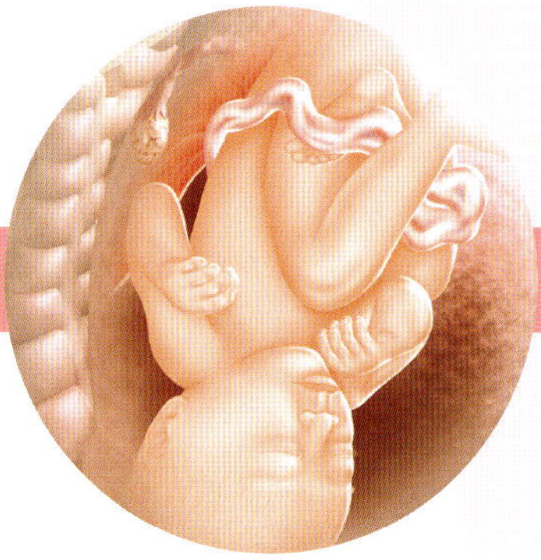

Blick aufs Baby

45 cm 2,1 kg

Das Baby wird sich seiner Umgebung immer mehr bewusst. Es berührt sein Gesicht und zieht an der Nabelschnur. Sein Saugreflex ist so stark, dass es selbstständig trinken kann. Die Fingernägel erreichen das Ende des Nagelbettes und müssen vielleicht nach der Geburt schon geschnitten werden.

Ihr Befinden

Ihr Herz hat auf der Zielgeraden bis zu 50 Prozent mehr zu tun als sonst. Ihr Puls erhöht sich um 10–15 Schläge pro Minute. Manchmal gerät das Herz etwas ins Stolpern. Das ist normalerweise harmlos, doch wenn es mit Kurzatmigkeit oder Schmerzen in der Brust auftritt, sollten Sie Arzt oder Hebamme informieren.

Diese Woche ...

» Regelmäßiges Massieren des Damms kann verhindern, dass er bei der Geburt einreißt.

» Wenn Sie Elternzeit nehmen möchten, müssen Sie diese spätestens sieben Wochen vor dem Geburtstermin beim Arbeitgeber beantragen.

34 WOCHEN

Entspannungstechniken helfen bei der Geburtsvorbereitung.

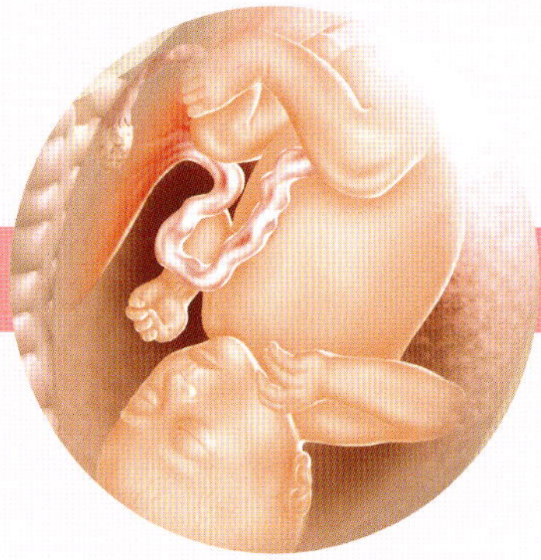

Blick aufs Baby

46,2 cm 2,4 kg

Die Proportionen des Babys passen nun viel besser zueinander. Die Knochen der Gliedmaßen erhärten sich weiter. Abfallstoffe aus dem Fruchtwasser sammeln sich im Darm zu einer klebrigen Substanz (Mekonium). Sie wird nach der Geburt Babys erster Stuhlgang sein.

Ihr Befinden

Wahrscheinlich liegt das Baby nun senkrecht in Ihrem Bauch. Gelegentlich kommt es aber vor, dass es sich auch jetzt noch in Schräg- oder Querlage befindet. Ihr Baby ist nun groß und kräftig und Sie spüren seine Bewegungen nicht mehr vereinzelt, sondern mit einem erkennbaren Muster.

Diese Woche ...

» Packen Sie Ihre Kliniktasche und halten Sie Mutterpass und alle nötigen Unterlagen bereit. Ihr Partner sollte ebenfalls genau Bescheid wissen, wo alles zu finden ist.

» Sechs Wochen vor dem Entbindungstermin beginnt der Mutterschutz. Delegieren Sie noch offene Projekte an Kolleginnen und Kollegen.

35 WOCHEN

Ihr Körper stellt sich auf den großen Tag ein.

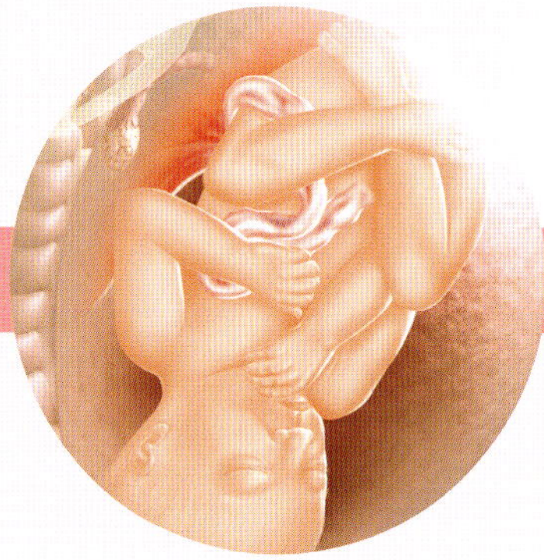

Blick aufs Baby

47,4 cm 2,6 kg

Ihr Baby liegt vielleicht schon kopfüber in der Geburtsposition. Noch immer legt es fleißig Fettpolster an. Gleichzeitig verliert es jetzt die Lanugobehaarung, die jedoch an ein paar Stellen am Rücken und an den Schultern zurückbleiben kann.

Ihr Befinden

Wenn die Geburt naht, schiebt sich der Kopf des Babys tiefer in Ihr Becken. Damit senkt sich auch Ihr Bauch etwas. Der Druck aufs Zwerchfell lässt nach und Sie können wieder leichter atmen. Dafür drückt der Babykopf jetzt auf die Blase. Häufige Toilettenbesuche – auch nachts – sind damit vorprogrammiert. Im Beckenbereich spüren Sie nun vielleicht verstärkt ein schmerzhaftes Ziehen.

Diese Woche ...

» Kaufen Sie sich einen Still-BH und alles, was sonst zum Stillen nötig ist.

» Trainieren Sie weiterhin Ihren Beckenboden, um Blasenschwäche und Inkontinenz nach der Geburt zu vermeiden.

36 WOCHEN

Der Geburtsplan sollte jetzt fertig sein und bereitliegen.

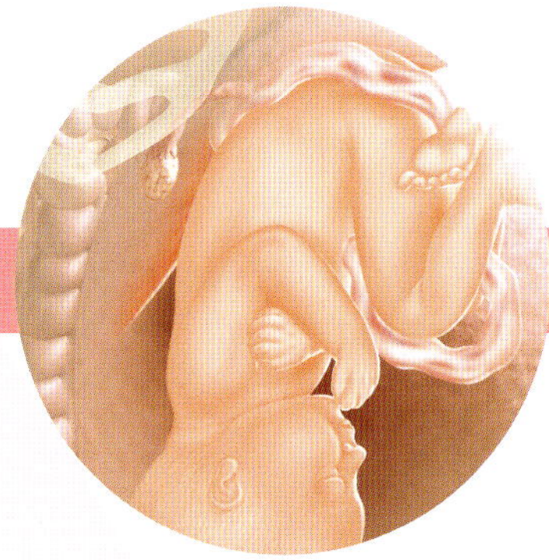

Blick aufs Baby

48,6 cm 2,9 kg

Das Baby ist fast reif für die Geburt. Seine Lungen sind voll entwickelt, das heißt, es könnte ab jetzt selbstständig atmen. Die Käseschmiere (Vernix) verschwindet, doch ein Rest bleibt meist bis zur Geburt zurück.

Ihr Befinden

Immer öfter treten Braxton-Hicks-Kontraktionen auf. Nun wird verstärkt das Hormon Relaxin ausgeschüttet, das die Bänder im Becken lockert und den Muttermund (Zervix) entspannt. Durch die Hormone, Angst vor der Geburt, Schlafmangel und all die Zipperlein werden Sie jetzt vielleicht etwas empfindlich. Stimmungsschwankungen kommen in den letzten Wochen häufig vor.

Diese Woche ...

» Bei der routinemäßigen Vorsorgeuntersuchung werden Ihr Blutdruck, das Wachstum des Babys und seine Position geprüft. Arzt oder Hebamme werden Sie über Ihre Optionen aufklären, falls der errechnete Geburtstermin überschritten wird.

» Geben Sie Ihrem Geburtsplan den letzten Schliff.

37 WOCHEN Nun haben Sie wahrscheinlich Ihren Maximalumfang erreicht.

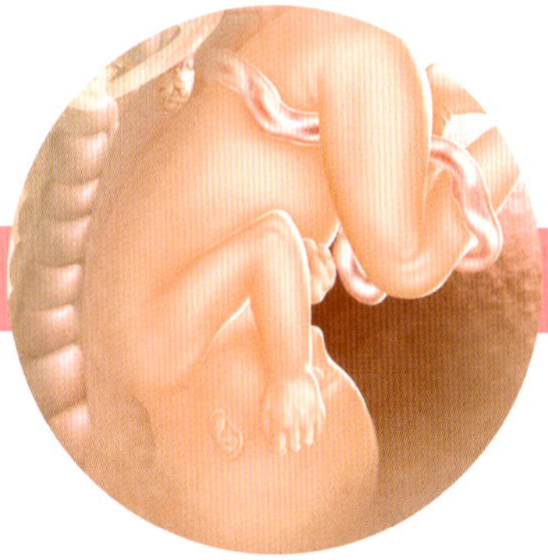

Blick aufs Baby

49,8 cm 3,1 kg

Das Baby hat kaum noch Platz im Bauch und muss Arme und Beine eng an den Körper ziehen. Die Knochenplatten des Schädels sind noch nicht miteinander verwachsen, sodass sie sich übereinanderschieben können und dem Baby so den Weg durch den Geburtskanal erleichtern.

Ihr Befinden

Ihre Bewegungen werden langsamer und es wird schwieriger, die Balance zu halten. Ihre Brüste sind bereit, das Baby nach der Geburt zu ernähren. Die Milchkanäle haben sich verzweigt und ein Transportsystem zur Versorgung des Babys gebildet.

Diese Woche ...

» Achten Sie auf das Bewegungsmuster des Babys und berichten Sie alle Änderungen dem Arzt oder der Hebamme.

» Informieren Sie sich über die ersten Anzeichen der Geburt, damit Sie einschätzen können, wann es so weit ist.

» Kochen Sie auf Vorrat und frieren Sie alles für die Zeit nach der Entbindung ein.

» Bereiten Sie alles vor, wenn Sie eine Hausgeburt planen.

38 WOCHEN Gibt es noch letzte Änderungen am Geburtsplan?

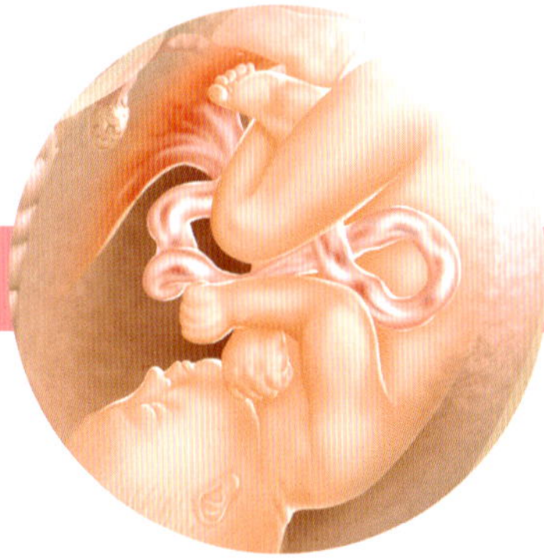

Blick aufs Baby

50,7 cm 3,3 kg

Die graue Gehirnmasse entwickelt sich in verschiedenen Zellschichten. Jede fertige Schicht bedeutet mehr Verbindungen zwischen den Zellen und damit eine Verfeinerung der Bewegungen des Babys. Dank der Antikörper in Ihrem Blut ist das Baby schon vor einigen Krankheiten geschützt. Nach der Geburt erhält es weitere Antikörper über die Muttermilch.

Ihr Befinden

Wegen des Extragewichts, das Sie mit sich herumtragen, fühlen Sie sich vielleicht in den letzten Tagen häufig erschöpft. Ihr Herz arbeitet mit voller Leistung. Legen Sie sich öfter einmal hin und ruhen Sie sich aus. Das verbessert die Blutzufuhr zum Baby.

Diese Woche ...

» Vielleicht packt Sie der Nestbautrieb und Sie verspüren den Drang, alles sauber zu machen. Geben Sie ihm ruhig nach, aber übertreiben Sie es nicht.

» Üben Sie Atem- und Entspannungstechniken, die Angst und Aufregung lindern.

39 WOCHEN Sie sollten die ersten Anzeichen der Geburt erkennen können.

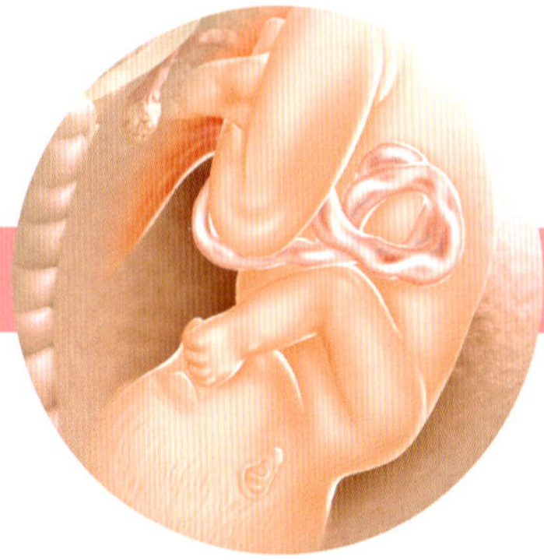

Blick aufs Baby

51,2 cm 3,5 kg

Die Geburt steht unmittelbar bevor und Ihr Baby ist gut dafür gerüstet. Augenbrauen, Wimpern und Nägel sind vorhanden und alle Organe und Körpersysteme sind ausreichend entwickelt. Einige davon werden jedoch erst nach der Geburt völlig ausreifen.

Ihr Befinden

Lassen Sie es ruhig angehen und sammeln Sie Kraft für die Geburt. Phasen von Ruhe und leichter Aktivität sollten einander abwechseln. Vielleicht spüren Sie einen zunehmenden Druck in der Schamgegend, denn das Baby liegt jetzt tief in Ihrem Becken. In der zweiten und allen weiteren Schwangerschaften rutscht es manchmal auch erst später nach unten.

Diese Woche ...

» Bei der Vorsorgeuntersuchung wird geprüft, ob es dem Baby gut geht und ob sein Kopf richtig im Becken liegt.

» Bei Rückenschmerzen helfen warme Bäder und eine entspannende Massage.

40 WOCHEN Bald werden Sie Ihr Baby in den Armen halten.

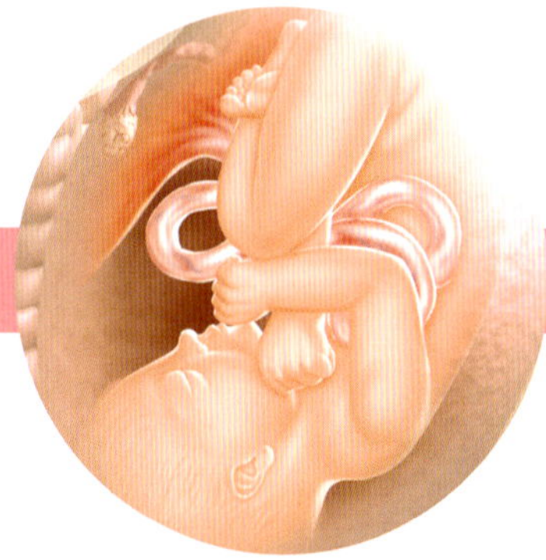

Blick aufs Baby

51,2 cm 3,5 kg

Jetzt hat das Baby wirklich keinen Platz mehr, um sich zu bewegen. Wenn es tritt, zeichnet sich sein kleiner Fuß unter Ihrer Haut ab. Kommt es jetzt auf die Welt, dann hat es noch etwas Vernix an sich, obwohl nicht mehr viel Fruchtwasser vorhanden ist.

Ihr Befinden

Etwa 45 Prozent der Schwangeren gebären nicht nach 40 Wochen. Die Mehrheit entbindet in der Woche darauf. Nur 15 Prozent überschreiten jedoch 41 Wochen. Vielleicht werden Sie gefragt, ob die Geburt mit Hilfe von Hormonen eingeleitet werden soll.

Diese Woche ...

» Tragen Sie Mutterpass und Geburtsplan immer bei sich. Die Kliniktasche sollte gepackt bereitstehen.

» Sorgen Sie dafür, dass das Auto genügend Benzin hat. Stecken Sie Münzen zum Parken ein und legen Sie Handy und Kamera mit voll aufgeladenen Akkus in die Kliniktasche.

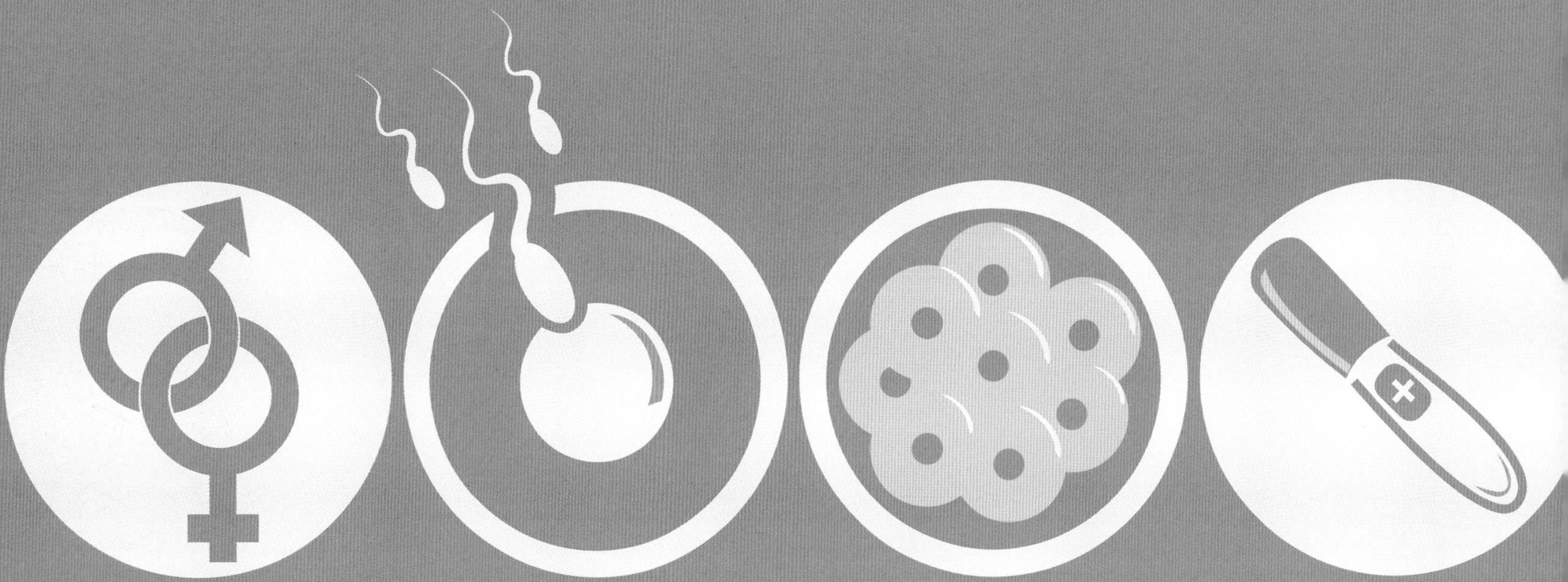

» In diesem Kapitel ...

Empfängnis

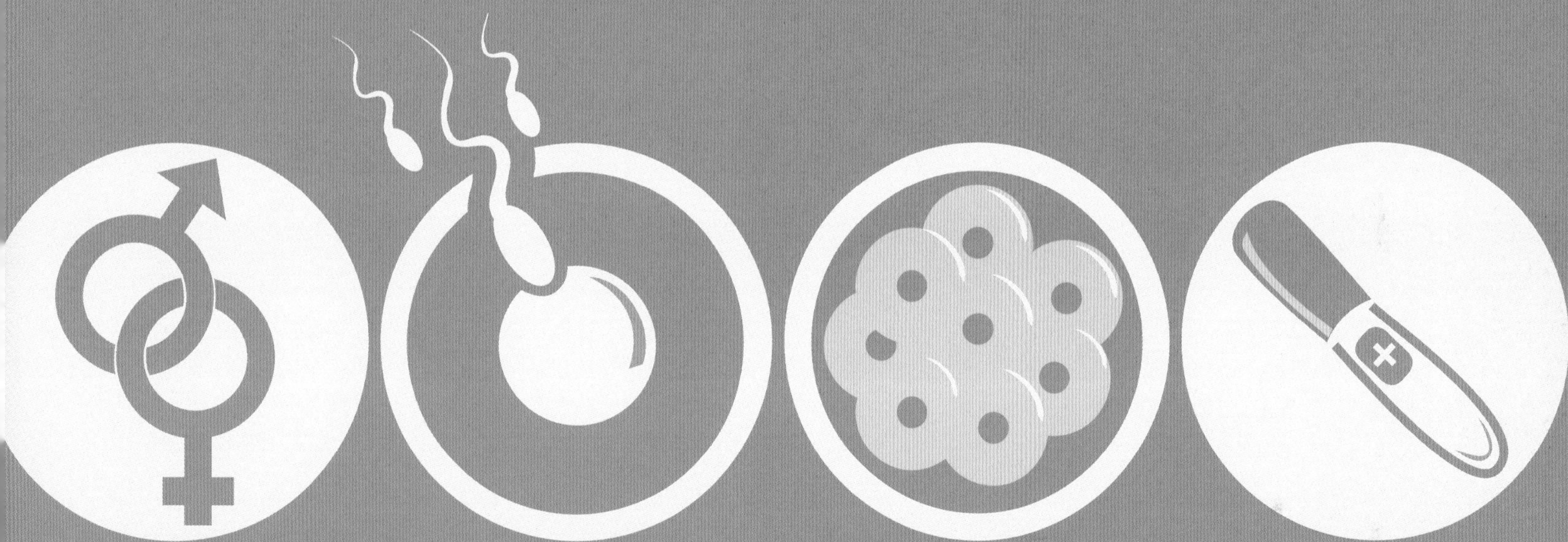

Der Moment der Empfängnis ist **etwas ganz Besonderes**. Wahrscheinlich merken Sie nichts davon, aber **tief in Ihrem Inneren beginnt ein neues Leben.** Wenn Sie gerne schwanger werden möchten, gibt es Möglickeiten, Ihre Fruchtbarkeit und die Chancen auf eine Schwangerschaft zu erhöhen. In diesem Kapitel erfahren Sie, wie die männlichen und weiblichen **Fortpflanzungssysteme** arbeiten. Es beantwortet auch Fragen zu Fruchtbarkeit, künstlicher Befruchtung und unerwarteter Schwangerschaft.

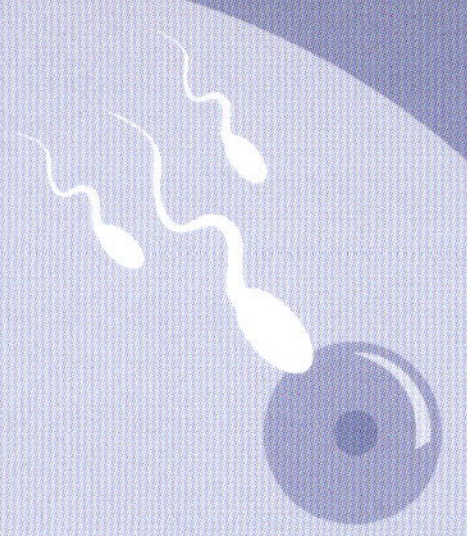

Wenn Sie sich dafür entschieden haben, **ein Baby zu bekommen,** gibt es Wege, um **die Fruchtbarkeit zu optimieren** und sich auf die Schwangerschaft vorzubereiten. Doch danach sollten Sie **den Dingen einfach ihren Lauf lassen.** Es ist völlig normal, dass mehrere Versuche nötig sind, bis es schließlich doch klappt.

Schwanger werden

Auf die Schwangerschaft vorbereiten

Sobald es feststeht, dass Sie jetzt schwanger werden möchten, gibt es einige praktische Maßnahmen, die Sie bald umsetzen sollten – vom Absetzen der Verhütungsmittel über Veränderungen im Lebensstil bis hin zum Check, gegen welche Krankheiten Sie immun sind und ob eventuell Auffrischungsimpfungen nötig wären. So vorbereitet schaffen Sie die besten Voraussetzungen für eine gesunde Schwangerschaft.

Während der Schwangerschaft liegt das Hauptaugenmerk verständlicherweise auf der Frau. Vor der Empfängnis können jedoch beide Partner einiges dafür tun, um ihre Fruchtbarkeit zu steigern – etwa indem Sie einen gesunden Lebensstil pflegen und sich richtig ernähren. Das hat den zusätzlichen Vorteil, dass das Baby bei seiner Ankunft zwei fitte und gesunde Elternteile haben wird.

Ihre Chance, schwanger zu werden, können Sie erhöhen, indem Sie Ihren Menstruationszyklus dokumentieren und so den optimalen Zeitpunkt für die Empfängnis kennen. Das kann mit Hilfe von Ovulationstests geschehen, aber auch durch Erkennen der natürlichen Anzeichen eines Eisprungs. Bleiben Sie aber unbedingt locker und entspannt! Wenn Sie sich zu verbissen um ein Baby bemühen, nimmt Ihnen das nicht nur alle Freude an dieser besonderen und aufregenden Zeit. Es verringert tatsächlich Ihre Fruchtbarkeit – ganz zu schweigen von den negativen Auswirkungen auf Ihre Beziehung, wenn es im Bett nur noch darum geht, schwanger zu werden.

Paare, die schon längere Zeit vergeblich versuchen, schwanger zu werden, wollen in der Regel wissen, warum sie bis jetzt keinen Erfolg hatten. Körperliche Ursachen lassen sich durch Fruchtbarkeitstests und Ultraschallscans abklären. Machmal hilft es schon zu wissen, dass mit den Fortpflanzungsorganen alles in Ordnung ist, um sich zu entspannen und die Chancen für eine Empfängnis zu steigern.

Für Paare, die eine künstliche Befruchtung in Betracht ziehen, zeigt das Kapitel die Möglichkeiten auf, zum Beispiel die In-vitro-Fertilisation (IVF). Die Auswahl an Fruchtbarkeitsbehandlungen ist heutzutage groß und die Erfolgsaussichten werden immer besser.

Wieder schwanger werden

Auch bei einem zweiten Baby sind die Vorbereitungen dieselben. Falls Sie schon früher Probleme mit der Empfängnis oder im Schwangerschaftsverlauf hatten, sollten Sie darüber unbedingt mit Ihrem Arzt sprechen, sodass Sie einer neuen Schwangerschaft zuversichtlich entgegensehen können.

F Ich wünsche mir ein Baby. Soll ich einfach aufhören zu verhüten?

Das kommt darauf an, welche Art von Verhütung Sie anwenden. Kondome und Spermizide können Sie einfach weglassen. Die Pille sollten Sie bis zum Ende des Zyklus weiternehmen, sodass es danach zu einer Blutung kommt. Normalerweise dauert es dann einige Monate, bis sich der Eisprung wieder normalisiert, aber auch wenn Sie sofort schwanger werden, besteht keine Gefahr für das Baby.

Tragen Sie eine Spirale oder ein Implantat, vereinbaren Sie einen Termin beim Arzt, um es entfernen zu lassen. Bei der Dreimonatsspritze verzichten Sie einfach auf weitere Injektionen.

In jedem Fall sollten Sie Ernährung und Lebensstil umstellen und sich medizinisch untersuchen lassen, bevor Sie schwanger werden. Am besten schon bevor Sie die Verhütungsmittel absetzen, denn es könnte schneller klappen, als Sie denken.

F Muss ich vor einer Schwangerschaft meinen Immunschutz überprüfen lassen ?

Manche Krankheiten können in der Schwangerschaft sehr gefährlich sein, daher ist die vorherige Überprüfung des Immunschutzes ratsam. Mit einer Blutuntersuchung kann Ihr Arzt feststellen, wogegen Sie immun sind, und Sie noch vor der Schwangerschaft impfen. Röteln sind zum Beispiel in den ersten 16 Wochen extrem gefährlich. Sie können eine Fehl- oder Totgeburt oder Hirnschäden und Gehörverlust beim Fötus auslösen. Windpocken können Fehlgeburten und Fehlbildungen verursachen.

Hepatitis schädigt die Leber und kann auf das Baby übertragen werden. Besteht bei Ihnen das Risiko einer Infektion, sollten Sie sich dagegen impfen lassen. Dasselbe gilt für Streptokokken der Gruppe B und für Chlamydien.

Toxoplasmose ist eine Parasitenerkrankung, deren Erreger in Katzenfäkalien und halbgarem Fleisch vorkommen können. Säubern Sie deshalb das Katzenklo nicht selbst. Reinigen Sie sich nach der Gartenarbeit und nach dem Umgang mit rohem Fleisch gründlich die Hände. Waschen Sie Obst und Gemüse, bevor Sie es essen. Lassen Sie sich vom Arzt testen, wenn bei Ihnen das Risiko einer Toxoplasmose besteht (Seite 108).

F Wie können wir die Chancen auf eine Schwangerschaft erhöhen?

Gesunde Ernährung und ein ebensolcher Lebensstil schaffen die besten Voraussetzungen, um schwanger zu werden – das gilt für beide Partner. Sperma und Eizellen brauchen drei Monate, um heranzureifen, also handeln Sie schnell.

Die besten Bedingungen für eine Schwangerschaft schaffen Sie, indem Sie Fast Food, raffinierte Kohlehydrate, Alkohol, Koffein und Tabak aus Ihrem Leben verbannen. Steigen Sie um auf gesunde Nahrungsmittel (Seite 48–55), die Sie frisch und möglichst in Bio-Qualität bei regionalen Herstellern einkaufen. Treiben Sie Sport, um fit zu bleiben und den Stresspegel niedrig zu halten.

TIPPS FÜR DEN MANN

So verbessern Sie die Qualität Ihres Spermas und werden fit für das Vatersein:

» **Multivitamine:** Selen, Zink und Folsäure fördern die Spermabildung und -gesundheit.

» **Ernährung:** Die Antioxidanzien in Obst und Gemüse schützen das Sperma und steigern seine Qualität.

» **Normalgewicht:** Über- und Untergewicht können die Hormonproduktion behindern und damit die Qualität des Spermas verringern.

» **Blauer Dunst:** Giftstoffe aus Tabak oder Drogen schädigen Erbgut und Beweglichkeit der Spermien. Lassen Sie sich notfalls bei der Entwöhnung helfen.

» **Alkohol:** Zu viel davon verringert die Spermaqualität.

» **Koffein-Kick:** Ab und zu eine Tasse Kaffee ist völlig in Ordnung.

» **Sport in Maßen:** Rad fahren quetscht die Hoden ein, also übertreiben Sie es nicht.

» **Stress vermeiden:** Anspannung wirkt sich auf die Hormone aus, die für die Spermaproduktion erforderlich sind.

TIPPS FÜR DIE FRAU

So verhindern Sie hormonelle Schwankungen und regulieren Ihren Monatszyklus:

» **Folsäure:** Nehmen Sie davon am besten 400 µg pro Tag in Form eines Nahrungsergänzungsmittels ein.

» **Ausgewogene Ernährung:** So erhalten Sie alle wichtigen Nährstoffe.

» **Normalgewicht:** Über- und Untergewicht können die Fruchtbarkeit beeinträchtigen. Ernähren Sie sich gesund und treiben Sie regelmäßig Sport.

» **Getränke:** Alkohol und Koffein können sich auf die Fruchtbarkeit auswirken. Trinken Sie nicht mehr als drei Tassen Kaffee pro Tag (etwa 300 mg Koffein). Bedenken Sie, dass auch Softdrinks, Energy-Drinks und Tee Koffein enthalten. Wählen Sie deshalb entkoffeinierte Alternativen oder Kräutertees. Auf Alkohol sollten Sie in Schwangerschaft und Stillzeit ganz verzichten.

» **Rauchen:** Das Gift in Zigaretten lässt die Eierstöcke altern, schädigt die Eizellen und erschwert das Einnisten des Eis. Lassen Sie sich gegebenenfalls bei der Entwöhnung helfen.

» **Stress:** Suchen Sie Wege zum Entspannen. Konzentrieren Sie sich nicht ausschließlich darauf, schwanger zu werden.

Gelassenheit kann die Chancen auf eine Schwangerschaft verdoppeln – also lassen Sie den **Spaß** nicht zu kurz kommen!

F Wann in meinem Zyklus ist der beste Zeitpunkt, um schwanger zu werden?

Sie maximieren Ihre Chancen, wenn Sie regelmäßig Sex haben – am besten alle zwei bis drei Tage während des ganzen Monats. Sie können aber auch versuchen, den Tag des Eisprungs zu ermitteln.

Am leichtesten werden Sie in den fünf bis sechs Tagen rund um den Eisprung schwanger. Das ist das »Fruchtbarkeitsfenster«. Der Tag des Eisprungs lässt sich dabei auf verschiedene Weise ermitteln.

Zervikalschleim

An den unfruchtbaren Tagen ist kein Schleim vorhanden oder er ist dick, klebrig und trüb. An den fruchtbaren Tagen um den Eisprung wird er klar und dünnflüssig. Er ähnelt dann rohem Eiweiß und lässt sich zwischen den Fingern zu einem Faden »spinnen«. Um den Schleim zu prüfen, nehmen Sie eine kleine Probe von der Vagina ab. Notieren Sie Farbe und Konsistenz des Schleims und seine »Spinnbarkeit«.

Ovulationstest

Der Test misst die Fruchtbarkeit anhand des luteinisierenden Hormons (LH), das den Eisprung auslöst. Steigt der Wert an, steht der Eisprung kurz bevor. Sie müssen also nur regelmäßig Ihren Urin testen, was besonders bei einem unregelmäßigen Zyklus von Vorteil ist.

Körpertemperatur

Ihre Körpertemperatur ändert sich im Lauf des Zyklus. Vor dem Eisprung liegt sie bei etwa 35–37 °C, kurz nach dem Eisprung bewirkt das freigesetzte Progesteron, dass Ihre Temperatur bis zur nächsten Periode um etwa 0,2 °C steigt. Damit können Sie erkennen, wann der Eisprung stattgefunden hat, ihn aber nicht vorherbestimmen.

Wenn Sie Ihre Körpertemperatur über mehrere Monate hinweg beobachten, werden Sie ein regelmäßiges Muster erkennen, das auf einen Eisprung hinweist. Achten Sie jedoch darauf, dass Sie jeden Morgen zur selben Zeit messen – am besten vor dem Aufstehen, noch bevor Sie etwas gegessen oder getrunken haben.

IHR MENSTRUATIONSZYKLUS

Diese Grafik zeigt einen 28-tägigen Menstruationszyklus und die Veränderungen, anhand derer sich das fruchtbare Zeitfenster bestimmen lässt. Es liegt etwa in der Zyklusmitte und umfasst fünf bis sechs Tage. Das gilt auch, wenn Ihr Zyklus kürzer oder länger als 28 Tage ist.

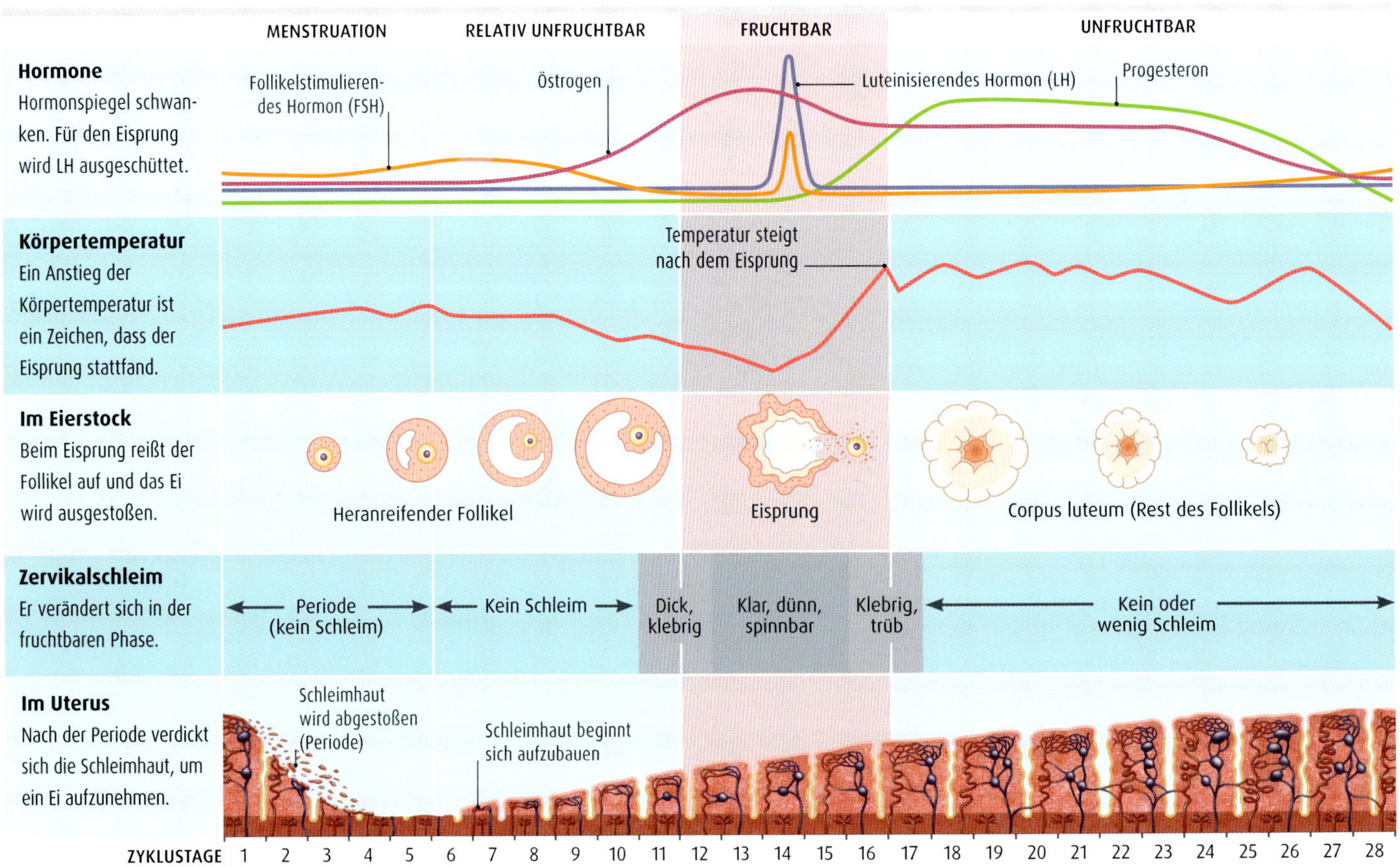

F Steigern bestimmte Sexstellungen die Aussicht auf Erfolg?

Es ist nicht wissenschaftlich erwiesen, dass Sex in bestimmten Stellungen die Chancen auf Empfängnis erhöht. Allerdings heißt es oft, dass die Missionarsstellung hilfreich sei, bei der der Mann oben liegt, oder Stellungen, die ein tiefes Eindringen ermöglichen, und dass der Orgasmus der Frau hilft, das Sperma tiefer in den Gebärmutterhals (Zervix) zu befördern. Sie müssen aber nicht nach dem Sex mit erhobenen Beinen auf dem Rücken liegen, damit kein Sperma verloren geht! Probieren Sie einfach aus, was Ihnen am besten gefällt. Schon dadurch erhöhen Sie Ihre Chance, schwanger zu werden.

F Ich habe schon zwei Töchter. Kann ich etwas tun, damit das nächste Kind ein Junge wird?

Leider gibt es keinen echten Beweis dafür, dass man das Geschlecht des Kindes beeinflussen kann. Ob Ihr Kind ein Mädchen oder ein Junge wird, hängt allein davon ab, ob das Spermium, das die Eizelle befruchtet, ein X-Chromosom (für ein Mädchen) oder ein Y-Chromosom (für einen Jungen) trägt, und das bestimmt allein der Zufall.

Dennoch sind Sie nicht die Erste, die diese Frage stellt, und es ranken sich viele Ammenmärchen darum! Um 1960 kam die sogenannte Shettles-Methode auf. Sie fußt auf der Theorie, dass X-Spermien länger im Gebärmutterhals überleben, dafür aber langsamer sind als die kleineren, schwächlicheren Y-Spermien. Daraus ergab sich die Schlussfolgerung, dass man für einen Jungen so nah wie möglich am Zeitpunkt des Eisprungs Sex haben sollte, für ein Mädchen dagegen etwa zwei bis drei Tage davor. Diese Theorie hält sich hartnäckig in den Köpfen vieler Leute, wurde aber nie wissenschaftlich bewiesen.

Die ebenfalls nicht wissenschaftlich fundierte Whelan-Methode rät dazu, für ein Mädchen zwei bis drei Tage vor dem Eisprung Sex zu haben und für einen Jungen vier bis fünf Tage davor, ehe die Körpertemperatur ansteigt – was der Shettles-Methode komplett widerspricht. Außerdem sollte man nach dieser Theorie für einen Jungen kalzium- und magnesiumreich essen, für ein Mädchen jedoch salzige und kaliumhaltige Nahrung zu sich zu nehmen.

F Wie lange wird es dauern, bis ich schwanger bin?

Das hängt von vielen Faktoren ab. Doch sogar bei einem sehr fruchtbaren Paar ist es normal, wenn bis zur Empfängnis ein bis zwei Jahre vergehen.

Laut Statistik werden im Durchschnitt 80 Prozent der Paare unter 40 Jahren innerhalb eines Jahres schwanger, wenn sie regelmäßig ungeschützten Sex haben. Mehr als 90 Prozent schaffen es innerhalb von zwei Jahren. Natürlich ist es frustrierend, wenn es einfach nicht klappen will, aber diese Zahlen sollten Ihnen Mut machen, es weiter zu versuchen.

Egal wie alt Sie sind: Ein gesunder Lebensstil (Seite 50–51) hilft immer, die Chancen auf Empfängnis zu erhöhen, ebenso das Überwachen des Monatszyklus (siehe gegenüberliegende Seite). Viele Fachleute sind auch der Meinung, dass Sie nicht allzu verbissen an die Sache herangehen sollten, denn allein dadurch verringern Sie Ihre Chancen erheblich.

Sprechen Sie mit Ihrem Arzt über einen Fruchtbarkeitstest, wenn Sie ein Jahr lang erfolglos ungeschützten Sex hatten. Dasselbe gilt auch, wenn Sie als Frau über 35 Jahre alt sind und nach sechs Monaten Sex noch nicht schwanger sind (statistisch gesehen sinkt ab 35 die Fruchtbarkeit), wenn Sie eine unregelmäßige Periode haben oder sich aufgrund Ihrer medizinischen Vorgeschichte Sorgen wegen Ihrer Eileiter machen.

Regelmäßiger Sex ist enorm wichtig. Manche Paare haben einfach nicht oft genug Sex, um schwanger zu werden!

DURCHSCHNITTLICHE EMPFÄNGNISRATE BEI PAAREN

In einer US-Studie wurden 93 von 100 Paaren nach einem Jahr schwanger. Wie viele Monate es jeweils gedauert hat, ist hier aufgelistet.

MONAT	1	2	3	4	5	6	7	8	9	10	11	12
SCHWANGERE PAARE IN PROZENT	20	36	49	59	67	74	79	83	86	89	91	93

F Wir haben ein Kind und wollen noch ein zweites. Wie lange sollen wir warten, bevor wir es erneut versuchen?

Das hängt davon ab, wie Ihre erste Schwangerschaft verlief. Gab es keine Komplikationen, spricht nichts dagegen, erneut schwanger zu werden, sobald Sie sich dazu bereit fühlen. Überlegen Sie sich aber auch, ob Sie genügend Energie haben, um sich als Schwangere zusätzlich um ein kleines Baby zu kümmern, und ob Sie sich nicht erst einige Zeit nur auf ein Kind konzentrieren wollen.

Wenn es beim ersten Mal länger gedauert hat, bis Sie schwanger wurden, möchten Sie es sicher möglichst schnell erneut versuchen. Es kann aber gut sein, dass es dieses Mal wesentlich schneller klappt. Ging es dagegen beim ersten Mal schnell, könnte es dieses Mal deutlich länger dauern.

Wenn Sie einen Kaiserschnitt hatten, sollten Sie Ihrem Körper mindestens ein Jahr Zeit zur Erholung geben, bevor Sie erneut schwanger werden. Andernfalls kann sich das Risiko für Komplikationen in der neuen Schwangerschaft verdoppeln. Außerdem braucht die Narbe Zeit zum Heilen. Wenn Sie beim nächsten Mal vaginal entbinden möchten und die Narbe noch nicht richtig verheilt ist, könnte sie reißen.

Darüber hinaus können sämtliche medizinischen Komplikationen der ersten Schwangerschaft wie etwa übermäßiges Schwangerschaftserbrechen (Hyperemesis gravidarum), Präeklampsie, Schwangerschaftsdiabetes oder eine Frühgeburt in der zweiten Schwangerschaft erneut auftreten.

F Was passiert bei der Empfängnis in meinem Körper?

Schwanger zu werden ist ein komplizierter biologischer Vorgang. Zuerst müssen die Eierstöcke ein Ei freisetzen. Dieses muss dann im Eileiter von einem Spermium befruchtet werden. Das befruchtete Ei wird zu einem Ball aus Zellen, der den Eileiter hinabwandert und sich in der Schleimhaut der Gebärmutter einnistet. Ist das alles geschehen, sind Sie schwanger.

Neues Leben erschaffen

Sie haben die besten Chancen für eine Empfängnis, wenn Sie gesund sind und Ihre Fortpflanzungsorgane gut funktionieren. Die Spermien werden in den männlichen Hoden gebildet. Sie reifen in den Nebenhoden aus und wandern in den Samenleiter, der durch die Prostata in die Harnröhre mündet. Beim Samenerguss wird Samenflüssigkeit mit den Spermien durch die Harnröhre ausgestoßen. Bei der Frau setzen die Eierstöcke zu beiden Seiten des Uterus jeden Monat ein Ei frei (Eisprung).

MÄNNLICHE FORTPFLANZUNGSORGANE

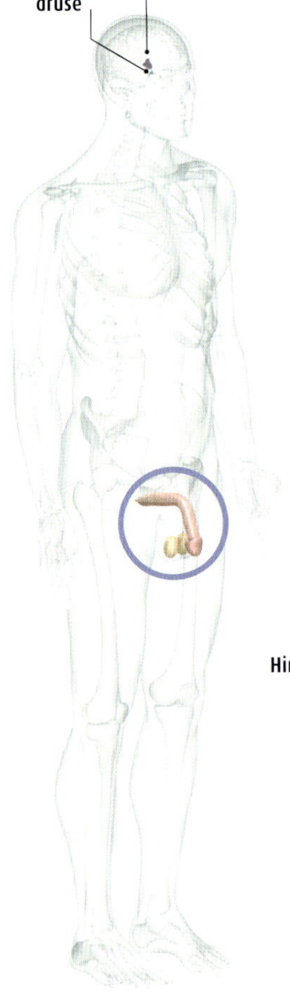

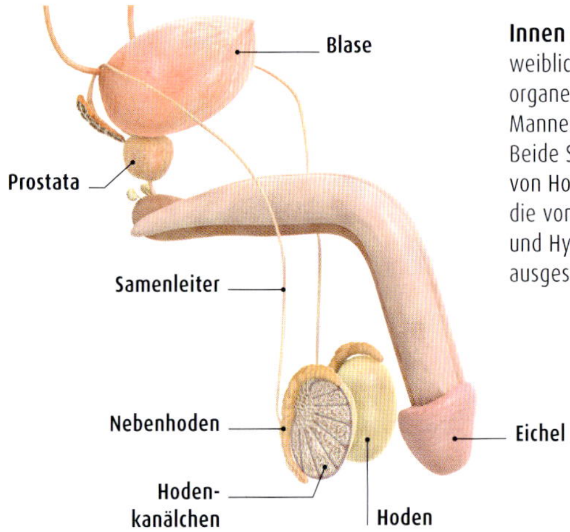

Innen und außen Die weiblichen Fortpflanzungsorgane liegen innen, die des Mannes hauptsächlich außen. Beide Systeme sind gänzlich von Hormonen abhängig, die von Hirnanhangdrüse und Hypothalamus im Gehirn ausgeschüttet werden.

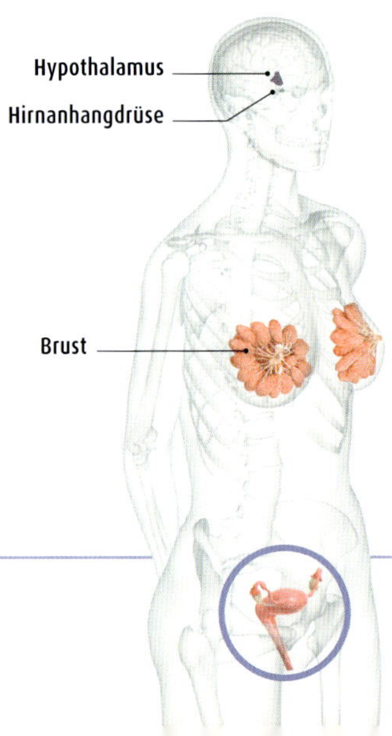

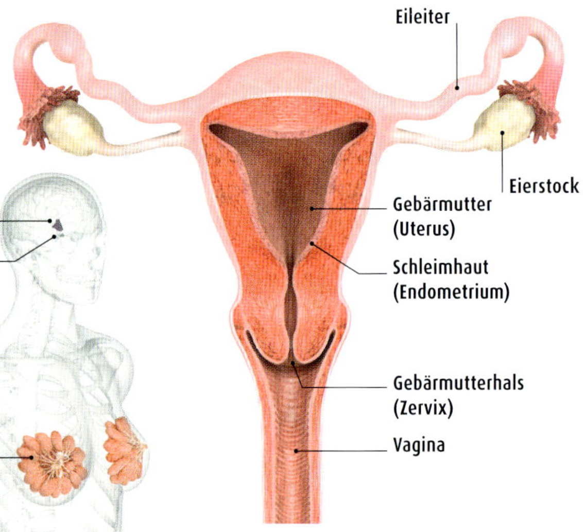

WEIBLICHE FORTPFLANZUNGSORGANE

Die Reise der Eizelle

Jeden Monat wirkt das follikelstimulierende Hormon (FSH) auf alle Eizellen eines Eierstocks ein, aber nur etwa 20 von ihnen entwickeln sich weiter. Sie wachsen in mit Flüssigkeit gefüllten Bläschen, den Follikeln, heran, die sich durch das FSH vergrößern. Dabei reift normalerweise nur ein Follikel vollständig heran und setzt die Eizelle frei.

Bei einer Schwangerschaft mit zweieiigen Zwillingen sind in einem Monat zwei Follikel herangereift und haben jeweils ein Ei freigegeben.

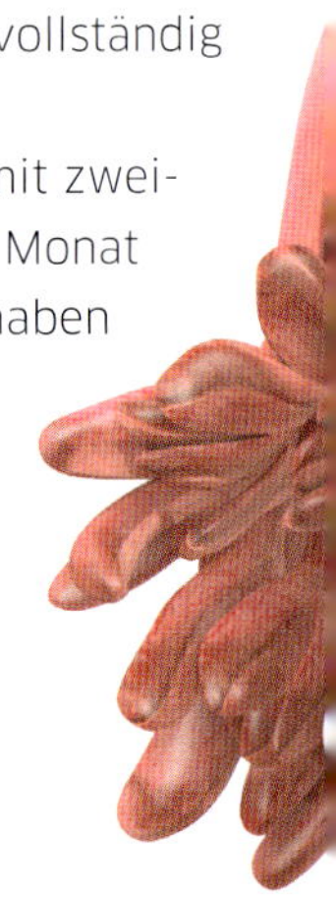

Der Eisprung

Das reife Ei im Follikel ist von Zellen umgeben, die das Hormon Östrogen produzieren. Dieses stimuliert das Wachstum von Brustgewebe und Gebärmutterschleimhaut und nährt die Eizelle. Steigt der Östrogenspiegel, schüttet der Hypothalamus im Gehirn das luteinisierende Hormon (LH) aus, das den Follikel dazu bringt, aufzuspringen und das Ei auf die Reise zu schicken.

Der Eileiter

Nach dem Eisprung dirigieren die fingerähnlichen Fimbrien das Ei in den Eileiter hinein. Kleine Flimmerhärchen im Eileiter helfen der Eizelle, den Weg zur Gebärmutter zurückzulegen. Das kann fünf oder mehr Tage dauern. Findet in dieser Zeit Geschlechtsverkehr statt, wird das Ei im Eileiter höchstwahrscheinlich von einem Spermium befruchtet.

2 BEFRUCHTUNG

Ein einziges Spermium durchdringt die äußere Hülle des Eis und befruchtet es. Die 23 Chromosomen (sie enthalten die DNA, die genetischen Informationen, die für die Entwicklung einer Zelle nötig sind) des Spermiums verbinden sich mit den 23 Chromosomen der Eizelle. Zusammen sind diese 46 Chromosomen der Bauplan, der Ihr Baby einzigartig machen wird. Das befruchtete Ei, das ab jetzt Zygote heißt, teilt sich zuerst in zwei gleiche und dann in immer mehr Zellen, bis es als winziger Zellball (Morula) in der Gebärmutter eintrifft.

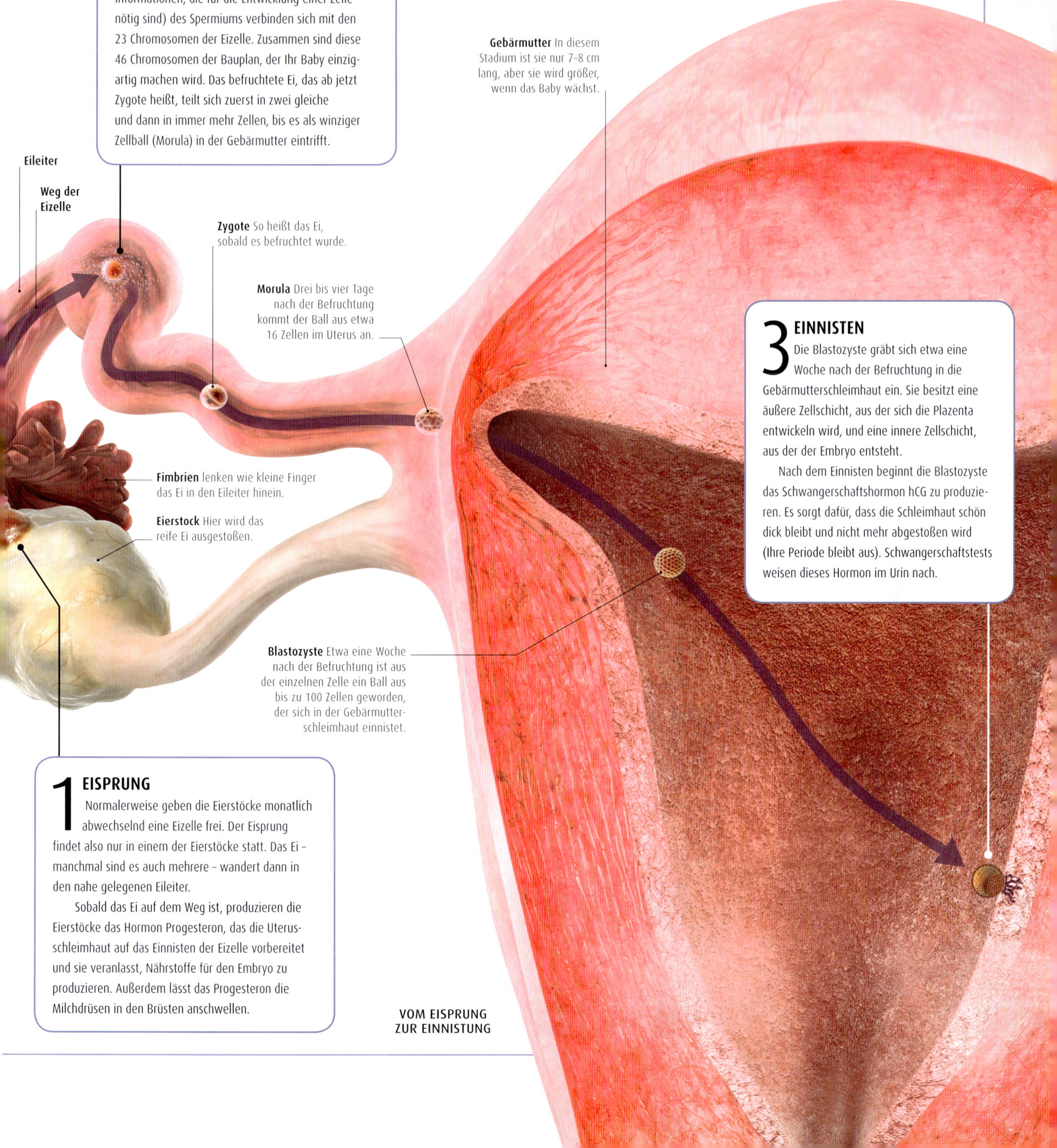

3 EINNISTEN

Die Blastozyste gräbt sich etwa eine Woche nach der Befruchtung in die Gebärmutterschleimhaut ein. Sie besitzt eine äußere Zellschicht, aus der sich die Plazenta entwickeln wird, und eine innere Zellschicht, aus der der Embryo entsteht.

Nach dem Einnisten beginnt die Blastozyste das Schwangerschaftshormon hCG zu produzieren. Es sorgt dafür, dass die Schleimhaut schön dick bleibt und nicht mehr abgestoßen wird (Ihre Periode bleibt aus). Schwangerschaftstests weisen dieses Hormon im Urin nach.

1 EISPRUNG

Normalerweise geben die Eierstöcke monatlich abwechselnd eine Eizelle frei. Der Eisprung findet also nur in einem der Eierstöcke statt. Das Ei – manchmal sind es auch mehrere – wandert dann in den nahe gelegenen Eileiter.

Sobald das Ei auf dem Weg ist, produzieren die Eierstöcke das Hormon Progesteron, das die Uterusschleimhaut auf das Einnisten der Eizelle vorbereitet und sie veranlasst, Nährstoffe für den Embryo zu produzieren. Außerdem lässt das Progesteron die Milchdrüsen in den Brüsten anschwellen.

VOM EISPRUNG ZUR EINNISTUNG

F Ich hatte schon eine Abtreibung. Kann ich trotzdem wieder schwanger werden?

Wurde die Abtreibung vor der 14. Woche durchgeführt und sind die Eileiter noch intakt, sollten Sie wieder schwanger werden können. Bei einer späteren Abtreibung besteht ein geringes Risiko für eine Frühgeburt. Wenn Sie schon seit mehr als einem Jahr versuchen, schwanger zu werden, oder über 35 Jahre alt sind und es seit über sechs Monaten probieren, sprechen Sie mit Ihrem Arzt über einen Fruchtbarkeitstest.

F Ich bin chronisch krank. Leidet meine Fruchtbarkeit darunter?

Manche langfristig eingenommenen Medikamente können tatsächlich die Fruchtbarkeit beeinträchtigen. Daher ist es wichtig, dass Sie mit dem Arzt darüber sprechen, bevor Sie versuchen, schwanger zu werden.

Zu chronischen Krankheiten zählen Asthma, Diabetes, Herzleiden, chronisch-entzündliche Darmerkrankungen, Lupus, Epilepsie, Migräne, psychische Störungen, Akne, Bluthochdruck, Anämie, Fettleibigkeit und Untergewicht. Die Dosis oder auch die Art der verschriebenen Medikamente, Vitamine oder Nahrungsergänzungsmittel muss vor und während der Schwangerschaft eventuell geändert oder angepasst werden. Setzen Sie die Medikamente nicht einfach ab, ohne vorher den Arzt zu fragen. Sprechen Sie dabei auch Allergien oder rezeptfreie Medikamente an.

Vielleicht brauchen Sie eine höhere Dosis Folsäure, falls in Ihrer Schwangerschaft das Risiko eines Neuralrohrdefekts besteht (Seite 49). Das kann zum Beispiel bei Medikamenten gegen Epilepsie oder Diabetes der Fall sein.

F Was ist ein Gentest? Sollten wir ihn vor der Empfängnis durchführen?

Ein Gentest kann gemacht werden, wenn ein Paar mit Kinderwunsch veränderte Gene hat, die das Baby erben könnte. Er zeigt, mit welcher Wahrscheinlichkeit das Kind eine bestimmte Erbkrankheit ebenfalls in sich tragen oder sogar daran erkranken wird.

Manche Erbkrankheiten treten bei bestimmten ethnischen Gruppen öfter auf als bei anderen. Dazu gehören die Sichelzellenanämie bei Afrikanern oder das Tay-Sachs-Syndrom und Mukoviszidose bei Nordeuropäern. Setzen Sie sich mit Ihrem Arzt in Verbindung, wenn Sie einen Gentest durchführen lassen möchten. Dabei wird Ihre DNA aus einer Blut- oder Gewebeprobe analysiert. Es kann jedoch Wochen oder sogar Monate dauern, bis das Ergebnis vorliegt. Sie sollten auch wissen, dass solche Tests nie absolut sicher sind. Manche Paare lassen sich auch nur genetisch beraten ohne Test.

Sichelzellenanämie
In diesem Beispiel tragen beide Eltern das Gen für eine Sichelzellenanämie. Erbt das Baby von beiden Eltern das Sichelzellengen, wird es die Krankheit auch haben. Erbt es nur ein Gen, wird es Träger, aber die Krankheit muss nicht ausbrechen. Es kann auch sein, dass es keines der Gene erbt.

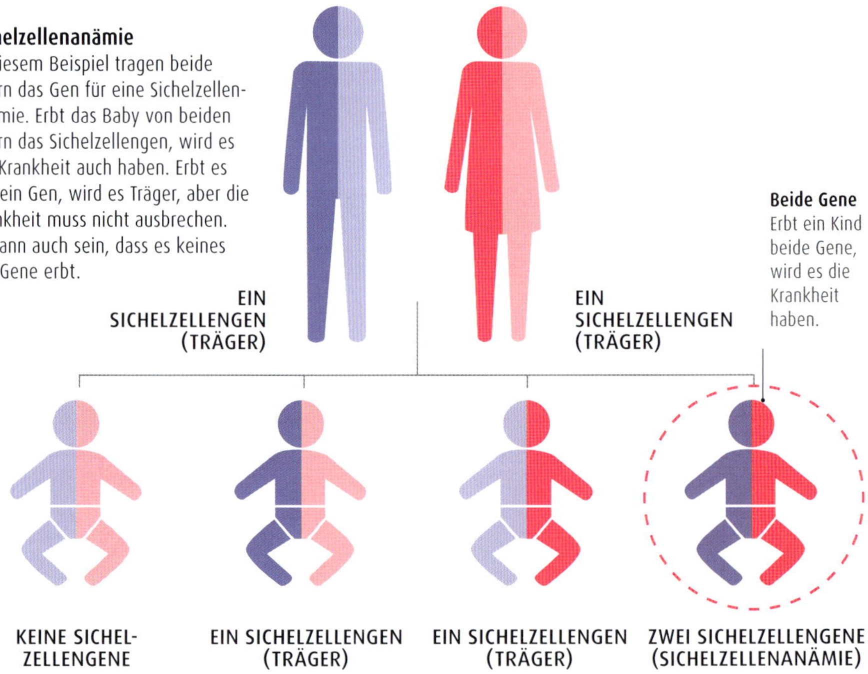

F Ich glaube, mein Partner und ich haben ein Fruchtbarkeitsproblem. Was sollen wir tun?

Als Erstes sollten Sie Ihren Frauenarzt aufsuchen, vor allem wenn Sie eine unregelmäßige oder schmerzhafte Periode haben, Schmerzen beim Geschlechtsverkehr spüren oder schon eine Infektion oder Operation im Beckenraum hatten. Oder wenn Grund zu der Annahme besteht, dass mit dem Sperma Ihres Partners etwas nicht in Ordnung ist. Ihr Arzt wird Ihre Vorgeschichte erfragen und dann wahrscheinlich eine Reihe von Tests vorschlagen, um die Ursache des Problems herauszufinden.

Mögliche Gründe für Unfruchtbarkeit bei Frauen können blockierte Eileiter sein, Störungen beim Eisprung, Endometriose, Myome, Eierstockzysten und entzündliche Beckenerkrankungen. Zu den üblichen Tests gehören Bluttests, die den Hormonspiegel messen, sowie Ultraschall- und Röntgenuntersuchungen, mit denen die Fortpflanzungsorgane überprüft werden. Bei Männern zählen eine geringe Spermienanzahl, undurchlässige Samenleiter und Infektionen zu den häufigsten Ursachen für Unfruchtbarkeit. Durch Tests werden die Spermienqualität, die Hormone, die Fortpflanzungsorgane und die Chromosomen überprüft.

Abhängig von der Situation gibt es verschiedene Behandlungsoptionen, von Medikamenten über Operationen bis hin zur künstlichen Befruchtung. In manchen Fällen kann die Ursache der Unfruchtbarkeit jedoch nicht ermittelt werden. Tests und Behandlung stellen oft eine psychische Belastung dar. Umso wichtiger ist es, dass Sie sich über alles genauestens informieren und sich mit Ihrem Partner über Gefühle und Empfindungen austauschen.

F Können wir mit über 40 noch ein Baby bekommen oder ist das schon zu spät?

Immer mehr Frauen werden erst mit 40 Jahren oder noch später Mutter, vor allem wenn sie sich künstlich befruchten lassen. Statistisch sinkt die Fruchtbarkeit deutlich, aber es hängt von individuellen Faktoren ab.

Sprechen Sie mit Ihrem Arzt, wenn Sie nach sechs Monaten ungeschütztem Sex noch nicht schwanger sind. Er wird gegebenenfalls Tests veranlassen, um Ihre Fruchtbarkeit zu prüfen.

Tun Sie, was Sie können, um Ihre Fruchtbarkeit zu maximieren (Seite 29). Ein gesunder Lebensstil erhöht nicht nur Ihre Chancen, schwanger zu werden, er macht Sie auch fit, sodass Sie Schwangerschaft, Geburt und die anstrengende Elternzeit meistern.

Vielleicht rät man Ihnen zu einer assistierten Befruchtung. Dabei stehen mehrere Möglichkeiten zur Auswahl, zum Beispiel eine hormonelle Stimulation der Eierstöcke, eine Samenübertragung (Insemination), bei der Sperma direkt in die Gebärmutter eingebracht wird, oder eine In-vitro-Fertilisation (IVF), bei der die Befruchtung im Reagenzglas stattfindet. Ihnen sollte jedoch bewusst sein, dass die Kosten für solche Methoden relativ hoch sein können, vor allem wenn mehrere Behandlungen nötig werden.

Die Zahl der Babys, die von Frauen über 40 Jahre geboren werden, hat sich in den letzten dreißig Jahren mehr als vervierfacht.

FRUCHTBARKEITSRATE BEI FRAUEN

Frauen zwischen 20 und 30 Jahren sind am fruchtbarsten, nur drei Prozent sind unfruchtbar. Die Unfruchtbarkeit erhöht sich bei den 35-Jährigen auf 15 Prozent, bei 40-Jährigen beträgt sie 32 Prozent und bei Frauen Ende 40 sogar 69 Prozent.

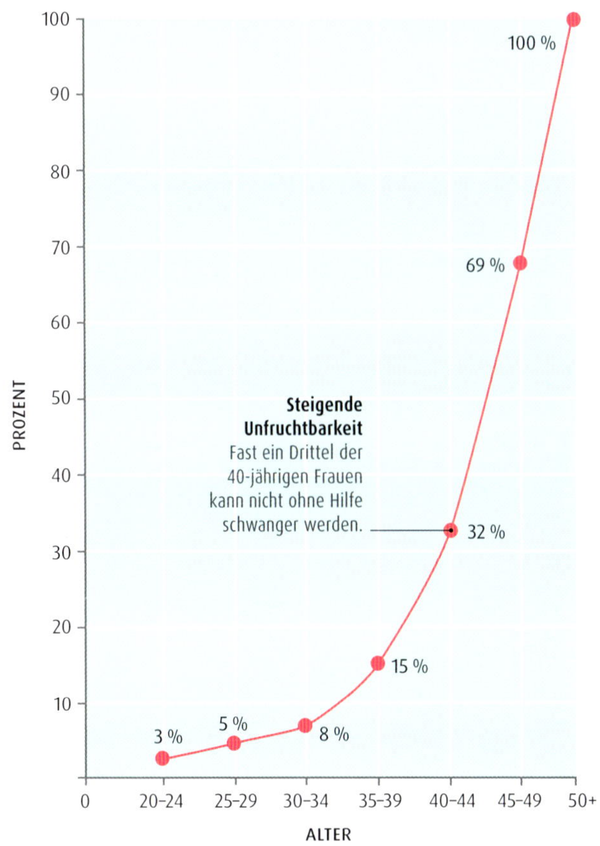

Biologische Uhr Die Grafik zeigt, dass 35-jährige Frauen fast doppelt so oft Probleme mit der Fruchtbarkeit haben wie 30-jährige, 40-jährige sogar viermal so oft.

LEGENDE
● Wahrscheinliche Unfruchtbarkeit

F Stimmt es wirklich, dass ältere Frauen häufiger Zwillinge bekommen?

Bei Frauen über 35 Jahren kommt es öfter vor, dass beim Eisprung mehr als ein Ei freigesetzt wird. Deshalb haben sie eine höhere Chance, Zwillinge zur Welt zu bringen. Ein weiterer Grund ist, dass ältere Frauen häufiger von den Methoden der künstlichen Befruchtung Gebrauch machen und dabei mehr als ein Embryo übertragen wird. Eine Mehrlingsschwangerschaft birgt übrigens wegen der Gefahr einer Frühgeburt das höchste Risiko für das Ungeborene.

F Mein Partner ist ein paar Jahre älter als ich. Dauert es dadurch länger, bis ich schwanger werde?

Ab 40 verringert sich die Fruchtbarkeit eines Mannes, weil die Qualität seiner Spermien nachlässt. Das wirkt sich nicht nur auf die Fruchtbarkeit aus, sondern auch auf die Gesundheit des Babys, das er zeugt. Statistisch gesehen dauert es bei einem Mann unter 25 Jahren rund viereinhalb Monate bis zur Empfängnis. Ist die Frau unter 25 und ihr Partner 40 Jahre alt, vergehen durchschnittlich zwei Jahre, bis das Paar schwanger wird.

F Wir versuchen seit sechs Monaten, schwanger zu werden. Müssen wir einen Arzt aufsuchen?

Wenn Sie unter 35 sind, wird erst nach einem Jahr empfohlen, den Arzt zu konsultieren. Bis dahin sollten Sie sich nicht zu viele Gedanken machen, sondern einfach gesund leben und regelmäßig Sex haben.

Wenn Sie über 35 Jahre alt sind oder gynäkologische Probleme haben, sollten Sie nach sechs Monaten erfolglosen Probierens zum Arzt gehen und Tests und Untersuchungen zur Feststellung der Fruchtbarkeit vornehmen lassen.

F Wir erwägen eine IVF-Befruchtung. Was passiert da und wie sind die Erfolgsaussichten?

1 von 100
Babys **in Deutschland** wird durch **künstliche Befruchtung** gezeugt.

Die Erfolgsquote der In-vitro-Befruchtung, die sogenannte Baby-Take-Home-Rate, lag 2013 in Deutschland altersübergreifend bei rund 20 Prozent. Bei Frauen, die über 40 Jahre alt sind, sinkt sie und kann dann sogar bei nur zehn Prozent liegen.

Bei der In-vitro-Fertilisation (IVF) befruchtet ein Spermium die Eizelle außerhalb des Körpers in einer Glasschale. Danach wird der Embryo (oder auch mehrere, maximal drei sind erlaubt) in den Uterus übertragen. Der Vorgang ist sehr zeitaufwendig und erfordert viele Arzttermine. Sie erhalten Spritzen, auch ein kleiner operativer Eingriff ist nötig. Vor Beginn einer IVF-Behandlung sollten Sie sich unbedingt darauf einstellen, dass sie sehr anstrengend und aufreibend sein kann. Auf Ihnen als Paar kann enormer seelischer Druck lasten, daher sollten Sie beide dieser Behandlung einvernehmlich zugestimmt haben.

Sprechen Sie zuerst mit Ihrem Arzt über die Behandlung und informieren Sie sich genau über Kliniken und die Vorgehensweise.

IVF ist in vielen Situationen das Mittel der Wahl, doch sie eignet sich nicht für jedes Paar. Aus diesem Grund ist es wichtig, dass Sie genau wissen, was auf Sie zukommt.

WAS GESCHIEHT WANN?

Um die Wahrscheinlichkeit auf einen lebensfähigen Embryo zu erhöhen, werden die Eierstöcke durch Hormonspritzen dazu angeregt, mehrere Eizellen gleichzeitig heranreifen zu lassen. Deren Wachstum wird per Ultraschall überwacht, um den optimalen Zeitpunkt für ihre Entnahme zu finden.

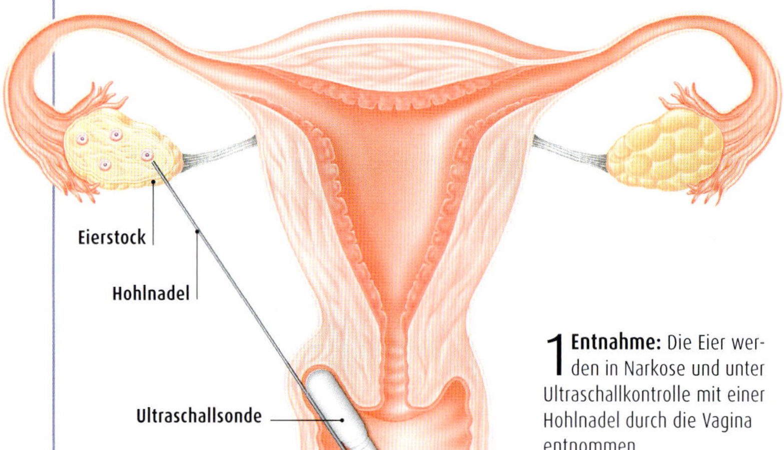

1 **Entnahme:** Die Eier werden in Narkose und unter Ultraschallkontrolle mit einer Hohlnadel durch die Vagina entnommen.

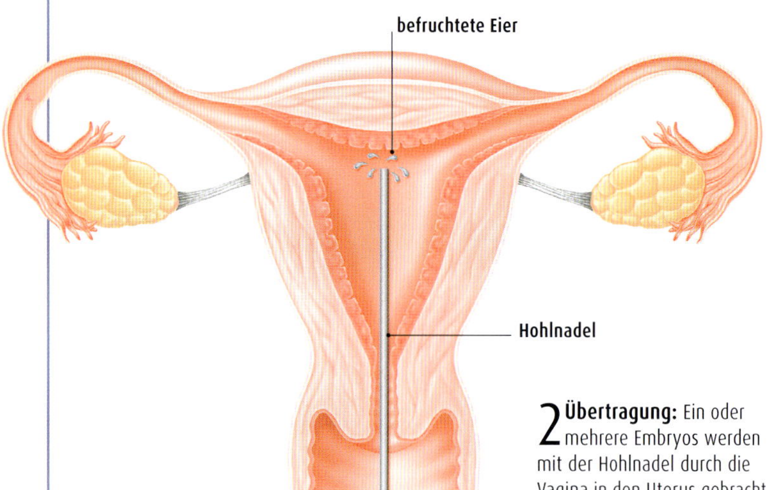

2 **Übertragung:** Ein oder mehrere Embryos werden mit der Hohlnadel durch die Vagina in den Uterus gebracht.

DIE SCHRITTE DER IVF

Schritt 1 – Suppression
Manchmal wird die Eigentätigkeit der Eierstöcke zuerst gebremst. Das geschieht mit Hilfe von Injektionen oder einem Nasenspray, die den Monatszyklus unterdrücken. Die Behandlung beginnt um den ersten Tag Ihrer Periode und dauert zwei Wochen. Sie hindert die Hirnanhangdrüse daran, das follikelstimulierende Hormon (FSH) zu produzieren. Es ist auch möglich, die Eierstöcke direkt zu stimulieren (siehe unten) und danach den Eisprung zu verhindern.

Schritt 2 – Stimulation
Per Ultraschall wird geprüft, ob die Eierstöcke untätig sind. Danach erhalten Sie 10 bis 12 Tage lang täglich eine FSH-Spritze, durch die mehrere Eier gleichzeitig heranreifen. In dieser Zeit wird mit regelmäßigen Hormontests kontrolliert, wie gut die Follikel auf das FSH ansprechen. Eine letzte Spritze etwa 36 Stunden vor der Entnahme der Eier lässt sie ausreifen.

Schritt 3 – Entnahme
Mit Hilfe einer vaginalen Ultraschallsonde, die ein Bild der Eierstöcke liefert, werden die Eier in ein Reagenzglas gesaugt und an einen Embryologen übergeben, der sie in eine spezielle Flüssigkeit legt und untersucht.

Schritt 4 – Befruchtung
Das Sperma Ihres Partners wird zu den Eizellen in die Flüssigkeit gegeben. Nach etwa 24 Stunden werden zwei bis drei befruchtete Eizellen ausgewählt und noch etwa zwei Tage im Brutschrank kultiviert. Die größten Chancen auf Erfolg bestehen, wenn der Embryo als Blastozyste in den Uterus übertragen wird.

Schritt 5 – Übertragung
Der Embryo wird mit einem Katheter in den Uterus gebracht.

F Mein Arzt rät mir zur ICSI statt zu einer normalen IVF-Behandlung. Was ist das?

Der einzige Unterschied liegt in der Art der Befruchtung. Ei und Sperma befinden sich nicht gemeinsam in einer Glasschale, sondern ein gesundes Spermium wird ausgewählt und direkt in die Eizelle eingespritzt.

Eine ICSI (intrazytoplasmatische Spermieninjektion) wird empfohlen, wenn die Spermienzahl des Mannes sehr gering ist oder wenn es wegen anderer Probleme sehr unwahrscheinlich ist, dass das Ei auf natürliche Weise befruchtet wird. Oft rät der Arzt nach einer niedrigen – oder erfolglosen – Befruchtungsrate in einem vorausgegangenen IVF-Zyklus dazu, also wenn keines der Eier nach 24 Stunden zu einem Embryo wurde.

Die Schritte zur Stimulation der Eierstöcke und zur Entnahme der Eier sind dieselben wie bei der IVF. Nach der Injektion wird die Behandlung wie bei der IVF fortgesetzt, indem der Embryo in den Uterus übertragen wird (siehe gegenüberliegende Seite). Für die ICSI während einer IVF-Behandlung werden zusätzliche Kosten berechnet.

ICSI

Bei der ICSI-Behandlung wird ein Spermium direkt in das Ei injiziert, statt auf eine natürliche Befruchtung zu warten.

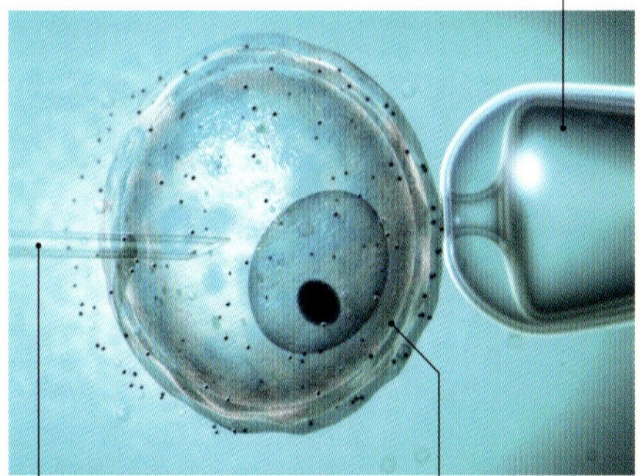

Pipette Sie fixiert die Eizelle.

Feine Nadel Ein einzelnes Spermium wird injiziert.

Eizelle

F Eine Bekannte wurde durch IUI schwanger. Was ist das genau?

IUI steht für intrauterine Insemination. Dabei wird Sperma direkt in den Uterus gebracht. Vor einer IUI-Behandlung wird erst geprüft, ob Ihre Eileiter offen sind. Mit einem Blut- oder Urintest wird der Zeitpunkt des Eisprungs ermittelt.

Sobald das Ei reif ist, erhalten Sie eine Hormoninjektion, die den Eisprung auslöst. 36–40 Stunden danach muss Ihr Partner eine Spermaprobe abgeben. Die agilsten Spermien werden selektiert und mit einem Katheter in Ihren Uterus eingebracht. Das geht schnell und schmerzlos.

Der Rest wird der Natur überlassen in der Hoffnung, dass eines der Spermien das Ei befruchtet. Meistens werden bis zu sechs IUI-Zyklen empfohlen. Eine IUI kommt in Frage, wenn Sie Probleme mit dem Eisprung haben, wenn Ihr Partner impotent ist oder bei einer Samenspende. Falls bestimmte Kriterien erfüllt sind, übernehmen die Krankenkassen die Hälfte der Kosten für bis zu drei Zyklen.

F Ich bin unfruchtbar. Kann ich mir eine fremde Eizelle einpflanzen lassen?

Das hängt davon ab, in welchem Land Sie leben. In Deutschland und in der Schweiz ist eine Eizellspende gesetzlich verboten, in Österreich ist sie seit 2015 zugelassen. Auch einige weitere europäische Länder erlauben eine Schwangerschaft mit gespendeten Eizellen.

Voraussetzung für das Einsetzen einer Eizelle ist eine gesunde Gebärmutter. Eine Hormonbehandlung im Vorfeld sorgt dafür, dass sich die Schleimhaut des Uterus aufbaut.

F Ich habe gehört, dass man seine Eier einfrieren lassen kann. Sollte ich das tun?

Das Einfrieren und Einlagern der Eier, auch Kryokonservierung genannt, macht es möglich, sie zu einem beliebigen Zeitpunkt für eine künstliche Befruchtung zu verwenden. In letzter Zeit gewinnt die Kryokonservierung unter dem Schlagwort »Social Freezing« an Popularität, weil Frauen das Kinderbekommen immer häufiger auf einen späteren Zeitpunkt in ihrem Leben verschieben möchten oder (aufgrund von Alter oder Krankheit) derzeit kein weiterer IVF-Versuch mehr möglich ist. Die Prozedur der Stimulation und Ei-Entnahme ist dieselbe wie bei der IVF. Danach werden die Eier in flüssigem Stickstoff aufbewahrt. Bis vor kurzem war die Verwendung eingefrorener Eier mit Risiken behaftet und die Erfolgsrate eher niedrig. Durch eine Verbesserung der Einfriermethode, bei der die Eier jetzt »schockgefrostet« werden (Vitrifikation), sind jedoch die Chancen auf eine erfolgreiche Schwangerschaft um einiges gestiegen.

Bei einer IVF oder IUI werden oft mehr befruchtete Eizellen im Blastozystenstadium gewonnen als genutzt. Manche Frauen lassen diese einfrieren, falls weitere Behandlungen nötig werden oder falls sie später noch einmal schwanger werden möchten.

Die Aussicht auf eine erfolgreiche Schwangerschaft wird übrigens nicht von der Dauer beeinflusst, die die Eizellen eingefroren waren. Allerdings überleben nicht alle den Prozess. Ihre Klinik wird Sie beraten, wie sich die eingefrorenen Eizellen und Blastozysten am besten verwenden lassen. Die Möglichkeiten hängen von Ihren persönlichen und medizinischen Umständen ab.

Zum Einfrieren von Eizellen und Blastozysten ist Ihr Einverständnis erforderlich. Ebenso haben Sie die Möglichkeit, dieses Einverständnis jederzeit zu widerrufen.

Schon gewusst?

Austern sind gut für die männliche Fruchtbarkeit. Sie enthalten viel Zink, das die Anzahl der Spermien, ihre Beweglichkeit und den Testosteronspiegel im Blut erhöht. Wenn Sie keine Austern mögen, können Sie auf andere gute Zinklieferanten wie Hülsenfrüchte, Nüsse, Spinat und mageres Fleisch zurückgreifen oder Zinktabletten einnehmen.

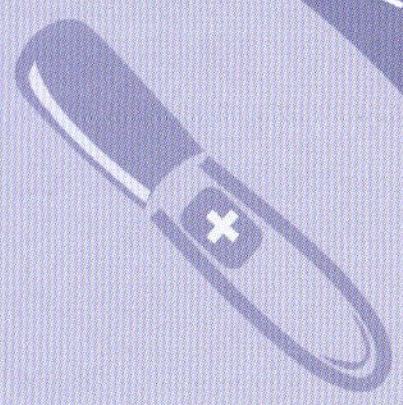

Die Entdeckung, dass Sie schwanger sind, ist eines der **denkwürdigsten** Ereignisse in Ihrem Leben. Auch bei einer geplanten Schwangerschaft werden Ihre **Gefühle** zwischen Angst und Freude schwanken. Informieren Sie sich ausführlich über die wunderbaren Wandlungen, die jetzt **in Ihrem Körper** vorgehen.

Schwanger!

Die Bestätigung

Herzlichen Glückwunsch! Sie befinden sich nun auf einer erstaunlichen und lebensverändernden Reise. Vielleicht ist Ihre Periode ausgeblieben oder es haben sich erste Anzeichen wie Übelkeit, schmerzende Brüste und extreme Müdigkeit gezeigt. Vielleicht wissen Sie schon, in welcher Woche Sie sind, oder es hat länger gedauert, bis Ihnen klar wurde, dass Sie ein Baby bekommen. Ob es Zufall war, ob Sie aktiv versucht haben, schwanger zu werden, oder sich einer Fruchtbarkeitsbehandlung unterzogen haben: Genießen Sie den Moment der Entdeckung – es gibt keine schönere und aufregendere Nachricht als diese!

Die meisten Frauen erfahren von ihrer Schwangerschaft durch einen Urintest, der äußerst zuverlässig und genau ist. In manchen Fällen ist zur Bestätigung der Schwangerschaft auch ein Bluttest oder ein Ultraschallscan nötig.

Es ist völlig normal, dass Sie (und Ihr Partner) von dem Gedanken, bald Eltern zu sein, erst einmal völlig überwältigt sind und viele Fragen haben: Wie weit ist die Schwangerschaft fortgeschritten? Wann ist der Geburtstermin? Ist das Baby gesund? Und vieles mehr. Vielleicht sehen Sie der Zukunft mit gemischten Gefühlen entgegen, weil Sie nicht wissen, wie sich Ihr Leben verändern wird. Keine Sorge – Sie haben genug Zeit, sich darauf einzustellen.

Den einen richtigen Zeitpunkt, um Ihre Mitmenschen von Ihrem Zustand in Kenntnis zu setzen, gibt es übrigens nicht. Vielleicht möchten Sie damit jedoch bis zum Beginn des zweiten Trimesters warten, wenn die Gefahr einer Fehlgeburt drastisch sinkt. Vertrauen Sie Ihrem Instinkt und erzählen Sie zunächst nur den Menschen von Ihrer Schwangerschaft, von denen Sie wissen, dass sie Sie in den ersten Wochen aktiv unterstützen werden.

Wenn Sie berufstätig sind, können Sie sich theoretisch Zeit lassen, ehe Sie Chef und Kollegen informieren. Bei Übelkeit und Kreislaufproblemen wird es jedoch schwierig, Ihren Zustand zu verbergen. Müssen Sie mit Chemikalien hantieren oder schwere Lasten tragen, sollten Sie Ihren Vorgesetzten sofort von der Schwangerschaft in Kenntnis setzen.

Das kommt auf Sie zu

Am Anfang leiden Sie vielleicht unter Übelkeit und Müdigkeit. Es ist aber auch völlig normal, gar nichts zu merken.

Ein kleiner Trost: Viele unangenehme Symptome wie Erbrechen und Erschöpfung verschwinden im zweiten Trimester. Spätestens dann werden Sie in der Lage sein, Ihre Schwangerschaft mehr zu genießen.

F Ich glaube, ich bin schwanger. Wie finde ich heraus, ob es stimmt?

Ein Urintest ist der schnellste und einfachste Weg, um den Spiegel des Hormons hCG zu bestimmen, der sich bei einer Schwangerschaft schon wenige Tage nach der Empfängnis erhöht.

Sie können sich einen solchen Schwangerschaftstest in der Apotheke oder im Drogeriemarkt kaufen oder Ihren Urin beim Arzt testen lassen.

Die meisten Schwangerschaftstests für zu Hause können schon am ersten Tag nach Ausbleiben der Periode durchgeführt werden. Noch früher wäre der Test weniger zuverlässig (siehe Grafik rechts unten). Es sind jedoch auch einige Frühtests auf dem Markt, die akurate Testergebnisse bis zu vier Tage vor Fälligkeit der Periode versprechen.

Wenn Sie nicht wissen, wann der erste Tag Ihrer Periode sein müsste, machen Sie den Test drei Wochen nachdem Sie zum letzten Mal ungeschützten Sex hatten.

So wird getestet

Es ist ratsam, aber nicht zwingend nötig, den Test morgens nach dem Aufwachen zu machen, weil der Urin dann die höchste Hormonkonzentration aufweist. Halten Sie den Teststab einfach ein paar Sekunden in den Strahl. Nach einer kurzen Wartezeit erscheint ein Plus- oder ein Minussymbol im Testfenster. Wenn Sie die Gebrauchsanweisung korrekt befolgt haben, bedeutet ein positives Ergebnis mit fast absoluter Sicherheit, dass Sie schwanger sind. Fällt er negativ aus und Ihre Periode kommt nicht, kann es für den Test zu früh gewesen sein. In diesem Fall sollten Sie ihn nach ein paar Tagen noch einmal durchführen.

Absolute Gewissheit erhalten Sie durch einen Bluttest beim Arzt, der auch kleinste hCG-Mengen erkennt. Ein solcher Test empfiehlt sich zum Beispiel bei einer Fruchtbarkeitsbehandlung.

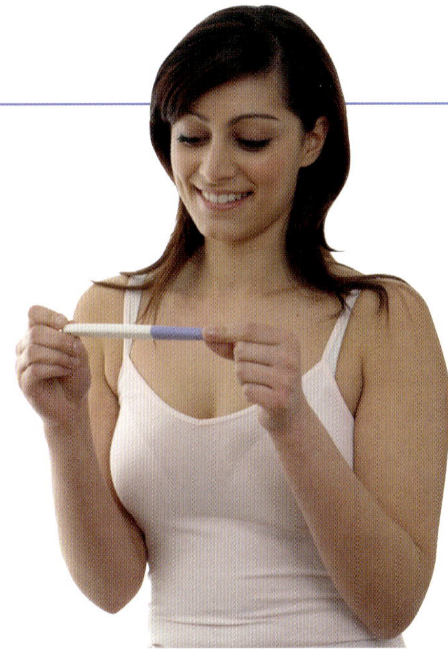

Einfach und zuverlässig Schwangerschaftstests für zu Hause messen den Hormonspiegel im Urin.

HCG-SPIEGEL IN DER SCHWANGERSCHAFT

Das Schwangerschaftshormon heißt hCG. Wie die Grafik zeigt, steigt der hCG-Spiegel eine Woche nach der Empfängnis zuerst nur wenig, dann aber stetig an, bis sich der Embryo sicher im Uterus eingenistet hat. Die Werte der Hormone Östrogen und Progesteron erhöhen sich erst später.

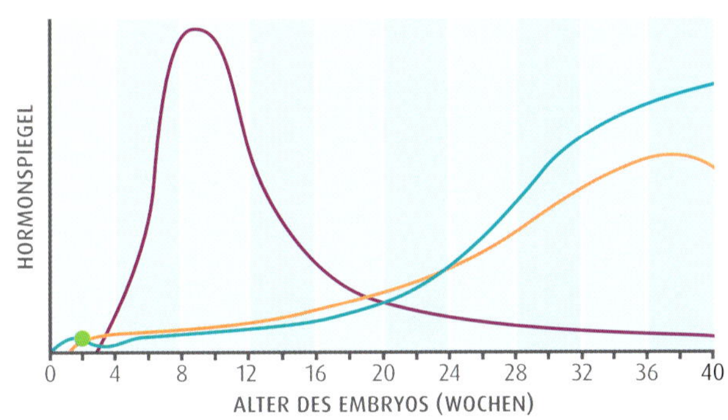

LEGENDE

- Humanes Choriongonadotropin (hCG)
- Östrogen
- Progesteron
- Empfängnis

Anstieg der Hormone
Der Anstieg von hCG (lila Linie) nach der Empfängnis ist beachtlich.

F Mein Schwangerschaftstest für zu Hause war positiv. Wie geht es nun weiter?

Ein positives Testergebnis bedeutet, dass der Spiegel des Schwangerschaftshormons hCG in Ihrem Körper erhöht ist. Selbst wenn das Pluszeichen im Testfenster nur schwach erkennbar ist, sind Sie sehr wahrscheinlich schwanger. Viele Frauen machen daraufhin einen zweiten Test, um absolut sicher zu sein, obwohl das im Grunde nicht nötig ist.

Vereinbaren Sie so bald wie möglich einen Termin beim Frauenarzt oder suchen Sie sich eine Hebamme. Dort wird man Ihnen alles Wichtige über Schwangerschaftsvorsorge erzählen und Sie haben die Gelegenheit, Fragen zu stellen.

Arzt oder Hebamme werden Sie zum Thema Ernährung und Lebensstil beraten und Sie zum Beispiel über die Einnahme von Folsäure (Seite 49) informieren. Je nach Ihrer medizinischen Vorgeschichte können auch Änderungen einer bestehenden Medikation oder zusätzliche Untersuchungen nötig sein.

Sie erfahren außerdem den voraussichtlichen Geburstermin, falls Sie ihn nicht schon selbst errechnet haben. Auf Seite 42 finden Sie dazu einen Kalender, mit dem sich der Termin leicht bestimmen lässt, sofern Sie einen regelmäßigen Zyklus haben und den ersten Tag Ihrer letzten Periode wissen. Allerdings ist dieser Geburtstermin nur geschätzt. Tatsächlich bringen nur etwa vier Prozent der Frauen ihre Babys am errechneten Tag zur Welt. Per Ultraschall wird normalerweise erst zwischen der 9. und 12. Woche untersucht, es sei denn, Sie hatten schon eine Fehlgeburt, Sie haben Blutungen oder es besteht Verdacht auf eine ektopische Schwangerschaft (Seite 306).

Schwangerschaftstests sind zu 99 % genau. Ein Plus-Symbol im Testfenster bedeutet also, Sie sind mit großer Wahrscheinlichkeit schwanger!

GENAU BETRACHTET
Spermium trifft Ei

Das ist der Moment, in dem das Wunder geschieht: Ein einziges Spermium von 200-500 Millionen, die bei der Ejakulation ausgestoßen werden, dringt in das Ei ein, das unbefruchtet nur 24 Stunden überlebt. Der Wettlauf der Spermien zur Eizelle dauert 5-20 Minuten, wobei die meisten das Ziel nie erreichen.

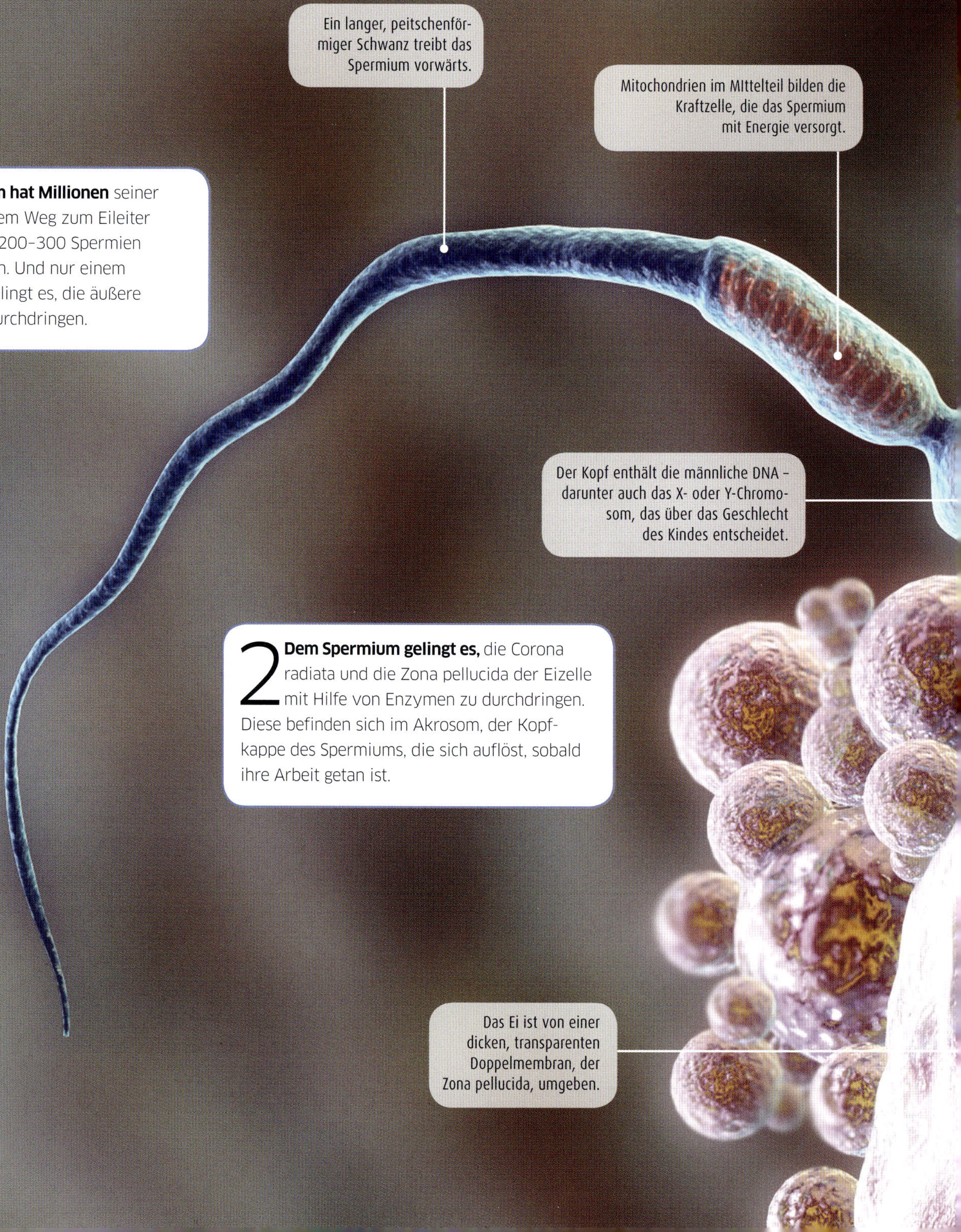

1 **Dieses Spermium hat Millionen** seiner Mitstreiter auf dem Weg zum Eileiter geschlagen. Nur 200–300 Spermien schaffen es bis dorthin. Und nur einem einzigen von ihnen gelingt es, die äußere Hülle der Eizelle zu durchdringen.

2 **Dem Spermium gelingt es,** die Corona radiata und die Zona pellucida der Eizelle mit Hilfe von Enzymen zu durchdringen. Diese befinden sich im Akrosom, der Kopfkappe des Spermiums, die sich auflöst, sobald ihre Arbeit getan ist.

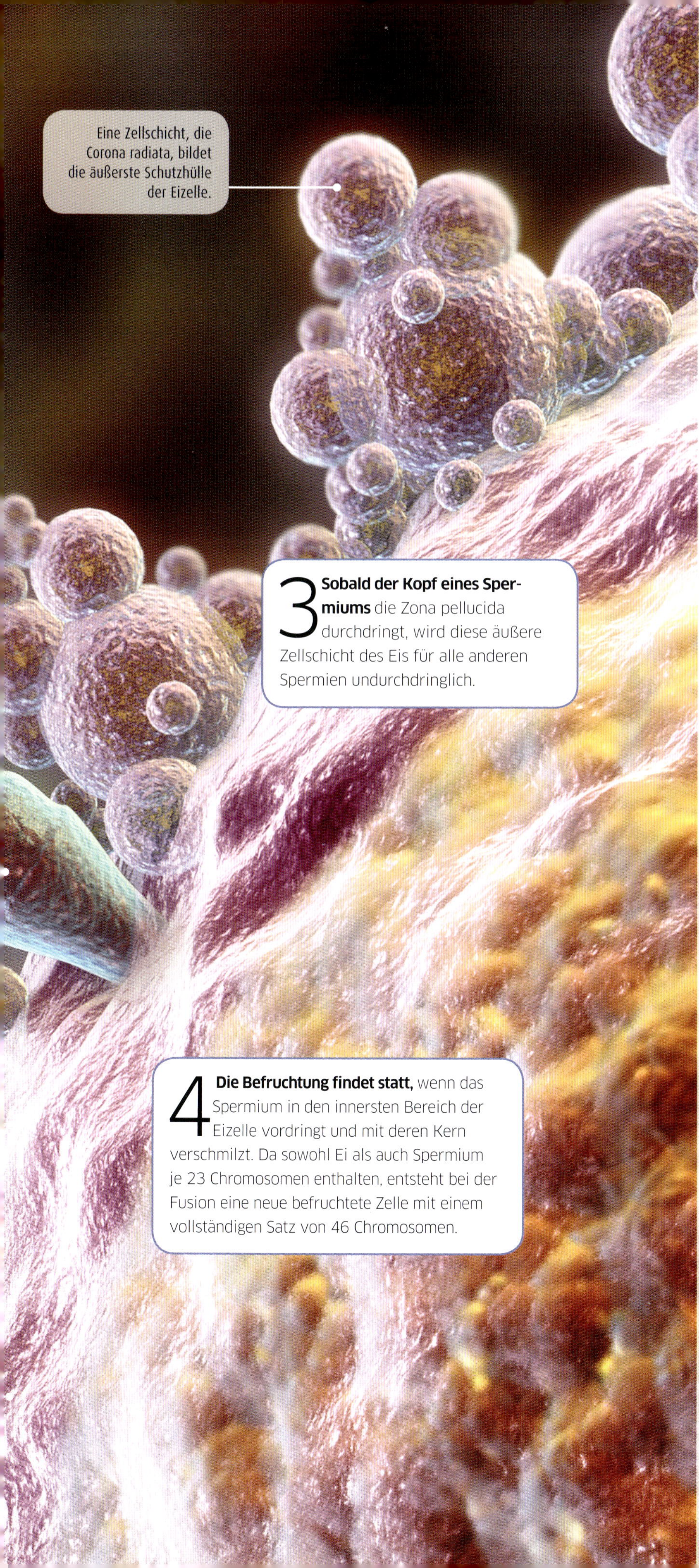

3 **Sobald der Kopf eines Spermiums** die Zona pellucida durchdringt, wird diese äußere Zellschicht des Eis für alle anderen Spermien undurchdringlich.

4 **Die Befruchtung findet statt,** wenn das Spermium in den innersten Bereich der Eizelle vordringt und mit deren Kern verschmilzt. Da sowohl Ei als auch Spermium je 23 Chromosomen enthalten, entsteht bei der Fusion eine neue befruchtete Zelle mit einem vollständigen Satz von 46 Chromosomen.

FASZINIERENDE FAKTEN

Mit der Größe eines Sandkorns zählt das Ei zu den größten Zellen des Körpers, das Spermium zu den kleinsten.

500 Millionen

In einem Ejakulat können sich 200–500 Millionen Spermien befinden. Nur 200–300 schaffen den Weg bis zur Eizelle.

5 Millionen

So viele unreife Eizellen besitzt ein weiblicher Fötus schon in der 20. Woche.

400 000

So viele Eier befinden sich in den Eierstöcken eines Mädchens, wenn es in die Pubertät kommt. Bei jedem Menstruationszyklus gehen 1000 von ihnen verloren.

64 Tage

So lange reifen die Spermienzellen aus, bis sie in den Nebenhoden wandern.

36 Stunden

Im Durchschnitt überleben Spermien ein bis zwei Tage.

F Wann wird mein Baby geboren? Kann ich das selbst ausrechnen?

Es ist ganz leicht, den voraussichtlichen Geburtstermin Ihres Kindes zu errechnen, sofern Sie wissen, wann der erste Tag Ihrer letzten Periode war.

4 % der Babys kommen **termingerecht** zur Welt.

Vor dem ersten Ultraschallscan nehmen Arzt oder Hebamme den ersten Tag Ihrer letzten Periode als Startpunkt für Ihre Schwangerschaft. Mit einem Kalender wie dem hier abgebildeten können Sie den wahrscheinlichen Geburtstermin genauso gut auch selbst berechnen. Es ist schön, ein genaues Datum zu kennen, auf das man sich ausrichten kann, doch fixieren Sie sich nicht zu sehr darauf, denn es ist nur geschätzt. Tatsächlich kommen fast 50 Prozent der Babys schon vorher und die anderen 50 Prozent danach zur Welt. In der 37. Woche ist das Baby voll ausgereift. Wenn sich nach der 41. Woche noch nichts getan hat, wird man Ihnen vorschlagen, die Geburt einzuleiten.

WANN KOMMT DAS BABY AUF DIE WELT?

So errechnen Sie den voraussichtlichen Geburtstermin Ihres Babys: Suchen Sie in den oberen Zeilen der Tabelle nach dem ersten Tag Ihrer letzten Periode. Den wahrscheinlichen Geburtstermin finden Sie direkt darunter. War der erste Tag der letzten Periode zum Beispiel der 16. August, ist der Geburtstermin des Babys der 23. Mai.

JANUAR	1	2	3	4	5	6	7	8	9	10	11	12	13	14	15	16	17	18	19	20	21	22	23	24	25	26	27	28	29	30	31
OKT/NOV	**8**	**9**	**10**	**11**	**12**	**13**	**14**	**15**	**16**	**17**	**18**	**19**	**20**	**21**	**22**	**23**	**24**	**25**	**26**	**27**	**28**	**29**	**30**	**31**	**1**	**2**	**3**	**4**	**5**	**6**	**7**
FEBRUAR	1	2	3	4	5	6	7	8	9	10	11	12	13	14	15	16	17	18	19	20	21	22	23	24	25	26	27	28			
NOV/DEZ	**8**	**9**	**10**	**11**	**12**	**13**	**14**	**15**	**16**	**17**	**18**	**19**	**20**	**21**	**22**	**23**	**24**	**25**	**26**	**27**	**28**	**29**	**30**	**1**	**2**	**3**	**4**	**5**			
MÄRZ	1	2	3	4	5	6	7	8	9	10	11	12	13	14	15	16	17	18	19	20	21	22	23	24	25	26	27	28	29	30	31
DEZ/JAN	**6**	**7**	**8**	**9**	**10**	**11**	**12**	**13**	**14**	**15**	**16**	**17**	**18**	**19**	**20**	**21**	**22**	**23**	**24**	**25**	**26**	**27**	**28**	**29**	**30**	**31**	**1**	**2**	**3**	**4**	**5**
APRIL	1	2	3	4	5	6	7	8	9	10	11	12	13	14	15	16	17	18	19	20	21	22	23	24	25	26	27	28	29	30	
JAN/FEB	**6**	**7**	**8**	**9**	**10**	**11**	**12**	**13**	**14**	**15**	**16**	**17**	**18**	**19**	**20**	**21**	**22**	**23**	**24**	**25**	**26**	**27**	**28**	**29**	**30**	**31**	**1**	**2**	**3**	**4**	
MAI	1	2	3	4	5	6	7	8	9	10	11	12	13	14	15	16	17	18	19	20	21	22	23	24	25	26	27	28	29	30	31
FEB/MÄR	**5**	**6**	**7**	**8**	**9**	**10**	**11**	**12**	**13**	**14**	**15**	**16**	**17**	**18**	**19**	**20**	**21**	**22**	**23**	**24**	**25**	**26**	**27**	**28**	**1**	**2**	**3**	**4**	**5**	**6**	**7**
JUNI	1	2	3	4	5	6	7	8	9	10	11	12	13	14	15	16	17	18	19	20	21	22	23	24	25	26	27	28	29	30	
MÄR/APR	**8**	**9**	**10**	**11**	**12**	**13**	**14**	**15**	**16**	**17**	**18**	**19**	**20**	**21**	**22**	**23**	**24**	**25**	**26**	**27**	**28**	**29**	**30**	**31**	**1**	**2**	**3**	**4**	**5**	**6**	
JULI	1	2	3	4	5	6	7	8	9	10	11	12	13	14	15	16	17	18	19	20	21	22	23	24	25	26	27	28	29	30	31
APR/MAI	**7**	**8**	**9**	**10**	**11**	**12**	**13**	**14**	**15**	**16**	**17**	**18**	**19**	**20**	**21**	**22**	**23**	**24**	**25**	**26**	**27**	**28**	**29**	**30**	**1**	**2**	**3**	**4**	**5**	**6**	**7**
AUGUST	1	2	3	4	5	6	7	8	9	10	11	12	13	14	15	16	17	18	19	20	21	22	23	24	25	26	27	28	29	30	31
MAI/JUNI	**8**	**9**	**10**	**11**	**12**	**13**	**14**	**15**	**16**	**17**	**18**	**19**	**20**	**21**	**22**	**23**	**24**	**25**	**26**	**27**	**28**	**29**	**30**	**31**	**1**	**2**	**3**	**4**	**5**	**6**	**7**
SEPTEMBER	1	2	3	4	5	6	7	8	9	10	11	12	13	14	15	16	17	18	19	20	21	22	23	24	25	26	27	28	29	30	
JUNI/JULI	**8**	**9**	**10**	**11**	**12**	**13**	**14**	**15**	**16**	**17**	**18**	**19**	**20**	**21**	**22**	**23**	**24**	**25**	**26**	**27**	**28**	**29**	**30**	**1**	**2**	**3**	**4**	**5**	**6**	**7**	
OKTOBER	1	2	3	4	5	6	7	8	9	10	11	12	13	14	15	16	17	18	19	20	21	22	23	24	25	26	27	28	29	30	31
JULI/AUG	**8**	**9**	**10**	**11**	**12**	**13**	**14**	**15**	**16**	**17**	**18**	**19**	**20**	**21**	**22**	**23**	**24**	**25**	**26**	**27**	**28**	**29**	**30**	**31**	**1**	**2**	**3**	**4**	**5**	**6**	**7**
NOVEMBER	1	2	3	4	5	6	7	8	9	10	11	12	13	14	15	16	17	18	19	20	21	22	23	24	25	26	27	28	29	30	
AUG/SEPT	**8**	**9**	**10**	**11**	**12**	**13**	**14**	**15**	**16**	**17**	**18**	**19**	**20**	**21**	**22**	**23**	**24**	**25**	**26**	**27**	**28**	**29**	**30**	**31**	**1**	**2**	**3**	**4**	**5**	**6**	
DEZEMBER	1	2	3	4	5	6	7	8	9	10	11	12	13	14	15	16	17	18	19	20	21	22	23	24	25	26	27	28	29	30	31
SEPT/OKT	**7**	**8**	**9**	**10**	**11**	**12**	**13**	**14**	**15**	**16**	**17**	**18**	**19**	**20**	**21**	**22**	**23**	**24**	**25**	**26**	**27**	**28**	**29**	**30**	**1**	**2**	**3**	**4**	**5**	**6**	**7**

F Wie finde ich heraus, in welcher Woche ich bin?

Die erste Ultraschalluntersuchung findet um die 10. Woche statt. Sie gibt ziemlich genauen Aufschluss, in welcher Woche Sie sich befinden. Der errechnete Geburtstermin basiert dagegen auf Ihrer letzten Periode, nicht auf dem Tag der Empfängnis, und kann deshalb nur ein ungefähres Datum sein.

F Ist es wichtig, in welchem Trimester ich bin?

Die Trimester zu kennen ist hilfreich, denn so wissen Sie, was auf Sie zukommt. Das erste Schwangerschaftsdrittel dauert vom ersten Tag der letzten Periode bis zum Ende der 12. Woche. In diesem Trimester machen sich oft Beschwerden bemerkbar (siehe gegenüberliegende Seite). Es kann auch eine Zeit der Anspannung sein, denn das Risiko einer Fehlgeburt ist jetzt am höchsten. Im 2. Trimester – von der 13. bis zur 25. Woche – verschwinden die Symptome, dafür beginnt sich Ihr Bauch zu runden. Im 3. Trimester, das in der 26. Woche beginnt (manchmal variiert die Zuordnung um ein oder zwei Wochen), treten verstärkt Müdigkeit und Rückenschmerzen auf. Eine anstrengende, aber ebenso aufregende Zeit, denn Sie bereiten nun alles für die Ankunft des Babys vor.

Schon gewusst?

In einer Mehrlingsschwangerschaft können Übelkeit und Erbrechen verstärkt auftreten. Das liegt daran, dass der hCG-Spiegel (Seite 39) höher ist als bei Schwangerschaften mit nur einem Baby. Auch der Progesteronwert ist höher, was zu Kurzatmigkeit führen kann.

Im weiteren Verlauf der Schwangerschaft haben zukünftige Mehrlingsmütter stärker als andere Schwangere mit Erschöpfung, Verstopfung, Sodbrennen und Rückenschmerzen zu tun.

F Ich bin schwanger, habe aber keine Symptome. Muss ich mir Sorgen machen?

Manche Frauen haben in der Frühschwangerschaft kaum oder keine Beschwerden, auch wenn die Hormone den Körper überfluten. Das ist kein Grund zur Sorge. Sie sind genauso schwanger wie eine Frau, der morgens übel wird, reagieren nur nicht so empfindlich auf die hormonellen Veränderungen in Ihrem Körper.

Auch wenn Sie nichts bemerken, sollten Sie aber gut auf sich achten und sich ausreichend Ruhe gönnen.

F Welche Beschwerden geben Anlass zur Sorge?

Ernsthafte Beschwerden sind in der Frühschwangerschaft selten. Trotzdem sollten Sie zum Arzt gehen, wenn Sie eines dieser Symptome haben:

» **Vaginale Blutung:** Eine leichte Blutung ist normal, sollte aber dem Arzt oder der Hebamme mitgeteilt werden. Starke Blutungen, insbesonders wenn sie von Bauchkrämpfen begleitet werden, können Anzeichen einer drohenden Fehlgeburt sein. Blutungen und Schmerzen im Unterleib deuten möglicherweise auf eine ektopische Schwangerschaft hin (Seite 306).

» **Extremes Erbrechen:** Gehen Sie zum Arzt, wenn Sie bis zur Dehydrierung erbrechen und seit zwölf Stunden keine Flüssigkeit mehr bei sich behalten können.

» **Fieber:** Es kann auf eine Infektion hinweisen.

F Ich bin in der 5. Woche. Welche Beschwerden kommen auf mich zu?

Wegen der hormonellen Veränderungen erleben die meisten Frauen zu Beginn der Schwangerschaft typische Symptome. Zum Glück verschwinden diese fast immer zum Ende des ersten oder am Anfang des zweiten Trimesters.

BESCHWERDEN IN DER FRÜHSCHWANGERSCHAFT

Hier sind einige der typischen Beschwerden genannt, die Sie jedoch nicht zwangsweise bekommen.

» **Schwindel und Ohnmacht:** Schuld daran ist der niedrige Blutdruck.

» **Kopfschmerzen:** Sie werden oft durch die verstärkte Durchblutung ausgelöst.

» **Empfindliche Brüste:** Daneben gibt es sichtbare Veränderungen der Brüste (Seite 125).

» **Erschöpfung:** Der Körper muss sich erst anpassen. So ist es normal, dass Sie völlig erschöpft sind.

» **Geschmackssinn:** Gelüste treten auf, aber auch plötzliche Abneigungen gegen bestimmte Speisen.

» **Stimmungsschwankung:** In Sekunden von fröhlich zu traurig und schnell auf der Palme.

» **Geruchssinn:** Vertraute Gerüche werden plötzlich unerträglich.

» **Übelkeit und Erbrechen:** Das kann nicht nur morgens, sondern zu jeder Tageszeit passieren.

» **Appetitverlust:** Er ist sehr wahrscheinlich, wenn Ihnen oft übel ist.

» **Harndrang:** Es kann sein, dass Sie auch nachts öfter zur Toilette müssen.

Das deutlichste Zeichen ist das **Ausbleiben der Periode.** Ein Schwangerschaftstest bringt Gewissheit.

» **Vaginaler Ausfluss und Jucken:** Möglicherweise haben Sie eine Pilzinfektion wie Soor.

» **Brennen beim Wasserlassen:** Dies kann ein Zeichen für eine Harnwegsinfektion sein.

» **Schmerzen im Bein, einseitige Schwellung und/oder starke Kopfschmerzen:** Verdacht auf Thrombose, die in der Schwangerschaft häufig auftritt.

» **Aufflammen einer bestehenden Krankheit:** Berichten Sie dem Arzt alle Symptome, die seit Beginn der Schwangerschaft aufgetreten sind.

7 von 10

Frauen leiden in der Schwangerschaft an **Übelkeit und/oder Erbrechen.**

F Ich bin trotz Pille schwanger geworden. Wird das Baby gesund sein?

Für das Baby besteht nur ein geringes Risiko. Hören Sie einfach mit der Einnahme auf, sobald der Schwangerschaftstest positiv ist, ohne den Zyklus zu beenden.

Es ist verständlich, wenn Sie Ihre Schwangerschaft nicht sofort bemerken. Einige der Nebenwirkungen der Pille – wie Übelkeit oder schmerzende Brüste – decken sich mit den Beschwerden in der Frühschwangerschaft. Das Ergebnis des Schwangerschaftstests wird jedoch von der Pille nicht beeinflusst, da dieser nur auf das hCG-Hormon reagiert.

Sie brauchen sich keine Sorgen zu machen, sollten aber die Pille sofort absetzen. Die Hormone in der Pille bleiben nicht lange im Körper und es gibt keine fundierten Hinweise darauf, dass sie Fehlbildungen beim Fötus verursachen. Allerdings ist das Risiko einer Eileiterschwangerschaft erhöht (Seite 306), weil die Beweglichkeit der Flimmerhärchen im Eileiter herabgesetzt sein kann, sodass die befruchtete Eizelle möglicherweise dort hängen bleibt.

Vereinbaren Sie so schnell wie möglich einen Termin beim Frauenarzt und sagen Sie ihm, dass Sie trotz Pille schwanger geworden sind. Er wird dann per Ultraschall prüfen, ob eine Eileiterschwangerschaft vorliegt.

Schon gewusst?

Manche Paare praktizieren den Coitus interruptus zur Verhütung. Dabei zieht der Mann kurz vor dem Samenerguss seinen Penis aus der Vagina. Diese Methode kann für geübte Paare effektiv sein, doch man sollte sich nicht darauf verlassen. Möglicherweise kann sich auch schon im Präejakulat (dem sogenannten »Lusttropfen«) Sperma von einer vorherigen Ejakulation befinden, das noch in der Harnröhre war.

VERHÜTUNGSMITTEL WIRKUNGSWEISE UND RISIKEN

Manche Verhütungsmittel sind wirksamer als andere, aber keines garantiert 100 Prozent Schutz vor einer Schwangerschaft. Hier erfahren Sie, was zu tun ist, wenn Ihres versagt hat.

VERHÜTUNGSMITTEL	WIE WIRKT ES?	WIE SETZE ICH ES AB?
Antibabypille 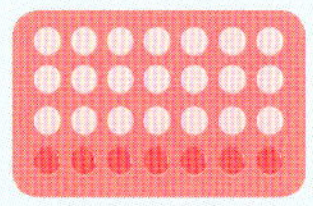	Enthält Östrogen und Gestagen. Östrogen verhindert den Eisprung, Gestagen verdickt den Zervixschleim. So kann kein Sperma zur Eizelle vordringen und sich auch kein befruchtetes Ei im Uterus einnisten.	Hören Sie sofort mit der Einnahme der Pille auf. Sie müssen den Zyklus nicht mehr beenden.
Minipille 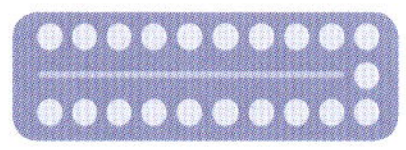	Enthält nur Gestagen, kein Östrogen. Der Zervixschleim wird verdickt, sodass das Sperma nicht bis zur Eizelle vordringt und sich auch kein befruchtetes Ei im Uterus einnisten kann.	Hören Sie sofort mit der Einnahme der Pille auf. Sie müssen den Zyklus nicht mehr beenden.
Postkoitale Verhütung (»Pille danach«) 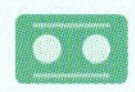	Verhindert oder verzögert den Eisprung.	Bei Schwangerschaft nicht mehr einnehmen.
Dreimonatsspritze 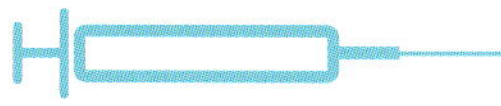	Enthält Gestagen, das den Zervixschleim verdickt und die Spermien so daran hindert, zum Ei vorzudringen. Ebenso hindert es eine befruchtete Eizelle daran, sich im Uterus einzunisten.	Lassen Sie sich einfach keine Spritzen mehr geben.
Implantat 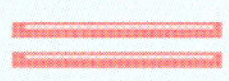	Unter der Haut des Oberarms eingesetzt, gibt das Implantat Gestagen ab. So hindert es Spermien daran, zum Ei zu gelangen, und verhindert, dass sich eine befruchtete Eizelle einnistet.	Das Implantat muss von einem Arzt entfernt werden, eventuell unter Ultraschallkontrolle.
Spirale 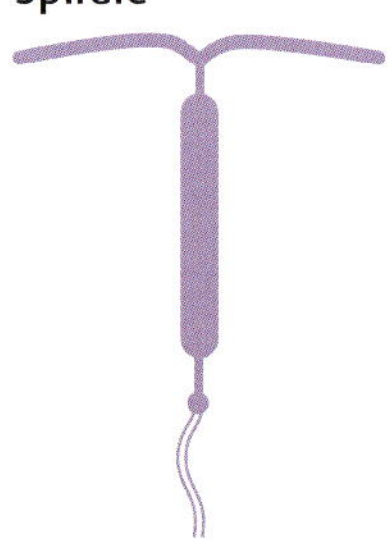	Die Spirale wird im Uterus platziert und verhindert auf mechanische Weise oder durch Hormone, dass das Sperma zur Eizelle vordringt oder dass sich ein befruchtetes Ei im Uterus einnistet.	Es besteht ein Risiko für Fehlgeburt und Eileiterschwangerschaft sowie für eine Entzündung, weil es sich um einen Fremdkörper handelt. Ist die Spirale zu sehen, sollte sie vom Arzt entfernt werden. Ist sie nicht zu sehen, kann sie während der Schwangerschaft dort bleiben, wo sie ist.
Spermizide 	In verschiedenen Formen (etwa als Gel oder Schaum) erhältlich. Enthält Chemikalien, die die Spermien abtöten.	Nicht in der Schwangerschaft anwenden.
Sterilisation	Die Eileiter werden abgeklemmt, sodass keine Eizelle mehr in den Uterus gelangt.	Nicht möglich.

WAS SOLLTE ICH NOCH WISSEN?

Es gibt keine wissenschaftlichen Belege dafür, dass Östrogen und Progesteron, die in der Pille enthalten sind, einem Embryo oder Fötus in der Entwicklung schaden.

Es gibt keine wissenschaftlichen Belege dafür, dass das Progesteron in der Minipille einem Embryo oder Fötus in der Entwicklung schadet.

Das Präparat enthält dieselben Komponenten wie Pille und Minipille. Es besteht weder Gefahr für Embryo oder Fötus noch für eine Fehlgeburt.

Es gibt keine wissenschaftlichen Belege dafür, dass das Progesteron in dem Präparat einem Embryo oder Fötus in der Entwicklung schadet.

Es gibt keine wissenschaftlichen Belege dafür, dass das Progesteron in diesem Produkt einem Embryo oder Fötus in der Entwicklung schadet.

Mittels Ultraschall wird festgestellt, ob bei Ihnen eine Eileiterschwangerschaft vorliegt. Falls die Spirale in der Schwangerschaft im Uterus verbleibt, wird sie bei der Geburt zusammen mit der Plazenta ausgestoßen.
Das Entfernen der Spirale kann in Einzelfällen eine Fehlgeburt auslösen.

Es gibt keine wissenschaftlichen Hinweise darauf, dass diese Produkte den Embryo oder Fötus schädigen.

Gehen Sie sofort zum Arzt. Ihre Eileiter wurden wahrscheinlich bei der Sterilisation beschädigt, daher besteht die Gefahr einer ektopischen Schwangerschaft (Seite 306).

F Ich weiß, dass ich schwanger bin. Wie geht es jetzt weiter?

Die ersten Schritte auf Ihrem Weg durch die Schwangerschaft sind:

» Termin beim Gynäkologen ausmachen.
» Mit der Einnahme von 400 µg Folsäure beginnen (wenn Sie Folsäure nicht schon nehmen).
» Koffeinaufnahme einschränken, auf Alkohol und Zigaretten verzichten (Seite 53).
» Sich gesund ernähren.
» Für moderate Bewegung sorgen.
» Sich oft ausruhen.
» Informationen über die Phasen der Schwangerschaft und über die Entwicklung des Ungeborenen einholen.

F Ich wurde ungeplant schwanger. Was soll ich jetzt tun?

Die Nachricht war vielleicht ein Schock für Sie, aber selbst Frauen, die sich ein Baby wünschen, reagieren mit gemischten Gefühlen, wenn sie erfahren, dass sie schwanger sind. Geben Sie sich und Ihrem Partner (falls Sie einen haben) Zeit, sich mit der Situation anzufreunden. Vielleicht bitten Sie jemandem, dem Sie vertrauen, um Unterstützung. Bei sehr starken Ängsten sollten Sie sich an Ihren Arzt wenden. Informieren Sie sich über staatliche Hilfen, die Sie in Anspruch nehmen können. Die Veränderungen, die auf Sie zukommen, mögen groß sein, aber sie sind zu bewältigen. Atmen Sie tief durch und unternehmen Sie alles, um eine gesunde Schwangerschaft zu erleben.

F Ich habe getrunken und geraucht, bevor ich wusste, dass ich schwanger bin. Hat das dem Baby geschadet?

Ein paar Drinks und Zigaretten haben dem Baby wahrscheinlich nicht geschadet. Hören Sie aber jetzt damit auf, um das Risiko für sich und Ihr Baby so niedrig wie möglich zu halten. Alkohol und Nikotin wirken sich vor allem negativ auf die Entwicklung der Organe aus, die nicht vor der fünften Woche beginnt. Verzichten Sie jedoch sofort darauf, sobald Sie merken, dass Sie schwanger sind. Andernfalls riskieren Sie Ihre Gesundheit und auch die des Babys. Rauchen kann das Wachstum der Plazenta beeinträchtigen und im späteren Verlauf der Schwangerschaft die Sauerstoff- und Nährstoffzufuhr zum Baby einschränken. Das führt möglicherweise zu einem niedrigen Geburtsgewicht oder sogar zu einer Frühgeburt. Außerdem verdoppelt sich das Risiko für eine Totgeburt. Regelmäßiger Alkoholkonsum kann ein fetales Alkoholsyndrom verursachen, bei dem das Nervensystem des Babys geschädigt und seine Entwicklung nach der Geburt beeinträchtigt wird.

F Ich freue mich nicht so sehr über die Schwangerschaft, wie ich dachte.

Ob geplant oder nicht: Eine Schwangerschaft kann Sie in einen emotionalen Zwiespalt stürzen, wie Sie ihn noch nie kannten. Zu der Palette an Emotionen, die Sie jetzt durchleben, gehören auch Unsicherheit und Angst vor der Zukunft. Gestehen Sie sich solche Gefühle ruhigen Gewissens zu, bis Sie sich in einigen Wochen an die neue Situation gewöhnt haben. Sollte die negative Einstellung zur Schwangerschaft übermäßig lange anhalten, suchen Sie Hilfe und Unterstützung bei Ihren Lieben, beim Arzt oder bei der Hebamme.

F Was, wenn mein Partner sich nicht über die Schwangerschaft freut?

Wenn Sie in dieser Situation sind, geben Sie Ihrem Partner genug Zeit, diese lebensverändernde Neuigkeit zu verdauen. Vielleicht hat ihn die Nachricht zunächst mit Enttäuschung, Wut oder Panik erfüllt, insbesondere wenn die Schwangerschaft nicht geplant war. Versuchen Sie diese Reaktion nicht zu persönlich zu nehmen. Sie kann der Anfang einer konstruktiven Bewältigung der Situation sein. Lassen Sie ihm Zeit und stärken Sie inzwischen Ihre Paarbeziehung.

Bei richtiger Einnahme bietet die Pille **mehr als 99 % Sicherheit.**

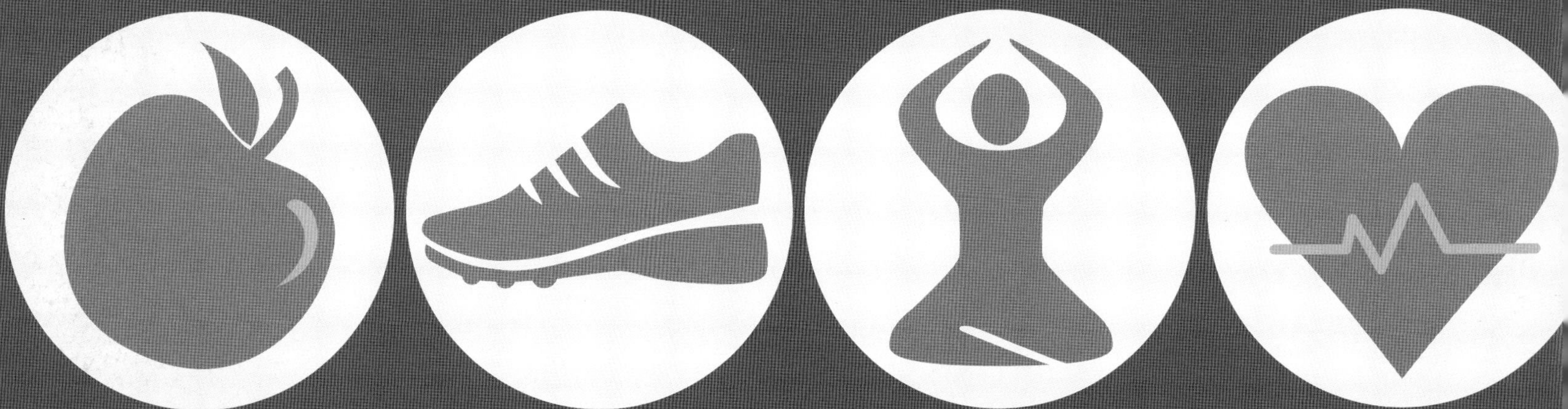

» In diesem Kapitel …

Ernährung, Sport und Wohlfühlen

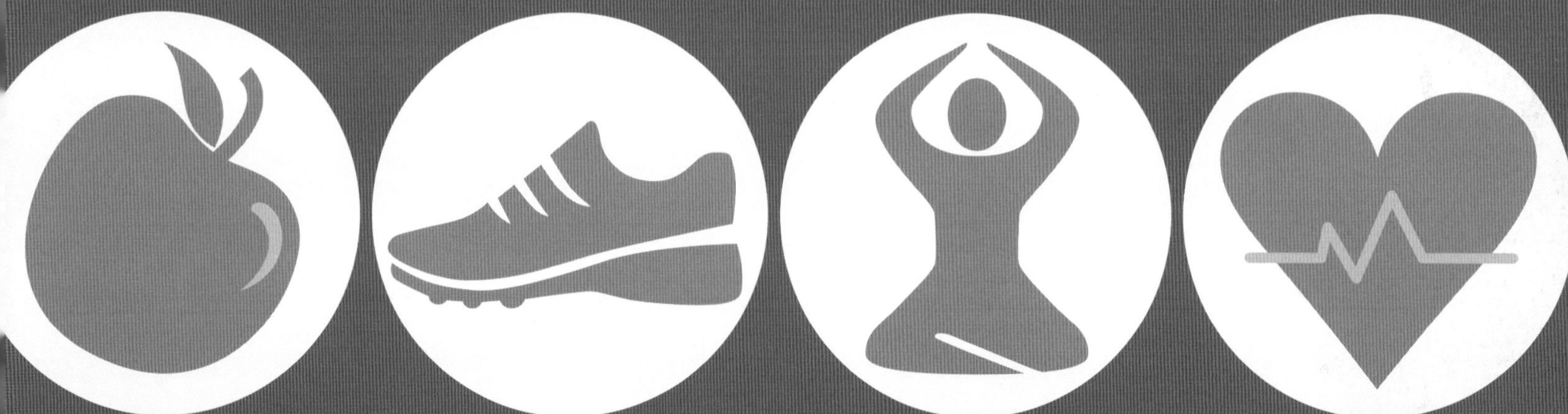

Für **Ihre Gesundheit und die des Babys** ist es wichtig, dass Sie sich **gesund ernähren** und sich **ausreichend bewegen.** Schwangerschaft und Geburt fordern Ihren Körper mehr als alles, was Sie bisher erlebt haben. Auch die **gedankliche Vorbereitung** trägt entscheidend zu Ihrem Wohlbefinden bei. Dieses Kapitel gibt Tipps zu **ausgewogener Ernährung** – welche Nahrungsergänzungen zu empfehlen sind, was Sie besser vermeiden sollten – und zeigt Ihnen, wie Sie sich **körperlich fit** halten.

Was Sie essen und trinken, kann Ihre **Schwangerschaft beeinflussen:** wie **fruchtbar** Sie sind, ob Sie **gesund** sind und sich **wohlfühlen,** wie Sie **Wehen** und **Geburt** erleben und wie **gesund** Ihr **Baby** wird – nicht nur während es in Ihnen heranwächst, sondern weit darüber hinaus.

Ernährung

Essen, um gesund zu bleiben

Es gibt nur wenige Dinge im Leben, die Ihrem Körper so viel abverlangen wie Schwangerschaft und Geburt. Sich darauf vorzubereiten, indem Sie so gesund wie möglich essen, ist enorm hilfreich – mit einem gesunden Körper können Sie Empfängnis, Schwangerschaft und Geburt in positiver Weise erleben.

Unsere Ernährung hat sich in den letzten 50 Jahren stark verändert. Heutzutage scheint es normal, regelmäßig Fertiggerichte und andere stark verarbeitete Nahrungsmittel zu essen, anstatt alles selbst zuzubereiten. Die richtigen Nährstoffe in ausreichender Menge zu sich zu nehmen ist jedoch das Beste, was Sie vor und während der Schwangerschaft tun können, und außerdem nicht so kompliziert, wie man denkt. Machen Sie sich bewusst, dass das, was Sie im Kühlschrank haben und was regelmäßig auf Ihrem Teller landet, wichtiger als sonst ist – für Ihre Fruchtbarkeit, Ihre Energie und die Gesundheit Ihres ungeborenen Kindes. Sie müssen sich deshalb nicht akribisch an einen Ernährungsplan halten oder Dinge essen, die Sie nicht mögen. Es geht nur darum, doppelt so gesund (nicht doppelt so viel!) zu essen, damit Sie alle nötigen Nährstoffe erhalten.

Gesund essen in jeder Phase

Sobald aus Ei und Spermium ein neues Leben entstanden ist, sind Sie die Ernährerin Ihres Kindes: Alles, was Sie essen, trinken und einatmen, wird in Moleküle zerlegt und über das Blut an die Plazenta und an Ihr Baby weitergegeben. Umso wichtiger ist es, von Anfang an auf gesundes Essen zu achten. In diesem Abschnitt erfahren Sie, wie Sie die Empfängnis durch richtige Ernährung fördern können. Sobald Sie schwanger sind, können Sie nachlesen, was Sie und das Baby jetzt brauchen, was Sie besser meiden sollten, was Sie bei bestimmten Nahrungsmittelunverträglichkeiten tun können, wie es mit Alkohol und Tabak steht und wie Sie sich nach der Geburt durch gesunde Nahrung schneller wieder erholen.

F Was ist Folsäure und warum sollte ich sie einnehmen?

Folsäure ist ein Vitamin der B-Gruppe und wichtig für die Bildung von Wirbelsäule, Gehirn und Nervensystem des Babys. Diese Organe gehören zu den ersten, die sich bilden. Nehmen Sie deshalb Folsäure am besten schon vor der Empfängnis.

Das Neuralrohr ist der Teil des Embryos, aus dem sich Gehirn und Wirbelsäule entwickeln. Ein ausreichend hoher Folsäurespiegel in Ihrem Körper vor, während und drei Monate nach der Empfängnis senkt das Risiko eines Neuralrohrdefekts bei Ihrem Baby um 72 Prozent. Bei zukünftigen Vätern kann Folsäure die Qualität der Spermien verbessern.

Wichtiges Ergänzungsmittel

Folsäure ist die synthetisierte Version des Vitamins B9, das auf natürliche Weise vor allem in grünem Blattgemüse vorkommt und Folat heißt. Studien zufolge kann unser Körper die synthetische Version besser verwerten. Halten Sie deshalb nach Ergänzungsmitteln mit 5-Methyltetrahydrofolat Ausschau, das schon »biologisch aktiv« ist. Bei Kinderwunsch sollten Sie (und bestenfalls auch Ihr Partner) vor dem Absetzen der Verhütungsmittel mit der täglichen Einnahme von 400 µg beginnen und diese bis mindestens zur 12. Schwangerschaftswoche fortsetzen. Bei einer Risikoschwangerschaft (familiäre Häufung von Neuralrohrdefekten bei Ihnen oder Ihrem Partner; Alter über 35, Diabetes oder Epilepsie bei Ihnen) wird man Ihnen zu einer höheren Dosis von etwa 5 mg täglich raten.

Somiten auf beiden Seiten des Neuralrohrs.

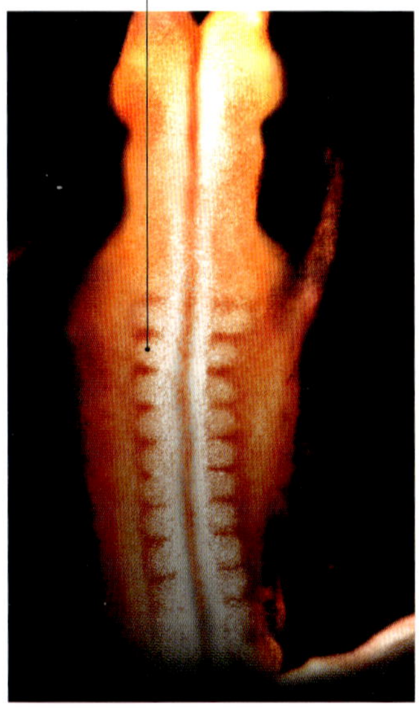

Neuralrohr In der 5. Woche erkennt man das Neuralrohr des Embryos. Die Somiten werden später zu Wirbeln.

Ob bereits schwanger oder noch nicht: Beginnen Sie so bald wie möglich mit der Einnahme von Folsäure.

DAS NEURALROHR

Der Embryo besteht am Anfang aus drei primären Zellschichten. Diese falten sich zu einer Grundstruktur des Körpers, darunter auch zu dem überaus wichtigen Neuralrohr.

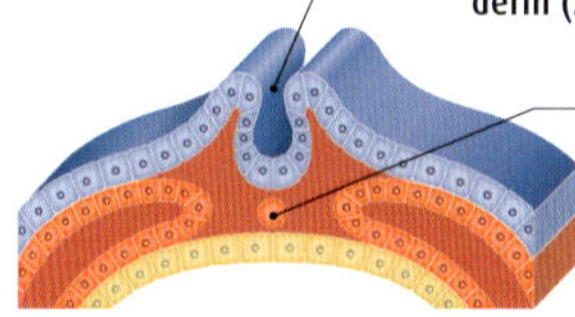

1 **Das Neuralrohr entsteht,** wenn die Außenschicht (Ektoderm) über einem Stab aus Zellen, dem Notochord, in der Mittelschicht (Mesoderm) einsinkt.

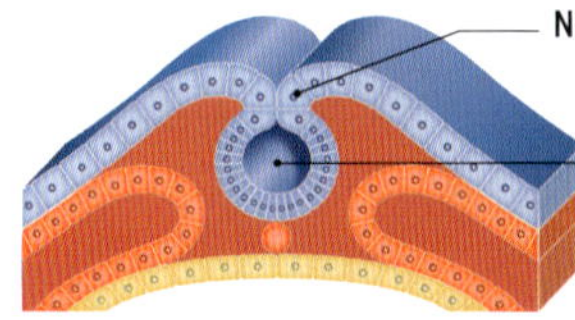

2 **Die Rinne wird tiefer** und die Ränder der Neuralfalten treffen aufeinander. Es entsteht ein Rohr, aus dem sich später Wirbelsäule und Gehirn bilden.

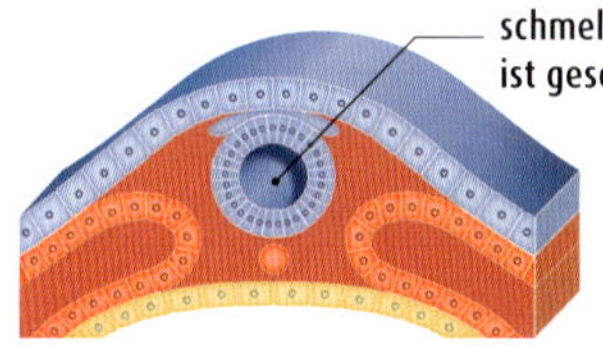

3 **Folsäure hilft** den Neuralfalten zusammenzuwachsen. Schließt sich das Rohr nicht vollständig, entstehen Fehlbildungen wie Spina bifida.

F Wir wünschen uns ein Baby. Müssen wir unsere Ernährung ändern?

Wenn Sie gesund leben und sich ausgewogen ernähren, müssen Sie nichts ändern. Falls nicht, kann eine Änderung der Ernährung dazu beitragen, die Gesundheit und Qualität von Eizellen und Spermien zu erhöhen. Obendrein kann der Körper so Nährstoffe einlagern, die er für eine gesunde Schwangerschaft braucht. Zu viel Koffein und Alkohol können die Empfängnisbereitschaft herabsetzen. Phytoöstrogene – zu finden in Linsen, Vollkorn und Leinsamen – verbessern das Hormongleichgewicht. Nahrung mit vielen Antioxidanzien fördert die Qualität und Beweglichkeit der Spermien.

F Ich werde nicht schwanger. Stimmt es, dass die Ernährung Einfluss auf die Fruchtbarkeit hat?

Alles – auch Nahrung –, was Hormone, Eizellen, Sperma, Eileiter und Uterus beeinflusst, kann sich darauf auswirken, wie lange es dauert, bis Sie schwanger werden. Das heißt, Ihre Ernährung kann Ihre Fruchtbarkeit beeinträchtigen.

Gewichtsprobleme (Über- ebenso wie Untergewicht) spielen ebenfalls eine wichtige Rolle, denn davon kann abhängen, ob zu viel oder zu wenig Östrogen für einen Eisprung vorhanden ist. Untergewicht beim Mann setzt die Qualität der Spermien herab. Ernähren Sie sich ausgewogen, nahrhaft und gesund aus allen Nahrungsmittelgruppen. Vermeiden Sie zu stark verarbeitete Lebensmittel, Fertiggerichte, Fast Food und leere Kalorien. Drei Hauptmahlzeiten pro Tag helfen, die Hormone zu regulieren, und steigern Ihre Chancen, in den nächsten Monaten schwanger zu werden.

Manchmal werden zusätzlich zur Folsäure Multivitaminpräparate empfohlen. Normalerweise enthält jedoch eine gesunde, ausgewogene Ernährung alle Nährstoffe, die Sie brauchen.

F Was bedeutet ausgewogene Ernährung und wie bekomme ich genug Nährstoffe?

Sich ausgewogen zu ernähren bedeutet, gesunde Nahrung aus allen Nahrungsmittelgruppen – Protein, Obst, Gemüse, Kohlehydrate und Fette – im richtigen Verhältnis zueinander zu essen. Die Lebensmittel sollten dabei möglichst naturbelassen sein, um ein Maximum an Nährstoffen zu erhalten.

Ob Sie bereits schwanger sind oder es erst noch werden wollen: Achten Sie darauf, dass Sie Lebensmittel aus allen Nahrungsgruppen im richtigen Verhältnis essen. Eine ausgewogene Ernährung ermöglicht Ihrem Körper, genügend Nährstoffe für eine gesunde Schwangerschaft zu speichern. Regelmäßige, nicht zu üppige Mahlzeiten helfen Ihnen, Ihr Gewicht in gesunden Grenzen zu halten, was wiederum die Aussichten auf eine Schwangerschaft verbessert. Während der Schwangerschaft unterstützen Sie durch eine ausgewogene Ernährung die Entwicklung Ihres Babys und versorgen sich selbst mit der Energie, die nötig ist, um diese besondere Zeit erfolgreich zu bewältigen.

GESUND ESSEN

Stellen Sie jede Mahlzeit möglichst vielfältig im richtigen Verhältnis aus den verschiedenen Gruppen zusammen. So ist eine optimale Nährstoffversorgung gewährleistet. Aufgeschlüsselt bedeutet das fünf bis sechs Portionen frisches Gemüse, zwei Portionen frisches Obst und je drei Portionen Protein und komplexe Kohlehydrate pro Tag.

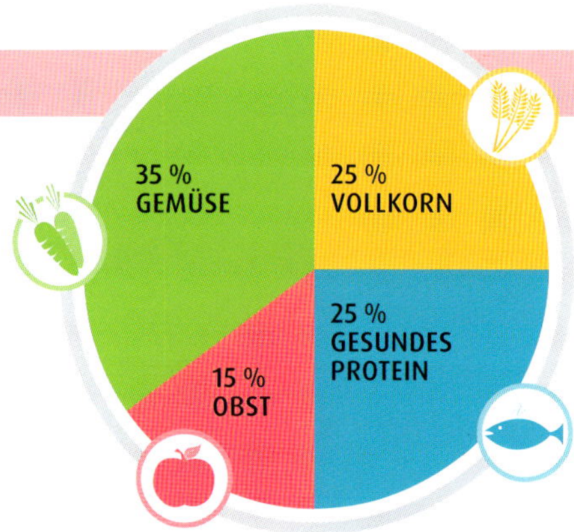

FLÜSSIGKEIT & FETT

» **Viel trinken:** Oft sind Hungergefühle in Wirklichkeit Durst. Wasser ist das beste Getränk.

» **Gesunde Fette:** Milchprodukte (auch eine gute Calciumquelle) und Öle (etwa Olivenöl) sind gesund, wenn Sie sie in Maßen verzehren.

GEMÜSE

Je mehr Gemüse – und je größer die Vielfalt –, desto besser. Dämpfen ist die beste Zubereitungsart. Gemüse immer frisch zubereiten und vorher gründlich waschen.

OBST

Essen Sie frisches, gründlich gewaschenes Obst in jeder Farbe. Ein paar Portionen am Tag liefern Ballaststoffe und Vitamine, ohne zu viel Zucker zu enthalten.

PROTEINE

Wählen Sie Fisch, Geflügel, Bohnen und Nüsse. Reduzieren Sie rotes Fleisch und essen Sie Eier, Fisch und Fleisch niemals roh.

VOLLKORN

Essen Sie viele Vollkornprodukte wie Vollkornbrot, Vollkornnudeln und Naturreis. Reduzieren oder vermeiden Sie Produkte aus stark raffiniertem Getreide wie weißen Reis und Weißbrot.

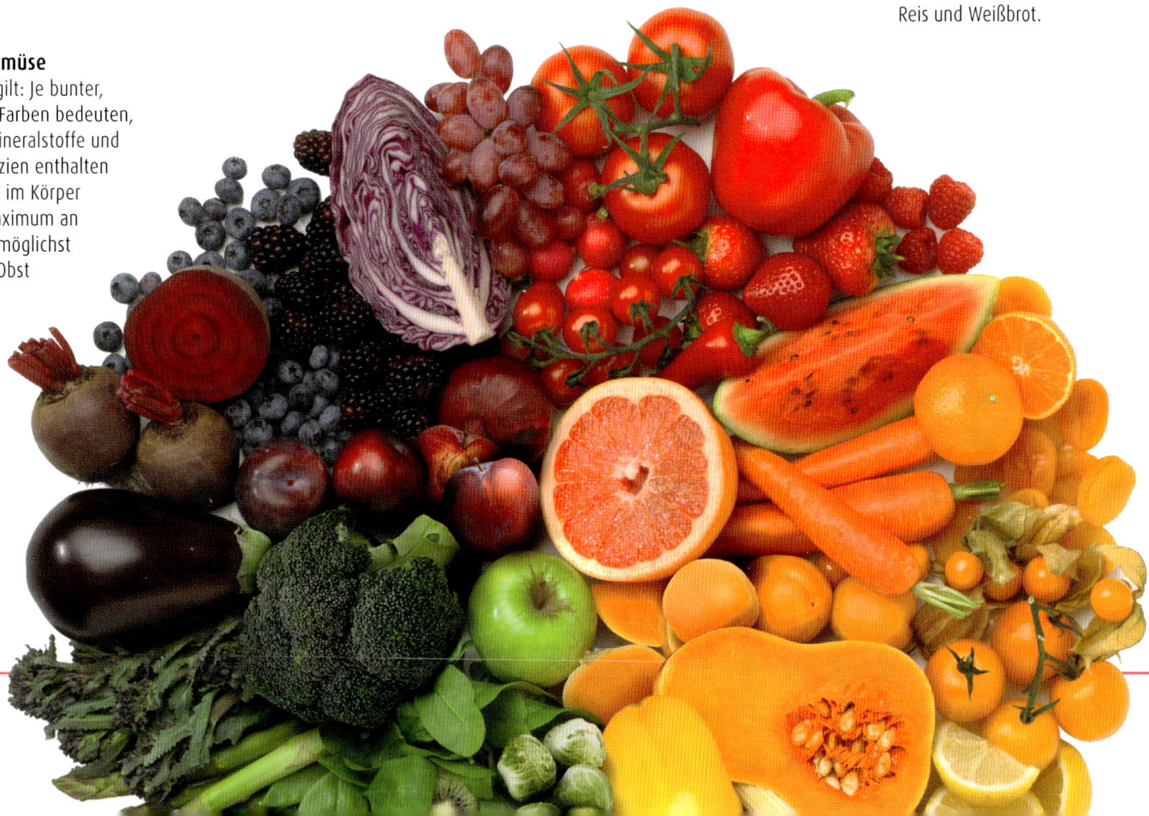

Frisches Obst und Gemüse
Bei Obst und Gemüse gilt: Je bunter, desto besser! Kräftige Farben bedeuten, dass viele Vitamine, Mineralstoffe und schützende Antioxidanzien enthalten sind, die freie Radikale im Körper bekämpfen. Für ein Maximum an Nährstoffen essen Sie möglichst viel unterschiedliches Obst und Gemüse.

F Sollte ich ein Eisenpräparat nehmen, falls ich eine Anämie bekomme?

Grundsätzlich ist es besser, Eisen aus Nahrungsmitteln aufzunehmen. Eisentabletten können als Nebenwirkung Verstopfung hervorrufen, für die Schwangere ohnehin anfällig sind. Eisen- und ballaststoffhaltige Nahrungsmittel verhindern Verstopfung und heben den Eisenspiegel. Dazu gehören Blattgemüse, mageres rotes Fleisch, Nüsse und Trockenfrüchte. Müdigkeit ist in der Schwangerschaft normal, vor allem im ersten und letzten Drittel. Sind Sie jedoch extrem lethargisch und blass und leiden an Herzstolpern und/oder Kurzatmigkeit, kann das auf eine Anämie (Blutarmut) hindeuten. Ihr Arzt berät Sie bezüglich eines Eisenpräparats. Koffein behindert übrigens die Eisenaufnahme, deshalb sollten Sie es stark einschränken oder ganz verzichten.

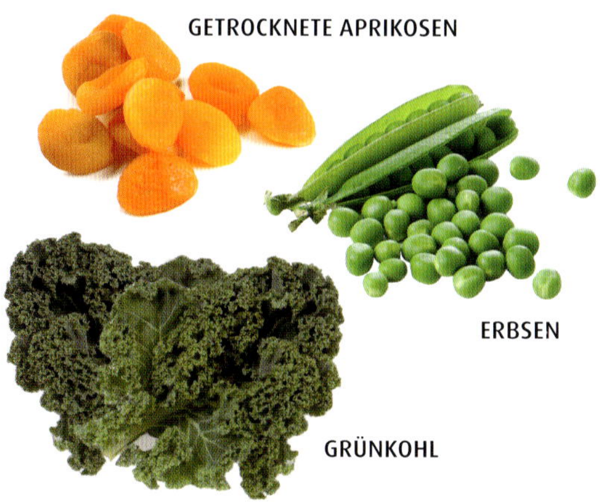

Eisenhaltig Getrocknete Aprikosen, Erbsen und Blattgemüse sind gute Eisenquellen. Vitamin C, etwa ein Glas Orangensaft zum Essen, verbessert die Eisenaufnahme.

F Brauche ich in der Schwangerschaft ein Multivitaminpräparat?

Die wichtigste Nahrungsergänzung, die Sie einnehmen sollten, ist Folsäure. Aber auch Jodmangel erhöht die Gefahr einer Fehlgeburt oder einer Fehlbildung und beeinträchtigt die geistige Entwicklung des Babys. Der Tagesbedarf einer Schwangeren an Jod liegt bei 230 µg.

Ein Multivitaminpräparat ist nicht nötig, wenn Sie sich ausgewogen ernähren. Wenn Sie doch eines nehmen möchten, achten Sie darauf, dass es für Schwangere geeignet ist und kein Vitamin A enthält, weil zu viel davon dem Baby schadet.

F Beeinträchtigt mein Gewicht die Chancen auf eine gesunde Schwangerschaft?

Leider können sich Über- und Untergewicht tatsächlich negativ auf Ihre Fruchtbarkeit und auf Ihre Gesundheit in der Schwangerschaft auswirken.

Am besten sollten Sie normalgewichtig sein, wenn Sie eine Schwangerschaft planen. Beide Partner brauchen ein gewisses Maß an Körperfett, um ausreichend Hormone für gesunde Spermien und für den Eisprung zu bilden. Bei starkem Übergewicht verringert ein Überschuss an Östrogen die Anzahl der Spermien und erschwert oder verhindert den Eisprung. Untergewichtige dagegen haben zu wenig Fettdepots, um schwanger zu werden. Sollte es dennoch klappen, steigt das Risiko für eine Frühgeburt oder ein zu niedriges Geburtsgewicht des Babys. Versuchen Sie, Ihr Gewicht durch 200–300 Kalorien pro Tag zusätzlich zu erhöhen und zu halten. Fettleibigkeit kann der Gesundheit des Ungeborenen schaden und erhöht das Risko für Schwangerschaftsdiabetes oder Präeklampsie (Seite 144–145).

DER BODY MASS INDEX (BMI)

Diese Tabelle ist für Frauen über 18 Jahre geeignet. Der Body Mass Index (BMI) misst Ihr Gewicht in Relation zu Ihrer Größe. Ein BMI von 30 oder mehr bedeutet starkes Übergewicht, ein BMI unter 18,5 dagegen Untergewicht.

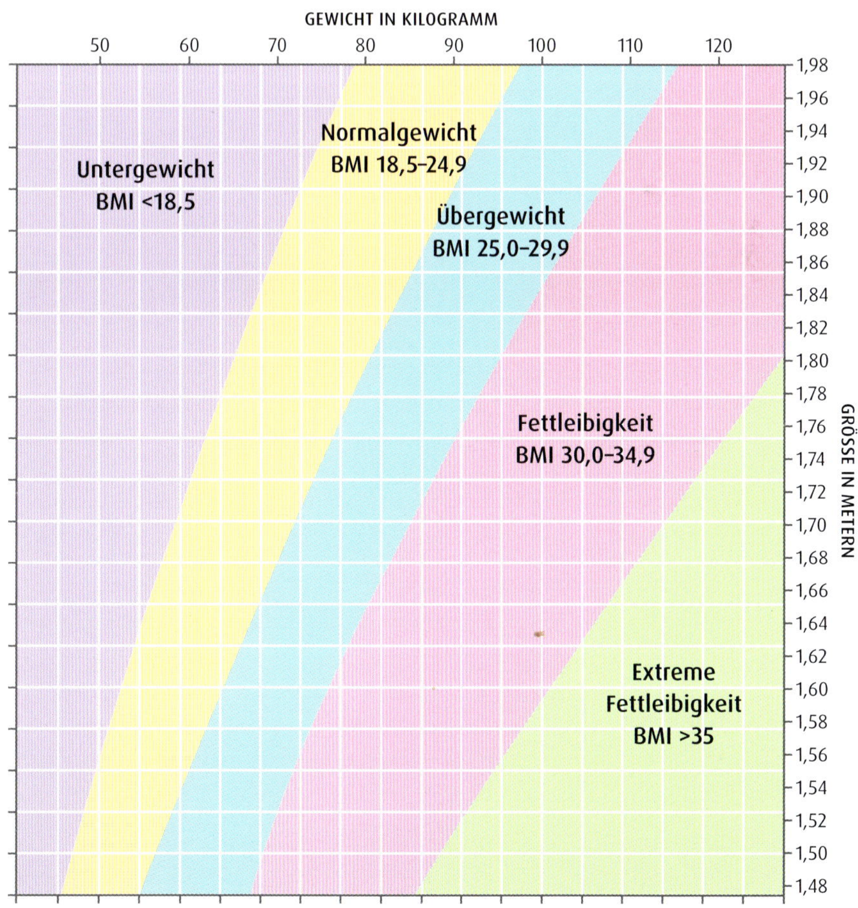

F Muss ich in der Schwangerschaft auf bestimmte Nahrungsmittel verzichten?

Manche Nahrungsmittel können Bakterien oder Substanzen enthalten, die Ihrer Gesundheit oder der Ihres Babys schaden. Das hört sich erschreckend an, insgesamt ist jedoch das Risiko, sich über die Nahrung mit Krankheitserregern zu infizieren, sehr gering.

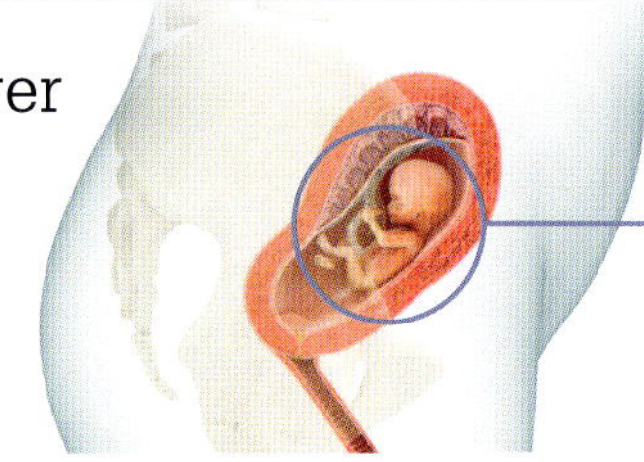

Gesundheit und Hygiene

In der Schwangerschaft sind Sie anfälliger für Infektionen, deshalb sollten Sie darauf achten, was Sie essen und trinken, und im Umgang mit Nahrungsmitteln größtmögliche Hygiene einhalten. Das ist nicht allzu kompliziert, wenn Sie ein paar Grundregeln befolgen.

Prüfen Sie immer das Haltbarkeitsdatum und essen Sie nichts, was verdächtig aussieht oder riecht. Waschen Sie sich die Hände, bevor und nachdem Sie mit Essen hantiert haben. Waschen Sie auch Obst, Salat und Gemüse sehr gründlich, um Erde und Pestizide zu entfernen. Seien Sie bei rohem Fleisch und Geflügel besonders vorsichtig: Verwenden Sie dafür separate Schneidbretter und Messer, die Sie anschließend mit Spülmittel in sehr heißem Wasser säubern. Tauen Sie Tiefkühlware nach Packungsanweisung auf und erhitzen Sie sie vor dem Verzehr gründlich.

Meiden Sie Nahrungsmittel, die Bakterien oder Parasiten enthalten oder eine Lebensmittelvergiftung verursachen könnten (siehe Liste), außerdem einige Kräutertees und Zuckerersatzstoffe, Nikotin, Alkohol und ein Übermaß an Koffein.

Ab der 12. Woche schützt die Plazenta den Fötus, aber sie kann nicht alle Schadstoffe von ihm fernhalten.

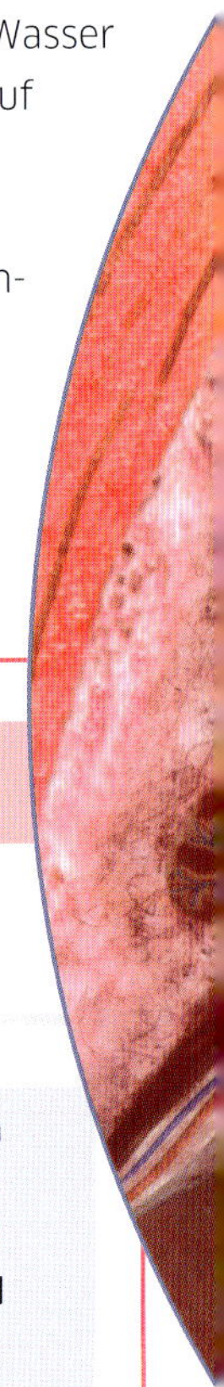

DAS SOLLTEN SIE MEIDEN ODER EINSCHRÄNKEN

Zwar besteht nur ein geringes Risiko, dass eines der unten genannten Nahrungsmittel dem Baby schadet, doch Sie sollten sie trotzdem nicht zu sich nehmen.

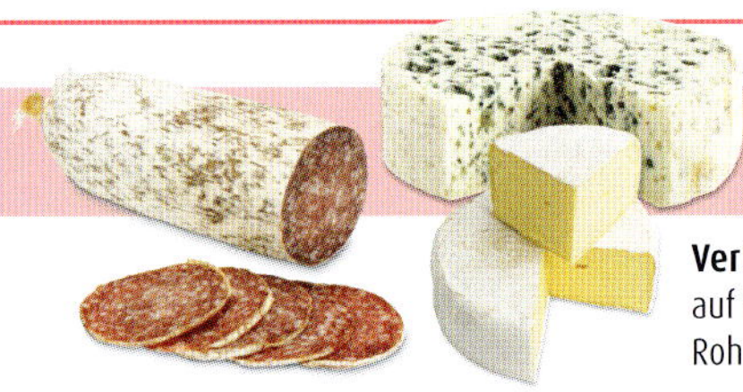

Verboten Verzichten Sie auf Räucherwurst und Rohmilchkäse.

PRODUKT	ZU VERMEIDEN	MÖGLICHE RISIKEN	ERLAUBT
Käse	» Rohmilchkäse jeder Art. » Weichkäse wie Camembert und Brie. » Weicher Schimmelkäse wie Roquefort und Gorgonzola.	In seltenen Fällen sind Listerien vorhanden. Listeriose verursacht bei Ihnen nur leichte Erkältungssymptome, aber sie kann dem Fötus schaden, schlimmstenfalls sogar sein Gehirn schädigen.	» Hartkäse und harter Schimmelkäse (etwa Parmesan, Gouda, Cheddar und Stilton). » Pasteurisierter Weichkäse – zum Beispiel Hüttenkäse, Frischkäse, Mozzarella, Feta und Ricotta.
Fleisch	» Roh oder nicht durchgebraten. » Geräuchertes (Salami, Parmaschinken). » Innereien und Leberpastete (zu viel Vitamin A).	Nicht durchgegartes Fleisch kann Toxoplasmose-Erreger enthalten, Geräuchertes Listerien. Beide schaden dem Fötus. Zu viel Vitamin A kann Fehlbildungen verursachen und die Leber des Babys schädigen.	» Gekochter Schinken, jede Art von Wurst (außer Räucherwurst), vollkommen durchgebratenes Fleisch.
Fisch	» Roher Fisch und rohe Meeresfrüchte. » Hai sowie Thun- und Schwertfisch können zu viel Quecksilber enthalten.	Eine Fischvergiftung ist für Sie unangenehm, schadet dem Baby aber nicht. Zu viel Quecksilber, das in manchen Fischen enthalten ist, kann jedoch sein Nervensystem schädigen.	» Fetter Fisch, aber nur ein- bis zweimal die Woche, denn er kann PCB und Dioxine enthalten. » Gekochte Meeresfrüchte.
Eier	» Rohe Eier und Produkte aus rohen Eiern wie Mayonnaise. » Halbgare Eier – Eigelb und Eiweiß sollten fest sein.	Es besteht ein geringes Risiko, dass rohe Eier Salmonellen enthalten. Eine Salmonellen-Infektion schadet dem Baby nicht, kann aber bei Ihnen zu Erbrechen und Durchfall führen.	» Essen Sie nur gekochte oder gebratene Eier, keine rohen. Bevorzugen Sie Bio-Eier.

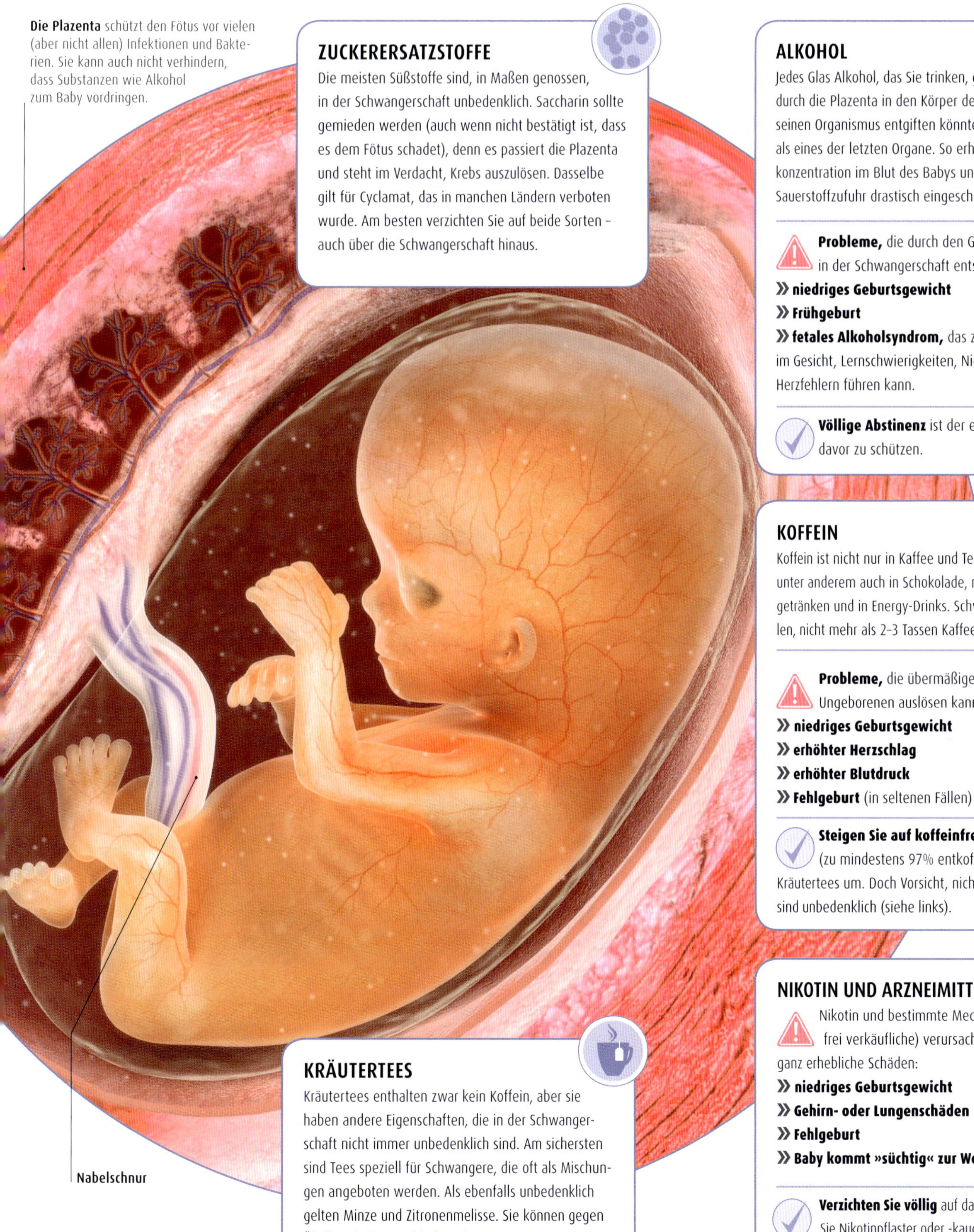

Die Plazenta schützt den Fötus vor vielen (aber nicht allen) Infektionen und Bakterien. Sie kann auch nicht verhindern, dass Substanzen wie Alkohol zum Baby vordringen.

Ihr Baby erhält über die Nabelschnur Nährstoffe und Sauerstoff von der Plazenta.

ZUCKERERSATZSTOFFE

Die meisten Süßstoffe sind, in Maßen genossen, in der Schwangerschaft unbedenklich. Saccharin sollte gemieden werden (auch wenn nicht bestätigt ist, dass es dem Fötus schadet), denn es passiert die Plazenta und steht im Verdacht, Krebs auszulösen. Dasselbe gilt für Cyclamat, das in manchen Ländern verboten wurde. Am besten verzichten Sie auf beide Sorten – auch über die Schwangerschaft hinaus.

KRÄUTERTEES

Kräutertees enthalten zwar kein Koffein, aber sie haben andere Eigenschaften, die in der Schwangerschaft nicht immer unbedenklich sind. Am sichersten sind Tees speziell für Schwangere, die oft als Mischungen angeboten werden. Als ebenfalls unbedenklich gelten Minze und Zitronenmelisse. Sie können gegen Übelkeit helfen und heben die Stimmung, wenn Sie von Ängsten geplagt werden.

ALKOHOL

Jedes Glas Alkohol, das Sie trinken, gelangt ungefiltert durch die Plazenta in den Körper des Babys. Die Leber, die seinen Organismus entgiften könnte, entwickelt sich leider als eines der letzten Organe. So erhöht sich die Alkoholkonzentration im Blut des Babys und gleichzeitig wird die Sauerstoffzufuhr drastisch eingeschränkt.

Probleme, die durch den Genuss von **Alkohol** in der Schwangerschaft entstehen können:

» **niedriges Geburtsgewicht**
» **Frühgeburt**
» **fetales Alkoholsyndrom,** das zu Fehlbildungen im Gesicht, Lernschwierigkeiten, Nierenschäden und Herzfehlern führen kann.

Völlige Abstinenz ist der einzige Weg, Ihr Baby davor zu schützen.

KOFFEIN

Koffein ist nicht nur in Kaffee und Tee enthalten, sondern unter anderem auch in Schokolade, manchen Erfrischungsgetränken und in Energy-Drinks. Schwangeren wird empfohlen, nicht mehr als 2–3 Tassen Kaffee am Tag zu trinken.

Probleme, die übermäßiger **Koffeingenuss** beim Ungeborenen auslösen kann:

» **niedriges Geburtsgewicht**
» **erhöhter Herzschlag**
» **erhöhter Blutdruck**
» **Fehlgeburt** (in seltenen Fällen)

Steigen Sie auf koffeinfreie Varianten (zu mindestens 97% entkoffeiniert) und auf Kräutertees um. Doch Vorsicht, nicht alle Kräutertees sind unbedenklich (siehe links).

NIKOTIN UND ARZNEIMITTEL

Nikotin und bestimmte Medikamente (auch frei verkäufliche) verursachen beim Fötus ganz erhebliche Schäden:

» **niedriges Geburtsgewicht**
» **Gehirn- oder Lungenschäden**
» **Fehlgeburt**
» **Baby kommt »süchtig« zur Welt**

Verzichten Sie völlig auf das Rauchen. Verwenden Sie Nikotinpflaster oder -kaugummis und verschreibungspflichtige wie auch rezeptfreie Medikamente nie ohne ärztliche Anweisung.

F Ich vertrage kein Gluten. Was bedeutet das für mein Baby?

Bei glutenfreier Ernährung kann es zu einem Mangel an Calcium, Eisen, Ballaststoffen, Zink, B-Vitaminen, D-Vitaminen und Magnesium kommen. Wenn Sie an Zöliakie leiden, ist es wichtig, dass Sie Ihre Diät weiterhin einhalten. Studien ergaben, dass bei Schwangeren mit Zöliakie, die wieder Gluten zu sich nehmen, das Risiko für eine Fehlgeburt und für ein zu niedriges Geburtsgewicht des Babys erhöht ist. Versuchen Sie, sich so ausgewogen wie möglich zu ernähren, auch wenn glutenfrei meistens bedeutet, dass bestimmte Nährstoffe zu kurz kommen – vor allem Eisen, Vitamin B_{12} und Calcium. Ihr Arzt wird Sie entsprechend Ihrer Situation beraten und Ihnen gegebenenfalls Nahrungsergänzungsmittel oder Vitaminpräparate verschreiben. Setzen Sie inzwischen verstärkt auf Kartoffeln, Reis, Mais, Nüsse, Bohnen und Linsen, rotes Fleisch, Geflügel, Fisch, Eier und Milchprodukte. Diese Lebensmittel enthalten dieselben Nährstoffe wie glutenhaltige Produkte.

F Soll ich in der Schwangerschaft nur noch Bioware kaufen?

Wir sind ständig chemischen Pestiziden und Düngemitteln ausgesetzt – sie sind in der Luft, in Reinigungsmitteln und in unserer Nahrung. Pestizide wirken, indem sie das Nervensystem der Insekten angreifen. Befürchtungen über Schäden an Ungeborenen konzentrieren sich daher auf deren Nervenentwicklung, denn im Fruchtwasser wurden winzige Spuren der Stoffe entdeckt.

Zwar geht von Nahrung eine geringere Gefahr aus als von Schadstoffen, die über die Luft aufgenommen werden, aber alles, was verhindert, dass Sie solchen Gefahren ausgesetzt sind, ist hilfreich. Wenn Sie nicht völlig auf Bioware umsteigen möchten, wählen Sie sorgsam aus. Zum Beispiel ist es sinnvoller, Fleisch in Bioqualität zu kaufen (herkömmlich produziertes Fleisch ist oft mit Hormonen und Antibiotika vollgepumpt, die auch beim Kochen nicht verschwinden) als Gemüse und Obst, das man waschen und schälen kann (Pestizide befinden sich meist auf der Schale oder auf den äußeren Blättern). Bei Beerenobst, das nicht geschält wird, sollten Sie dagegen die Biovariante bevorzugen.

Falls Sie nicht ausschließlich **Bioware** kaufen möchten, sollten Sie zumindest bei **Fleisch** und **Beerenobst** auf Bioqualität achten.

F Kann ich mich auch in der Schwangerschaft vegetarisch ernähren?

Vegetarische oder vegane Ernährung ist in der Schwangerschaft kein Problem. Möglicherweise müssen Sie aber manche Nährstoffe zusätzlich zu sich nehmen.

Sprechen Sie mit Ihrem Arzt über die Art Ihrer Ernährung. Wenn Sie noch zusätzliche Nährstoffe benötigen, wird er Ihnen empfehlen, sie für die Zeit der Schwangerschaft in Form von Nahrungsergänzungsmitteln aufzunehmen (das gilt besonders für Eisen).

Achten Sie darauf, dass man Ihnen keine Präparate tierischen Ursprungs verschreibt. Vielleicht müssen Sie Ihre Mahlzeiten insgesamt etwas sorgfältiger planen, doch es ist wichtig, dass Sie in der Schwangerschaft gesund bleiben.

DAS BENÖTIGEN SIE IN DER SCHWANGERSCHAFT

Eine Kombination aus frischer Nahrung und Ergänzungsmitteln ist optimal für Sie.

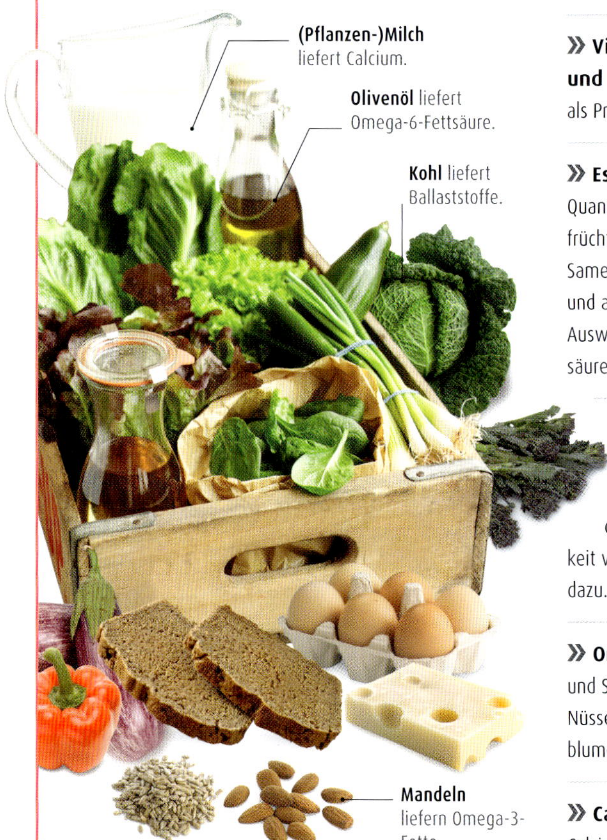
(Pflanzen-)Milch liefert Calcium.
Olivenöl liefert Omega-6-Fettsäure.
Kohl liefert Ballaststoffe.
Mandeln liefern Omega-3-Fette.

Ausgewogen Achten Sie darauf, Nahrung aus den Hauptgruppen Getreide, Protein, Obst und Gemüse, (Pflanzen-)Milch und Fette zu sich zu nehmen.

» **Jod:** Eventuell benötigen Sie Jodtabletten, denn Jod schützt – unter anderem – vor Frühgeburt und verbessert die Gehirnfunktion des Babys.

» **Vitamin B_{12}, essenzielle Fette, Eisen und Vitamin D:** Sie können durch Nahrung oder als Präparate zugeführt werden.

» **Essenzielle Aminosäuren:** Ein tägliches Quantum an Bohnen, Erbsen oder anderen Hülsenfrüchten, Mais- oder Weizenprodukten, Getreide, Samen, Nüssen, Hefe und Soja, Käse, Milch, Eiern und anderen Milchprodukten sowie eine breite Auswahl an Gemüse sollten alle wichtigen Aminosäuren liefern, die Sie benötigen.

» **Eisen:** Falls Sie kein Präparat brauchen, sind Blattgemüse (wie Spinat und Grünkohl), Trockenfrüchte und Vollkornbrot gute Eisenquellen. Vitamin C erhöht die Aufnahmefähigkeit von Eisen – trinken Sie deshalb Orangensaft dazu.

» **Omega-Fettsäuren:** Leinsamen, Walnussöl und Sojabohnen sind gute Omega-3-Lieferanten. Nüsse, Getreide, Distelöl, Sesam- und Sonnenblumenöl liefern Omega-6-Fettsäuren.

» **Calcium:** Als Veganerin müssen Sie auf die Calciumzufuhr achten. Blattgemüse, Sesam (auch in Form von Tahini) und Hülsenfrüchte bieten sich dafür an. Manchen veganen Produkten wie Tofu oder Soja wird Calcium zugesetzt.

F Ich bin Laktose-intolerant. Wie erhalte ich genug Calcium?

Ihre Fähigkeit, Laktose zu verdauen, kann sich in der Schwangerschaft verbessern. Andernfalls benötigen Sie vielleicht ein Calcium-Präparat.

Calcium ist extrem wichtig: Es stärkt Ihre eigenen Knochen und wird auch zur Bildung von Knochen und Zähnen des Babys benötigt. Interessanterweise verringert sich die Laktose-Intoleranz bei 30–50% der Schwangeren. Deshalb ist es – in Absprache mit Ihrem Arzt – einen Versuch wert, wieder kleine Mengen Kuhmilch in Ihren Speiseplan aufzunehmen und die Auswirkungen zu beobachten. Ansonsten empfiehlt es sich in Absprache mit Ihrem Arzt, Calcium, Vitamin B_{12} und Vitamin D, die auch in Kuhmilch vorhanden sind, in Form von Nahrungsergänzungsmitteln aufzunehmen sowie vermehrt calciumhaltige Nahrung zu essen.

CALCIUMHALTIGE NAHRUNGSMITTEL BEI LAKTOSE-INTOLERANZ

Essen Sie täglich calciumhaltige Nahrungsmittel. Die empfohlene Menge liegt bei 1000 mg Calcium pro Tag.

PRODUKT	PORTION	CALCIUMGEHALT
Sardinen (Dose)	60 g	240 mg
Kresse	120 g roh	188 mg
Wakame	100 g roh	150 mg
Weiße Bohnen	200 g gekocht	132 mg
Tofu	120 g roh	126 mg
Brokkoli	120 g roh	112 mg
Rhabarber	120 g roh	103 mg
Kichererbsen	200 g gekocht	99 mg

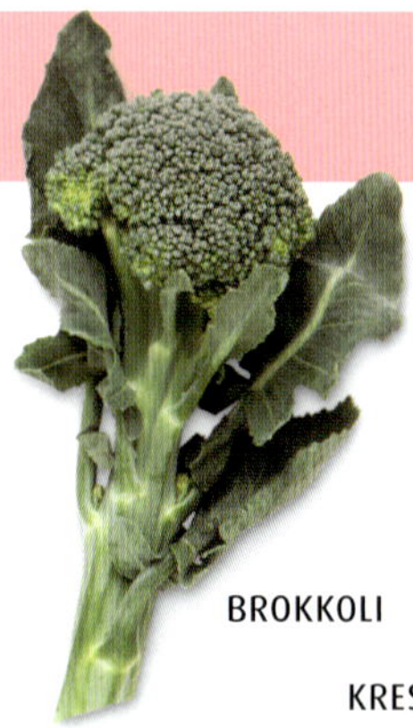
BROKKOLI

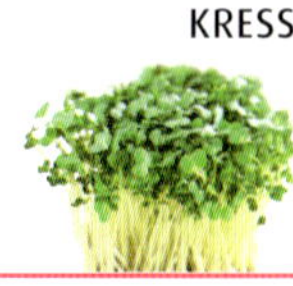
KRESSE

F Ich mache jedes Jahr eine Fastenkur, um fit zu bleiben. Geht das auch in der Schwangerschaft?

Fasten ist in der Schwangerschaft nicht zu empfehlen – Ihr Körper und Ihr Baby benötigen die konstante Zufuhr von Nahrung und Wasser, um gesund zu bleiben. Studien ergaben, dass Fasten zu Frühgeburt, niedrigem Geburtsgewicht und zu Nervenproblemen beim Baby führen kann. Verzichten Sie deshalb darauf, solange Sie schwanger sind oder stillen. Wenn Sie sich dennoch dazu entschließen, sollten Sie in jedem Fall vorher mit Ihrem Arzt darüber sprechen und nur dann (höchstens für kurze Zeit) fasten, wenn Sie normalgewichtig sind und keine Krankheiten oder Kreislaufprobleme haben. Falls Sie sich zu irgendeinem Zeitpunkt schwindelig, dehydriert oder anderweitig unwohl fühlen oder wenn Sie den Eindruck bekommen, das Baby bewege sich nicht mehr, hören Sie sofort auf zu fasten und suchen Sie Ihren Arzt auf.

F Muss ich mir als Pescetarierin Gedanken über meine Ernährung machen?

Bei dieser Art der semi-vegetarischen Ernährung, bei der zwar Fleisch und Geflügel ausgeschlossen, aber Fisch und Meeresfrüchte erlaubt sind, sollten Sie alle nötigen Nährstoffe bekommen. Fisch ist ein idealer Proteinlieferant. Er ist reich an B-Vitaminen, Calcium, Kalium, Eisen, Zink, Phosphor und Selen. Die Omega-3-Fettsäuren, die nur in fettem Fisch wie Heilbutt, Lachs, Thunfisch, Makrele und Sardine vorkommen, sind wichtig für Herz und Gehirn. Allerdings wird empfohlen, nur zwei Portionen fetten Fisch pro Woche zu essen, da er auch Quecksilber enthält, das in größeren Mengen die Entwicklung des Kindes beeinträchtigt. Verzichten Sie außerdem auf Schwertfisch, Hai, Marlin und insgesamt auf alle rohen Meeresfrüchte. Weißfisch und gekochte Meeresfrüchte dagegen dürfen in jeder Menge verzehrt werden.

F Ich ernähre mich streng kohlehydratarm. Kann ich das weiterhin tun?

Sofern es nicht zwingende medizinische Gründe (wie Allergie, Intoleranz oder andere Autoimmunerkrankungen) gibt, besteht keine Rechtfertigung, auf wichtige Nährstoffe in der Schwangerschaft zu verzichten. Kohlehydrate liefern Energie, Ballaststoffe, Eisen und B-Vitamine, die Ihr Körper in der Schwangerschaft dringend benötigt. Wenn Sie Angst vor einer Gewichtszunahme haben, bedenken Sie, dass 1 g Kohlehydrate 4 Kilokalorien hat, 1 g Fett dagegen 9 Kilokalorien. Außerdem machen Kohlehydrate länger satt und halten Sie dadurch vom Naschen zwischendurch ab.

F Ich habe Übergewicht. Sollte ich in der Schwangerschaft weniger essen?

Grundsätzlich ist Abnehmen in der Schwangerschaft nicht zu empfehlen, weil Sie und Ihr Baby dadurch weniger Nährstoffe erhalten. Liegt Ihr BMI jedoch über einem Wert von 30 (Seite 51), kann sich eine Gewichtskontrolle günstig auswirken. Sehr starkes Übergewicht kann zu Komplikationen wie Schwangerschaftsdiabetes, Präeklampsie oder Totgeburt führen und die Wahrscheinlichkeit eines Kaiserschnitts erhöht sich. Erstellen Sie gemeinsam mit Ihrem Arzt einen Plan, wie Sie Ihr Gewicht während der Schwangerschaft im Griff behalten können. Eine zu starke Einschränkung der Kalorienzufuhr ist dabei nicht ideal, denn dadurch erhöht sich das Risiko für ein zu niedriges Geburtsgewicht, das meist mit Problemen in der Entwicklung einhergeht.

Kohlehydrate sind wichtig: Bekommt Ihr **Körper** nicht genug **Energie** durch Kohlehydrate, greift er auf die Fettdepots zurück und setzt dadurch Giftstoffe frei, die der **Entwicklung des Babys** schaden.

F Ich bin ständig erschöpft. Welches Essen gibt mir mehr Energie?

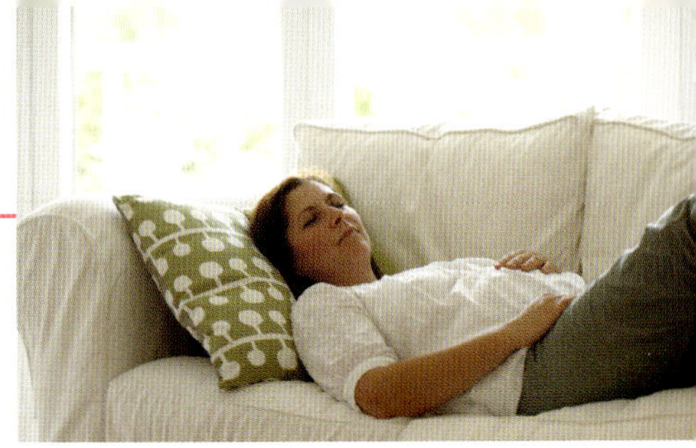

Im ersten und im letzten Trimester leistet Ihr Körper Schwerstarbeit, weil er das Baby bei der Entwicklung und beim Wachstum unterstützen muss. Proteinreiche, ballaststoffhaltige Nahrung gibt ihm die Energie, die er braucht.

Die wichtigsten Nährstoffe, die Sie jetzt brauchen, sind Eisen, komplexe Kohlehydrate und Protein. Notieren Sie sich, zu welchen Tageszeiten Ihre Leistungstiefs auftreten, und versuchen Sie, mit entsprechenden Mahlzeiten gegenzusteuern. Proteine und komplexe Kohlehydrate zum Frühstück und Mittagessen liefern Langzeit-Energie für jeweils drei bis vier Stunden. Das Abendessen sollte dagegen zwar nahrhaft, aber dennoch leicht ausfallen, zum Beispiel in Form von Salaten. Dazu kommt vormittags und nachmittags eine gesunde Zwischenmahlzeit. Meiden Sie Koffein und stark gezuckerte Speisen. Sie liefern nur kurzfristig Energie – und danach fühlen Sie sich müder und ausgelaugter als zuvor.

NÄHRSTOFFE FÜR NACHHALTIGE ENERGIE

Bauen Sie diese energiespendenden Nährstoffe in Ihre täglichen Mahlzeiten ein. Sie helfen Ihnen, mit Schwung durch den Tag zu kommen. Viele kleine Mahlzeiten über den Tag verteilt verhindern, dass Sie in ein Energieloch fallen.

NÄHRSTOFF	WIRKUNGSWEISE	QUELLEN
Eisen	Steigert die Gesundheit der Zellen, sodass der Körper ausreichend mit Sauerstoff versorgt wird.	Blattgemüse (etwa Spinat, Grünkohl), Meeresfrüchte, mageres Fleisch, Trockenobst, Nüsse und Samen, Hülsenfrüchte, Vollkorn.
Komplexe Kohlehydrate	Setzen Energie langsam, aber stetig frei. Energiespitzen, wie sie bei einfachen Kohlehydraten (z. B. Zucker) entstehen, werden vermieden.	Vollkorn (auch Vollkornnudeln und -reis), Haferflocken, frisches Obst und Gemüse (vor allem stärkehaltige Produkte wie Kartoffeln, Mais und Pastinaken), Hülsenfrüchte (einschließlich Bohnen, Erbsen und Linsen).
Protein	Die Umwandlung von Protein in Energie dauert sehr lange. Zuerst muss der Körper das Protein in Aminosäuren zerlegen, die dann in Glukose (das Benzin des Körpers) umgewandelt werden. Das bedeutet, die Energie wird langsam, aber dafür über mehrere Stunden hinweg freigesetzt.	Mageres Fleisch, Fisch, getrocknete Hülsenfrüchte (wie Bohnen, Erbsen und Linsen), Nüsse und Samen, Eier, Milch und Joghurt.

F Ich bin oft durstig. Ist das normal? Kann ich trinken, was ich will?

Es ist ganz normal, dass Sie in der Schwangerschaft mehr Durst haben. Ihr Körper braucht mehr Flüssigkeit für die Entwicklung des Babys. Außerdem werden damit Abfallstoffe und Gifte aus Ihrem Körper und aus dem des Babys ausgespült. Flüssigkeit ist auch wichtig für die Bildung zusätzlicher Blutkörperchen. Diese benötigen Sie in der Schwangerschaft, um wichtige Nährstoffe durch die Plazenta zum Baby zu transportieren.

Erhält der Körper nicht genug Flüssigkeit, kann das unter anderem zu Wasseransammlungen (Ödemen), trockener, juckender Haut, Müdigkeit, Verstopfung und Harnwegsinfektionen führen.

Sofern Ihr Körper nicht mehr verlangt oder sehr warmes Wetter herrscht, sollten 2 Liter am Tag ausreichen (das ist die empfohlene Menge für einen gesunden Erwachsenen). Sind Sie durstig oder auch hungrig, ist das wahrscheinlich ein Zeichen für eine leichte Dehydrierung. Nehmen Sie das zum Anlass, gleich ein Glas

Flüssigkeitszufuhr Trinken Sie mindestens 8 Gläser am Tag – idealerweise Wasser.

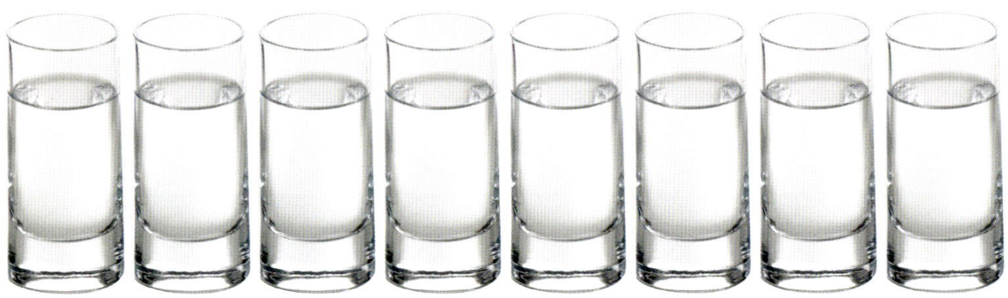

Mit **einer App** lässt sich gut die **tägliche Kalorienzufuhr** überwachen, wenn Sie Ihr Gewicht stabil halten möchten. Es gibt zahlreiche kostenlose Apps, die dokumentieren, was Sie essen und trinken. Ideal sind **2200 Kalorien** am Tag im ersten Drittel und **2300 Kalorien** am Tag im zweiten und dritten Trimester.

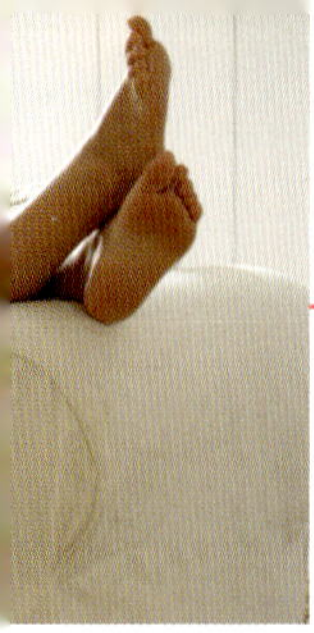

Erschöpfung Vielleicht sind Sie manchmal zu müde, um sich zu bewegen. Trinken Sie ausreichend und essen Sie Nahrung, die Energie spendet.

BESONDERE HINWEISE

Wird Eisen zusammen mit Vitamin C (etwa mit einem Glas Orangensaft) aufgenommen, kann der Körper es besser verwerten.

Beginnen Sie den Tag mit einer Schüssel Porridge und einer Handvoll Beeren wie Heidel- oder Himbeeren oder mit zwei Scheiben Vollkorntoast mit pochiertem Ei, um gut durch den Morgen zu kommen.

Nehmen Sie Protein vor allem morgens und mittags zu sich, um den ganzen Tag über davon zu profitieren.

Wasser zu trinken. Auch die Farbe des Urins kann anzeigen, ob Sie dehydriert sind oder nicht. Je heller (optimal ist ein helles Gelb), desto besser sind Sie mit Flüssigkeit versorgt. Ist der Urin dunkel, sollten Sie mehr trinken. Gewöhnen Sie sich an, immer eine Flasche Wasser bei sich zu tragen, aus der Sie möglichst oft kleine Schlucke nehmen. Stellen Sie ein gefülltes Wasserglas neben sich, wann immer Sie sich hinsetzen, und trinken Sie jedes Mal, wenn Sie in die Küche gehen, ein Glas Wasser. Denken Sie daran, dass auch Kaffee, Milch, Säfte und Kräutertees (Seite 53) zur Flüssigkeitsbilanz zählen, wobei Kaffee und gezuckerte Getränke nicht als Durstlöscher empfohlen werden.

F Ich habe ständig Hunger. Darf ich in der Schwangerschaft mehr essen?

Normalerweise ist der Kalorienbedarf bei Schwangeren nur wenig erhöht. Im ersten Trimester sind es 200 Kilokalorien am Tag mehr, danach 300 Kilokalorien. Allerdings verbrennen Sie viel Energie, während das Baby entsteht – kein Wunder also, dass Sie hungrig sind. Befolgen Sie die Tipps in der Tabelle links, um Ihr Energielevel zu stabilisieren. Versuchen Sie drei Hauptmahlzeiten und zwei Snacks am Tag zu sich zu nehmen, sodass Ihr Blutzuckerspiegel konstant bleibt. Als schnelle Zwischenmahlzeit eignen sich zum Beispiel Trockenobst mit Nüssen, Reiswaffeln, Haferflockenkekse oder rohe Gemüsesticks (etwa Karotten) mit Hummus. Fühlen Sie sich trotzdem ständig hungrig, probieren Sie es mit sechs Mahlzeiten pro Tag (Seite 58), aber achten Sie darauf, sich nicht zu überessen. Lassen Sie sich bei Ihrer nächsten Vorsorgeuntersuchung wiegen und passen Sie Ihre Kalorienzufuhr entsprechend an, wenn Ihre Gewichtszunahme nicht im normalen Rahmen liegt.

F Wie kann ich meine Essgewohnheiten ändern? Ich will nach der Geburt meine Schwangerschaftspfunde schnell wieder loswerden.

Eine Schwangerschaft ist der richtige Zeitpunkt, um schlechte Lebensgewohnheiten durch gute zu ersetzen – vor allem wenn es um Essen geht. Stellen Sie sich vor, Ihr Teller sei in drei Bereiche unterteilt. Der größte Bereich – fast die Hälfte des Tellers – wird mit Gemüse gefüllt. Es enthält viele Nähr- und Ballaststoffe, aber wenig Kalorien. Der Rest des Tellers wird in zwei etwa gleich große Hälften geteilt, einmal für Proteine (wie mageres Fleisch, Fisch und Hülsenfrüchte) und einmal für komplexe Kohlehydrate (etwa Kartoffeln, Vollkornreis oder Vollkornnudeln). Es wäre toll, wenn auch Ihr Partner die neuen Essgewohnheiten übernehmen würde – schließlich gehen Sie ja beide als Paar durch die Schwangerschaft.

Räumen Sie Ihre Küchenschränke aus. Ersetzen Sie stark verarbeitete Lebensmittel mit hohem Zucker- oder Fettgehalt gegen gesunde Alternativen, vor allem gegen gesunde Snacks (Seite 60). Machen Sie es mit Kühlschrank und Tiefkühltruhe genauso, damit Sie nicht in Versuchung geraten, wieder zu den falschen Produkten zu greifen. Wenn Sie der Heißhunger nach Süßem überfällt, trinken Sie etwas. Das kann ein Glas Obstsaft sein, Wasser, das mit zuckerfreiem Sirup gesüßt ist, oder auch Kräuter- und Früchtetee (unbedenkliche Sorten siehe Seite 53). Ebenso können Sie Fruchtsaft zu Eis-Lollys einfrieren. Damit ist man länger beschäftigt und hat eher das Gefühl, etwas »genascht« zu haben.

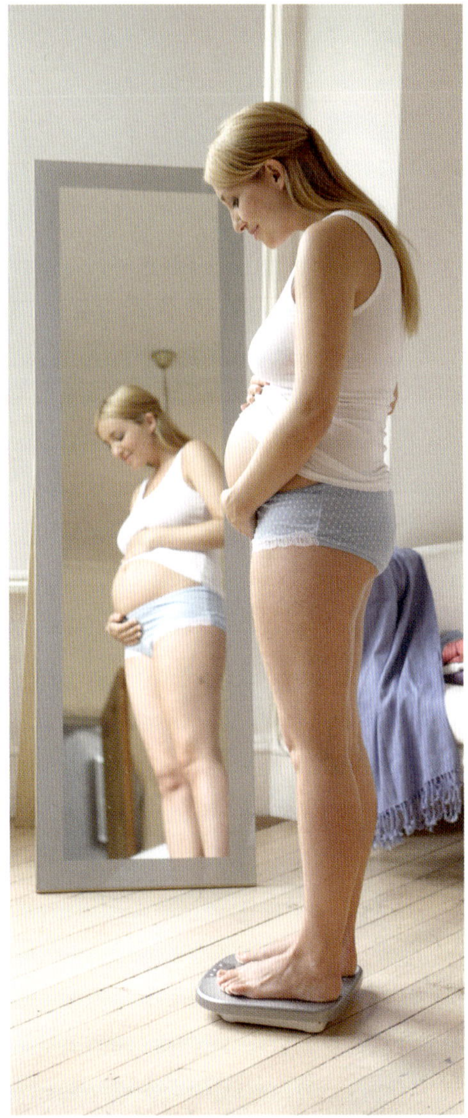

Gewichtszunahme Das meiste zusätzliche Gewicht nehmen Sie erst nach der 20. Woche zu. Grund dafür ist neben dem Wachstum des Babys auch die Einlagerung von Fett, das zum Beispiel für die Milchproduktion benötigt wird.

Schon gewusst?

Wenn Sie nicht selbst allergisch dagegen sind, gibt es keinen Beweis dafür, dass das Essen von Erdnüssen in der Schwangerschaft das Risiko für eine Erdnussallergie (oder Asthma oder Neurodermitis) bei Ihrem Baby erhöht. Erdnüsse machen länger satt als andere Snacks, haben aber viele Kalorien. Daher bitte nur in Maßen genießen!

F Mir ist so übel, ich vertrage nur Zwieback. Bekommt mein Baby trotzdem, was es braucht?

Schwangerschaftserbrechen ist unangenehm, aber Ihr Baby leidet nicht darunter. Mit diesen Tipps zur Essensumstellung können Sie mehr bei sich behalten.

Die Schwangerschaftshormone verlangsamen das Verdauungssystem, damit der Körper ein Maximum an Nährstoffen aus der Nahrung ziehen kann. Außerdem hat das Baby Priorität. Um es zu versorgen, zapft Ihr Körper notfalls Ihre eigenen Nährstoffreserven an, etwa bei Calcium und Proteinen. Solange Sie wenigstens ein bisschen essen, geht es dem Baby gut. Wenn Sie sehr häufig erbrechen, sollten Sie darüber jedoch den Arzt informieren.

NAHRUNGSVERTEILUNG ÜBER DEN TAG

Diese Anpassungen in Art und Zeitpunkt des Essens können bei Schwangerschaftsübelkeit hilfreich sein.

» **Wenig, aber oft essen:** Probieren Sie es mit sechs kleinen Mahlzeiten am Tag (siehe rechts) statt drei großen und zwei Zwischenmahlzeiten.

» **Stärkehaltige Produkte:** Kartoffeln, Reis, Nudeln und Couscous enthalten viele Nährstoffe (B-Vitamine, Eisen, Protein und Ballaststoffe) und sind trotzdem Schonkost (die Sie derzeit vielleicht als Einziges vertragen).

» **Rohkost:** Der Magen reagiert oft stärker auf den Geruch als auf den Geschmack von Essen. Rohkost oder kalte Speisen haben weniger Aroma und können deshalb verträglicher sein.

» **Snacks knabbern:** Ideal sind ungeröstete geschälte Mandeln. Sie sind nährstoffreich, aber nicht zu geschmacksintensiv.

» **Wasser nippen:** Geben Sie eine oder zwei Zitronenscheiben hinein oder probieren Sie heißes Wasser mit ein paar Pfefferminzblättern. Ingwertee kann gegen Übelkeit helfen.

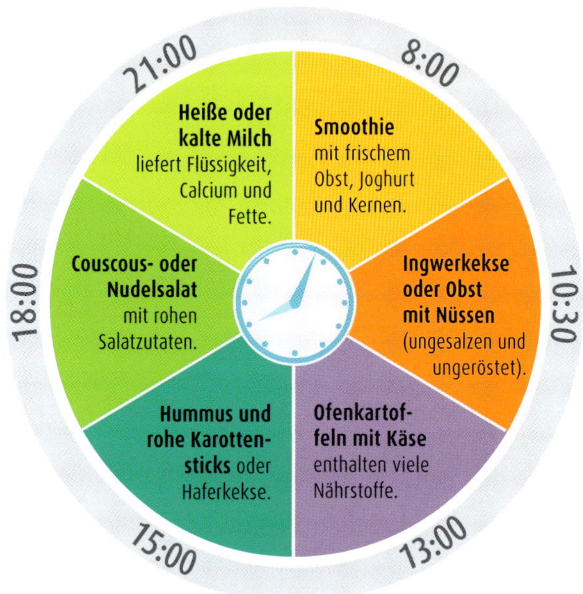

Sechs kleine Mahlzeiten am Tag sind leichter verdaulich und sorgen dafür, dass Sie über den Tag verteilt genügend Nährstoffe zu sich nehmen.

Geben Sie eine Zitronenscheibe ins Wasser: Sie liefert Antioxidanzien und Vitamin C.

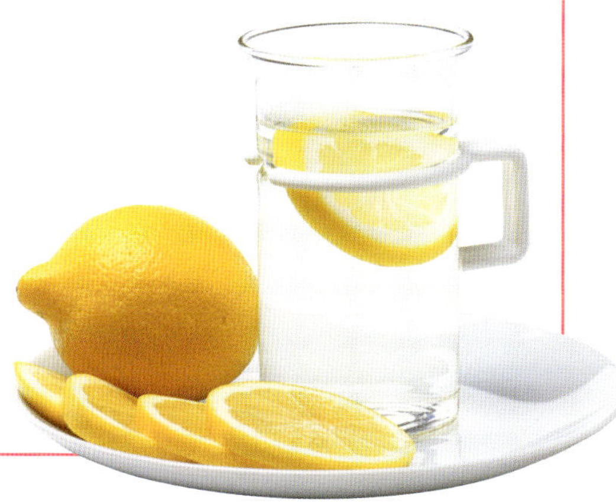

F Ich liebe Schokolade über alles. Wird mein Baby auch verrückt danach werden?

Wenn Sie Schokolade mögen, entwickelt Ihr Baby vielleicht auch eine Vorliebe für den Geruch und Geschmack von Schokolade. Sofern Sie sich gesund ernähren und Schokolade nur gelegentlich und in kleinen Mengen genießen (vorzugsweise dunkle Sorten in Bioqualität, diese sind reich an Flavonoiden), hat das keine schädlichen Auswirkungen für das Baby. Einer französischen Studie von 2012 zufolge beeinflusst die Nahrung der Mutter vor allem in den letzten Schwangerschaftswochen signifikant die Vorliebe des Babys für bestimmte Speisen. Man nimmt an, dass das Aroma in das Fruchtwasser gelangt, das vom Fötus getrunken wird. Nach der Geburt wendet das Baby sich Essensgerüchen zu, die ihm vertraut sind (und weg von solchen, die es nicht kennt). Vermeiden Sie in der Schwangerschaft Speisen, die viel Zucker und gesättigte Fettsäuren enthalten. Abgesehen davon, dass diese nur einen geringen Nährwert haben, belegen Studien, dass sie außerdem zu einem höheren Geburtsgewicht des Babys führen können und sich langfristig auf seine Ernährungsvorlieben auswirken.

F Ich bin dünn und zierlich. Wird mein Baby ein zu niedriges Geburtsgewicht haben?

Nicht unbedingt. Solange Sie sich gesund ernähren, wird Ihr Baby voll ausgereift und seinen genetischen Anlagen entsprechend perfekt sein. Als niedrig gilt ein Geburtsgewicht unter 2500 g. In einer komplikationslosen Schwangerschaft beeinflussen zwei Faktoren das Geburtsgewicht des Fötus: Der erste ist Ihre Ernährung während der Schwangerschaft (und auch schon davor, denn Ihr eigenes Gewicht ist ebenfalls bedeutsam). Eine englische Studie verglich 2014 das Geburtsgewicht von 60 000 Babys aus aller Welt und kam zu dem Ergebnis, dass die Ernährung der Mutter dabei eine größere Rolle spielt als ihr Gewicht oder ihre ethnische Herkunft. Der zweite ist die genetische Veranlagung. Sind Sie klein und zierlich und waren das auch als Baby, ist es möglich (und normal), dass Ihr Baby ebenfalls klein und zierlich ist. Allerdings müssen auch die Gene des Vaters berücksichtigt werden. Ist er groß und

F Was genau heißt »essen für zwei«? Wenn ich Zwillinge erwarte, muss ich dann für drei essen?

Die Redensart »für zwei essen« heißt nicht, dass Sie in der Schwangerschaft zweimal so viel essen sollen wie sonst. Ihr Kalorienbedarf ist nur leicht erhöht. Bei einer Mehrlingsschwangerschaft liegt er etwas höher.

Erwarten Sie nur ein Baby, sollten Sie idealerweise im ersten Trimester täglich 200 Kilokalorien und danach täglich 300 Kilokalorien mehr zu sich nehmen. Die Liste ganz rechts zeigt Ihnen, was 200 Kilokalorien mehr in der Praxis bedeuten. In einer Mehrlingsschwangerschaft sollten Sie Ihre Kalorienaufnahme pro Baby erhöhen. Bei Zwillingen wären das also 400 Kilokalorien täglich im ersten Trimester und 600 Kilokalorien täglich im zweiten und dritten Trimester. Denken Sie aber auch daran, den Nährwert der Nahrung, die Sie mit dem Ungeborenen »teilen«, zu optimieren. Die zusätzlichen Kalorien sollten also möglichst nährstoffreich sein. Mit anderen Worten: Sorgen Sie nicht nur für Quantität, sondern auch für Qualität.

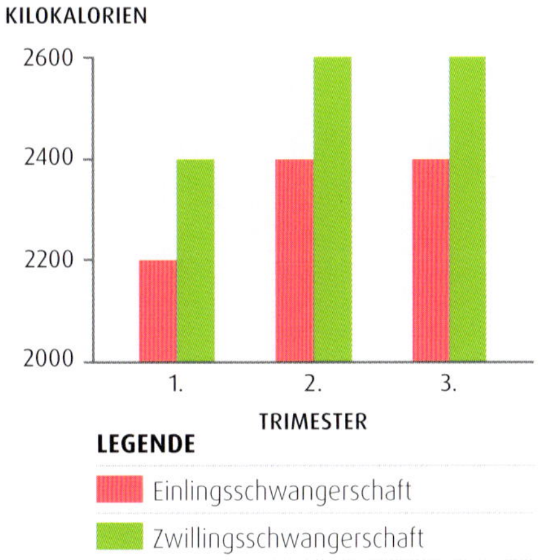

Optimale Kalorienzufuhr Die Tabelle zeigt, welche Kalorienmenge nötig ist, um Sie und Ihr Baby mit ausreichend Nährstoffen und Energie zu versorgen.

ZUSÄTZLICHE KALORIEN

Wie esse ich 200-600 Kilokalorien extra? Wählen Sie aus diesen Vorschlägen oder suchen Sie nach gesunden Alternativen.

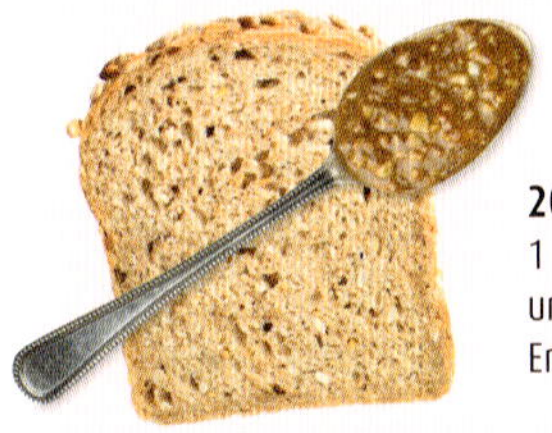

200 Kilokalorien = 1 Scheibe Brot und 1½ Teelöffel Erdnussbutter

RUND 200 KILOKALORIEN:

- **4 Teelöffel Studentenfutter**
- **4 Teelöffel Hummus und 4 kleine Karotten**
- **1 gekochtes Ei mit Toast ohne Butter**

RUND 400 KILOKALORIEN:

- **200 g fettarmer Joghurt und 1 Apfel**
- **200 g Avocado auf 1 Scheibe Toast**
- **1 Käsesandwich**

Achten Sie darauf, dass die kleine Menge zusätzlicher Kalorien, die Sie jetzt benötigen, möglichst **nährstoffreich** ist. **Qualität geht über Quantität.**

schwer, könnten Sie auch ein großes, schweres Baby zur Welt bringen – oder es liegt in Größe und Gewicht irgendwo dazwischen. Teilen Sie es Ihrem Arzt mit, wenn Sie oder Ihr Partner bei der Geburt sehr klein waren. Eventuell gibt es dafür erbliche Gründe, die Anlass geben, das Gewicht des Babys besonders im Auge zu behalten.

F Ich habe plötzlich Lust auf Speisen, die ich früher nie mochte. Sind das Schwangerschaftsgelüste?

Das plötzliche Verlangen nach Speisen oder Getränken, die Sie früher nie interessiert haben, ist in der Schwangerschaft nicht ungewöhnlich. Vor allem im ersten Trimester scheinen die Sinne durch den hohen Hormonspiegel geschärft zu sein: Sie haben Lust auf neue Geschmacksrichtungen und lehnen bekannte – etwa Kaffee oder Fast Food – urplötzlich ab. Schuld daran kann der Geruchssinn sein, der übersensibel reagiert, oder manchmal auch ein seltsam metallischer Geschmack im Mund. Möglicherweise äußern sich auch körperliche Bedürfnisse über die Geschmacksknospen.

Es ist nicht genau bekannt, was Schwangerschaftsgelüste auslöst. Manche Studien weisen auf eine Verbindung zwischen bestimmten Gelüsten und Defiziten in der Ernährung hin, wobei nicht geklärt ist, ob es wegen der abnormen Gelüste zu Defiziten kommt oder ob die Gelüste wegen der Defizite auftreten. Tatsächlich sind die meisten Gelüste harmlos und schaden weder Ihnen noch dem Baby. Eine Ausnahme bildet das Pica-Syndrom, bei dem Gelüste nach nicht essbaren Dingen wie Erde bestehen.

Trotz anhaltender **Übelkeit**, seltsamen **Gelüsten** wie nur noch Milch trinken zu wollen oder bei einem **Appetitverlust** in der Spätschwangerschaft erhält Ihr **Baby genügend Nährstoffe.** Machen Sie sich deswegen keine Gedanken: **Stress** kann für Sie und Ihr Kind schädlicher sein, als eine Zeitlang **weniger zu essen.**

F Was kann ich essen, um mich nach der Geburt schnell zu erholen?

Die Zeit nach der Geburt erfordert extrem viel Energie – und das, obwohl Sie sich noch von der Entbindung erholen und wahrscheinlich unter Schlafmangel leiden. Vielleicht ist nur wenig Zeit zum Kochen, aber Sie können trotzdem gesund essen.

Die richtige Ernährung ist nach wie vor enorm wichtig. Ihr Körper muss sich von den Strapazen der Geburt erholen und Sie sind zweifellos sehr erschöpft, vielleicht sogar anämisch, weil Sie bei der Geburt viel Blut verloren oder mehr als ein Baby bekommen haben.

Essen kann zwar den Schlafmangel nicht kompensieren, aber nährstoffreiche Mahlzeiten und Snacks beschleunigen die körperliche Erholung, wirken Ernährungsproblemen wie Verstopfung entgegen, liefern Ihrem Körper Energie und Ausdauer für die Babypflege und helfen Ihnen, sich insgesamt besser zu fühlen.

Gesunde Gewohnheiten

Wenn Sie sich schon in der Schwangerschaft gesunde Einkaufs- und Ernährungsgewohnheiten zugelegt haben, fällt es Ihnen sicher nicht schwer, weiterhin ausgewogen zu essen. Falls nicht, sollten Sie jetzt vor allem »leere« Kalorien wie Junk Food und Süßigkeiten meiden. Sie liefern kaum Nährstoffe und nach einem kurzen Energieschub fühlen Sie sich schlapper als vorher. Nehmen Sie alle Arten von Obst und Gemüse, Vollkornprodukte, fettarme Proteine und Milchprodukte in Ihren Speiseplan auf (Seite 50). Fehlt es Ihnen an Eisen, wird Ihnen der Arzt dazu raten, Ihre Eisenspeicher sowohl durch Eisenpräparate als auch durch entsprechende Nahrung aufzufüllen. Dafür bieten sich vor allem mageres rotes Fleisch, Spinat und Kichererbsen an. Wenn Sie an Verstopfung leiden, essen Sie viel Obst und Gemüse, trinken Sie mehr Wasser und nehmen Sie mehr Ballaststoffe auf, die zum Beispiel in Haferflocken, Vollkornbrot, braunem Reis und anderen Vollkornprodukten enthalten sind. Nach einem Kaiserschnitt sollten Sie mehr Vitamin C essen, da es die Wundheilung beschleunigt, sowie Protein, das dem Körper hilft, sich selbst zu reparieren.

Theoretisch hört sich das alles gut an, aber in der Praxis bleibt vielleicht nur wenig Zeit für aufwendige Gerichte. Grundsätzlich ist gegen schnelle oder kalte Küche nichts einzuwenden, solange Sie gesunde Produkte essen (siehe Kasten rechts). Sorgen Sie für ein nahrhaftes Frühstück – etwa Porridge mit Beeren oder Vollkorntoast mit Ei – sowie für nährstoffreiche Zwischenmahlzeiten und versuchen Sie wenigstens einmal am Tag eine größere Mahlzeit zu sich zu nehmen. Sobald Sie Ihren Rhythmus gefunden haben, werden Sie wieder Energie haben und Zeit zum Kochen finden.

Nehmen Sie **frisches Obst** und **Gemüse,** Vollkornprodukte, fettarme Proteine und Milchprodukte in Ihren Speiseplan auf.

Snacks und Topnahrung

Außer gesunden Snacks sollte reichlich »Topnahrung« wie Heidelbeeren, Brokkoli, Tomaten, fetter Fisch und Haferflocken auf Ihrem Speiseplan stehen. Sie liefert Vitamine, Mineralstoffe und Antioxidanzien. Prima sind Bananen, die Energie nur langsam freisetzen, und frische Beeren, aber auch Trockenobst, rohes Gemüse (Karotten, Brokkoli, Sellerie), Kirschtomaten, ungesalzene Reiswaffeln, Haferkekse, Hummus und Guacamole. Bereiten Sie einen Dip aus gekochten, pürierten dicken Bohnen, Cannellini-Bohnen, Olivenöl und Knoblauch zu. Er kann im Kühlschrank aufbewahrt werden und schmeckt prima zu rohem Gemüse.

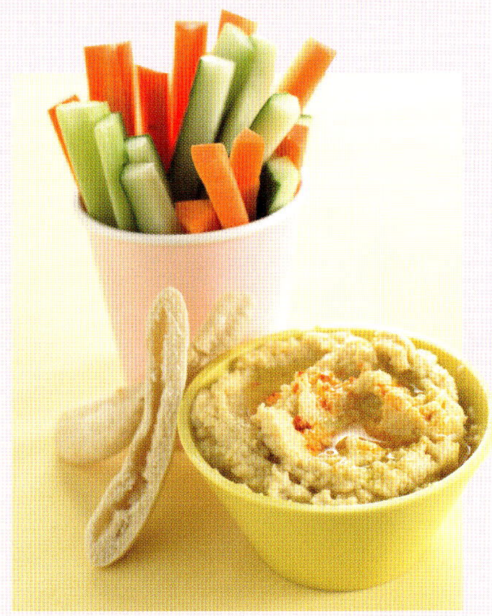

Fingerfood ist schnell zubereitet, lässt sich leicht mit einer Hand essen und ist damit ideal für die ersten Tage, an denen Sie für Ihr Baby sorgen.

Setzen Sie sich **zum Essen hin.** Essen im Stehen erschöpft zusätzlich und kann dazu führen, dass Sie zu viel essen. Möchte das **Baby gehalten werden,** legen Sie es ins Tragetuch – so bleiben Ihre **Hände frei.**

F Ich will meine Schwangerschaftspfunde loswerden. Darf ich schon eine Diät machen?

Eine Diät kurz nach der Geburt kann Ihre Erholung verzögern und Sie schwächen. Durch vernünftige, gesunde Ernährung verlieren Sie ebenfalls an Gewicht, nur etwas langsamer.

Nach der Geburt nehmen Sie zunächst schnell etwas ab, weil im Körper eingelagertes Wasser abgebaut wird. Da Sie sich jetzt um Ihr Baby kümmern müssen, werden Sie sowieso aktiver sein als in der letzten Phase der Schwangerschaft und dadurch mehr Energie verbrauchen. Wenn Sie nicht stillen, sollten Sie bis zur postnatalen Untersuchung nach sechs Wochen warten, bevor Sie Ihre Kalorienzufuhr einschränken. Aber auch dann ist von einer Crash-Diät dringend abzuraten. Ernähren Sie sich stattdessen gesund, essen Sie in Maßen und treiben Sie etwas Sport, sodass Sie Fett verlieren und keine Muskeln. Wenn Sie stillen, brauchen Sie übrigens zusätzliche Kalorien. Denken Sie daher auf keinen Fall an eine Diät, solange Sie Ihr Baby stillen.

F Muss ich meine Ernährung ändern, während ich stille?

Sie brauchen in der Stillzeit keine besondere Ernährung, aber alles, was Sie essen, gelangt durch die Milch zu Ihrem Baby. Deshalb sollten Sie einige Speisen meiden.

Das Gute am Stillen ist, dass Sie sich an keine spezielle Ernährung halten müssen, damit die Milchbildung funktioniert. Sobald das Baby gelernt hat, wie es saugen muss, liefert ihm Ihre Milch alle Nährstoffe, die es benötigt. Da sie aber auch seine einzige Nahrungsquelle darstellt, ist es sinnvoll, dass Sie sich gesund ernähren und viel Wasser trinken.

Direkte Verbindung

Alles, was Sie essen und trinken, gelangt über die Muttermilch in kleinen Mengen zum Baby. Deshalb wird allgemein dazu geraten, auf manche Speisen, Getränke und Genussmittel zu verzichten. Die Empfehlung zum Verzehr von fettem Fisch in der Schwangerschaft gilt auch für die Stillzeit: Essen Sie davon nur zwei Portionen pro Woche, um nicht zu viel Quecksilber aufzunehmen. Alkohol tritt ebenso wie Koffein in geringen Mengen in die Muttermilch über. Deshalb sollten Sie Alkohol und Koffein ebenso wie Nikotin und Medikamente (falls nicht vom Arzt verschrieben) am besten komplett meiden.

Stillen ist anstrengend und kostet Energie. Sie brauchen also reichlich »Treibstoff«, um sich um das Baby zu kümmern und gleichzeitig noch Milch zu produzieren. Steigern Sie deshalb, solange Sie stillen, Ihre Kalorienzufuhr um 500 Kilokalorien pro Tag. Dafür können Sie zusätzliche Zwischenmahlzeiten einlegen oder aber zu den Hauptmahlzeiten etwas größere Portionen essen.

Empfindlichkeiten

Möglicherweise stellen Sie fest, dass Ihr Baby auf die Muttermilch reagiert – vielleicht, weil sie durch irgendetwas, das Sie im Lauf des Tages gegessen haben, ein Aroma bekommt, das ihm nicht schmeckt. Eventuell weist dies auch auf eine Nahrungsmittelunverträglichkeit hin. Typische Anzeichen dafür sind große Unruhe nach der Mahlzeit, Erkältungssymptome, Ausschlag, Nesselsucht, Hautjucken oder Neurodermitis, Verstopfung, Durchfall, geschwollene Augen oder Lippen sowie Koliken (Seite 285). Allerdings können solche Symptome auch andere Ursachen haben. Wenn Sie vermuten, Ihr Baby vertrage bestimmte Nahrungsmittel nicht, die Sie essen, halten Sie Rücksprache mit dem Arzt, vor allem wenn in Ihrer Familie bereits Fälle von Nahrungsmittelintoleranz bekannt sind.

Die gängigsten Auslöser für Intoleranzen sollten Sie kennen, sodass Sie Ihre Ernährung anpassen und ein Auge darauf haben können, ob das, was Sie essen, dem Baby auch bekommt. Bekannte Übeltäter sind Knoblauch, stark gewürzte Speisen und Chilli, Kuhmilch, Orangensaft, Sojaprodukte, Weizen, Mais, Eier, Erdnüsse, Tomaten oder Meeresfrüchte. Glauben Sie ein Nahrungsmittel als Auslöser für Unwohlsein erkannt zu haben, lassen Sie es ein paar Tage lang weg. Bedenken Sie jedoch, dass manche Produkte, etwa Kuhmilch, bis zu zwei Wochen in Ihrem Körper bleiben können. Eine ausgewogene Ernährung ist wichtig, deshalb sollten Sie mit dem Arzt sprechen, bevor Sie bedeutsame Änderungen vornehmen.

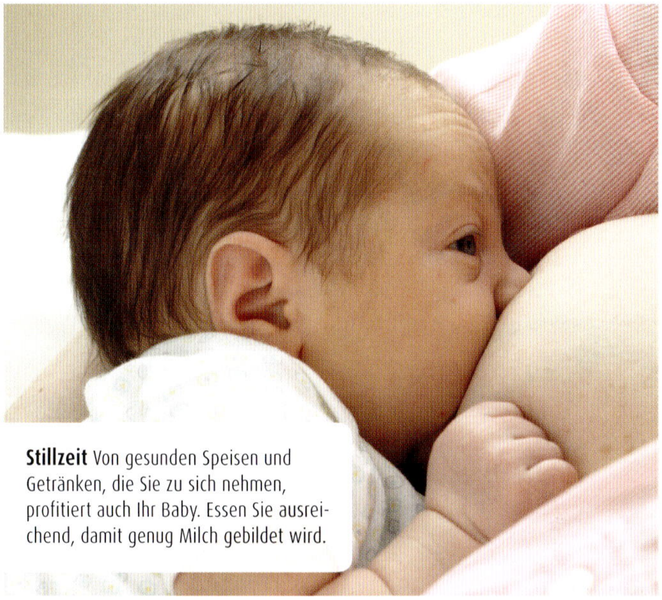

Stillzeit Von gesunden Speisen und Getränken, die Sie zu sich nehmen, profitiert auch Ihr Baby. Essen Sie ausreichend, damit genug Milch gebildet wird.

DAS SOLLTEN SIE MEIDEN

Verzichten Sie auf folgende Substanzen, damit Ihr Baby nicht darunter leidet. Genießen Sie stattdessen Kräutertees, entkoffeinierten Tee und Kaffee, Mineralwasser sowie ab und zu ein Glas Fruchtsaft.

SUBSTANZ	BEISPIEL
Alkohol	Am sichersten ist es, in der Schwangerschaft und während der Stillzeit ganz auf Alkohol zu verzichten.
Nikotin	In der Stillzeit und allgemein in der Nähe von Babys sollte nicht geraucht werden, denn Passivrauchen schadet deren Gesundheit und steigert das Risiko für plötzlichen Kindstod (SIDS). Rauchen in der Stillzeit beeinträchtigt die Milchbildung, sodass das Baby nicht ausreichend zunimmt.
Medikamente	Alle Medikamente – verschreibungspflichtige ebenso wie frei verkäufliche –, orale Verhütungsmittel, Vitamine und Nahrungsergänzungsmittel gelangen in kleinen Mengen in die Muttermilch. Nicht alle sind schädlich für das Baby, doch Sie sollten vorsichtshalber immer erst den Arzt fragen, bevor Sie irgendein Medikament einnehmen.
Koffein	Koffein ist in Kaffee, Schokolade, Tee, Cola und Energy-Drinks, aber auch in einigen Erkältungsmedikamenten enthalten. Da der Körper des Babys die Giftstoffe noch nicht abbauen kann, sollten Sie möglichst wenig oder gar kein Koffein zu sich nehmen.

Sich **körperlich und seelisch wohlzufühlen** ist für ein positives Erleben der Schwangerschaft unerlässlich. Sie und Ihr Ungeborenes profitieren davon, wenn Sie sich ohne Angst auf Ihre **Lebensumstellung** einlassen und versuchen, möglichst **fit und aktiv** zu bleiben.

Sport und Wohlbefinden

Positiv denken

Es ist ganz normal, wenn Sie bei dem Gedanken an Geburt und Elternschaft oder an zukünftige Änderungen Ihrer Lebensweise nicht nur Vorfreude empfinden, sondern sich deswegen auch Sorgen machen. Diese Ängste zu akzeptieren ist der erste Schritt, um Lösungen dafür zu finden (Seite 69–73) und die Schwangerschaft genießen zu können. Daneben steigert körperliche Betätigung das Wohlbefinden: Sie hilft gegen schlechte Laune, Schlafstörungen und sorgt für ein positives Körpergefühl.

Ihr Körper in der Schwangerschaft

In der Schwangerschaft verändert sich das Zusammenspiel von Muskeln und Skelett. Art und Dauer der sportlichen Betätigung müssen daran angepasst werden. In Vorbereitung auf die Geburt lockern die Hormone Relaxin und Progesteron schon sehr früh die Bänder im Beckenbereich (und auch überall sonst). Das macht zwar Ihre Gelenke beweglicher, lässt aber auch Ihren Gang instabiler werden. Wenn der Bauch wächst, dehnen sich die tiefen Bauchmuskeln, die den Rücken stabilisieren: Sie werden dünner und dadurch schwächer. Vielleicht geraten Sie schneller aus dem Gleichgewicht, da sich Ihr Schwerpunkt durch das wachsende Baby nach vorne verlagert. Das Baby drückt außerdem auf Blase und Beckenboden, sodass manche Sportarten unangenehm auszuführen sind, oder auf die Lunge, sodass Sie trotz guter Kondition kurzatmig werden.

Wie viel Sport?

Sport lindert viele Schwangerschaftsprobleme (Übelkeit, Energiemangel, kleine Beschwerden) und senkt das Risiko für Hämorrhoiden, Krampfadern und Schwangerschaftsdiabetes. Sie wissen selbst am besten, was Sie sich zumuten können, aber als Faustregel gilt, sich nicht stärker zu fordern als vor der Schwangerschaft. Haben Sie vorher keinen Sport gemacht, beginnen Sie im zweiten oder dritten Trimester mit leichten Aktivitäten. Es ist ganz normal, wenn Sie sich in der Frühschwangerschaft sehr müde fühlen. Ruhen Sie sich möglichst viel aus. Sprechen Sie mit dem Arzt, bevor Sie mit Sport beginnen, vor allem, wenn Sie anämisch oder starke Raucherin sind, Ihr BMI über 40 oder unter 12 liegt oder wenn Sie Mehrlinge erwarten.

F

Welche Sportarten sind in der Schwangerschaft am besten?

Alles, was die Gelenke nicht zu sehr belastet, ist geeignet. Zu empfehlen sind Sportarten, bei denen Sie nicht auf unebenem oder rutschigem Untergrund das Gleichgewicht halten müssen.

Sport in der Schwangerschaft sollte darauf abzielen, die Muskeln zu kräftigen, den Kreislauf zu stärken, Rückenschmerzen zu lindern und Ihr Wohlbefinden zu steigern. Meiden Sie Sportarten, bei denen Sie abrupt die Richtung wechseln, sich ruckartig bewegen oder springen oder die so anstrengend sind, dass Ihre Körpertemperatur steigt oder dass Gelenke oder Kreislauf zu stark belastet werden. Bei intensiven Sportarten wie Squash, Reiten, Ski fahren und bei Kontaktsportarten besteht die Gefahr zu fallen, deshalb sind sie nicht zu empfehlen. In der Liste unten finden Sie Vorschläge für geeignete Aktivitäten.

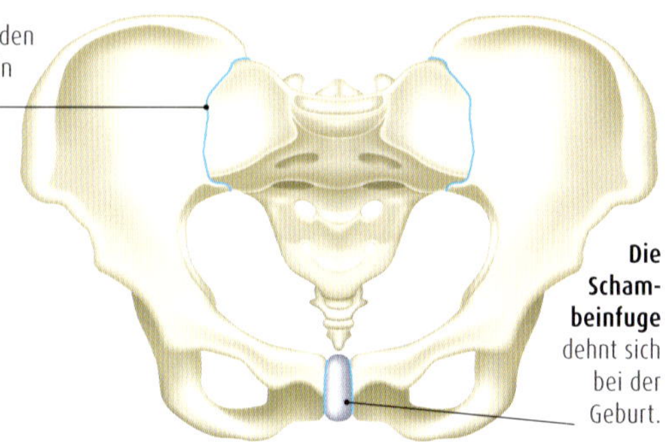

Lockerung Das Hormon Relaxin wirkt auf das weiche Gewebe, das die Knochen im Beckengürtel verbindet. Das ist sinnvoll für die Geburt, kann aber im Vorfeld Schmerzen verursachen. Schonen Sie die Gelenke beim Sport.

GUT GEEIGNETE SPORTARTEN

Steigern Sie den Puls, ohne Ihren Körper unter Druck zu setzen. Wärmen Sie sich vorher gründlich auf und dehnen Sie sich danach.

» Joggen, Power-Walking und Walking: Wenn Sie bereits vorher gejoggt sind, können Sie es auch weiterhin tun. Sie sollten aber nicht für einen Wettkampf trainieren. Bleiben Sie immer etwas unterhalb Ihres normalen Fitnessniveaus. Wenn Sie vorher nicht gejoggt sind, bieten sich Power-Walking und Walking als großartige Alternativen an.

» Rad fahren: Rad fahren belastet kaum die Gelenke und ist gut für den Kreislauf. Wenn sich im Lauf der Schwangerschaft Ihr Gleichgewicht verändert, steigen Sie am besten auf ein Standfahrrad um, das seinen Zweck genauso erfüllt. Ein Liegefahrrad, auf dem Sie nicht aufrecht, sondern nach hinten geneigt sitzen, übt weniger Druck auf Ihre Dammregion aus und ist bequemer, wenn das Baby größer wird und mehr Druck nach unten ausübt.

» Schwimmen: Solange die Wassertemperatur 32 °C nicht überschreitet, ist Schwimmen fantastisch, denn im Wasser sind Sie schwerelos. Wenn Sie sich dabei wohlfühlen, können Sie im Grunde bis zur Geburt schwimmen gehen. Es gibt auch sogenannte Aquanatal-Wassergymnastik speziell für Schwangere.

» Gymnastik: Yoga- und Pilatesübungen sind, wenn sie speziell auf Schwangere zugeschnitten werden, sanft zu Muskeln und Bändern und steigern trotzdem Kraft und Beweglichkeit. Zugleich verbessern Sie die Atmung, was bei der Geburt sehr hilfreich sein kann. Sie können außerdem Rücken- und Hüftschmerzen (eine normale Nebenwirkung der gelockerten Bänder) lindern und den Körper auf die Geburt vorbereiten. Suchen Sie sich einen Kurs speziell für Schwangere, denn einige Yogahaltungen und Pilates-Übungen sind in der Schwangerschaft nicht geeignet.

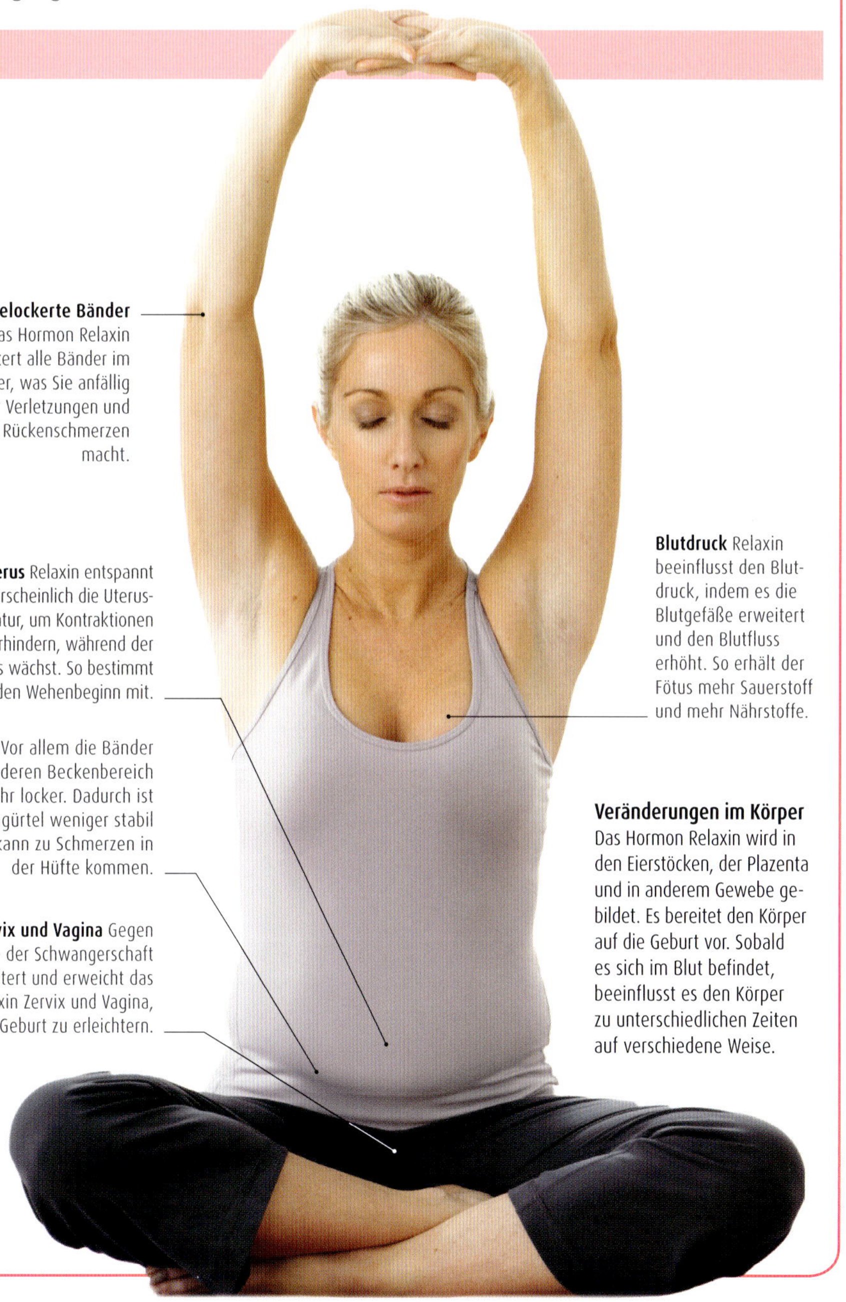
Gelockerte Bänder Das Hormon Relaxin lockert alle Bänder im Körper, was Sie anfällig für Verletzungen und Rückenschmerzen macht.
Uterus Relaxin entspannt wahrscheinlich die Uterusmuskulatur, um Kontraktionen zu verhindern, während der Uterus wächst. So bestimmt es den Wehenbeginn mit.
Becken Vor allem die Bänder im vorderen Beckenbereich werden sehr locker. Dadurch ist der Beckengürtel weniger stabil und es kann zu Schmerzen in der Hüfte kommen.
Zervix und Vagina Gegen Ende der Schwangerschaft erweitert und erweicht das Relaxin Zervix und Vagina, um die Geburt zu erleichtern.
Blutdruck Relaxin beeinflusst den Blutdruck, indem es die Blutgefäße erweitert und den Blutfluss erhöht. So erhält der Fötus mehr Sauerstoff und mehr Nährstoffe.

Veränderungen im Körper Das Hormon Relaxin wird in den Eierstöcken, der Plazenta und in anderem Gewebe gebildet. Es bereitet den Körper auf die Geburt vor. Sobald es sich im Blut befindet, beeinflusst es den Körper zu unterschiedlichen Zeiten auf verschiedene Weise.

F Erleichtert Sport meine Schwangerschaft?

Wenn Sie zu den 70 Prozent der Schwangeren gehören, die an Rückenschmerzen leiden, denken Sie vielleicht, Ausruhen hilft. Sportliche Aktivität ist jedoch viel besser dazu geeignet, verspannte Muskeln zu entkrampfen.

Nicht nur das wachsende Baby belastet Ihren Rücken und andere Bereiche des Körpers. Die Schmerzen werden noch dadurch verstärkt, dass das Relaxin die Bänder lockert, und zwar vor allem im Beckenbereich. So hat das Baby mehr Platz und die Geburt wird leichter. Der hohe Relaxinspiegel im Blut wirkt sich jedoch auch auf die anderen Bänder in Ihrem Körper aus. Zugleich dehnen sich durch das Wachstum des Babys die queren und schrägen Bauchmuskeln, die wie ein Korsett den unteren Rücken von der Seite und von vorne stützen und stabilisieren. Da sich Ihr Schwerpunkt unter dem Gewicht des Babys nach vorne verlagert, verändert sich wahrscheinlich zum Ausgleich Ihre Haltung und der Zug auf die Muskeln im unteren Rücken verstärkt sich. Obwohl man bei Schmerzen eher dazu neigt, sich hinzulegen, ist jede Art von Sport oder Gymnastik, die diese tiefen Quermuskeln stärkt, besser dazu geeignet, die Schmerzen zu lindern. Es gibt spezielle pränatale Pilates-Kurse, die auf »Rumpfstabilität« ausgerichtet sind und diese Muskeln stärken, sodass sie den Rücken besser stützen können. Oder probieren Sie die Übungen auf der gegenüberliegenden Seite. Die sanften Streck- und Dehnübungen lockern verspannte Muskeln auf und verbessern die Beweglichkeit der Wirbelsäule.

Jede Übung, die die **quer verlaufenden Bauchmuskeln stärkt,** lindert den Schmerz im Rücken.

QUER VERLAUFENDE BAUCHMUSKELN

Diese innerste Muskelschicht liegt unter den schrägen und den geraden Bauchmuskeln. Die quer verlaufenden Bauchmuskeln stützen den Rumpf und den unteren Rücken. Je stärker diese Muskeln sind, desto mehr Stabilität bieten sie.

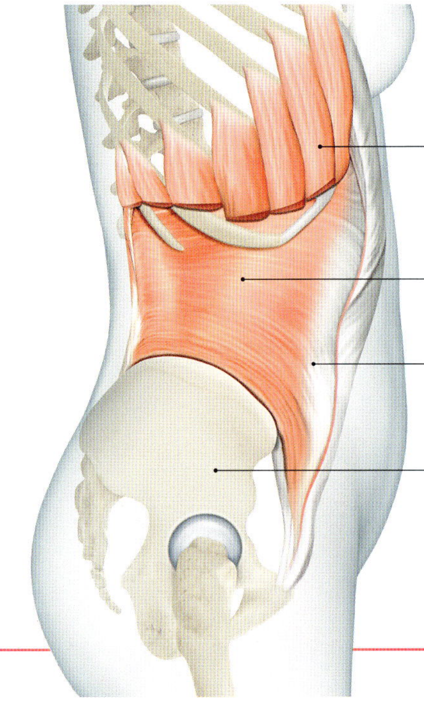

Muskelkorsett Die Bauchmuskulatur liegt in mehreren Schichten vorne und seitlich am Körper und stützt auf diese Weise die Wirbelsäule.

F Was kann ich gegen Wasseransammlungen tun?

Es gibt mehrere Optionen, die Sie bei Wasseransammlungen (Ödemen) in Fußknöcheln, Füßen und Händen oder bei steifen Gelenken ausprobieren können. Eine der besten Möglichkeiten ist, immer wieder aufzustehen und herumzulaufen, um den Kreislauf anzukurbeln (stehen oder sitzen Sie nicht längere Zeit, ohne sich zu bewegen). Gehen Sie täglich spazieren oder schwimmen. Schwimmen hat den zusätzlichen Effekt, den Körper bei Hitze zu kühlen. Wird er zu warm, neigt er nämlich verstärkt zu Wassereinlagerungen. Die Füße hochzulegen kann ebenfalls helfen. Benutzen Sie unter dem Schreibtisch einen Schemel oder machen Sie Fußgymnastik: Lehnen Sie sich zurück, heben Sie die Füße an und lassen Sie sie mehrmals in beide Richtungen kreisen, um die Durchblutung zu steigern.

Alternative Therapien

Eine Massage kann Verspannungen und Flüssigkeitsansammlungen auflösen. Massieren Sie zu Hause sanft Füße, Knöchel und die Unterschenkel mit einer kühlenden Lotion. Streichen Sie dabei aufwärts bis zum Knie. Wenn Sie schon hochschwanger sind, kann das auch Ihr Partner übernehmen. Drücken Sie beim Massieren der Hände die Finger fest von den Spitzen abwärts bis zur Basis. Auch Reflexzonenmassage und Akupunktur können helfen. Lassen Sie sich von einem Spezialisten die Akupressurpunkte zeigen, die Sie auch zu Hause drücken können.

Wenn Sie nicht genug trinken, lagert der Körper so viel Wasser wie möglich auf Vorrat ein. Deshalb sollten Sie mehr trinken, wenn Sie Flüssigkeit loswerden möchten.

Tragen Sie beim Sport Kleidung, die Ihnen **volle Bewegungsfreiheit** lässt, sowie Sportschuhe, die Ihre Knöchel und Füße **stützen.** Trinken Sie reichlich Wasser und legen Sie zwischendurch regelmäßig Pausen ein.

F Gibt es einfache Übungen für zu Hause?

Diese Übungen werden von Hebammen empfohlen, sie lassen sich leicht zu Hause ausführen. Fragen Sie trotzdem zuerst Ihre Hebamme, ob sie für Sie geeignet sind. Hören Sie bei Schwindel oder Unwohlsein sofort auf.

HÄNDE DEHNEN

Dehn- und Lockerungsübungen helfen bei schmerzenden, tauben oder kribbelnden Händen.

» **Hände eine Minute lang schütteln,** als ob Sie sie nach dem Waschen an der Luft trocknen wollten.

» **Tiefe Dehnung** Einen Arm ausstrecken. Die Hand nach unten abbiegen, sodass die Fingerspitzen zum Boden zeigen. Mit der anderen Hand 20 Sekunden lang sanft gegen den Handrücken drücken. Mit der anderen Hand wiederholen.

» **Hände wie zum Beten zusammenlegen.** Die Finger spreizen, dann die Handflächen so weit auseinanderziehen wie möglich. Die Fingerspitzen bleiben zusammen. Mehrmals wiederholen.

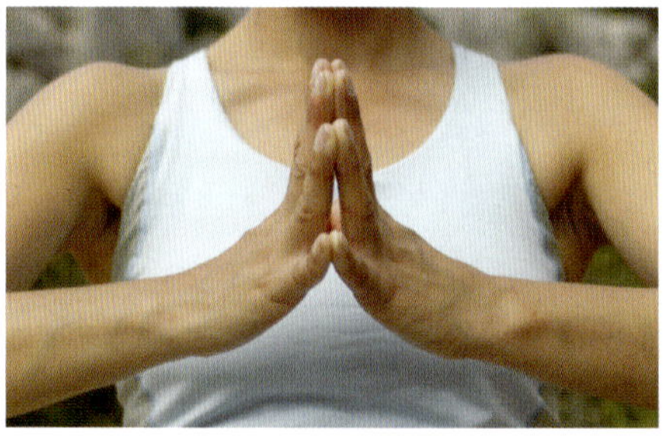

FÜSSE DEHNEN

Diese Übung hilft bei Krämpfen, schmerzendem Fußgewölbe und sogar bei Sehnenentzündung.

» **Ball rollen** Zwei Minuten lang barfuß auf rutschfestem Untergrund einen Tennisball mit dem Fuß hin und her rollen, um die Muskeln der Fußsohle zu massieren. Mit dem anderen Fuß wiederholen.

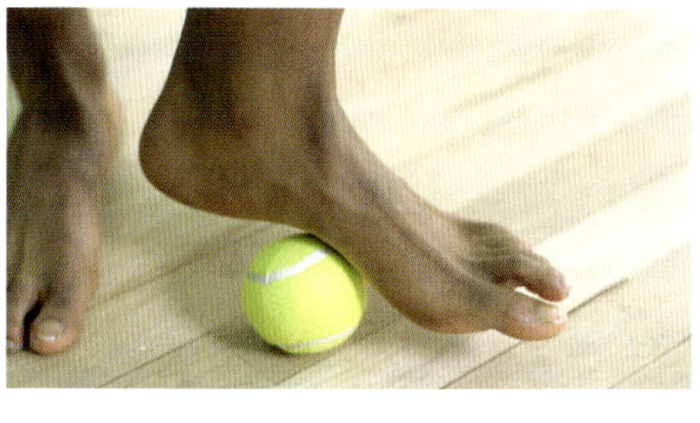

RÜCKEN DEHNEN

Durch Aufwärmen und Kräftigen der Rückenmuskulatur bleibt die Wirbelsäule beweglich. Im Vierfüßlerstand wird sie außerdem entlastet, wenn Ihr Rücken verspannt ist.

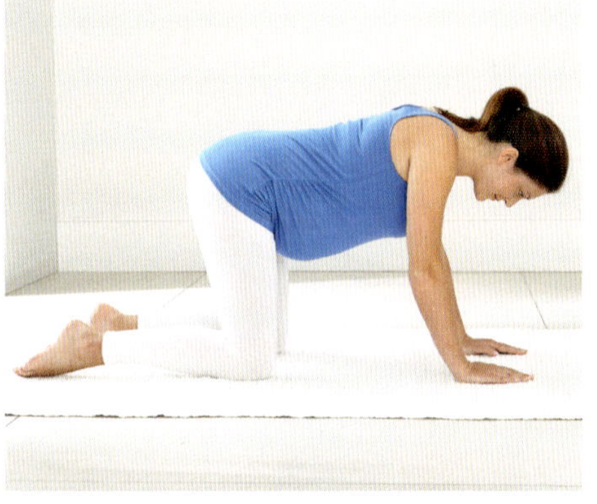

1 **Auf den Boden knien,** nach vorne lehnen und mit den Armen abstützen (Ellbogen nicht durchdrücken). Hände, Knie und Füße sollen eine Linie bilden. Der Rücken bleibt gerade. Den Nacken entspannen und tief atmen.

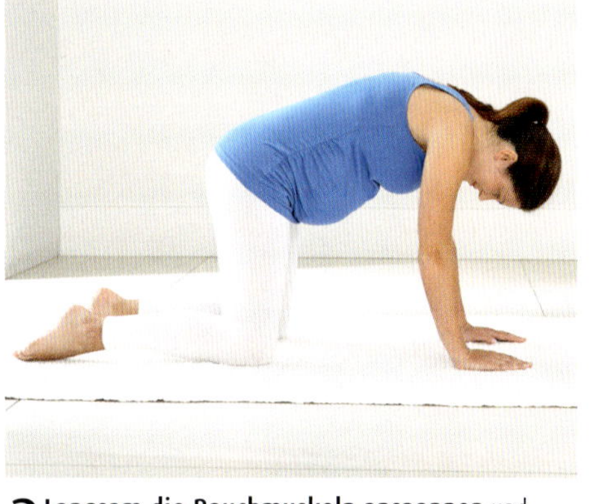

2 **Langsam die Bauchmuskeln anspannen** und dabei ausatmen. Das Becken nach innen ziehen und den Rücken nach oben rund machen, wie bei einem Katzenbuckel. Die Ellbogen bleiben gerade, aber nicht durchgedrückt. Einatmen und den Rücken wieder gerade werden lassen, dabei darauf achten, dass Sie nicht ins Hohlkreuz fallen.

3 **Die Übung zehnmal wiederholen.** Danach auf die Fersen zurücksetzen und mehrmals tief durchatmen. Zum Schluss langsam aufstehen, sodass Ihnen nicht schwindelig wird.

WIRBELSÄULE DEHNEN

Wenn das Baby schwerer wird, ist es vorteilhaft, die Wirbelsäule täglich aufzurichten und zu dehnen. Dazu zwei einfache Übungen:

1 **Mit den Füßen** hüftbreit auseinander vor eine Wand stellen. Die Knie leicht beugen und mit der gesamten Wirbelsäule gegen die Wand lehnen. Tief atmen.

2 **Wenn Sie bereit sind,** ausatmen und den Bauchnabel in Richtung Wirbelsäule einziehen. Das Becken richtet sich dabei auf und kommt etwas von der Wand weg, der untere Rücken wird gegen die Wand gedrückt. Kurz halten, dann einatmen und wieder locker lassen. Zehnmal wiederholen.

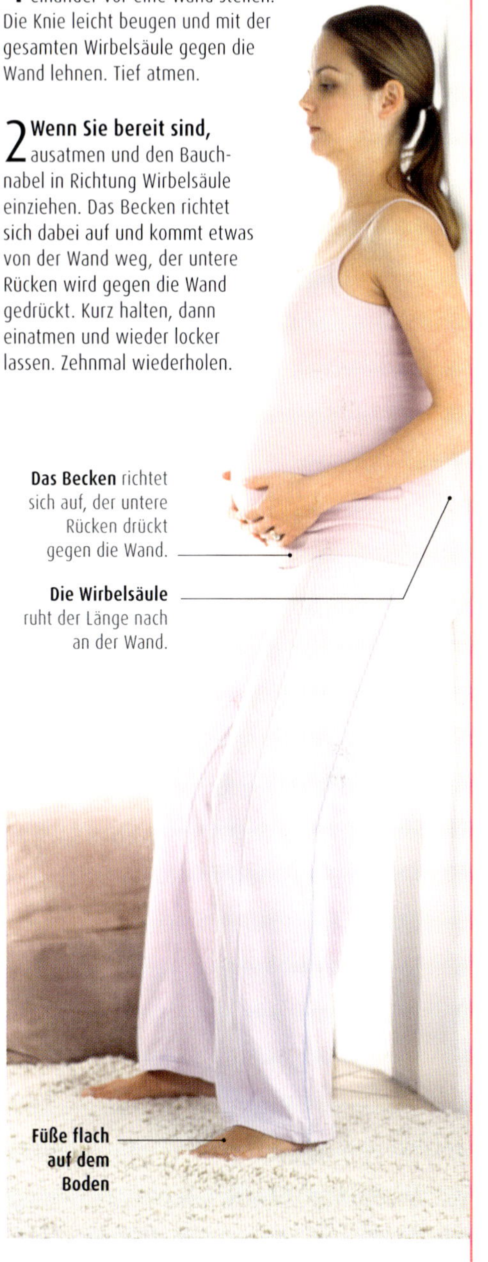
Das Becken richtet sich auf, der untere Rücken drückt gegen die Wand.
Die Wirbelsäule ruht der Länge nach an der Wand.
Füße flach auf dem Boden

Diese **Dehn- und Kräftigungsübungen** lindern Beschwerden und stabilisieren den Rücken.

F Ich soll den Beckenboden trainieren. Wo ist er und warum ist er in der Schwangerschaft so wichtig?

Der Beckenboden ist eine Gruppe starker Muskelschichten, die wie eine Hängematte zwischen Schambein und Steißbein gespannt sind. Dort sorgt er dafür, dass die Organe im Beckenbereich an Ort und Stelle bleiben. In der Schwangerschaft trägt er das Gewicht des wachsenden Uterus und während der Geburt hilft er mit, das Baby in Richtung »Ausgang« zu leiten.

Manche Muskeln im Körper lassen sich nicht willkürlich anspannen und entspannen, die meisten jedoch schon. Den Beckenboden benutzen Sie, um den Urin zurückzuhalten, wenn Sie zur Toilette müssen. Er hat Öffnungen für Harnröhre, Darm und Vagina.

So arbeiten die Beckenbodenmuskeln

In der Schwangerschaft lockert das Hormon Relaxin die Beckenbodenmuskeln, zugleich werden sie durch das Gewicht des Babys gedehnt und belastet. Sind die Muskeln dann zu schwach, kann es in der Schwangerschaft und danach passieren, dass Sie unwillkürlich Urin verlieren, wenn Sie husten, niesen, lachen, springen oder rennen. Diesen Zustand nennt man Stressinkontinenz. Während der Wehen drückt der Beckenboden das Baby in die Beckenhöhle. So gleitet es in den Geburtskanal, sodass Sie es in der zweiten Geburtsphase herausschieben können. Mit einem schwachen Beckenboden gelingt dies nur unzureichend. Die Ausschüttung von Relaxin bewirkt, dass sich der Beckenboden noch mehr weitet, sodass sich das Baby durch den Geburtskanal bewegen kann. Die Beckenbodenmuskeln an der Vorderseite des Körpers werden dabei nach unten verdrängt, die auf der Rückseite nach oben, sodass eine Öffnung für das Baby entsteht.

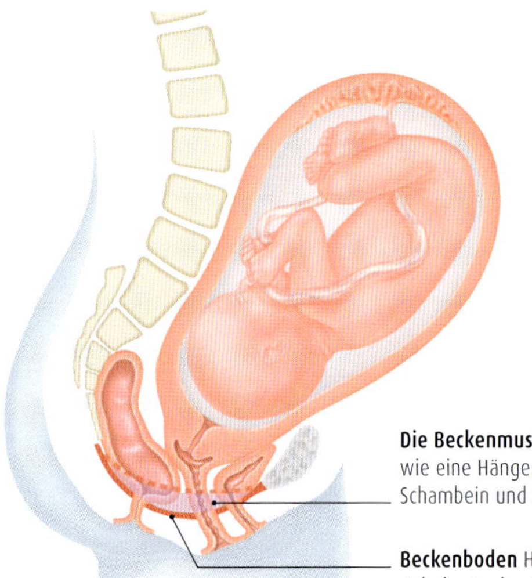

Die Beckenmuskeln liegen wie eine Hängematte zwischen Schambein und Steißbein.

Beckenboden Hier befindet sich der Beckenboden in der Schwangerschaft.

SEITENANSICHT

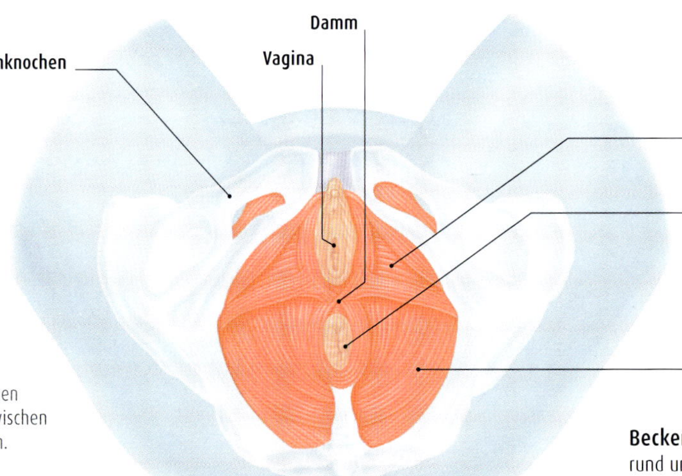

Vordere Beckenbodenmuskeln verschieben sich bei der Geburt nach unten.

Hintere Beckenbodenmuskeln verschieben sich nach oben, sodass das Baby durch die Lücke passt.

Beckenboden Muskelschichten rund um Vagina und Darm stützen die inneren Organe und helfen, Blase und Darmausgang zu kontrollieren.

BECKENBODEN

F Bleiben die Beckenbodenmuskeln nach der Geburt gedehnt? Was ist ein Prolaps?

Nach der Geburt sollten die Beckenbodenmuskeln relativ schnell in ihre alte Position zurückkehren. Werden sie jedoch bei der Geburt beschädigt, kann es zu einem Prolaps (Vorfall) kommen: Die Beckenorgane sinken nach unten und drücken teilweise die Vagina ein. Oft macht sich eine solche Schädigung nicht unmittelbar bemerkbar und der Prolaps tritt erst später auf. Daher ist es wichtig, den Beckenboden in der Schwangerschaft und danach zu trainieren, um Schäden zu beheben und die Muskeln so gut wie möglich zu kräftigen.

F Ich habe ein Kleinkind, das noch getragen werden will. Schadet das mir oder dem Baby?

Solange Ihre Hebamme nichts Gegenteiliges sagt, ist vorsichtiges Heben erlaubt. Für das Ungeborene besteht keine Gefahr. Anders verhält es sich bei Ihrem Rücken und Beckenboden: Es ist wichtig, dass Sie den Rücken durch vorsichtiges Heben schützen – egal ob Sie Ihr Kind hochheben oder schwere Einkaufstüten.

Für sicheres Heben stellen Sie beide Füße schulterbreit auseinander flach auf den Boden. Beugen Sie die Knie (nicht die Taille), ziehen Sie dabei den Po ein und halten Sie den Rücken gerade. Legen Sie die Arme um Ihr Kleinkind, wobei es sich auch selbst mit den Beinen festklammern sollte, oder halten Sie die Einkaufstüten fest. Dann drücken Sie sich mit den Oberschenkeln nach oben (ziehen Sie sich notfalls mit dem Arm irgendwo hoch), ohne den Rücken zu belasten. Sobald Sie stehen, richten Sie die Position Ihres Kleinkindes so aus, dass es für Sie angenehm ist – mit gegrätschten Beinen um Ihren Bauch herum oder auf der Hüfte (achten Sie darauf, die Seiten öfter zu wechseln, um einseitige Belastung zu vermeiden). Wenn Sie mehrere Einkaufstüten tragen, verteilen Sie das Gewicht gleichmäßig auf beide Arme. Das Heben belastet den Beckenboden. Spannen Sie deshalb vor dem Heben die Beckenbodenmuskeln an und machen Sie regelmäßig Kegel-Übungen (siehe gegenüberliegende Seite).

F Welche Beckenbodenübungen gibt es? Woher weiß ich, ob ich sie richtig ausführe?

Beckenboden- oder Kegel-Übungen – nach dem US-Gynäkologen Arnold Kegel benannt – erhöhen die Spannung der Beckenbodenmuskeln, sodass sie kräftig genug für die zweite Geburtsphase sind (siehe gegenüberliegende Seite).

Es ist wichtig, dass Sie die Kegel-Übungen in der Schwangerschaft täglich ausführen, denn die Beckenbodenmuskeln stabilisieren zusammen mit den tiefen quer verlaufenden Bauchmuskeln und den Rückenmuskeln Ihr Rückgrat, sie stützen das Baby und bewahren Sie vor Stressinkontinenz. Übertreiben Sie das Training jedoch nicht: Wenn Sie die Muskeln mehr als 100-mal am Tag anspannen, könnte das dazu führen, dass sie sich während der Geburt nicht mehr richtig lockern können und das Baby es schwer hat, nach draußen zu kommen.

Zuerst sollten Sie Ihre Beckenbodenmuskeln lokalisieren: Stellen Sie sich vor, Sie müssten Wasser in die Vagina hochziehen. Oder stoppen Sie gegen Ende des Wasserlassens den Urinstrahl (nicht in der Mitte, das könnte zu einer Harnwegsinfektion führen). Die Muskeln, die Sie dazu anspannen, sind die Beckenbodenmuskeln. Diese Bewegung ist übrigens von außen nicht sichtbar.

Vorzüge des Beckenbodentrainings

Sie können zu jeder Zeit, an jedem Ort, in jeder Lage trainieren: beim Kochen, beim Warten an der Bushaltestelle oder im Rhythmus eines Liedes. Falls Sie an einer Stressinkontinenz leiden, werden Sie nach etwa sechs Wochen eine Verbesserung bemerken.

EINFACHE BECKENBODENGYMNASTIK

Diese Übungen sollten Sie dreimal täglich nacheinander ausführen. Vielleicht ist es hilfreich, zuerst mit den hinteren Muskeln zu beginnen und dann zu den vorderen zu wechseln.

1 MUSKELN ANSPANNEN

Setzen Sie sich bequem hin, mit geradem Rücken, Füße flach auf dem Boden. Gesicht und Körper bleiben locker. Spannen Sie die Beckenbodenmuskeln so fest an, wie Sie können, und halten Sie die Spannung für zehn Sekunden. Dann entspannen.

2 LANGSAM ANSPANNEN

Das Anspannen 9- bis 20-mal wiederholen und jedes Mal zehn Sekunden halten. Setzen Sie nicht die Bauch- oder Pomuskeln ein. Ruhen Sie sich zwischen den Spannungsphasen zehn Sekunden aus.

3 SCHNELL ANSPANNEN

Zum Schluss die Muskeln schneller anspannen. Folgen Sie dabei Ihrem Atemrhythmus: beim Einatmen anspannen, beim Ausatmen locker lassen. Zehnmal wiederholen.

Wenn Sie nicht genau wissen, ob Sie die richtigen Muskeln anspannen, führen Sie die Übungen in verschiedenen Positionen aus. Mit den hier gezeigten Beispielen können Sie sich ganz auf die betreffende Region konzentrieren und den Rest des Körpers entspannen.

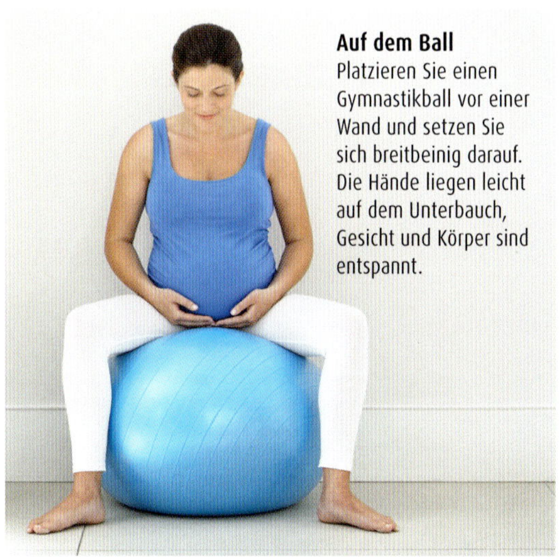

Auf dem Ball Platzieren Sie einen Gymnastikball vor einer Wand und setzen Sie sich breitbeinig darauf. Die Hände liegen leicht auf dem Unterbauch, Gesicht und Körper sind entspannt.

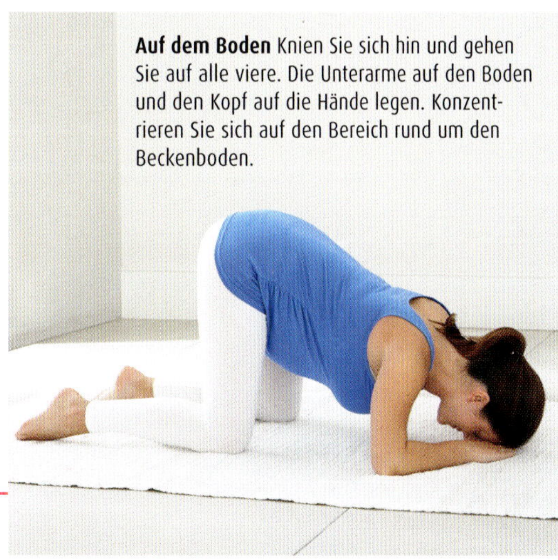

Auf dem Boden Knien Sie sich hin und gehen Sie auf alle viere. Die Unterarme auf den Boden und den Kopf auf die Hände legen. Konzentrieren Sie sich auf den Bereich rund um den Beckenboden.

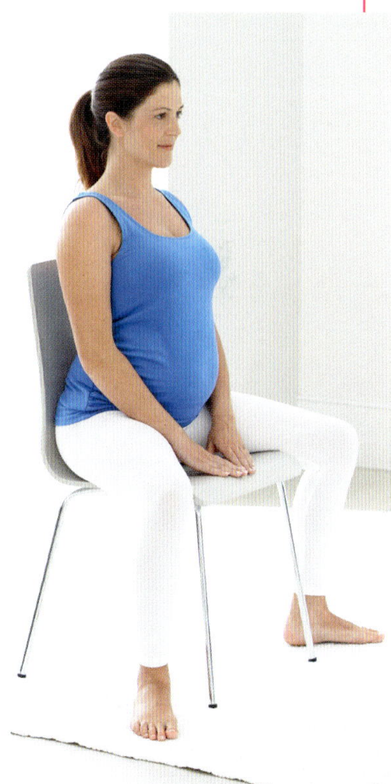

Auf dem Stuhl Setzen Sie sich aufrecht hin, die Knie auseinander, die Füße in einem Winkel, der maximale Stabilität garantiert. Die Hände liegen vor Ihnen auf dem Sitz. Entspannen Sie Gesicht und Körper und konzentrieren Sie sich auf den Beckenbereich.

F Muss ich das Joggen aufgeben? Ich will in der Schwangerschaft fit bleiben und mich gut fühlen.

Einige Sportarten – auch Joggen – können Sie weiter betreiben, sofern Sie sich dabei wohlfühlen und keine medizinischen Einwände bestehen. Wechseln Sie später zu weniger anstrengenden Sportarten.

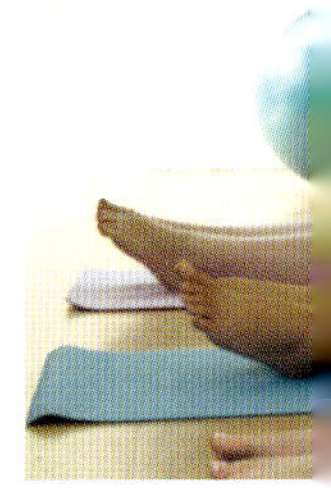

Sanfte Gymnastik belastet die Gelenke nur minimal.

Wenn Sie eine versierte Läuferin sind, können Sie im ersten Trimester und bis ins zweite Trimester hinein joggen, sofern alles in Ordnung ist und Sie sich dabei wohlfühlen. Vielleicht stellen Sie fest, dass Sie durch das schwerer werdende Baby und wegen der Verlagerung Ihres Schwerpunkts nicht mehr so weit oder so schnell laufen mögen wie vorher und dass Sie schneller ermüden. Laufen Sie nicht auf unebenem oder vereistem Boden, um Stürze zu vermeiden. Sprechen Sie nach der 12. Woche mit Arzt oder Hebamme ab, wie lange das Joggen noch unbedenklich für Sie ist.

Bei jeder anstrengenderen Sportart sollten Sie ein paar Regeln befolgen: Langsam aufwärmen und abkühlen und sich nicht überdehnen. Anders als Muskeln, die nach der Geburt ihre Form wiedererlangen, erholen sich Bänder nach einer Überdehnung nicht mehr. Bleiben Sie beim Training unterhalb Ihres üblichen Niveaus; Sie sollten noch in der Lage sein, sich dabei zu unterhalten. Wenn Sie sich überhitzen, leidet Ihr Baby, denn es kann seine Temperatur nicht selbst regulieren. Geraten Sie außer Atem, kann es sein, dass der Fötus für kurze Zeit weniger Sauerstoff erhält. Trinken Sie beim Sport unbedingt genug: Dehydrierung kann zu vorzeitigen Wehen führen.

Beginnen Sie nicht mit sehr anstrengenden, besonders riskanten oder mit Kontaktsportarten, wenn Sie vor der Schwangerschaft wenig oder keinen Sport gemacht haben.

Schon gewusst?

Sport bringt die Nervenbotenstoffe (Transmitter) im Gehirn dazu, Endorphine auszuschütten. Diese »Glückshormone« erfüllen mehrere physiologische Funktionen: Unter anderem lösen sie positive Gefühle aus, reduzieren Stress und heben Ihre Stimmung.

WELCHE SPORTARTEN SIND GEEIGNET UND WIE LANGE?

Sport ist wunderbar geeignet, um für Schwung und gute Laune zu sorgen. In jedem Trimester gibt es jedoch bestimmte Grenzen und Regeln einzuhalten.

SPORT	PRO & CONTRA	ERSTES & ZWEITES TRIMESTER
Schwimmen	Stärkt Herz, Lunge und Muskeln. Das Wasser trägt Ihr Gewicht und hält die Körpertemperatur stabil.	Ideal für jedes Fitnesslevel. Melden Sie sich am besten zum Wasser-Aerobic an.
Badminton	In gemäßigter Form nicht zu anstrengend, stärkt Herz und Kreislauf.	Beginnen Sie nicht damit, wenn Sie es vorher nicht gemacht haben. Wählen Sie andere Alternativen.
Rad fahren	Trainiert Herz und Kreislauf, während das Rad Ihr Gewicht trägt.	Fangen Sie langsam an und überanstrengen Sie sich nicht. Führen Sie danach Dehnübungen durch.
Golf	Trainiert die Rumpfmuskulatur, verbessert die Stabilität und stärkt Herz und Kreislauf.	Machen Sie ruhig weiter, wenn Sie schon regelmäßig Golf spielen, aber dehnen Sie sich gut und überanstrengen Sie sich nicht.
Fitness	Im Fitnesstudio gibt es jede Menge Geräte und Kurse für Muskel- und Kardiotraining.	Stellen Sie die Geräte auf moderate Intensität ein, trainieren Sie nur mit leichten Gewichten.
Wandern & Klettern	Wandern trainiert Muskeln und Ausdauer. Klettern wird nicht empfohlen.	Konsultieren Sie erst den Arzt, bevor Sie wandern gehen. Wählen Sie ebenes Gelände und die richtige Ausrüstung (geeignete Schuhe und Wanderstöcke).
Pilates	Spezielles Training der Körpermitte – Bauch, Beckenboden und Rücken – verbessert Haltung, Kraft und Ausdauer, ohne die Gelenke zu belasten.	Ideal für alle Fitnesslevels, aber sprechen Sie vorher mit dem Trainer, wenn Sie noch nie Pilates gemacht haben. Besuchen Sie einen Kurs speziell für Schwangere.
Walking & Power-Walking	Stärkt Herz und Lunge, verbessert die Muskelspannung.	Walken Sie als Anfängerin dreimal pro Woche 30 Minuten. Wenn Sie fit genug sind, probieren Sie Power-Walking (sehr flottes Gehen).
Yoga	Vermittelt Atem-, Bewegungs-, Dehn- und Entspannungstechniken und stärkt die Muskeln. Vermeiden Sie Bikram Yoga (Hot Yoga).	Ideal für alle Fitnesslevels. Sprechen Sie aber mit dem Trainer, wenn Sie vorher noch nie Yoga gemacht haben.
Tanzen	Gut für Herz und Kreislauf, kann aber die Gelenke belasten. Ein Fuß sollte immer am Boden bleiben. Vermeiden Sie Sprünge.	Machen Sie weiter, wenn Sie regelmäßig tanzen, aber bleiben Sie unterhalb Ihres üblichen Trainingsniveaus.
Joggen	Gut für Kreislauf und Muskeln, aber belastend für die Gelenke.	Als versierte Joggerin können Sie weiterhin laufen, aber hören Sie dabei auf Ihren Körper.
Tennis	Ein gutes Kardiotraining, aber schnelle Richtungswechsel belasten die Gelenke.	Spielen Sie nur, wenn Sie äußerst fit und erfahren sind. Probieren Sie Alternativen.

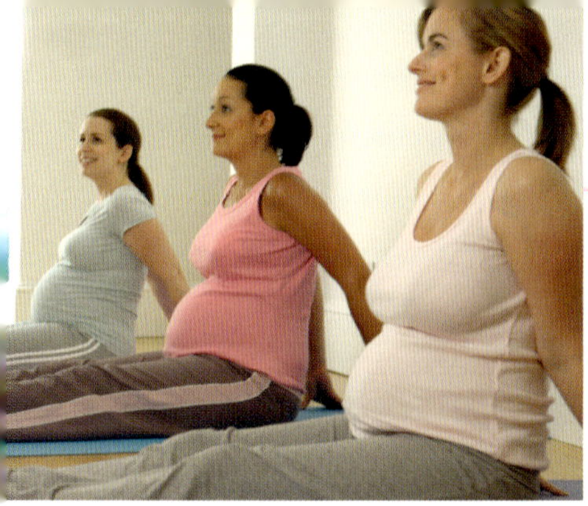

LEGENDE

- Nicht anstrengend
- Etwas anstrengend
- Sehr anstrengend

DRITTES TRIMESTER	WANN AUFHÖREN
Hören Sie auf Ihren Körper und muten Sie sich nicht zu viel zu.	Bis zur Geburt möglich.
Steigen Sie eventuell um auf ein Liegefahrrad.	Bei Müdigkeit oder Schwindel.
Nur weitermachen, wenn Arzt oder Hebamme es erlauben.	Wenn Sie sich müde oder zu schwer fühlen.
Wählen Sie unbedenkliche Geräte. Besuchen Sie Kurse für Schwangere.	Bei Müdigkeit oder Schwindel.
Nur weitermachen, wenn Arzt oder Hebamme es erlauben.	Bei Müdigkeit oder Schwindel.
Konzentrieren Sie sich auf Atem- und Entspannungsübungen.	Kann moderat bis zur Geburt betrieben werden.
Hören Sie auf Ihren Körper und gehen Sie langsamer, wenn er es verlangt.	Walking kann bis zur Geburt betrieben werden.
Nach der 16. Woche nicht mehr flach auf den Rücken legen, sonst droht eine Ohnmacht.	Kann moderat bis zur Geburt betrieben werden.
Nur weitermachen, wenn Arzt oder Hebamme es erlauben.	Bei Müdigkeit oder Schwindel.
Nur joggen, wenn Arzt oder Hebamme es erlauben.	Bei Müdigkeit oder Schwindel.

F Kann Sex dem Baby schaden?

Es liegen keine medizinischen Beweise vor, dass Sex in der Schwangerschaft dem Ungeborenen schadet. Auch im 3. Trimester dürfen Sie Sex genießen. Durch Geschlechtsverkehr besteht weder die Gefahr einer Fehl- noch einer Frühgeburt. Vom Beginn der Schwangerschaft an ist Ihr Baby gut geschützt: Ihr Gebärmutterhals ist mit einem dicken Schleimpfropf versiegelt und später wirkt das Fruchtwasser, in dem es schwimmt, wie ein Stoßdämpfer. Bei Komplikationen wie starken vaginalen Blutungen oder wenn die Fruchtblase geplatzt ist, sollten Sie jedoch keinen Sex haben und sofort den Arzt aufsuchen.

Mehr Lust auf Sex

Rein körperlich dürfte sich Sex im ersten Trimester nicht anders anfühlen als sonst, aber wenn Sie unter Übelkeit leiden oder chronisch müde sind, werden Sie vermutlich nicht viel Lust darauf haben. Bei künstlicher Befruchtung oder einer vorausgegangenen Fehlgeburt sind Sie und Ihr Partner vielleicht skeptisch, ob Geschlechtsverkehr jetzt passend ist. Beruhigen Sie sich gegenseitig und kuscheln Sie miteinander, bis Sie beide wieder Lust verspüren.

Wenn im zweiten Trimester Ihr Körper seine Form verändert, finden sich manche Frauen nicht mehr sexy. Sie sollten aber jetzt wieder mehr Energie haben und entspannter sein, was die Sicherheit des Babys angeht, sodass auch die Libido zurückkehrt. Durch die erhöhte Blutmenge in Ihrem Körper sind Sie sogar empfindsamer und kommen leichter zum Orgasmus. Bewegt sich das Baby nach dem Sex, liegt das wahrscheinlich an dem Adrenalin, das während des Orgasmus ausgeschüttet wird.

Im dritten Trimester kann es während des Orgasmus zu Braxton-Hicks-Kontraktionen kommen, die bis zu einer halben Stunde anhalten können. Wenn sie jedoch nicht mehr aufhören und Sie sich Sorgen machen, kontaktieren Sie Ihre Hebamme.

F Ich denke ständig an die Geburt. Wie soll ich sie überstehen und wie kann ich jemals Mutter sein?

Es ist schwer, nicht an die Zukunft zu denken, aber wenn das Baby wächst und Ihr Körper sich verändert, passt sich auch Ihre Gefühlslage an. Ihre Hormone reagieren bereits auf das neue

Schwangerschaftsgymnastik ist mehr als nur eine körperliche Betätigung: Im Kurs lernen Sie andere **werdende Mütter** kennen, mit denen Sie sich austauschen und neue Freundschaften schließen können.

Leben in Ihnen und bereiten Ihren Körper langsam auf die Geburt vor. Manchmal jedoch hinkt das Denken den natürlichen Instinkten hinterher. Dass Sie sich wohlfühlen, ist aber enorm wichtig, denn Sie sollten in der bestmöglichen Verfassung sein, um Ihr Kind zur Welt zu bringen und danach für es zu sorgen. Konzentrieren Sie sich im Moment nur auf die Gegenwart. Fit bleiben, gesund essen und Stress vermeiden sind jetzt Ihre wichtigsten Aufgaben. Entspannen Sie sich so oft wie möglich und sprechen Sie mit dem Arzt oder der Hebamme über Ihre Ängste und Sorgen. Machen Sie sich bewusst, dass Sie das Wunder der Schwangerschaft erleben und in Ihnen ein neues Leben heranwächst.

F Ich bin noch immer schockiert, dass ich schwanger bin. Werde ich mich irgendwann darüber freuen können?

Keine Sorge, wenn Sie am Anfang keine Freude empfinden. Die ersten Wochen sind eine seltsame Zeit, in der Sie schon mit ersten Schwangerschaftsbeschwerden kämpfen, Angst vor der Zukunft haben und dennoch von dem Baby noch nicht wirklich viel spüren. Manchmal entstehen negative Gefühle teilweise auch dadurch, dass Sie alles noch eine Weile geheim halten müssen. Wenn Sie Ihre Schwangerschaft bekannt geben dürfen und sich körperlich wieder besser fühlen, sollte der Schockzustand verschwinden. Tun Sie sich inzwischen selbst etwas Gutes: Verwöhnen Sie sich mit Bädern und Massagen oder organisieren Sie Feste, auf die Sie sich freuen. Lösen sich die Angst- und Schockgefühle nicht auf, sprechen Sie mit Ihrem Arzt. Es könnte sich um eine Tokophobie handeln, die Angst vor Schwangerschaft und Geburt.

Wenn Sie in der Schwangerschaft mehr **Unterstützung** suchen, werden Sie in **Internetforen** für werdende Mütter sicher fündig. Vielleicht möchten Sie diesem wunderbar aufbauenden und hilfsbereiten **sozialen Netzwerk** sogar auch nach der Geburt treu bleiben.

F Ich werde alleinerziehend sein. Schaffe ich das? Und wie kann ich mich darauf vorbereiten?

Alle jungen Mütter haben Angst, es nicht zu schaffen. Diese Sorge wird noch verstärkt, wenn scheinbar niemand da ist, mit dem man sie teilen kann. Sie sind aber nicht allein. Sprechen Sie zunächst mit engen Freunden, der Familie und mit Ihrer Hebamme über Ihre Gefühle. Sie alle werden Ihnen ihren Beistand zusichern.

Beginnen Sie zusätzlich noch vor der Geburt des Babys mit dem Aufbau eines Netzwerks. Suchen Sie sich eine Begleitung für die Geburt und besprechen Sie gemeinsam Ihren Geburtsplan. Fragen Sie die Menschen, die Ihnen am nächsten stehen, ob sie Ihnen in den ersten Wochen nach der Geburt zur Hand gehen können. Es geht dabei nicht nur um praktische Dinge wie Einkaufen oder Saubermachen, sondern auch um seelischen Beistand. Nicht zuletzt sollten sie sich manchmal um das Baby kümmern, damit Sie etwas Zeit für sich haben.

Sprechen Sie Ihre Hebamme darauf an, ob sie Sie mit anderen alleinerziehenden werdenden Müttern bekannt macht, oder suchen Sie online nach Alleinerziehendengruppen in Ihrer Gegend. Informieren Sie sich auch über Hilfen vom Staat. Scheuen Sie sich nie, um Hilfe zu bitten und sie anzunehmen.

Bereiten Sie sich auf die Zeit nach der Geburt vor: Richten Sie Kleidung, Bettchen und Zubehör für das Baby her. Kochen Sie nahrhafte Gerichte vor und frieren Sie sie ein – alles, wofür man nur eine Gabel oder einen Löffel braucht, ist gut geeignet. Je besser alles vorbereitet ist, desto mehr Zeit haben Sie nach der Geburt für Ihr Baby.

F Wie teuer ist so ein Baby? Ich weiß nicht, ob ich mir das leisten kann.

Wahrscheinlich fühlt man sich finanziell nie richtig bereit für ein Baby. Wenn Sie realistisch an die Sache herangehen, müssen die Ausgaben gar nicht groß sein.

Alle Eltern wollen nur das Beste für ihr Kind. Dennoch sollten Sie keine übertriebenen Erwartungen haben, was das Baby braucht, oder immer nur auf dem Besten bestehen. Vielleicht haben Sie klare Vorstellungen von dem Leben, das Sie Ihrem Kind bieten wollen, und machen sich Sorgen, dass das nicht möglich sein könnte. Aber alles, was Ihr Neugeborenes braucht, ist Ihre Nähe sowie Nahrung, Wärme und trockene Windeln. Sie müssen nicht jedes Teil der Erstausstattung neu kaufen. Babys wachsen so schnell aus allem heraus, dass Sie viele gebrauchte Sachen in guter Qualität auf Baby-Flohmärkten oder im Internet erstehen können. Sie werden außerdem angenehm überrascht sein, wie viele Sachen Sie geschenkt bekommen werden – und wie viel Geld Sie dadurch sparen, dass Sie zu Hause bleiben.

Natürlich wirkt sich ein Baby auf das Einkommen aus. Sie müssen die Kinderbetreuung finanzieren, wenn Sie wieder arbeiten gehen wollen. Und je größer Kinder werden, desto teurer werden sie. Besprechen Sie Ihre Finanzlage am besten mit Ihrem Partner, sodass Sie sich beide etwaiger Probleme und der Verantwortung, die vor Ihnen liegt, bewusst sind.

Richten Sie ein gemeinsames **»Babykonto«** ein und fangen Sie jetzt schon an, für die Zukunft Ihres Kindes zu sparen.

FINANZ-CHECKLISTE

Bringen Sie so bald wie möglich Ihre Finanzen in Ordnung, sodass alles geregelt und gut angelegt ist, bis das Baby da ist.

HAUSHALTSBUDGET

Monatliche Ausgaben auflisten Streichen Sie an, wo Sie Geld einsparen könnten – vielleicht die Mitgliedschaft im Fitnesscenter, die Sie kaum nutzen, oder unnötige Käufe. Haben Sie und Ihr Partner getrennte Konten, überlegen Sie gemeinsam, wie Sie Rechnungen aufteilen oder am kosteneffektivsten bezahlen können. Vielleicht möchten Sie auch ein »Babykonto« einrichten.

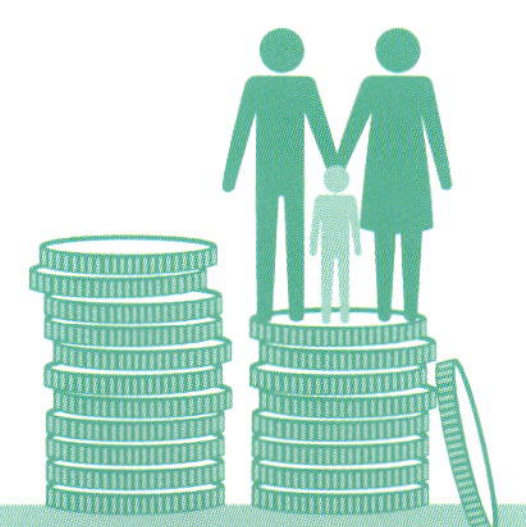

VERSICHERUNGEN & KREDITE

Versicherungen und Kredite prüfen Vielleicht lassen sich teure Kredite durch günstigere ablösen. Sehen Sie auch Ihre Versicherungsverträge durch: Manche von ihnen können sich als komplett überflüssig herausstellen.

BABYAUSSTATTUNG

Eine Liste erstellen Nehmen Sie nur wichtige Sachen auf und denken Sie nach, bevor Sie etwas kaufen: Ein protziger Kinderwagen kann unpraktisch sein, ein Windeleimer wird vielleicht nie benutzt. Fragen Sie Freunde und Verwandte nach Sachen, die Sie sich leihen können, oder kaufen Sie Secondhand-Ware. Babybettmatratze, Mulltücher und Wickelauflage sollten allerdings neu sein.

F Wird sich mit einem Baby die Beziehung zu meinem Partner für immer verändern?

Zweifellos verändert die Ankunft eines Babys die Dynamik einer Beziehung. Doch das kann positive Auswirkungen haben.

Es ist ganz normal, dass Sie sich Sorgen über bevorstehende Veränderungen machen und Angst haben, die kostbare Intimität zu verlieren, die Sie momentan mit Ihrem Partner genießen. Ob das Baby nun geplant war oder nicht – und auch, wenn Sie sich schon darauf freuen, eine Familie zu gründen –, die Beziehung zu Ihrem Partner wird sich unvermeidlich weiterentwickeln, wenn Sie Eltern werden.

Es lohnt sich, über die Gefühle zu sprechen, die Sie bezüglich der Veränderungen in Ihrer Beziehung haben. Ist Ihre Beziehung stark, schöpfen Sie Kraft aus der Tatsache, dass Sie den Prozess des Kennenlernens schon hinter sich haben und jeder die Eigenschaften und den Charakter des anderen kennt. Sie können sich aufeinander verlassen und sich gegenseitig im Leben stützen und helfen.

Miteinander sprechen

Suchen Sie bewusst das Gespräch miteinander, um über das zu reden, was Sie beschäftigt. Das kann die Sorge sein, dass Sie nach der Geburt nicht mehr genug Zeit füreinander haben werden oder wie die Hausarbeit aufgeteilt wird oder wie das Baby erzogen werden soll.

Wenn Sie Angst davor haben, Eltern zu sein, lassen Sie sich gesagt sein, es ist nicht so schwer, wie Sie denken. Sie werden sich an diese neue Rolle gewöhnen, auch wenn es etwas dauert. Studien ergaben, dass es mindestens vier Monate dauert, bis Eltern Routine entwickeln und sicher im Umgang mit Ihrem Baby sind.

Kommunizieren Sie offen und zollen Sie sich gegenseitig **Respekt,** während Sie sich auf die Elternrolle vorbereiten.

DISKUSSIONSTHEMEN

Sprechen Sie über Ihre Erwartungen an das zukünftige Familienleben, damit jeder von Ihnen weiß, wie die Paarbeziehung auch als Eltern aufrechterhalten werden kann.

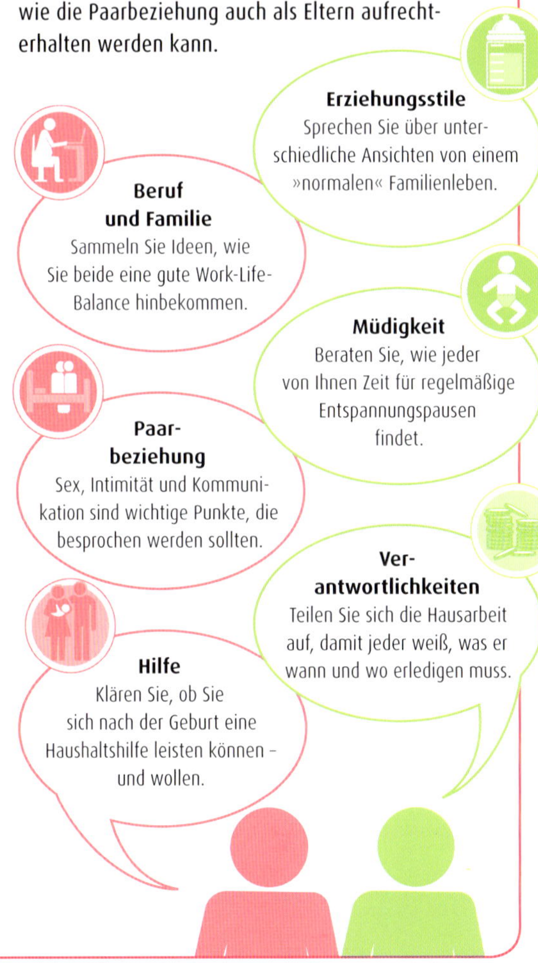
Erziehungsstile
Sprechen Sie über unterschiedliche Ansichten von einem »normalen« Familienleben.
Beruf und Familie
Sammeln Sie Ideen, wie Sie beide eine gute Work-Life-Balance hinbekommen.
Müdigkeit
Beraten Sie, wie jeder von Ihnen Zeit für regelmäßige Entspannungspausen findet.
Paarbeziehung
Sex, Intimität und Kommunikation sind wichtige Punkte, die besprochen werden sollten.
Verantwortlichkeiten
Teilen Sie sich die Hausarbeit auf, damit jeder weiß, was er wann und wo erledigen muss.
Hilfe
Klären Sie, ob Sie sich nach der Geburt eine Haushaltshilfe leisten können – und wollen.

F Ich bin so gestresst. Schadet das dem Baby?

Es ist ganz natürlich, dass Sie sich sorgen, wie Ihr Leben mit einem Baby weitergehen soll. Es gibt wahrscheinlich keine Frau, die nicht an irgendeinem Punkt ihrer Schwangerschaft aufgeregt und ängstlich war und sich absolut unfähig fühlte. Ein neues Leben zu erschaffen ist eine magische Zeit, die aber auch von Unvorhersehbarkeiten und Veränderungen geprägt wird. Falls Sie berufstätig oder gesellschaftlich sehr engagiert sind, ist es nur verständlich, dass die Vorstellung, was alles noch vor der Geburt zu erledigen ist, Sie gehörig unter Druck setzt.

Wenn Sie gestresst sind, produziert Ihr Körper größere Mengen des Hormons Cortisol. Bis jetzt ist noch nicht geklärt, ob sich ein hoher Cortisolspiegel über einen längeren Zeitraum auf das Ungeborene auswirkt: Einige Studien ergaben, dass konstanter Stress den Fötus nur minimal beeinflusst, andere, dass er eine Gefahr für das Baby darstellt. Wir alle stehen manchmal unter Stress, aber es ist wichtig, dass Sie sich nicht von ihm überwältigen lassen. Versuchen Sie, in der Gegenwart zu leben, lernen Sie zu delegieren, ruhen Sie sich sooft es geht aus und treiben Sie moderaten Sport. Das ist der beste Weg, um Stress zu bekämpfen.

Wenn der Stress in Angst umschlägt, Sie keinen Appetit mehr haben und sich für nichts mehr interessieren, wenn Sie viel weinen und sich lethargisch fühlen, haben Sie vielleicht eine vorgeburtliche Depression. Diese ist zwar weniger bekannt als die Wochenbettdepression (Seite 263), trifft aber vermutlich mehr Frauen, als man glaubt, weil Schwangere ihre negativen Gefühle oft verstecken. Wenn Sie davon betroffen sind, sprechen Sie mit Ihrem Arzt sowie mit Familie und/oder Freunden darüber.

F Ich freue mich auf unser Baby, aber mein Partner nicht. Wie wecke ich seine Begeisterung?

Es klingt banal, aber versuchen Sie Ihren Partner sooft es geht einzubeziehen. Ermuntern Sie ihn zum Beispiel, Ihren Babybauch zu streicheln und mit dem Baby zu sprechen: Etwa ab der 24. Woche kann der Fötus hören, was außerhalb des Bauches vor sich geht. Bedenken Sie auch, dass das, was Sie für mangelnde Begeisterung halten, vielleicht nur Angst vor der Verantwortung ist. Sprechen Sie deshalb mit Ihrem Partner über seine Gefühle. Für Sie ist die Schwangerschaft ein lebendiger Teil von Ihnen, für Ihren Partner hat sie jedoch wahrscheinlich etwas Irreales. Halten Sie durch: Viele Partner zeigen erst dann Begeisterung und Engagement, wenn sie ihren Nachwuchs im Arm halten.

F Wie kann ich mich auf Wehen und Geburt vorbereiten?

Die Vorgehensweise bei einer Geburt hat sich in den letzten Jahrzehnten stark verändert. Heute ist es völlig akzeptabel, mehrere Techniken und Positionen auszuprobieren, um den Schmerz zu lindern und möglichst entspannt eine positive Geburt zu erleben. Das Beherrschen der verschiedenen Techniken verleiht Ihnen Sicherheit, wenn der große Tag kommt.

Körperliche Vorbereitung

Dank der Pionierarbeit einiger Geburtsexperten (siehe gegenüberliegende Seite) ist es nicht mehr Standard, Schwangere während der Wehen im Bett zu halten. Herumgehen und eine aufrechte Haltung können die Wehendauer verkürzen. Es lohnt sich also, während der Schwangerschaft Kniebeugen zu trainieren (siehe gegenüber), um Beine und Oberschenkel für eine Geburt im Stehen zu kräftigen. Ein weiterer effektiver Weg zum Umgang mit dem Schmerz ist die »Wehenatmung«. Üben Sie die verschiedenen Atemtechniken in der Schwangerschaft regelmäßig, damit Sie damit vertraut sind, wenn die Geburtswehen einsetzen.

Geistige Vorbereitung

Wenn die Geburt beginnt, verstärkt das Hormon Oxytocin die Kontraktionen des Uterus, um die Geburt zu beschleunigen. Endorphine machen Sie ruhig und konzentriert und lindern die Schmerzen. Diese körpereigenen Stoffe wirken am besten, wenn Sie möglichst entspannt sind, denn wenn Sie Angst haben, verringert das Stresshormon Adrenalin den Effekt. Vielen Frauen erleichtern Techniken wie Hypnogeburt, Audioanalgesie, Visualisierung, Meditation und Entspannungsübungen (Seite 228–229) die Entbindung – sie vermitteln ihnen gleichzeitig ein Gefühl des geistigen Wohlbefindens.

ATEMTECHNIKEN

Das bewusste Verändern der Atmung während der Wehen hilft, Sauerstoff in den Blutkreislauf zu pumpen, sodass Sie ruhig und entspannt genug bleiben, um mit den Schmerzen umzugehen. Besonders wichtig ist dabei, richtig auszuatmen.

1 **Gegen Ende der Eröffnungsphase** atmen Sie am Anfang und Ende einer Wehe tief, langsam und gleichmäßig, auf dem Höhepunkt der Wehe dagegen flach.

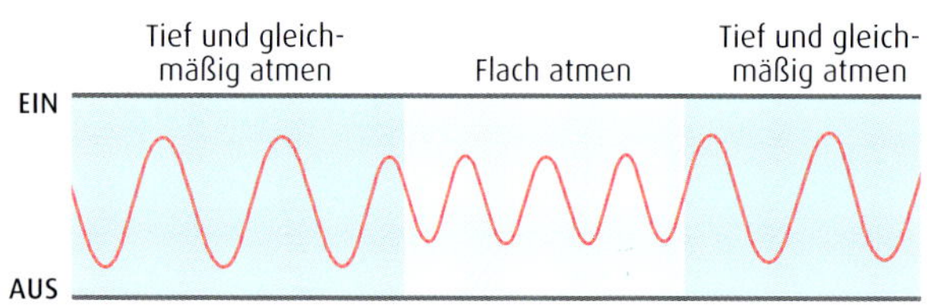

2 **In der Übergangsphase,** wenn die Wehen intensiv werden, Sie aber nicht zu früh pressen sollten, atmen Sie zwei-, dreimal kurz, blasen den Atem aus (siehe rechts) und atmen am Ende der Wehe langsam aus.

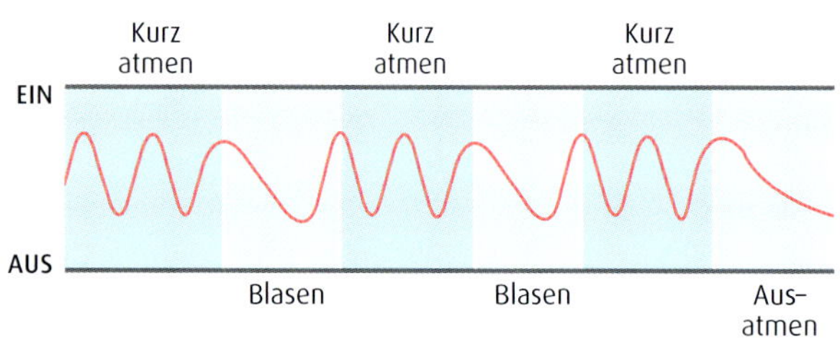

3 **In der Austreibungsphase** atmen Sie tief ein und halten den Atem an, während Sie sanft schieben. Atmen Sie nach jedem Pressen tief und gleichmäßig.

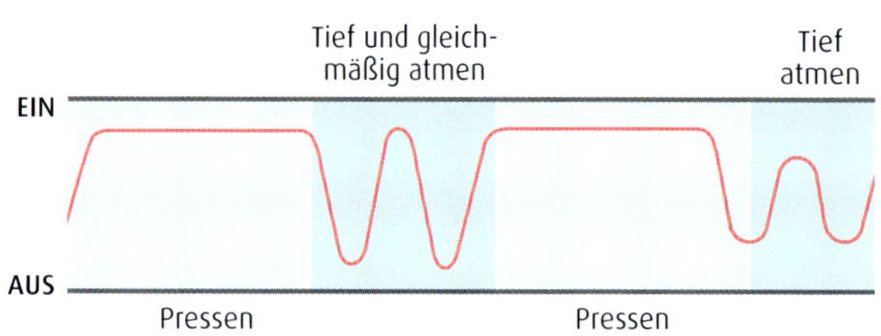

Tipps zur Atmung

» Beginnen Sie mit dem Üben der Atemtechniken so früh wie Sie möchten, damit Sie damit vertraut sind, wenn die Geburt beginnt.
» Atmen Sie ruhig durch die Nase ein und versuchen Sie, die Muskeln zu entspannen. Konzentrieren Sie sich auf das Ausatmen: Stoßen Sie die Luft langsam durch den Mund aus und stellen Sie sich dabei vor, wie Sie den Wehenschmerz ausstoßen. Ist Ihre Schmerzgrenze erreicht, scheuen Sie sich nicht, um Medikamente zu bitten.

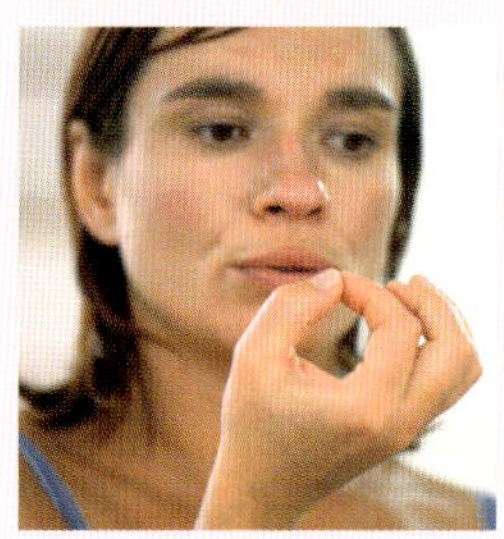

Richtig ausatmen
Halten Sie eine Hand etwa 30 cm vom Mund entfernt und legen Sie Daumen und Zeigefinger aneinander. Sie atmen richtig aus, wenn Sie die Atemluft kühl an Ihren Fingern spüren. Das hilft vor allem bei intensiveren Wehen.

ARTEN DER VORBEREITUNG

Wenn Sie sich für eine oder mehrere dieser Techniken interessieren, sollten Sie sich über das Kursangebot in Ihrer Region informieren.

Seele

» Hypnogeburt ist eine Form der Selbsthypnose, bei der Sie durch Atem- und Entspannungstechniken bewusst Ihr Geburtserlebnis steuern. Sie fallen dabei nicht in Trance, sondern bleiben die ganze Zeit wach und konzentriert.

» Audioanalgesie hilft mit einer Kombination aus Musik und weißem Rauschen, den Schmerz zu kontrollieren und zu lindern.

Geist

» Durch Entspannung, Meditation und Achtsamkeit zentrieren Sie Ihre Gedanken und blenden alles aus, was um Sie herum vorgeht. Sie bleiben dabei wach und konzentriert (siehe unten). Legen Sie sich bequem an einem ruhigen Ort hin. Strecken Sie sanft Arme, Beine, Schultern und Hals. Schließen Sie die Augen, atmen Sie regelmäßig und konzentrieren Sie sich auf etwas, das Sie lieben.

Körper

» Die hockende Position öffnet das Becken und erleichtert dem Baby den Weg durch den Geburtskanal. Stellen Sie sich aufrecht vor die Lehne eines standfesten Stuhls. Die Füße stehen hüftbreit auseinander, die Zehen zeigen leicht nach außen, die Hände liegen auf der Stuhllehne. Beugen Sie die Knie, bis Sie in der Hocke sind. Ihr Gewicht ruht auf den Fersen. Stemmen Sie sich mit den Oberschenkeln wieder hoch. Fünfmal wiederholen.

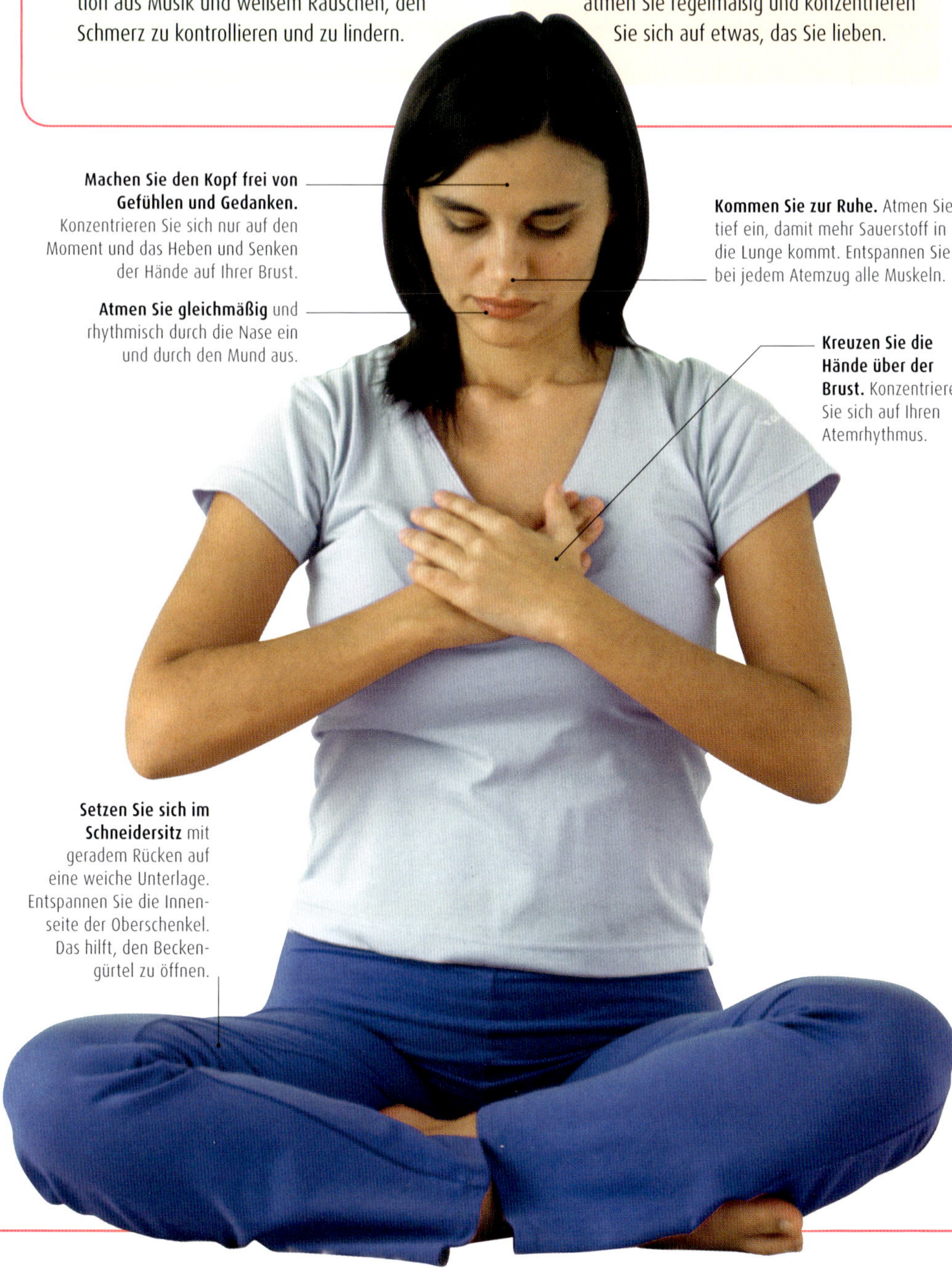
Machen Sie den Kopf frei von Gefühlen und Gedanken. Konzentrieren Sie sich nur auf den Moment und das Heben und Senken der Hände auf Ihrer Brust.
Atmen Sie gleichmäßig und rhythmisch durch die Nase ein und durch den Mund aus.
Kommen Sie zur Ruhe. Atmen Sie tief ein, damit mehr Sauerstoff in die Lunge kommt. Entspannen Sie bei jedem Atemzug alle Muskeln.
Kreuzen Sie die Hände über der Brust. Konzentrieren Sie sich auf Ihren Atemrhythmus.
Setzen Sie sich im Schneidersitz mit geradem Rücken auf eine weiche Unterlage. Entspannen Sie die Innenseite der Oberschenkel. Das hilft, den Beckengürtel zu öffnen.

Entspannung lernen Versuchen Sie sich ganz auf Ihren natürlichen Atemrhythmus zu konzentrieren, um Emotionen und Gedanken mit den körperlichen Empfindungen zu verbinden. Je entspannter Sie sind, desto weniger Schmerzen werden Sie haben.

PIONIERE DER GEBURT

Vielleicht inspirieren Sie die Schriften einiger Vordenker der Geburtshilfe auf Ihrer Suche nach einer Geburtstechnik, die Ihnen zusagt.

» **Dr. Fernand Lamaze** erforschte effektive Entspannungs- und Atemtechniken, die heute »Lamaze-Methode« genannt werden.

» **Frédérick Leboyer** ist es wichtig, das Trauma der Geburt zu reduzieren. Nach seiner Meinung müssen Babys in einer ruhigen Atmosphäre geboren und ihren Müttern auf den Bauch gelegt werden, bevor die Nabelschnur durchgeschnitten wird. Er befürwortet außerdem die Wassergeburt.

» **Sheila Kitzinger** erreichte, dass Frauen während der Geburt mehr Kontrolle erhalten. Sie setzte sich dafür ein, unnötige medizinische Eingriffe zu vermeiden, sodass die Geburt zu einem positiven Erlebnis wird.

» **Michel Odent** fördert aktive Geburtstechniken, weil dadurch weniger Schmerzmittel und nur wenige Kaiserschnitte nötig werden.

F Welchen Sport kann ich sofort nach der Geburt machen?

Auch wenn Sie sich danach sehnen, die überflüssigen Pfunde nach der Schwangerschaft schnell wieder loszuwerden, sollten Sie es bis zur Nachuntersuchung nach sechs Wochen langsam angehen lassen.

Eine Geburt hat extreme Auswirkungen auf den Körper und es dauert eine Weile, bis Sie Ihre frühere Kraft und Belastbarkeit wiedererlangt haben. Es ist zwar gut, so bald wie möglich nach der Geburt wieder aktiv zu werden, doch allgemein wird dazu geraten, nicht vor der Nachuntersuchung (sechs Wochen nach der Geburt) wieder auf demselben Niveau wie vor der Schwangerschaft zu trainieren. Ihre Bauchmuskeln (siehe gegenüberliegende Seite) sind stark gedehnt und durch den weiterhin relativ hohen Relaxinspiegel sind Ihre Bänder noch locker. Jetzt ein hochanstrengendes Training zu absolvieren könnte zu schweren Dauerschäden an Ihren Gelenken führen. Ihr Wochenfluss (Lochien) verstärkt sich oder wird hellrot, wenn Sie zu schnell nach der Geburt zu hart trainieren – ein Warnzeichen, dass Sie Ihre Aktivitäten einschränken sollten. Um Infektionen zu verhindern, sollten Sie frühestens sieben Tage nach Ende des Wochenflusses wieder schwimmen gehen. Wenn Sie eine Dammnaht oder einen Kaiserschnitt hatten, müssen Sie damit länger warten. Alles, was über leichte Gymnastik und Beckenbodentraining hinausgeht, ist bis zur Nachuntersuchung nicht sinnvoll. Tägliches Spazierengehen ist gut für den Kreislauf und stärkt die Ausdauer. Halten Sie aber beim Kinderwagenschieben den Rücken gerade.

Beckenboden- und Dehnübungen

Um die Beckenbodenmuskeln so schnell wie möglich wieder in Form zu bringen, sollten Sie auch nach der Geburt Ihre Übungen forsetzen (Seite 66–67). Spüren Sie die Muskeln nicht mehr, üben Sie zunächst auf einem Gymnastikball. Sie müssen die Anzahl der Anspannungen jetzt nicht mehr wie vor der Geburt beschränken – je mehr Sie schaffen, desto besser. Sie können auch mit leichten Dehn- und Kräftigungsübungen beginnen (siehe unten), um die großen Muskelgruppen zu trainieren, dem Körper bei der Erholung von der Geburt zu helfen und lästige Schmerzen oder Steifheit zu beseitigen.

ÜBUNGEN FÜR DIE ERSTEN SECHS WOCHEN

Diese sanften Übungen stärken die unteren Bauchmuskeln und dehnen den Körper nach der Geburt, selbst wenn Sie einen Kaiserschnitt hatten. Beginnen Sie in den ersten Tagen mit wenigen Wiederholungen und steigern Sie die Anzahl im Lauf der sechs Wochen immer weiter.

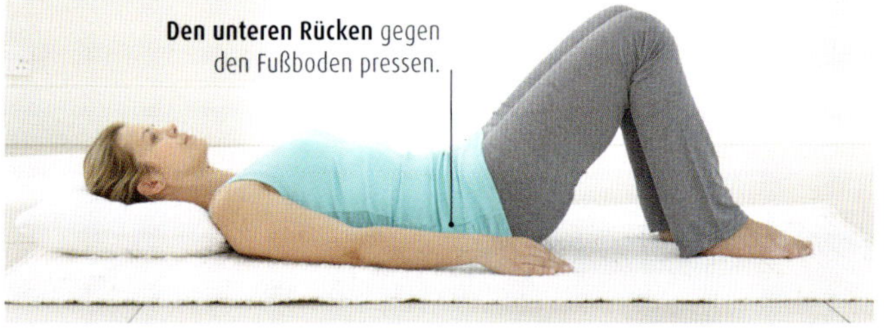
Den unteren Rücken gegen den Fußboden pressen.

Becken kippen Legen Sie sich auf den Boden, Kopf und Schultern ruhen auf einem Kissen, die Arme liegen entspannt an den Seiten. Die Knie sind aufgestellt, beide Füße flach auf dem Boden. Drücken Sie nun beim Ausatmen den unteren Rücken 10 Sekunden lang gegen den Fußboden, dann locker lassen und entspannen. Anfangs 3–4 Wiederholungen, allmählich bis auf 24 Wiederholungen steigern.

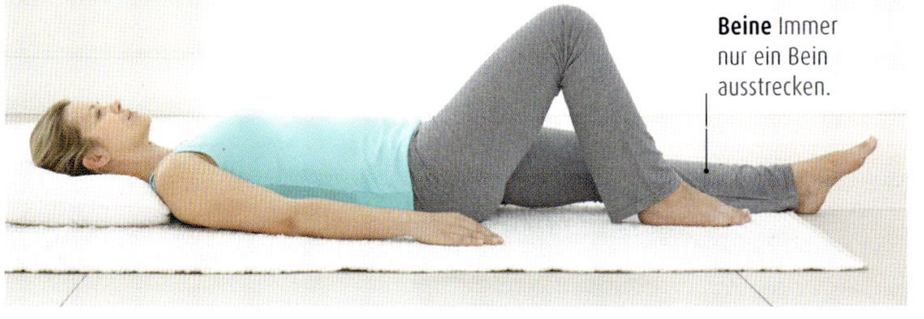
Beine Immer nur ein Bein ausstrecken.

Beine schieben Legen Sie sich flach auf den Rücken. Kopf und Schultern ruhen auf einem Kissen, die Arme liegen an den Seiten. Die Knie sind gebeugt, die Füße flach auf dem Boden. Atmen Sie aus und schieben Sie einen Fuß nach vorne, bis das Bein flach auf dem Boden liegt. Beim Einatmen ziehen Sie das Knie wieder an. Mit dem anderen Bein genauso verfahren. Mit 3–4 Wiederholungen beginnen und allmählich auf 12 oder mehr steigern.

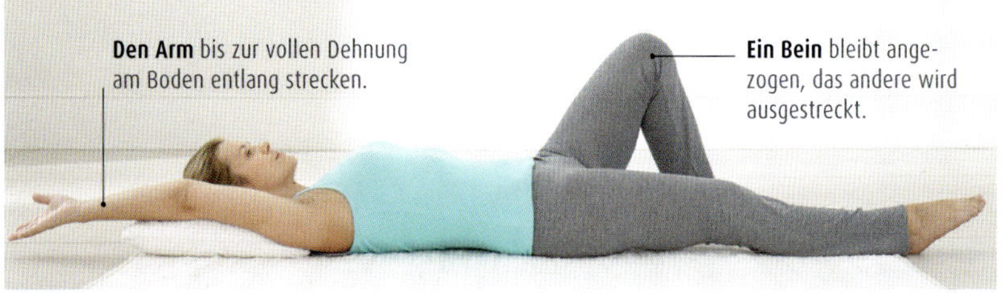
Den Arm bis zur vollen Dehnung am Boden entlang strecken.
Ein Bein bleibt angezogen, das andere wird ausgestreckt.

Die Wirbelsäule ausrichten Legen Sie sich flach auf den Rücken. Kopf und Schultern ruhen auf einem Kissen, die Arme liegen an den Seiten. Die Knie sind gebeugt, die Füße flach auf dem Boden. Atmen Sie aus und strecken Sie das rechte Bein aus, bis es flach am Boden liegt. Einatmen und beim Ausatmen den rechten Arm hinterm Kopf ausstrecken. Spüren Sie die Dehnung von den Fuß- bis zu den Fingerspitzen. Mit der anderen Seite genauso verfahren.

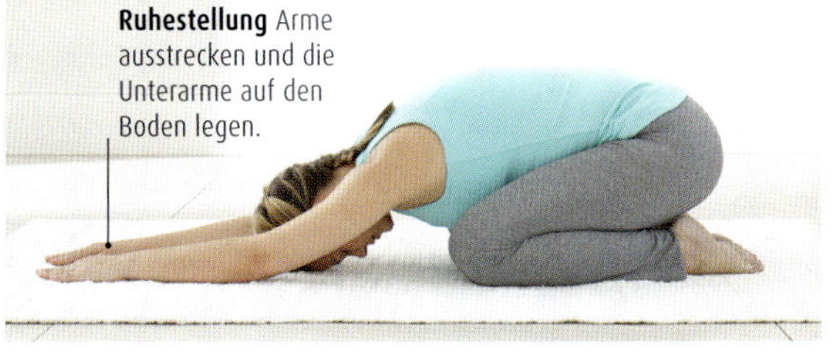
Ruhestellung Arme ausstrecken und die Unterarme auf den Boden legen.

Embryohaltung Auf alle viere gehen. Auf die Fersen zurücksetzen, die Knie sind auseinander. Strecken Sie die Arme nach vorne aus und legen Sie Stirn und Unterarme auf den Boden. Der Bauch sollte zwischen den Oberschenkeln liegen. 2 Atemzüge halten oder so lange, wie es angenehm ist. Diese Stellung dehnt den Rücken und lockert verspannte Hüften.

F Mein Bauch ist so schwabbelig. Wird er je wieder fest?

Da die queren und schrägen Bauchmuskeln und der Uterus stark gedehnt wurden, ist Ihr Bauch nicht sofort wieder so straff wie vor der Geburt. Aber keine Sorge – die Muskeln werden sich erholen und wieder zusammenziehen. Wie lange das dauert, ist von Frau zu Frau verschieden. Stillen bewirkt, dass sich der Uterus schneller wieder verkleinert, da das Hormon Oxytocin, das dabei ausgeschüttet wird, nicht nur die glatten Muskeln der Milchgänge, sondern auch die glatten Muskelzellen in der Uteruswand zusammenzieht.

Sie können ein paar einfache Übungen machen, um Ihre Taille zurückzubekommen, doch erst, nachdem Sie den rechts beschriebenen Test durchgeführt haben. Ist die Lücke zwischen den Quermuskeln nur noch etwa einen Finger breit, beginnen Sie mit einfachem Kopf- und Schulterheben. Nach der Nachuntersuchung können Sie zu Sit-ups und Crunches übergehen.

F Wann kann ich nach der Geburt wieder Sex haben?

Traditionell wird bis zur Nachuntersuchung nach 6 Wochen zur Abstinenz geraten. Es schadet Ihrer Gesundheit aber nicht, wenn Sie es früher versuchen. Wann Sie Ihr Sexleben wieder aufnehmen möchten, ist sehr individuell, doch in jedem Fall sollten Sie beide sehr vorsichtig vorgehen. Geschlechtsverkehr kann trocken und schmerzhaft sein, deshalb sollten Sie ein Gleitmittel verwenden. Setzen Sie sich aber nicht unter Druck. Fangen Sie erst dann wieder mit Sex an, wenn Sie sich dazu bereit fühlen. Ihr Körper braucht Zeit, um sich zu erholen. So kann es durchaus sein, dass sie noch Wochen oder sogar Monate nach der Geburt wenig Lust darauf verspüren. Damit stehen Sie nicht allein da: Eine Studie des *British Journal of Obstetrics and Gynaecology* von 2013 ergab, dass nur 41 Prozent der Erstgebärenden mit einem sechs Wochen alten Baby schon wieder Sex gehabt hatten. Auf jeden Fall sollten Sie sich aber der Tatsache bewusst sein, dass Sie bereits wieder fruchtbar sein können, auch wenn Sie stillen. Denken Sie daher rechtzeitig über Verhütung nach.

F Wie komme ich nach der Nachuntersuchung wieder in Form?

Wenn Sie Ihr früheres Fitnesslevel wieder erreichen möchten oder damit anfangen wollen, sich fit zu halten, sollten Sie nichts überstürzen. Hören Sie auf Ihren Körper und fangen Sie nicht zu früh mit hochanstrengendem Training an.

Nach der Nachuntersuchung – sechs Wochen nach der Geburt – können Sie wieder trainieren. Bevor Sie jedoch ins Fitnesscenter stürmen, sollten Sie einen einfachen Test machen: Legen Sie sich auf den Rücken, eine Hand stützt den Nacken, und heben Sie langsam den Kopf. Halten Sie diese Position und drücken Sie mit den Fingern der freien Hand in die Lücke direkt über dem Bauchnabel. Ist sie nur noch einen Finger breit, können Sie ganz normal trainieren und nach drei bis sechs Monaten zu hochanstrengenden Sportarten wechseln. Ist sie aber breiter – zwei oder mehr Finger –, sollten Sie das Training noch nicht wieder aufnehmen.

SO VERÄNDERN SICH DIE BAUCHMUSKELN

Die natürlichen Veränderungen, denen Ihre Bauchmuskeln in der Schwangerschaft unterliegen, müssen sich erst zurückbilden, ehe Sie wieder normal trainieren können.

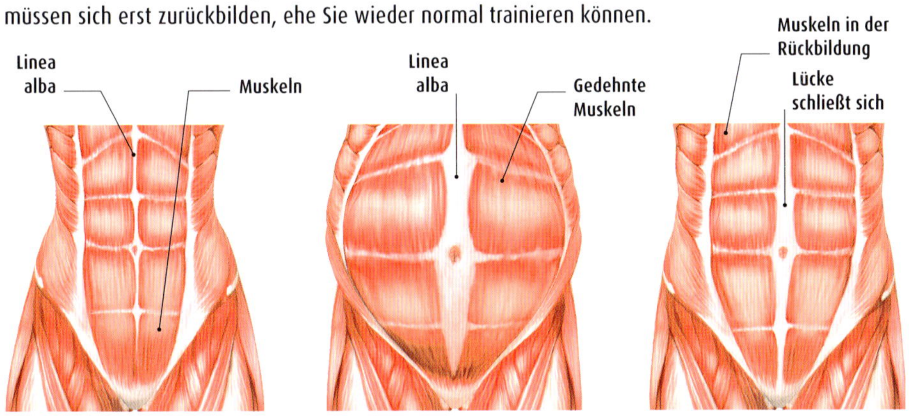

Vorher Die Muskeln liegen vorne am Bauch auf beiden Seiten der Linea alba.

Schwangerschaft Die Muskeln dehnen sich auseinander, damit der Fötus Platz zum Wachsen hat.

Nachher Die Muskeln brauchen Zeit, um sich zurückzubilden. Warten Sie mit dem Training, bis die Lücke fast geschlossen ist.

F Das Baby ist da, aber ich habe immer noch Rückenschmerzen. Wie kann das sein?

Achten Sie weiterhin beim Heben und Tragen von Lasten auf Ihren Rücken. Ihre Bänder haben sich noch nicht wieder gefestigt, was der Grund für Ihre Schmerzen sein kann. Das häufige Hochheben des Babys kann die Rückenmuskulatur belasten. Gehen Sie immer mit geradem Rücken in die Knie, wenn Sie etwas Schweres heben wollen, halten Sie die Last nah am Körper und drücken Sie sich mit den Beinmuskeln wieder hoch. Achten Sie auch im Stehen auf Ihre Haltung: Rücken gerade, Schultern nach hinten.

In den ersten Wochen nach der Geburt sollten Sie **ohne schlechtes Gewissen** sooft es geht **ausruhen** und alles etwas **langsamer** angehen lassen. Konzentrieren Sie sich auf Ihre Genesung und auf Ihr Baby. Gymnastik und gesundes Essen werden Ihnen Ihre **Energie zurückgeben.**

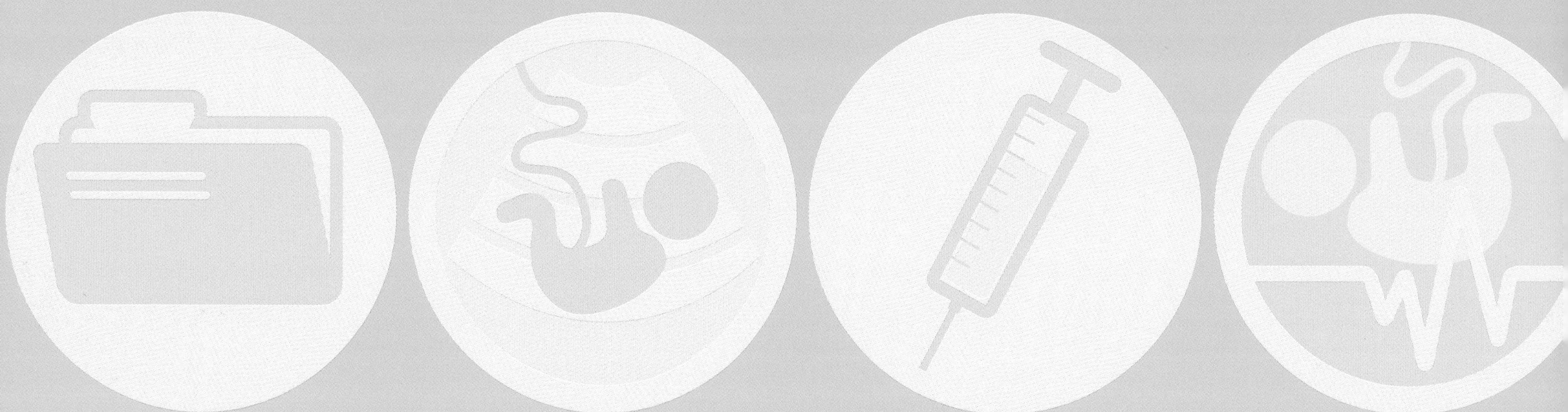

» In diesem Kapitel ...

Schwangeren-vorsorge

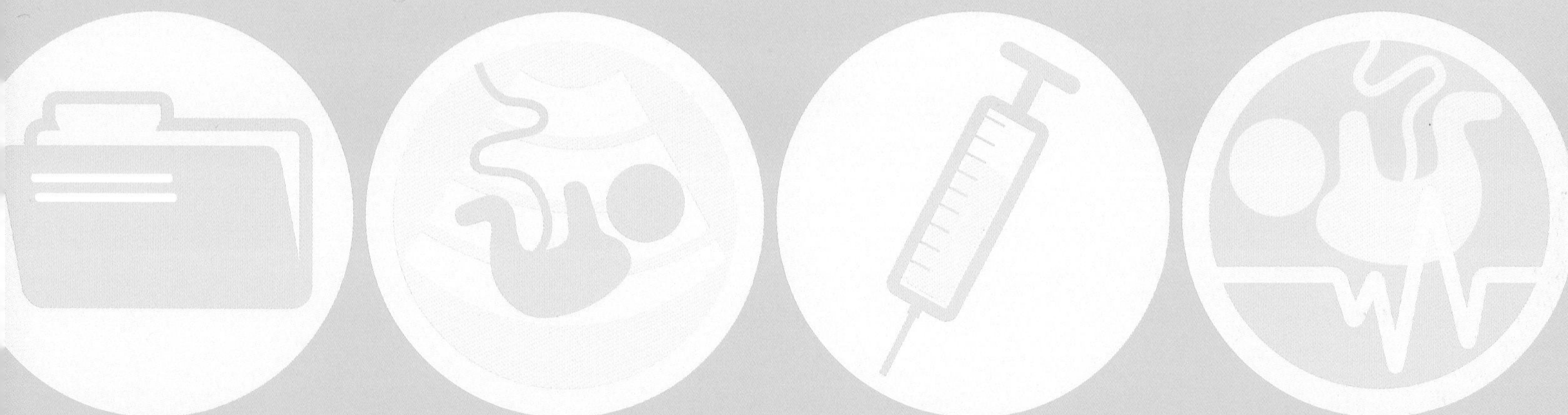

Die **Vorsorgeuntersuchungen** begleiten Sie durch die gesamte Schwangerschaft. Dieses Kapitel erklärt, wo sie stattfinden, wer sie durchführt und was dabei vor sich geht, angefangen von der Erstuntersuchung bis zum letzten Check kurz vor der Geburt. Sie erfahren alles über die verschiedenen **Tests und Scans,** über die Möglichkeiten zur **Gestaltung** der **Geburt** und darüber, wie Ihr **Geburtspartner** Sie unterstützen kann.

Die regelmäßigen Vorsorgeuntersuchungen sollen sicherstellen, dass es **Ihnen und dem Baby gut geht.** Daneben haben Sie die Gelegenheit, **Fragen zu stellen.** So können Sie sich besser auf den Tag der Geburt vorbereiten.

Vorsorge für Sie und Ihr Baby

Das gehört zur Vorsorge

Sobald Sie die Nachricht verdaut haben, dass Sie schwanger sind, werden Sie sich wahrscheinlich fragen, was Sie jetzt als Nächstes tun müssen. Sollten Sie zum Arzt gehen? Darf jede Schwangere Vorsorgeuntersuchungen in Anspruch nehmen? Wer wird sich um Ihre Gesundheit und um die des ungeborenen Babys kümmern?

Die meisten Schwangeren erhalten die reguläre Anzahl an Vorsorgeuntersuchungen. In manchen Fällen sind mehr Termine nötig. Routinemäßig werden Blut und Urin getestet sowie der Blutdruck gemessen. Die Hebamme berät Sie außerdem zu Themen wie Lebensweise und Wohlbefinden. Zusätzlich zu den Scans und Tests, mit denen die Gesundheit des Babys geprüft wird (Seite 92–103), können Sie sich auch selbst auf Infektionen und Beeinträchtigungen untersuchen lassen, die dem Baby schaden könnten.

Die Vorsorgeuntersuchungen sind eine gute Gelegenheit, sich zu den vielen Veränderungen beraten zu lassen, die Sie jetzt erleben, aber ebenso, um eine Verbindung zu Ihrem Baby herzustellen: Sie erfahren, wie viel es gewachsen ist, und hören vielleicht auch sein Herz schlagen. Zusätzlich können Sie Geburtsvorbereitungskurse besuchen, in denen Sie mehr darüber lernen, was während der Wehen und der Geburt passiert und wie Sie danach Ihr Baby richtig versorgen.

Ihre Geburt, Ihre Wahl

Arzt oder Hebamme kümmern sich um Sie, sodass Ihre Schwangerschaft so gesund und sicher wie möglich verläuft. Berücksichtigen Sie aber auch Ihre eigenen Bedürfnisse und Vorlieben – zum Beispiel bei der Entscheidung, welche Tests gemacht werden sollen und welche nicht, wo und wie Sie Ihr Kind zur Welt bringen möchten und wer Sie dabei begleiten soll.

Bei der Planung der Geburt ist zu überlegen, ob Sie lieber zu Hause oder in der Klinik entbinden möchten. Als wie hoch würden Sie Ihre Schmerzschwelle bezeichnen? Finden Sie die Vorstellung einer Wassergeburt schön oder abschreckend? Wie ist es mit einer Geburt im Stehen, auf einem Gebärstuhl oder im Liegen? Ihre Antworten auf diese Fragen können sich im Lauf der Schwangerschaft ändern – was völlig in Ordnung ist. Eine schriftliche Wunschliste hilft, die Gedanken zu ordnen, aber halten Sie nicht zu verbissen daran fest, denn oft kommt alles anders als erwartet.

F Was ist als Erstes zu tun, wenn ich weiß, dass ich schwanger bin?

Rufen Sie bei Ihrem Frauenarzt an. Dort erhalten Sie einen Termin für die Erstuntersuchung; sie findet etwa zwei Wochen nach Ausbleiben Ihrer Regel statt.

Bei dieser Untersuchung bestätigt der Arzt offiziell Ihre Schwangerschaft und fragt Sie, wann der erste Tag Ihrer letzten Periode war, um danach den geschätzten Geburtstermin zu errechnen. Wenn Sie den Tag nicht mehr genau wissen, geben Sie einen ungefähren Zeitpunkt an.

Zwischen der 9. und 12. Schwangerschaftswoche wird man Ihnen außerdem den ersten Ultraschallscan anbieten, um den Geburtstermin genauer bestimmen zu können (Seite 94).

Der Arzt befragt Sie zu Ihrer medizinischen Vorgeschichte (Anamnese), etwa zu vorigen Schwangerschaften (inklusive Abbruch oder Fehlgeburten) oder zu gesundheitlichen Problemen in Ihrer Familie. Wenn Sie regelmäßig Medikamente nehmen, bringen Sie diese am besten mit und lassen Sie sich beraten, ob Sie sie weiterhin nehmen können. Vielleicht erkundigt er sich auch, wie lange Sie versucht haben, schwanger zu werden, und ob Sie künstlich befruchtet wurden.

Fragen zu Ernährung, Rauchen und Alkohol- oder Drogenkonsum sollten Sie ehrlich beantworten. Der Arzt ebenso wie die Hebamme will Ihnen und dem Baby nur die bestmögliche Fürsorge angedeihen lassen. Alles, was Sie ihnen erzählen, bleibt vertraulich.

Zuletzt erhalten Sie Ihren Mutterpass sowie Informationen über Nahrungsergänzungsmittel, die Sie nehmen sollten, wie zum Beispiel Folsäure, über Nahrungsmittel, die Sie aus gesundheitlichen Gründen jetzt meiden sollten, und über die verschiedenen Screeningtests, die in der Schwangerschaft möglich sind.

Sie können dem Arzt **alle Sorgen** anvertrauen, die Sie als Schwangere belasten – egal, ob es um Sie selbst geht oder um Ihr Ungeborenes.

F Wer kümmert sich jetzt um meine Gesundheit und um die des Babys?

Bei einer komplikationslosen Schwangerschaft erhalten Sie bei Ihrem Arzt oder der Hebamme regelmäßige Vorsorgeuntersuchungen. Sie müssen dazu nicht in eine Klinik gehen.

Die Vorsorgeuntersuchungen können Sie von einem Arzt oder (bis auf die Ultraschallscans) von einer niedergelassenen Hebamme durchführen lassen. Hier wie dort wird man Ihnen Blut abnehmen, den Urin testen, den Blutdruck messen und das Wachstum und Wohlbefinden des Babys prüfen.

Sind in einer Schwangerschaft Komplikationen zu erwarten (etwa bei einer Mehrlingsschwangerschaft, bei schon vorher bekannten Krankheiten oder Risikofaktoren) oder treten sie im Lauf der Schwangerschaft auf, werden Sie möglicherweise an einen Spezialisten überwiesen.

Wenn der Tag der Geburt kommt und Sie sich zu einer Hausgeburt entschlossen haben, wird Ihre Hebamme Sie auch durch die Entbindung begleiten. Bei einer Geburt in der Klinik werden sich die dort angestellten Hebammen um Sie kümmern.

Diese Gesundheitsspezialisten können Ihnen in der Schwangerschaft begegnen:

» **Hausarzt** Ihn sollten Sie aufsuchen, wenn Sie gesundheitliche Probleme oder Fragen zu Medikamenten haben.

» **Freie Hebamme** Sie kann genauso wie der Gynäkologe die regelmäßigen Vorsorgeuntersuchungen durchführen. In den ersten Tagen nach der Geburt kommt sie zu Ihnen nach Hause. Obendrein ist sie Anlaufstelle bei allen Arten von Sorgen und Problemen.

» **Ultraschallspezialist** Er führt Ultraschalluntersuchungen durch, die über den Standard hinausgehen, also etwa Scans mit 3-D- oder sogar 4-D-Ultraschall, Doppler-Sonographien oder Farb-Doppler-Sonographien. Mit diesen besonderen Techniken ist es möglich, das Ungeborene dreidimensional oder in Bewegung anzusehen. Ebenso lassen sich Komplikationen wie eine drohende Unterversorgung des Fötus oder eine Schwangerschaftsgestose frühzeitig erkennen.

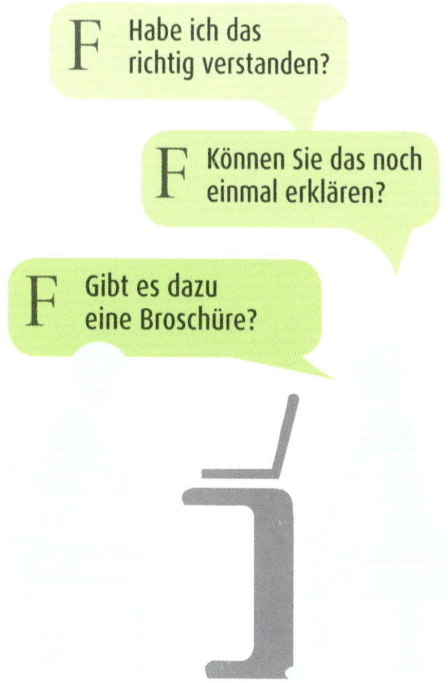
F Habe ich das richtig verstanden?
F Können Sie das noch einmal erklären?
F Gibt es dazu eine Broschüre?

Fragen an die Profis Stellen Sie ruhig jedem Arzt, dem Sie begegnen, Ihre Fragen. Oft erhalten Sie neue Informationen. Die drei Fragen oben können bei der Verständigung helfen.

Gynäkologe Er ist auf Frauenheilkunde und Geburtshilfe spezialisiert. Sie können bei ihm alle Vorsorgeuntersuchungen (inklusive Ultraschallscans) durchführen lassen. Viele niedergelassene Gynäkologen haben Belegbetten in umliegenden Krankenhäusern, sodass Sie auch während der Geburt von Ihrem Arzt betreut werden können.

» **Anästhesist** Diesem Arzt, der sich auf Schmerzlinderung und Narkose spezialisiert hat, begegnen Sie bei einem Kaiserschnitt oder wenn Sie eine Epiduralanästhesie möchten.

» **Hebamme in der Klinik** Sie gehört zum Hebammenteam der Klinik. Neben Klinikgeburten betreut sie auch Frauen, die während der Schwangerschaft ins Krankenhaus müssen.

F Was passiert genau bei der Erstuntersuchung?

Die Erstuntersuchung ist die Gelegenheit, genau festzustellen, welche Betreuung Sie brauchen – etwa zusätzliche Untersuchungen wegen bestehender Krankheiten oder anderer Risikofaktoren oder auch Unterstützung wegen psychischer Probleme. Außerdem erhalten Sie einen Gesundheits-Check und eine Beratung zu möglichen Screeningtests. Zur Erstuntersuchung gehören:

» **Fragen zu Ihrer Krankheitsgeschichte.** Nennen Sie alle Krankheiten und Operationen, die Sie schon hatten, sowie die Medikamente, die Sie einnehmen.

» **Fragen zu Ihrem Lebensumständen.** Der Arzt erfragt etwa Ihren Lebensstil und Ihre Familiengeschichte.

» **Gynäkologische Fragen.** Sie betreffen etwa Menstruationszyklus, Verhütungsmethoden, vorausgegangene Schwangerschaften und Geburten sowie Gesundheit und Gewicht bereits geborener Kinder.

» **Fragen nach Schwangerschaftsbeschwerden.** Hier geht es um Müdigkeit, Übelkeit und Ähnliches sowie eventuelle Blutungen.

» **Fragen, wie Sie sich psychisch fühlen.** Es ist normal, Angst zu haben oder regelrecht unter Schock zu stehen. Sie dürfen das ruhig zugeben.

» **Gesundheits-Check**. Er umfasst die Bestimmung des Körpergewichts, das Messen des Blutdrucks und einen Urintest auf Infektionen. Für Screeningtests sind auch Blutproben nötig.

» **Beratung zu optionalen Screeningstests.** Damit lässt sich die Wahrscheinlichkeit etwa für Spina bifida oder ein Down-Syndrom ermitteln (Seite 95-99).

» **Allgemeine Informationen.** Sie erfahren mehr über Ernährung, Sport (auch Beckenbodengymnastik), die Entwicklung des Ungeborenen, Geburtsvorbereitungskurse, Planung der Geburt und staatliche Hilfen für Mütter.

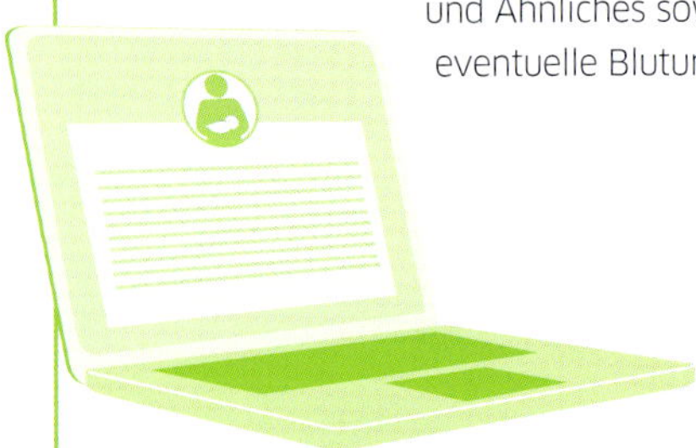

Sie erhalten einen **Mutterpass,** den Sie zu jeder weiteren Untersuchung mitbringen müssen.

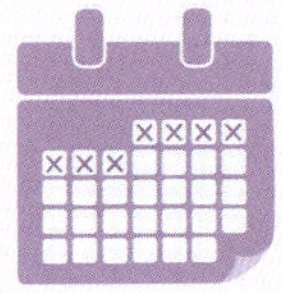

Wie viele Vorsorgeuntersuchungen bekomme ich?

In einer komplikationslosen Schwangerschaft erhalten Sie nach der Erstuntersuchung regelmäßig alle vier Wochen eine weitere Untersuchung. Ab der 32. Woche finden die Untersuchungen alle zwei Wochen statt. Im Rahmen dieser Vorsorgeuntersuchungen werden Ihnen drei Basis-Ultraschallscans angeboten: der erste zwischen der 9. und 12. Woche, der zweite zwischen der 19. und 22. Woche und der dritte zwischen der 29. und 32. Woche. Im zweiten Schwangerschaftsdrittel steht auch eine erweiterte Basis-Ultraschalluntersuchung zur Auswahl.

Bei jeder Vorsorgeuntersuchung wird ein Urintest durchgeführt und der Blutdruck gemessen. Sie können sich außerdem über die Ergebnisse von Scans und Screeningtests informieren und der Arzt bespricht mit Ihnen, was sie bedeuten. Im Lauf der Untersuchungen werden auch Themen wie Wehen, die Verwendung von Vitamin K beim Neugeborenen, postnatale Depression und Stillen zur Sprache kommen.

F Ich habe meinem Arzt gesagt, dass ich schwanger bin. Warum führt er nochmals einen Schwangerschaftstest durch?

Selbst wenn Ihr Schwangerschaftstest zu Hause positiv war, kann der Arzt bei dem Test in der Praxis weitere Daten erkennen. Bei der gynäkologischen Erstuntersuchung wird nicht nur die Schwangerschaft bestätigt, sondern der Arzt kann anhand der Blutprobe auch Ihren Hormonspiegel messen und eventuelle Krankheiten feststellen (siehe oben). Daneben berät er Sie zum weiteren Verlauf Ihrer Schwangerschaft und der Vorsorge. Scheuen Sie sich auch nicht, den Arzt alles zu fragen, was Sie zusätzlich wissen möchten.

F Ich habe ein neun Monate altes Baby und bin wieder schwanger. Ist das gefährlich?

Es ist wichtig, dass Sie so schnell wie möglich zum Arzt gehen. Ihr Körper braucht mindestens ein Jahr Erholung, bis er für eine neue Schwangerschaft bereit ist. Probleme sind zwar relativ selten, aber Sie müssen von Anfang an gut betreut werden und Sie brauchen Beratung, wie Sie während der ersten Monate die Bedürfnisse Ihres Körpers mit denen eines kleinen Babys unter einen Hut bringen. Bei sehr schnell aufeinander folgenden Schwangerschaften besteht die Gefahr einer Plazentaablösung (Seite 147) und eines niedrigen Geburtsgewichts.

F Kann ich meiner Hebamme wirklich vertrauen?

Eine Beziehung, die auf gegenseitigem Vertrauen basiert, ist enorm wichtig. Nur so kann die Hebamme Ihnen die Fürsorge und Ratschäge geben, die Sie brauchen. Da Ihre Hebamme für die Dauer der Schwangerschaft die Verantwortung für Ihre Gesundheit und die Ihres Babys übernommen hat, kann es manchmal nötig sein, sich über relevante medizinische Details mit den behandelnden Ärzten auszutauschen. So muss sie zum Beispiel den Gynäkologen informieren, wenn Sie eine Geschlechtskrankheit haben, drogen- oder alkoholabhängig sind oder wenn Sie besonders zu Ängsten oder Depressionen neigen.

F Kann ich die Vorsorgeuntersuchungen auch bei einer Hebamme machen lassen?

In Deutschland und in der Schweiz können alle Vorsorgeuntersuchungen auch von einer Hebamme durchgeführt werden. In Österreich ist das derzeit noch nicht möglich. Hebammen führen alle Routinekontrollen wie Gewichts- und Blutdruckmessungen sowie Urin- und Blutuntersuchungen durch und prüfen Lage und Größe des Kindes. Für die drei Ultraschallscans, auf die Sie im Rahmen der Vorsorgeuntersuchungen Anspruch haben, müssen Sie jedoch einen Arzt aufsuchen.

F Worauf wird mein Blut bei der Vorsorge untersucht?

Das Blut gibt Aufschluss, ob Infektionen, Erbkrankheiten oder eine Anämie vorliegen. Bei der Vorsorgeuntersuchung wird Folgendes geprüft:

» **Blutgruppe und Rhesusfaktor** Ihre Blutgruppe (A, B, AB oder 0) wird im Mutterpass notiert, falls Sie je eine Bluttransfusion benötigen sollten. Wenn Sie rhesusnegativ sind (Seite 82), erhalten Sie zu einem späteren Zeitpunkt in der Schwangerschaft eine Anti-D-Prophylaxe.

» **Hepatitis B** Der Erreger der infektiösen Leberentzündung kann von der Mutter auf das Baby übertragen werden. Ist er in Ihrem Blut vorhanden, muss das Baby sofort nach der Geburt geimpft werden.

» **Anämie** Schwangere benötigen besonders viel Eisen. Ob ein Eisenmangel vorliegt, wird durch eine Messung des Hämoglobingehaltes im Blut ermittelt.

» **Röteln** Ein Test ist nur nötig, wenn keine Röteln-Impfung oder Immunität dokumentiert ist. Das Röteln-Virus kann beim Ungeborenen schwere Fehlbildungen verursachen (Seite 139).

» **HIV und Syphilis** Diese Krankheiten stellen für das Baby ein großes Risiko dar. Es kann nur dagegen geschützt werden, wenn bekannt ist, dass Sie darunter leiden. Der HIV-Test ist freiwillig, die Ergebnisse beider Tests werden nicht im Mutterpass notiert.

» **Toxoplasmose** Bei einer Erstinfektion in der Schwangerschaft sind schwere Schäden an Augen und Gehirn des Babys möglich. Die Krankenkasse bezahlt den Test nur bei begründetem Verdacht.

» **Weitere Blutuntersuchungen** Bei einer Risikoschwangerschaft oder bei Verdacht auf eine Erkrankung können noch weitere Tests durchgeführt werden, etwa auf Schwangerschaftsdiabetes, Hepatitis C, Listeriose oder Ringelröteln.

F Werde ich auch auf Gruppe-B-Streptokokken getestet?

Dieser Test ist derzeit nicht Teil der Mutterschaftsrichtlinien. Eine Infektion mit B-Streptokokken kann bei der Geburt auf das Baby übertragen werden.

Die meisten Babys, die damit in Kontakt kommen, bleiben völlig gesund. Daher wird der Test nur bei bestimmten Risikokonstellationen von der Krankenkasse bezahlt.

F Warum muss ich bei jeder Untersuchung eine Urinprobe abgeben?

Ihr Urin wird auf seinen Eiweißgehalt hin getestet – hohe Werte können auf hohen Blutdruck, Präeklampsie, Harnwegsinfekte oder ein Nierenleiden hinweisen. Sie können selbst eine Probe mitbringen (fragen Sie nach einem sterilen Gefäß) oder erst vor Ort eine abgeben.

F Brauche ich eine Impfung gegen Keuchhusten?

Eine Keuchhusten-Impfung ist in der Schwangerschaft möglich, aber nicht vorgeschrieben. Da sich Keuchhusten in letzter Zeit wieder mehr ausbreitet, wird die Impfung jedoch in einigen Ländern für Schwangere (und alle Kontaktpersonen des Neugeborenen) empfohlen. Die Antikörper der Mutter gehen auf das Baby über.

F Warum wird bei jeder Vorsorgeuntersuchung mein Blutdruck gemessen?

Eine schwangerschaftsbedingte Hypertonie (Bluthochdruck) (Seite 144) kann die Blutzufuhr zum Baby einschränken und sein Wachstum stören. Um das zu vermeiden, wird bei jeder Untersuchung der Blutdruck gemessen.

Steigt Ihr Blutdruck zu hoch, besteht auch für Sie ein Risiko (ebenso wie bei nicht schwangeren Personen). Außerdem kann Bluthochdruck ein Hinweis auf eine Präeklampsie sein (Seite 144), wenn gleichzeitig Eiweiß im Urin gefunden wird. Der durchschnittliche Blutdruck einer Schwangeren ist etwas niedriger als normal, da Hormone die Arterien erweitern, um Platz für die erhöhte Blutmenge zu schaffen, die der Körper für das Wachstum des Babys benötigt. Gegen Ende der Schwangerschaft fließt rund ein Liter zusätzliches Blut durch Ihre Adern.

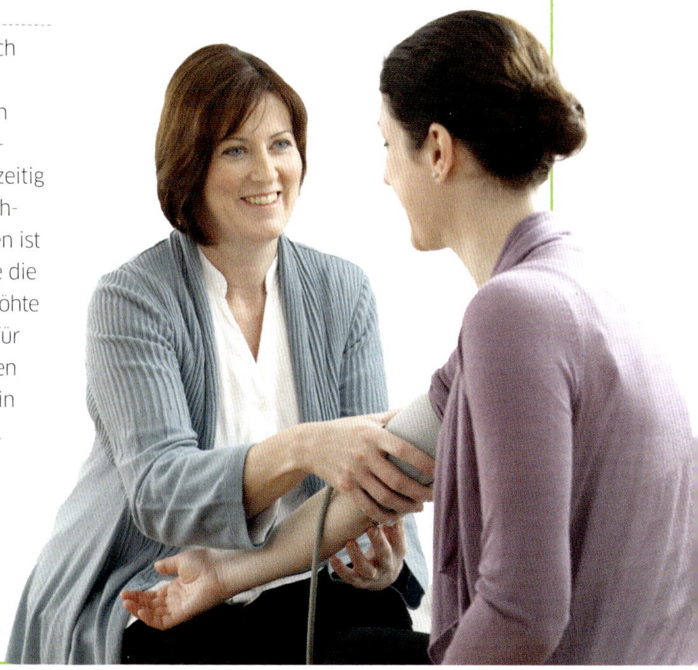

Blutdruckwerte Die erste Zahl (systolischer Wert) gibt den Druck in den Arterien an, während das Blut aus dem Herzen gepumpt wird. Die zweite und niedrigere Zahl (diastolischer Wert) ist der Druck zwischen zwei Herzschlägen.

F Was ist der Rhesusfaktor und warum wird er bestimmt?

Blut ist einer bestimmten Gruppe zuzuordnen (A, B, AB, 0) und ist rhesuspositiv oder rhesusnegativ.

In der Frühschwangerschaft werden Blutgruppe und Rhesusfaktor bestimmt. Etwa 15 Prozent aller Menschen sind rhesusnegativ. Wenn Sie dazugehören und das Blut Ihres Babys rhesuspositiv ist, kann es passieren, dass Sie Antikörper (Abwehrzellen) entwickeln, wenn Ihr Blut mit dem des Babys in Berührung kommt, etwa bei einer Fehlgeburt oder wenn Sie auf den Bauch fallen. Dem ersten Kind schadet das normalerweise nicht, doch sind die Antikörper erst einmal in Ihrem Blut, werden sie einen zweiten rhesuspositiven Fötus angreifen und bei ihm eine Blutarmut auslösen. Um dem vorzubeugen, erhalten Sie in der ersten Schwangerschaft eine Prophylaxe mit Anti-D-Immunglobulin. Haben Sie bereits Antikörper, achtet man bei Ihrem Baby verstärkt auf Anzeichen von Anämie.

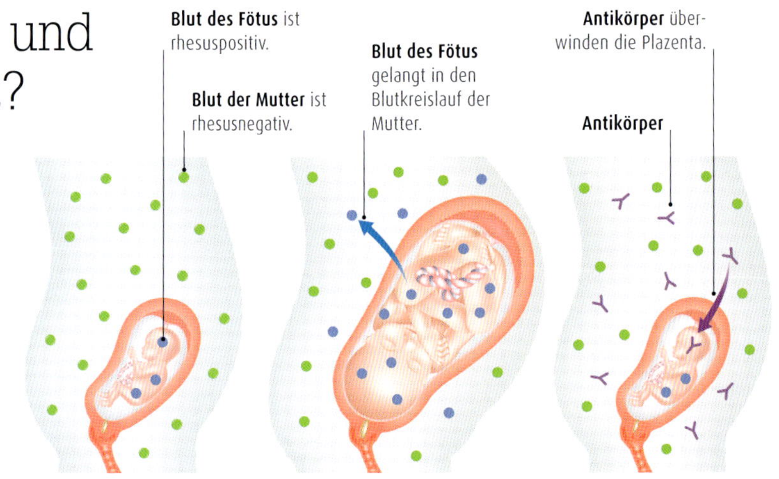

1 In der Erstschwangerschaft Keine Probleme durch rhesuspositives Blut des Fötus, solange es nicht in den Blutkreislauf der Mutter gelangt.

2 Bei der Geburt Rhesusnegatives Blut der Mutter reagiert auf »fremdes« Blut und bildet Antikörper.

3 Folgeschwangerschaft Die Antikörper können die Blutkörperchen eines rhesuspositiven Fötus zerstören und Anämie und Gelbsucht auslösen.

F Wie wird festgestellt, ob mein Baby richtig wächst?

Das Wachstum des Babys wird in der Regel durch den Fundusstand ermittelt. Als Fundus wird das obere Ende des Uterus bezeichnet. Arzt oder Hebamme messen, wie viele Fingerbreiten er vom Schambein, vom Nabel oder vom Rippenbogen entfernt ist. Erstaunlich oft entspricht der Abstand zwischen Schambein und Fundus (der sogenannte Symphysen-Fundus-Abstand [SFA]) in Zentimetern dem Alter des Fötus in Wochen. Der Fundusstand wird meist ab der 24. Woche durch eine Tastuntersuchung bestimmt, wenn der Uterus den Nabel erreicht hat. Dieser Wert und die ermittelten Werte weiterer Messungen werden in den Mutterpass eingetragen. Vor der 24. Schwangerschaftswoche geben die Ultraschalluntersuchungen (Seite 95 und 100–101) Aufschluss über die Größe des Fötus. Gegen Ende der Schwangerschaft können Arzt oder Hebamme auch durch Abtasten Ihres Bauches (siehe gegenüberliegende Seite) Lage und Größe des Babys bestimmen.

F Wie wichtig ist ein Geburtsvorbereitungskurs und wie finde ich den richtigen?

Ob Sie an einem Geburtsvorbereitungskurs teilnehmen wollen oder nicht, liegt ganz bei Ihnen. Der Besuch eines solchen Kurses hat jedoch viele Vorteile: Sie erfahren viel über Schwangerschaft, Wehen und Geburt und wie Sie Ihr Neugeborenes versorgen. Und Sie lernen andere werdende Mütter und Väter aus Ihrer Region kennen, die etwa zur selben Zeit Eltern werden wie Sie, sodass Sie sich ein hilfreiches Netzwerk aufbauen können.

Welche Geburtsvorbereitungskurse in Ihrem Umkreis angeboten werden, erfahren Sie über Ihren Arzt oder Ihre Hebamme oder aus dem Internet. Die meisten Kurse starten etwa zehn bis zwölf Wochen vor dem Geburtstermin des Babys (also um die 30. Schwangerschaftswoche). Wenn Sie Mehrlinge erwarten, sollten Sie schon ab der 24. Woche am Kurs teilnehmen, da Mehrlinge meistens schon vor dem errechneten Termin zur Welt kommen. Der Kurs erstreckt sich gewöhnlich über drei bis sechs Wochen, er findet im wöchentlichen Turnus statt und dauert jeweils etwa zwei Stunden. Da die Kurse meist schnell ausgebucht sind, sollten Sie sich schon in der 13.–15. Woche anmelden und sich einen Platz sichern.

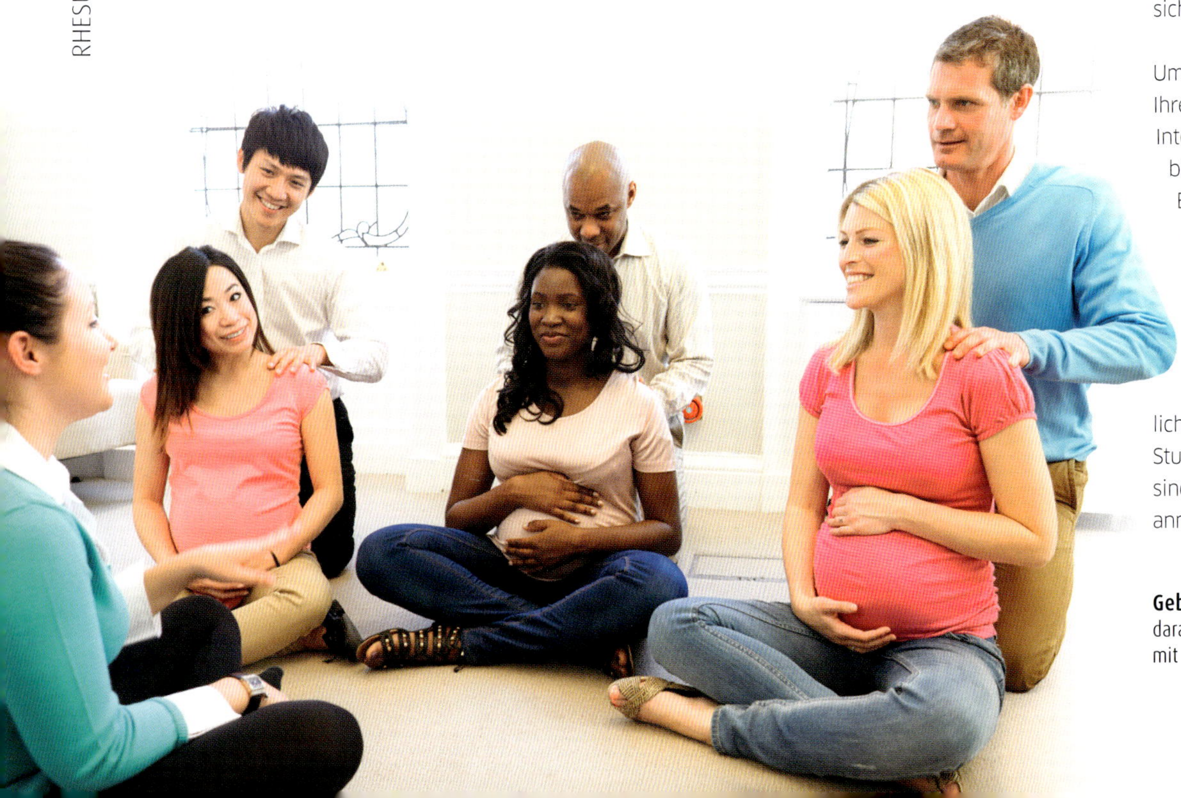

Geburtsvorbereitungskurs Auch Ihr Partner sollte daran teilnehmen, um spezielle Techniken zu erlernen, mit denen er Ihnen während der Wehen helfen kann.

F Sind alternative Therapien in der Schwangerschaft unbedenklich?

Einige Komplementär- oder Alternativtherapien sind in der Schwangerschaft nicht zu empfehlen. Klären Sie die Verwendung rezeptfreier Medikamente, Öle und Heilkräuter am besten mit Arzt oder Hebamme ab. Beide sind darin geschult, Sie zu unterstützen, und werden Ihnen bei der Entscheidungsfindung helfen, indem Sie Ihnen auf wissenschaftlich fundierter Basis erklären, was unbedenklich ist und was nicht.

» **Chiropraktik** ist hilfreich bei Schmerzen in Rücken und Gelenken. Nur von einem Fachmann ausführen lassen, der für vorgeburtliche Chiropraktik qualifiziert ist.

» **Akupressur, Akupunktur und Shiatsu** können bei Schwangerschaftsübelkeit helfen. Nur von einem Fachmann ausführen lassen, der für vorgeburtliche Maßnahmen qualifiziert ist.

» **Bachblüten** können bei Stress und Angst helfen. Klinische Studien haben gezeigt, dass Bachblüten nur einen »psychophysiologischen« Effekt haben. Das heißt, nicht das Heilmittel selbst ist wirksam, sondern die Vorstellung, dass es hilft.

» **Osteopathie** hilft bei Schmerzen in Rücken und Gelenken. Nur von einem Fachmann ausführen lassen, der Erfahrung mit Schwangeren hat.

» **Homöopathie** kann bei Übelkeit und Erschöpfung helfen. Es wird nach wie vor debattiert, ob Homöpathie wirkt und wenn ja, wie – aber es scheint so zu sein. Bitte nur unter fachkundiger Anleitung verwenden.

» **Hypnotherapie** kann Wehenschmerz lindern. Lassen Sie sich von einem Fachmann Techniken beibringen, mit denen Sie sich während der Geburt entspannen und fokussieren können.

» **Moxibustion** soll in der Lage sein, ein Steißlagenbaby zur Drehung zu veranlassen. Moxibustion ist eine Methode der traditionellen chinesischen Medizin (TCM) und sollte nur von einem Fachmann mit Erfahrung in der Behandlung von Schwangeren durchgeführt werden.

» **Massage** löst Verspannungen. Nur von einem Experten mit Erfahrung in der Massage von Schwangeren ausführen lassen und keine ätherischen Öle verwenden.

F Wonach tastet die Hebamme, wenn sie mir auf den Bauch drückt?

Wenn die Hebamme ab der 36. Woche auf Ihrem Bauch streichende, drückende und schiebende Bewegungen ausführt, will sie in erster Linie die Lage des Babys bestimmen. Man nennt das Palpation.

Durch das Palpieren des Bauches stellt die Hebamme fest, ob das Baby schon kopfüber in der Geburtsposition liegt, ob es sich schon tiefer ins Becken gesenkt hat, ob es eingerollt mit dem Kopf an der Brust liegt (die ideale Geburtsposition) und wo sich seine Wirbelsäule in Relation zu Ihrer Wirbelsäule befindet. Während Sie auf dem Rücken liegen, versucht die Hebamme mit den unten gezeigten Leopold-Handgriffen die Lage des Ungeborenen in Ihrem Bauch zu ertasten. Seien Sie dabei möglichst entspannt, das macht die Palpation genauer. Wenn Ihnen irgendetwas unangenehm ist oder Sie sich nicht wohlfühlen, sollten Sie das der Hebamme sofort mitteilen.

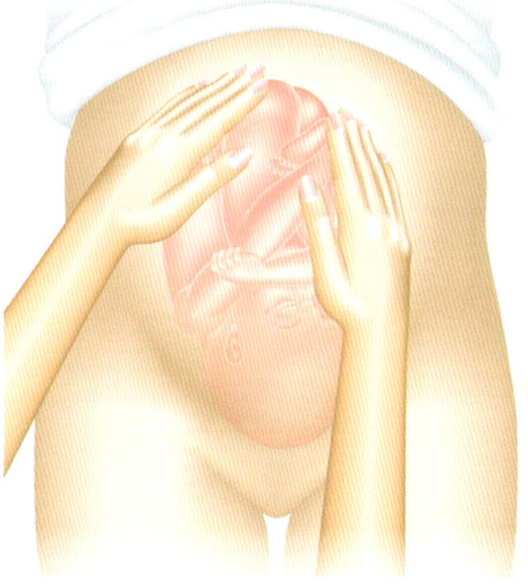

1. Leopold-Handgriff Mit diesem Griff wird versucht, den Fundusstand und die Lage des Kindes zu ertasten. Ab der 36. Woche liegt hoffentlich der Kopf unten.

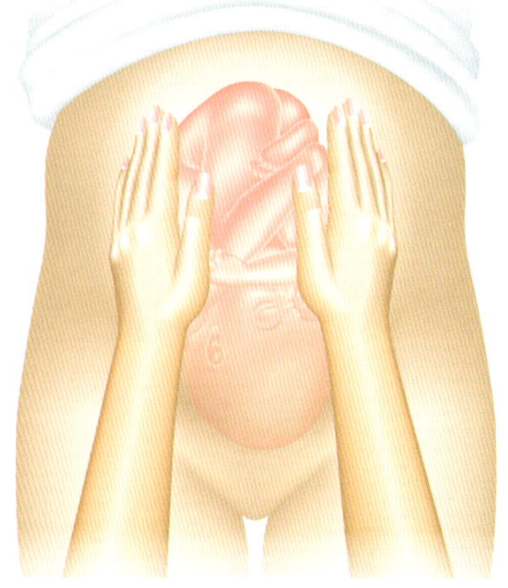

2. Leopold-Handgriff Seitlich am Bauch wird erfühlt, wo sich der Rücken des Babys befindet und wo seine Arme und Beine liegen.

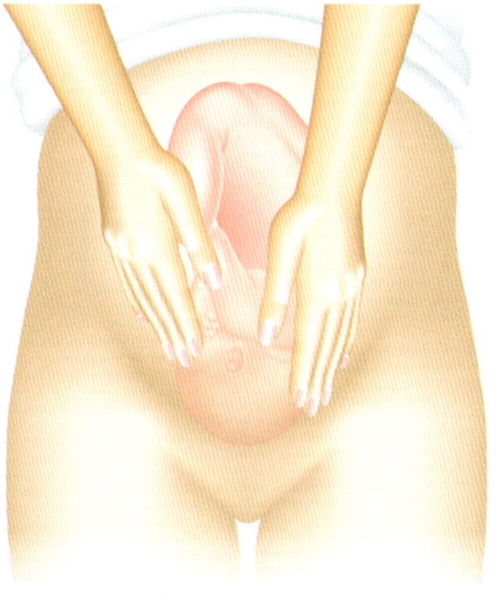

3. Leopold-Handgriff Die Hebamme ertastet, welcher Teil des Kindes im Becken liegt. Dieser Handgriff ist bei der gesamten Palpation am wichtigsten.

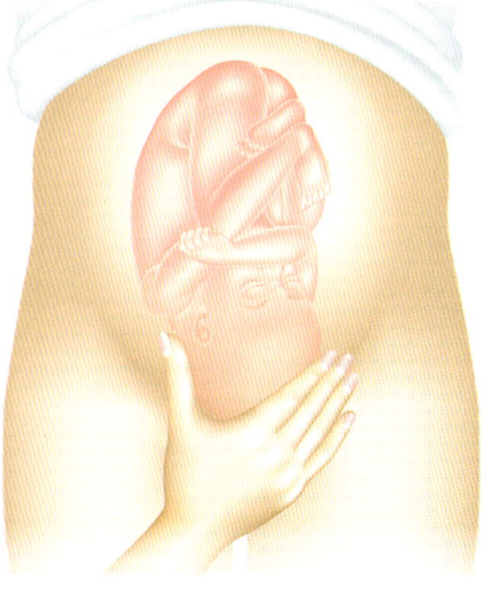

4. Leopold-Handgriff Damit erkennt die Hebamme, ob der Kopf des Babys nach unten zeigt und sich tiefer ins Becken hinabgesenkt hat.

F Meine Mutter ist ein Zwilling. Soll ich das dem Arzt sagen?

Ja. Teilen Sie es dem Arzt mit, wenn es in Ihrer Familie Zwillinge oder Mehrlinge gibt. Manchmal wird schon ab der 5. Woche per Ultraschall geprüft, ob Sie mehr als ein Baby erwarten. Bei 20–30 Prozent solcher früh entdeckten Zwillingsembryos ist der zweite beim nächsten Ultraschallscan verschwunden. Man weiß nicht genau, warum das passiert. Für den übrigen Embryo hat es aber keine schädlichen Auswirkungen.

F Ich bekomme Zwillinge. Verdoppeln sich auch meine Beschwerden?

Manche Schwangerschaftsbeschwerden können tatsächlich stärker (aber nicht doppelt so stark) auftreten, doch das ist nicht immer der Fall. Die Übelkeit kann größer sein, weil Ihr hCG-Spiegel höher ist als bei einer Einlingsschwangerschaft. Vielleicht nehmen Sie auch schneller und mehr an Gewicht zu. Das kann den Rücken in der Spätschwangerschaft zusätzlich belasten. Sie können kurzatmiger werden, weil die Babys gegen das Zwerchfell drücken. Vermutlich werden Sie auch verstärkt mit Schwellungen, Sodbrennen, Verstopfung und Magenbeschwerden zu tun haben.

Die Geburt von Zwillingen sollte in der Regel nicht viel länger dauern als bei einem Baby. Sehr selten kommt es nach Geburt des ersten Kindes zu einem Wehenstillstand, der einen Tag oder länger anhält, ehe das zweite Kind geboren wird. In Ihrer Entbindungsklinik werden Sie jedoch in jedem Fall optimal betreut und genau überwacht, bis auch das zweite Kind auf der Welt ist.

F Sind meine Zwillinge ein- oder zweieiig?

Nicht nur Sie sind neugierig auf die Antwort. Auch ihr medizinisches Team will wissen, ob Ihre Zwillinge eineiig sind und – was noch wichtiger ist – ob sie sich eine Plazenta und vielleicht sogar eine Fruchtblase teilen.

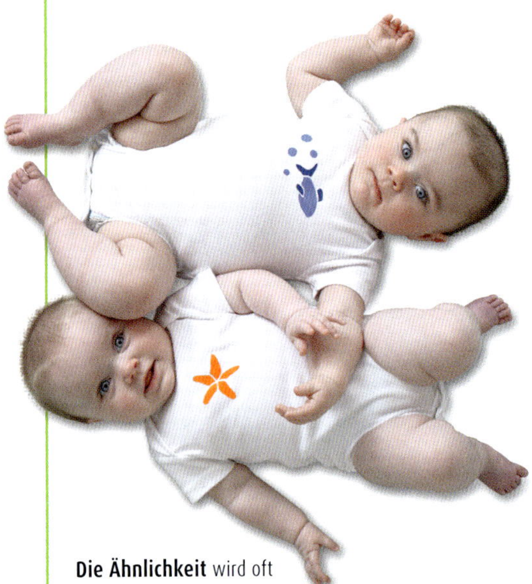

Die Ähnlichkeit wird oft erst offensichtlich, wenn die Babys älter werden.

Normalerweise wird beim ersten Ultraschallscan in der 9.–12. Woche festgestellt, ob Sie Zwillinge erwarten. Der Arzt sieht auch nach, welche Art von Plazenta (Chorionizität) die Babys haben und wie die Fruchtblase angelegt ist (Amnionizität), da dies für ihre Versorgung sehr wichtig ist.

Chorionizität und Amnionizität

Alle zweieiigen Zwillinge haben getrennte Plazenten (dichorial) und Fruchtblasen, weil sie aus zwei verschiedenen Eiern stammen, die sich unabhängig voneinander im Uterus eingenistet haben (Seite 32). Manchmal verschmelzen beide Plazenten, aber sie gelten trotzdem als dichorial. Eineiige Zwillige können eine oder zwei Plazenten haben, je nachdem, wie früh sich die befruchtete Eizelle (Zygote) aufgeteilt hat. Bei einer Teilung innerhalb von drei bis vier Tagen nach der Befruchtung (etwa ein Drittel aller Fälle) erhält jeder Fötus eine eigene Plazenta und eine eigene Fruchtblase; eine Teilung zwischen Tag vier und Tag acht führt zu einer gemeinsamen Plazenta (monochorial – die Mehrzahl aller eineiigen Zwillinge) und zwei Fruchtblasen (diamnial); nach dem achten Tag müssen sich die Babys sowohl Plazenta als auch Fruchtblase teilen (monochorial und monoamnial).

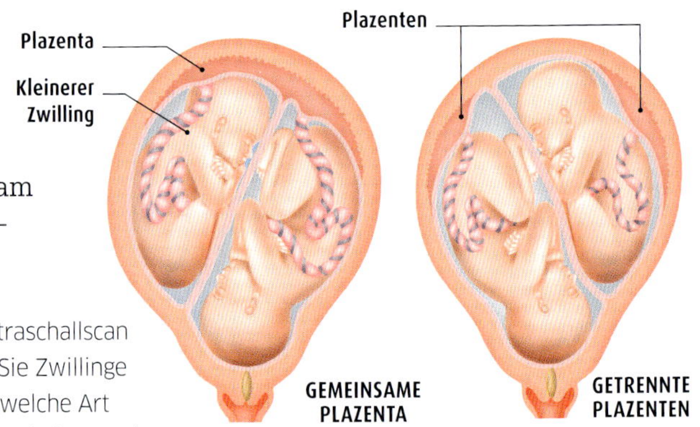

Mono- und dichoriale eineiige Zwillinge Bei einer gemeinsamen Plazenta kann es aufgrund ungleicher Blutzirkulation bei einem der Babys zu verzögertem Wachstum kommen. Bei getrennten Plazenten und getrenntem Blutkreislauf ist das seltener der Fall.

Das Zwillingstransfusionssyndrom

Eine gemeinsame Plazenta kann zum sogenannten »fetofetalen Transfusionssyndrom« (FFTS) führen. Dabei gibt ein Baby mehr Blut an das andere ab, als es selbst bekommt. Das überschüssige Blut kann obendrein das Herz des anderen Babys stark belasten. Ein FFTS entsteht jedoch nur bei rund 15 Prozent der eineiigen Zwillingsschwangerschaften. Wenn Sie Zwillinge erwarten, erhalten Sie ab der 16. Woche alle zwei bis drei Wochen einen Ultraschallscan. Bei Bedarf kann ein kleiner Laser-Eingriff den Blutaustausch zwischen den Babys verbessern.

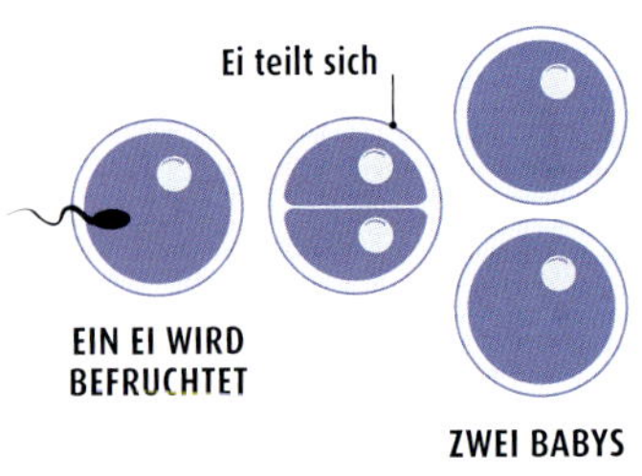

Eineiige Zwillinge (monozygotisch) Wenn sich eine einzelne Eizelle, die von einem einzigen Spermium befruchtet wurde, komplett teilt, entstehen Zwillinge mit derselben DNA und demselben Geschlecht.

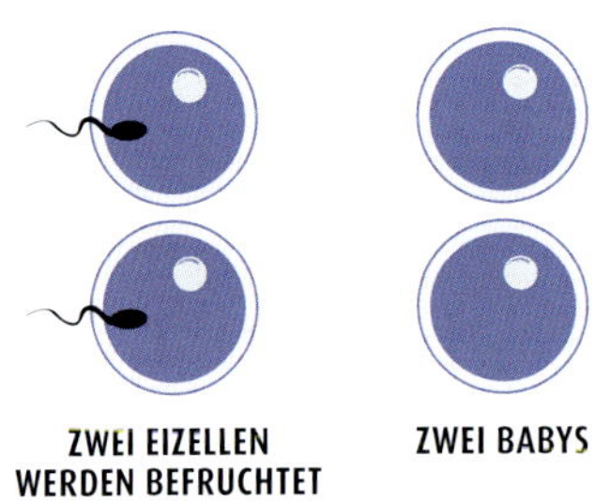

Zweieiige Zwillinge (dizygotisch) Werden zwei Eizellen von zwei verschiedenen Spermien befruchtet, haben die Zwillinge unterschiedliche DNA und können auch verschiedenen Geschlechts sein.

F Ich bekomme Zwillinge. Erhalte ich jetzt andere Vorsorgeuntersuchungen?

Sie werden auf jeden Fall engmaschiger überwacht als bei einer Einlingsschwangerschaft. Es muss nicht zu Komplikationen kommen, aber generell wird eine Mehrlingsschwangerschaft als Risikoschwangerschaft eingestuft. Das heißt, Sie erhalten mehr Untersuchungstermine und Ultraschallscans als eine Schwangere, die nur ein Kind erwartet. Eventuell wird Ihnen Ihr Arzt auch zusätzliche Tests und Screenings empfehlen.

F Ich wollte eine Hausgeburt. Ist das auch bei Zwillingen möglich?

Bei Mehrlingsgeburten wird immer zu einer Klinikentbindung geraten. Es ist wahrscheinlicher, dass Ihre Babys in schwierigen Geburtspositionen liegen oder dass ein Nabelschnurvorfall auftritt (dabei rutscht die Nabelschnur vor das Kind und kann abgeklemmt werden, sodass das Baby einen lebensbedrohlichen Sauerstoffmangel haben kann). Es kann auch gut sein, dass ein Baby oder beide ein niedriges Geburtsgewicht haben und gleich nach der Geburt eine spezielle medizinische Versorgung benötigen, die bei einer Hausgeburt nicht möglich ist.

F Die Aussicht, Zwillinge zu bekommen, macht mir Angst. Mit wem kann ich darüber sprechen?

Adressen von lokalen Mehrlingselterngruppen erhalten Sie von Ihrem Arzt oder Ihrer Hebamme. Auch im Internet gibt es viele Foren speziell für Mehrlingsmütter, die sich oft nicht nur virtuell, sondern auch im echten Leben zum Austausch treffen. Sammeln Sie möglichst viele Informationen und praktische Tipps über Zwillingsschwangerschaften und die Versorgung der Zwillinge nach der Geburt. Sie können auch schon ab der 24. Woche einen Geburtsvorbereitungskurs besuchen, am besten gemeinsam mit Ihrem Partner. Seine tatkräftige und emotionale Unterstützung sollte in keiner Schwangerschaft unterschätzt werden, aber gerade bei Mehrlingen ist sie wichtiger denn je.

F Ist auch bei Mehrlingen eine vaginale Geburt möglich?

Bei drei oder mehr Babys wird der Kaiserschnitt als sicherste Option empfohlen. Bei Zwillingen ist eine vaginale Geburt möglich, wenn die Schwangerschaft unkompliziert verlief und die Babys in einer guten Geburtsposition liegen.

Gegen Ende der Schwangerschaft haben Mehrlinge kaum noch Platz im Uterus und die Versorgung durch die Plazenta ist vielleicht nicht mehr effizient genug. Daher wird man Ihnen bei Drillingen oder mehr Babys zu einem geplanten Kaiserschnitt raten. Bei monochorialen Zwillingen wird die Geburt meist ab der 37. Woche eingeleitet, bei dichorialen Zwillingen ab der 38. Woche (siehe gegenüberliegende Seite und Seite 224–225). Auch bei Zwillingen wird ein geplanter Kaiserschnitt empfohlen, wenn Komplikationen bekannt sind. Das kann zum Beispiel eine gemeinsame Plazenta oder Fruchtblase sein, eine tief liegende Plazenta, eine Präeklampsie, wenn eines der Babys zu klein ist oder wenn Sie bereits früher einen Kaiserschnitt hatten. Ansonsten hängt die Option einer vaginalen Geburt davon ab, wie das Baby, das dem Geburtskanal am nächsten liegt, im Uterus positioniert ist.

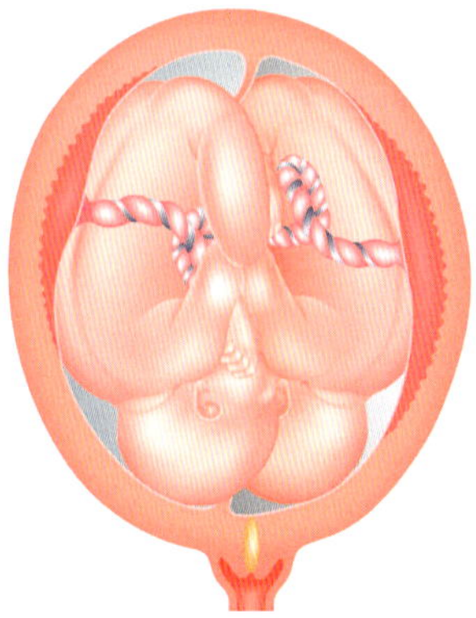
BEIDE IN SCHÄDELLAGE

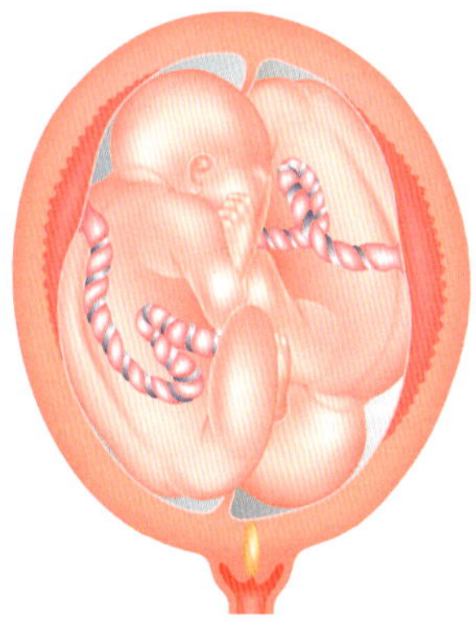
EINES IN STEISSLAGE

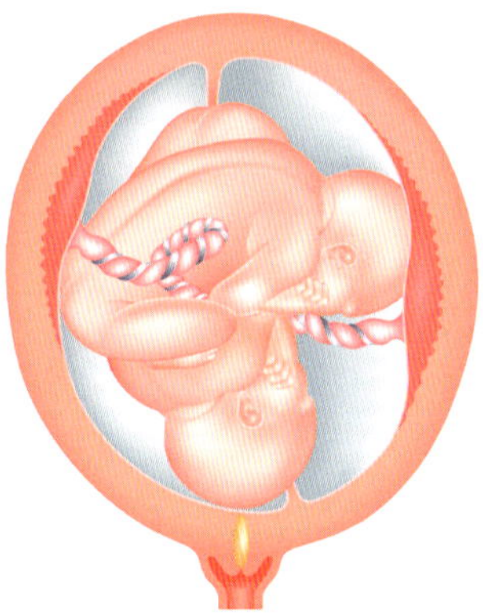
EINES IN QUERLAGE

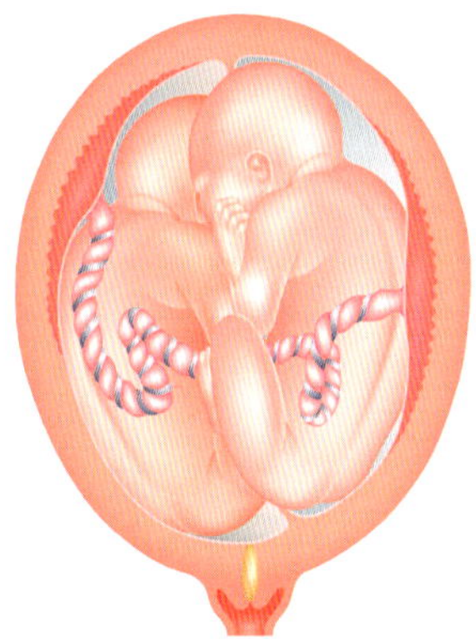
BEIDE IN STEISSLAGE

Beide in Schädellage Liegen beide Babys kopfunter, stehen die Chancen für eine Vaginalgeburt gut. Rund 45 Prozent der Zwillinge nehmen diese Geburtsposition ein.

Eines in Steißlage Bei rund 25 Prozent der Zwillinge liegt das erste Baby in Schädellage, das andere in Steißlage. In diesem Fall kann das erste vaginal geboren werden, beim zweiten wird ein Kaiserschnitt empfohlen.

Eines in Querlage Babys in Querlage können sich noch drehen. Liegt das erste kopfunter, kann eine vaginale Geburt möglich sein. Liegt es in Steißlage, ist ein Kaiserschnitt wahrscheinlicher.

Beide in Steißlage Liegen beide mit dem Po voran, wird fast immer ein Kaiserschnitt nötig, da sich die Babys nur selten noch drehen.

Frauen, die mehr als ein Baby erwarten, haben ein leicht erhöhtes Risiko für Präeklampsie, **Anämie**, eine tief liegende Plazenta und **Zwischenblutungen.** Aus diesem Grund werden sie **besonders sorgfältig** überwacht.

F Kann ich mir selbst aussuchen, wo ich entbinden möchte?

Ja, das können Sie, solange Ihr Arzt dem zustimmt und Sie in Ihrem Umfeld eine Auswahl haben. Die am häufigsten gewählten Möglichkeiten sind die Geburt in einer Klinik, zu Hause oder in einem von Hebammen geleiteten Geburtshaus. Studien haben übrigens erwiesen, dass eine Hausgeburt bei einer komplikationslosen Schwangerschaft genauso sicher ist wie die in einer Klinik.

Besichtigung

Um eine fundierte Entscheidung treffen zu können, sollten Sie alle Einrichtungen besuchen, die für eine Entbindung in Frage kämen. Nehmen Sie ein Notizbuch mit, in dem Sie die Antworten auf Ihre Fragen notieren, und vertrauen Sie auch Ihrem Instinkt. Wenn Sie sich eine Hausgeburt wünschen, besprechen Sie dies mit Arzt oder Hebamme. Sie erhalten dann rechtzeitig eine Liste der Dinge, die für eine Hausgeburt benötigt werden.

Allgemeine Fragen

- Wird mein Geburtsplan befolgt werden?
- Wo kann man parken und wie weit ist der Parkplatz entfernt?
- Falls ich nicht mehr selbst anreisen kann: Kommt eine Hebamme zu mir nach Hause oder muss ich in die Klinik?
- Haben Sie Gymnastikbälle, Matten und Gebärstühle in jedem Geburtszimmer?
- Kann ich im Wasser entbinden?
- Wie viele Geburtspartner darf ich mitbringen?
- Darf ich meine Kinder mitbringen?
- Kann mein Partner nach der Geburt über Nacht bei mir bleiben?
- Wann kann ich wieder nach Hause?
- Welche Mittel und Methoden zur Schmerzlinderung werden verwendet?
- Wer außer meinem Geburtspartner wird noch im Raum sein?
- Bleibt das Baby die ganze Zeit bei mir?
- Erhalte ich Hilfe beim Stillen?
- Zeigt mir jemand, wie man Windeln wechselt, das Baby umzieht und badet?

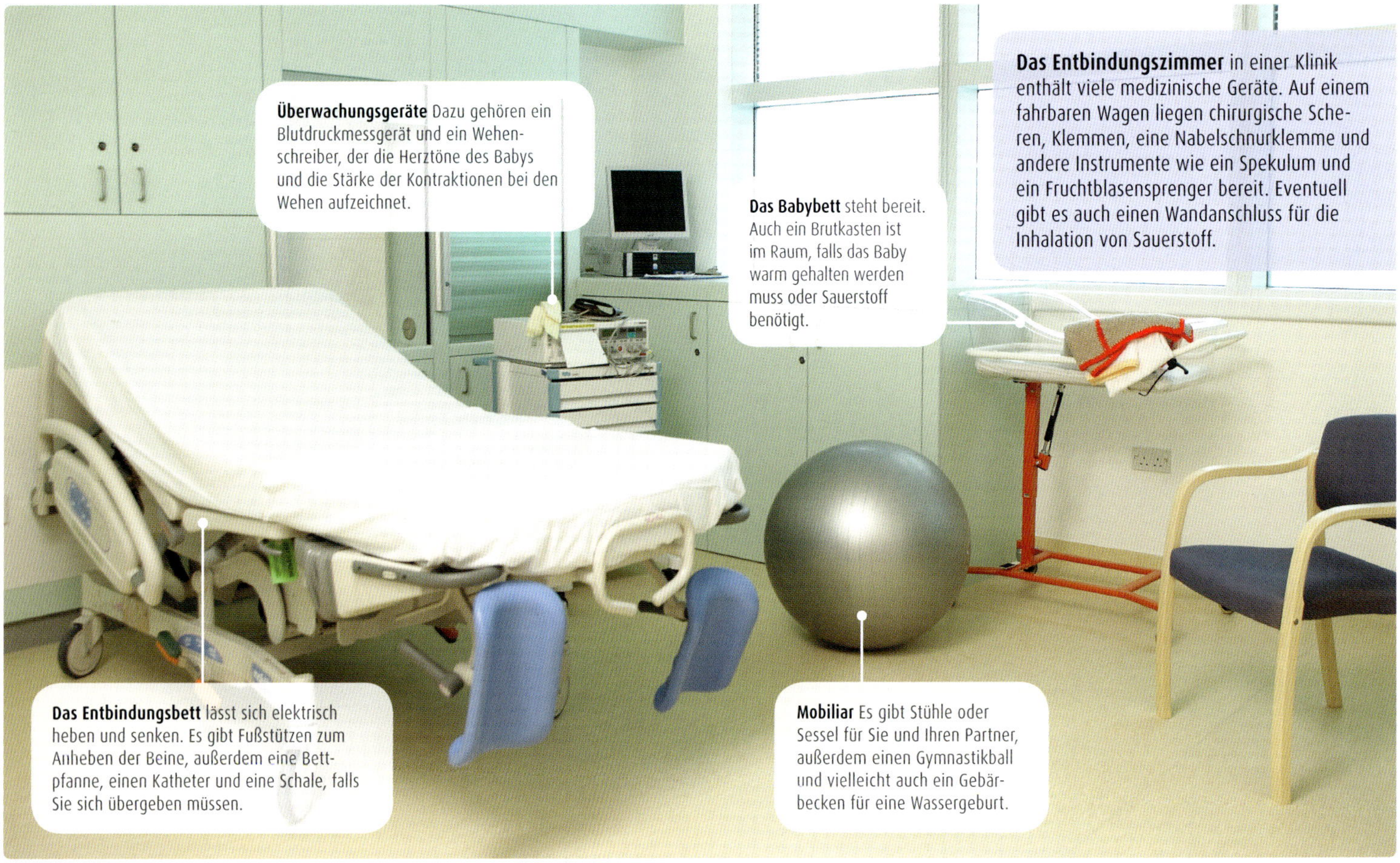

Überwachungsgeräte Dazu gehören ein Blutdruckmessgerät und ein Wehenschreiber, der die Herztöne des Babys und die Stärke der Kontraktionen bei den Wehen aufzeichnet.

Das Babybett steht bereit. Auch ein Brutkasten ist im Raum, falls das Baby warm gehalten werden muss oder Sauerstoff benötigt.

Das Entbindungszimmer in einer Klinik enthält viele medizinische Geräte. Auf einem fahrbaren Wagen liegen chirurgische Scheren, Klemmen, eine Nabelschnurklemme und andere Instrumente wie ein Spekulum und ein Fruchtblasensprenger bereit. Eventuell gibt es auch einen Wandanschluss für die Inhalation von Sauerstoff.

Das Entbindungsbett lässt sich elektrisch heben und senken. Es gibt Fußstützen zum Anheben der Beine, außerdem eine Bettpfanne, einen Katheter und eine Schale, falls Sie sich übergeben müssen.

Mobiliar Es gibt Stühle oder Sessel für Sie und Ihren Partner, außerdem einen Gymnastikball und vielleicht auch ein Gebärbecken für eine Wassergeburt.

VOR- UND NACHTEILE DER VERSCHIEDENEN ENTBINDUNGSORTE

Sie brauchen sich nicht auf eine bestimmte Möglichkeit festzulegen. Sollten sich die Umstände ändern, können Sie sich jederzeit anders entscheiden. Hier sind ein paar wichtige Punkte zusammengestellt, die Sie bei Ihrer Wahl bedenken sollten.

Klinik

✓ **Spezielle medizinische Betreuung für Notfälle vor Ort**
» Alle Methoden der Schmerzlinderung möglich.
» Alle technischen Geräte vorhanden, um bei veränderter Geburtssituation schnell reagieren zu können.
» Meist mit angeschlossener Neugeborenenstation, falls Ihr Baby nach der Geburt medizinisch betreut werden muss.

✗ **Keine kontinuierliche Betreuung**
» Die Entbindungshebamme ist nicht diejenige, die Sie vor der Geburt betreut hat.
» Wegen Schichtwechsel während der Wehen können Sie mehreren Hebammen begegnen, ehe Ihr Kind auf der Welt ist.
» Hohe Wahrscheinlichkeit, dass Sie nach der Geburt mindestens eine Nacht auf der Entbindungsstation verbringen werden.

Geburtshaus

✓ **Von Hebammen geführte Einrichtung mit privater Atmosphäre**
» Notfallausrüstung verhanden. Meist auch in der Nähe eines Krankenhauses gelegen.
» Entspannte Atmosphäre.
» Der natürliche Geburtsverlauf wird so weit es geht unterstützt.
» Instrumentelle Maßnahmen (Zange, Saugglocke) werden seltener eingesetzt.
» Die Geburt kann schneller vonstatten gehen.
» Weniger Kaiserschnitte.
» Größere Chance, dass Ihr Partner über Nacht bei Ihnen bleiben kann.

✗ **Bei Komplikationen** kann eine Verlegung in die Klinik notwendig werden.

Zu Hause

✓ **Kontinuierliche Versorgung**
» Die Hebamme, die Sie in der Schwangerschaft betreut, wird auch die Geburt leiten.
» Sie müssen sich nicht während der Wehen auf den Weg machen.
» Statistisch gesehen verringert sich das Risiko einer instrumentellen Geburtshilfe.
» Sie sind von Anfang an mit dem Neugeborenen zu Hause.

✗ **Bei Komplikationen** kann eine Verlegung in die Klinik notwendig werden.
» Der Geburtspartner darf eventuell nicht im Krankenwagen mitfahren, wenn Sie in die Klinik müssen.
» Der Zugriff auf schmerzlindernde Maßnahmen ist stark eingeschränkt.

- Was ist, wenn ich nicht stillen möchte? Muss ich Fläschchen und Formulamilch selbst mitbringen?
- Können wir vor Ort Essen und Getränke kaufen oder müssen wir sie selbst mitbringen?
- Gibt es die Möglichkeit, im Entbindungszimmer Musik abzuspielen?

Fragen an die Klinik

- Komme ich nach der Entbindung auf eine Station?
- Ist immer ein Anästhesist vor Ort, falls ich eine Epiduralanästhesie haben möchte?
- Gibt es bestimmte Besuchszeiten, gelten diese auch für meinen Partner und dürfen auch Geschwisterkinder in die Klinik kommen?
- Gibt es Einzelzimmer? Wo befinden sie sich? Muss ich dafür aus eigener Tasche einen Aufpreis zahlen?

Fragen an das Geburtshaus

- Wie schnell bin ich im Notfall im Krankenhaus? Müsste ich von einem Krankenwagen abgeholt werden?
- Aus welchen Gründen müsste ich in die Klinik gehen und welche Klinik wäre das?
- Besteht eine Kooperation mit einem niedergelassenen Arzt, der im Notfall hinzugezogen werden kann?

Schon gewusst?

Um 1930 wurden rund 80 Prozent der Babys zu Hause geboren. Um 1960 waren es nur noch etwa 30 Prozent, heute sind es weniger als drei Prozent. Dabei ist die Hausgeburt nach einer komplikationslosen Schwangerschaft genauso sicher wie eine Klinikgeburt. Ähnlich entspannt wie zu Hause geht es in einem von Hebammen geleiteten Geburtshaus zu. Doch auch hier gilt genau wie bei der Hausgeburt: Bei Komplikationen müssen Sie in eine Klinik.

F Was ist ein Geburtsplan? Brauche ich einen und was steht darin?

In einem Geburtsplan halten Sie schriftlich fest, wie Sie sich den Geburtsablauf vorstellen. Sie brauchen nicht unbedingt einen, aber Sie sollten zumindest gedanklich einmal durchgehen, was Sie bei der Geburt gerne hätten.

Ein Geburtsplan hilft Ihnen zu durchdenken, was Ihnen während der gesamten Entbindung wichtig ist und welche Fragen, Bitten oder Wünsche Sie an Ihre Geburtshelfer haben. Sie können alles aufschreiben, angefangen von der Musik, die gespielt werden soll, bis hin zu den Schmerzmitteln, die Sie haben möchten. Den Geburtsplan können Sie schon relativ früh aufstellen und im Verlauf der Schwangerschaft immer wieder anpassen, wenn Sie durch Ratschläge und Tipps von Hebammen, Ärzten, Familie, Freunden oder anderen werdenden Müttern neue Erkenntnisse gewonnen haben.

Denken Sie aber daran, dass eine Geburt nicht immer nach Plan verläuft, und seien Sie bereit dafür, im Notfall von Ihrem Plan abzuweichen.

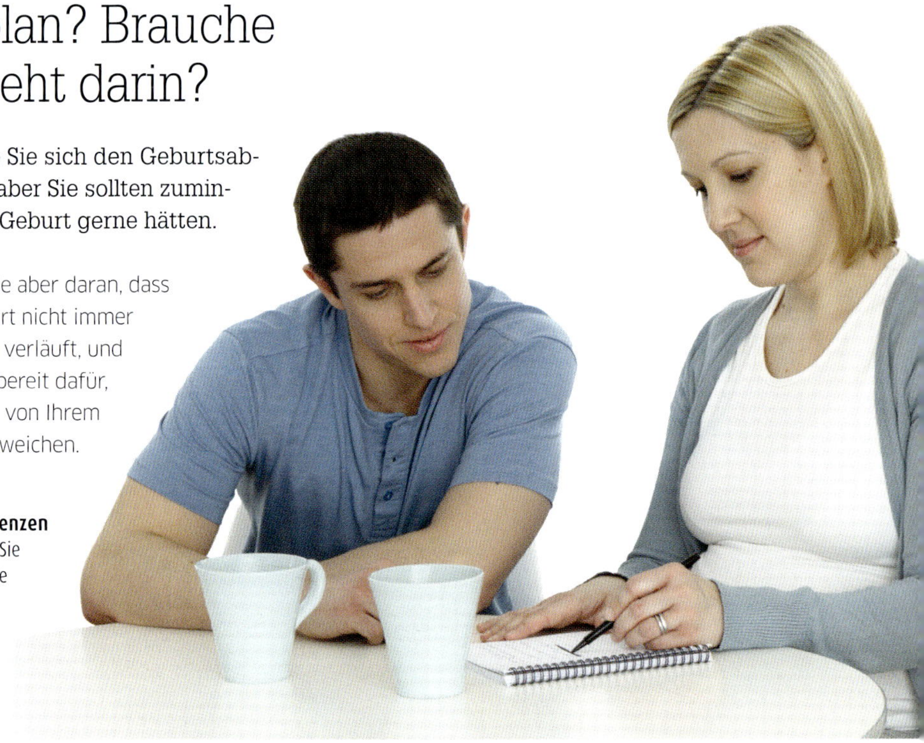

Ihre Präferenzen Besprechen Sie Ihre Wünsche mit Ihrem Partner.

DEN GEBURTSPLAN STRUKTURIEREN

Die folgenden Überschriften und Ideen dienen als Anleitung für Ihren eigenen Geburtsplan. Natürlich darf Ihr Plan auch davon abweichen und detaillierter oder weniger genau ausfallen.

» **Die Umgebung:** Wo möchten Sie entbinden? Falls Musik gewünscht wird: Welche soll es sein? Was wünschen Sie sich sonst noch, um eine angenehme Atmosphäre zu schaffen?

» **Emotionale Unterstützung und persönliche Betreuung:** Wer soll Sie begleiten und wie soll er/sie Sie unterstützen? Soll der Geburtspartner an Ihrem Kopf stehen oder am unteren Ende des Bettes? Welche Snacks und Getränke möchten Sie haben?

» **Positionen und Zubehör:** Welche Geburtsposition bevorzugen Sie? Möchten Sie während der Wehen herumlaufen, einen Ball, einen Stuhl oder sonstiges Zubehör nutzen?

» **Schmerzlinderung und physische Betreuung:** Welche Schmerzmittel möchten Sie haben (falls überhaupt)? Welche Methoden der Schmerzlinderung sollen nicht angewendet werden? Soll ein Dammschnitt (Episiotomie) gemacht werden oder nicht?

» **Überwachung des Ungeborenen:** Wollen Sie aufrecht und mobil bleiben, während die Herztöne des Kindes überwacht werden? Haben Sie Einwände gegen eine kontinuierliche Überwachung der kindlichen Herztöne?

» **Instrumentelle Geburtshilfe:** Falls Sie die Wahl haben: Bevorzugen Sie Zange oder Saugglocke? Erlauben Sie es, dass man Ihnen Medikamente verabreicht, um die Intensität der Wehen zu steigern?

» **Kurz nach der Geburt:** Soll das Baby auf Ihren Bauch gelegt werden oder nicht? Wer darf das Baby zuerst halten? Wer verkündet das Geschlecht des Babys? Wer schneidet die Nabelschnur durch und wann soll sie durchschnitten werden?

» **Die Plazenta:** Soll die Plazenta auf natürliche Weise ausgestoßen werden oder soll der Prozess durch Medikamente beschleunigt werden? Möchten Sie die Plazenta sehen oder sogar behalten?

» **Versorgung des Neugeborenen:** Welche Wünsche haben Sie zu Hautkontakt und Füttern? Wer hält das Baby während der Nachgeburt und falls Sie genäht werden?

» **Die frohe Nachricht überbringen:** Welche Personen sollen zuerst über die Geburt informiert werden und in welcher Reihenfolge? Welchen Personen möchten Sie es selbst sagen oder soll Ihr Partner die Neuigkeit an alle verkünden?

» **Im Notfall:** Falls Sie zu Hause oder in einem Geburtshaus entbinden und man Ihnen die Wahl lässt: In welche Klinik möchten Sie verlegt werden, falls ein medizinischer Notfall eintritt und die Geburt nicht auf die geplante Weise fortgesetzt werden kann?

» **Besondere Anforderungen:** Sprechen Sie kein Deutsch? Brauchen Sie einen Dolmetscher für Zeichensprache? Müssen Sie eine spezielle Diät einhalten? Haben Sie oder Ihr Partner besondere Bedürfnisse oder sind bestimmte religiöse Bräuche zu beachten?

Teilen Sie den **Geburtsplan** in Abschnitte auf – einige **Vorschläge** sehen Sie unten. Der Plan kann so **detailliert** oder **vage** sein, wie Sie möchten. Informieren Sie sich über alle Optionen während der Geburt, um herauszufinden, was Sie möchten. Es ist wichtig, dass Sie Ihre Wahl **gut informiert** treffen und damit auch **zufrieden** sind.

» **Kaiserschnitt:** Wer darf mit in den Operationssaal kommen? Soll Musik zur Entspannung gespielt werden und wenn ja, welche? Soll der Sichtschutz im Moment der Geburt heruntergelassen werden, sodass Sie sehen können, wie der Arzt das Baby heraushebt? Soll das Personal schweigen, wenn das Baby herausgehoben wird, sodass es als Erstes Ihre Stimme hört? Wer nimmt das Baby in Empfang, falls Sie eine Vollnarkose bekommen? Soll der Partner schon alle von der Geburt in Kenntnis setzen, während Sie noch in der Narkose liegen? Falls Sie eine Vollnarkose bekommen: Soll das Baby Formulamilch oder Muttermilch aus einer Milchbank erhalten? Soll das Herausheben des Babys aus dem Uterus fotografiert oder gefilmt werden? Möchten Sie Hautkontakt mit dem Baby haben, während Sie genäht werden, oder soll Ihr Partner das Baby halten, bis Sie sich im Aufwachraum befinden?

F Mein Partner hat eigene Ideen für den Geburtsplan, aber sie gefallen mir nicht. Muss ich sie trotzdem aufnehmen?

Im Geburtsplan geht es um Ihre Versorgung bei der Geburt, also sollte er auch in erster Linie Ihren Wünschen entsprechen. Eltern werden Sie jedoch beide. Falls es also etwas gibt, was Ihr Partner sich sehnlichst wünscht, das Ihnen aber nicht so viel bedeutet, sollten Sie seine Ideen berücksichtigen. Geht es jedoch um etwas, was Ihren Körper betrifft, stehen Ihre Wünsche und der Rat des medizinischen Personals immer an erster Stelle.

F Muss ich den Geburtsplan während der Geburt dabei haben? Was, wenn ich zu abgelenkt bin und nicht mehr weiß, was darin steht?

Legen Sie eine Kopie des Geburtsplans in den Mutterpass, sodass er für jeden zugänglich ist, der sich bei der Geburt um Sie kümmert. Auch Ihr Geburtspartner sollte eine Kopie erhalten, damit er Ihre Wünsche äußern kann, falls Sie dazu nicht selbst in der Lage sind. Ihr Partner sollte aber wissen: Selbst wenn Sie im Geburtsplan beispielsweise eine instrumentelle Geburtshilfe ablehnen, kann die Situation es erfordern (und das für Sie auch nachvollziehbar sein), dass sie doch eingesetzt wird. Dann haben die Anweisungen der Hebamme Vorrang vor Ihrem Plan.

F Ist eine natürliche Entbindung nach einem Kaiserschnitt möglich und sollte ich sie in Betracht ziehen?

Generell ist es möglich, nach einem vorausgegangenen Kaiserschnitt das nächste Baby auf natürlichem Weg zur Welt zu bringen. Falls Sie die Voraussetzungen dafür erfüllen, können Sie selbst entscheiden, ob Sie das möchten oder nicht. Tatsache ist, dass Sie sich nach einer Vaginalgeburt schneller erholen werden als nach einem Kaiserschnitt, sodass Sie sich danach auch schneller wieder um Ihre anderen Kinder kümmern können. Manchmal ist eine vaginale Entbindung nach einem Kaiserschnitt sogar eine bessere Wahl als ein zweiter Kaiserschnitt.

F Welche Gründe sprechen gegen eine Vaginalgeburt nach einem Kaiserschnitt?

Sofern der Kaiserschnitt nicht aus anatomischen Gründen erforderlich war und die Operation komplikationslos verlief, spricht nichts gegen eine Vaginalgeburt. Sollte Ihr Becken bespielsweise so schmal sein, dass das Baby nicht hindurchpasst, werden Sie vermutlich auch beim zweiten Mal einen Kaiserschnitt brauchen. Wurde der Uterus beim ersten Kaiserschnitt mit einem horizontalen Standardschnitt eröffnet, sollte eine Vaginalgeburt möglich sein. Bei anders geführten Schnitten muss von Fall zu Fall abgewogen werden.

F Wie groß ist die Wahrscheinlichkeit, dass ich wieder einen Kaiserschnitt brauche?

Vorausgesetzt, Sie hatten einen unkomplizierten, nicht anatomisch bedingten Kaiserschnitt (siehe oben), verläuft eine Vaginalgeburt bei 70 bis 85 Prozent der Entbindungen erfolgreich. Bezüglich des vorangegangenen Kaiserschnitts besteht das Haupthindernis für eine erfolgreiche Entbindung auf natürlichem Wege in dem 0,5-prozentigen Risiko, dass während der Wehen Ihre Kaiserschnittnarbe an der Gebärmutter reißt. Das Risiko eines solchen Narbenrisses erhöht sich auf ein Prozent, wenn Sie vorher schon zwei Kaiserschnitte hatten. Über die Risiken nach drei oder mehr Kaiserschnitten liegen zu wenige Daten vor. Oft bleibt nichts anders übrig, als eine vaginale Geburt zu versuchen und abzuwarten, was passiert.

70–85 % der Geburten nach einem Kaiserschnitt verlaufen erfolgreich vaginal.

F Welche Eigenschaften sollte mein Geburtspartner haben?

Idealerweise ist die Person, die Ihnen während der Geburt zur Seite steht, unendlich geduldig, extrem fürsorglich und bleibt auch unter Druck gelassen. Hier ist eine Liste der Eigenschaften eines perfekten Geburtspartners:

» **Gelassenheit:** Die natürliche Fähigkeit, Sie zu beruhigen und Ihnen die Angst zu nehmen.

» **Selbstvertrauen:** Um Ihre Wünsche zu vertreten, aber auch, um das Personal zu unterstützen, falls es Methoden vorschlägt, die die Geburt beschleunigen und im Interesse Ihrer Gesundheit und der Ihres Babys sind, auch wenn Sie diese im Geburtsplan ablehnen.

» **Unempfindlichkeit:** Kommentare oder Wünsche von Ihnen hinnehmen, ohne zu urteilen und ohne beleidigt zu sein.

» **Standhaftigkeit:** Den Anblick von Blut oder Erbrochenem aushalten.

» **Empathie:** Auch ohne Aufforderung in der richtigen Weise auf Ihre Stimmung eingehen.

» **Realismus:** Wissen, wann es angebracht ist, zur Seite zu treten und das medizinische Personal ungehindert seine Arbeit tun zu lassen.

» **Selbstlosigkeit:** Jemand sein, der Ihnen seine ganze Aufmerksamkeit widmet und seine eigenen Bedürfnisse in den Hintergrund stellt, egal wie lange die Geburt dauert.

» **Wertschätzung:** Mit Ihnen alle Entscheidungen besprechen und Ihnen vernünftige, durchdachte Ratschläge in Ihrem Interesse und in dem des Babys geben.

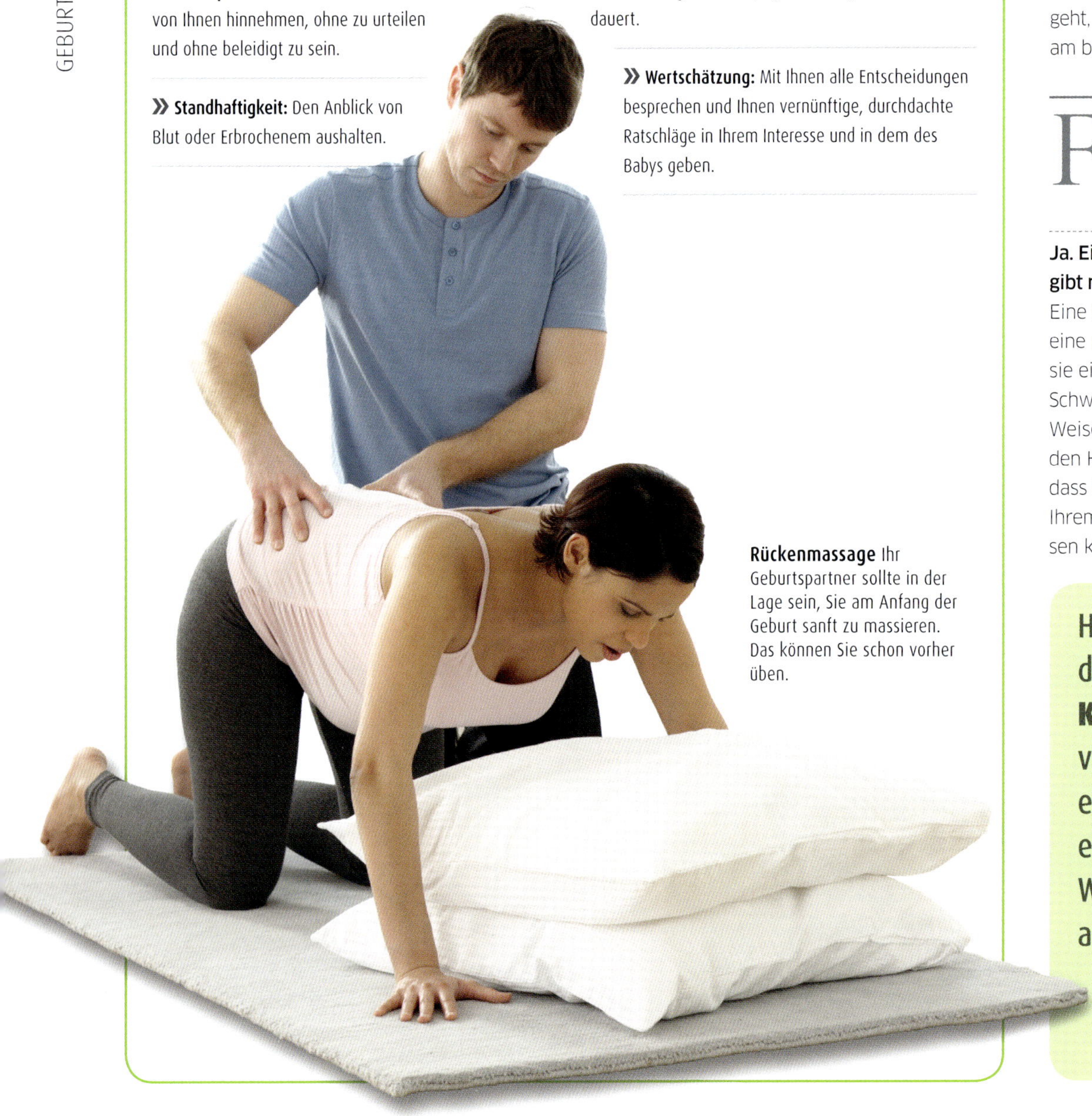

Rückenmassage Ihr Geburtspartner sollte in der Lage sein, Sie am Anfang der Geburt sanft zu massieren. Das können Sie schon vorher üben.

F Was ist eine Doula und wie kann sie mir bei der Geburt helfen?

Eine Doula ist eine professionelle Geburtsbegleiterin. Ihr Name stammt von dem griechischen Wort für dienen. Die Doula betreut Sie vor, während und auf Wunsch auch nach der Geburt. Sie hilft Ihnen beispielsweise im Haushalt oder gibt Ratschläge zum Thema Babypflege und Stillen. Manche Doulas bieten nur die Begleitung vor und während der Geburt, andere haben sich auf postnatale Fürsorge spezialisiert, wieder andere bieten alles an. Englische Studien zeigen, dass die Kaiserschnittrate um 50 Prozent sinkt und die Geburt sich um zwei Stunden verkürzt, wenn eine Doula anwesend ist. Die Doula kann sich auch um Ihren Partner kümmern, wenn Sie das möchten – mit ihm besprechen, was vor sich geht, ihn beruhigen und ihm zeigen, wie er Sie am besten unterstützen kann.

F Brauche ich noch eine Hebamme, wenn ich eine Doula habe?

Ja. Eine Doula ersetzt die Hebamme nicht, sie gibt nur zusätzliche kontinuierliche Betreuung. Eine Doula besitzt nicht notwendigerweise eine medizinische Ausbildung, allerdings hat sie einen Kurs absolviert, der sie dazu befähigt, Schwangere auf sichere, medizinisch anerkannte Weise zu betreuen. Doulas werden nicht von den Krankenkassen bezahlt. Achten Sie darauf, dass Ihre Doula eine Zertifizierung nach den in Ihrem Land herrschenden Standards nachweisen kann (in Deutschland etwa DiD).

Heutzutage sind mehr **Väter** denn je bei der Geburt **ihrer Kinder** dabei. Aber auch ein vertrautes Familienmitglied, eine enge **Freundin** oder eine **Doula** sind eine gute Wahl, um Sie (und vielleicht auch Ihren Partner) während der **Wehen** und der **Geburt** zu **unterstützen.**

F Ich möchte zwei Personen zur Geburt mitbringen. Ist das möglich?

Die meisten Kliniken erlauben zwei Geburtspartner im Kreißsaal (eventuell auch mehr, sofern sie nicht dem medizinischen Personal in die Quere kommen). Sprechen Sie mit Ihren möglichen Geburtsbegleitern darüber, dass sie zu zweit sein werden. Vor allem Ihr Partner sollte damit einverstanden sein – schließlich handelt es sich um eine sehr intime Situation, die er vielleicht nicht mit jemand anderem teilen möchte. Sie können jedem Begleiter auch eine eigene Rolle zuweisen: Einer ist für die emotionale Unterstützung zuständig, während sich der andere mehr um die praktischen Dinge kümmert, etwa Snacks und Getränke bereithält und im Zimmer für die richtige Atmosphäre sorgt. Machen Sie deutlich klar, wer bei der Geburt am unteren Ende des Bettes stehen wird, sodass nicht womöglich beide anfangen zu streiten, wer die bessere Sicht haben soll.

F Dürfen meine älteren Kinder bei einer Hausgeburt anwesend sein?

Besprechen Sie diese Frage am besten im Vorfeld mit Ihrer Hebamme. Falls Ihre älteren Kinder dabei sein dürfen, sollte sich jemand um sie kümmern, sie mit Essen versorgen und sie zwischendurch unterhalten (eine Geburt kann sehr lang dauern). Diese Person kann Ihr Partner sein, aber auch ein anderer hilfsbereiter Erwachsener. Keinesfalls sollten Sie sich während der Geburt Sorgen um das Wohl Ihrer Kinder machen müssen. Die Geschwister dürfen auch nicht im Weg stehen oder die Geburt stören. Berücksichtigen Sie ebenso Alter und Persönlichkeit der Kinder: Können sie es ertragen, ihre Mutter während der Wehen und der Geburt leiden zu sehen? Auch eine leichte Geburt kann für ein Kind ein traumatisches Erlebnis sein. Sprechen Sie mit den Geschwisterkindern darüber, was passieren wird. Erzählen Sie, dass es Ihnen weh tun wird, aber dass keine Gefahr besteht und dass die Schmerzen vorbei sein werden, sobald das Baby geboren ist. Wählen Sie dazu einfache Worte und ermutigen Sie Ihre Kinder, Fragen zu stellen. Wenn Sie den Kindern die Geburt nicht zumuten möchten, könnten sie vielleicht von einer vertrauten Person in einem anderen Raum (oder bei schönem Wetter im Garten) betreut werden und erst in das Entbindungszimmer kommen, wenn das Baby schon auf der Welt ist. Insgesamt wird eine solche Geburt für alle Beteiligten mit Sicherheit ein unvergessliches Erlebnis.

F Schadet die Abwesenheit des Vaters bei der Geburt langfristig seiner Beziehung zum Kind?

Studien zeigen, dass die Anwesenheit des Vaters bei der Geburt keine Auswirkung auf seine Bindungsfähigkeit hat.

Sofern der Vater sich voll an der Versorgung des Neugeborenen beteiligt, wird er langfristig auf jeden Fall eine Bindung zu seinem Kind entwickeln. Das Wachsen dieser speziellen Beziehung zwischen Eltern und Baby wird auch Bonding genannt. Es braucht Zeit und ist ein Prozess, der abläuft, während die Eltern ihr Baby kennenlernen und es versorgen. Die Bindung weckt in den Eltern den Wunsch, sich um das Baby zu kümmern. Der einzige Unterschied ist, dass Väter, die bei der Geburt dabei waren und sie positiv erlebt haben, selbstbewusster mit dem Baby umgehen und eher bereit sind, sich auch einmal allein um es zu kümmern – was Ihnen die Möglichkeit verschafft, ab und zu eine Verschnaufpause einzulegen.

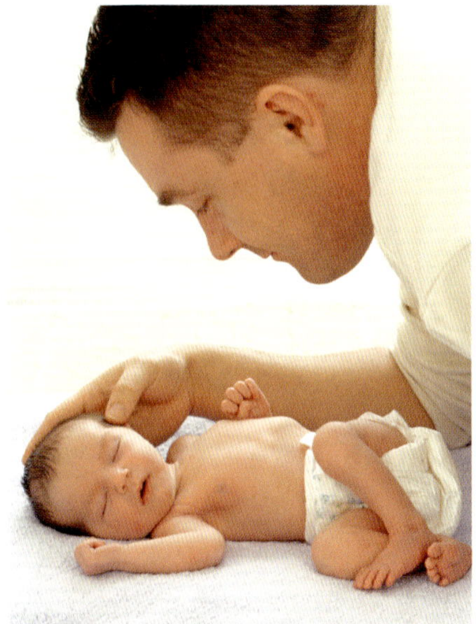

Papa ist da Lassen Sie den Vater von Anfang an Windeln wechseln und das Baby umziehen. Ermuntern Sie ihn dazu, Hautkontakt aufzunehmen und das Baby so oft wie möglich in den Armen zu halten.

F Mein Partner sagt, er hält es nicht aus, mich in Schmerzen zu sehen. Wie kann man ihm helfen?

Viele Männer berichten, das Schlimmste an einer Geburt sei es, hilflos danebenzustehen, während die Partnerin Schmerzen erleidet. Ihre Geburtsbegleitung sollte ruhig, gefasst und durchsetzungsfähig (Ihnen und auch dem Personal gegenüber) sein, um bei Bedarf in Ihrem Interesse Entscheidungen treffen zu können. Wenn Ihr Partner denkt, er werde wahrscheinlich in Panik geraten oder in Ohnmacht fallen, wird er Ihnen keine Hilfe sein und sollte vielleicht besser im Warteraum Platz nehmen. Sie haben mehrere Möglichkeiten, wie Sie ihn einbeziehen können:

» **Anderer Begleiter** Wählen Sie eine Person, der sie voll vertrauen und die nicht von Ihrer Seite weicht. Ihr Partner wartet draußen und wird erst hereingerufen, wenn das Baby da ist.

» **Teilbegleitung** Ihr Partner kommt zunächst mit in das Entbindungszimmer, doch es steht jemand bereit, der seine Stelle einnimmt, wenn er es nicht mehr aushält.

» **Zeitliches Limit** Bitten Sie Ihren Partner, so lange bei Ihnen zu bleiben, wie er es erträgt. Danach übernehmen die Hebammen und betreuen Sie, bis das Baby geboren ist.

» **Durchgehend** Bitten Sie Ihren Partner, die ganze Zeit über bei Ihnen zu sein. Dabei soll er bei Ihnen am Kopfende stehen, sodass er nichts allzu Schreckliches sieht, und darf sich in besonders schlimmen Momenten abwenden. Üben Sie vor der Geburt gemeinsam entspannende Atemtechniken. Sie helfen Ihnen, die Schmerzen zu lindern, und unterstützen Ihren Partner dabei, die Tatsache zu ertragen, dass er nichts gegen Ihre Schmerzen tun kann.

In der Schwangerschaft werden Ihnen eine Reihe von **Scans und Tests** angeboten, um **Wachstum** und **Entwicklung** des Babys zu überwachen und sicherzustellen, dass Ihr Körper gut mit der Schwangerschaft zurechtkommt. **Scans** sind eine tolle Gelegenheit, Ihr Baby zu sehen. Die **Tests** sollen mögliche Fehlbildungen aufdecken.

Scans und Tests

Was Sie erwartet

Blutdruckmessung, Blut- und Urintests gehören in der Schwangerschaft zu den Routineuntersuchungen. Sie sollen Unregelmäßigkeiten aufdecken, ehe sie zu Problemen werden. Ergibt zum Beispiel ein Bluttest niedrige Hämoglobinwerte, kann dies auf Eisenmangel hindeuten, einem Anzeichen für Anämie. Ein hoher Blutdruck und/oder Eiweiß im Urin sind dagegen Symptome einer Präeklampsie.

Daneben werden mehrere Ultraschallscans durchgeführt, die mittels Schallwellen Ihr Baby im Bauch sichtbar machen. Diese Untersuchung ist schmerzlos und ungefährlich für Sie und Ihr Baby. Abgesehen davon, dass Sie einen Blick auf Ihr Ungeborenes werfen können, bietet sich so die Möglichkeit, sein Wachstum und seine Entwicklung bis hin zur Struktur seines Herzens zu überprüfen. Außerdem kann der Scan eventuelle Probleme Ihres Körpers aufzeigen, etwa Myome oder eine schwache Zervix (Gebärmutterhals). Im Rahmen der Vorsorge haben Sie Anspruch auf drei Ultraschallscans: in der 9.–12. Woche, in der 19.–22. Woche und in der 29.–32. Schwangerschaftswoche.

Im Verlauf der Schwangerschaft haben Sie außerdem die Möglichkeit, verschiedene Tests auf genetisch oder chromosomal bedingte Krankheiten – wie etwa das Down-Syndrom – durchführen zu lassen. Einige ermitteln das Risiko von Fehlbildungen, zum Beispiel durch einen Bluttest in Kombination mit einer Ultraschallmessung der Flüssigkeitsansammlung in der Nackenfalte (Nackentransparenztest) des Fötus.

Besteht der Verdacht, dass Ihr Baby eine angeborene Fehlbildung jeglicher Art haben könnte, wird man Ihnen weitere Tests anbieten, die mit etwas größeren Eingriffen verbunden sind, etwa eine Chorionzottenbiopsie oder eine Amniozentese. Sie liefern dem Arzt ein klares Bild von Ihrem Baby, noch ehe es geboren ist.

Übrigens ist keiner der Tests oder Scans verpflichtend. Sie haben immer die Wahl, nein zu sagen. Letztendlich dienen sie alle dazu, Ihnen und Ihrem Kind die bestmögliche Versorgung zu gewährleisten. Besprechen Sie alle Fragen, die vor einer solchen Untersuchung aufkommen, mit dem Arzt oder der Hebamme. Sie können mit Ihnen alle Details und Risiken durchgehen, sodass Sie in der Lage sind, eine fundierte Entscheidung zu treffen.

Ihr Vorsorgezeitplan

Auf der gegenüberliegenden Seite finden Sie einen Plan aller Tests und Scans, die in der Schwangerschaft stattfinden können. In der Regel wird damit ab der Erstuntersuchung (Seite 80) begonnen. Einige davon gehören zum Standard und werden jeder Schwangeren angeboten, andere sind nur in Ausnahmefällen nötig. Alle Tests und Untersuchungen dienen dazu, Ihre Gesundheit und das Wohlergehen Ihres Babys zu überwachen.

F Wann kann ich die verschiedenen Tests und Scans machen lassen?

Die Tabelle listet chronologisch alle gebräuchlichen Tests und Scans auf, die im Lauf der Schwangerschaft durchgeführt werden können. Manche werden standardmäßig empfohlen, andere nur in Ausnahmefällen.

ZEITPLAN DER TESTS UND SCANS

WOCHE	TEST/SCAN	WOZU?
4–5	Ultraschall in Zwillingsfamilien	Ein- oder Mehrlingsschwangerschaft
9–12	Erster Ultraschallscan	Wachstum und Geburtstermin
10–20	Blutuntersuchungen	Risiko für Fehlbildungen
11–14 *	Nackentransparenzmessung	Risiko für Fehlbildungen
11–15	Chorionzottenbiopsie	Diagnostiktest auf Fehlbildungen
ab 14	Amniozentese	Diagnostiktest auf Fehlbildungen
18–24	Cordozentese (Nabelschnurpunktion)	Diagnostiktest auf Fehlbildungen
19–22	Zweiter Ultraschallscan	Wachstum und Entwicklung
29–32	Dritter Ultraschallscan	Wachstum und Entwicklung

* Der Nackentransparenztest wird oft in Verbindung mit der Analyse bestimmter biochemischer Laborwerte aus dem Blut der Mutter durchgeführt (»Ersttrimester-Screening«).

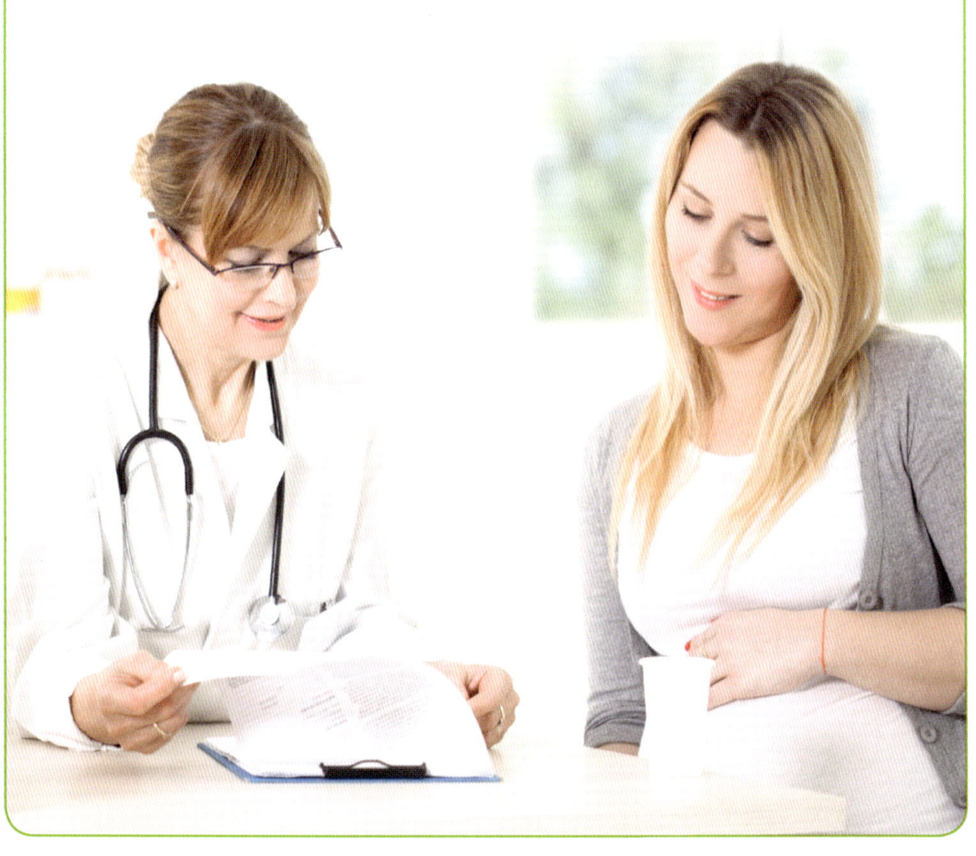

F Ich wurde noch nie per Ultraschall untersucht. Wie läuft der Scan ab?

Bei einer abdominalen Ultraschalluntersuchung (über die Bauchdecke) liegen Sie auf dem Rücken auf einer Liege mit erhöhtem Kopfteil. Der Raum ist leicht abgedunkelt, damit die Bilder auf dem Monitor gut erkennbar sind. Der Arzt verteilt etwas Gel auf Ihrem Bauch und bewegt dann mit der Hand einen Schallkopf, der Ultraschallwellen aussendet und empfängt, auf der Haut hin und her. Die Bilder, die der Scanner per Schallwellen aufnimmt, können Sie auf dem Monitor sehen, der neben der Liege steht.

Der erste Ultraschallscan erfolgt meist als vaginale Untersuchung. Hierbei liegen Sie auf dem gynäkologischen Untersuchungsstuhl und ein langer, schmaler Ultraschallkopf, der mit Gel bestrichen ist, wird in die Vagina eingeführt.

Mit Hilfe des Ultraschalls kann der Arzt die Entwicklung und das Wachstum Ihres Babys überwachen. Das geschieht, indem er bestimmte Körperteile des Ungeborenen ausmisst und Rückschlüsse aus der Beobachtung der Monitorbilder zieht. Ergibt sich der Verdacht auf ein Problem, bespricht der Arzt das weitere Vorgehen mit Ihnen. Möglicherweise erhalten Sie eine Überweisung zu einem Spezialisten für Feinultraschall oder Empfehlungen für weitere Tests. Die meisten Ultraschallscans sind aber wunderschöne Ereignisse ohne Grund zur Sorge!

F Ist ein Ultraschallscan ungefährlich für mein Baby oder birgt er ein Risiko?

Nach den bisherigen Erkenntnissen sind Ultraschalluntersuchungen weder für Sie noch für Ihr Ungeborenes gefährlich. Anders als bei Röntgenstrahlen (die ionisierend wirken und damit Gewebe schädigen können) gibt es keinerlei Hinweise darauf, dass Schallwellen das Risiko für Krebs oder angeborene Fehlbildungen erhöhen. Vereinfacht gesagt, durchdringen die Schallwellen das Fruchtwasser und prallen vom Körper des Ungeborenen ab. Dadurch entsteht ein bewegtes Bild, das auf einem Monitor sichtbar gemacht werden kann. Manche Menschen lehnen Ultraschall ab, weil die Schallwellen die Körpertemperatur geringfügig erhöhen. Tatsächlich beträgt diese Erhöhung für gewöhnlich nie mehr als 1°C, was viel zu niedrig ist, um eine Gefahr darzustellen.

F Ich muss zum Ultraschall, weil ich Blutungen habe. Soll ich bis dahin im Bett liegen?

Schätzungsweise zehn Prozent der Frauen haben im Frühstadium der Schwangerschaft leichte Blutungen. Die meisten bringen dennoch voll ausgetragene, gesunde Babys zur Welt.

Während Sie auf Ihren Ultraschalltermin warten, sollten Sie nicht schwer heben, keinen Sex haben und so viel ruhen wie möglich – aber machen Sie sich deswegen keine allzu großen Gedanken. Bei einem nicht zu anstrengendem Tagesablauf sollte sich Ihre Blutung nicht verschlimmern. Trinken Sie ausreichend und essen Sie ganz normal (auch wenn Sie sich nicht danach fühlen).

Wird die Blutung dennoch stärker, sollten Sie den Arzt kontaktieren. Ihr Termin wird dann entweder vorgezogen oder Sie müssen in die Notaufnahme einer nahe gelegenen Klinik, damit Sie sofort untersucht werden können. Ist der Scan normal, werden Sie wieder nach Hause geschickt. Die Blutung hört in der Regel innerhalb von zehn Tagen auf. Zeigen sich beim Scan Auffälligkeiten, wird der Arzt Ihnen sagen, was zu tun ist.

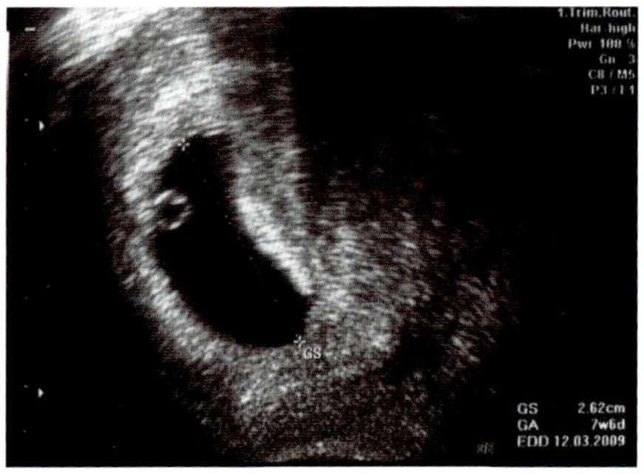

Sechs-Wochen-Scan Der Embryo ist in diesem Stadium der Schwangerschaft erst 5–9 mm groß.

F Ich will nicht neun Wochen warten, bis ich mein Baby sehe. Kann ich eine frühere Ultraschalluntersuchung bekommen, wenn ich sie selbst bezahle?

Das dürfte kein Problem sein. Grundsätzlich ist ein Ultraschallscan vor der siebten Schwangerschaftswoche jedoch nicht sehr lohnend, weil auf dem Monitor außer der Fruchthöhle kaum etwas zu sehen sein wird. Im Frühstadium der Schwangerschaft wird ein vaginaler Ultraschall bevorzugt, weil die damit erzeugten Bilder deutlicher erkennbar sind: Durch den langen, schmalen Schallkopf in der Vagina ist es möglich, relativ nah an die Gebärmutter heranzukommen. Erst im späteren Verlauf der Schwangerschaft erfolgen die Untersuchungen als Abdominal-Ultraschall durch die Bauchdecke (siehe gegenüberliegende Seite), wobei der Arzt den Schallkopf in der Hand hält und damit über Ihren Bauch fährt. Bei beiden Vorgehensweisen prallen die Schallwellen vom Fötus ab und produzieren auf diese Weise ein Abbild von ihm, das auf dem Monitor sichtbar gemacht wird.

F Darf ich jemanden zur Ultraschalluntersuchung mitbringen? Bekommen wir ein Bild?

Die meisten Ärzte begrüßen es, wenn jemand Sie zum Ultraschallscan begleitet – nicht nur, um Ihre Freude über den Anblick des Babys zu teilen, sondern auch als Stütze, falls nicht alles so läuft wie erwartet. Außerdem ist es gut, wenn jemand dabei ist, der Fragen stellt. Selbstverständlich bekommen Sie auch ein erstes »Foto« von Ihrem Baby ausgehändigt. Erkundigen Sie sich am Empfang, ob dafür eventuell eine kleine Gebühr verlangt wird.

In der **frühen Schwangerschaft** wird meist ein **vaginaler Ultraschall** durchgeführt. Er liefert zu diesem Zeitpunkt ein **klareres Bild** als der abdominale Ultraschall.

F Ich hatte eine künstliche Befruchtung. Wann ist mein erster Ultraschalltermin?

Die Ultraschall-Untersuchungstermine regelt jede Kinderwunschklinik anders. Grundsätzlich ist ein Scan schon ab der dritten Woche möglich, um die Position der Fruchthöhle in der Gebärmutter auszumachen. Manche Kinderwunschzentren warten ab, bis der Schwangerschaftstest positiv ausfällt, und bieten ihren Patientinnen erst um die sechste Schwangerschaftswoche (also etwa vier Wochen nach der künstlichen Befruchtung) eine Ultraschalluntersuchung an, weil zu diesem Zeitpunkt auf dem Monitor schon der Herzschlag des Babys erkennbar ist. War die Fruchtbarkeitsbehandlung erfolgreich, erhalten Sie etwa zwei Wochen später (um die achte Schwangerschaftswoche) einen weiteren Ultraschalltermin, bei dem überprüft wird, ob der Embryo so wächst und gedeiht wie erwartet. Ist dies der Fall, werden Sie wahrscheinlich an Ihren Gynäkologen oder an eine Hebamme überwiesen, die Sie im weiteren Verlauf der Schwangerschaft begleiten und alle regulären Vorsorgeuntersuchungen bei Ihnen durchführen werden.

F Warum empfiehlt mein Arzt mir eine vorzeitige Ultraschalluntersuchung?

Es kommen verschiedene Gründe in Frage, warum der Arzt Ihnen zu einem frühen Ultraschallscan rät. Vielleicht hatten Sie in der Vergangenheit bereits eine oder mehrere Fehlgeburten oder auch eine Mehrlingsschwangerschaft. Möglicherweise besteht die Gefahr einer Eileiterschwangerschaft oder Sie leiden unter einer Muttermundschwäche (Zervix-Insuffizienz). Auch bei vaginalen Blutungen oder bei Unterleibsschmerzen, die nichts mit Ihrer letzten Periode zu tun haben, wird der Arzt bei Ihnen um die siebte Schwangerschaftswoche eine Ultraschalluntersuchung durchführen wollen. Dasselbe gilt, wenn bereits bekannt ist, dass Sie Myome haben, oder wenn der Verdacht besteht, dass Sie mehr als ein Baby erwarten. Ihr Arzt möchte einfach nur sichergehen, dass die Schwangerschaft von Anfang an so verläuft, wie sie soll, und dass Sie während dieser Zeit die optimale Betreuung bekommen.

F Was passiert beim abdominalen Ultraschallscan?

Die zweite routinemäßige Ultraschalluntersuchung zwischen der 19. und der 22. Schwangerschaftswoche bestätigt das weitere Wachstum des Babys und lässt Ihr Kleines erstmals als »Person« sichtbar werden.

Vielleicht werden Sie gebeten, vorher viel Wasser zu trinken, weil eine volle Blase das Ultraschallbild deutlicher macht. Verschiedene Messungen bei diesem Scan sollen bestätigen, dass sich der Fötus normal entwickelt: die Scheitel-Steiß-Länge (die Länge vom oberen Kopfende bis zum unteren Ende der Wirbelsäule), der biparietale Kopfdurchmesser, die Länge des Rückens und der Oberschenkel sowie der Bauchumfang. Daneben wird der Herzschlag gemessen und die Lage der Plazenta festgestellt. Falls diese Größen schon beim ersten Ultraschallscan gemessen wurden, werden sie jetzt nochmals überprüft, um die Entwicklung des Ungeborenen zu dokumentieren.

Wahrscheinlich sehen Sie Ihr Baby bei diesem Scan zum ersten Mal als richtige kleine Person, was besonders aufregend ist, wenn es sich gerade bewegt. Sicher erhalten Sie auch ein Bild, das Sie mit nach Hause nehmen können.

Weiße Bereiche Harte Strukturen wie Knochen werden weiß dargestellt.

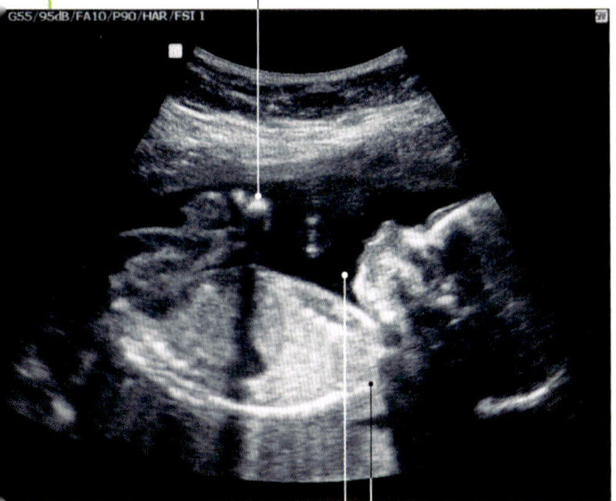

Schwarze Bereiche markieren Flüssigkeiten, wie das Fruchtwasser, in dem das Baby liegt.

Graue Bereiche Weiches Gewebe erscheint grau und fleckig.

Ein Ultraschall liefert nicht nur bewegende Bilder von Ihrem Baby, er zeigt auch sein Wachstum und seine Entwicklung.

Scanvorgang Ein Schallkopf wird über Ihren Bauch hin und her bewegt, um einen guten Blick auf das Baby zu erhaschen (unten).

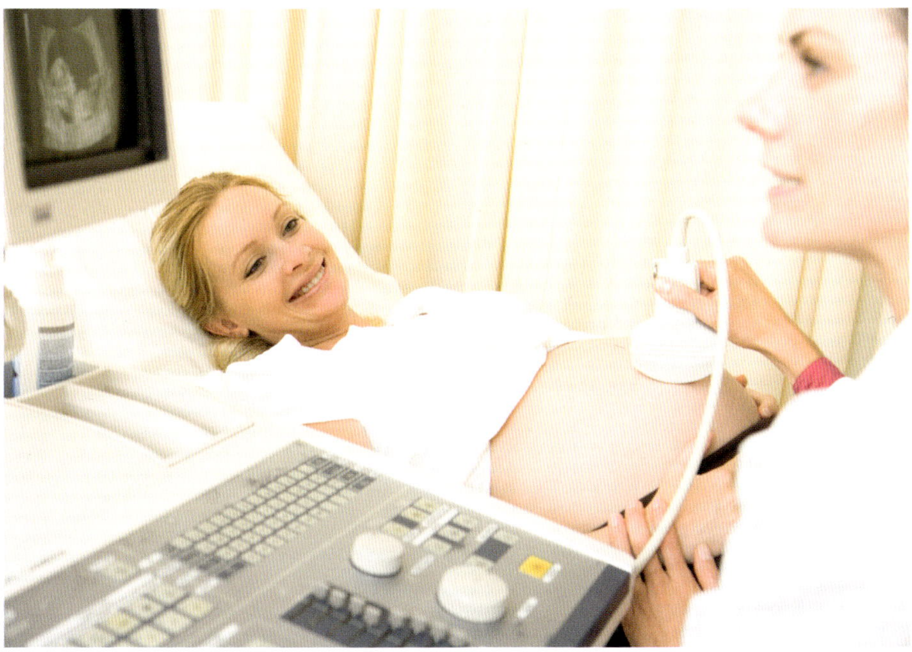

F Mit welchen Tests wird nach Fehlbildungen gesucht?

Zur Auswahl stehen mehrere Tests, die zu unterschiedlichen Zeitpunkten der Schwangerschaft durchgeführt werden können. Manche von ihnen schätzen lediglich das Risiko einer Fehlbildung ein. Dazu gehören sowohl Ultraschall- als auch Bluttests. Zeigen Sie ein hohes Risiko an, wird man Ihnen diagnostische Tests empfehlen, mit denen bestimmte Krankheiten ermittelt werden können. Die Gewissheit einer Diagnose kann Eltern bei der Entscheidung helfen, welche Schritte als Nächstes unternommen werden sollen. Allerdings sind solche Tests invasiv: Der dazu erforderliche Eingriff birgt ein einprozentiges Risiko, dadurch eine Fehlgeburt zu erleiden.

F Was ist das Ersttrimester-Screening und wann wird es durchgeführt?

Für eine genauere Einschätzung des Risikos für Fehlbildungen, darunter auch das Down-Syndrom, wird das sogenannte Ersttrimester-Screening angeboten. Es besteht aus einem Ultraschallscan, bei dem die Nackentransparenz des Fötus gemessen wird (Seite 96), sowie aus einer biochemischen Blutanalyse der Mutter. Bei Frauen, deren Ungeborenes ein Down-Syndrom hat, ist in der Regel der hCG-Wert höher und der Wert von PAPP-A (ein spezielles Protein) niedriger als normal. Das Ersttrimester-Screening kann zwischen der 11. und der 14. Schwangerschaftswoche durchgeführt werden.

F Was ist der Triple- und der Quadruple-Test und wann findet er statt?

Einen Quadruple-Test können Sie zwischen der 14. und 20. Schwangerschaftswoche durchführen lassen, wenn das Ersttrimester-Screening kein verlässliches Ergebnis mehr liefert. Beim Quadruple-Test werden die Werte von Beta-hCG, Alpha-Fetoprotein (AFP; ein vom Fötus produziertes Protein), freiem Östriol (das bei Down-Syndrom-Babys erniedrigt ist) und des Hormons Inhibin-A in Ihrem Blut bestimmt. Der Triple-Test läuft ebenso ab wie der Quadruple-Test, nur dass dabei der Inhibin-A-Spiegel nicht gemessen wird.

F Was ist die Nackentransparenzmessung (NT-Messung)?

Mit dieser Ultraschalluntersuchung wird das Risiko für ein Down-Syndrom ermittelt. Sie liefert also keine Diagnose, ob Ihr Baby dieses Syndrom hat, sondern sagt lediglich aus, ob ein hohes Risiko dafür besteht oder nicht.

Die Nackentransparenz des Babys ist eine Flüssigkeitsansammlung in einer Hautfalte in seinem Nacken. Mittels Ultraschall kann zwischen der 11. und der 14. Schwangerschaftswoche die Dicke dieser Nackenfalte gemessen werden. Anschließend wird dieser Messwert in Relation zum Alter der Mutter, zur Länge des Fötus vom Scheitel bis zum Steiß und zu den Ergebnissen der beiden Ersttrimester-Blutanalysen gesetzt (Seite 95). Die kombinierte Analyse der Resultate sagt mit einer Genauigkeit von etwa 90 Prozent etwas über das Risiko aus, dass das Baby mit einem Down-Syndrom zur Welt kommen wird.

Ein Ersttrimester-Screening ist dabei nicht unbedingt erforderlich: Die NT-Messung in Kombination mit Ihrem Alter und den Maßen des Babys ist bereits ein guter Risiko-Indikator. Ergibt sich dabei ein hohes Risiko, ist das dennoch keine endgültige Diagnose. Diese wird erst durch invasive Tests wie eine Chorionzottenbiopsie oder Amniozentese (siehe gegenüberliegende Seite) ermittelt.

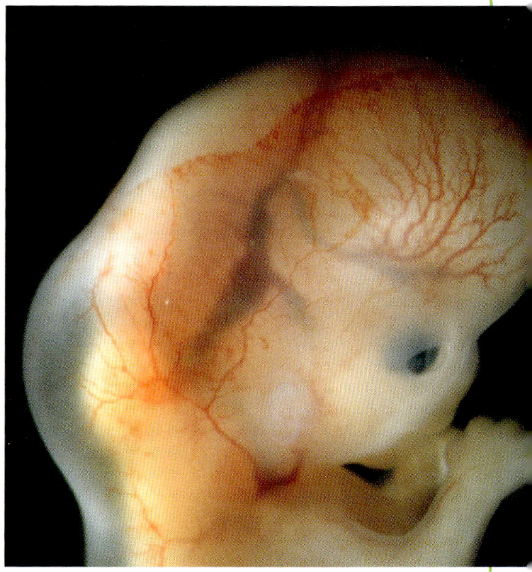

Nackenflüssigkeit Alle Föten haben Flüssigkeit im Nacken, aber bei denjenigen mit Down-Syndrom oder anderen Erbkrankheiten ist die Menge größer. Die NT-Messung wird um die 12. Woche ausgeführt.

DAS ERGEBNIS DER NACKENTRANSPARENZMESSUNG RICHTIG VERSTEHEN

Je dicker die Nackenfalte Ihres Babys, desto höher ist das Risiko, dass es ein Down-Syndrom hat. Es ist jedoch wichtig zu wissen, dass diese Messung nur ein Teil der Tests ist und in Verbindung mit Ihrem Alter und den Ergebnissen Ihrer Blutanalyse gewertet werden muss.

Das Ergebnis wird als Verhältnis (Quotient) ausgedrückt. Wenn Sie zum Beispiel das Ergebnis 1 : 1500 erhalten, bedeutet das, das Risiko, dass Ihr Baby mit einem Down-Syndrom geboren wird, liegt bei 1 zu 1500, also bei 0,07 Prozent. Ein Verhältnis von 1 : 150 oder größer gilt als hohes Risiko, obwohl es sehr wahrscheinlich ist, dass Ihr Baby kein Down-Syndrom hat, denn tatsächlich liegt das Risiko auch dann nur bei 0,67 Prozent. Andersherum besteht, selbst wenn Ihr Risiko als niedrig eingestuft wird, dennoch eine geringe Möglichkeit, dass Ihr Baby trotzdem ein Down-Syndrom hat. Bei geringem Risiko erhalten Sie die Resultate des Scans meist innerhalb von vierzehn Tagen. Ist Ihr Risiko hoch, wird Ihnen das Ergebnis oft innerhalb weniger Tage mitgeteilt, sodass Sie ausreichend Zeit haben, sich zu überlegen, ob Sie weiterführende diagnostische Tests wie etwa eine Amniozentese machen lassen wollen. Die Entscheidung liegt dabei ganz bei Ihnen.

Beim Abwägen Ihrer Entscheidung sollten Sie zudem berücksichtigen, dass manche körperlichen Anzeichen für ein Down-Syndrom erst bei späteren Ultraschalluntersuchungen im Verlauf der Schwangerschaft erkennbar werden können. In solchen Fällen wird der Arzt Ihnen mitteilen, was er entdeckt hat und was das für die Gesundheit Ihres Babys bedeutet.

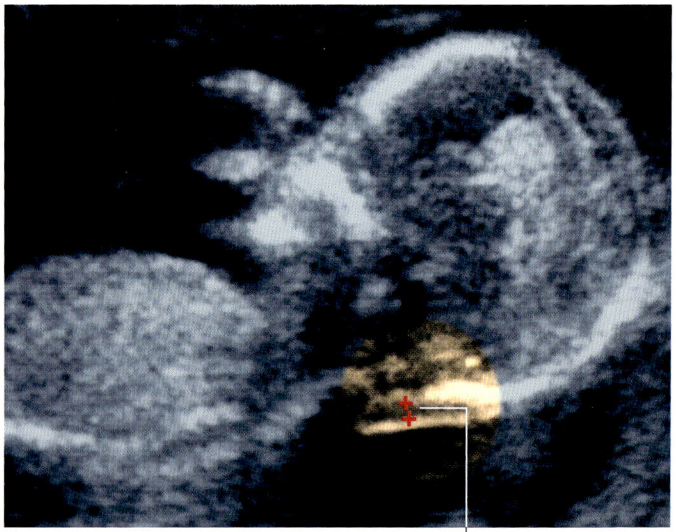

Ein geringes Risiko für ein Down-Syndrom besteht, wenn in der 11. Woche weniger als 2 mm oder in der 14. Woche weniger als 3 mm gemessen werden.

Normale Nackenfalte

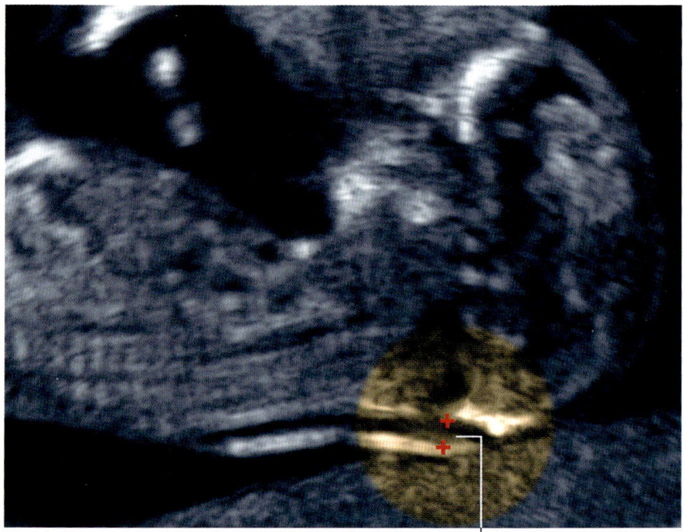

Ein höheres Risiko für ein Down-Syndrom besteht, wenn die Nackenfalte des Fötus dicker als 3 mm ist.

Dickere Nackenfalte

F Mir wurde eine Chorionzottenbiopsie (CVS) empfohlen. Was sind Chorionzotten?

Das Chorion entwickelt sich später zur Plazenta. Im Frühstadium bildet es kleine Verästelungen aus, die sogenannten Zotten. Sie vergrößern die Oberfläche des Chorions, sodass mehr Nährstoffe zum Baby gelangen können. Die Chorionzotten gehören nicht zum Fötus, tragen aber in der Regel dieselben Erbinformationen. Bei der Biopsie werden einige Chorionzotten entnommen, um das Erbmaterial zu analysieren.

F Welche Risiken bergen invasive Tests?

Bei jedem invasiven Eingriff in den Körper besteht die Gefahr einer Infektion. Achten Sie deshalb auf Anzeichen wie Schwellung, Erwärmung oder Rötung der punktierten Stelle. Sowohl bei der Chorionzottenbiopsie als auch bei der Amniozentese ist das Risiko, durch den Eingriff eine Fehlgeburt zu erleiden, im Vergleich zu dem normalen Risiko für eine Fehlgeburt in diesem Schwangerschaftsstadium geringfügig erhöht (um etwa ein Prozent). Das Risiko steigt noch etwas an, wenn die CVS vor der 10. Woche und die Amniozentese vor der 15. Schwangerschaftswoche durchgeführt wird. Die meisten Fehlgeburten infolge eines invasiven Tests ereignen sich innerhalb von 72 Stunden nach dem Eingriff, sie können aber auch erst bis zu zwei Wochen später auftreten. Manche Frauen sorgen sich, dass ihr Baby mit einer unvollständigen Anzahl von Fingern und Zehen geboren wird, wenn sie eine CVS vornehmen lassen. Man geht jedoch davon aus, dass dieses Risiko nur dann besteht, wenn die Biopsie schon vor der 9. Schwangerschaftswoche durchgeführt wird. Ihr Arzt wird Sie über alle Risiken aufklären und dann Ihnen die Entscheidung überlassen, ob Sie die Tests machen möchten oder nicht.

F Welche Diagnostiktests sind möglich? Lassen sich damit alle fötalen Fehlbildungen ermitteln?

CVS, Amniozentese und Cordozentese (Seite 98–99) bestätigen, ob Ihr Baby unter einer bestimmten, erblich bedingten Fehlbildung leidet. Da die Tests einen Eingriff erfordern, sollten Sie genau wissen, welcher für Sie der richtige ist.

Die CVS, die zwischen der 11. und 15. Woche durchgeführt wird, deckt einige Chromosomenabweichungen und Erbkrankheiten auf, die den Stoffwechsel (wie Mukoviszidose), Skelett und Muskeln (etwa Muskelschwäche), das Blut (wie Sichelzellenanämie, Bluterkrankheit oder Thalassämie) sowie die Nerven (etwa das Tay-Sachs-Syndrom) betreffen. Sie kann nicht nachweisen, ob Ihr Baby an einem Neuralrohrdefekt wie Spina bifida leidet. Dieser wird durch einen Ultraschallscan (Seite 100–101) und eine Amniozentese diagnostiziert.

CVS, AMNIOZENTESE, CORDOZENTESE ODER NIPT

In der Liste finden Sie für alle Diagnostiktests das Zeitfenster, in dem sie durchgeführt werden können, sowie die Krankheiten, nach denen mit den Tests gesucht wird. Bevor Sie sich irgendeinem dieser Tests unterziehen, sollten Sie mit Ihrem Arzt das Für und Wider genau abwägen.

TEST	WANN	DIAGNOSE
CVS (invasiv)	11.–15. Woche	Chromosomendefekte und Erbkrankheiten (Stoffwechsel, Blut, Nerven- und Muskel-Skelett-System).
Amniozentese (invasiv)	ab der 14. Woche	Chromosomendefekte, Neuralrohrdefekte und Erbkrankheiten (Blut und Muskel-Skelett-System).
Cordozentese (invasiv)	18.–24. Woche	Chromosomendefekte, Neuralrohrdefekte und Erbkrankheiten (Blut und Muskel-Skelett-System).
NIPT (nichtinvasiv)	ab der 10. Woche	Chromosomendefekte und Erbkrankheiten. Ergebnisse können durch CVS und Amniozentese bestätigt werden.

Nehmen Sie sich **Zeit** für die **wichtige Entscheidung,** ob Sie einen dieser Tests machen lassen wollen und wenn ja, welchen. Sie sollten in jedem Fall **auf die Ergebnisse vorbereitet** sein.

F Gibt es eine nichtinvasive Alternative zu CVS und Amniozentese?

Neue, nichtinvasive Pränataltests (NIPT) analysieren winzige Mengen fötaler DNA aus dem Blut der Mutter. Erste Studien ergeben eine Genauigkeit von etwa 99 Prozent bei Föten mit Chromosomenanomalien. Die Tests, die ab der 10. Schwangerschaftswoche durchführbar sind, werden derzeit nur Risikoschwangeren empfohlen und nur in Ausnahmefällen von den Krankenkassen bezahlt.

Bei drei bis vier Prozent der Blutproben ist nicht genug fetale DNA für ein aussagekräftiges Ergebnis enthalten, sodass der Test gegebenenfalls wiederholt werden muss.

Schon gewusst?

Arzt oder Hebamme bedienen sich folgender statistischer Werte, um das Risiko für ein Down-Syndrom abzuschätzen. Das Risiko erhöht sich mit zunehmendem Alter der werdenden Mutter:

20 Jahre	**1 : 1500**
30 Jahre	**1 : 800**
35 Jahre	**1 : 270**
40 Jahre	**1 : 100**
45 Jahre	über **1 : 50**

F Was geschieht bei der CVS und wie lange dauert sie?

Die Chorionzottenbiopsie (CVS) wird zwischen der 11. und 15. Schwangerschaftswoche angeboten, wenn ein Screeningtest ein hohes Risiko des Ungeborenen für genetische Besonderheiten oder bestimmte Erbkrankheiten ergeben hat.

Der Arzt entnimmt die Chorionzottenprobe entweder mit Hilfe einer Spritze mit langer Hohlnadel durch die Bauchdecke oder mit einem dünnen Schlauch und einem speziellen Absaugkatheter durch Vagina und Gebärmutterhals. Welche Technik der Arzt bei Ihnen anwendet, hängt ganz von der Lage des Babys und der Plazenta ab.

Sie werden gebeten, mit gefüllter Blase zur Probenentnahme zu erscheinen, weil zuerst ein Ultraschallbild von der Lage der Plazenta im Uterus erstellt wird. Auch während der Entnahme kontrolliert der Arzt sein Vorgehen ständig mittels Ultraschall. In manchen Fällen ist die Plazenta jedoch so positioniert, dass Sie Ihre Blase zuerst entleeren müssen, ehe mit der Entnahme der Probe begonnen werden kann. Einschließlich der Vorbereitung sollte der ganze Eingriff nicht länger als 30 Minuten dauern, wobei die eigentliche Entnahme der Probe nur fünf bis zehn Minuten in Anspruch nimmt. Die Zotten werden dann zur Analyse eingeschickt. Nach der Biopsie prüft der Arzt noch einmal Herzschlag und Bewegungen Ihres Babys, um sicherzustellen, dass es ihm gut geht.

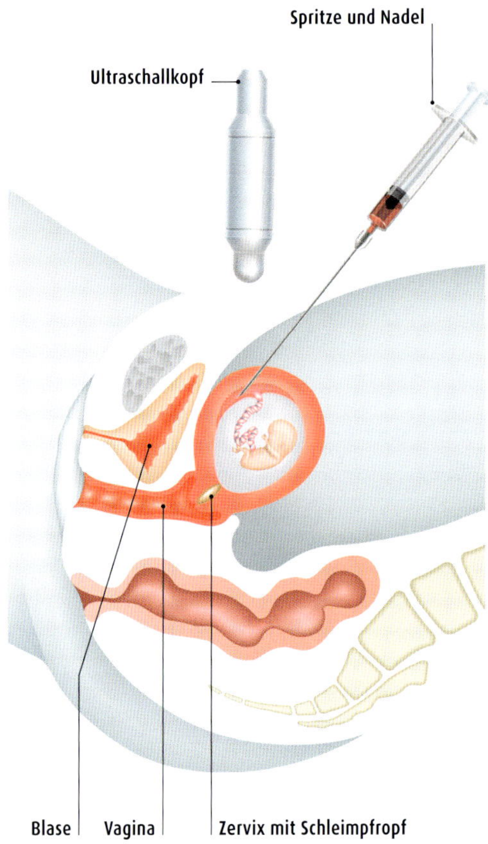

Vorgang Mit Hilfe einer Spritze mit einer langen Hohlnadel wird eine winzige Probe von der Plazenta entnommen.

Bevor Sie sich für eine CVS entscheiden, werden alle **Risiken** mit Ihnen und Ihrem Partner **besprochen.**

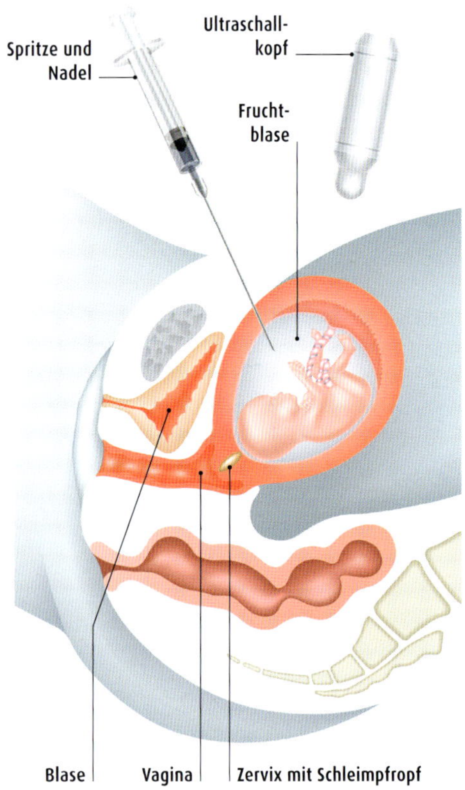

F Was wird bei der Amniozentese gemacht und wie lange dauert der Eingriff?

Die Amniozentese (Fruchtwasseruntersuchung) ist ein weiterer pränataldiagnostischer Test, der ab der 14. Woche durchgeführt wird. Wie bei allen invasiven Tests muss sorgfältig abgewogen werden, ob Sie ihn wirklich brauchen.

Zu Beginn bestimmt der Arzt mit Hilfe von Ultraschall die Lage des Kindes, der Plazenta und der Nabelschnur. Dann schiebt er eine lange Hohlnadel an einer Spritze durch die Bauchdecke und die Gebärmutterwand bis in die Fruchtblase. Mit der Spritze entnimmt er etwa 20 ml Fruchtwasser. Dieses enthält Hautzellen des Babys, mit denen sich sein genetisches Material analysieren lässt. Das Fruchtwasser wird zum Testen eingeschickt.

Vorgang Unter Ultraschallkontrolle wird mit einer langen Hohlnadel an einer Spritze eine kleine Menge Fruchtwasser entnommen.

Wie bei der CVS sollte Ihre Blase gefüllt sein, damit der Arzt ein gutes Ultraschallbild erhält (nach der 20. Schwangerschaftswoche wird er Sie aber eher bitten, die Blase vorher zu entleeren). Nach der Entnahme prüft der Arzt, ob es dem Baby gut geht.

Der gesamte Vorgang dauert etwa 20 bis 30 Minuten. Erhält der Arzt bei der ersten Entnahme nicht genug Fruchtwasser (in etwa acht Prozent der Fälle), wird er die Nadel ein zweites Mal einführen.

F Ich habe von einer Cordozentese gehört. Soll ich sie machen lassen?

Wie die CVS und die Amniozentese erkennt auch dieser Test genetische Anomalien. Er kann nach der 18. Schwangerschaftswoche durchgeführt werden, wenn andere Tests keine zuverlässige Diagnose erbrachten. Der Vorgang ähnelt der Amniozentese, nur dass eine winzige Probe aus der Nabelschnur entnommen wird. Das Ergebnis liegt meist schon nach drei Tagen vor. Wie bei allen Diagnostiktests sollte jedoch das Für und Wider sorgfältig abgewogen werden.

F Kann ich nach einem invasiven Test Auto fahren? Kann ich gleich wieder arbeiten gehen?

Nach jedem invasiven Test wäre es gut, wenn jemand Sie nach Hause fahren würde. Ihre Fahrtüchtigkeit wird nicht beeinflusst, aber Sie könnten sich benommen fühlen oder leichte Bauchkrämpfe bekommen, was das Fahren vielleicht unangenehm macht. Sie sollten nach dem Test 24 Stunden ruhen, also am nächsten Tag nicht zur Arbeit gehen, und sich auch in den darauf folgenden Tagen körperlich schonen: keine anstrengenden Tätigkeiten und kein schweres Heben.

F Wie schnell sind die Ergebnisse da? Und wie erfahre ich sie?

Generell dauert es etwa zwei Wochen, bis das Ergebnis invasiver Tests vorliegt. Der Grund dafür ist, dass aus den entnommenen Proben Kulturen angelegt werden, die eine gewisse Zeit für Wachstum und Vermehrung benötigen. Bei einer CVS wird routinemäßig auch eine Kurzzeitkultur angelegt, die bereits nach ein bis zwei Tagen einen vorläufigen, meist groben Befund liefert. Wird bei einer Amniozentese gezielt nach ausgewählten Chromosomenstörungen gesucht, ist ebenfalls ein Schnelltest möglich. Dessen Ergebnis liegt nach ein bis zwei Tagen vor, er wird derzeit aber nicht von den Krankenkassen bezahlt. Die Testergebnisse werden vom Labor an den behandelnden Arzt übermittelt, der sie dann an Sie weitergibt. Bitte denken Sie daran, dass diese Tests bei Ihnen durchgeführt wurden, weil das Risiko von genetischen Abweichungen bei Ihrem Baby als »hoch« eingestuft wurde. Es kann also sein, dass der Arzt Sie mit unerfreulichen Neuigkeiten konfrontiert. Sie sollten daher zur Besprechung der Testergebnisse eine Begleitperson mitbringen, die Ihnen bei Bedarf Trost und Halt geben kann.

F Was, wenn der Test bei meinem Baby eine genetische oder chromosomale Besonderheit bestätigt?

Sobald Sie die Erstdiagnose verdaut haben, wird der Arzt einen weiteren Termin mit Ihnen vereinbaren, um Ihre Optionen für das weitere Vorgehen genauer zu besprechen. Es ist wichtig, dass Sie so lange nachfragen, bis Sie die Ergebnisse des Tests genau verstanden haben. Nachfolgend einige der wichtigsten Punkte, die als Nächstes zu klären sind: Kann das Baby in der Gebärmutter oder nach der Geburt behandelt werden? Welche speziellen Bedürfnisse und Behinderungen wird es haben und in welchem Umfang? Ist seine Erkrankung lebensbedrohlich und wenn ja, wie hoch ist seine Lebenserwartung? Das ist definitiv nicht die Art von Fragen, die sich werdende Eltern gerne stellen möchten. Erstellen Sie eine Liste und lassen Sie sich zu dem Termin begleiten. Je nach Art der Diagnose wird man Ihnen vielleicht einen Schwangerschaftsabbruch vorschlagen. Diese hochemotionale Entscheidung müssen Sie aber nicht sofort treffen. Sie können zuerst Rat und Meinung von einem oder mehreren Spezialisten einholen. Nehmen Sie dieses Angebot an, wenn Sie denken, dass Ihnen das Gespräch mit unabhängigen Personen weiterhilft. Letztendlich können aber nur Sie selbst entscheiden, was das Beste für Ihre Familie ist. Umgeben Sie sich mit Menschen, die Sie lieben und die Sie während der Entscheidungsfindung unterstützen.

F Ich weiß, dass Trisomie 21 ein Begriff für das Down-Syndrom ist. Aber was sind Trisomie 13 und Trisomie 18?

Von einer Chromosomenabweichung spricht man, wenn zu wenige oder zu viele Exemplare eines bestimmten Chromosoms vorhanden sind. Viele dieser Abweichungen sind lebensbedrohlich, das heißt, die Schwangerschaft endet vorzeitig oder das Baby ist nach der Geburt nur für kurze Zeit lebensfähig.

Alle drei Trisomien sind Chromosomenabweichungen. Ein gesunder Mensch besitzt 23 Chromosomenpaare, die mit Ziffern von 1 bis 23 gekennzeichnet werden. Gelegentlich entwickelt sich ein Fötus mit einem dritten Chromosom bei einem dieser Paare (Trisomie). Trisomie 21 (Down-Syndrom) heißt, es gibt ein drittes 21. Chromosom. Bei Trisomie 18 ist ein drittes 18. Chromosom vorhanden, was zum Edwards-Syndrom führt, und Trisomie 13 verursacht das Pätau-Syndrom. Das Edwards- und das Pätau-Syndrom sind extrem selten, aber das Baby wird mit so schweren neurologischen und körperlichen Fehlbildungen geboren, dass es die Geburt meistens nur um wenige Tage überlebt. Sowohl mit einer CVS als auch mit einer Amniozentese kann festgestellt werden, ob Ihr Baby eines dieser zusätzlichen Chromosomen hat.

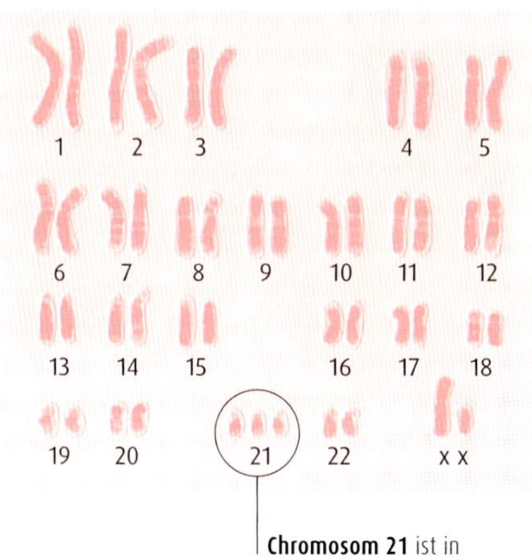

Chromosom 21 ist in diesem Beispiel dreimal vorhanden.

Chromosomenabweichungen Eine Anomalie kann durch einen Fehler in der Anzahl oder der Struktur des Chromosoms entstehen oder durch ein Problem mit einem Gen. Die Ursachen dafür sind vielfältig.

F Was passiert bei der zweiten Ultraschalluntersuchung?

Zwischen der 19. und der 22. Schwangerschaftswoche haben Sie Anspruch auf einen zweiten Ultraschallscan. Das Ungeborene ist jetzt so groß, dass der Arzt es vermessen und seine Körperteile genau betrachten kann, um sicherzugehen, dass keine Fehlbildungen vorliegen.

Der Blick auf das Baby

Ein herbeigesehnter, aber vielleicht auch etwas gefürchteter Moment für werdende Eltern: Das Bild, das auf dem Monitor zu sehen ist, zeigt wahrscheinlich zum ersten Mal unverkennbar ein Baby. Auch ohne spezielle Schulung sind Augen, Ohren, Nase, Finger, Wirbel und vielleicht sogar Finger und Zehen zu erkennen. Gleichzeitig werden Sie erfahren, ob sich das Ungeborene unauffällig entwickelt. Falls Sie sich deshalb Sorgen machen: Die meisten Ultraschallscans sind fröhliche und angenehme Ereignisse. Nur sehr selten werden Eltern mit Neuigkeiten konfrontiert, die eine ganz andere Versorgung des Babys nach der Geburt erfordern oder ihnen sogar die Entscheidung abverlangen, ob die Schwangerschaft abgebrochen werden soll.

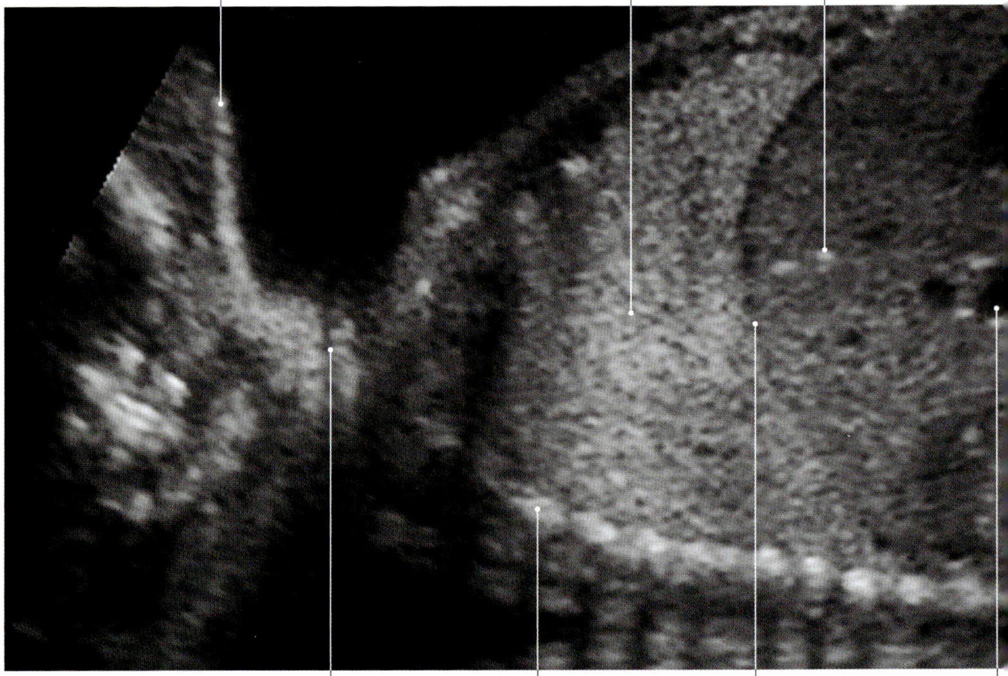

Schon gewusst?

In Ruhe schlägt das Herz eines Erwachsenen etwa 60–90 Mal pro Minute (SpM). Beim Ungeborenen sind in den verschiedenen Stadien der Schwangerschaft folgende Herzfrequenzwerte (plus/minus 20 Schläge) zu erwarten:

» 155 SpM in der 20. Woche

» 144 SpM in der 30. Woche

» 140 SpM am Ende der Schwangerschaft (etwa 40. Woche)

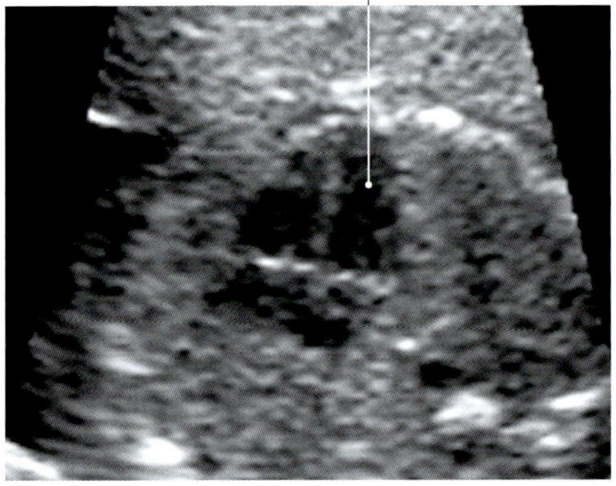

Das Herz des Babys wird eingehend geprüft: Sind die vier Herzkammern in etwa gleich groß? Funktionieren die Klappen gut? Bei Auffälligkeiten werden Sie an einen Herzspezialisten verwiesen, der genauere Untersuchungen an Ihrem Kind vornimmt.

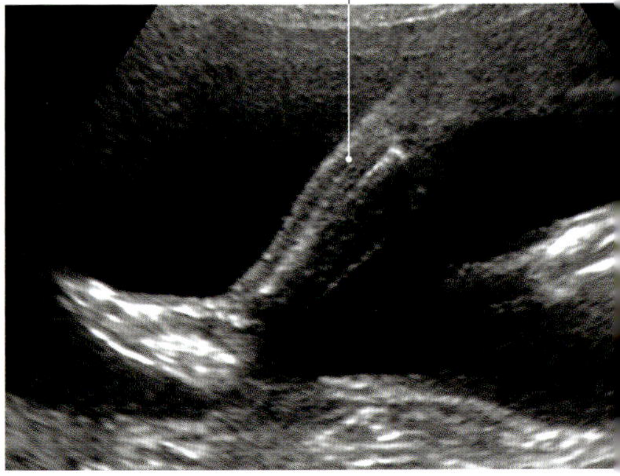

Das Bein des Babys Der Oberschenkelknochen (Femur) wird vermessen, denn er ist ein guter Indikator für das Wachstum des Ungeborenen. Außerdem werden Füße und Hände betrachtet, ob Finger und Zehen vorhanden sind, obwohl sie noch nicht gezählt werden.

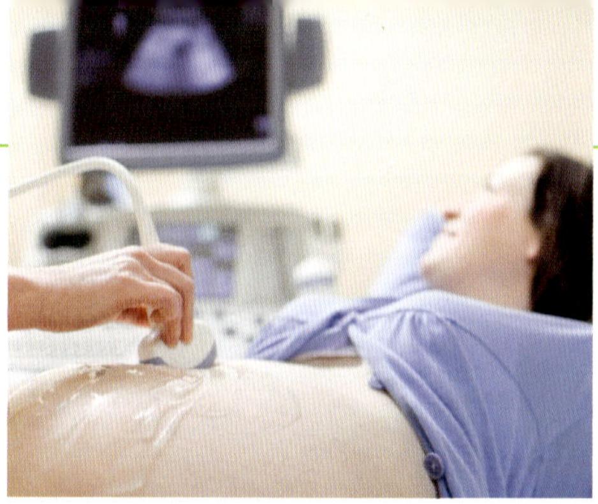

Genauer Blick Der Arzt verändert die Position des Schallkopfs während der Untersuchung immer wieder, um das Baby aus allen Blickwinkeln betrachten zu können.

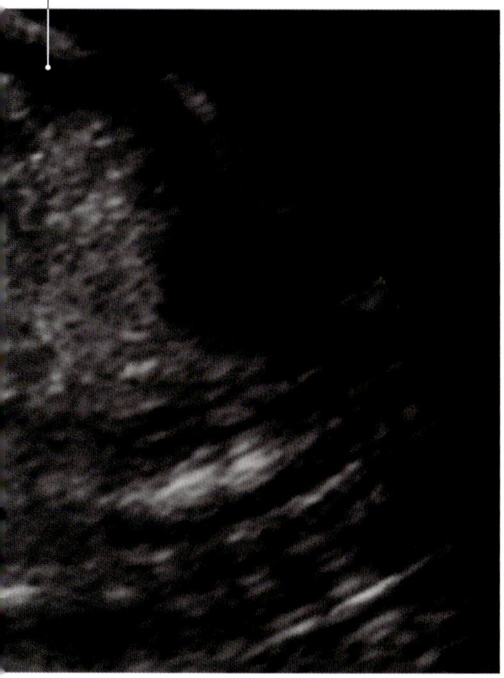

Sorgfältige Untersuchung Bei der zweiten Ultraschalluntersuchung versucht der Arzt, die Struktur der Organe sowie äußere Merkmale wie zum Beispiel das Gesicht des Babys möglichst genau zu erfassen.

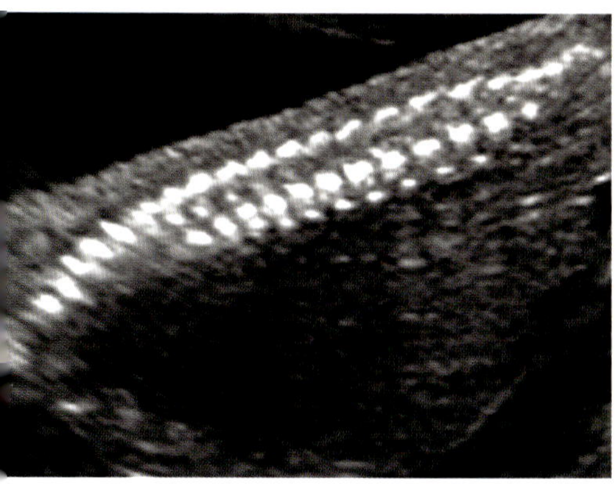

Wirbel und Rückgrat Alle Knochen entlang der Wirbelsäule werden auf ihre korrekte Position hin überprüft. Außerdem sieht der Arzt nach, ob die Wirbelsäule vollständig von Haut bedeckt ist, sodass ein Neuralrohrdefekt wie Spina bifida ausgeschlossen werden kann.

MÖGLICHE FEHLBILDUNGEN

Die Tabelle zeigt, worauf beim zweiten Ultraschallscan besonders geachtet wird. Die genannten Fehlbildungen sind alle sehr selten. Die Chance, dass sie erkannt werden, hängt von Faktoren wie Übergewicht der Mutter, Narben von früheren Kaiserschnitten und der Lage des Babys ab.

NAME	BESCHREIBUNG	PROGNOSE	ERKENNUNG
Neuralrohrdefekt (bei 6 von 10 000 Geburten)	Anenzephalie und Spina bifida sind Neuralrohrdefekte, bei denen sich Schädel, Wirbelsäule und/oder Gehirn nicht vollständig entwickeln.	Gegen Anenzephalie gibt es keine Behandlung, das Baby stirbt kurz nach der Geburt. Spina bifida ist behandelbar und mit viel Hilfe können die Kinder später ein aktives Leben führen.	98 Prozent bei Anenzephalie; 90 Prozent bei Spina bifida
Bauchwanddefekt (bei 4–5 von 10 000 Geburten)	Kann zu Gastroschisis oder Omphalozele führen, bei denen sich Teile des Darms und die Leber außerhalb des Körpers entwickeln.	Beide Fehlbildungen können gleich nach der Geburt des Babys behandelt werden. Manche Babys mit Omphalozele haben auch einen Herzfehler.	98 Prozent bei Gastroschisis; 80 Prozent bei Omphalozele
Zwerchfellhernie (bei 4 von 10 000 Geburten)	Durch eine Lücke im Zwerchfell können sich die Lungen nicht richtig ausbilden.	Etwa die Hälfte der Babys stirbt nach der Geburt, weil ihre Lungen selbst für eine Notoperation einfach zu unterentwickelt sind.	60 Prozent
Lippenspalte und Gaumenspalte (bei 1 von 1000 Geburten)	Oberlippe und Gaumen des Babys entwickeln sich in zwei Hälften. Wenn diese nicht richtig zusammenwachsen, entsteht eine Lippen- und/oder eine Gaumenspalte.	Weder Lippen- noch Gaumenspalte sind lebensbedrohlich. Das Baby wird etwa sechs Monate nach der Geburt operiert, oft bleibt nur eine kaum sichtbare Narbe zurück.	75 Prozent
Schwere Herzfehler (bei 3–4 von 1000 Geburten)	Zu den schweren angeborenen Herzfehlern gehören vergrößerte Herzkammern, Herzklappen, die das Blut in zwei Richtungen durchlassen, sowie Löcher im Herzen.	Eine Prognose kann erst abgegeben werden, nachdem ein Spezialist den spezifischen Herzfehler des Babys diagnostiziert hat.	50 Prozent
Fehlende Nieren (bei 1 von 10 000 Geburten)	Die sogenannte bilaterale renale Agenesie bedeutet, dass sich beim Fötus keine Nieren und eventuell auch keine Blase entwickelt haben.	Leider benötigen wir unsere Nieren zum Überleben. Babys mit dieser Fehlbildung sterben schon vor der Geburt oder kurz danach.	84 Prozent
Letale Skelettdysplasie (bei 1 von 10 000 Geburten)	Die Knochen des Fötus bilden sich nicht vollständig aus. Rumpf und Gliedmaßen sind stark verkürzt.	Wegen des verkürzten Rumpfes entwickeln sich die Lungen nicht richtig, sodass betroffene Babys es schwer haben, nach der Geburt zu überleben.	90 Prozent

F Ich bin in der 26. Woche und mein Arzt sorgt sich wegen der Größe des Babys. Was geschieht nun?

Wenn sich das Wachstum des Fötus verlangsamt oder sogar zum Stillstand kommt, wird das als intrauterine Wachstumsretardierung (IUWR) bezeichnet. Da sie mehrere Ursachen haben kann, wird Ihr Arzt vermutlich zusätzliche Ultraschalluntersuchungen empfehlen, um die Gründe aufzudecken.

Die Länge des Fötus wird anhand von Perzentilentabellen eingestuft (mit denen auch nach der Geburt Größen- und Gewichtszunahme verfolgt werden). Aber der 24. Woche können diese Tabellen die durchschnittliche Wachstumsrate des Babys entsprechend der Fundushöhe anzeigen. Diese wird ermittelt, indem der Abstand vom höchsten Punkt Ihres Bauches direkt unter dem Brustbein bis zum Schambein gemessen wird.

Liegt das Ergebnis unterhalb der 10. Perzentile, wenn Sie zwischen der 26. und 28. Schwangerschaftswoche sind, werden Arzt oder Hebamme Ihnen zusätzliche Ultraschalluntersuchungen empfehlen, sodass Schädeldurchmesser und Bauchumfang des Fötus über einen bestimmten Zeitraum direkt gemessen (und in die betreffenden Perzentilentabellen eingetragen) werden können.

Die Fundushöhe wird nicht nur von der Größe des Babys beeinflusst, sondern auch von der Menge an vorhandenem Fruchtwasser. Zu wenig oder zu viel davon kann – wenn auch sehr selten – ebenfalls Grund zur Sorge sein. Mit den erweiterten Ultraschalluntersuchungen als Vorsichtsmaßnahme können Sie und Ihr Geburtshelferteam sich vergewissern, dass alles in Ordnung ist.

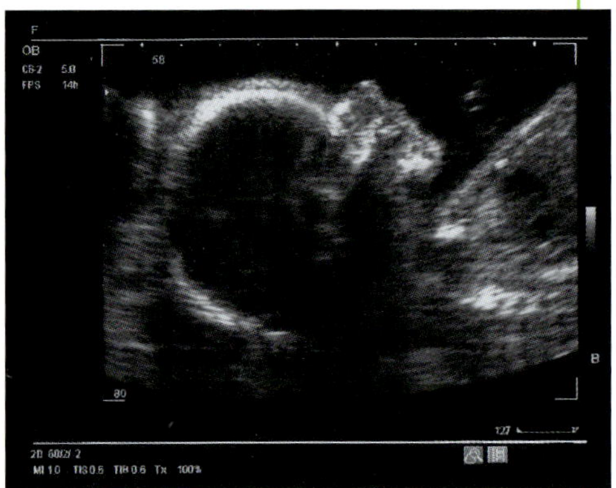

Ultraschall Gerät das Wachstum des Fötus ins Stocken, erhalten Sie zusätzliche Ultraschalluntersuchungen, um die weitere Entwicklung des Babys zu beobachten.

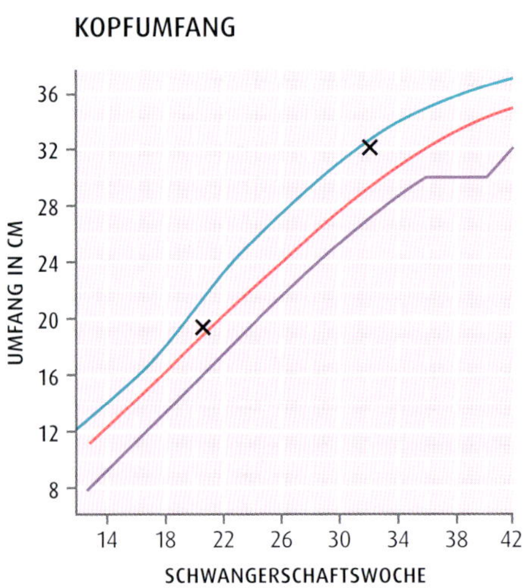

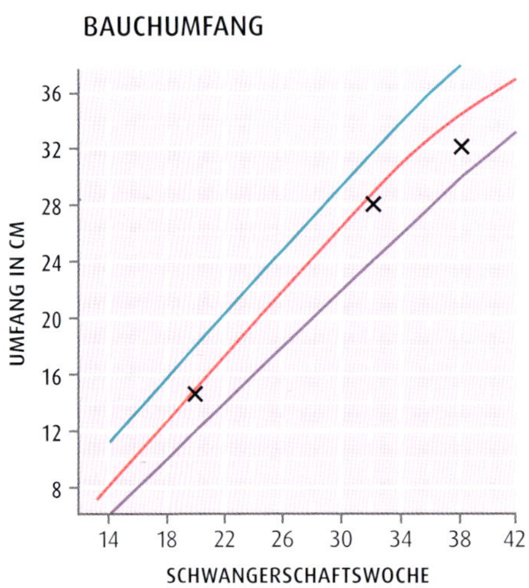

Wachstumskurve Die linke Kurve zeigt das konstante Wachstum des Kopfes. Die rechte Kurve lässt ein verzögertes Wachsen des Bauchumfangs erkennen, vielleicht weil Blut und Nährstoffe eher zu Herz und Gehirn gepumpt werden.

KEY

- 90. Perzentile
- × Messwerte
- 50. Perzentile
- 10. Perzentile

F In welcher Situation benötige ich zusätzliche Scans und Untersuchungen?

In manchen Schwangerschaften muss das Wachsen des Babys genauer überwacht werden. Geschieht das aufgrund von Problemen, die sich zu Beginn der Schwangerschaft ergaben, lassen sich die Zusatzuntersuchungen genau planen. Andere Schwierigkeiten treten erst im Verlauf der Schwangerschaft auf. Folgende Faktoren erfordern erweiterte Untersuchungen während der regelmäßigen Vorsorgetermine:

» Komplikationen in vorangegangenen Schwangerschaften, etwa ein zu kleines Baby oder eine Totgeburt.

» Eine chronische Krankheit wie Diabetes oder ein Herzleiden.

Zu den Situationen, die eine genauere Überwachung erfordern, gehören:

» Mehrlingsschwangerschaft.

» Schwangerschaftsdiabetes.

» Sie sind rhesusnegativ und haben Anti-D-Antikörper entwickelt.

Diese Situationen erfordern zusätzliche Ultraschallscans gegen Ende der Schwangerschaft:

» Die Fruchtblase platzt vor dem Geburtstermin.

» Zu wenig oder zu viel Fruchtwasser.

» Das Baby ist seit zwei Wochen überfällig.

» Das Baby bewegt sich nicht mehr wie sonst.

F Meine Hebamme erwähnte eine Doppler-Untersuchung. Wozu brauche ich das?

Bei Komplikationen oder wenn bei einem regulären Ultraschalltermin ein Problem mit dem Wachstum des Babys entdeckt wurde, wird man Ihnen einen Scan mit einem Doppler-Ultraschall empfehlen. Diese spezielle Technik macht die Bewegung von Körperflüssigkeiten sichtbar, zum Beispiel den Blutfluss in der Nabelarterie. Es kann sein, dass Sie mehrere Doppler-Scans erhalten, um das Wachsen Ihres Babys über einen gewissen Zeitraum hinweg zu verfolgen. Mit einer anderen Art von Doppler-Scan, der Kardiotokografie (CTG), werden die kindlichen Herztöne überwacht. In der Regel werden CTGs erst im dritten Trimester durchgeführt, aber sie sind auch schon früher möglich.

F Wann kann ich einen 3-D-Ultraschall durchführen lassen?

3-D-Scans sind zu jedem Zeitpunkt der Schwangerschaft möglich. Sie zeigen dreidimensionale Standbilder des Fötus. 4-D-Scans zeigen bewegte 3-D-Bilder des Babys, wobei die Zeit die vierte Dimension darstellt. Bei diesen Aufnahmen sieht man eher die Haut des Babys als sein Inneres.

Bei der regulären Schwangerenvorsorge gehören 2-D-Ultraschallscans zum Standard. Eine 3-D- oder 4-D-Ultraschalluntersuchung müssen Sie aus eigener Tasche bezahlen. Fragen Sie Ihren Arzt oder Ihre Hebamme nach Adressen von Praxen oder Kliniken, in denen 3-D oder 4-D angeboten wird. Manche Frauen sorgen sich, dass zur Darstellung eines drei- oder vierdimensionalen Bildes Strahlen nötig sind, die dem Baby schaden. Es handelt sich jedoch genauso wie beim 2-D-Scan um Schallwellen – nur dass sie aus mehreren Richtungen gleichzeitig kommen und zu einem 3-D-Bild zusammengesetzt werden. Bei Mehrlingen ist diese Art von Scan sehr nützlich, weil er zeigt, ob sich die Föten eine Plazenta oder eine Fruchtblase teilen und weil er wertvolle Informationen zum Stand der Schwangerschaft liefert.

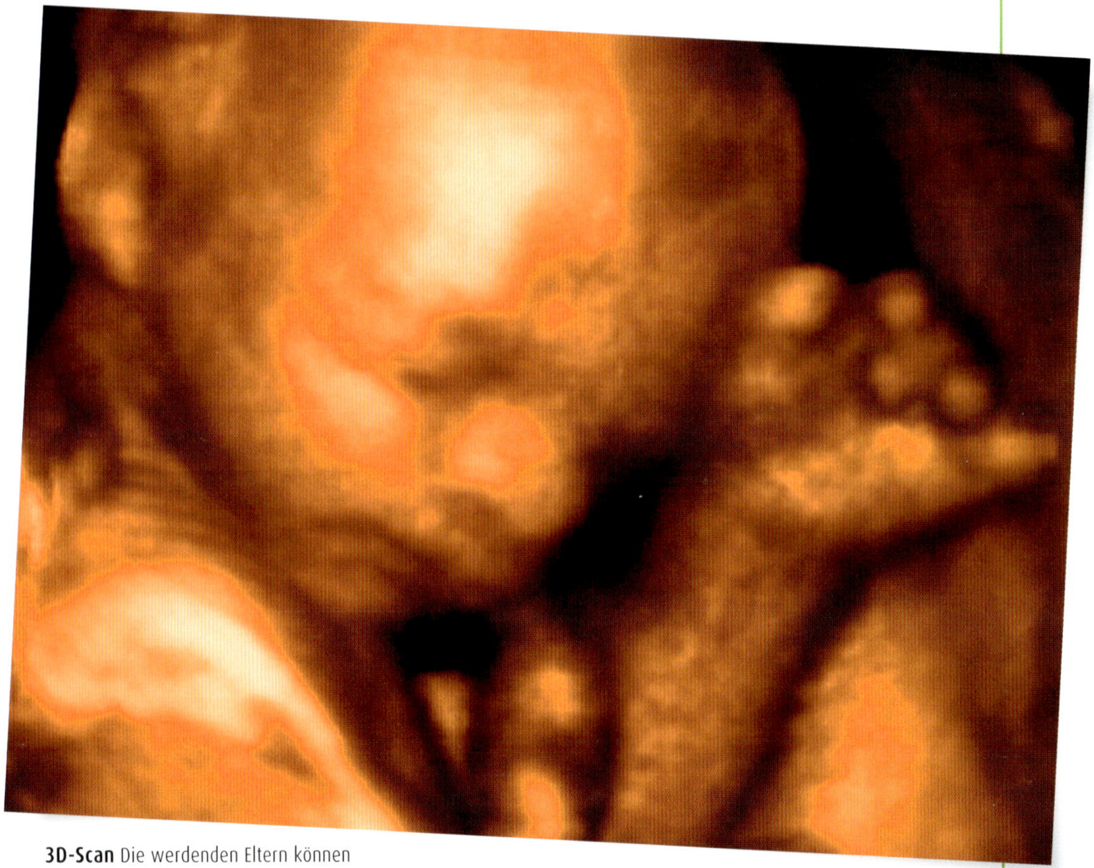

3D-Scan Die werdenden Eltern können bereits Familienähnlichkeiten feststellen.

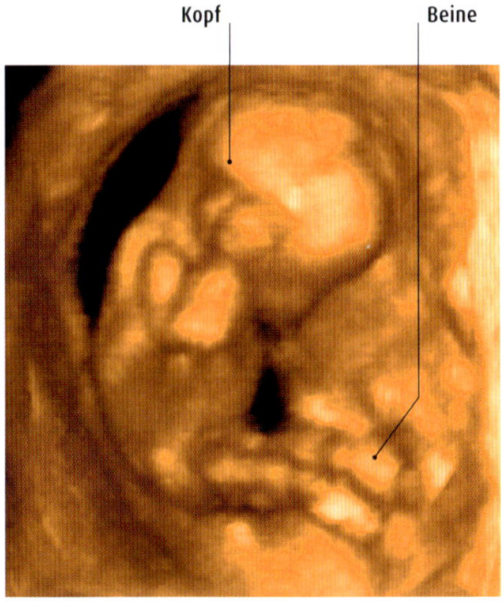

14 Wochen Mit 12 Wochen ist der Fötus ausgeformt, ab der 14. Woche kann schon sein Geschlecht bestimmt werden. Warten Sie nicht zu lange, wenn Sie eine Gesamtaufnahme des Babys haben wollen. Später ist dafür nicht mehr genug Platz im Bauch.

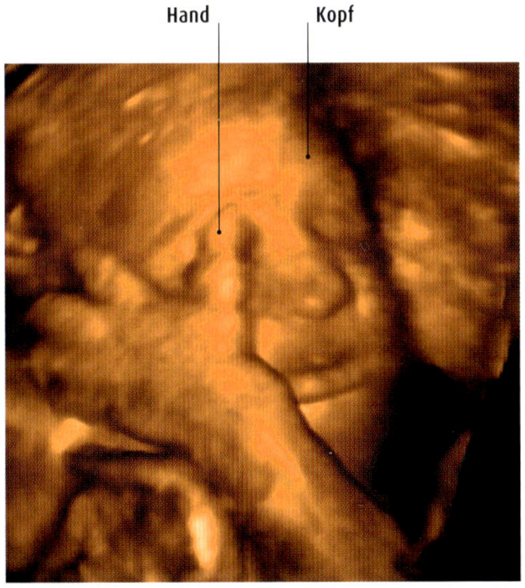

Nahaufnahme 3-D-Scans zeigen auch den Gesichtsausdruck des Babys, etwa wenn es lächelt oder eine Grimasse zieht. Manchmal öffnet es auch den Mund. Dieser 38 Wochen alte Fötus reibt sich die Augen.

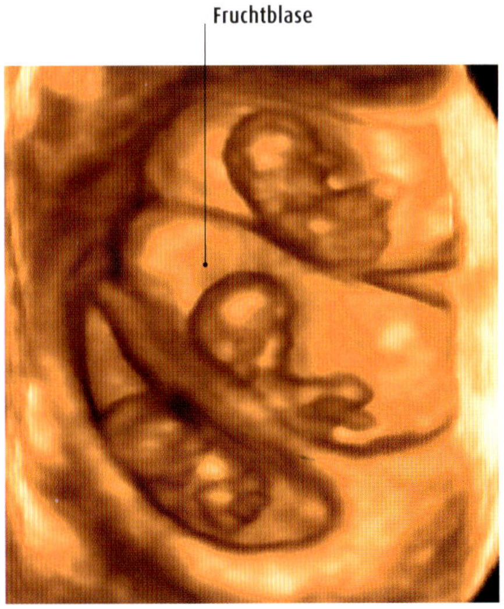

Drillinge Auf diesem 3-D-Scan von Drillingen sieht man, dass jeder Fötus eine eigene Fruchtblase hat. Die kleine V-förmige Erhebung zwischen den Fruchtblasen zeigt, dass jedes Kind auch eine eigene Plazenta besitzt.

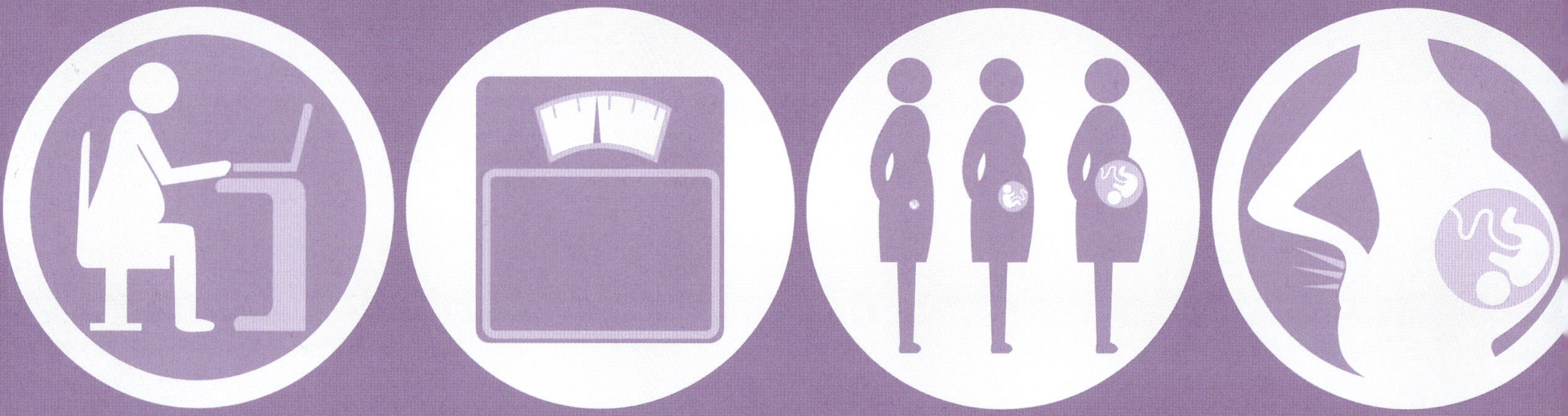

» In diesem Kapitel ...

Sie und Ihr Körper

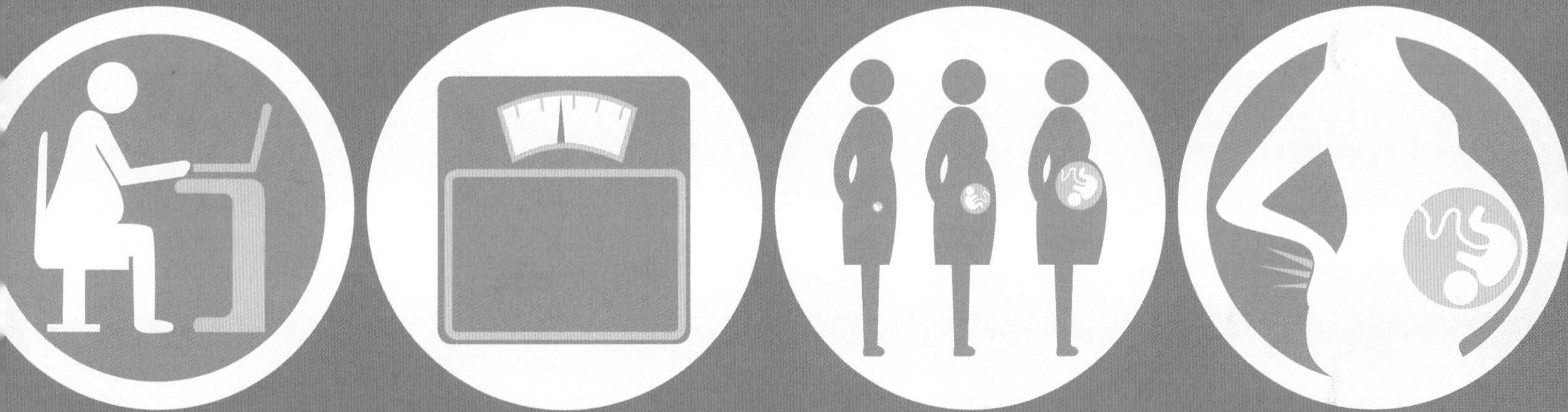

In den nächsten neun Monaten wird Ihr Körper einen **unglaublichen Wandel** erfahren. Das beeinflusst zum Teil Ihren Alltag und ruft gemischte Gefühle hervor, während Sie zusehen, wie Ihr Bauch wächst. Erfahren Sie, wie Sie jetzt Ihre **Lebensweise anpassen** sollten, welche **körperlichen und seelischen Veränderungen** Sie wahrscheinlich durchleben werden und was Sie gegen **häufige Beschwerden** und Komplikationen unternehmen können.

Die Leute sagen oft, wenn man schwanger ist, bekommt **das Leben** einen neuen Sinn – doch Sie machen sich sicher Gedanken, wie sich Ihre Schwangerschaft auf den **Alltag** und auf Ihre **Lebensweise** auswirkt. Tatsächlich können Sie viel dafür tun, dass Ihre Schwangerschaft für Sie und Ihr Baby **gesund und sicher** verläuft.

Veränderungen

Ihre Umgebung

Vielleicht fällt Ihnen erst jetzt in der Schwangerschaft auf, wie stark die Umgebung, in der wir leben und arbeiten, unsere Gesundheit und unser Wohlbefinden beeinflusst, und Sie fragen sich, ob das auch schon für das Ungeborene zutrifft. In diesem Kapitel behandeln wir einige Fragen zu diesem Thema – etwa wie Sie die möglicherweise schädliche Wirkung von Chemikalien oder giftigen Schwermetallen minimieren können, mit denen Sie im Alltag in Kontakt kommen, welche Auswirkung die Umweltverschmutzung in der Großstadt hat und was zu tun ist, wenn in Ihrem Haus noch Wasserrohre aus Blei verlegt sind.

Die Arbeitswelt

Wie sehr die Schwangerschaft Ihr Berufsleben beeinflusst, hängt stark von der Art Ihrer Arbeit ab. Als werdende Mutter genießen Sie am Arbeitsplatz viele Rechte, die Sie und Ihr Ungeborenes vor Schäden bewahren sollen. In diesem Abschnitt erfahren Sie, welche Arbeiten für Sie oder Ihr Baby besonders gefährlich sind, sodass Ihr Arbeitgeber rechtzeitig Maßnahmen zu Ihrem Schutz ergreifen kann. Wir sagen Ihnen, wann Sie Ihre Vorgesetzten über Ihre Schwangerschaft informieren müssen. Und wir erläutern eingehend, welche Rechte Sie als Schwangere haben (zum Beispiel das Recht, für die Vorsorgeuntersuchungen von der Arbeit freigestellt zu werden) und wie Mutterschaftsurlaub und Elternzeit geregelt sind.

Alltagsangelegenheiten

In diesem Abschnitt geht es um alltägliche Dinge wie Haustiere, Kosmetik und Freizeitbeschäftigungen. Dabei werden die häufigsten Fragen zu notwendigen Veränderungen der bisherigen Lebensweise beantwortet. Wir hoffen, damit zumindest ein paar Ihrer Sorgen ausräumen zu können. Vielleicht möchten Sie auch noch einmal eine Fernreise machen, bevor das Baby kommt – wie lange dürfen Sie als Schwangere noch fliegen? Was ist, wenn Impfpungen erforderlich sind? Wie überstehen Sie eine lange Autofahrt möglichst bequem? Welche Reiseversicherung wird benötigt? Zum Schluss dreht sich noch alles um den Schlaf. Lesen Sie, wie Sie die Ruhe bekommen, die Sie jetzt mehr denn je benötigen.

F Schadet Sex in der Schwangerschaft dem Baby? Kann dabei meine Fruchtblase platzen?

In einer komplikationslosen Schwangerschaft ist Sex völlig ungefährlich. Er schadet dem Baby nicht, denn es schwimmt stoßgeschützt in seiner Fruchtblase. Es ist auch sehr unwahrscheinlich, dass Geschlechtsverkehr die Fruchtblase zum Platzen bringt.

Die größte Herausforderung beim Sex in der Schwangerschaft ist die Frage »Wohin mit dem Bauch?«, aber es gibt keinen gesundheitlichen Grund für einen Verzicht. Tatsächlich können die Gebärmutterkontraktionen beim Orgasmus Ihnen helfen, sich auf die Geburt vorzubereiten. Viele Paare genießen es, Sex zu haben, ohne an Verhütungsmittel oder an mögliche Konsequenzen zu denken. Allerdings können nach wie vor Geschlechtskrankheiten übertragen werden, deshalb empfiehlt es sich, im Zweifelsfall doch ein Kondom zu benutzen.

Sex ist für das Baby völlig ungefährlich, aber er kann für Sie nicht ganz so angenehm sein, wenn Sie unter schmerzenden Brüsten, Krämpfen, Übelkeit oder starker Müdigkeit leiden. Vielleicht gefällt Ihnen sanftes Liebkosen jetzt besser. Experimentieren Sie in den verschiedenen Stadien der Schwangerschaft auch mit unterschiedlichen Positionen. Viele Paare berichten, dass die Seitenlage jetzt am angenehmsten ist, wobei der Partner Ihnen entweder gegenüber oder hinter Ihnen liegt.

Viele Frauen haben in der Schwangerschaft mehr Lust auf Sex als sonst. Brüste und Vagina sind stärker durchblutet und dadurch empfindsamer, der erhöhte Östrogen- und Progesteronspiegel steigert die Libido. Vielleicht empfindet Ihr Partner Ihren veränderten Körper als äußerst aufregend, möglicherweise hat er aber auch zu große Angst, das Baby zu verletzen. Wenn Sie keinen Geschlechtsverkehr haben möchten, sollten Sie andere Wege finden, um miteinander intim zu sein. Kommunikation und Hautkontakt sind jetzt sehr wichtig, damit Sie beide sich weiterhin als Paar verbunden fühlen können.

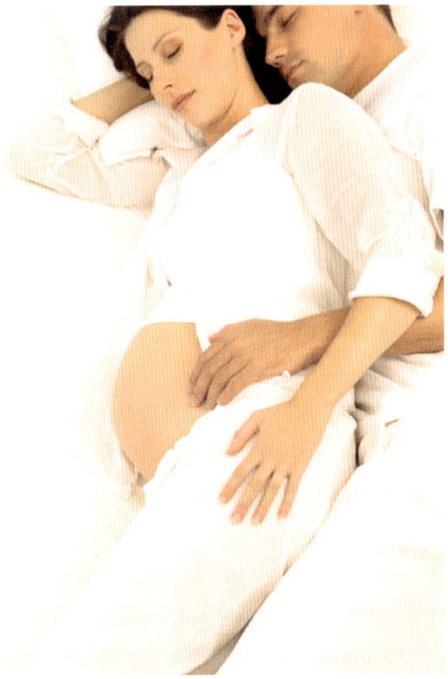

Zweisamkeit Miteinander kuscheln stärkt Ihre Verbindung zueinander. Machen Sie gemeinsam einen Mittagsschlaf oder verbringen Sie einen gemütlichen Tag auf der Couch.

WANN SEX VERBOTEN IST

In einigen wenigen Fällen sollten Sie auf Geschlechtsverkehr verzichten. Darüber wird Ihr Arzt Sie genauer aufklären. Auch wenn Sie Anzeichen einer Infektion wie ungewöhnlichen Ausfluss, Jucken oder Schmerzen beim Sex verspüren, sollten Sie Ihren Arzt aufsuchen.

» **Blutung:** Sind in der Schwangerschaft schon stärkere Blutungen aufgetreten, ist das Risiko erhöht, dass es durch Sex zu weiteren Blutungen kommt.

» **Frühere Fehlgeburt** oder Frühgeburt.

» **Geplatzte Fruchtblase:** Wenn das passiert, besteht erhöhte Infektionsgefahr durch Sex.

» **Muttermundschwäche** (Seite 147)

» **Placenta praevia** (Seite 147)

Schon gewusst?

Gegen Ende der Schwangerschaft kann ein Orgasmus Braxton-Hicks-Kontraktionen (Seite 201) auslösen. Das ist kein Grund zur Sorge, aber wenn Sie sich unwohl fühlen, atmen Sie tief und langsam ein und aus und entspannen Sie sich, bis sie vorüber sind.

F Kann die Strahlung meines Handys oder der Mikrowelle dem Baby schaden?

Bis jetzt gibt es noch keine fundierten Beweise dafür, dass die Benutzung von Handy oder Mikrowelle dem Ungeborenen schadet. Studien über die Langzeiteffekte von Handys auf unsere Gesundheit (egal ob schwanger oder nicht) stehen noch ganz am Anfang. Deshalb kann zum jetzigen Zeitpunkt keine definitive Aussage über mögliche Gefahren getroffen werden. Handys senden Radiowellen, ähnlich wie (und nicht gefährlicher als) die Strahlung, die von Fernseher oder Computer ausgeht. Man macht sich nur mehr Sorgen, weil man das Handy beim Telefonieren so dicht am Kopf hält. Wenn Sie es in einer Tasche in Bauchnähe mit sich herumtragen, besteht nach dem derzeitigen Stand der Forschung keine Gefahr für Ihr Baby. Falls Sie sich doch Sorgen machen, stecken Sie es in Ihre Handtasche und benutzen Sie zum Telefonieren die Freisprecheinrichtung, anstatt es an das Ohr zu halten.

Die Strahlung moderner Mikrowellengeräte muss strengen Richtlinien entsprechen, die weit unterhalb der für Menschen schädlichen Grenze liegen. Verwenden Sie eine Mikrowelle, die den neuesten Standards entspricht, und halten Sie etwas Abstand, wenn das Gerät in Betrieb ist.

F Kann ich meinen Zahn röntgen lassen, obwohl ich schwanger bin?

Beim Röntgen von Zähnen ist die Strahlung normalerweise nur kurz, sehr niedrig dosiert und auch weit genug von Ihrem Bauch entfernt. Dennoch sollten Sie Ihrem Zahnarzt mitteilen, dass Sie schwanger sind. Auch das Röntgen von Brust und Gliedmaßen ist in der Schwangerschaft meist ungefährlich. Schickt Ihr Arzt Sie trotz Ihrer Schwangerschaft zum Röntgen, sind dies medizinisch notwendige Aufnahmen, deren Vorzüge die Risiken für Sie und Ihr Baby weit übertreffen.

F Ich lebe in einer Großstadt. Schadet die Luftverschmutzung dem Baby?

Gehen Sie in Zeiten erhöhter Abgasbelastung möglichst wenig nach draußen, um das Risiko für das Baby so gering wie möglich zu halten. Für eine ernsthafte Schädigung müssten Sie allerdings enorm starker Verschmutzung ausgesetzt sein.

2014 ergab eine Studie der University of Florida, dass Frauen, die in Städten mit hoher Luftverschmutzung leben, öfter an hohem Blutdruck und daraus resultierender Präeklampsie in der Schwangerschaft leiden. Eine polnische Studie, die Kinder von der Geburt bis zum Alter von fünf Jahren begleitete, kam zu dem Ergebnis, dass eine starke Luftbelastung während der fetalen Entwicklung und während des ersten Lebensjahres den IQ eines Kindes leicht absinken lässt. Die Harvard School of Public Heath in den USA fand ebenfalls eine Verbindung zwischen einer hohen Feinstaubbelastung (verursacht durch Autos, Feuer und Industrieabgase) im dritten Trimester und Autismus.

Diese Ergebnisse sind alarmierend, doch selbst wenn noch weitere Forschung zu den Auswirkungen auf Schwangere und Ungeborene nötig ist, wissen wir bereits, dass Luftverschmutzung unserer Gesundheit schadet. Halten Sie sich möglichst nicht während der Hauptverkehrszeiten auf der Straße auf und lassen Sie während dieser Zeiten auch die Fenster geschlossen. Gehen Sie lieber in Nebenstraßen oder idealerweise durch den Park und meiden Sie Hauptstraßen. Trinken Sie viel, um Schadstoffe schnell wieder aus dem Körper zu spülen.

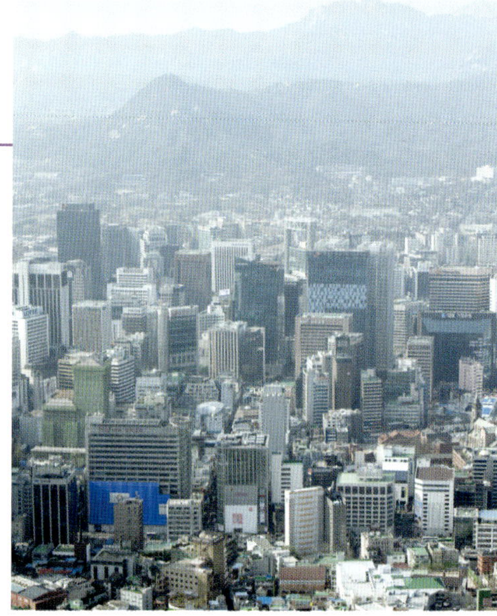

Dicke Luft in der Großstadt Halten Sie in Zeiten hoher Luftverschmutzung die Fenster geschlossen und befolgen Sie die Anweisungen der regionalen Behörden.

DER LUFTQUALITÄTSINDEX

Viele Regierungen verwenden einen Luftqualitätsindex, um die Bevölkerung täglich über die zu erwartende Luftverschmutzung zu informieren. In diesem Index findet man in der Regel die Werte für Ozon, Feinstaub, Kohlenmonoxid, Schwefeldioxid und Stickstoffdioxid. Informieren Sie sich in der Tagespresse oder im Internet über die Luftqualität und planen Sie Outdoor-Aktivitäten nur bei niedrigen Ozon- und Feinstaubwerten. Schwangere sollten immer die Empfehlungen für Risikopersonen befolgen.

GRAD DER LUFTVERSCHMUTZUNG	EMPFEHLUNG FÜR RISIKOPERSONEN
Niedrig	Uneingeschränkter Aufenthalt im Freien möglich.
Mäßig	Anstrengende oder lange Aufenthalte im Freien vermeiden.
Hoch	Outdoor-Aktivitäten stark einschränken.
Sehr hoch	Nicht ins Freie gehen.

F Ich habe Katzen. Kann ich noch die Katzentoilette reinigen?

Lieber nicht. In Katzenfäkalien kann der Erreger *Toxoplasma gondii* enthalten sein, der bei Menschen Toxoplasmose auslöst. Wenn Sie als Schwangere damit infiziert werden, kann das zu einer Fehl- oder Totgeburt führen. Je früher in der Schwangerschaft die Infektion erfolgt, desto weniger wahrscheinlich wird der Parasit auf den Fötus übertragen. Geschieht es aber dennoch, sind die möglichen Auswirkungen schlimmer. In der späteren Schwangerschaft ist es wahrscheinlicher, dass der Fötus auch infiziert wird, aber das Risiko für Komplikationen ist niedriger.

Anzeichen einer Toxoplasmose-Infektion beim Baby werden erst später sichtbar, obwohl diese oft mit niedrigem Geburtsgewicht, Gelbsucht oder Anämie zur Welt kommen. Die meisten Katzenbesitzerinnen haben die Infektion bereits durchgemacht. Sofern sie mindestens drei Monate vor der Empfängnis stattfand, besteht für den Fötus keine Gefahr. Dennoch sollte vorsichtshalber jemand anderes die Katzentoilette reinigen. Ist das nicht möglich, ziehen Sie Gummihandschuhe an und waschen Sie sich sofort danach die Hände. Da der Parasit ebenso in rohem Fleisch und in der Erde vorkommt, sollten Sie bei Gartenarbeiten und beim Kochen ähnliche Vorsichtsmaßnahmen treffen und auch Obst und Gemüse immer gründlich abwaschen. Beim Arzt können Sie sich auf Toxoplasmose testen lassen.

F Ich wohne in einem Altbau mit Wasserrohren aus Blei. Kann ich das Wasser trinken oder schadet das dem Baby?

Auch wenn Sie nicht schwanger wären, sollten Sie den Kontakt zu giftigen Schwermetallen meiden. Blei im Trinkwasser kann über Ihr Blut in den Körper des Babys gelangen. Erwiesenermaßen kann es die Gehirnentwicklung sowohl vor als auch nach der Geburt verlangsamen. Wenn Sie sich nicht sicher sind, ob Ihr Trinkwasser durch Bleirohre fließt, können Sie eine Trinkwasseranalyse vornehmen lassen. Trinken Sie in der Zwischenzeit nur gefiltertes Wasser (ein ganz einfacher Filterkrug genügt, um Verunreinigungen, darunter auch Quecksilber und Aluminium, zu entfernen) und benutzen Sie dieses auch zum Kochen. Sie können ebenso Mineralwasser verwenden, aber achten Sie darauf, dass es möglichst wenig Natrium enthält.

Reduzieren Sie den Kontakt zu giftigen Schwermetallen, indem Sie Kochgeschirr aus **Glas, Edelstahl** oder **Keramik** anstelle von Aluminium oder Blei verwenden.

F Schadet es dem Baby, wenn ich mir in der Schwangerschaft die Haare färbe?

Verzichten Sie lieber darauf. Da die gesundheitliche Gefährdung durch den Umgang mit Haarfärbemitteln für schwangere Friseurinnen besonders genau geprüft wurde, halten viele Ärzte sie für ungefährlich. Es wurde jedoch bereits nachgewiesen, dass Spuren von Haarfärbemitteln sowohl in den Körper des Fötus als auch in die Muttermilch gelangen. Möglicherweise wird Ihre Haut, die in der Schwangerschaft besonders empfindlich ist, auf die chemische Haarfarbe irritiert reagieren. Da sich Ihre Haarstruktur verändert hat, kann es auch sein, dass die Farbe ganz anders ausfällt als erwartet oder überhaupt nicht hält. Um kein Risiko einzugehen, sollten Sie jetzt lieber zu Shampoos und Spülungen mit natürlichen Wirkstoffen wie Kamille oder Walnuss greifen oder mit farbigen Akzenten durch ein paar eingesetzte Echthaarsträhnchen spielen.

F Darf ich als Schwangere noch Sprühbräune benutzen?

Auch wenn es keine eindeutigen Belege für die gefährliche Wirkung von Sprühbräune gibt, sollten Sie jetzt besser keine Chemikalien einatmen. Verwenden Sie stattdessen lieber flüssigen Selbstbräuner, der als Lotion, Creme oder Schaum erhältlich ist. Er enthält dieselben Wirkstoffe wie Sprühbräune, wird jedoch direkt auf die Haut aufgetragen. Außerdem färbt er nur die oberste Hautschicht, sodass keine Gefahr für das Baby besteht.

50 %

der Deutschen tragen vermutlich **Toxoplasmose-Erreger** in sich, aber nur wenige zeigen Symptome, weil das Immunsystem den Parasiten unterdrückt.

F Ich liebe Gartenarbeit. Gibt es dabei etwas, das meinem Baby schaden könnte?

Leider gibt es etliche Gefahrenquellen, angefangen von den Chemikalien, die zum Einsatz kommen, über Toxoplasmose-Erreger in der Erde bis hin zum Heben schwerer Lasten und dem Verharren in gebückter Haltung.

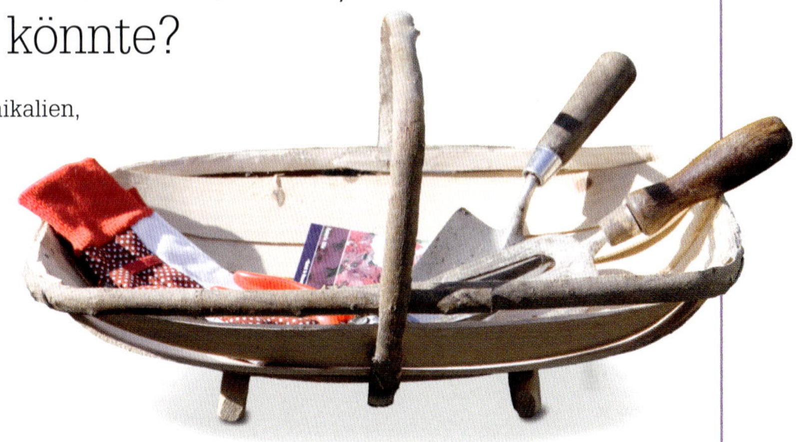

Sich ein bisschen im Garten an der frischen Luft zu betätigen ist großartig, aber dort lauern auch einige Gefahren für Schwangere. So müssen Sie sich unbedingt vor Giften wie Düngern oder Pestiziden schützen. Achten Sie außerdem darauf, dass Sie sich bei der Arbeit nicht verletzen. Mit den nachfolgenden Regeln sind Sie auf der sicheren Seite:

» **Denken Sie beim Bücken** daran, nicht den Rücken zu beugen, sondern die Knie. Die Kraft zum Aufrichten sollte aus den Oberschenkeln kommen, nicht aus dem Rücken.

» **Tragen Sie immer Handschuhe** und achten Sie darauf, keine Erde an die Hände zu bekommen. Katzen und andere Tiere verrichten darin gern ihr Geschäft.

» **Heben Sie Gartenabfälle** und schwere Töpfe sehr vorsichtig. Gehen Sie dazu in die Knie, anstatt sich aus dem Rücken herabzubeugen. Bitten Sie bei schweren Lasten um Hilfe.

» **Tragen Sie einen Sonnenhut** und trinken Sie ausreichend Wasser. Gartenarbeit macht durstig. Vielleicht können Sie die Arbeit bei großer Hitze auf kühlere Morgen- oder Abendstunden verlegen.

» **Versprühen Sie keine Insektizide** – überlassen Sie das jemand anderem. Wenn niemand greifbar ist, tragen Sie eine Maske, die Mund und Nase bedeckt.

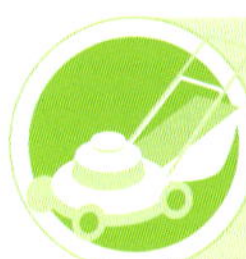

» **Überlassen Sie die schwere Arbeit** (Rasen mähen oder Bäume zurückschneiden) jemand anderem. Egal was Sie tun: Wenn Sie sich nicht mehr wohlfühlen, hören Sie sofort damit auf.

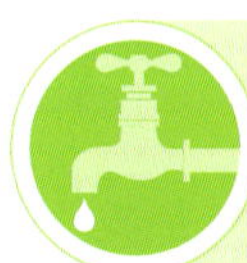

» **Waschen Sie Ihre Hände** nach der Gartenarbeit immer mit antibakterieller Seife, auch wenn Sie die ganze Zeit über Handschuhe getragen haben.

» **Waschen Sie Obst und Gemüse** gründlichst, bevor Sie es essen (auch wenn es aus dem eigenen Garten stammt), da die Erde mit Tierfäkalien verseucht sein kann.

F Wo erfahre ich etwas über meine Rechte am Arbeitsplatz und über die Rechte des Kindsvaters?

Die Rechte von berufstätigen Schwangeren sind in den deutschsprachigen Ländern im Mutterschutzgesetz verankert. Die aktuellste Version dieses Gesetzes und viele weitere Informationen zu diesem Thema finden Sie auf der offiziellen Website der zuständigen Behörden. Sie erfahren nicht nur alles über Ihre Rechte am Arbeitsplatz, sondern auch, wann und wie lange Sie Anspruch auf Mutterschaftsurlaub haben und welche Leistungen Sie in dieser Zeit beziehen können. Eventuell müssen Sie für bezahlten Mutterschaftsurlaub bestimmte Voraussetzungen erfüllen, doch auch darüber informiert Sie das Mutterschutzgesetz. Für werdende Väter gibt es keine speziellen gesetzlich verankerten Regelungen zur Geburt ihres Kindes. Oft erhalten sie jedoch einen Tag bezahlten Sonderurlaub bei der Geburt.

F Wann sollte ich meinem Arbeitgeber mitteilen, dass ich schwanger bin?

Viele Frauen warten bis nach der 12. Schwangerschaftswoche, bevor sie die freudige Nachricht außerhalb des engsten Familienkreises verbreiten. Sollten Sie jedoch einen Beruf ausüben, der Ihre Schwangerschaft gefährden könnte, etwa weil Sie als Ärztin oder Arzthelferin täglich mit Röntgenstrahlen zu tun haben oder als Friseurin mit jeder Menge Chemikalien in Kontakt kommen, sollten Sie Ihren Arbeitgeber schon früher von Ihrem Zustand in Kenntnis setzen. Dasselbe gilt auch, wenn Sie unter extremer Schwangerschaftsübelkeit leiden, sodass Sie Ihre Arbeit nicht mehr richtig erledigen können. Selbst wenn Sie nicht gesetzlich dazu verpflichtet sind, Ihren Arbeitgeber von Ihrer Schwangerschaft in Kenntnis zu setzen, sollten Sie in jedem Fall bedenken, dass er nur dann Maßnahmen zu Ihrem Schutz ergreifen kann, wenn er von der Schwangerschaft weiß. Dasselbe gilt für die Inanspruchnahme Ihrer Rechte, wie sie im Mutterschutzgesetz verankert sind.

Schon gewusst?

Wenn Sie Ihren Arbeitgeber über Ihre Schwangerschaft informieren, bitten Sie um eine Kopie der firmeninternen Mutterschutzregelungen und informieren Sie sich online über Ihre Rechte. Denken Sie daran, dass zum Beispiel bei Anträgen für eine Teilzeittätigkeit während der Elternzeit und auch danach bestimmte Fristen gelten.

F Welche Pflichten hat mein Arbeitgeber mir gegenüber?

Die Richtlinien können von Land zu Land variieren, aber unten finden Sie die wichtigsten Punkte, die Ihr Arbeitgeber für Ihre Sicherheit am Arbeitsplatz erfüllen und gewährleisten muss.

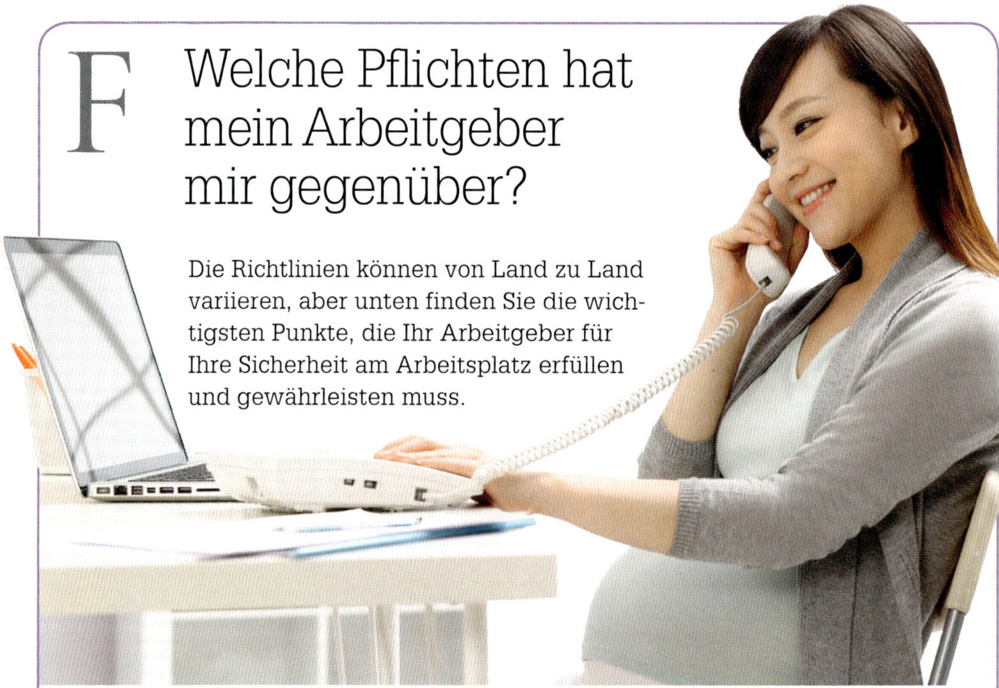

» **Ein Platz zum Ausruhen** muss vorhanden sein.

» **Für Vorsorgeuntersuchungen** werden Sie bezahlt freigestellt.

» **Eine alternative Tätigkeit** mit gleicher Bezahlung steht Ihnen zu, wenn Sie in Ihrem jetzigen Job

› schwer heben oder sich stark anstrengen müssen,
› das Gleichgewicht halten müssen,
› sich oft bücken, strecken oder verdrehte Haltungen einnehmen müssen,
› extremen Temperaturen oder Druck ausgesetzt sind,
› langer Vibration oder Stößen ausgesetzt sind,
› Lärm über 85 Dezibel ausgesetzt sind,
› mit Chemikalien oder Strahlung hantieren müssen, die dem Baby schaden kann,
› Schichtarbeit leisten müssen, wenn Ihr Arzt diese als gesundheitsgefährdend einstuft.

F Wird auch mein Partner von der Arbeit freigestellt, um mit mir zu den Vorsorgeuntersuchungen zu gehen?

Derzeit gibt es in den deutschsprachigen Ländern keinen gesetzlichen Anspruch für werdende Väter auf eine bezahlte Freistellung, um die schwangere Partnerin zu den Vorsorgeuntersuchungen zu begleiten. Möglicherweise sind die internen Regelungen in der Firma Ihres Partners jedoch etwas familienfreundlicher. Es lohnt sich in jedem Fall, sich danach zu erkundigen. Vielleicht besteht die Möglichkeit, dass Ihr Partner unbezahlt freigestellt wird oder wenigstens zu den Ultraschalluntersuchungen mitkommen darf.

F Mein Job ist äußerst stressig. Schade ich damit meinem ungeborenen Kind?

Grundsätzlich ist es immer gut, etwas gegen zu viel Stress und Aufregung zu tun. Man geht davon aus, dass die Stresshormone Cortisol und Adrenalin in Ihrem Körper auch auf das Ungeborene übergehen (Forschungen wiesen diese beiden Hormone im Fruchtwasser von Schwangeren nach, die starkem Stress ausgesetzt waren). Einige Studien kamen zu dem Ergebnis, das Stress das Risiko einer Frühgeburt erhöht, aber auch die Gefahr von Fehlbildun-

6 Wochen vor und **8 Wochen** nach der **Entbindung** haben Schwangere in der Regel Anspruch auf **bezahlten Mutterschaftsurlaub.**

gen oder einem niedrigen Geburtsgewicht des Babys steigert. Eine Studie konnte sogar einen Zusammenhang zwischen starkem Stress der Mütter während der Schwangerschaft und einer Hyperaktivität oder Introvertiertheit der Kinder nachweisen, die sie zur Welt brachten. Versuchen Sie, Stress zu reduzieren, indem Sie Pausen einhalten (anstatt durchzuarbeiten), öfter mal eine Runde um den Block drehen und wenigstens am Wochenende ausruhen. Vielleicht können Sie einige Aufgaben delegieren oder jemanden bitten, Ihnen dabei zu helfen.

F Ich will nach der Entbindung sofort wieder arbeiten gehen. Ist das möglich?

In der Regel gilt ein Beschäftigungsverbot bis acht Wochen nach der Geburt. Bei Frühgeburt oder Mehrlingen sind es sogar zwölf Wochen. Diese gesetzliche Vorschrift soll sicherstellen, dass sich die Frauen von den Strapazen der Geburt erholen und in den ersten Wochen ausschließlich um ihr Baby kümmern können.

F Ich habe bei meinem Arbeitgeber nur zwei Jahre Elternzeit beantragt, möchte jetzt aber das dritte Jahr gleich im Anschluss daran nehmen. Ist das möglich?

Das ist kein Problem. Sie haben Anspruch auf insgesamt drei Jahre Elternzeit. Verbindlich festlegen müssen Sie sich jedoch nur für die ersten zwei Jahre. Wenn Sie auch im dritten Lebensjahr des Kindes Elternzeit in Anspruch nehmen möchten, reicht es, wenn Sie diese sieben Wochen vor Ablauf des zweiten Jahres bei Ihrem Arbeitgeber beantragen.

F Wie komme ich am besten durch den langen, ermüdenden Bürotag?

Ein typischer Achtstundentag wird Sie in der Schwangerschaft wahrscheinlich stärker belasten, vor allem während des ersten und dritten Trimesters. Doch schon wenige kleine Veränderungen helfen Ihnen, besser durch den Tag zu kommen.

» **Nutzen Sie die Mittagspause** zum Essen und Ausruhen. Setzen Sie sich in den Park oder in ein Café, um dem Bürostress für kurze Zeit zu entfliehen.

» **Richten Sie Ihren Arbeitsplatz** auf Ihre Bedürfnisse ein. Vielleicht müssen Sie Ihren Stuhl und den PC im Lauf der Schwangerschaft öfter neu ausrichten.

» **Machen Sie viele kurze Pausen,** aber nicht am Schreibtisch. Kurze Spaziergänge helfen gegen Sodbrennen, regelmäßiges Strecken gegen Schmerzen.

» **Trinken Sie Wasser** und essen Sie kleine, gesunde Snacks wie Nüsse und Obst. Sie liefern Energie und helfen gegen Übelkeit.

» **Tragen Sie bequeme Kleidung** und Schuhe. Mehrere Schichten aus atmungsaktivem Stoff sind hilfreich, wenn Ihnen mal heiß, mal kalt ist.

» **Verkürzen Sie Fahrzeiten,** indem Sie um eine leichte Verschiebung Ihrer Arbeitszeiten bitten. So vermeiden Sie den stärksten Berufsverkehr und sind nicht so lange unterwegs.

» **Hausarbeit** und Kochen sollten Sie abends auf ein Minimum beschränken. Sie brauchen die Zeit, um sich zu entspannen. Bitten Sie Ihren Partner, Ihnen zu helfen.

» **Gehen Sie früh schlafen,** wann immer es Ihnen möglich ist.

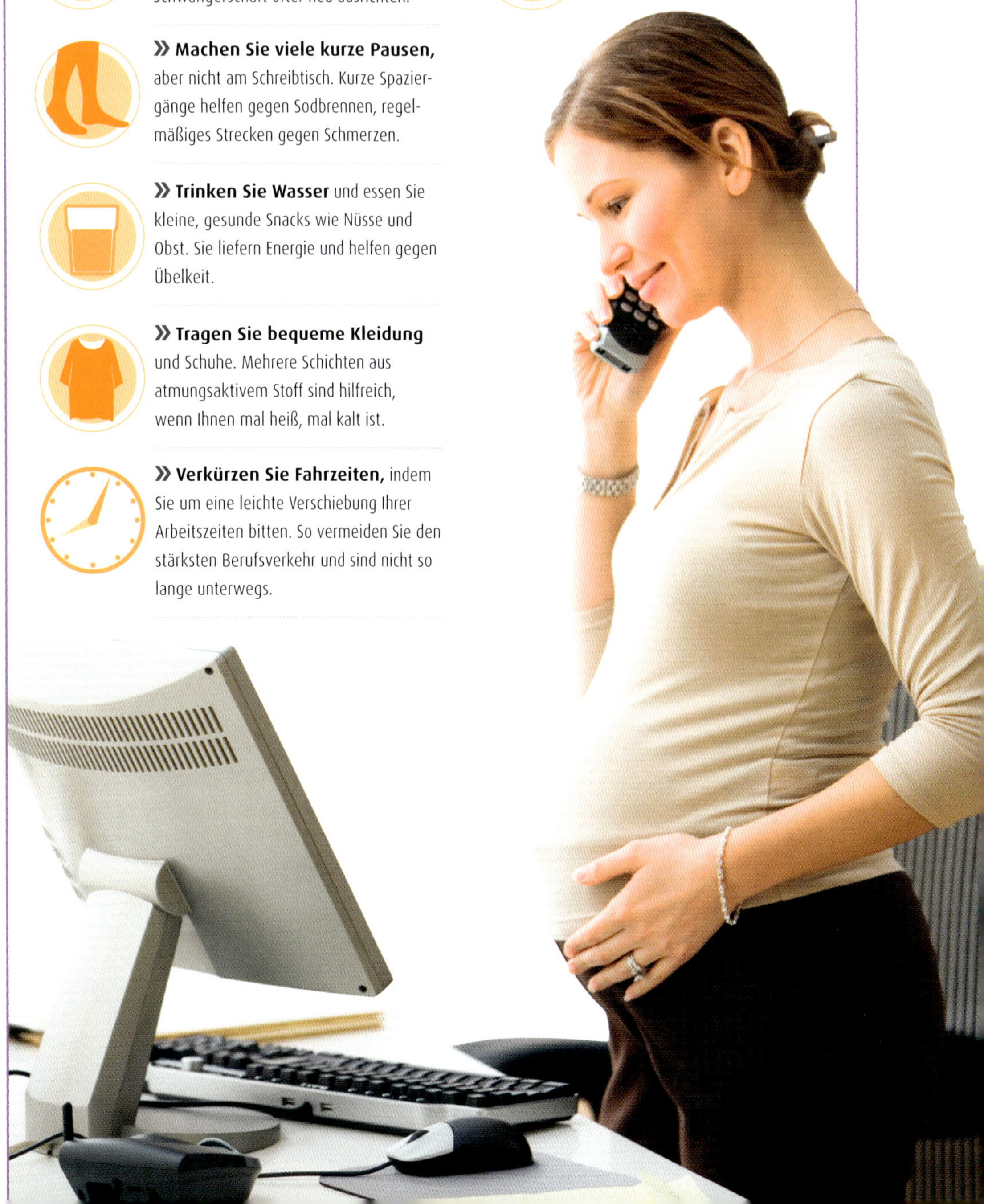

F Ich möchte in den Urlaub fahren. Wann ist die beste Zeit dafür?

Für die meisten Schwangeren ist das zweite Trimester am angenehmsten. Sie genießen ihre Schwangerschaft, fühlen sich voller Schwung und die lästige Übelkeit ist auch verschwunden. Vermutlich werden Sie dann auch mehr Lust haben, zu verreisen und eventuell auf den gewohnten Komfort zu verzichten. Im ersten Trimester ist die Gefahr einer Fehlgeburt relativ hoch und im dritten Trimester wird das Reisen aufgrund Ihres Bauchumfangs nicht mehr allzu viel Freude machen. Sollte außerdem das Risiko bestehen, dass Ihre Wehen vorzeitig einsetzen, werden Sie Probleme haben, einen Flug zu bekommen, da Fluggesellschaften sich dann meistens weigern, Sie mitzunehmen.

F Bis wann darf ich in der Schwangerschaft fliegen?

Eine Flugreise während der Schwangerschaft ist in der Regel völlig ungefährlich, solange Sie in einer Druckkabine fliegen. Sie ist bei allen großen Flugzeugen Standard, lediglich kleine Sportflugzeuge besitzen keine. Wenn Sie hohen Blutdruck haben, an Anämie leiden oder schon eine Fehlgeburt hatten, sollten Sie allerdings auf das Fliegen verzichten. Am besten fragen Sie vorher Arzt oder Hebamme um Rat.

Ob und wie lange Sie fliegen dürfen, hängt auch von den Regelungen der einzelnen Fluggesellschaften ab. Normalerweise werden Sie ab der 32. Woche (manchmal auch etwas später) oder bei Mehrlingen ab der 28. Woche nicht mehr mitgenommen (beachten sie, dass das die Termine für den Rückflug sind). Manche Fluggesellschaften machen auch mal eine Ausnahme. Fast alle verlangen jedoch eine Bescheinigung Ihres Arztes, dass Sie fliegen dürfen. Tragen Sie die Bescheinigung immer bei sich, denn die Fluglinie hat das Recht, Sie nicht an Bord zu lassen, wenn Zweifel an dem Geburtstermin oder an Ihrer Gesundheit bestehen.

F Auf welche Art von Urlaub sollte ich jetzt besser verzichten?

Vermeiden Sie jede Art von Urlaub, die mit körperlicher Belastung verbunden ist – also zum Beispiel mit sehr anstrengenden Aktivitäten, mit verringerter Sauerstoffzufuhr oder mit einer Erhöhung Ihrer Körpertemperatur. Das heißt, der Tauchurlaub ebenso wie die Skiferien müssen bis auf Weiteres verschoben wer-

F Habe ich bei Langstreckenflügen ein erhöhtes Thromboserisiko?

Jeder Flug, der länger als fünf Stunden dauert, erhöht das Risiko für thrombosegefährdete Personen – dazu zählen auch Schwangere.

Bei einem langen Flug kann sich das Blut in den Venen stauen (meist in den Beinen) und verklumpen. Bevor Sie den Flug buchen, sollten Sie daher mit Arzt oder Hebamme abklären, ob bei Ihnen ein besonders hohes Risiko für Thrombose besteht – etwa wenn Sie an Diabetes oder Bluthochdruck leiden oder einen hohen Cholesterinspiegel haben. Falls Ihnen während eines Fluges – egal ob Langstrecke oder nicht – schwindelig wird, rufen Sie sofort das Personal. Ist der Sauerstoff in der Kabine zu dünn, benötigen Sie eine Sauerstoffmaske. Die Tipps rechts im Kasten helfen Ihnen, das Thromboserisiko auf Flügen zu senken.

Blutklumpen Zuerst bilden sich Fettdepots, die Atherome. Wenn sie wachsen, behindern sie den Blutfluss. Sobald sie platzen, entsteht ein Klumpen.

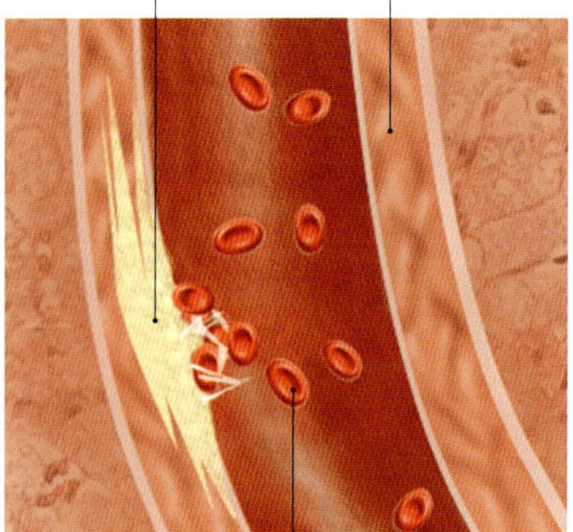

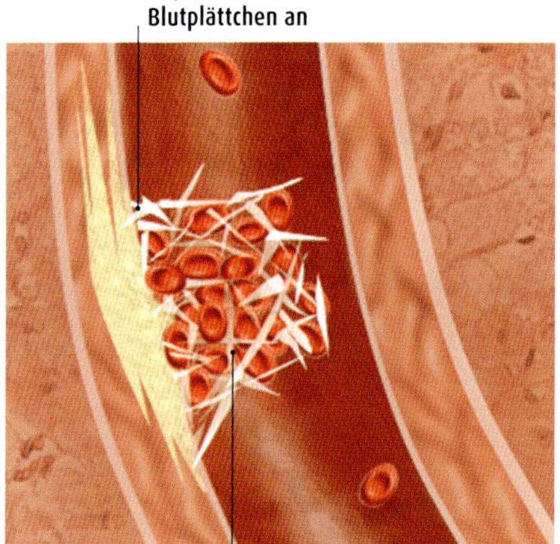

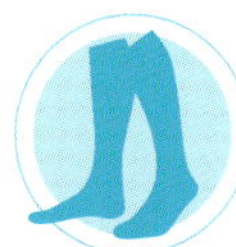
» **Kompressionsstrümpfe** halten während eines Fluges den Blutfluss in Gang. Sie sind in verschiedenen Ausführungen in jeder Apotheke erhältlich.

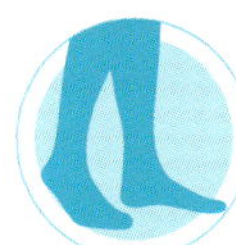
» **Herumlaufen** Sie sollten alle dreißig Minuten den Gang auf und ab gehen und sich, wenn Platz ist, öfter einmal strecken.

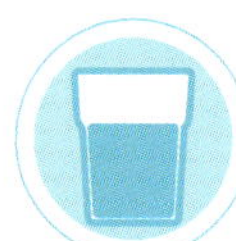
» **Trinken Sie viel Wasser** während des Fluges. So dehydrieren Sie nicht und sind obendrein gezwungen, regelmäßig aufzustehen und zur Toilette zu gehen.

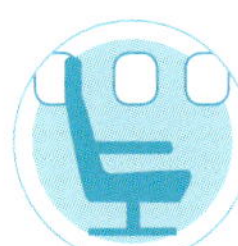
» **Bitten Sie um einen Platz am Gang,** so können Sie Ihre Beine besser ausstrecken. Noch besser: Leisten Sie sich einen Platz mit mehr Beinfreiheit, wenn die Fluggesellschaft ihn anbietet.

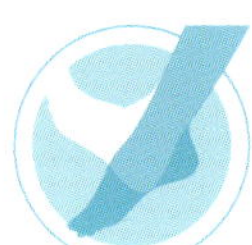
» **Bewegen Sie die Füße,** das geht auch im Sitzen. Kreisen Sie mit jedem Fuß, um die Blutzirkulation anzuregen.

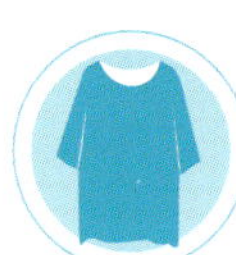
» **Tragen Sie lockere Keidung** und Schuhe, in die auch geschwollene Füße hineinpassen. Ziehen Sie die Schuhe aus, während Sie sitzen – so sind die Füße weniger eingeengt.

F Ich fahre mit dem Auto in den Urlaub. Was muss ich bei langen Fahrten beachten?

Fahren Sie nie ohne Sicherheitsgurt. Der untere Teil des Gurtes liegt dabei unter Ihrem Bauch, der obere Teil oberhalb. Legen Sie sich ein Gurtpolster zu, wenn der Gurt Ihnen seitlich in den Hals schneidet.

Wenn Sie selbst fahren, sollten Sie das Lenkrad nach hinten verstellen, falls das möglich ist, und die Sitzlehne etwas zurückdrehen, um mehr Platz für den Bauch zu schaffen. Schieben Sie den Sitz nie so weit nach hinten, dass Sie mit den Füßen die Pedale nicht mehr richtig erreichen. Sie sollten auch noch bequem über das Lenkrad schauen können. Denken Sie daran, auch die Spiegel neu einzustellen, wenn Sie den Sitz angepasst haben. Legen Sie unterwegs viele Pausen ein. Lange Zeit in derselben Position zu verharren kann in der Schwangerschaft besonders unangenehm sein. Setzen Sie beim Aussteigen die Muskeln der Oberschenkel und nicht die Rückenmuskulatur ein.

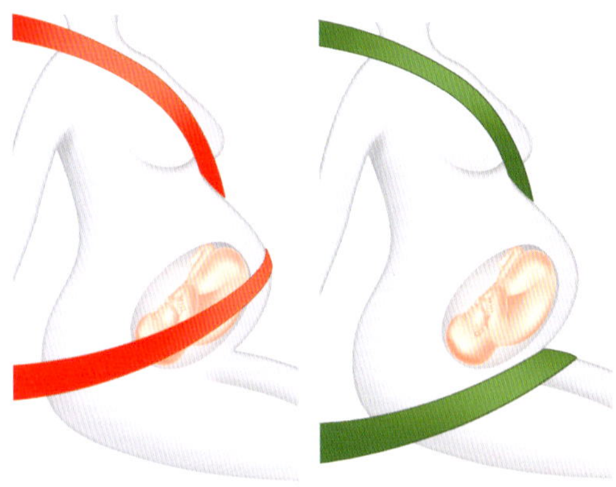

Angenehme Fahrt Dreipunktgurte, die ober- und unterhalb des Babybauches verlaufen, sind bequem und gleichzeitig sicher.

den – nicht nur wegen der Höhe (über 2000 m sind nicht ratsam), sondern auch wegen des Verletzungsrisikos. Ein Wanderurlaub mit wenig Steigungen oder Spaziergänge im Wald und am Meer entlang sind eher geeignet, doch Sie müssen trotzdem darauf achten, Ihren Körper nicht zu überfordern. Legen Sie immer wieder Pausen ein. Falls Sie sich in südlichen Gefilden aufhalten oder viel draußen sind, sollten Sie eine Sonnencreme mit hohem Lichtschutzfilter benutzen, die kein Oxybenzon enthält, denn diese Chemikalie kann unter anderem zu einem niedrigen Geburtsgewicht Ihres Babys führen.

F Sind Reiseimpfungen in der Schwangerschaft erlaubt?

Bei den meisten Impfungen werden kleine Mengen des Erregers verwendet, gegen den Sie geschützt werden sollen, deshalb wäre es klüger, als Schwangere nicht in solche Länder zu reisen, für die Impfungen nötig sind. Meiden Sie auch Gebiete mit Malaria. Es gibt zwar Malaria-Medikamente, die auch Schwangere nehmen dürfen, aber die Krankheit kann dennoch für Sie und das Baby tödlich verlaufen. Lässt sich ein Aufenthalt in einem Risikogebiet nicht vermeiden, sprechen Sie vorher mit Ihrem Arzt über mögliche Impfungen und Malaria-Prophylaxe. Es ist zwar grundsätzlich besser zu impfen, als sich dem Risiko einer Erkrankung auszusetzen, aber eine eventuelle Impfung sollte immer individuell mit Ihrem Arzt geklärt werden.

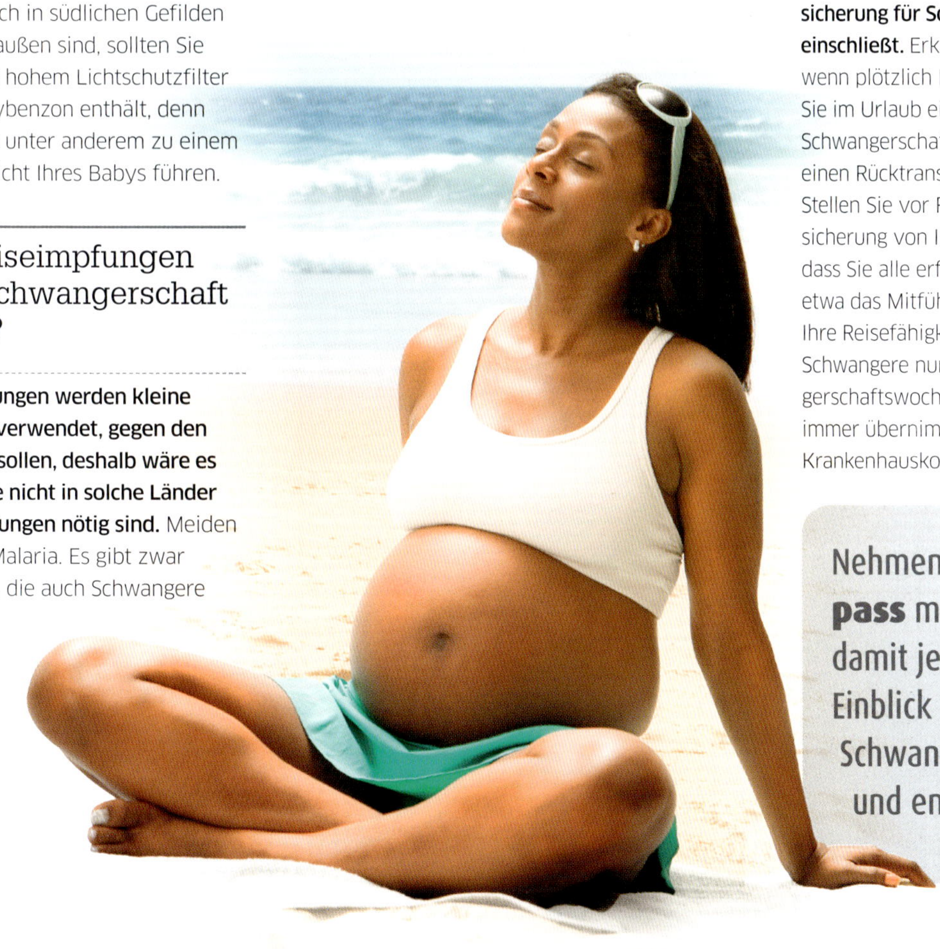

F Brauche ich als Schwangere eine besondere Reisekrankenversicherung?

Eine spezielle Reisekrankenversicherung ist nicht immer nötig. Informieren Sie sich aber vorher, welche Leistungen Ihre reguläre Krankenversicherung für Schwangere bei Auslandsreisen einschließt. Erkundigen Sie sich, was passiert, wenn plötzlich Ihre Wehen einsetzen oder wenn Sie im Urlaub eine ärztliche Behandlung wegen Schwangerschaftskomplikationen oder sogar einen Rücktransport nach Hause benötigen. Stellen Sie vor Reiseantritt sicher, dass die Versicherung von Ihrer Schwangerschaft weiß und dass Sie alle erforderlichen Bedingungen erfüllen, etwa das Mitführen eines ärztlichen Attests, das Ihre Reisefähigkeit bestätigt. Meistens werden Schwangere nur bis zu einer bestimmten Schwangerschaftswoche auf Reisen versichert und nicht immer übernimmt die Kasse automatisch die Krankenhauskosten bei einer Frühgeburt.

Nehmen Sie Ihren **Mutterpass** mit in den Urlaub, damit jeder Arzt im **Notfall** Einblick in den **Verlauf** Ihrer Schwangerschaft erhält und entsprechend handeln kann.

{F Ich bin ständig müde. Wie bekomme ich genug Ruhe, um mich zu erholen?

Müdigkeit ist in der Schwangerschaft ganz normal. Im ersten Drittel muss Ihr Körper schließlich für die Entwicklung des Embryos sorgen, aber auch der massive Progesteronanstieg macht ihm zu schaffen. Im letzten Drittel sind Sie erschöpft, weil Sie ein immer schwerer werdendes Baby mit sich herumtragen. Hier ein paar Tipps, um die Müdigkeit zu reduzieren.

Einen Gang zurückschalten

Ein ausgefülltes Gesellschaftsleben ist fantastisch, aber in der Schwangerschaft sollten Sie mit Ihren Aktivitäten wählerisch sein. Die Teilnahme an Events, bei denen Sie erst sehr spät ins Bett kommen oder lange stehen müssen, sollten Sie jetzt stark einschränken. Scheuen Sie sich nicht, den einen oder anderen Termin abzusagen, wenn Sie zu müde dafür sind – Ihre Freunde werden das verstehen. Finden Sie heraus, wo Ihre Grenzen liegen, und halten Sie sich daran. Erleichtern Sie sich die Hausarbeit, indem Sie sich etwa Einkäufe liefern lassen.

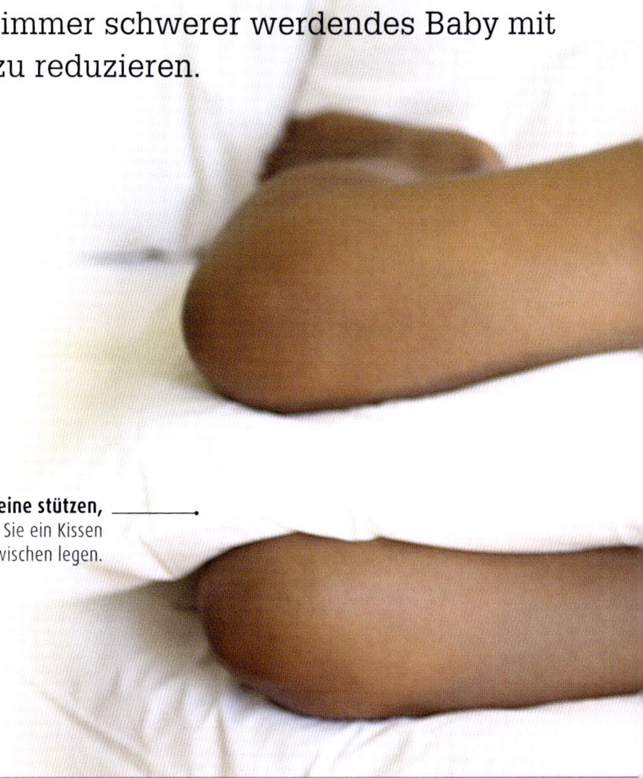

Die Beine stützen, indem Sie ein Kissen dazwischen legen.

Nicht grübeln

Wenn Sie nachts aufwachen und nicht mehr einschlafen können, tun Sie etwas Positives, anstatt sich grübelnd hin und her zu wälzen. Legen Sie Schreibzeug neben das Bett und erstellen Sie eine To-do-Liste für den nächsten Tag, lesen Sie ein paar Seiten in Ihrem Lieblingsbuch, gehen Sie zur Toilette oder hören Sie über Kopfhörer beruhigende Musik, um sich gedanklich abzulenken.

SO SCHLAFEN SIE BESSER

Tagesschlaf

Geben Sie Körper und Geist die Möglichkeit, sich zu erholen. Scheuen Sie sich nicht, in der Mittagspause ein kurzes Nickerchen einzulegen (Ihr Arbeitgeber ist verpflichtet, Ihnen einen Platz zum Ausruhen anzubieten). Stellen Sie am Wochenende den Wecker für den Mittagsschlaf auf 50 Minuten. So haben Sie fünf Minuten Zeit zum Einschlafen und sollten im leichtesten Schlafstadium geweckt werden (siehe Schlafzyklen oben rechts).

Ausruhen

Wenn keine Möglichkeit für ein Nickerchen besteht, sollten Sie trotzdem versuchen, sich auszuruhen: Setzen Sie sich mit geschlossenen Augen auf einen bequemen Stuhl. Studien zufolge ist das fast genauso erholsam wie richtiges Schlafen. Im Büro können Sie Kopfhörer aufsetzen und entspannende Musik hören oder auch einfach Ohrstöpsel benutzen und so alle störenden Umgebungsgeräusche ausblenden.

Trinken

Austrocknung (Dehydrierung) verschlimmert die Müdigkeit und macht Sie noch lethargischer. Daher ist es äußerst wichtig, dass Sie täglich genug Flüssigkeit zu sich nehmen. Ihr Flüssigkeitsbedarf ist durch die Schwangerschaft nicht drastisch erhöht, aber Sie sollten unbedingt darauf achten, jeden Tag mindestens etwa zwei Liter zu sich zu nehmen.

Essen

Am besten schlafen Sie, wenn Ihr Körper völlig entspannt ist. Nehmen Sie abends nicht später als 20 Uhr ein leichtes Abendessen ein – so hat er die schwerste Verdauungsarbeit schon hinter sich, wenn Sie ins Bett gehen, und kann sich voll und ganz auf das Einschlafen konzentrieren. Auf Seite 58 finden Sie Tipps, wie Sie Haupt- und Zwischenmahlzeiten am besten über den Tag verteilen.

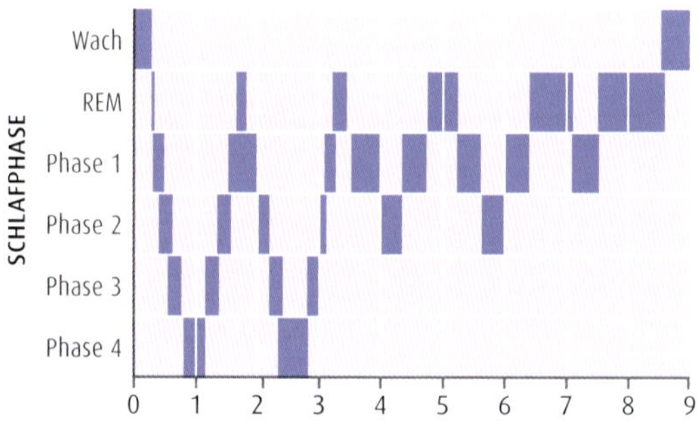

8-STÜNDIGER SCHLAFRHYTHMUS

SCHLAFZYKLEN

Im Schlaf durchläuft der Körper sogenannte Schlafzyklen aus jeweils fünf Phasen, von leichtem Schlaf über das Träumen bis hin zum Tiefschlaf und wieder zurück zum leichten Schlaf. Jeder Zyklus dauert rund 90 Minuten, allerdings hängt die Länge der einzelnen Phasen davon ab, wie müde Sie sind. Ein effektives Nickerchen dauert etwa 50 Minuten. Wenn Sie müde sind, verbringen Sie mehr Zeit im Tiefschlaf, der erholsamer ist als alle anderen Phasen. Um erfrischt aufzuwachen, sollten Sie sich aber die Zeit geben, den Schlafzyklus mit dem leichten Schlaf zu beenden.

Schon gewusst?

In jedem Schlafzyklus erleben wir eine Traumphase, auch REM-Phase genannt. Bei Schwangeren erhöht sich die Anzahl der REM-Phasen ab der 25. Woche bis hin zur 33. bis 36. Woche. Ihre Träume sind dann nicht unbedingt lebhafter, aber Sie erinnern sich besser daran.

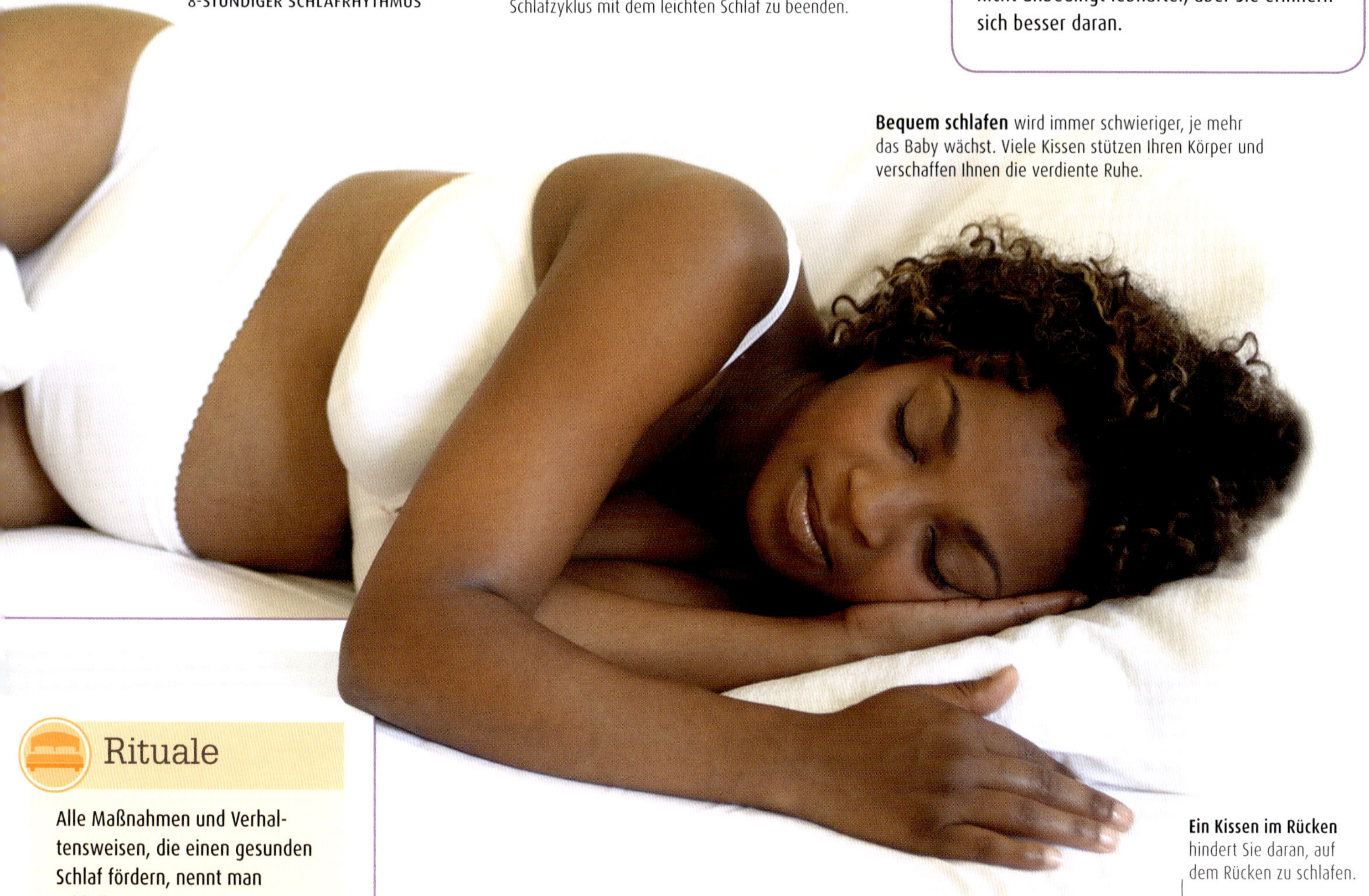

Bequem schlafen wird immer schwieriger, je mehr das Baby wächst. Viele Kissen stützen Ihren Körper und verschaffen Ihnen die verdiente Ruhe.

Rituale

Alle Maßnahmen und Verhaltensweisen, die einen gesunden Schlaf fördern, nennt man Schlafhygiene. So sollte zum Beispiel das Schlafzimmer dunkel und nicht zu warm sein. Ein festes Bettgeh-Ritual signalisiert dem Gehirn, wann es Zeit ist abzuschalten. Vermeiden Sie in den Stunden vor dem Zubettgehen zu viel Lärm und Aufregung, indem Sie Fernsehen, Laptops, Handys und Tablets ausschalten.

DIE RICHTIGE SCHLAFSTELLUNG

Mit Schmerzen in Hüfte und Rücken, Sodbrennen und einem sehr aktiven Baby im Bauch einzuschlafen ist eine echte Herausforderung. Probieren Sie diese Schlafstellungen für eine ruhigere Nacht:

» Bei Sodbrennen und Verstopfung auf der linken Seite schlafen. Erhöhen Sie leicht das Kopfende Ihrer Matratze, um einen Säurerückfluss zu vermeiden.

» Schlafen Sie nicht auf dem Rücken, das kann ab dem zweiten Trimester den Blutfluss zum Baby behindern. Legen Sie sich ein Kissen in den Rücken, das Sie davor bewahrt, im Schlaf auf den Rücken zu rollen.

Ein Kissen im Rücken hindert Sie daran, auf dem Rücken zu schlafen.

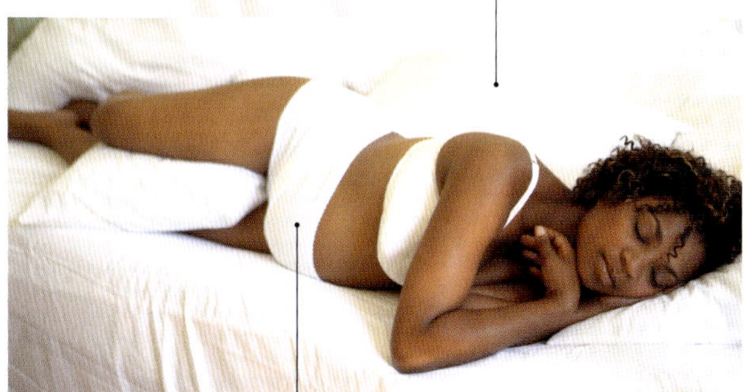

Auf der linken Seite schlafen verhindert Sodbrennen und Verstopfung.

FASZINIERENDE FAKTEN

Während Ihr Bauch wächst, gehen in Ihrem Körper interessante Veränderungen vor, von denen einige ganz unglaublich sind.

23 %

mehr Blut werden in der Schwangerschaft in den Uterus gepumpt.

Um 30–50 %

erhöht sich das Herzminutenvolumen bis zur 28. Schwangerschaftswoche.

50 cm

lang wird die Nabelschnur im Lauf der Schwangerschaft.

30–40 %

mehr Blut fließen während der Schwangerschaft durch Ihren Körper.

37,5 °C

beträgt die Temperatur des Fruchtwassers, in dem das Baby schwimmt.

Um 50 %

tiefer sind Ihre Atemzüge während der Schwangerschaft.

IM BLICKPUNKT

So wächst Ihr Babybauch

Eine Schwangerschaft ist erstaunlich. Nicht nur, dass Ihr Körper sich verändert, um die Bedürfnisse des wachsenden Babys zu erfüllen, das Ganze geschieht auch noch innerhalb von 40 Wochen. Im Körper bildet sich ein ganz neues Organ, die Plazenta. Herz und Leber vergrößern sich, weil sie jetzt mehr leisten müssen, und auch der Uterus dehnt sich aus, damit das Baby Platz zum Wachsen hat.

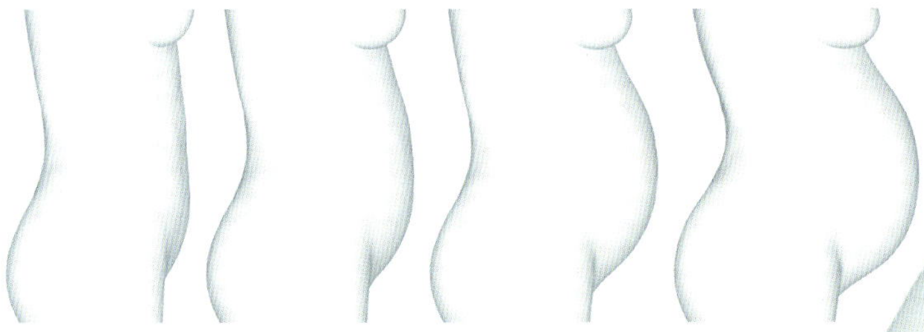

IN DER 12. WOCHE | IN DER 20. WOCHE | IN DER 28. WOCHE | IN DER 40. WOCHE

Der Babybauch Mit der Gebärmutter wächst auch der Bauchumfang. Der Abstand zwischen Schambein und dem oberen Rand des Uterus wird ab dem 2. Trimester häufiger gemessen. Diese sogenannte Fundushöhe gilt als Zeichen für das Wachstum des Babys. Das Maß in Zentimetern entspricht in der Regel der Schwangerschaftswoche, in der Sie sich befinden.

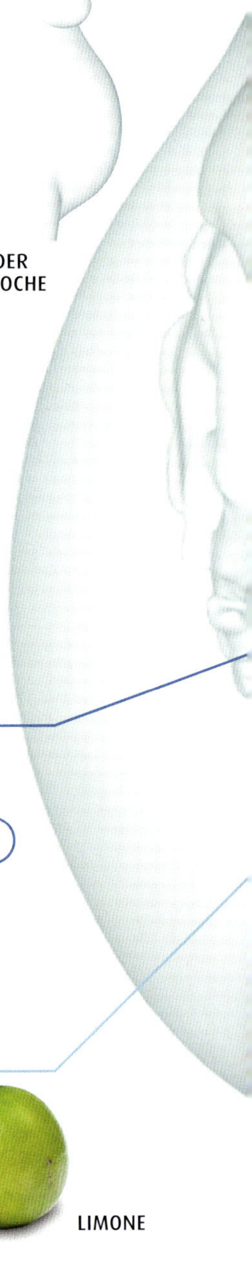

1–4 Wochen In den ersten Wochen ist Ihr Baby nicht größer als ein Reiskorn. Die Gebärmutter muss sich noch nicht ausdehnen, um mit dem Baby Schritt zu halten. In der 4. Woche ist sie deshalb so groß wie vor der Schwangerschaft, also ungefähr so groß wie eine Pflaume und etwa 6–10 cm breit (nicht hoch, da sie horizontal liegt).

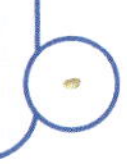

REISKORN

9–12 Wochen In diesem Stadium ist Ihr Baby etwa so groß wie eine Limone. Vielleicht müssen Sie häufiger zur Toilette, weil der wachsende Uterus auf die Blase drückt. Häufiges Urinieren kann auch auf eine Harnwegsinfektion hinweisen. Haben Sie Schmerzen beim Wasserlassen, kontaktieren Sie Ihren Arzt. Ihre Haut kann sich warm anfühlen, weil sie stärker durchblutet wird.

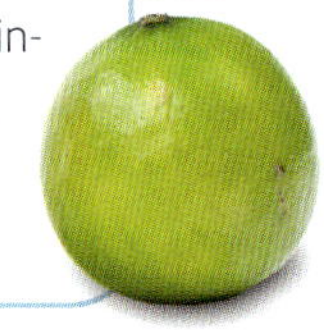

LIMONE

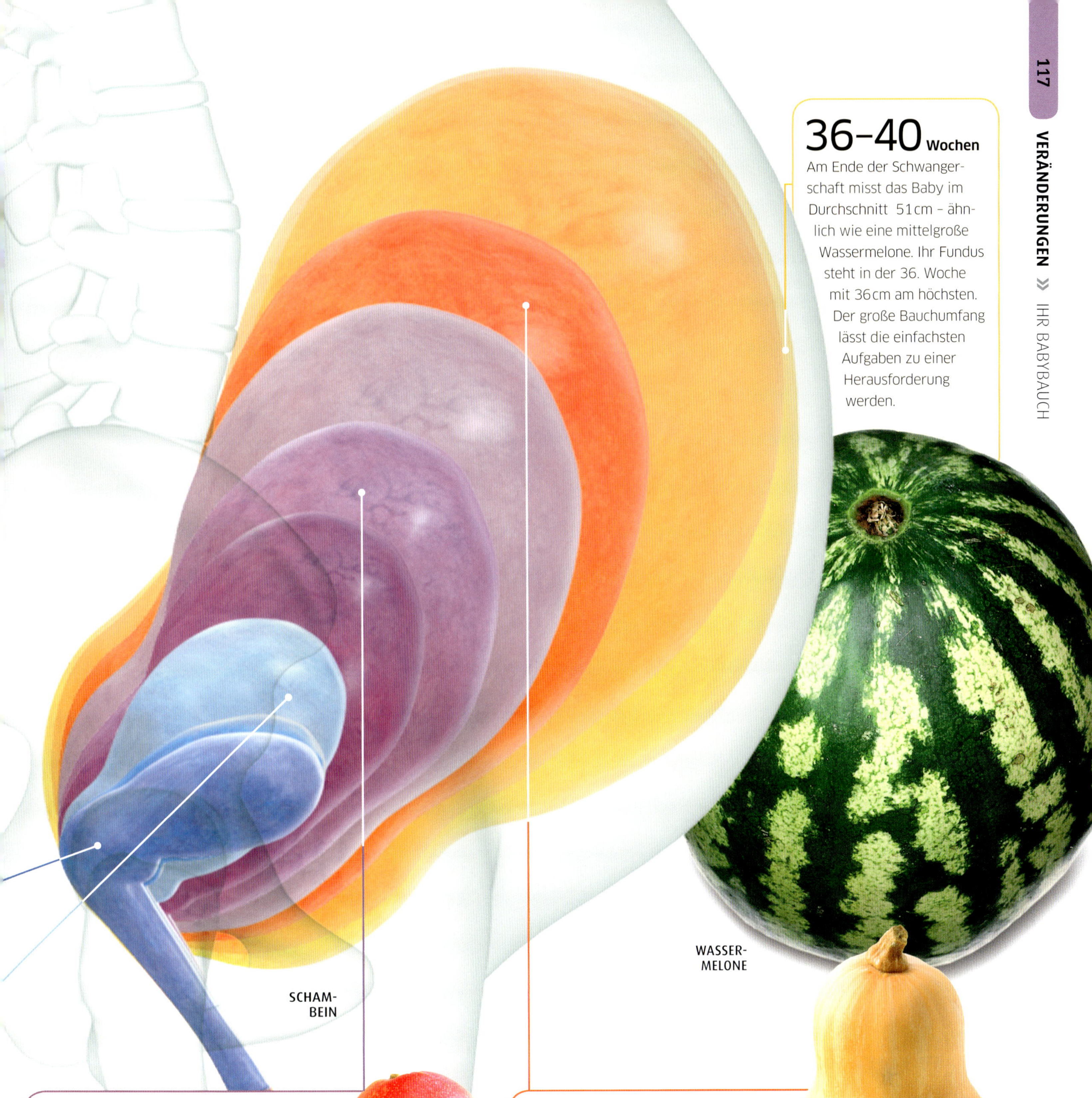

36–40 Wochen Am Ende der Schwangerschaft misst das Baby im Durchschnitt 51 cm – ähnlich wie eine mittelgroße Wassermelone. Ihr Fundus steht in der 36. Woche mit 36 cm am höchsten. Der große Bauchumfang lässt die einfachsten Aufgaben zu einer Herausforderung werden.

17–21 Wochen Ihr Baby ist jetzt etwa so groß wie eine Mango. Die Gebärmutter dehnt sich nach oben aus und hat die Höhe des Nabels erreicht. Da Ihr Bauch nun sichtbar wird, merken die Leute, dass Sie schwanger sind. Vielleicht möchten sie sogar Ihren Bauch berühren.

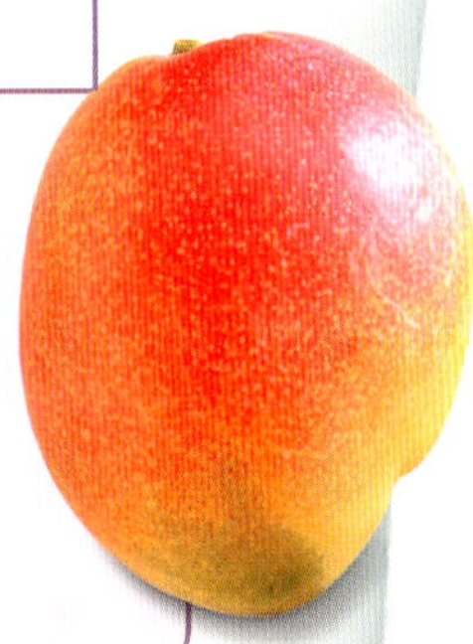

27–30 Wochen Ihr Baby ist nun so groß wie ein länglicher Kürbis. Ihre Fundushöhe beträgt in der 30. Woche 30 cm. Die Wände des Uterus aus Muskelgewebe vergrößern sich um ein Vielfaches. Bis zur 30. Woche hat sich seine Größe verdreifacht.

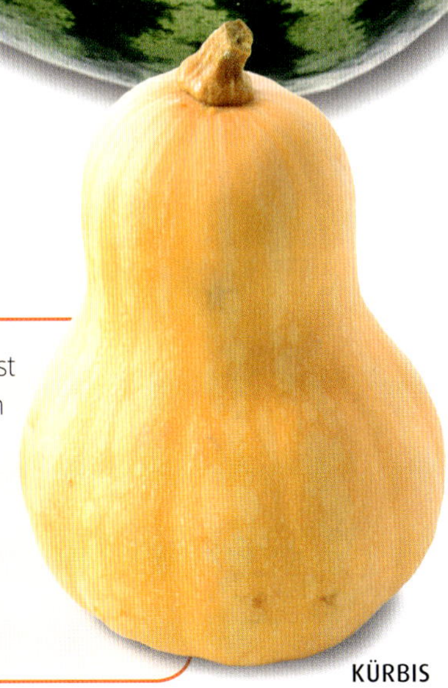

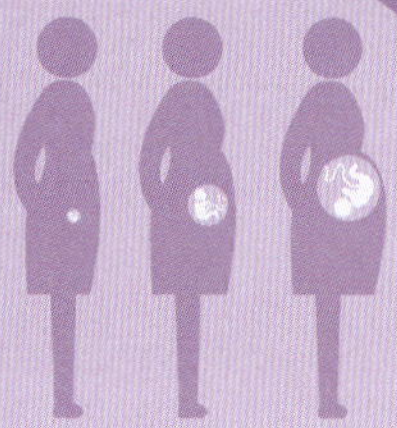

Während der Schwangerschaft erlebt Ihr Körper **unzählige Umstellungen**, die das körperliche, aber auch das seelische **Befinden** beeinflussen. Es ist bei Weitem nicht damit getan, dass der Bauch **größer** wird, während der Uterus wächst. Auch an Haut, Haaren, Füßen, Nägeln und Zähnen werden Sie **Veränderungen** feststellen; ganz zu schweigen von den Körperbereichen, die man nicht sieht.

Körper und Seele

Körperlicher Wandel

Mit einigen Veränderungen Ihres Körpers werden Sie wahrscheinlich sehr zufrieden sein: Ihre Brüste werden voller, die Hüften runder, Ihr Haar wird dick und glänzend und Ihre Haut schimmert rosig und gesund. Andere Auswirkungen wie etwa Dehnungsstreifen sind dagegen weniger willkommen. Vielleicht stellen Sie auch fest, dass Sie eine Schuhgröße mehr brauchen, weil sich sich Ihr Fußgewölbe senkt, und zwar dauerhaft. Nicht jede Frauen erlebt alle diese Effekte, aber wie es Sie auch trifft: Werten Sie es als positive Zeichen dafür, dass Ihre Schwangerschaft voranschreitet. Fast alle Veränderungen an Haut, Haaren und Nägeln bilden sich nach der Geburt wieder zurück.

Hormone verstehen

Alle Umstellungen Ihres Körpers werden durch die Botschaften verursacht, die Ihre Hormone an das Gehirn senden. Schwangerschaftshormone beeinflussen Sie sowohl physisch – indem sie den Körper verändern und dem Baby helfen, sich zu entwickeln – als auch psychisch. Schwangere sind berühmt für ihre Launen, und das liegt in erster Linie an den Hormonen in Kombination mit Müdigkeit und vielleicht auch etwas Aufregung. Meistens ist der Partner der Leidtragende dieser Stimmungsschwankungen. Versuchen Sie deshalb unbedingt Wege zu finden, um miteinander in Kontakt zu bleiben und die Schwangerschaft zu genießen. Informieren Sie sich über die Schwangerschaftshormone und darüber, wie sie Ihre Psyche beeinflussen. Dieses Wissen und ein paar Strategien, mit denen Sie Streit vermeiden und Ihre Gefühle konstruktiv äußern können, helfen Ihnen, sicher durch das emotionale Minenfeld dieser unglaublichen Zeit zu steuern.

Unsichtbare Veränderungen

Als ob die äußerlichen und hormonellen Auswirkungen nicht schon genug wären, finden auch im Inneren Ihres Körpers zahllose Wandlungsvorgänge statt, die Sie zum Teil nicht einmal bemerken, die aber wichtig für die Entwicklung des Babys und für die Aufrechterhaltung der Schwangerschaft sind. Herz und Leber müssen stärker arbeiten, die Lunge muss trotz geringeren Platzangebots mehr leisten. Schon lange vor der Geburt des Babys verändern sich die Brüste und werden zu der vielleicht effizientesten Nahrungsquelle, die wir kennen.

F Ich habe von Schwangerschaftshormonen gehört. Was bewirken sie?

Sobald das humane Choriongonadotropin (hCG) dem Corpus luteum (dem geplatzten Eifollikel) signalisiert, dass eine Schwangerschaft eingetreten ist, werden verstärkt die Hormone Östrogen und Progesteron ausgeschüttet, die entscheidend an der Aufrechterhaltung der Schwangerschaft beteiligt sind.

Um die sechste Schwangerschaftswoche übernimmt die Plazenta die Bildung von Östrogen und Progesteron. Andere bedeutsame Schwangerschaftshormone sind Relaxin, Oxytocin, Prolactin sowie Endorphine. Sie werden ebenso wie die Androgene (die männlichen Geschlechtshormone) auch als Sexualsteroide bezeichnet. Für die Schwangerschaft ist ein ausgeglichenes Verhältnis dieser Hormone sehr wichtig.

Die Hormonwerte werden vom endokrinen System reguliert. Dazu zählen verschiedene Drüsen und Organe, zum Beispiel die Schilddrüse, die Nebennieren, die Hirnanhangdrüse (Hypophyse), der Hypothalamus, der Pankreas und die Eierstöcke. Die Aktivitäten des endokrinen Systems beeinflussen alle anderen Systeme des Körpers.

Der **hCG-Spiegel** verdoppelt sich zu Beginn der Schwangerschaft fast alle **48 Stunden.**

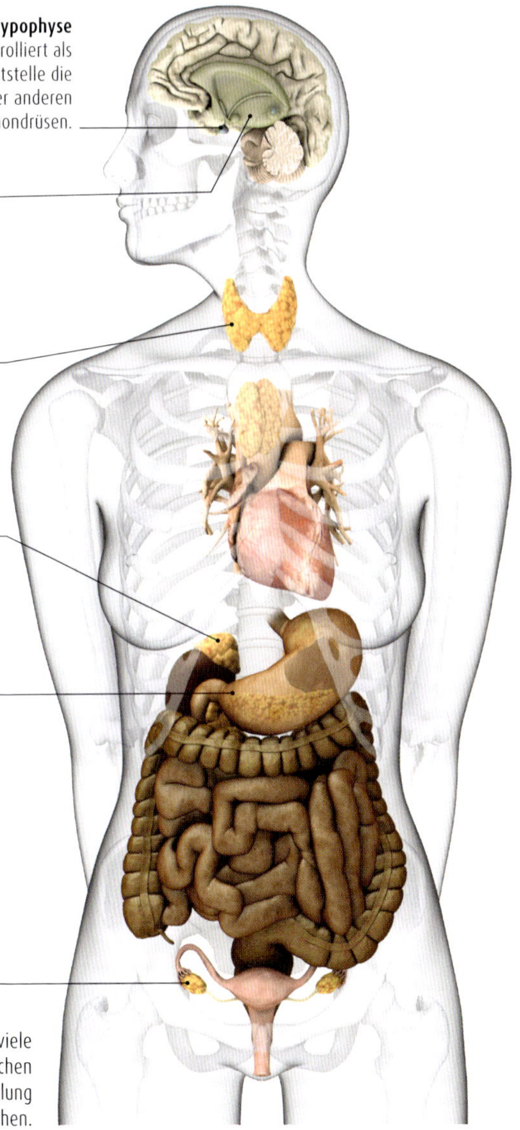

Hormone in der Schwangerschaft erfüllen viele wichtige Funktionen. Sie regulieren die zahlreichen Veränderungen, die notwendig sind, um Entwicklung und Geburt des Babys zu ermöglichen.

ÖSTROGEN

Das Östrogen wird zunächst von den Eierstöcken gebildet und bereitet die Uterusschleimhaut für die Schwangerschaft vor. Außerdem erfüllt es folgende Aufgaben:

» **Sorgt dafür, dass der Embryo** sicher im Uterus eingenistet bleibt.

» **Erweitert die Blutgefäße,** sodass das Blut leichter und in größeren Mengen hindurchfließen kann.

» **Stimuliert die Milchdrüsen** in Vorbereitung auf das Stillen.

» **Stabilisiert die Knochen,** während der Körper unter größerer Belastung steht.

PROGESTERON

Dieses Hormon bereitet den Körper auf die Befruchtung vor und sorgt danach für das Überleben des Embryos. Weitere Aufgaben sind:

» **Es verdickt die Uterusschleimhaut,** sodass sich der Embryo einnisten kann.

» **Es hilft beim Regulieren** des veränderten Stoffwechsels.

» **Es verdickt den »Pfropf«** im Gebärmutterhals, sodass keine Bakterien in den Uterus eindringen können.

» **Es kräftigt die Muskeln** im Beckenbereich als Vorbereitung auf die Geburt.

ANDERE HORMONE

Ihre Schwangerschaft wird noch durch weitere Hormone beeinflusst:

» **Oxytocin,** das »Liebeshormon«, das die Wehen einleitet und die Bindung zum Baby stärkt.

» **Endorphine,** die »Wohlfühlhormone«, die den Wehenschmerz lindern.

» **Prolaktin,** das den Körper dazu anregt, Milch zu produzieren.

» **Relaxin,** das die Muskeln und Bänder lockert, um Platz für das Baby zu schaffen.

F Meine Mutter hatte schlimme Krampfadern. Werde ich die auch bekommen?

Krampfadern sind eine häufige Begleiterscheinung der Schwangerschaft, sie treten vor allem im letzten Drittel auf. Sollte das bei Ihnen der Fall sein, werden Arzt oder Hebamme Ihnen sagen, wie man sie nach der Geburt behandeln kann.

Etwas weniger als die Hälfte aller Schwangeren bekommt Krampfadern oder Hämorrhoiden (Seite 132). Die Wahrscheinlichkeit, dass es Sie auch trifft, ist höher, wenn ein naher Verwandter von Ihnen auch darunter litt. Krampfadern entstehen, weil das Progesteron die Wände der Blutgefäße entspannt, sodass die Muskelpumpe nicht mehr funktioniert. Gleichzeitig muss in der Schwangerschaft mehr Blut durch den Körper gepumpt werden. Die Venen sind also erschlafft und müssen dennoch mehr leisten. Schmerzen in den Beinen sind oft die ersten Anzeichen für Krampfadern, ebenso Juckreiz rund um die betroffenen Venen.

Wenn Sie Angst vor Krampfadern haben, können Sie sich vom Arzt Kompressionsstrümpfe verschreiben lassen, die die Venen »zusammenhalten«. Achten Sie außerdem darauf, nicht zu viel zuzunehmen und sich regelmäßig zu bewegen.

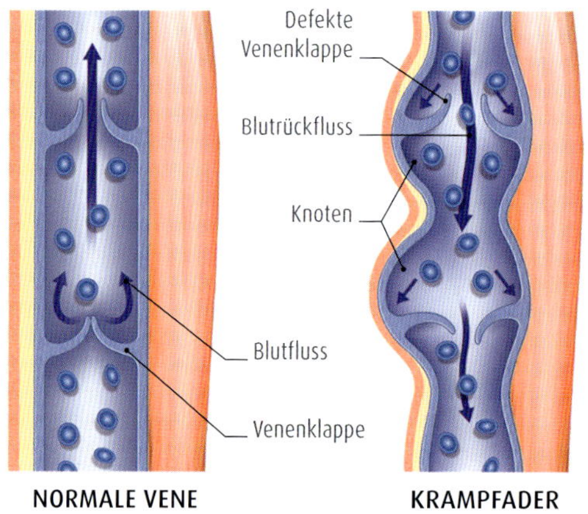

So entstehen Krampfadern Klappen in den Venen verhindern, dass das Blut zwischen zwei Pumpstößen zurückfließt. Sind die Venenwände in der Schwangerschaft zu schlaff, funktionieren die Klappen nicht. Das Blut staut sich, die Venen weiten sich und schwellen zu Knoten an.

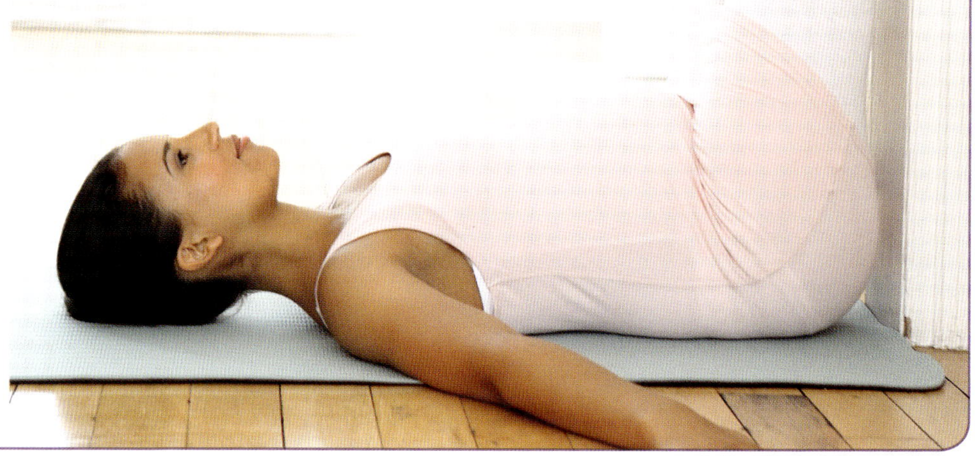

Gegen Beschwerden hilft es, die Beine hochzulagern, sodass sie höher sind als die Hüfte. Vermeiden Sie auch zu langes Stehen.

F Ich hatte als Teenager schlimme Akne und jetzt bekomme ich sie wieder. Wie kann das sein?

Durch den Anstieg der Hormone hat Ihr Köper als Teenager zu viel Talg produziert – eine Art natürliche »Fettcreme«. Jetzt, da Sie schwanger sind, passiert das wieder. Halten Sie sich bei der Reinigung des Gesichts morgens und abends an eine strikte Routine. Verwenden Sie sanfte, hypoallergene Reinigungs- und Pflegemittel. Eine zu stark parfümierte Seife kann die Haut austrocknen und reizen. Wenn Ihnen früher porenverengende Produkte geholfen haben, sollten Sie sie jetzt aber nicht auf eigene Faust verwenden, sondern vorher mit Arzt oder Hebamme klären, welche davon für Schwangere geeignet sind.

F Mit welchen Veränderungen an Haut und Nägeln muss ich rechnen?

Etwa ab der Mitte des zweiten Trimesters wird sich wahrscheinlich das typische »strahlende« Aussehen zeigen, das man Schwangeren nachsagt. Verantwortlich dafür ist zum Teil die erhöhte Blutmenge, durch die mehr Nährstoffe in alle Organe – auch die Haut – transportiert werden. Die Haut bekommt zudem mehr Feuchtigkeit, sodass Falten und feine Linien wie weggebügelt wirken. Das rosige Aussehen wird von dem Hormon Progesteron verursacht. Eine vermehrte Talgproduktion lässt die Haut schimmern. Allerdings können die Hormone auch bewirken, dass die Haut trocken wird und juckt. Manche Frauen schwitzen mehr, was wiederum zu Ausschlägen führen kann. Trinken Sie ausreichend und benutzen Sie eine unparfümierte Feuchtigkeitspflege. Die Fingernägel können härter, brüchiger oder auch weicher werden.

25 %

der Schwangeren leiden an **juckender** oder **empfindlicher Haut.** Galmei-Lotion hilft, wenn Sie zu Ausschlägen neigen.

F Warum bekommt man Dehnungsstreifen? Kann man sie verhindern oder sind sie unvermeidlich?

Dehnungsstreifen (Striae gravidarum) können an Bauch, Oberschenkeln, Hüfte, Armen, an den Brüsten und am Po auftreten. Sie scheinen in der Familie zu liegen. Das heißt, wenn Ihre Mutter, Großmutter oder Schwester sie hatten, werden Sie sie wahrscheinlich auch bekommen. Leider kann man nicht viel tun, um sie zu verhindern, doch Sie sind damit nicht allein, denn 90 Prozent aller Frauen haben dasselbe Problem. Dehnungsstreifen entstehen, weil die Kollagenfasern im Bindegewebe der Haut durch den wachsenden Bauch so stark gedehnt werden, dass sie reißen. Hormonelle Veränderungen leisten dazu ebenfalls einen nicht unerheblichen Beitrag.

Um den Schaden möglichst gering zu halten, sollten Sie auf keinen Fall »für zwei« essen (Seite 59). Achten Sie auf eine gleichmäßige Gewichtszunahme (Tabelle Seite 126), damit die Haut Zeit hat, sich zu dehnen, und essen Sie möglichst oft Nüsse, Samen, Obst und Gemüse, die reich an Antioxidanzien sind. Körperliche Fitness kann ebenfalls die Entstehung von Dehnungsstreifen verringern. Cremes und Öle halten zwar die Haut geschmeidig, haben auf Dehnungsstreifen aber kaum einen Einfluss, wie Studien ergaben, weil sie das Kollagen in den tieferen Hautschichten nicht erreichen.

Tröstlich ist immerhin, dass die Streifen nach der Geburt verblassen und bald nur noch als silbrig-blasse Linien zu sehen sein werden.

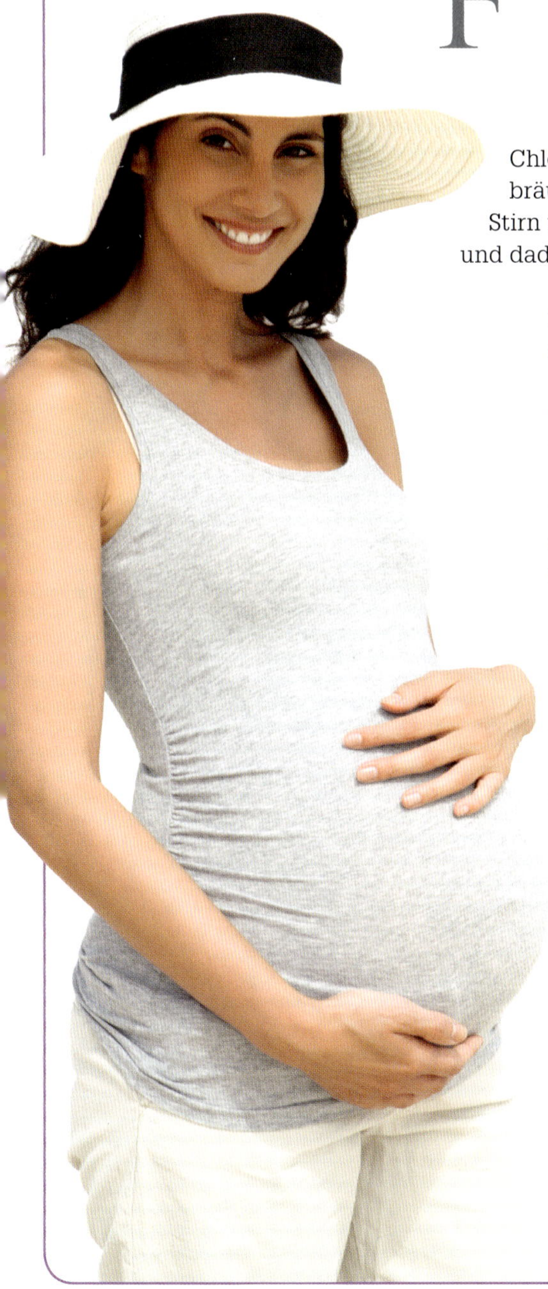

F Wie häufig treten Pigmentstörungen auf und was ist eigentlich eine »Schwangerschaftsmaske«?

Chloasma, auch bekannt als Melasma, sind bräunliche Pigmentierungen an Wangen, Nase, Stirn und Schläfen, die oft symmetrisch auftreten und dadurch aussehen wie eine Maske.

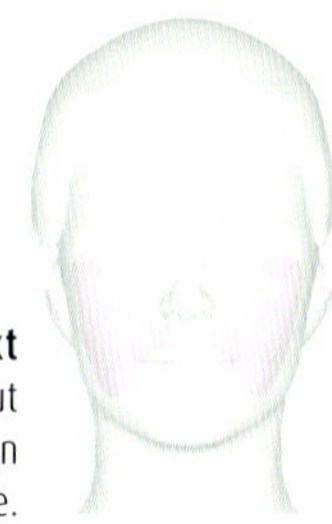

Schmetterlingseffekt Frauen mit dunklerer Haut sind oft stärker betroffen als hellhäutige.

Schwangere sind anfälliger für Pigmentstörungen, weil durch den erhöhten Östrogenspiegel im Körper mehr Melanin produziert wird – das Pigment, das Haaren, Haut und Augen Farbe verleiht und die Haut vor schädlichen UV-Strahlen der Sonne schützt. Das Chloasma betrifft rund die Hälfte aller Schwangeren und ist bei dunkelhäutigen Frauen stärker verbreitet, da deren Melaninspiegel ohnehin schon hoch ist. Die Pigmentstörung ist absolut harmlos, wird aber von vielen Frauen als störend angesehen.

Ein Aufenthalt in der Sonne kann das Chloasma verstärken. Bleiben Sie lieber im Schatten und benutzen Sie Sunblocker mit hohem Lichtschutzfaktor, die kein Oxybenzon enthalten. Wahrscheinlich nehmen Sie bereits Folsäure (Seite 49), aber falls nicht oder falls Sie nach der 12. Woche damit aufgehört haben, sprechen Sie mit Arzt oder Hebamme über eine tägliche Einnahme, da in Studien nachgewiesen wurde, dass ein niedriger Folatspiegel die Anfälligkeit für ein Chloasma erhöht. Vielleicht beruhigt es Sie zu erfahren, dass das Chloasma nach der Geburt fast immer wieder verschwindet.

Gut behütet Sonnenstrahlung lässt die Maske dunkler werden. Schützen Sie Ihr Gesicht deshalb immer mit einem Hut.

PIGMENTSTÖRUNGEN

Der erhöhte Melaninspiegel ist für alle Arten von Hautveränderungen verantwortlich, die in der Schwangerschaft auftreten. Dazu zählen:

» **Sommersprossen** im Gesicht.

» **Dunkler werdende** Muttermale und Narben.

» **Die Linie** zwischen Nabel und Schambein, bekannt als »Linea nigra«.

» **Schnelleres Bräunen** in der Sonne.

» **Dunklere Höfe** rund um die Brustwarzen.

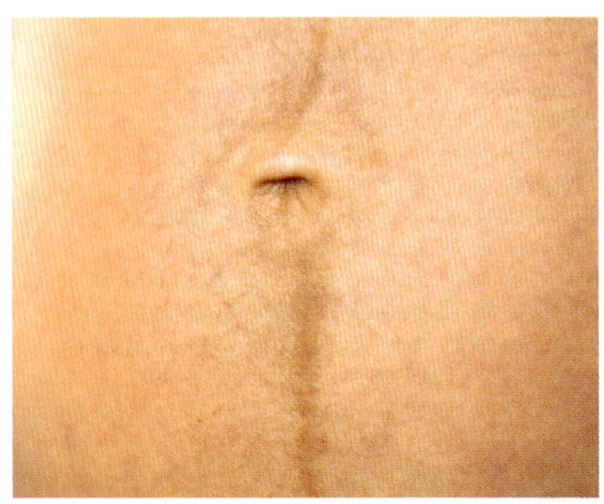

Linea nigra Sie liegt in der Mitte zwischen den linken und den rechten vertikalen Bauchmuskeln. Durch den wachsenden Bauch verbreitert und verdunkelt sie sich.

F Meine Handflächen sind rot und heiß. Ist das ein bekannter Nebeneffekt der Schwangerschaft?

Etwa 30 Prozent der Schwangeren leiden an einem Plantarerythem mit Rötungen der Handflächen. Manchmal tritt es auch an den Fußsohlen auf. Ursache ist die verstärkte Östrogenausschüttung, die die Blutmenge im Körper erhöht. Dadurch steigt wiederum die Körpertemperatur, die beeinflusst, wie warm sich Ihre Extremitäten anfühlen und wie rot sie werden.

Sie brauchen sich deshalb keine Sorgen zu machen, das Erythem verschwindet nach der Geburt des Babys von selbst wieder. Wenn die roten Hände Sie stören, können Sie versuchen, sie zu kühlen.

F Meine Haare sind viel dicker als vor der Schwangerschaft. Wird das so bleiben?

Leider nicht. Das dicke, glänzende Haar haben Sie der erhöhten Talgproduktion (dem natürlichen Öl des Körpers) Ihres Körpers zu verdanken. Der erhöhte Progesteronspiegel im zweiten und dritten Schwangerschaftsdrittel verlängert zudem die Wachstumsphase der Haare, sodass sie länger am Kopf bleiben. Wenn der Hormonspiegel nach der Geburt wieder absinkt, werden diese überzähligen Haare innerhalb kurzer Zeit abgestoßen, sodass manchmal der Eindruck entstehen kann, als hätte man krankhaften Haarausfall. Das ist aber nicht so. Ihr Haar kehrt nach der Geburt lediglich zu dem Zustand zurück, den es vor der Schwangerschaft hatte.

F Ich habe kleine rote und blaue Linien im Gesicht. Gehen sie wieder weg?

Dabei handelt es sich um temporäre Besenreiser, die in der Schwangerschaft im Gesicht, am Hals sowie an Schultern und Brust auftreten können. Sie erscheinen, wenn die feinen Blutgefäße, die sich direkt unter der Haut befinden, durch das erhöhte Blutvolumen im Körper reißen. Die Besenreiser verblassen nach der Geburt des Babys von selbst wieder. Dafür werden dann verstärkt blaue Adern an den Brüsten sichtbar, weil diese wegen der Milchproduktion besonders kräftig durchblutet werden.

F Man sagt, jede Schwangerschaft kostet einen Zahn. Wie kommt das und wie kann ich es verhindern?

Dieser alte Spruch stammt noch aus Zeiten, in denen Mundhygiene ein Fremdwort war. Schwangere sind nämlich anfälliger für Zahnfleischprobleme. Bei guter Pflege werden Sie jedoch keinen einzigen Zahn verlieren.

Die Schwächung des Bindegewebes, die zu Dehnungsstreifen führt, kann auch das Zahnfleisch weicher und anfälliger machen. Obendrein enthält Ihr Speichel jetzt mehr Säure, was das Problem noch verstärkt. So kann es viel leichter zu Entzündungen und Zahnschäden kommen.

Aus diesem Grund ist eine gute Mundhygiene jetzt besonders wichtig. Essen Sie außerdem möglichst wenig Zucker, um Zähne und Zahnfleisch zu schützen. Es empfiehlt sich, den Zustand von Zähnen und Zahnfleisch regelmäßig vom Zahnarzt prüfen zu lassen. Für eine Zahnbehandlung mit lokaler Betäubung ist das zweite Trimester am besten geeignet. Da auch einiges darauf hindeutet, dass starke Zahnfleischentzündungen eine Frühgeburt auslösen können, sollte eine notwendige Zahnbehandlung nicht bis nach der Entbindung verschoben werden.

ZAHNPFLEGE IN DER SCHWANGERSCHAFT

Diese Checkliste sagt Ihnen, was Sie tun müssen, was Sie dem Zahnarzt mitteilen sollten und welche Behandlungen vermieden werden sollten.

» **Regelmäßige Mundpflege** mit einer weichen Zahnbürste und Zahnseide ist unerlässlich. Putzen Sie die Zähne nach den Mahlzeiten und verwenden Sie eine alkoholfreie Mundspülung, um schädliche Bakterien abzutöten.

» **Informieren Sie den Zahnarzt über Ihre Schwangerschaft.** Teilen Sie ihm mit, welche Medikamente Sie einnehmen, da manche davon die Zahnentwicklung des Ungeborenen beeinflussen könnten.

» **Gehen Sie zum Zahnarzt,** wenn im Lauf der Schwangerschaft Zahnfleischbluten, Schwellungen oder Schmerzen auftreten.

» **Vermeiden Sie eine Zahnbehandlung** im ersten Trimester und in der zweiten Hälfte des dritten Trimesters (die letzten sechs bis acht Wochen), da sie entscheidende Phasen im Wachstum und in der Entwicklung des Babys sind.

» **Vermeiden Sie Röntgenaufnahmen.** Falls doch unbedingt geröntgt werden muss, wird Ihr Zahnarzt alle Maßnahmen ergreifen, um dem Baby nicht zu schaden. Beim Röntgen von Zähnen wird der Bauchraum ohnehin so gut wie nie erfasst.

» **Verschieben Sie alle Zahnbehandlungen,** die nicht unbedingt nötig sind, auf die Zeit nach der Entbindung.

» **Amalgamfüllungen sollten vorsichtshalber** in der Schwangerschaft weder entfernt noch eingesetzt werden.

F In einer Minute fühle ich mich prima, in der nächsten am Boden zerstört. Ist das normal?

Im ersten Schwangerschaftsdrittel verändert sich Ihr Hormonhaushalt sehr schnell und drastisch. Das ist notwendig, um die Schwangerschaft aufrechtzuerhalten. Der Anstieg der Hormone, insbesondere von Östrogen und Progesteron, bringt das chemische Gleichgewicht im Gehirn durcheinander, sodass die Nervenbotenstoffe (Neurotransmitter), die die Reize zwischen den Nervenzellen übertragen, manchmal ausgeschüttet werden und manchmal nicht. Das verursacht die Stimmungsschwankungen.

In vielen Fällen stabilisiert sich die Stimmung nach der 12. Woche. Manche Frauen erleben jedoch weiterhin extreme Höhen und Tiefen, sodass man von einer antenatalen (vorgeburtlichen) Depression spricht. Sie tritt genauso oft auf wie die postnatale Depression und ist ebenso ernst. Neben den Hormonen gibt es noch andere Gründe für Stimmungsschwankungen, etwa Ängste, dass etwas schiefgehen könnte, Müdigkeit und allgemeines Unwohlsein.

Bei starken Stimmungsschwankungen oder wenn Sie glauben, an einer Depression zu leiden (etwa zehn Prozent der Schwangeren sind davon betroffen), sollten Sie Ihren Arzt aufsuchen, der Ihnen geeignete Behandlungsmaßnahmen vorschlagen wird.

F Wie bekomme ich meine Laune in den Griff?

Es gibt einige einfache Tricks, die Sie selbst anwenden können, wenn Angst, Traurigkeit oder Wut zu groß werden:

» Spazieren gehen, auch wenn es nur 10 Minuten sind. Durch die frische Luft und den kurzen Szenenwechsel bekommen Sie wieder einen klaren Kopf.

» Einen gesunden Snack essen. Ein zu niedriger Blutzuckerspiegel kann negative Gefühle verstärken.

» Einen Brief schreiben, in dem Sie erklären, wie Sie sich fühlen. Sie müssen ihn nicht abschicken. Oft reicht das Formulieren der Gedanken, um die Perspektive wieder gerade zu rücken.

» Kneten Sie Teig, backen Sie einen Kuchen oder tun Sie etwas anderes, das »Muskelschmalz« erfordert. Körperliche Betätigung hilft, Probleme zu verarbeiten, und bietet außerdem eine Möglichkeit zum Abbau von aufgestautem Adrenalin.

F Ich bin so vergesslich. Gibt es wirklich so etwas wie »Schwangerschaftsamnesie«?

Viele Anekdoten sprechen dafür, dass Vergesslichkeit und Unaufmerksamkeit eine Begleiterscheinung der Schwangerschaft sein können. Die Wissenschaft versucht noch herauszufinden, ob es dafür psychologische Gründe gibt. Eine aktuelle Studie deutet darauf hin, dass bei Schwangeren verstärkt die Gehirnareale arbeiten, die für Emotionen zuständig sind, während die Bereiche für Logik und Funktionalität ihre Leistung drosseln, um ein Maximum an Empathie für das Neugeborene zu erreichen. Es ist aber noch nicht geklärt, ob die Hormone auch physiologische Veränderungen im Gehirn verursachen. Sehr wahrscheinlich ist zudem, dass Sie in der Schwangerschaft erschöpfter und gestresster sind und Ihre Energie eher für wichtige Dinge aufsparen (Ihre Gesundheit und die des Fötus), als um sich zu merken, wo Sie den Autoschlüssel hingelegt haben. Ruhen Sie sich so oft wie möglich aus und seien Sie unbesorgt: Es gibt keinerlei Hinweise darauf, dass diese »Schwangerschaftsamnesie« über die Schwangerschaft hinaus anhält.

F Meine Launen führen oft zum Streit mit meinem Partner. Wie lernen wir beide, mit ihnen umzugehen?

Beziehen Sie Ihren Partner mit ein. Informieren Sie sich gemeinsam über die hormonellen Veränderungen und begegnen Sie Ihrer Irrationalität ganz rational.

Ihr Partner wird Ihre Launenhaftigkeit weniger persönlich nehmen, wenn er weiß, was gerade in Ihrem Körper vorgeht. Es ist wichtig, dass er lernt, Ihnen während Ihrer Stimmungsschwankungen beizustehen, anstatt sie zu ignorieren oder sie noch zu verstärken. Bedenken Sie aber, dass auch Ihr Partner mit negativen Gefühlen wie Angst, Nervosität und Aufregung über die Schwangerschaft und die bevorstehende Elternrolle zu kämpfen hat. Vor allem der Gedanke an die zusätzliche Verantwortung kann ihm schwer zu schaffen machen.

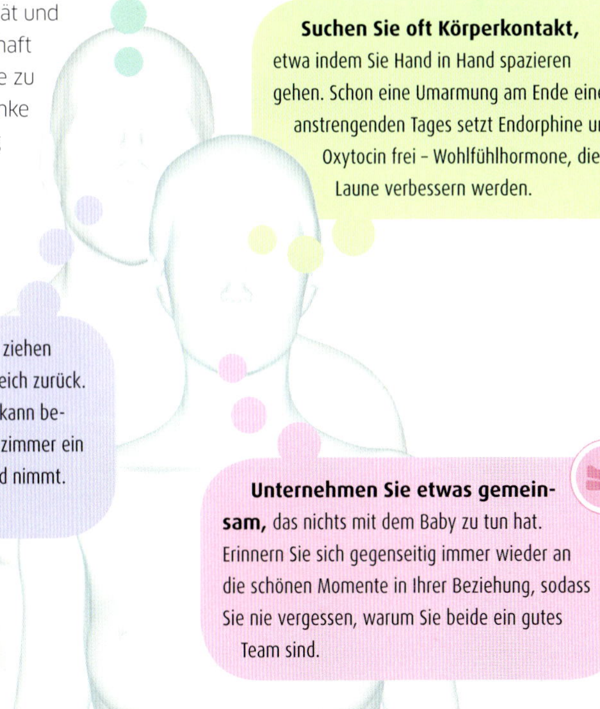

Zählen Sie bis 10, sobald einer von Ihnen wütend oder verletzend wird. Es funktioniert nicht immer, aber wenn etwas Zeit verstreicht, bevor wir sprechen, sind unsere Worte generell eher konstruktiv, versöhnlich oder beruhigend.

Suchen Sie oft Körperkontakt, etwa indem Sie Hand in Hand spazieren gehen. Schon eine Umarmung am Ende eines anstrengenden Tages setzt Endorphine und Oxytocin frei – Wohlfühlhormone, die Ihre Laune verbessern werden.

Finden Sie Freiräume und ziehen Sie sich in Ihren persönlichen Bereich zurück. Das kann Ihr Arbeitsplatz sein oder es kann bedeuten, dass einer von Ihnen im Wohnzimmer ein Buch liest, während der andere ein Bad nimmt.

Unternehmen Sie etwas gemeinsam, das nichts mit dem Baby zu tun hat. Erinnern Sie sich gegenseitig immer wieder an die schönen Momente in Ihrer Beziehung, sodass Sie nie vergessen, warum Sie beide ein gutes Team sind.

F Was passiert in der Schwangerschaft mit meinem Körper?

In den neun Monaten der Schwangerschaft muss sich Ihr Körper anpassen, Platz für das Ungeborene schaffen, für dessen Entwicklung und Schutz sorgen und sich auf die Geburt vorbereiten. Manche Veränderungen sind offensichtlich – zum Beispiel der wachsende Bauch und größere Brüste –, doch viele werden Sie überhaupt nicht bemerken oder nur dann, wenn sie Folgewirkungen auslösen und Sie sich wundern, was da vor sich geht. Hier ist ein Überblick über all die erstaunlichen Leistungen, die Ihr Körper in der Schwangerschaft vollbringt.

NASE

Ab dem Beginn der Schwangerschaft kann es sein, dass Sie empfindlicher für Gerüche werden. Wahrscheinlich liegt das an der erhöhten Blutmenge. Manche Leute glauben, es sei ein Schutzmechanismus, der Sie von schädlichen Substanzen fernhalten soll.

LUNGE

Die Lunge muss im Lauf der Schwangerschaft nach oben und hinten rücken. Sie wird bis zum Äußersten zusammengedrückt, was zu Kurzatmigkeit führen kann. Dafür vertiefen sich die Atemzüge, damit Sie und das Baby genug Sauerstoff erhalten.

ZWERCHFELL

Durch die wachsende Gebärmutter wird das Zwerchfell – die dünne, quer verlaufende Muskelwand unter der Lunge, die die Atmung kontrolliert – nach oben gedrückt. Das presst zwar die Lunge zusammen, ermöglicht aber gleichzeitig eine tiefere Atmung.

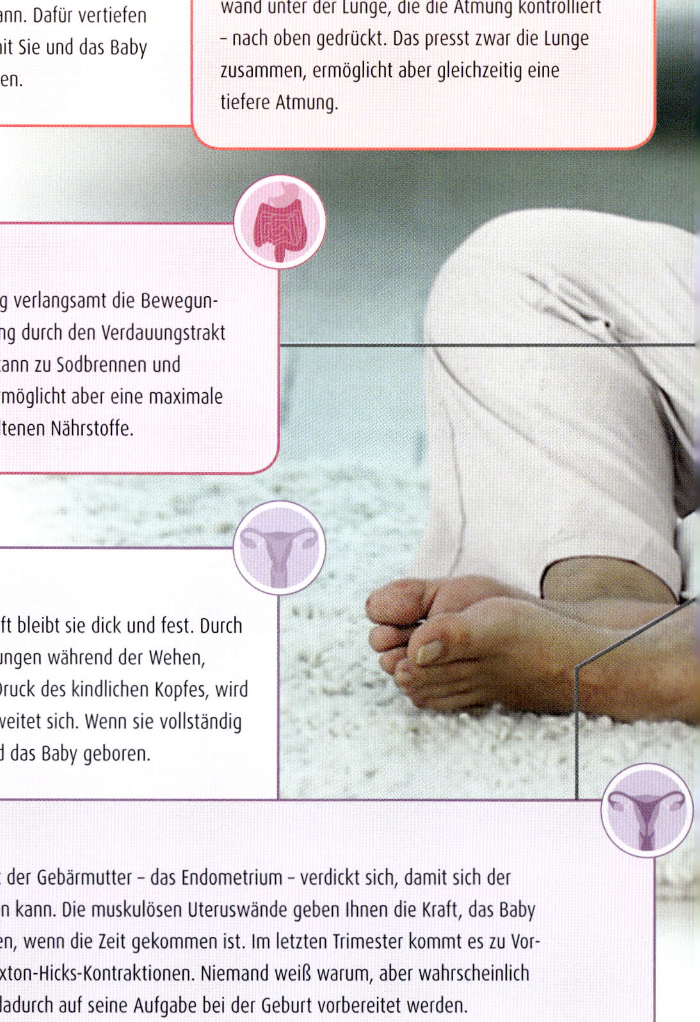

MAGEN

Ihr Magen signalisiert dem Gehirn, dass er bestimmte Nahrung unbedingt braucht (Gelüste) oder nicht haben will (Aversion). Tatsächlich glauben manche Forscher, dass Gelüste entstehen, wenn eine Lücke in der Nährstoffversorgung vorliegt, während Aversionen Sie davor bewahren, etwas zu essen, das Ihnen oder dem Baby schaden könnte.

DARM

Der Progesteronanstieg verlangsamt die Bewegungen, mit denen Nahrung durch den Verdauungstrakt geschoben wird. Das kann zu Sodbrennen und Verstopfung führen, ermöglicht aber eine maximale Verwertung der enthaltenen Nährstoffe.

Schon gewusst?

Vor der Schwangerschaft ist der Uterus etwa so groß wie eine Pflaume. In der 6. Schwangerschaftswoche hat er die Größe eines Apfels, auch wenn Sie sich überhaupt noch nicht schwanger fühlen. Insgesamt wächst der Uterus im Lauf der Schwangerschaft auf das 500- bis 1000-Fache seiner ursprünglichen Größe.

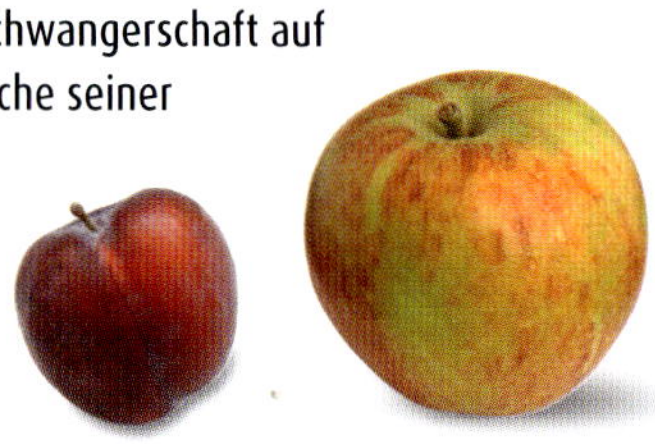

VORHER 6. WOCHE

ZERVIX

In der Schwangerschaft bleibt sie dick und fest. Durch hormonelle Veränderungen während der Wehen, ausgelöst durch den Druck des kindlichen Kopfes, wird sie jedoch dünn und weitet sich. Wenn sie vollständig »verstrichen« ist, wird das Baby geboren.

UTERUS

Die Schleimhaut der Gebärmutter – das Endometrium – verdickt sich, damit sich der Embryo einnisten kann. Die muskulösen Uteruswände geben Ihnen die Kraft, das Baby herauszuschieben, wenn die Zeit gekommen ist. Im letzten Trimester kommt es zu Vorwehen, den Braxton-Hicks-Kontraktionen. Niemand weiß warum, aber wahrscheinlich soll der Uterus dadurch auf seine Aufgabe bei der Geburt vorbereitet werden.

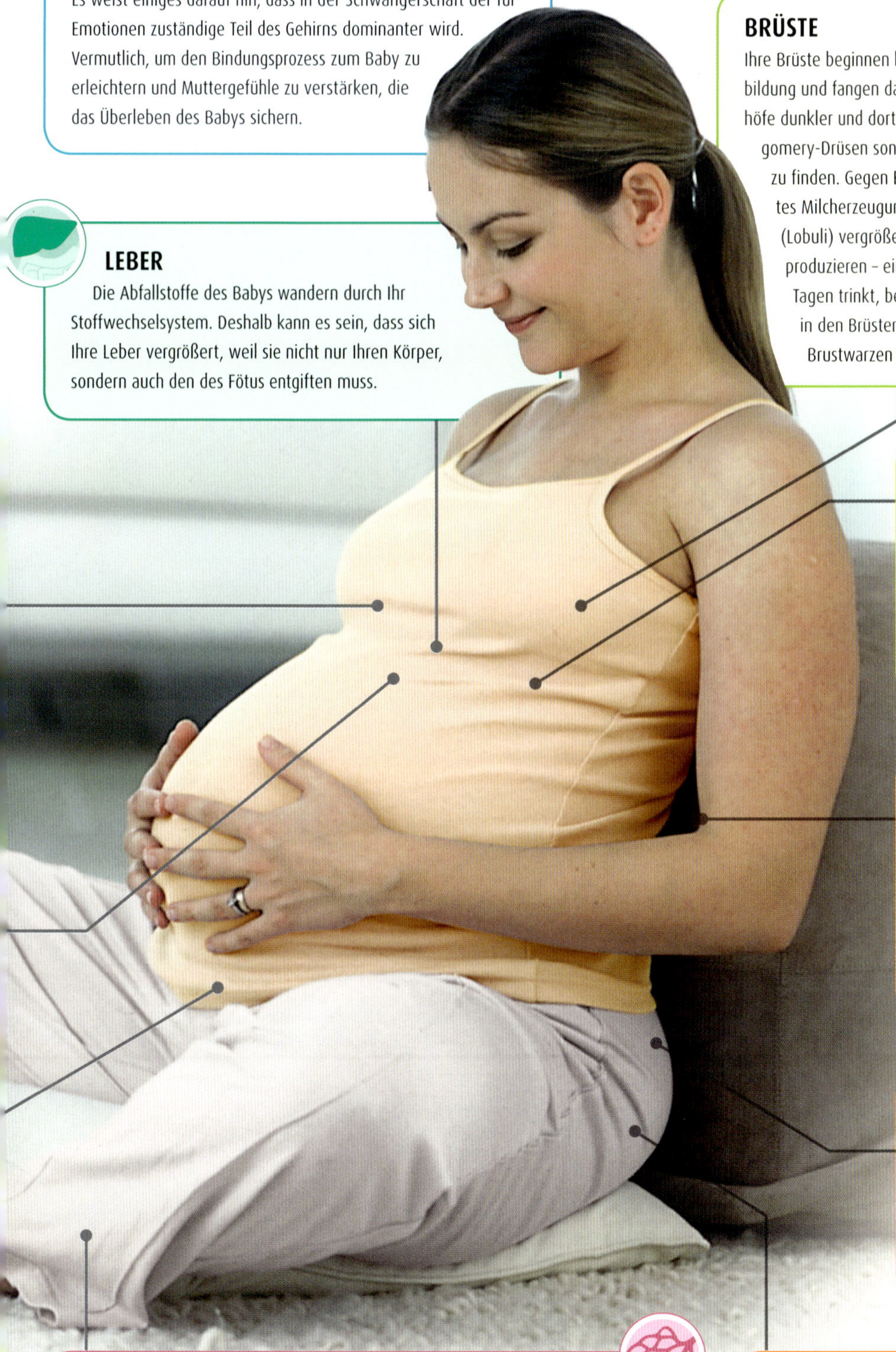

GEHIRN

Es weist einiges darauf hin, dass in der Schwangerschaft der für Emotionen zuständige Teil des Gehirns dominanter wird. Vermutlich, um den Bindungsprozess zum Baby zu erleichtern und Muttergefühle zu verstärken, die das Überleben des Babys sichern.

LEBER

Die Abfallstoffe des Babys wandern durch Ihr Stoffwechselsystem. Deshalb kann es sein, dass sich Ihre Leber vergrößert, weil sie nicht nur Ihren Körper, sondern auch den des Fötus entgiften muss.

BRÜSTE

Ihre Brüste beginnen bereits ab der 7. Schwangerschaftswoche mit der Milchbildung und fangen dann auch an zu wachsen. Vielleicht werden die Brustwarzenhöfe dunkler und dort zeigen sich kleine Erhebungen. Diese sogenannten Montgomery-Drüsen sondern ein Sekret ab, das dem Baby helfen soll, die Brustwarze zu finden. Gegen Ende der Schwangerschaft hat Ihr Körper ein hoch entwickeltes Milcherzeugungs- und -transportsystem erschaffen. Die Drüsenläppchen (Lobuli) vergrößern sich und beginnen schon vor der Geburt Kolostrum zu produzieren – eine äußerst nahrhafte Flüssigkeit, die das Baby in den ersten Tagen trinkt, bevor die Milch »einschießt«. Auch das Milchtransportsystem in den Brüsten vergrößert sich, damit Milch aus genügend Kanälen zu den Brustwarzen fließt.

HERZ

Ihr Herzschlag, der zu Beginn der Schwangerschaft bei etwa 65 Schlägen pro Minute gelegen hat, beschleunigt sich gegen Ende auf einen Puls von rund 75 Schlägen pro Minute. Auf diese Weise kann Ihr Körper den immer weiter wachsenden Nährstoff- und Sauerstoffbedarf des Babys erfüllen.

WIRBELSÄULE

Während der Babybauch wächst, verlagert sich Ihr Schwerpunkt weiter nach vorne. Das heißt, Sie müssen sich nach hinten lehnen, um das Gleichgewicht zu halten und nicht umzukippen. Ihre Wirbelsäule macht das möglich, aber die unnatürliche Haltung kann zu Rückenschmerzen führen.

BECKEN

Zu Beginn der Schwangerschaft bieten die Beckenknochen dem wachsenden Uterus Schutz. Während der Geburt dehnt sich das Becken und zieht sich zusammen, um das Baby in den Geburtskanal hinunterzuschieben. Die Knochenform zwingt das Baby sogar, sich unterwegs zu drehen.

VENEN UND ARTERIEN

Ihr Blutvolumen erhöht sich in der Schwangerschaft um 45 Prozent und seine Gerinnungsfähigkeit verstärkt sich. Das ist eine Schutzmaßnahme, um starke Blutungen bei der Geburt und bei der Ablösung der Plazenta von der Uteruswand zu vermeiden. Die Schwangerschaftshormone erweitern die Blutgefäße, damit mehr Blut durch diese hindurchströmen kann.

HÜFTE

Ihr Körper produziert verstärkt das Hormon Relaxin, das die Bänder lockert. Das kann Schmerzen und Beschwerden verursachen, aber nur so können die Knochen weit genug auseinanderrücken, damit das Baby bei der Geburt durch das Becken passt. Vielleicht werden Ihre Hüften auch etwas runder, weil der Körper zusätzliches Fett als Energiequelle für die Milchproduktion einlagert.

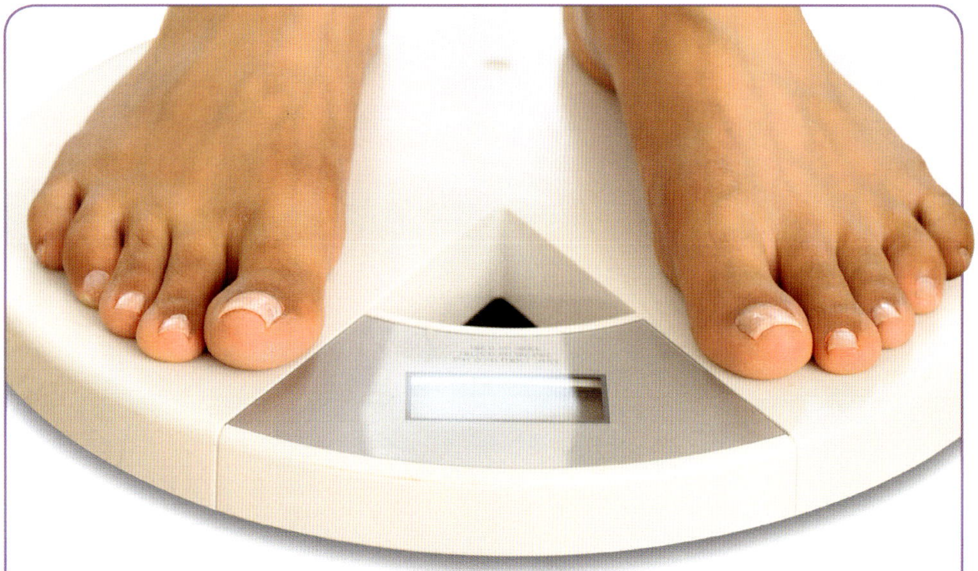

F Ich war vor der Schwangerschaft übergewichtig. Sollte ich jetzt besser nichts zunehmen?

Schränken Sie die Kalorienaufnahme in der Schwangerschaft auf keinen Fall ein. Sie und Ihr Baby benötigen eine bestimmte Menge, um gesund zu bleiben.

Das trifft immer zu, egal welches Gewicht Sie vor der Schwangerschaft hatten. Je nachdem, wie viel Sie zu Beginn der Schwangerschaft gewogen haben, kann allerdings der Grundbedarf an Nahrung etwas variieren.

Um herauszufinden, ob Ihr Gewicht vor der Schwangerschaft im normalen Bereich lag, können Sie Ihren BMI (Body Mass Index) berechnen. Das ist bis zur 8. Schwangerschaftswoche möglich, weil Sie bis dahin nicht nennenswert an Gewicht zulegen werden. Teilen Sie dazu Ihr Gewicht in Kilogramm durch Ihre Größe in Metern und dann ein weiteres Mal durch die Größe in Metern. Im ersten und zweiten Trimester benötigen Sie keine zusätzlichen Kalorien, die empfohlene Menge von 2000 Kilokalorien am Tag reicht völlig aus. Erst im letzten Drittel sollten Sie 200–300 Kilokalorien mehr pro Tag zu sich nehmen. Fragen Sie zuerst Arzt oder Hebamme, bevor Sie anfangen, Kalorien zu zählen. Wenn Sie konstant zu wenig Kalorien aufnehmen, kann das zu Fehlbildungen des Babys und anderen Komplikationen führen.

GEWICHTSZUNAHME IN DER SCHWANGERSCHAFT

Die Tabelle zeigt die ideale Gewichtszunahme für jede der vier BMI-Kategorien: Untergewicht, Normalgewicht, Übergewicht und Adipositas (starkes Übergewicht).

GEWICHT	BMI	ZUNAHME	ZUNAHME PRO WOCHE
Untergewicht	unter 18,5	14–17 kg	Etwa 1–1,2 kg alle zwei Wochen im zweiten und dritten Trimester.
Normalgewicht	18,5 bis 24,9	11–16 kg	Etwa 800–1000 g alle zwei Wochen im zweiten und dritten Trimester.
Übergewicht	25 bis 29,9	7–11,5 kg	Etwa 500–800 g alle zwei Wochen im zweiten und dritten Trimester.
Adipositas	30 oder höher	4,5–9 kg	Etwa 300–600 g alle zwei Wochen im zweiten und dritten Trimester.

F Ich hatte vor einigen Jahren Bulimie. Spielt das für die Schwangerschaft eine Rolle?

In der Schwangerschaft erhält das Baby alle Nährstoffe von Ihnen. Wenn Ihre Reserven aufgebraucht sind, kann es zu einer Mangelernährung kommen, was wiederum das Risiko für ein niedriges Geburtsgewicht und andere Probleme erhöht. Wenn Sie an einer Essstörung wie Bulimie oder Anorexie leiden oder Angst haben, dass sie wieder auftreten könnte, setzen Sie davon Ihren Arzt in Kenntnis. Er kann Ihnen zum Beispiel durch das Aufstellen eines Ernährungsplans helfen, eine gesunde Schwangerschaft zu erleben.

F Wie lange dauert es, bis ich nach der Geburt mein altes Gewicht wieder habe?

Das hängt ganz davon ab, wie viel Sie während der Schwangerschaft zugenommen haben, ob Sie stillen und wie sehr Sie sich darum bemühen, nach der Geburt an Gewicht zu verlieren.

Schließen Sie Freundschaft mit Ihrem **»Mamabauch«.** Auch wenn viele Frauen ihre Schwangerschaftspfunde nach der Geburt wieder loswerden, erhalten manche **nie ganz ihre alte Figur zurück.** Eine veränderte Körperform – **Kurven** an **neuen Stellen** – bedeutet jedoch nicht, dass sie jetzt weniger attraktiv sind. Tatsächlich könnte nun ein ganz neues Ich hervortreten, das sie sogar noch besser finden als das alte.

In den ersten Monaten nach der Geburt werden Sie wahrscheinlich zu müde sein, um sich außer dem täglichen Spaziergang mit Kinderwagen noch weiteren sportlichen Aktivitäten zu widmen.

Das ist völlig in Ordnung – Spazierengehen ist jetzt genau das richtige Maß an Bewegung. Alles, was darüber hinausgeht, ist unnötig. Auf keinen Fall sollten Sie krampfhaft versuchen abzunehmen, indem Sie Ihre Kalorienaufnahme reduzieren. Wenn Sie stillen, benötigen Sie sogar zusätzliche Kalorien, um die Milchproduktion in Gang zu halten. Falls die Rückkehr zu Ihrem Gewicht vor der Schwangerschaft für Sie wirklich absolute Priorität hat, sollten Sie wenigstens nach der Faustregel »In neun Monaten drauf, in neun Monaten runter« vorgehen. Geben Sie sich selbst genug Zeit, um dorthin zu kommen, wohin Sie möchten. Seien Sie nicht frustriert, wenn es etwas länger dauert. Manche Frauen brauchen Jahre, um ihr altes Gewicht wiederzuerlangen. Einige warten damit, bis ihre Familie komplett ist, damit sie nur einmal abnehmen müssen. Vielleicht gehören Sie auch zu den sehr wenigen glücklichen Frauen, die schon bald nach der Geburt wieder in ihre alten Hotpants schlüpfen können.

F Wie viel Gewichtszunahme kommt durch das Baby und wie viel ist von mir?

Baby und Plazenta machen nur ein Drittel der Gewichtszunahme aus. Das heißt aber nicht, dass die anderen zwei Drittel überflüssige Pfunde sind.

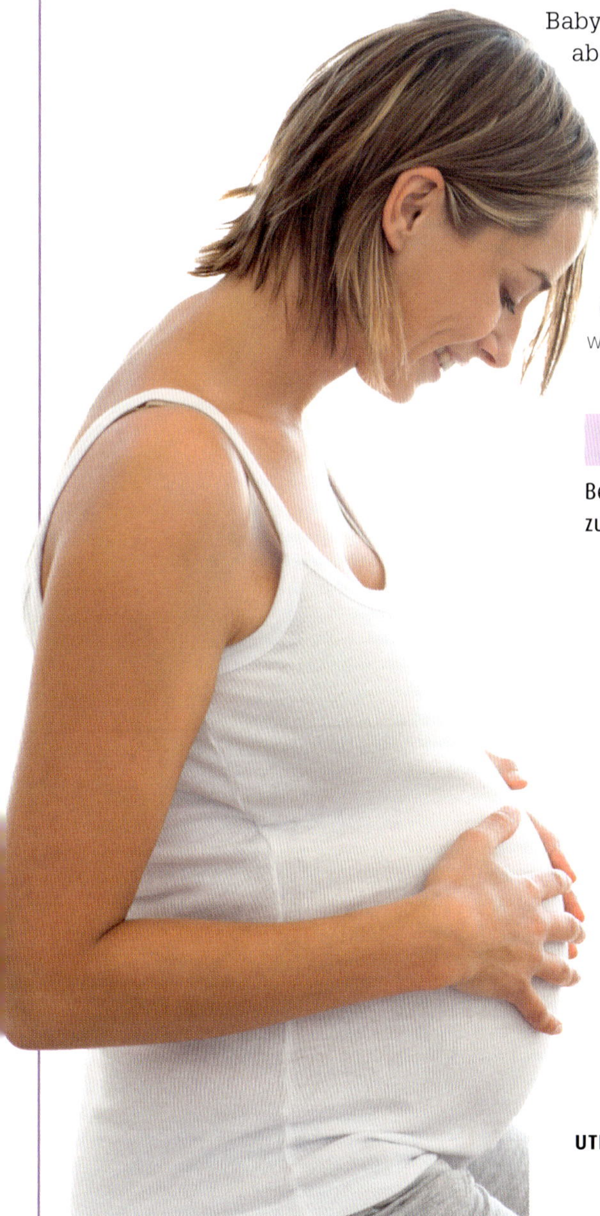

Die zwei Drittel sind zum Beispiel die erhöhte Menge an Blut und Wasser, das die Zellen aufpolstert. Außerdem haben Sie mehr Muskeln rund um den Uterus, die helfen, das Baby herauszuschieben. Der erhöhte Progesteron- und Östrogenspiegel lässt die Brüste schon wachsen und schwerer werden, bevor sie Milch produzieren. Sie haben nun auch mehr Fettpolster (meist um die Hüfte), die für die Milchbildung nötig sind. Alle diese Faktoren Ihrer Gewichtszunahme sind positiv, normal und kein Grund zur Sorge. Ihre kurvigen Hüften, größeren Brüste und die herrliche Haut sind wundervolle Zeichen, dass Ihr Körper seine Aufgabe, das Baby zu ernähren, hervorragend erfüllt.

SO VERTEILEN SICH DIE »SCHWANGERSCHAFTSPFUNDE«

Bei einer Zunahme von insgesamt 12 kg verteilt sich das zusätzliche Gewicht in etwa so:

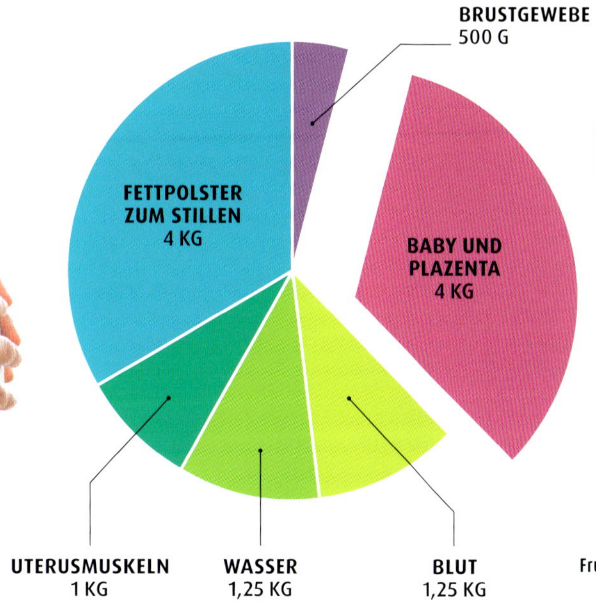

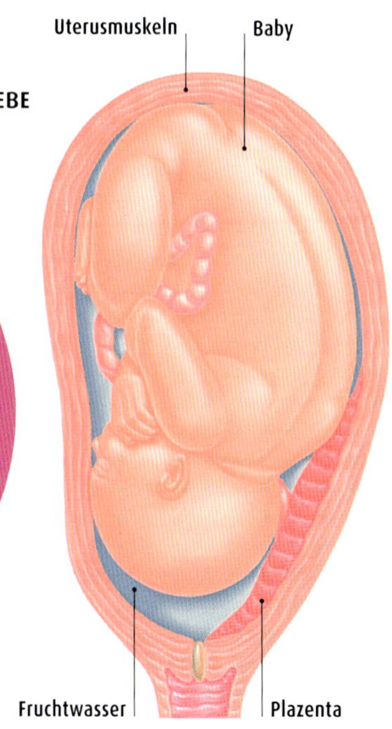

Babybauch Während er wächst, verändern sich auch andere Teile Ihres Körpers. Genießen Sie diese Zeit.

Wichtige Bereiche Der Zugewinn an Menge und Gewicht kommt dem wachsenden Baby zugute.

Im Lauf der Schwangerschaft wachsen Baby und Plazenta, aber das Fruchtwasser, in dem das Baby schwimmt, wird weniger.

In der Schwangerschaft vollbringt **Ihr Körper** die erstaunlichste aller Leistungen: einen anderen Menschen **zu erschaffen.** Um das **Wachstum** des **Babys** zu ermöglichen, muss er sich jedoch **verändern** – das kann manchmal unangenehme Nebenwirkungen haben.

Häufige Beschwerden

Typische Probleme in der Schwangerschaft

Auf den folgenden Seiten werden Begleiterscheinungen vorgestellt, die Schwangere am häufigsten erleben. Sie lassen sich in sieben große Gruppen unterteilen.

1. **Allgemeine Symptome** wie Müdigkeit, Schlafstörungen, das Hervortreten des Nabels, Probleme mit der Nase, unscharfes Sehen, geschwollene Füße und Knöchel, Flüssigkeitsansammlungen (Ödeme), Probleme mit den Füßen und Kopfschmerzen.
2. **Hautveränderungen** wie Hitzeausschlag und stark juckende Haut.
3. **Probleme mit den Brüsten** wie austretende Flüssigkeit und verstopfte Milchkanäle.
4. **Magen-Darm-Probleme** wie Übelkeit, Erbrechen, Hyperemesis gravidarum, Sodbrennen, Magenverstimmung, Verstopfung und Blähungen.
5. **Herz- und Kreislaufprobleme** wie Schwindel, Kurzatmigkeit, Krampfadern und Hämorrhoiden.
6. **Schmerzen und Unpässlichkeiten** wie Taubheitsgefühl in den Händen, Druck im Unterleib, Bauch- und Beckenschmerzen, Karpaltunnelsyndrom, Rückenschmerzen, Ischias und unruhige Beine (Restless Legs).
7. **Probleme des Harn- und Genitaltraktes** wie Soor, Ausfluss, Blutungen, Harnwegsinfektionen und die Unfähigkeit, Wasser zu lassen (Harnverhalt).

Mit den Beschwerden umgehen

Neben den Erklärungen finden Sie Ratschläge für den Umgang mit den Symptomen, die Sie während der Schwangerschaft erleben. Manche Beschwerden sind schlimmer als andere, doch generell sollten Sie alle auftretenden Schwierigkeiten immer als positives Zeichen für das Voranschreiten Ihrer Schwangerschaft sehen.

Krankheit und Medikamente

In der Schwangerschaft wird das Immunsystem etwas heruntergefahren, damit es das Baby nicht bekämpft. Da Sie deshalb leichter krank werden können, sollten Sie wissen, wie Sie in der Schwangerschaft mit Krankheit umgehen können und welche Medikamente Sie nehmen dürfen.
Im ersten Drittel gilt etwa nur Paracetamol (in Maßen) als unbedenklich. Wie bei allen anderen Medikamenten sollten Sie jedoch vor der Einnahme erst Ihren Arzt fragen und dessen Anweisungen strikt befolgen.

F Welche Beschwerden können auftreten?

Es kann sein, dass Sie in der Schwangerschaft keine oder nur leichte Schwierigkeiten haben. Das Spektrum reicht von kleinen Beeinträchtigungen wie Hitzebläschen bis hin zu schweren Symptomen wie extreme Übelkeit. Aber was Sie auch erleben, es wird vorübergehen. Das Sodbrennen in der Schwangerschaft werden Sie schnell vergessen haben, sobald Sie Ihr Neugeborenes in die Arme schließen. Bei starken Beschwerden sollten Sie jedoch immer Ihren Arzt aufsuchen.

Kopfschmerzen

» Was, wann und wie oft?
Kopfschmerzen sind in der Schwangerschaft keine Seltenheit – insbesondere dann, wenn Sie auch während der Periode darunter gelitten haben. Sie folgen weder einem bestimmten Muster noch beschränken sie sich auf einen bestimmten Bereich. Manchmal entstehen sie auch aus Angst vor der Geburt und der bevorstehenden Elternschaft.

» Was ist die Ursache?
Wahrscheinlich sind hormonelle Veränderungen daran schuld, aber negative Gefühle wie Stress sowie Müdigkeit können das Problem verschärfen.

» Was bedeutet das für die Schwangerschaft?
Leichte Kopfschmerzen haben keine langfristigen Auswirkungen auf Ihre Gesundheit oder auf die des Babys. Sind die Schmerzen jedoch sehr stark oder treten sie in der Spätschwangerschaft auf, könnten sie ein Anzeichen für eine Präeklampsie oder sogar für einen Schlaganfall sein. Falls Sie davon betroffen sind, sollten Sie umgehend Ihren Arzt aufsuchen.

» Was kann ich tun?
In der Regel ist Paracetamol bei Kopfschmerzen erlaubt. Trinken Sie ausreichend, ruhen Sie sich aus und schränken Sie Ihren Koffeinkonsum ein. Falls Paracetamol nicht hilft, wenden Sie sich an Ihren Arzt.

Eisenmangel/Anämie

» Was, wann und wie oft?
Das Mineral Eisen bindet den Sauerstoff im Blut, sodass er zu den Körperzellen transportiert werden kann. Außerdem hilft es beim Aufbau und der Erhaltung von Muskeln. In der Schwangerschaft ist der Eisenbedarf besonders hoch. Sinkt der Spiegel im Blut zu stark ab (weniger als 11 g Eisen pro Liter Blut), spricht man von einer Anämie. Ein zu niedriger Eisenspiegel ruft unter anderem Lethargie und Schwindel hervor.

» Was ist die Ursache?
Vegane oder vegetarische Ernährung kann einen Eisenmangel verursachen, da Fleisch und Milchprodukte die größten Eisenlieferanten sind. Auch zwei schnell aufeinanderfolgende Schwangerschaften oder eine Mehrlingsschwangerschaft können dazu führen, dass Ihr Eisenwert zu niedrig ist.

» Was bedeutet das für die Schwangerschaft?
Ihr Körper erfüllt vorrangig den Sauerstoff- und damit Eisenbedarf des Babys, deshalb werden Sie die Auswirkungen des Eisenmangels spüren, bevor er das Baby gefährdet. Eisenmangel erhöht geringfügig das Risiko für ein niedriges Geburtsgewicht und für vorzeitige Wehen.

» Was kann ich tun?
Arzt oder Hebamme testen Ihr Blut und verschreiben Ihnen ein Ergänzungsmittel. Nehmen Sie kein Eisen ohne ärztlichen Rat ein, denn zu viel davon ist giftig für den Körper. Essen Sie bevorzugt Nahrungsmittel, die reich an Eisen und an Vitamin C sind: Dieses Vitamin hilft dem Körper, das Eisen aufzunehmen.

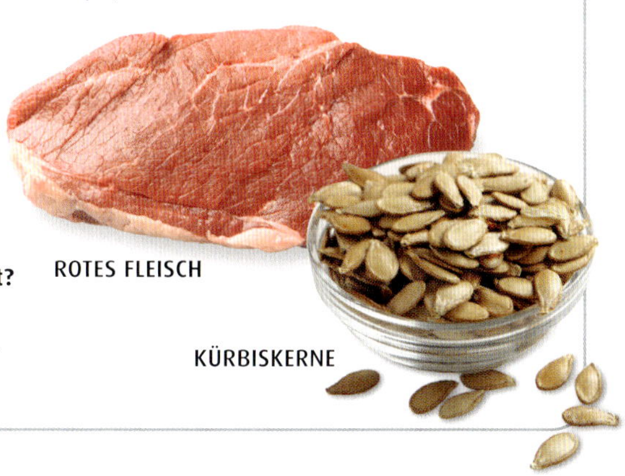

ROTES FLEISCH

KÜRBISKERNE

Schwindel und Kurzatmigkeit

» Was, wann und wie oft?
Schwindel und Kurzatmigkeit sind in der Schwangerschaft keine Seltenheit. Bei sehr häufig auftretendem Schwindel, Ohnmachtsanfällen oder Blackouts, vor allem in Zusammenhang mit geschwollenen Beinen, sollten Sie jedoch umgehend Ihren Arzt aufsuchen.

» Was ist die Ursache?
Im ersten Trimester kann Schwindel entstehen, weil nicht genug Blut vorhanden ist, um das schnell wachsende Kreislaufsystem zu füllen. Im zweiten Drittel kann der Druck des sich ausdehnenden Uterus auf die Blutgefäße Schwindelgefühle auslösen. Weitere Ursachen können ein niedriger Blutzuckerspiegel, Dehydrierung oder Überhitzung sein. Wird Ihnen beim Aufstehen schwindelig, liegt das daran, dass das Blut zu schnell aus dem Kopf weicht. Zu Kurzatmigkeit kommt es, wenn der Uterus nach oben wächst und die Lunge sich beim Atmen nicht mehr richtig ausdehnen kann. Außerdem steigert der erhöhte Progesteronspiegel die Atemfrequenz.

» Was bedeutet das für die Schwangerschaft?
Wenn Ihnen sehr oft schwindelig ist oder Sie ohnmächtig werden, kann das ein Zeichen für eine Anämie sein. Gelegentlicher Schwindel ist kein Grund zur Sorge und schadet dem Baby nicht. Auch die Kurzatmigkeit ist völlig normal und stellt keine Gefahr für das Baby dar.

» Was kann ich tun?
Trinken Sie ausreichend, stehen Sie langsam auf, lassen Sie Ihren Blutzuckerspiegel nicht zu weit absinken und vermeiden Sie Überhitzung. Droht eine Ohnmacht, sollten Sie die Blutzufuhr zum Kopf erhöhen, etwa indem Sie sich hinlegen.

Überhitzung

» Was, wann und wie oft?
Schwangere haben oft heiße Hände und Füße und ein rotes, heißes Gesicht.

» Was ist die Ursache?
Verstärkte Durchblutung von Haut und Extremitäten, hormonelle Veränderungen, Anstrengung durch das Zusatzgewicht.

» Was bedeutet das für die Schwangerschaft?
Hitzewallungen sind ein Teil der Schwangerschaft und kein Anzeichen für etwas, das Ihnen oder dem Baby schadet.

» Was kann ich tun?
Tragen Sie leichte Baumwollkleidung, kühlen Sie Hände und Füße mit kaltem Wasser und drehen Sie die Heizung herunter.

Übelkeit und Erbrechen

» Was, wann und wie oft?
Die Übelkeit, unter der bis zu 80 Prozent aller Schwangeren leiden, tritt in der Regel um die fünfte Woche auf, erreicht in der 12. Woche ihren Höhepunkt und ist spätestens bis zur 20. Woche wieder verschwunden. Sie ist an keine bestimmte Tageszeit gebunden und kann bis zum Erbrechen führen. In milder Form ist nur ein leichtes Gefühl von Übelkeit vorhanden. Hyperemesis gravidarum, das unstillbare Schwangerschaftserbrechen, ist die stärkste Ausprägung, die aber nur sehr selten auftritt.

» Was ist die Ursache?
Der plötzliche Anstieg der Schwangerschaftshormone irritiert den Magen. Zudem verlangsamt sich der Transport von Nahrung und Abfallstoffen durch den Verdauungstrakt.

» Was bedeutet das für die Schwangerschaft?
Übelkeit generell ist ein gutes Zeichen für eine gesunde Schwangerschaft. Hyperemesis gravidarum kann in seltenen Fällen zu einem niedrigen Geburtsgewicht führen, weil das Baby nicht genügend Nährstoffe erhält. Statistisch gesehen haben Schwangere, die unter Übelkeit leiden, sogar seltener eine Früh- oder Fehlgeburt.

» Was kann ich tun?
Oft, aber wenig essen (Seite 58), auch wenn Sie nichts anderes bei sich behalten als Kräcker. Meiden Sie sehr zucker- oder fetthaltige sowie stark riechende oder schmeckende Produkte. Trinken Sie ausreichend und ruhen Sie sich aus. Gehen Sie zum Arzt, wenn Sie öfter als dreimal täglich erbrechen oder überhaupt nichts essen können.

Hyperemesis gravidarum

Hyperemesis gravidarum tritt bei weniger als zwei Prozent aller Schwangeren auf. Typisch für diese extreme Form der Schwangerschaftsübelkeit ist abnormal starkes und häufiges Erbrechen. Wenn Sie diesen Zustand erleben und länger als 24 Stunden weder Essen noch Trinken bei sich behalten, suchen Sie Ihren Arzt auf. Er wird zunächst einen Urintest auf Infektionen machen und vielleicht auch einen Ultraschall, um zu sehen, ob es dem Baby gut geht. Sie werden gewogen, denn wenn Sie mehr als zehn Prozent Ihres Körpergewichts verloren haben, können Komplikationen in der Schwangerschaft entstehen. Falls Sie stark dehydriert sind, weist Ihr Arzt Sie vielleicht in eine Klinik ein, bis Sie sich wieder besser fühlen. In der Klinik erhalten Sie eine intravenöse Nährlösung gegen den Flüssigkeitsverlust, Medikamente gegen Übelkeit und vielleicht ein Vitaminergänzungspräparat. Ein kleiner Trost: In der 13. Woche ist die Hyperemesis in der Regel vorbei.

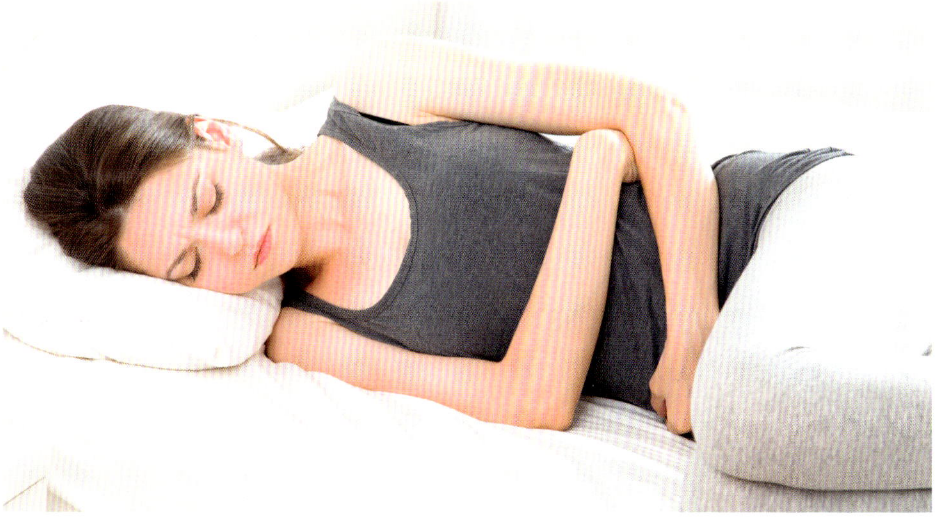

Erholsamer Schlaf Viele Ruhepausen helfen gegen die Erschöpfung, die Übelkeit und Erbrechen mit sich bringen.

Sodbrennen und Magenprobleme

» Was, wann und wie oft?
Magenbeschwerden äußern sich in Form von Appetitlosigkeit, Völlegefühl, Aufstoßen oder Sodbrennen. Bei Letzterem verursacht ein Rückfluss von Magensäure (Reflux) ein brennendes Gefühl in Hals und Speiseröhre, das vorzugsweise nach dem Essen auftritt. Rund 80 Prozent aller Schwangeren leiden an Magenproblemen, wobei sich die Wahrscheinlichkeit in der zweiten und allen weiteren Schwangerschaften noch erhöht.

» Was ist die Ursache?
Wenn das Baby wächst, werden alle Organe im Bauchraum zusammengedrückt. Das heißt, die Nahrung kann nicht mehr ungehindert das Verdauungssystem passieren. In Verbindung mit der herabgesetzten Verdauungsgeschwindigkeit (die durch den erhöhten Progesteronspiegel hervorgerufen wird) bleibt die Magensäure länger als üblich in Kontakt mit der Magenschleimhaut und verursacht so die bekannten Beschwerden. Als Folge der Auflockerung von Muskeln und Bändern während der Schwangerschaft funktioniert auch das Verschlussventil nicht mehr so gut, das normalerweise die Magensäure davon abhält, in die Speiseröhre zu fließen.

» Was bedeutet das für die Schwangerschaft?
Magenprobleme sind in der Schwangerschaft normal und keine Gefahr für Sie oder das Baby.

» Was kann ich tun?
Meiden Sie scharfe und stark gewürzte Speisen. Essen Sie statt einer großen lieber mehrere kleine Portionen, sodass der Magen nicht so stark belastet wird. Falls die Magenprobleme Ihren Alltag beeinträchtigen (etwa durch Übelkeit oder ständiges Rülpsen), können Sie nach Absprache mit dem Arzt Säureblocker einnehmen. Achten Sie beim Schlafen darauf, dass Kopf- und Brustbereich leicht erhöht liegen. So kann die Magensäure nicht in den Hals fließen.

Blähungen

» Was, wann und wie oft?
Leider erhöht sich durch die Schwangerschaft auch die Neigung zu Blähungen. Sie kommen bei fast jeder Schwangeren irgendwann im Verlauf vor.

» Was ist die Ursache?
Manche Nahrungsmittel (etwa sehr fett- oder kohlehydrathaltige Speisen) können vom Körper nicht so schnell verwertet werden. Zusätzlich bleiben sie in der Schwangerschaft noch länger als üblich im Verdauungstrakt, was dazu führt, dass sich Gase bilden. Diese Gase entweichen in Form von Blähungen.

» Was bedeutet das für die Schwangerschaft?
Blähungen gefährden weder Sie noch das Baby, aber sie sind peinlich und manchmal schmerzhaft. Bei Bauchschmerzen, die sich nicht nach Blähungen anfühlen, sollten Sie den Arzt oder die Hebamme kontaktieren.

» Was kann ich tun?
Meiden Sie Speisen, die reich an gesättigten Fettsäuren sind oder bekanntermaßen blähend wirken (etwa Rosenkohl, Pflaumen, Blumenkohl, Spargel, Weißkohl, Artischocken und Bohnen). Mit einer ausgewogenen Ernährung minimieren Sie die Blähungen. Wenig, aber oft essen entlastet den Darm. Achten Sie beim Essen auf eine aufrechte Haltung und kauen Sie jeden Bissen langsam und sorgfältig.

Ausfluss

» Was, wann und wie oft?
Der sogenannte Weißfluss (Fluor albus) gehört zum natürlichen Reinigungssystem des Körpers und es ist völlig normal, dass er sich in der Schwangerschaft verstärkt.

» Was ist die Ursache?
In der Schwangerschaft verdickt sich die Schleimhaut der Vagina infolge des erhöhten Östrogenspiegels. Auf diese Weise bereitet sie sich auf die Geburt des Kindes vor. Weil nun viel mehr Hautzellen vorhanden sind, steigt auch die Menge des täglichen Weißflusses.

» Was bedeutet das für die Schwangerschaft?
Klarer bis milchiger, geruchloser Ausfluss ist ganz normal und kein Anzeichen für ein Problem.

» Was kann ich tun?
Bei starkem Weißfluss sollten Sie zum Schutz der Kleidung Slipeinlagen tragen. Konsultieren Sie Ihren Arzt, wenn der Ausfluss unangenehm riecht oder mit Blut vermischt ist. Er wird einen Abstrich nehmen und diesen auf eine mögliche Infektion untersuchen. Gehen Sie auch zum Arzt, wenn der starke Ausfluss sehr hartnäckig ist, denn dann könnte es sich um einen Riss in der Fruchtblase handeln. Widerstehen Sie der Versuchung, ihn »gründlich« wegzuwaschen. Das könnte das antibakterielle Gleichgewicht des Körpers stören und Krankheiten wie Soor den Weg ebnen.

Soor

» Was, wann und wie oft?
Soor (Vaginalmykose) ist eine Infektion des Vaginalbereichs, ausgelöst durch eine starke Vermehrung des Hefepilzes Candida albicans. Soor verursacht Ausfluss (der nach Hefe riechen kann), manchmal Schmerzen beim Geschlechtsverkehr sowie Juckreiz und Brennen in der Vagina.

» Was ist die Ursache?
Durch den Anstieg der Schwangerschaftshormone wird in den Zellen der Vaginalschleimhaut mehr Zucker eingelagert, von dem sich Candida »ernährt«. Die Infektion kann beim Sex übertragen werden, wird aber auch oft durch falsches Abwischen nach dem Toilettengang (immer von vorne nach hinten wischen!) ausgelöst.

» Was bedeutet das für die Schwangerschaft?
In der Schwangerschaft besteht keine Gefahr für das Baby, aber bei einer vaginalen Geburt kann die Infektion auf das Baby übergehen.

» Was kann ich tun?
Verwenden Sie keine parfümierten Seifen oder Badezusätze, weil sie die natürliche Scheidenflora an der Bekämpfung von Candida hindern. Der Arzt wird die Infektion durch einen Abstrich bestätigen und Ihnen Scheidenzäpfchen und/oder eine Creme gegen den Pilz verschreiben. Verzichten Sie in der Schwangerschaft auf eine Selbstmedikation mit frei verkäuflichen Mitteln und nehmen Sie keine Tabletten gegen Soor ein. Wahrscheinlich benötigt auch Ihr Partner eine medizinische Behandlung, da Sie sich sonst gegenseitig immer wieder anstecken.

Schon gewusst?

Ein natürliches Mittel zur Bekämpfung von Soor ist probiotisches Joghurt, das im Intimbereich aufgetragen wird. Sie können es beispielsweise auf einer Binde verteilen und diese (für kurze Zeit) tragen. Hilfreich kann auch ein Bad sein, dem ein paar Tropfen Essig zugegeben wurden. Achten Sie auf atmungsaktive Unterwäsche aus Baumwolle. Wenn Sie eine Soor-Infektion haben, sollten Sie keine enge Kleidung tragen, die an den betroffenen Stellen reibt und die Luftzirkulation behindert.

80 % der Schwangeren leiden an Übelkeit und Erbrechen.

Verstopfung

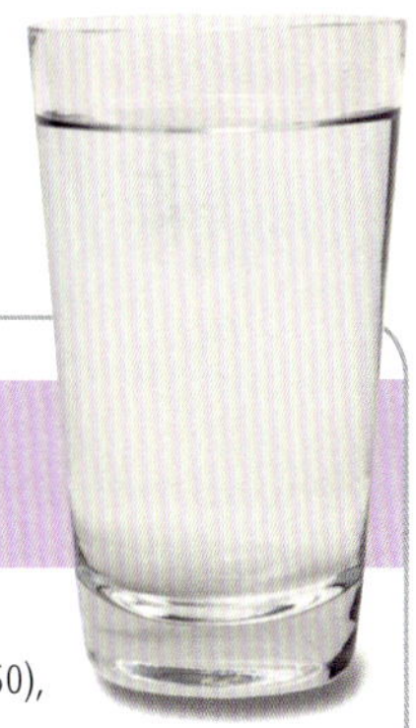

VIEL TRINKEN

» Was, wann und wie oft?
Von einer Verstopfung spricht man, wenn der Darm nicht regelmäßig oder nur unter Schmerzen entleert werden kann. Der Stuhl selbst ist hart und trocken und kann auf dem Weg nach draußen die empfindliche Darmschleimhaut verletzen, sodass sie blutet. Verstopfung kann in jeder Phase der Schwangerschaft auftreten, am häufigsten ist sie jedoch im ersten Drittel.

» Was ist die Ursache?
Der erhöhte Progesteronspiegel setzt die Verdauungsgeschwindigkeit herab. Dadurch verbleibt der Stuhl länger im Darm und ihm wird mehr Wasser entzogen, was ihn hart und trocken werden lässt. Dieser Effekt verschlimmert sich im Lauf der Schwangerschaft, weil alle Organe im Bauchraum zusammengepresst werden und weniger Platz haben, um ihre Aufgaben zu erfüllen. Eisentabletten (falls Sie welche nehmen) können eine Verstopfung begünstigen. Sprechen Sie mit Arzt oder Hebamme, ob Sie die Einnahme beenden sollten.

» Was bedeutet das für die Schwangerschaft?
Verstopfung ist unangenehm und kann zu peinlichen Blähungen führen, stellt jedoch keine Gefahr für das Baby dar.

» Was kann ich tun?
Trinken Sie viel – mindestens acht Gläser Wasser pro Tag, damit der Stuhl weich bleibt. Achten Sie auf ballaststoffreiche Ernährung (Seite 50), darunter auch Trockenobst, das leicht abführend wirkt. Essen Sie wenig, aber oft, damit der Darm nicht überlastet wird. Ergänzend dazu sollten Sie in Bewegung bleiben: Regelmäßige leichte Aktivität hält Sie in der Schwangerschaft fit und unterstützt die Darmtätigkeit.

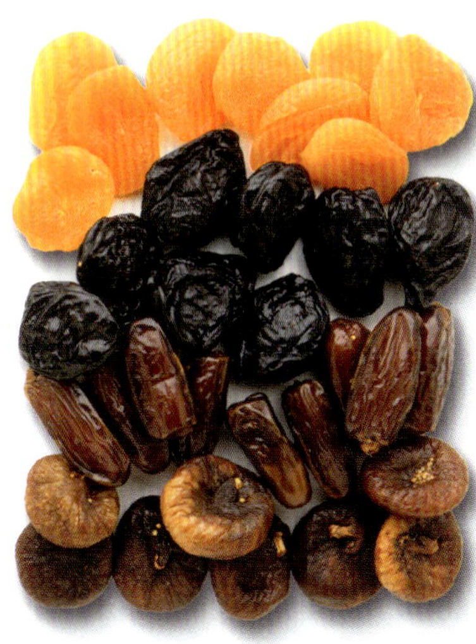

APRIKOSEN
PFLAUMEN
DATTELN
FEIGEN

Blasenentzündung

» Was, wann und wie oft?
Ein Stechen beim Wasserlassen ist oft das erste Anzeichen einer Blasenentzündung, die auch Zystitis genannt wird. Es können auch Schmerzen im unteren Rücken (im Nierenbereich) und im Bauch auftreten.

» Was ist die Ursache?
Durch den erhöhten Östrogenspiegel kann es zu einer Vermehrung bestimmter Kolibakterien im Darm kommen, die meistens Auslöser einer Blasenentzündung sind. Begünstigt wird dies noch dadurch, dass der Urin länger im Körper verbleibt, und durch den verstärkten Druck des Uterus auf die Harnleiter, durch die der Urin aus den Nieren in die Blase fließt.

» Was bedeutet das für die Schwangerschaft?
Eine Blasenentzündung muss mit Antibiotika bekämpft werden. Unbehandelt kann sie zu einer Niereninfektion führen, die wesentlich ernster ist und das Herz belastet, weil dadurch mehr Flüssigkeit im Körper zirkuliert. Auch eine Niereninfektion muss mit Antibiotika behandelt werden. Das Risiko für vorzeitig einsetzende Wehen ist leicht erhöht und die Infektion kann bei der Geburt auf das Kind übergehen.

» Was kann ich tun?
Trinken Sie in der Schwangerschaft reichlich, damit der Körper alles, was schädlich ist, ausspülen kann. Bei Verdacht auf eine Blaseninfektion sollten Sie sofort den Arzt aufsuchen.

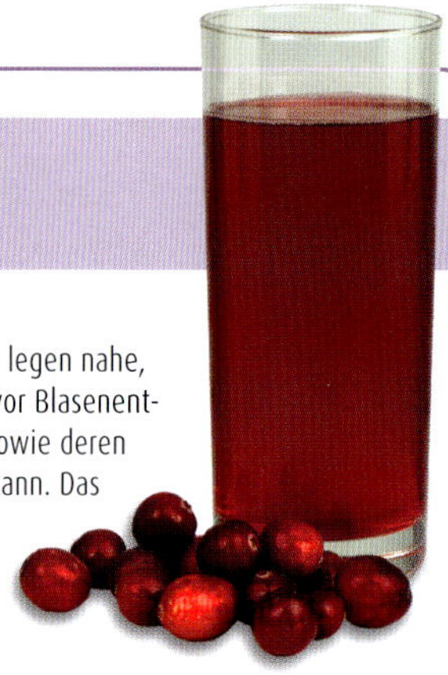

Cranberrys Studien legen nahe, dass Cranberrysaft vor Blasenentzündung schützen sowie deren Symptome lindern kann. Das ist nicht eindeutig bewiesen, aber einen Versuch wert.

Harnverhaltung

» Was, wann und wie oft?
Es hört sich wie das genaue Gegenteil von dem an, worüber Schwangere häufig klagen. Tatsächlich ist meist ein Harndrang vorhanden, doch auf der Toilette kommt nichts heraus.

» Was ist die Ursache?
Wenn das Baby wächst, wird die Blase im Bauchraum nach oben gedrückt. Damit wird der Weg frei, sodass sich das Baby auf die Harnröhre legen kann, durch die der Urin aus der Blase abfließt. Ist die Harnröhre blockiert oder wird sie stark zusammengedrückt, kann man kein Wasser lassen.

» Was bedeutet das für die Schwangerschaft?
Der Urin muss unbedingt ausgeschieden werden, sonst gelangen Giftstoffe zurück ins Körpersystem und es besteht die Gefahr einer Nierenentzündung.

» Was kann ich tun?
Gehen Sie sofort zum Arzt. In der Regel wird die Harnröhre wieder frei, sobald das Baby seine Position verändert, doch wenn das nicht geschieht, muss der Urin mit einem Katheter abgelassen werden.

Schmerzen im Beckenbereich

» Was, wann und wie oft?
Der dumpfe oder stechende Schmerz tief unten im Beckenbereich oder ein Druckgefühl im Unterleib tritt besonders gegen Ende der Schwangerschaft auf. Der Grund dafür ist möglicherweise eine Symphysenlockerung, von der etwa jede fünfte Schwangere betroffen ist. Sie kann manchmal extrem schmerzhaft sein.

» Was ist die Ursache?
Der wachsende Uterus drückt auf verschiedene Knochen und Bänder im Beckenbereich. Der Effekt verstärkt sich, je größer das Baby wird. Dabei weitet sich aufgrund der hormonellen Veränderungen die Schambeinfuge zwischen den Beckenhälften so sehr, dass das Becken nicht mehr stabil ist.

» Was bedeutet das für die Schwangerschaft?
Diese Formen von Beckenschmerzen sind eine natürliche Begleiterscheinung der Schwangerschaft und stellen keine Gefahr für Sie oder das Baby dar. Ist der Schmerz jedoch unerträglich, könnte auch etwas Ernsteres dahinterstecken. Eine Symphysenlockerung kann sich auch noch drei bis sechs Monate nach der Geburt bemerkbar machen.

» Was kann ich tun?
Ein warmes Bad bringt Entspannung. Halten Sie bei Symphysenlockerung die Beine zusammen, wenn Sie aus dem Bett oder Auto steigen. Schlafen Sie auf der linken Seite mit einem Kissen zwischen den Beinen (Seite 114–115). Fragen Sie Ihren Arzt nach einem Stützgürtel oder Symphysengurt.

Bauchschmerzen

» Was, wann und wie oft?
Zu Beginn der Schwangerschaft sind leichte Bauchkrämpfe normal, da sich der Uterus darauf vorbereitet, dem Fötus eine sichere Umgebung zur Entwicklung zu bieten. Im zweiten Drittel kann es zu Schmerzen seitlich am Bauch kommen. Bauchschmerzen in der späten Schwangerschaft sind meistens die Folge von Verdauungsproblemen.

» Was ist die Ursache?
Die Einnistung des Embryos und das Wachstum des Uterus sind der häufigste Grund für Bauchschmerzen im ersten Trimester. Später machen sich die Schmerzen meist eher seitlich am Bauch bemerkbar, weil die Hormone Relaxin und Progesteron die Bänder im Körper lockern, um im Becken Platz für das Baby zu schaffen. Gelegentlich kann auch eine kleine innere Blutung im Uterus auftreten, was ebenfalls ein Grund für Schmerzen im Bauchbereich sein kann.

» Was bedeutet das für die Schwangerschaft?
Bauchschmerzen im Anfangsstadium sind völlig normal, sollten aber dem Arzt gegenüber erwähnt werden, damit er nachprüfen kann, ob alles in Ordnung ist. Falls zu irgendeinem Zeitpunkt der Schwangerschaft Bauchschmerzen in Verbindung mit Blutungen auftreten, sollten Sie sofort den

Hämorrhoiden

» Was, wann und wie oft?
Hämorrhoiden sind erweiterte Blutgefäße innerhalb oder am Rand des Darmausgangs.

» Was ist die Ursache?
Weil in der Schwangerschaft hormonell bedingt das Gewebe rund um den After weicher wird, sind Schwangere anfälliger für Hämorrhoiden. Weitere begünstigende Faktoren sind der Druck des kindlichen Kopfes auf die Blutgefäße sowie Verstopfung.

» Was bedeutet das für die Schwangerschaft?
Hämorrhoiden können unangenehm oder in schwereren Fällen sogar schmerzhaft sein, bedeuten aber keine Gefahr für Sie oder das Baby.

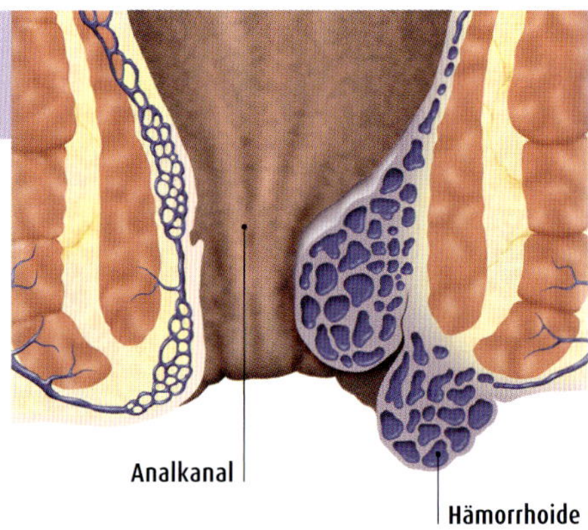

» Was kann ich tun?
Vermeiden Sie Verstopfung und pressen Sie beim Stuhlgang nicht zu sehr. Bei Beschwerden helfen Kühlung und Salben. Eventuell kann ein Arzt die Hämorrhoide verkleinern, indem er sie zurück auf ihren Platz drückt.

Arzt aufsuchen. Schmerzen ohne Blutungen am Ende der Schwangerschaft sind sehr wahrscheinlich harmlos, sollten aber trotzdem Arzt oder Hebamme berichtet werden.

» Was kann ich tun?

Bauchschmerzen sind meistens harmlos. Informieren Sie dennoch sicherheitshalber Ihren Arzt. Ruhen Sie sich aus oder nehmen Sie ein warmes Bad, das die Schmerzen in Muskeln und Bändern lindert.

Restless Legs

» Was, wann und wie oft?

Dieses Ziehen und Kribbeln in den Beinen tritt bevorzugt dann auf, wenn man sich ruhig hinsetzt oder hinlegt. Schwangere sind von dem Syndrom, das hauptsächlich im letzten Trimester auftritt, viel häufiger betroffen als andere Frauen. Besonders unangenehm daran ist, dass man den Drang verspürt, die Beine zu bewegen, auch wenn man eigentlich schlafen möchte.

» Was ist die Ursache?

Warum Schwangere besonders anfällig für das Restless-Legs-Syndrom sind, ist noch nicht geklärt. Gründe dafür könnten die verstärkte Durchblutung, die Gewichtszunahme, Eisenmangel oder aber der veränderte Hormonhaushalt sein. Studien ergaben, dass die Neigung zu diesem Syndrom möglicherweise vererbt wird.

» Was bedeutet das für die Schwangerschaft?

Solange dem Syndrom nicht ein Eisenmangel zugrunde liegt (siehe oben), schadet es weder dem Baby noch Ihnen, abgesehen davon, dass es sehr störend ist und Sie am Einschlafen hindert.

» Was kann ich tun?

Lassen Sie zuerst Ihren Eisenspiegel prüfen. Tun Sie alles, um den Schlaf zu fördern: Essen Sie nicht zu spät am Abend, treiben Sie leichten Sport (an die jeweilige Schwangerschaftsphase angepasst) und nehmen Sie vor dem Zubettgehen ein entspannendes Bad. Schnelle Linderung bieten Umherlaufen und Reiben der Beine.

Rückenschmerzen und Ischias

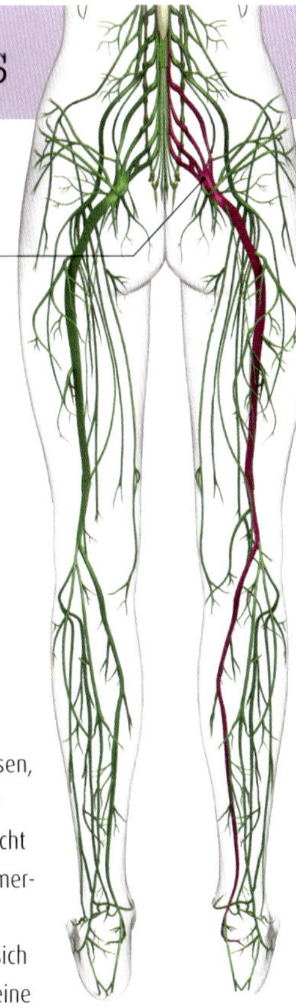

Ischiasnerv Der Hauptnerv reicht bis zu den Füßen.

Ischias Die Zeichnung zeigt den Verlauf des Nervs und den Bereich, in den der Schmerz bei Druck auf den Nerv im Becken ausstrahlt.

» Was, wann und wie oft?

Die meisten Schwangeren leiden irgendwann an dumpfen, bohrenden Rückenschmerzen. Sind sie jedoch scharf oder stechend, kann es sich um eine Reizung des Ischiasnervs handeln – insbesondere wenn sie am Po und an der Rückseite des Beins zu spüren sind. Ischias tritt besonders oft im letzten Drittel der Schwangerschaft auf, wenn das Baby schnell wächst.

» Was ist die Ursache?

Rückenschmerzen entstehen hauptsächlich, wenn sich Ihr Schwerpunkt verschiebt, weil der Babybauch wächst und Sie sich beim Gehen und Stehen nach hinten lehnen müssen, um das Gleichgewicht zu halten. Die hormonbedingte Bänderlockerung kann den Rücken zusätzlich belasten. Das Syndrom Ischias entsteht durch Kompression des Ischiasnervs, der vom unteren Rücken bis zu den Füßen verläuft. Ursache ist meist der verlagerte Schwerpunkt, durch den sich andere Muskeln im Rücken anspannen müssen und so den Nerv einklemmen. Später in der Schwangerschaft wirkt sich auch die Lage des Babys aus: Wenn sein Kopf ins Becken eintritt, kann er auf den Ischiasnerv drücken. Weitere Gründe sind die Gewichtszunahme und der sich ausdehnende Uterus.

» Was bedeutet das für die Schwangerschaft?

Rücken- oder Ischiasschmerzen sind keine Gefahr für das Baby – sie beeinträchtigen lediglich Ihr Wohlbefinden und dadurch wahrscheinlich auch Ihre Laune. Ständige Schmerzen können stark aufs Gemüt schlagen.

» Was kann ich tun?

Kegel-Übungen (Seite 67) und Schwimmen stärken die untere Rückenmuskulatur und helfen gegen Schmerzen. Sie sollten sich zwar bewegen und die Rückenmuskulatur beanspruchen, aber regelmäßige Ruhephasen, in denen Sie Ihre Füße von Ihrem Körpergewicht entlasten, lindern Schmerzen, die durch Druck entstehen. Legen Sie sich am besten zusätzlich eine heiße Kompresse auf den schmerzenden Teil des Rückens oder bitten Sie Ihren Partner um eine sanfte Rückenmassage. Auch Ihr Arzt sollte über Ihre Beschwerden informiert sein, damit er ein Auge darauf haben kann. Leiden Sie an sehr starken Schmerzen, kann er Sie an einen Physiotherapeuten überweisen. Eine mögliche Einnahme von schmerzlindernden Medikamenten sollten Sie immer zuerst mit Ihrem Arzt besprechen.

Krampfadern und Vulvavarizen

» Was, wann und wie oft?

Krampfadern sind erweiterte Venen, die sich an den Beinen und im Intimbereich bilden können.

» Was ist die Ursache?

In der Schwangerschaft übt der wachsende Uterus verstärkt Druck auf die Beckenvenen aus. Dadurch erhöht sich der Druck in den Beinen und im Bereich der Vulva, sodass dort leichter Krampfadern entstehen können (Seite 120).

» Was bedeutet das für die Schwangerschaft?

Krampfadern können unansehnlich sein und jucken, aber abgesehen davon sie sind harmlos. Auch die erweiterten Adern an der Vulva werden nicht bei der Geburt aufplatzen oder anderweitige Probleme verursachen.

» Was kann ich tun?

Informieren Sie Ihren Arzt, wenn Sie Krampfadern an sich bemerken. Er kann Ihnen spezielle Stützstrümpfe für Schwangere verschreiben.

Fußprobleme

» Was, wann und wie oft?

Viele Schwangere leiden an Schmerzen und Krämpfen in den Füßen. Ebenso sind Schwellungen im Fuß- und Knöchelbereich keine Seltenheit.

» Was ist die Ursache?

Die Gewichtszunahme in der Schwangerschaft belastet die Fußgewölbe, sodass die Fußmuskulatur stärker arbeiten muss, damit Sie nicht das Gleichgewicht verlieren. Darüber hinaus sind die Extremitäten, zu denen auch die Füße gehören, besonders anfällig für Probleme, die mit Wassereinlagerungen (Ödemen) zu tun haben (Seite 134).

» Was bedeutet das für die Schwangerschaft?

Für das Baby besteht keine Gefahr, aber schmerzende Füße und geschwollene Knöchel können Ihnen das Gehen und Stehen beschwerlich werden lassen. Leiden Sie unter sehr starken Schwellungen oder treten diese ganz plötzlich auf, sollten Sie Ihren Arzt informieren.

» Was kann ich tun?

Entlasten Sie Ihre Füße, sooft es geht, indem Sie sie höher als die Hüfte lagern. Bewegen Sie die Füße auch im Sitzen immer wieder. Dabei lassen Sie sie erst in die eine Richtung, dann in die andere kreisen, das lindert Schmerzen und Schwellungen. Es klingt zwar widersinnig, aber trinken Sie reichlich, um Wassereinlagerungen aus dem System zu spülen. Achten Sie darauf, dass Sie nicht zu schnell zunehmen, und tragen Sie bequeme Schuhe.

Ödeme

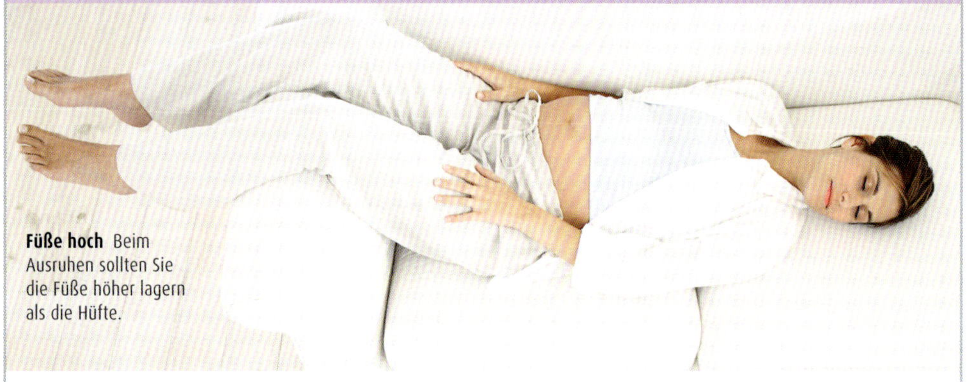

Füße hoch Beim Ausruhen sollten Sie die Füße höher lagern als die Hüfte.

» Was, wann und wie oft?
Ödeme sind Schwellungen, die infolge von Wassereinlagerungen im Gewebe entstehen. Ein Ödem kann mitschuldig daran sein, wenn Ihr Gesicht gerötet und aufgedunsen wirkt oder wenn Knöchel, Füße, Handgelenke und Finger anschwellen. Rund die Hälfte der Schwangeren leidet irgendwann an Ödemen, vor allem im letzten Trimester.

» Was ist die Ursache?
Damit das Baby genügend Nährstoffe erhält, erhöht sich Ihr Blutvolumen in der Schwangerschaft etwa um ein Drittel. Dabei steigt einerseits die Anzahl der roten Blutkörperchen, andererseits vor allem die Menge an Wasser im Körper. Das Wasser, das in den Zellen eingelagert wird, lässt diese anschwellen. Manchmal – wenn Sie sich zum Beispiel längere Zeit nicht bewegt haben oder am Ende des Tages oder bei sehr warmem Wetter – staut sich das Wasser übermäßig in den Zellen und verursacht starke Schwellungen.

» Was bedeutet das für die Schwangerschaft?
Leichte Schwellungen der Extremitäten (Finger, Hände, Füße, Zehen und Knöchel) sind in der Schwangerschaft ganz normal. Bei sehr starken Ödemen sollten Sie Ihren Arzt informieren.

» Was kann ich tun?
Auch wenn es sich paradox anhört: Trinken Sie reichlich, damit überflüssiges Wasser aus Ihrem Körper ausgeschieden werden kann. Ernähren Sie sich gesund und achten Sie auf eine gleichmäßige Gewichtszunahme. Hilfreich ist auch regelmäßige Bewegung, die Ihrer jeweiligen Schwangerschaftsphase angepasst ist (Seite 63). Wenn Sie merken, dass Ihre Extremitäten anschwellen, bewegen Sie sie: Lassen Sie Handgelenke und Fußknöchel kreisen und strecken Sie Finger und Zehen. Versuchen Sie alle 30 Minuten ein wenig herumzulaufen, damit sich nicht so viel Wasser in den Beinen ansammelt. Beim Ausruhen sollten die Füße nach Möglichkeit höher liegen als die Hüften.

Taube Hände

» Was, wann und wie oft?
Das Taubwerden der Hände in Verbindung mit Schmerzen im Daumen und in den ersten zwei Fingern kann Anzeichen für ein Karpaltunnelsyndrom sein. Es kommt bei etwa 50 Prozent der Schwangeren vor und tritt für gewöhnlich im zweiten und dritten Trimester auf. Das Karpaltunnelsyndrom ist erblich und Sie werden wahrscheinlich erneut damit zu tun haben, wenn Sie bereits in einer vorherigen Schwangerschaft darunter litten. Meistens ist die dominante Hand betroffen (also die rechte, wenn Sie Rechtshänderin sind).

» Was ist die Ursache?
Die Schwangerschaftshormone erhöhen die Wassermenge im Körper. Kommt es aufgrund eines Wasserstaus in den Handgelenken (vor allem nachts, wenn Sie schlafen) zu Schwellungen, können diese auf den Mediannerv drücken, der vom Arm bis in die Hand verläuft. Das führt zu Taubheit oder Prickeln in den Fingern. Wenn Sie übergewichtig sind oder mehr als ein Baby erwarten, sind Sie besonders anfällig für dieses Syndrom.

» Was bedeutet das für die Schwangerschaft?
Ist ein Karpaltunnelsyndrom die Ursache für die Taubheit, besteht für Sie und das Baby keine Gefahr, auch wenn es sehr unangenehm ist und Sie wahrscheinlich eine Zeitlang mit der betroffenen Hand nicht mehr richtig zupacken können.

» Was kann ich tun?
Abgesehen von gesunder Ernährung und Bewegungsübungen (wie bei den Ödemen beschrieben) können Sie eigentlich nur Ruhe bewahren und abwarten. In den meisten Fällen verschwindet das Karpaltunnelsyndrom innerhalb weniger Monate nach der Geburt von selbst. Hält die Taubheit länger an, kann der Druck auf den Mediannerv operativ beseitigt werden. Der Arzt kann Ihnen außerdem eine medizinische Bandage zur Unterstützung des Handgelenks verschreiben.

Nasenprobleme

» Was, wann und wie oft?
Etwa ein Drittel der Schwangeren hat Probleme mit der Nase wie Nasenbluten, verstopfte Nase und Schnarchen. Sie beginnen meist in der Mitte des zweiten Trimesters und halten bis zur Geburt an.

» Was ist die Ursache?
Hinter einer verstopften Nase und Schnarchen steckt meist eine verstärkte Schleimproduktion, die durch den erhöhten Östrogenspiegel ausgelöst wird (eventuell sind sogar Ihre Ohren verstopft). Zu häufigerem Nasenbluten kommt es, weil die Wände der winzigen Blutgefäße in der Nase dünner werden und leichter platzen können.

» Was bedeutet das für die Schwangerschaft?
Unstillbares Nasenbluten muss ärztlich behandelt werden, weil dahinter eine erhöhte Blutungsneigung stecken könnte. Sehr lautes und ausdauerndes Schnarchen kann ein Hinweis auf Schwangerschaftsdiabetes sein. In der Regel sind Nasenprobleme jedoch harmlose Begleiterscheinungen der Schwangerschaft.

» Was kann ich tun?
Informieren Sie vorsichtshalber Ihren Arzt. Er kann feststellen, ob Ihre Nasenprobleme ungefährlich sind oder behandelt werden müssen.

Getrübte Sicht

» Was, wann und wie oft?
Augenprobleme treten in der Schwangerschaft häufig auf. Meistens handelt es sich dabei um eine Sehunschärfe, doch es kann auch zu trockenen Augen und zeitweisem Verlust des peripheren Sehens kommen.

» Was ist die Ursache?
In den Hautzellen befindet sich in der Schwangerschaft mehr Wasser als sonst – davon ist auch der Augapfel betroffen. Die Linse verdickt und verformt sich, was die Sehkraft verschlechtern kann. Dieser Effekt wird noch durch das Hormon Progesteron verstärkt, das die Muskeln lockert und auch die Hornhaut weicher macht.

» Was bedeutet das für die Schwangerschaft?
Unscharfes Sehen kann ein Hinweis auf eine Präeklampsie sein (ebenso wie Blitze vor den Augen), deshalb sollten Sie in jedem Fall vorsichtshalber zum Arzt gehen. Fast immer handelt es sich jedoch nur um eine harmlose Begleiterscheinung der Schwangerschaft.

» Was kann ich tun?
Trinken Sie ausreichend, um Wassereinlagerungen in den Zellen zu minimieren. Ihre ursprüngliche Sehschärfe sollte innerhalb einiger Wochen nach der Geburt zurückkehren. Bei manchen Frauen verändert sich die Sehkraft allerdings dauerhaft. Wenn Sie sechs Wochen nach der Geburt noch immer schlecht sehen, sollten Sie vorsichtshalber zum Optiker gehen.

PUPP-/PEP-Syndrom

» Was, wann und wie oft?
Sehr selten (bei weniger als 0,5 Prozent der Schwangeren) tritt im letzten Trimester, etwa ab der 35. Woche, ein stark juckender Hautausschlag auf, der meist am Bauch beginnt und sich von dort weiter ausbreitet. Hierbei handelt es sich um das PUPP-Syndrom (pruriginöse und urtikarielle Papeln und Plaques), auch bekannt als PEP-Syndrom (polymorphes Exanthem der Schwangerschaft). Die typischen, mit Flüssigkeit gefüllten kleinen Bläschen erinnern an Neurodermitis.

» Was ist die Ursache?
Der Auslöser für das PUPP-Syndrom ist unbekannt, es tritt jedoch öfter in einer Erst- oder Mehrlingsschwangerschaft auf und wenn der Fötus männlich ist (interessanterweise wurde in PUPP-Hautproben männliche DNA gefunden). Möglicherweise ist das Syndrom erblich.

» Was bedeutet das für die Schwangerschaft?
Am schlimmsten ist der Juckreiz, vor allem in den ersten Tagen nach Auftreten des Ausschlags. Für das Baby besteht keine Gefahr. Ist das Jucken unerträglich, kann die Geburt vorzeitig eingeleitet werden.

» Was kann ich tun?
Tragen Sie lockere Baumwollkleidung. Gegen den Juckreiz kann der Arzt Ihnen eine Lotion verschreiben. Der Ausschlag klingt nach der Geburt innerhalb einer Woche von selbst ab. In seltenen Fällen dauert es etwas länger.

Hitzepickel

» Was, wann und wie oft?
Auch bekannt als »Friesel«, äußert sich dieser Hautausschlag in Form von roten, juckenden Bläschen, die bei starkem Schwitzen vor allem an Körperstellen auftreten, wo Haut aufeinanderliegt, also etwa in den Hals- und Bauchfalten.

» Was ist die Ursache?
Schwangeren wird leicht zu warm und sie schwitzen mehr als sonst, sodass sich an den Stellen, wo keine Luft hinkommt, schneller Hitzepickel entwickeln können.

» Was bedeutet das für die Schwangerschaft?
Der Ausschlag ist absolut harmlos, lediglich das kribbelnde Gefühl kann etwas unangenehm sein.

» Was kann ich tun?
Tragen Sie lockere, nicht zu warme Baumwollkleidung. Kompressen mit kaltem Wasser kühlen und beruhigen die Haut. Verwenden Sie keine stark parfümierten Seifen.

Blockierte Milchkanäle

» Was, wann und wie oft?
Vielen Frauen ist nicht bewusst, dass die Milchbildung schon in der Schwangerschaft beginnt. Dazu gehört unter anderem, dass sich die Milchgänge erweitern und vergrößern. Kommt es zu einer Verstopfung der Milchgänge, kann sich die Brust knotig anfühlen und schmerzen. Die Knoten können im Vergleich zur übrigen Haut rötlich aussehen.

» Was ist die Ursache?
Die Brüste produzieren schon Milch, aber bis das Baby da ist, gibt es keinen Abnehmer dafür. Durch das Ansammeln der Milch können die Milchgänge verstopfen.

» Was bedeutet das für die Schwangerschaft?
Ein blockierter Milchgang ist erst einmal ein gutes Zeichen, denn er zeigt, dass Ihr Körper Milch bildet. Für die Schwangerschaft besteht keine Gefahr, allerdings sollten Sie Ihren Arzt informieren, wenn der Knoten in der Brust weder rot ist noch schmerzt: Dann könnte es sich um einen Knoten handeln, der nichts mit der Milchproduktion zu tun hat.

» Was kann ich tun?
Eine kühle Kompresse auf der betroffenen Stelle verschafft Linderung. Sie können auch versuchen, die Verstopfung durch eine sanfte Massage zu beseitigen. Es ist völlig normal, wenn dabei etwas Flüssigkeit aus den Brustwarzen austritt.

Milchaustritt

» Was, wann und wie oft?
Ab dem zweiten Trimester kann jederzeit Milch austreten, doch normalerweise geschieht das erst gegen Ende der Schwangerschaft, wenn mehr Milch gebildet wird. Meist handelt es sich dabei um das Kolostrum (Vormilch), ein gelbes, dickflüssiges Sekret. Es ist leichter verdaulich und enthält mehr Nährstoffe als die normale Muttermilch.

» Was ist die Ursache?
Ganz einfach: Ihre Brüste füllen sich mit Milch, aber das Baby lässt noch auf sich warten. Deshalb können manchmal versehentlich schon ein paar Tropfen austreten.

» Was bedeutet das für die Schwangerschaft?
Ihr Körper rüstet sich für die Ernährung des Neugeborenen. Es gibt keinen Zusammenhang zwischen vorzeitigem Milchaustritt und der Fähigkeit, genug Milch für das Baby zu produzieren.

» Was kann ich tun?
Tragen Sie Stilleinlagen, die die Flüssigkeit aufnehmen, und wechseln Sie sie regelmäßig.

Blutung

» Was, wann und wie oft?
Ein Drittel der Schwangeren hat im ersten Trimester leichte Blutungen, die braun, rosa oder hellrot sein können. Manchmal werden größere Blutklumpen ausgeschieden. Auch später in der Schwangerschaft können Blutungen auftreten.

» Was ist die Ursache?
Der Hormonanstieg kann die Zervix anfällig für Blutungen machen. Später ist sie weicher und stark durchblutet, sodass sie ebenfalls schneller blutet.

» Was bedeutet das für die Schwangerschaft?
Leichte Blutungen sind im ersten Drittel keine Seltenheit. Sie deuten nicht unbedingt auf eine Fehlgeburt hin, sollten aber ärztlich untersucht werden. Dasselbe gilt auch für Blutungen in späteren Schwangerschaftsphasen, da sie ein Hinweis auf eine tief liegende Plazenta, eine Plazentaablösung oder eine Frühgeburt sein könnten.

» Was kann ich tun?
Bei Blutungen sollten Sie den Arzt aufsuchen. Er wird wahrscheinlich einen Ultraschallscan durchführen und nachprüfen, ob alles in Ordnung ist. Gehen Sie sofort zum Arzt, wenn die Blutungen sehr stark und/oder von Schmerzen begleitet sind.

Nabelausstülpung

» Was, wann und wie oft?
Im letzten Drittel der Schwangerschaft ist der Bauch so stark gedehnt, dass sogar Ihr Nabel nach außen »ploppt«. Dieses Phänomen tritt normalerweise nicht vor der 24. Woche, dafür aber bei fast allen Schwangeren auf.

» Was ist die Ursache?
Durch das immer größer werdende Baby dehnt sich der Bauch so stark, dass der Nabel nach außen gedrückt wird.

» Was bedeutet das für die Schwangerschaft?
Abgesehen davon, dass ein nach außen gestülpter Nabel unter enger Kleidung aussieht wie eine sehr tiefe dritte Brustwarze, ist er absolut harmlos.

» Was kann ich tun?
Absolut gar nichts. Nach der Entbindung wird Ihr Nabel ganz von selbst wieder in seine ursprüngliche Position zurückschlüpfen.

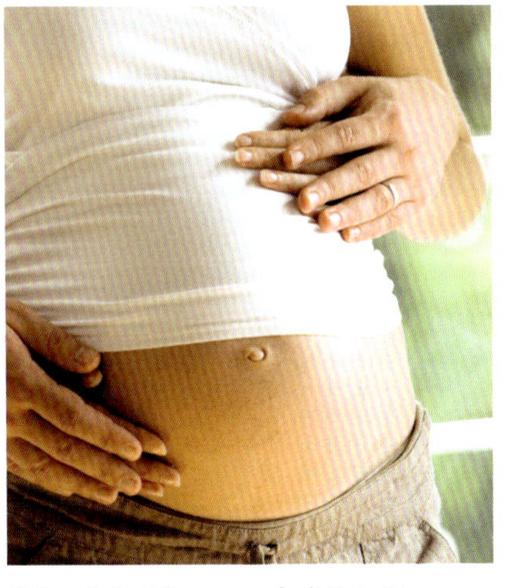

Stolz auf die Schwangerschaft Viele Schwangere zeigen gern ihren hervortretenden Nabel.

F Welche Arzneien darf ich als Schwangere einnehmen, wenn ich krank bin?

Es ist ganz normal, in der Schwangerschaft auch einmal krank zu werden – vor allem weil das Immunsystem nur reduziert arbeitet. Greifen Sie jetzt aber nicht wie gewohnt zu frei verkäuflichen Medikamenten. Die Einnahme von Arzneimitteln jeder Art sollte immer zuerst mit dem Arzt abgeklärt werden.

Viele kleinere Leiden wie Erkältung oder Durchfall verschwinden auch ohne Behandlung von selbst wieder. Wenn Sie trotzdem Medikamente dagegen einnehmen möchten, sollten Sie das vorher mit Ihrem Arzt besprechen oder bei frei verkäuflichen Arzneien wenigstens den Apotheker fragen. Nehmen Sie immer die niedrigste Dosis ein und beschränken Sie die Einnahme auf einen möglichst kurzen Zeitraum. Bedenken Sie, dass auch Naturheilmittel dem Fötus schaden können.

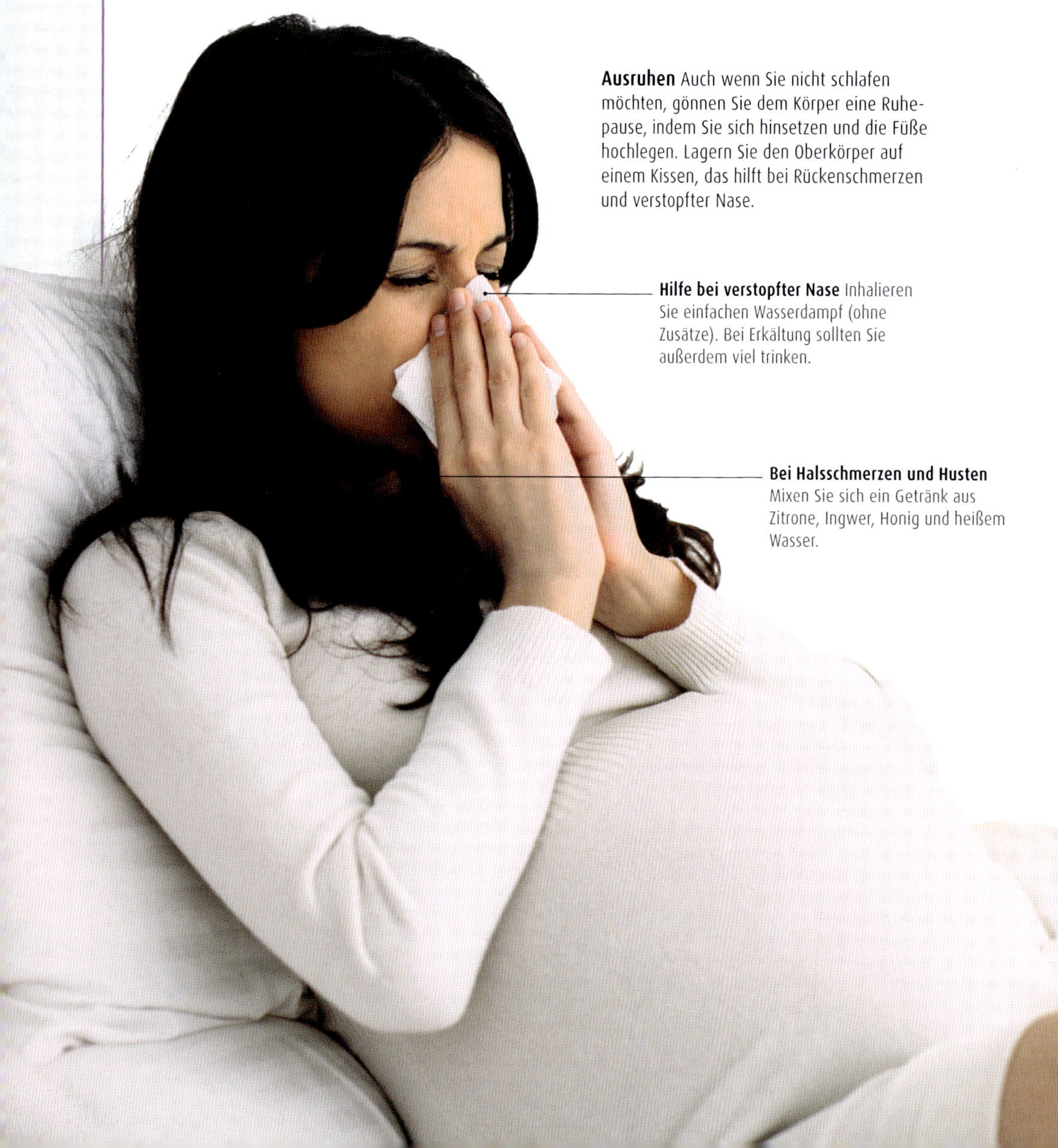
Ausruhen Auch wenn Sie nicht schlafen möchten, gönnen Sie dem Körper eine Ruhepause, indem Sie sich hinsetzen und die Füße hochlegen. Lagern Sie den Oberkörper auf einem Kissen, das hilft bei Rückenschmerzen und verstopfter Nase.
Hilfe bei verstopfter Nase Inhalieren Sie einfachen Wasserdampf (ohne Zusätze). Bei Erkältung sollten Sie außerdem viel trinken.
Bei Halsschmerzen und Husten Mixen Sie sich ein Getränk aus Zitrone, Ingwer, Honig und heißem Wasser.

> Nehmen Sie nach Möglichkeit keine **frei verkäuflichen Medikamente** ein. Sie können vor allem im ersten Trimester der Entwicklung des Fötus schaden.

Vorbeugen ist besser als heilen

Vielleicht sind Sie jetzt anfälliger für Infektionen, da Ihr Immunsystem unterdrückt wird, um die Schwangerschaft zu erhalten. Gesunde Ernährung, moderates Training und vernünftige Hygiene sind deshalb jetzt besonders wichtig.

» **Waschen Sie sich die Hände,** bevor Sie Nahrung zubereiten oder essen sowie nach dem Gang zur Toilette.

» **Trinken Sie reichlich** Wasser und verdünnten Saft, um mögliche Krankheitserreger aus dem Körper zu spülen.

» **Essen Sie mehr** Obst und Gemüse. Sie sind reich an Antioxidanzien, die das Immunsystem unterstützen.

» **Ruhen Sie sich aus,** sooft es geht, denn Übermüdung und Erschöpfung schwächen die Abwehrkräfte.

» **Sprechen Sie mit dem Arzt,** bevor Sie Medikamente einnehmen, selbst wenn es sich um scheinbar harmlose Naturheilmittel wie Kräutertee handelt.

HÄUFIGE ERKRANKUNGEN

Kein Medikament ist in der Schwangerschaft absolut unbedenklich. Unter den rezeptfreien Mitteln darf derzeit nur Paracetamol ohne Rücksprache mit dem Arzt eingenommen werden, aber auch dieses nur in Maßen.

KRANKHEIT	WAS BEDEUTET DAS FÜR DIE SCHWANGERSCHAFT?	WAS KANN ICH TUN?
Erkältung und Schnupfen	Ein gewöhnlicher Schnupfen ist keine Gefahr für das Baby, aber eine Grippe oder ein grippaler Infekt kann das Risiko für ein zu niedriges Geburtsgewicht erhöhen und sich außerdem zu einer Bronchitis oder Lungenentzündung entwickeln.	Reichliches Trinken, Inhalieren und heiße Getränke lindern die Symptome (siehe gegenüber). Bei hohem Fieber ist eine niedrige Dosis Paracetamol erlaubt, aber nehmen Sie keinesfalls Medikamente mit Ibuprofen oder Codein. Bei Grippesymptomen sollten Sie zum Arzt gehen. Er kann Medikamente verschreiben, die die Krankheitsdauer verkürzen.
Fieber	Hohes Fieber kann den Blutkreislauf beeinträchtigen, deshalb sollten Sie versuchen, es zu senken. Fieber ist meist ein Hinweis auf eine virale oder bakterielle Infektion.	Senken Sie das Fieber mit kalten Umschlägen oder einem kalten Bad. Sie können Paracetamol einnehmen, dürfen jedoch die in der Packungsbeilage angegebene Höchstdosis keinesfalls überschreiten. Bei Fieber ab 40°C müssen Sie den Arzt rufen.
Ohren-, Hals-, Atemwegs- oder Harnwegsinfektion	Bakterielle Erreger können die Plazentaschranke überwinden und dem Baby schaden, deshalb sollten Sie bei jeder Art von Infektion den Arzt aufsuchen.	Trinken Sie reichlich und gehen Sie zum Arzt. Viele Antibiotika sind in der Schwangerschaft unbedenklich, aber sie müssen vom Arzt verschrieben werden. Hohes Fieber lässt sich mit Paracetamol bekämpfen.
Durchfall	Durchfall schadet dem Baby nicht, aber er kann Sie dehydrieren. Bei Durchfall in Verbindung mit Erbrechen oder Fieber sollten Sie zum Arzt gehen.	Durchfall hört von selbst auf, sobald der Körper den Erreger ausgeschieden hat. Nehmen Sie keine Medikamente, die nicht vom Arzt verschrieben wurden. Elektrolytlösungen zum Flüssigkeitsersatz sind unbedenklich, aber befragen Sie dazu zuerst den Apotheker.
Lebensmittelvergiftung	Bakterien, die eine Lebensmittelvergiftung hervorrufen, sind gefährlich. Listerien können zum Beispiel auch Blutvergiftung, Meningitis und Lungenentzündung auslösen.	Bei Verdacht auf Lebensmittelvergiftung gehen Sie sofort zum Arzt. Er wird Ihnen sagen, ob Medikamente nötig sind, um die Symptome zu lindern. Trinken Sie ausreichend, damit Sie nicht austrocknen.
Schmerzen	Rückenschmerzen sind vor allem im letzten Trimester nicht selten. Kopf-, Muskel- und Rückenschmerzen schaden dem Baby nicht.	Kalte und warme Kompressen lindern Muskel- und Rückenschmerzen. Bei lang anhaltenden Kopfschmerzen sollten Sie zum Arzt gehen. Paracetamol bis zur angegebenen Höchstdosis ist erlaubt. Nehmen Sie jedoch keine Medikamente mit Ibuprofen oder Codein.
Schlaflosigkeit	Schlaflosigkeit kommt in der Schwangerschaft häufig vor und kann viele Ursachen haben. Das ist zwar unangenehm für Sie, schadet dem Baby aber nicht.	Besprechen Sie mit dem Arzt, welche Schritte Sie unternehmen können. Greifen Sie nicht ohne ärztlichen Rat zu Heilkräutern, Aromatherapie oder zu Medikamenten, die den Schlaf fördern sollen.
Heuschnupfen	Heuschnupfen schadet dem Baby nicht, die Medikamente dagegen möglicherweise schon. Fragen Sie zuerst den Arzt oder Apotheker, bevor Sie Antihistaminika einnehmen.	Gehen Sie zum Arzt. Manche Allergiemedikamente sind auch für Schwangere unbedenklich. Wahrscheinlich erhalten Sie sie jedoch in Form von Nasenspray und Augentropfen anstelle von Tabletten.
Pilzinfektionen (wie Fußpilz)	Pilzinfektionen wie Fußpilz oder Soor sind keine Gefahr für das Ungeborene, die Medikamente dagegen können ihm jedoch schaden.	Die befallenen Stellen sollten sauber, trocken und gut belüftet sein. Nicht alle rezeptfreien Anti-Pilz-Mittel sind für Schwangere unbedenklich. Suchen Sie deshalb zuerst Rat bei Ihrem Arzt oder Apotheker.
Hautjucken	Trockene, juckende Haut kann viele Ursachen haben, darunter auch Neurodermitis oder eine schwangerschaftsbedingte Pruritis gravidarum, die sehr gefährlich sein kann.	Es gibt rezeptfreie Lotionen und Cremes gegen Juckreiz, aber diese dürfen keinesfalls steroidhaltig sein. Fragen Sie Ihren Arzt oder Apotheker, welche Produkte für Schwangere geeignet sind.
Hautausschlag	Der Ausschlag kann sich auf einen Bereich beschränken oder überall auftreten. Oft ist er harmlos, aber sie sollten trotzdem zum Arzt gehen und die Ursache feststellen lassen.	Bei Ausschlägen, die länger als 48 Stunden anhalten, sollten Sie zum Arzt gehen. Gegen lokal begrenzte Ausschläge helfen Zinkschüttelmixturen. Auch kaltes Wasser und Eis wirken lindernd.
Schnitte und Kratzer	Eine kleine Wunde ist unbedenklich, aber achten Sie darauf, dass sie sich nicht entzündet.	Säubern Sie die Wunde mit einem Antiseptikum und halten Sie sie trocken. Antiseptika gelten als unbedenklich, doch fragen Sie vorsichtshalber Ihren Apotheker um Rat.
Kopfläuse	Kopfläuse sind zwar unangenehm, stellen aber keine Gefahr für das Baby dar.	Rücken Sie dem Problem zuerst mit einem Läusekamm zu Leibe. Kämmen Sie damit alle drei Tage Ihr nasses Haar durch, um frisch geschlüpfte Läuse zu entfernen. Fragen Sie Arzt oder Apotheker, bevor Sie ein Läuseshampoo benutzen.
Fadenwürmer	Fadenwürmer sind keine Gefahr für das Baby, die Medikamente dagegen können ihm aber schaden.	Strenge Hygiene kann helfen (der Lebenszyklus der Würmer beträgt nur sechs Wochen). Nehmen Sie keine Medikamente ohne Rücksprache mit dem Arzt ein.

Nicht immer verläuft eine Schwangerschaft problemlos. Komplikationen treten nicht oft auf – sie sind **nicht der Regelfall** –, aber wenn es doch einmal Probleme gibt, werden Arzt oder Hebamme Ihnen **alle Unterstützung** zukommen lassen. Mit der richtigen Betreuung nehmen die meisten Schwierigkeiten ein **gutes Ende.**

Komplikationen

Arten von Komplikationen

Als Komplikation bezeichnet man einen Zustand, der Ihrer Gesundheit oder der des Ungeborenen schaden könnte. Viele Untersuchungen, die im Rahmen der Schwangerschaftsvorsorge durchgeführt werden, dienen nur dazu, eventuelle Schwierigkeiten so früh wie möglich zu erkennen. In vielen Fällen können Arzt oder Hebamme Schritte unternehmen, um Sie und das Baby bestmöglich zu schützen.

Komplikationen lassen sich grob in Gruppen einteilen. Manche Schwangere haben chronische Krankheiten wie Asthma oder einen angeborenen Herzfehler, die besondere Aufmerksamkeit erfordern. Manchmal haben vorangegangene gynäkologische Probleme Auswirkungen auf die Schwangerschaft. Andere Komplikationen entstehen erst durch die Schwangerschaft selbst – dazu gehören etwa Schwangerschaftsdiabetes und Präeklampsie. Seltener können auch akute Infektionen Schwierigkeiten verursachen.

Die Schwangerschaft planen

Bevor Sie versuchen, schwanger zu werden, sollten Sie unbedingt Ihre Immunität gegen bestimmte Krankheiten überprüfen. Sie können sich vor der Empfängnis impfen lassen, aber nicht in der Schwangerschaft, weil manche Impfstoffe dem Fötus schaden.

Falls Sie an einer Krankheit leiden und Medikamente einnehmen müssen, sollten Sie Ihre Schwangerschaft besonders sorgfältig planen. Manche Arzneimittel sind für Schwangere nicht geeignet und manche Körperfunktionen müssen erst stabilisiert werden, bevor eine Schwangerschaft möglich ist. Geben Sie sich selbst drei bis sechs Monate, um alles unter Kontrolle zu bringen. Nicht selten macht das den Unterschied zwischen einer problemlosen und einer schwierigen Schwangerschaft aus.

Wenn Komplikationen auftreten

Falls eine Komplikation erkennbar ist, wird die Schwangerenvorsorge durch mehr Tests, Scans und Untersuchungen verstärkt. Arzt oder Hebamme erklären Ihnen, was in Ihrem Körper vor sich geht und welche Auswirkungen das auf Schwangerschaft, Wehen, Geburt und das Baby haben kann.

Lassen Sie sich zu Ultraschalluntersuchungen und Terminen bei Spezialisten von einer Vertrauensperson begleiten. Sie kann zuhören, wenn Sie nicht fähig sind, etwas aufzunehmen. Manchmal sind schwere Entscheidungen zu treffen. In einigen Fällen geben die Komplikationen vor, wann und wie Sie Ihr Baby zur Welt bringen müssen. Fragen Sie Arzt oder Hebamme nach Selbsthilfegruppen für Schwangere und Paare, die in derselben Situation sind wie Sie.

F Was, wenn ich als Schwangere eine Infektionskrankheit bekomme?

Die Behandlungsmöglichkeiten sind in der Schwangerschaft beschränkt. Gehen Sie sofort zum Arzt, wenn Sie Symptome einer Infektionskrankheit an sich bemerken.

Windpocken

» Was ist das?
Diese Vireninfektion, auch Varizellen genannt, äußert sich durch Fieber und juckende rote Flecken auf der Haut, die sich zu Bläschen entwickeln.

» Was bedeutet das für die Schwangerschaft?
Komplikationen durch Windpocken sind selten, aber gefährlich. Sie können beim Fötus zu Schäden an Augen, Gehirn, Haut, Gliedmaßen, Blase oder Darm führen. Für Sie selbst besteht die Gefahr einer Entzündung von Lunge, Gehirn oder Leber.

» Was kann ich tun?
Wenn Sie noch nie Windpocken hatten und damit in Kontakt kommen oder Symptome entwickeln, gehen Sie sofort zum Arzt. Eine antivirale Behandlung kann zwar die Erkrankung nicht verhindern, aber sie schützt vor Komplikationen.

Masern

» Was ist das?
Masern verursachen grippeähnliche Symptome, weiße Beläge im Mund und einen rotbraunen Hautausschlag, der etwa eine Woche lang anhält. Wegen niedriger Impfquoten kommt es immer wieder zu Masernausbrüchen.

» Was bedeutet das für die Schwangerschaft?
Masern erhöhen vor allem im ersten Trimester das Risiko einer Fehl-, Früh- oder Totgeburt. Die Infektion kann bei der Geburt auf das Baby übertragen werden.

» Was kann ich tun?
Gehen Sie sofort zum Arzt, wenn Sie nicht gegen Masern geimpft und mit dem Erreger in Kontakt gekommen sind (die Inkubationszeit beträgt bis zu drei Wochen). Eine Behandlung mit humanem Immunglobulin schwächt die Symptome ab und verringert die Gefahr für das Baby.

Mumps

» Was ist das?
Diese Vireninfektion äußerst sich durch Fieber, Kopfschmerzen und geschwollene Speicheldrüsen. Wegen niedriger Impfquoten kommt es immer wieder zu Erkrankungswellen.

» Was bedeutet das für die Schwangerschaft?
Mumps verursacht keine Fehlbildungen beim Baby, erhöht aber das Risiko einer Fehlgeburt.

» Was kann ich tun?
Gehen Sie zum Arzt, wenn Sie mit dem Erreger in Kontakt kamen (Symptome zeigen sich oft erst nach zwei bis drei Wochen). Der Ausbruch der Krankheit lässt sich nicht verhindern, aber man kann die Symptome behandeln.

Röteln

» Was ist das?
Die Symptome von Röteln sind Kopfschmerzen, Fieber, Gliederschmerzen, Halsweh, geschwollene Lymphknoten und ein hellroter Hautausschlag. Eine Impfung gegen Röteln verleiht lebenslange Immunität.

» Was bedeutet das für die Schwangerschaft?
Ein Kontakt mit dem Erreger vor der 18. Schwangerschaftswoche kann zu schweren Fehlbildungen führen oder eine Fehlgeburt auslösen. Nach der 18. Woche besteht nur noch ein geringes Risiko für das Baby.

» Was kann ich tun?
Wenn Sie nicht geimpft sind und Kontakt mit dem Erreger hatten, gehen Sie sofort zum Arzt. Es gibt keine Behandlung gegen Röteln, aber er kann Optionen aufzeigen, falls der Fötus ein kongenitales Röteln-Syndrom (CRS) entwickelt.

Zytomegalie

» Was ist das?
Das Herpes verursachende Zytomegalie-Virus (CMV) wird durch Speichel, Urin, Sperma oder Fäkalien übertragen. Es verbleibt lebenslang im Körper, oft ohne je aktiv zu werden.

» Was bedeutet das für die Schwangerschaft?
Kommt es während der Schwangerschaft zu einer Erstinfektion, kann das beim Fötus zu Fehlbildungen und neurologischen Störungen führen.

» Was kann ich tun?
Meiden Sie den Kontakt zu Speichel, Fäkalien und Urin von Kindern unter sechs Jahren. Benutzen Sie beim Sex Kondome. Eine Behandlung mit Hyperimmunglobulinen ist nach Einzelfallentscheidung möglich.

Lyme-Borreliose

» Was ist das?
Diese von Zecken übertragene bakterielle Infektion kann jahrelang unentdeckt bleiben. Zu den Symptomen zählen Fieber, Schüttelfrost, Gelenk- oder Gliederschmerzen, Gesichtslähmung sowie ein ringförmiger roter Ausschlag.

» Was bedeutet das für die Schwangerschaft?
Lyme-Borreliose ist unbehandelt sehr gefährlich. Sie erhöht das Risiko einer Früh- oder Fehlgeburt.

» Was kann ich tun?
Ihr Arzt kann Ihnen Antibiotika verschreiben – mit Behandlung ist die Prognose für Sie und das Baby sehr gut. Durch jeden weiteren Zeckenbiss kann die Krankheit jedoch erneut übertragen werden.

Hepatitis

» Was ist das?
Alle Formen dieser durch Blut übertragenen Krankheit befallen die Leber. Die Beschwerden reichen von Erbrechen und Bauchkrämpfen bis zu leichten Erkältungssymptomen. Manche Personen zeigen überhaupt keine Symptome.

» Was bedeutet das für die Schwangerschaft?
Hepatitis kann beim Fötus zum Leberversagen führen. Deshalb wird im Rahmen der Schwangerenvorsorge ein Screening auf Hepatitis B (HBV) durchgeführt, falls Sie zu einer Risikogruppe gehören auch auf Hepatitis C (HCV).

» Was kann ich tun?
Bei HBV kann Ihr Baby bei der Geburt geimpft werden. Die Erfolgsrate liegt bei 95 Prozent. HCV wird nur selten auf das Baby übertragen. Geschieht es dennoch, wird sich ein Spezialist um dessen Behandlung kümmern.

Wenn Sie nicht wissen, ob Sie **immun** gegen Windpocken sind oder gegen Masern, Röteln und Mumps **geimpft** wurden, können Sie beim Arzt einen **Bluttest** machen lassen.

F Ich bin chronisch krank. Wie wirkt sich das auf die Schwangerschaft aus?

In diesem Abschnitt geht es um chronische Krankheiten und deren Auswirkungen auf eine Schwangerschaft. Ideal wäre es, eine solche Krankheit schon vor der Empfängnis unter Kontrolle zu bringen. Die meisten chronisch kranken Frauen erleben eine ganz normale Schwangerschaft und Geburt. Sie sollten allerdings von einer Entbindung zu Hause oder in einem Geburtshaus absehen.

Asthma

» Was ist das?
Bei dieser Erkrankung entzünden und verengen sich die Atemwege. Das führt zu Husten, Kurzatmigkeit, pfeifender Atmung und Engegefühl in der Brust.

» Risiken für die Schwangerschaft
Asthma kann zu Problemen mit der Plazenta führen – wie eine zu tiefe Lage oder eingeschränkte Funktionsfähigkeit –, sodass sich das Risiko für ein zu niedriges Geburtsgewicht des Babys und eine Fehlgeburt leicht erhöht.

» Medikamente und Tests
Asthmamedikamente wirken sich nicht auf das Baby aus, sie können also auch in der Schwangerschaft eingenommen werden. Wenn Sie orale Steroide nehmen, muss regelmäßig der Blutzuckerwert geprüft werden. Bei der Entbindung müssen Sie eventuell auf Opiate zur Schmerzlinderung verzichten, da diese Asthmaanfälle auslösen können.

» Auswirkungen der Schwangerschaft auf die Krankheit
Schweres Asthma kann sich während der Schwangerschaft verschlimmern. Leichtere Formen bleiben dagegen eher gleich oder bessern sich sogar, da sich der natürliche Steroidspiegel im Körper erhöht. Statistisch gesehen verschlechtert sich das Asthma häufiger, wenn ein Mädchen unterwegs ist.

Chronisch-entzündliche Darmerkrankungen (CED)

» Was ist das?
CED sind über lange Zeit bestehende Darmentzündungen wie Colitis ulcerosa und Morbus Crohn, die in Schüben verlaufen. Sie verursachen Beschwerden wie Bauchkrämpfe, blutige Durchfälle, extreme Müdigkeit und Gewichtsverlust. Das Reizdarmsyndrom zählt nicht zu den CED.

» Risiken für die Schwangerschaft
Durch CED steigt das Risiko für eine Frühgeburt und ein zu niedriges Geburtsgewicht des Babys. Eventuell wird der Arzt einen Kaiserschnitt vorschlagen, um die Beckenbodenmuskeln zu schützen, die für die Darmfunktion sehr wichtig sind. Die Gefahr, dass das Baby Morbus Crohn von Ihnen erbt, ist gering (fünf Prozent), sie steigt jedoch, wenn beide Eltern daran leiden (36 Prozent).

» Medikamente und Tests
Beenden Sie die Einnahme von Methotrexat (MTX), sobald Sie merken, dass Sie schwanger sind (idealerweise schon vor der Empfängnis), weil es Fehlbildungen verursachen kann. Andere Medikamente können weiterhin eingenommen werden, doch Sie sollten das weitere Vorgehen mit Ihrem Gastroenterologen besprechen, da die Behandlung der CED auch in der Schwangerschaft Priorität hat. Über schädliche Auswirkungen einer Koloskopie oder Sigmoidoskopie in der Schwangerschaft wurde noch nichts berichtet.

» Auswirkungen der Schwangerschaft auf die Krankheit
Sind Sie in einer Remissionsphase und nehmen Ihre Medikamente weiter, erhöht sich die Wahrscheinlichkeit eines Aufflammens der Krankheit durch die Schwangerschaft nicht, allerdings kann es nach der Geburt zu einem Erkrankungsschub kommen. Eine akute CED kann jedoch schwieriger zu kontrollieren sein.

Hypertonie

» Was ist das?
Hypertonie ist ein chronisch überhöhter Blutdruck. Damit steigt das Risiko für einen Herzinfarkt oder Schlaganfall.

» Risiken für die Schwangerschaft
Für Sie selbst ist die Gefahr von Präeklampsie, vorzeitiger Plazentaablösung, Schlaganfall und Thrombose erhöht. Das Baby kann ein zu geringes Geburtsgewicht haben, zu früh oder in Einzelfällen tot geboren werden. Eine natürliche Geburt ist möglich, wenn es keine medizinischen Gründe für einen Kaiserschnitt gibt.

» Medikamente und Tests
Medikamente können weiter eingenommen werden, doch die Medikation sollte mit dem Arzt besprochen werden, da manche Blutdrucksenker die Entwicklung des Babys beeinträchtigen können. Eventuell wird Ihr Blutdruck auch zwischen den Vorsorgeuntersuchungen überwacht und Sie erhalten zusätzliche Ultraschalluntersuchungen, um das Wachstum des Babys zu kontrollieren. Vielleicht rät man Ihnen zu einer niedrigen täglichen Dosis Aspirin, um das Blut zu verdünnen. Bleibt der Blutdruck konstant hoch, wird die Geburt möglicherweise vorzeitig eingeleitet.

» Auswirkungen der Schwangerschaft auf die Krankheit
Die Schwangerschaftshormone wirken gefäßerweiternd, deshalb kann Ihr Blutdruck im Verlauf der Schwangerschaft von selbst sinken (allerdings steigt er wahrscheinlich zum Entbindungstermin hin wieder etwas an). In manchen Fällen rät Ihnen der Arzt vielleicht sogar dazu, die blutdrucksenkenden Mittel während der Schwangerschaft abzusetzen.

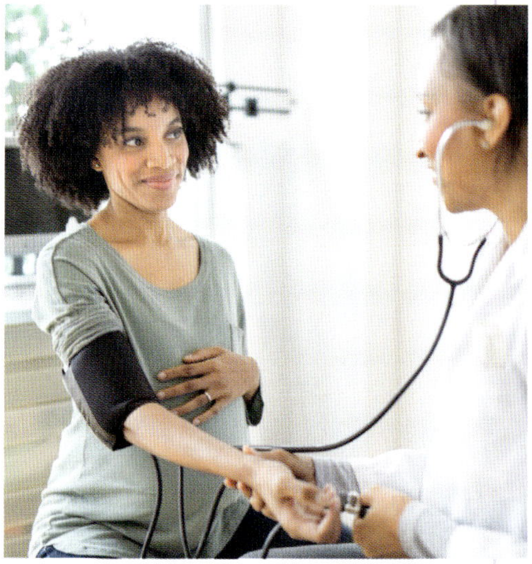

Regelmäßige Überwachung ist wichtig, egal ob Sie Ihren hohen Blutdruck mit Medikamenten senken oder Ihren Lebensstil umstellen.

Schilddrüsenerkrankungen

» Was ist das?
Die Schilddrüse reguliert den Stoffwechsel. Zu Störungen kommt es, wenn sie mehr oder weniger Hormone produziert, als der Körper benötigt.

» Risiken für die Schwangerschaft
Eine unbehandelte Überfunktion (Hyperthyreose) oder Unterfunktion (Hypothyreose) der Schilddrüse kann eine ernste Gefahr sein. Die Schilddrüsenhormone spielen nicht nur eine wichtige Rolle bei der Entwicklung des Babys, sie erhöhen auch das Risiko für Präeklampsie, Herz- und Nierenversagen, Koma, Früh-, Fehl- oder Totgeburt. Deshalb ist es enorm wichtig, dass Funktionsstörungen am besten schon vor der Empfängnis ausgeglichen werden. Einige Studien weisen darauf hin, dass eine starke Unterfunktion der Schilddrüse im ersten Schwangerschaftsdrittel den IQ des Babys beeinträchtigt und die Wahrscheinlichkeit für Lernprobleme erhöht.

» Medikamente und Tests
Bei Bedarf passt Ihr Arzt die Dosierung Ihres Medikaments an. Hypothyreose wird manchmal in der Schwangerschaft mit dem synthetischen Hormon Thyroxin behandelt. Ihre Schilddrüsenwerte werden während der ganzen Schwangerschaft regelmäßig überwacht. Eventuell sind im letzten Drittel zusätzliche Ultraschallscans nötig, um die Gesundheit des Babys zu im Auge zu behalten.

» Auswirkungen der Schwangerschaft auf die Krankheit
Die Schwangerschaftshormone stimulieren die Hormonproduktion der Schilddrüse, sodass bei einer bestehenden Überfunktion eine Anpassung der Medikamentendosis nötig sein kann. Außerdem kann die Schilddrüse anschwellen, sodass sich ein Kropf bildet.

Rheumatoide Arthritis (RA)

» Was ist das?
Diese chronisch-entzündliche Erkrankung verursacht Schmerzen, Schwellungen und Steifheit in den Gelenken.

» Risiken für die Schwangerschaft
RA erhöht das Risiko für eine Frühgeburt und die Wahrscheinlichkeit eines Kaiserschnitts.

» Medikamente und Tests
Manche Medikamente sind für Schwangere nicht geeignet. Ihr Arzt wird Sie entsprechend dazu beraten.

» Auswirkungen der Schwangerschaft auf die Krankheit
In Studien besserte sich bei rund 70 Prozent der Schwangeren die rheumatoide Arthritis im zweiten Trimester und flackerte erst einige Wochen nach der Geburt wieder auf.

Diabetes

» Was ist das?
Diabetes mellitus ist eine Krankheit, bei der der Körper entweder zu wenig Insulin bildet oder gegen das produzierte Insulin resistent ist (siehe Kasten rechts), sodass er den Blutzuckerspiegel nicht regulieren kann. Diabetes kann sich auch erst in der Schwangerschaft entwickeln (Schwangerschaftsdiabetes, Seite 145). Hier geht es nur um bereits bestehenden Diabetes.

» Risiken für die Schwangerschaft
Diabetes erhöht das Risiko für Bluthochdruck und Präeklampsie (Seite 144) und kann Fehlbildungen beim Fötus verursachen. Auch die Gefahr einer Früh-, Fehl- oder Totgeburt steigt. Ihr hoher Blutzuckerspiegel lässt auch den Blutzucker im Blut des Babys ansteigen, was dazu führen kann, dass es bei der Geburt sehr groß ist. In manchen Fällen sind die Babys von Diabetikerinnen bei der Geburt auch sehr klein.

» Medikamente und Tests
Um die Gefahr von Fehlbildungen beim Fötus zu minimieren, ist es wichtig, dass Sie Ihren Diabetes schon vor der Empfängnis unter Kontrolle bekommen. Natürlich sollte Ihr Blutzuckerwert auch während der Schwangerschaft optimal eingestellt sein – eine Aufgabe, die Sie eventuell einem Spezialisten anvertrauen sollten. Er gibt Ihnen Blutzuckerwerte vor, die Sie während der Schwangerschaft einhalten sollten. Vielleicht werden Sie von Insulintabletten auf Spritzen umgestellt und erhalten einen speziell für Schwangere ausgearbeiteten Ernährungsplan. Ihr Arzt wird Ihnen empfehlen, Ihre Blutzuckerwerte mindestens viermal am Tag zu messen. Im Verlauf der Schwangerschaft müssen Sie wahrscheinlich die Insulindosis erhöhen. Ihre Familie und enge Freunde sollten wissen, wie die Messgeräte funktionieren, falls Sie eine Hyper- oder Hypoglykämie (Über- oder Unterzuckerung) erleiden (beides kann zu Bewusstlosigkeit führen) und sich nicht selbst messen können. Das Wachstum des Babys kann durch zusätzliche Ultraschallscans überwacht werden.

» Auswirkungen der Schwangerschaft auf die Krankheit
Die Schwangerschaftshormone können eine Insulinresistenz verstärken. Dadurch erhöht sich das Risiko für alle bekannten Diabeteskomplikationen wie Hypo- und Hyperglykämie, Augenprobleme sowie Herz- und Nierenerkrankungen, was eine engmaschigere Überwachung nötig macht. Schwangerschaftserbrechen kann die Konzentration von Ketonkörpern im Blut erhöhen, die bei der Energiegewinnung aus Fett statt aus Glukose anfallen. Das wiederum kann eine Übersäuerung des Körpers und schlimmstenfalls lebensbedrohliche Komplikationen mit sich bringen. Zum Glück ist das nur sehr selten der Fall. Die meisten Diabetikerinnen erleben eine komplikationslose Schwangerschaft, doch dazu ist eine stetige Kontrolle des Blutzuckerspiegels durch entsprechende Ernährung und Insulingaben unerlässlich.

DIABETES-FAKTEN

Hier erfahren Sie die wichtigsten Fakten zu Diabetes mellitus und anhand welcher Symptome man ihn erkennen kann.

» Der Körper holt sich Glukose aus der Nahrung, insbesondere aus Kohlehydraten, Fetten und Proteinen.

» Diabetes äußert sich unter anderem durch Mundtrockenheit, häufiges Wasserlassen, Sehunschärfe und Ausschlag – fast dieselben Symptome wie bei einer gesunden Schwangerschaft!

» Typ-1-Diabetes tritt auf, wenn der Körper zu wenig Insulin produziert. Er braucht es, um Glukose aus dem Blut in die Körperzellen aufzunehmen.

» Typ-2-Diabetes bedeutet, der Körper bildet zwar genügend Insulin, aber die Körperzellen können es nicht aufnehmen (Insulinresistenz). Die Ursache dafür ist sehr oft Übergewicht.

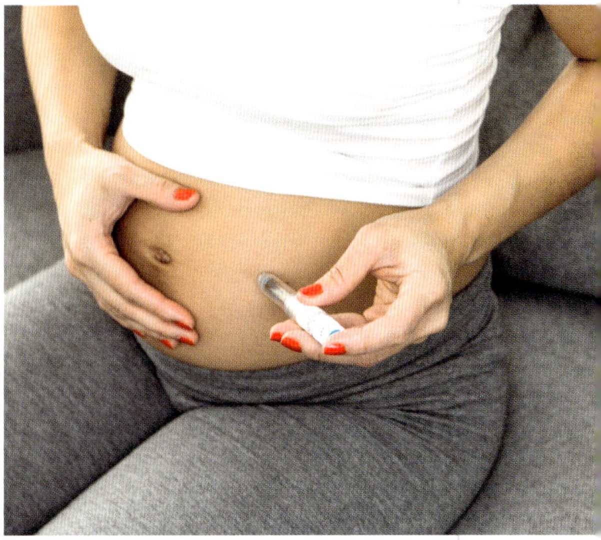

Insulinspritze In der Schwangerschaft ändert sich Ihr Insulinbedarf. Die Kontrolle und Regulierung des Blutzuckerspiegels ist jetzt wichtiger denn je.

Psychische Störungen

» Was ist das?
Zu den psychischen Krankheiten zählen die bipolare Störung, Depression, Psychose, Neurose, selbstverletzendes Verhalten, zwanghafte Persönlichkeitsstörungen, Süchte und Essstörungen.

» Risiken für die Schwangerschaft
Die Medikamente gegen psychische Störungen können eventuell der Gesundheit des Fötus schaden. Außerdem ist das Risiko einer prä- oder postnatalen Depression erhöht. Möglicherweise werden Sie sich nicht in der Lage dazu fühlen, sich selbst oder das Baby zu versorgen. Bei einer Essstörung kann es sein, dass der Fötus nicht genügend Nährstoffe erhält. Studien haben zudem gezeigt, dass Kinder von Müttern mit psychischen Störungen in späteren Jahren häufiger Depressionen entwickeln.

» Medikamente und Tests
Verändern Sie Ihre Medikation nicht eigenmächtig. Ihr Arzt verordnet Ihnen Medikamente oder Therapien, mit denen Sie Ihre Krankheit auch während der Schwangerschaft kontrollieren können, ohne die Gesundheit des Babys aufs Spiel zu setzen.

» Auswirkungen der Schwangerschaft auf die Krankheit
Studien ergaben, dass die schwangerschaftstypischen Ängste in Verbindung mit einer verringerten Medikation bei Schwangeren mit psychischen Störungen das Risiko für eine Depression oder Psychose erhöhen. Ist die Krankheit jedoch schon vor der Schwangerschaft unter Kontrolle, scheint die Gefahr eines Rückfalls bei richtiger Unterstützung und Medikation durch die Schwangerschaft nicht wesentlich anzusteigen.

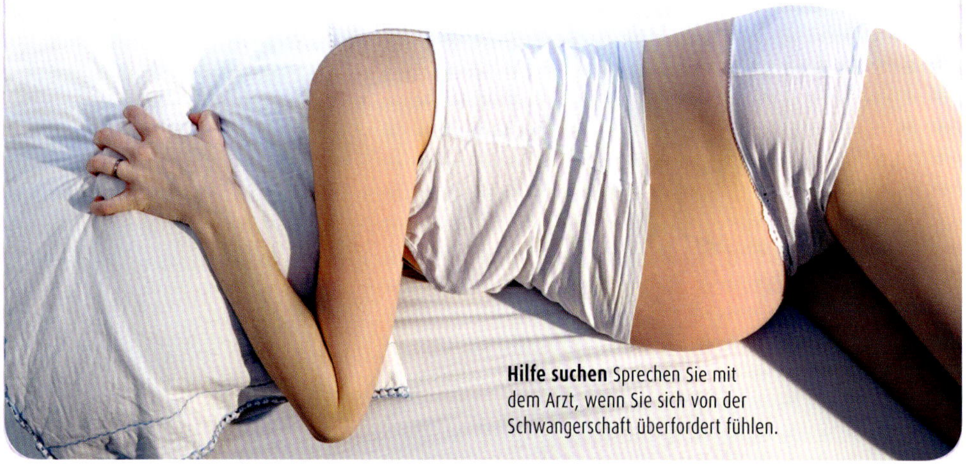

Hilfe suchen Sprechen Sie mit dem Arzt, wenn Sie sich von der Schwangerschaft überfordert fühlen.

Epilepsie

» Was ist das?
Durch eine Störung der elektrischen Aktivität im Gehirn werden Krampfanfälle ausgelöst.

» Risiken für die Schwangerschaft
Bei schwangeren Epileptikerinnen besteht ein erhöhtes Risiko für Übelkeit und Erbrechen, Anämie, schwangerschaftsbedingtem Bluthochdruck oder Präeklampsie. Krampfanfälle schaden dem Baby nicht, sofern sie nicht länger als 30 Minuten anhalten und es sich nicht um tonisch-klonische Anfälle oder Serienanfälle handelt, denn dann könnte der Fötus unter Sauerstoffmangel leiden. Auch wenn Sie sich während eines Anfalls verletzen, könnte das Baby Schaden nehmen. Sperren Sie nie die Tür zu, wenn Sie in der Schwangerschaft duschen oder baden oder wenn Sie später das Baby baden. Möglicherweise treten vorzeitige Wehen auf oder die Geburt dauert länger, manchmal ist ein Kaiserschnitt nötig. Vielleicht braucht das Baby nach der Geburt eine Extradosis Vitamin K für die Blutgerinnung und zeigt Entzugserscheinungen von den Epilepsiemedikamenten.

» Medikamente und Tests
Nehmen Sie Ihre Medikamente weiter, sofern der Arzt es Ihnen erlaubt. Manche Antiepileptika erhöhen das Risiko für Fehlbildungen, aber 90 Prozent der Epileptikerinnen bekommen gesunde Babys. Ändern Sie nie selbstständig Ihre Medikamentendosis. Der Arzt bestimmt per Bluttest Ihren Medikamentenspiegel und passt die Dosis entsprechend an. Vielleicht benötigen Sie mehr Folsäure und ab der 36. Woche mehr Vitamin K, da Antiepileptika die Wirkung beider Ergänzungsstoffe herabsetzen können. Bei der Geburt müssen Sie eventuell auf opiathaltige Schmerzmittel verzichten.

» Auswirkungen der Schwangerschaft auf die Krankheit
Manchmal bessern sich die Symptome, manchmal erhöht sich die Zahl der Anfälle. Lassen Sie in letzterem Fall Ihre Medikation vom Neurologen überprüfen.

Angeborener/erworbener Herzfehler

» Was ist das?
Einen angeborenen Herzfehler hat man von Geburt an. Ein erworbener Herzfehler kann durch rheumatisches Fieber, Kawasaki-Syndrom oder starkes Übergewicht entstehen.

» Auswirkungen auf die Schwangerschaft
Ihr Baby hat ein leicht erhöhtes Risiko für einen angeborenen Herzfehler (auch wenn Ihr eigener erworben ist). Durch die möglicherweise eingeschränkte Sauerstoffversorgung kann das Baby zu früh, mit einem zu niedrigen Gewicht oder tot geboren werden. Bei Ihnen besteht die Gefahr, dass sich Wasser in der Lunge sammelt – gehen Sie zum Arzt, wenn Sie Schmerzen in der Brust oder einen ungewöhnlichen Husten haben. Bei der Geburt kann in der Austreibungsphase die Herzfunktion beeinträchtigt sein, sodass die Entbindung mit Zange oder Saugglocke schnell beendet werden muss. In dieser Geburtsphase ist es wichtig, dass Sie nicht die Luft anhalten. Das Baby wird während der gesamten Geburt mit einem Fetalmonitor überwacht, auch Sie werden wahrscheinlich beständig an den Wehenschreiber angeschlossen. Um die Gefahr einer Herzentzündung zu verringern, erhalten Sie vielleicht während der Geburt Antibiotika.

» Medikamente und Tests
Wahrscheinlich wird Ihr Blutdruck engmaschiger überwacht. Blutverdünnende Medikamente passieren die Plazentaschranke und können dem Fötus gefährlich werden. Ihr Arzt wird Sie entsprechend beraten, damit Sie und das Baby gesund bleiben.

» Auswirkungen der Schwangerschaft auf die Krankheit
Eine zu starke Gewichtszunahme kann das Herz belasten. Durch die Erweiterung der Blutgefäße (unter Einfluss des erhöhten Progesteronspiegels) verbessert sich zwar der Blutfluss zum Herzen, aber das erhöhte Blutvolumen sowie die Kurzatmigkeit können sich ebenfalls belastend auf das Herz auswirken.

Systemischer Lupus erythematodes

» Was ist das?
Diese auch als Lupus oder SLE bekannte Autoimmunerkrankung veranlasst das Immunsystem, körpereigene Strukturen anzugreifen.

» Risiken für die Schwangerschaft
Es besteht ein erhöhtes Risiko für Präeklampsie, Früh-, Fehl- oder Totgeburt. Sind die Nieren vom SLE betroffen, kann Bluthochdruck entstehen. Falls SLE-Antikörper die Plazentaschranke passieren, kann das Baby mit einem Hautausschlag geboren werden, der jedoch harmlos ist. Ernster ist dagegen das Risiko von Herzrhythmusstörungen beim Baby, deshalb

wird es in der Schwangerschaft genau überwacht, wenn Sie Antikörper haben. Bei Neugeborenen können Funktionsstörungen von Leber und Nieren auftreten, die jedoch fast immer innerhalb von sechs Monaten von selbst verschwinden, ohne langfristige Schäden zu verursachen.

» Medikamente und Tests
Sie erhalten zusätzliche Untersuchungstermine in der Schwangerschaft, damit sichergestellt ist, dass es Ihnen und dem Baby gut geht. Außerdem sollten Sie mindestens alle drei Monate Ihren Rheumatologen aufsuchen. Verändern Sie Ihre Medikation nicht ohne Rücksprache mit dem Arzt.

» Auswirkungen der Schwangerschaft auf die Krankheit
Sofern die Krankheit von Anfang an unter Kontrolle ist, sollte die Schwangerschaft keine Auswirkungen auf den Lupus haben.

Multiple Sklerose

» Was ist das?
Multiple Sklerose (MS) zerstört die Nervenzellen in Gehirn und Wirbelsäule, was die Bewegungs- und Sehfähigkeit beeinträchtigt.

» Risiken für die Schwangerschaft
Die Krankheit scheint keinen Effekt auf die Schwangerschaft oder das Baby zu haben. Falls durch MS die Kontraktionsfähigkeit Ihrer Beckenmuskulatur beeinträchtigt ist, benötigen Sie vielleicht einen Kaiserschnitt oder eine assistierte Geburt mit Zange oder Glocke. Es besteht nur ein geringes Risiko, dass das Baby die MS erbt. Dafür ist die Gefahr eines MS-Schubs in der Schwangerschaft und nach der Geburt erhöht.

» Medikamente und Tests
Besprechen Sie Ihre Medikation mit dem Arzt. Insbesondere nach dem ersten Trimester kann die Einnahme von Steroiden weiterhin möglich sein. Vielleicht erhalten Sie zusätzliche Vorsorgeuntersuchungen.

» Auswirkungen der Schwangerschaft auf die Krankheit
Der Hormonspiegel kann vor allem im letzten Drittel die Häufigkeit von Schüben herabsetzen. Symptome wie Erschöpfung, Rückenschmerzen, Darmstörungen und Blasenschwäche können sich verstärken, ebenso wie Probleme mit dem Gleichgewicht, da sich durch den Babybauch Ihr Körperschwerpunkt verschiebt.

Sichelzellenanämie

» Was ist das?
Diese erbliche Blutkrankheit, zu der auch die Thalassämie als Unterform gehört, bewirkt, dass sich die roten Blutkörperchen sichelförmig verformen und nicht mehr ausreichend Sauerstoff in alle Körperzellen transportieren können. Durch die Unterversorgung entstehen Schmerzen, aber langfristig auch Schäden an den Organen.

» Risiken für die Schwangerschaft
Es besteht ein erhöhtes Risiko für eine Frühgeburt und ein zu niedriges Geburtsgewicht des Babys. Das Baby wird Träger des Sichelzellengens sein, auch wenn der Vater es nicht hat. Trägt der Vater das Gen ebenfalls, besteht eine 50-prozentige Wahrscheinlichkeit, dass das Baby mit der Krankheit geboren wird (zu 50 Prozent ist es nur Träger des Gens). Um das Risiko für das Baby zu ermitteln, kann Ihr Partner sich testen lassen. Bei Ihnen selbst besteht erhöhte Gefahr für Präeklampsie, Bluthochdruck, Schlaganfall, Atemprobleme und Anämie. Eine Entbindung in der Klinik, wo das Baby die ganze Zeit an einen Fetalmonitor angeschlossen sein kann, ist ratsam. Das Schmerzmittel Pethidin kann Krampfanfälle auslösen, aber andere Opiate sind in der Regel unbedenklich.

» Medikamente und Tests
Sie erhalten zusätzliche Vorsorgetermine sowie regelmäßige Termine beim Hämatologen. Eventuell müssen Sie mehr Folsäure sowie Antibiotika einnehmen, damit Sie vor Infektionen geschützt sind. Nach dem ersten Trimester rät man Ihnen vielleicht zur Einnahme einer geringen täglichen Dosis Aspirin, um die Gefahr von Bluthochdruck zu senken.

» Auswirkungen der Schwangerschaft auf die Krankheit
Die Krankheitssymptome können sich während der Schwangerschaft verstärken. Besprechen Sie mit Ihrem Arzt, wie sich die Auswirkungen minimieren lassen.

Phenylketonurie

» Was ist das?
Bei dieser Erbkrankheit kann der Körper die Aminosäure Phenylalanin nicht abbauen, was zu Gehirn- und Nervenschäden führen kann.

» Risiken für die Schwangerschaft
Da Phenylalanin die Plazentaschranke überwindet, kann es in großen Mengen dem Ungeborenen stark schaden und sogar dessen Tod verursachen. Daher müssen Sie eine strenge Diät einhalten, um den Phenylalaninspiegel im Blut zwischen 100 und 250 µmol/l zu halten. Das Geburtsgewicht des Babys kann zu niedrig sein. Es wird die Phenylketonurie jedoch nur erben, wenn der Vater das Gen ebenfalls besitzt.

» Medikamente und Tests
Ihr Blut wird bis zu dreimal pro Woche getestet und Sie werden regelmäßig einen PKU-Spezialisten aufsuchen müssen.

» Auswirkungen der Schwangerschaft auf die Krankheit
Die Leber des Ungeborenen beginnt im Verlauf der Schwangerschaft, die für den Abbau von Phenylalanin nötigen Enzyme (die Ihnen fehlen) zu produzieren. Dadurch erhöht sich die Proteinmenge, die Sie täglich im Rahmen Ihrer vorgeschriebenen Diät verzehren dürfen, um Ihre Phenylalaninwerte im Blut konstant zu halten.

Mukoviszidose

» Was ist das?
Bei dieser auch als zystische Fibrose (ZF) bekannten Erbkrankheit bildet sich zäher Schleim in Lunge und Verdauungstrakt. Das erschwert die Atmung und die Verwertung von Nährstoffen aus der Nahrung.

» Risiken für die Schwangerschaft
Wahrscheinlich wird man Ihnen sagen, dass eine Lungenfunktion (FEV1) von mindestens 60 Prozent nötig ist, bevor Sie versuchen, schwanger zu werden. Die Aussichten für eine problemlose Schwangerschaft werden immer besser, doch sie sollte nach Möglichkeit vorher geplant werden. Sie werden das ZF-Gen an Ihr Baby weitergeben, doch nur, wenn sein Vater ebenfalls Genträger ist, besteht eine 50-prozentige Chance, dass die Krankheit beim Baby ausbricht. Sie haben ein erhöhtes Risiko für Schwangerschaftsdiabetes. Das Baby kann zu klein oder zu früh geboren werden, außerdem besteht erhöhte Gefahr für eine Fehl- oder Totgeburt.

» Medikamente und Tests
Die meisten ZF-Medikamente, darunter auch Antibiotika, sind in der Schwangerschaft unbedenklich. Setzen Sie die Einnahme fort, sofern Ihr Arzt Ihnen nicht davon abrät. Wahrscheinlich erhalten Sie zusätzliche Ultraschalluntersuchungen, um das Wachstum des Babys zu kontrollieren. Sprechen Sie die Einnahme von schmerzlindernden Medikamenten mit Ihrem Arzt ab und lassen Sie sich von einem ZF-Spezialisten beraten, bevor Sie versuchen, schwanger zu werden.

» Auswirkungen der Schwangerschaft auf die Krankheit
Die ZF-Symptome können sich verschlimmern, zusätzlich erschwert der wachsende Uterus die Atmung. Eventuell ist die Ernährung durch eine Nasensonde ratsam, damit Sie genügend Nährstoffe erhalten.

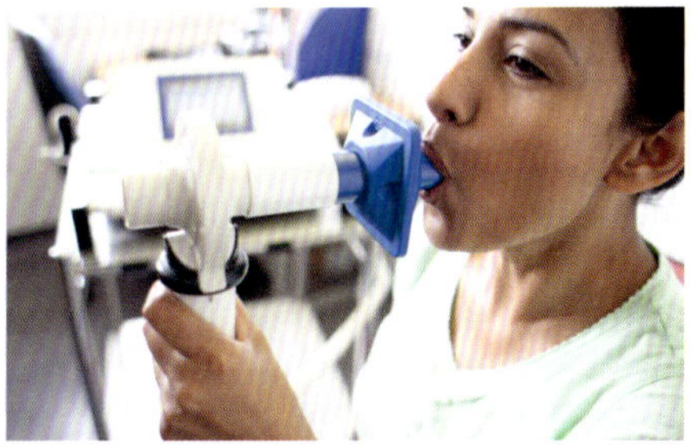

Eine gute Lungenfunktion ist ein Schüsselfaktor für eine gesunde Schwangerschaft. Ihr Arzt wird Sie dahingehend genauestens überwachen.

F Zu welchen Komplikationen kann es in der Schwangerschaft kommen?

Schwangerschaftskomplikationen sind Gesundheitsbeschwerden, die während der Schwangerschaft auftreten und gewöhnlich nach der Geburt wieder verschwinden. Dazu zählen auch gynäkologische Hindernisse sowie Probleme mit der Plazenta, die das Ungeborene ernährt. Bei den Vorsorgeuntersuchungen achten Arzt oder Hebamme auf entsprechende Anzeichen.

Hypertonie

» Was ist das?

Dabei handelt es sich um einen abnorm hohen Blutdruck, der sich während der Schwangerschaft entwickelt.

» Was ist der Unterschied zwischen einer Schwangerschaftshypertonie und einer Gestationshypertonie?

Es gibt keinen Unterschied. Beide Begriffe bezeichnen dasselbe – nämlich dass Ihr Bluthochdruck durch die Schwangerschaft verursacht wird. Ihr Blutdruck wird bei jeder Vorsorgeuntersuchung gemessen und mit dem Wert verglichen, den Sie beim ersten Vorsorgetermin hatten. So lässt sich jede Veränderung sofort erkennen. Dabei ist es normal, dass der Blutdruckwert in der Schwangerschaft zunächst etwas abfällt und in den letzten Wochen vor der Geburt wieder auf die normalen Werte ansteigt. Klettert er jedoch zu irgendeinem Zeitpunkt – vor allem nach der 20. Woche – über einen Wert von 140/90 mmHg, erhalten Sie wahrscheinlich die Diagnose Schwangerschaftshypertonie. Der Bluthochdruck wird in die Abstufungen leicht, moderat und schwer eingeteilt. Bei schwerer Hypertonie besteht erhöhte Gefahr, einen Schlaganfall zu erleiden. Deshalb wird Ihr Blutdruck in solchen Fällen bis zu viermal täglich gemessen.

Schon gewusst?

» **5 Prozent** aller Schwangeren entwickeln eine Form von Präeklampsie.

» **2 Prozent** aller Schwangeren entwickeln eine schwere Präeklampsie.

» **85 Prozent** aller Frauen mit einer Präeklampsie leiden auch unter Ödemen.

» **0,5 Prozent** der Frauen mit einer Präeklampsie entwickeln eine Eklampsie.

Präeklampsie

» Was ist das?

Präeklampsie (auch Gestose genannt) ist eine schwangerschaftsbedingte Erkrankung. Typische Merkmale sind Bluthochdruck und eine vermehrte Eiweißausscheidung im Urin. Das Risiko für eine Präeklampsie erhöht sich, wenn Sie älter als 40 Jahre, noch im Teenageralter oder übergewichtig sind oder wenn Sie eine Vorerkrankung wie Diabetes haben.

» Ich leide an einer Gestationshypertonie. Wird daraus eine Präeklampsie entstehen?

Nicht unbedingt. Die Gestationshypertonie ist ein Anzeichen für Präeklampsie, aber kein Vorzeichen. Kommt jedoch noch eine Proteinurie (verstärkte Eiweißausscheidung im Urin) dazu, kann man von einer leichten Form von Präeklampsie sprechen. Haben Sie noch weitere typische Symptome, wird eine moderate oder schwere Präeklampsie diagnostiziert. In jedem Fall wird der weitere Verlauf Ihrer Schwangerschaft ab diesem Zeitpunkt engmaschiger überwacht.

» Muss ich bei Präeklampsie den Rest der Schwangerschaft in der Klinik verbringen?

Das hängt davon ab, wie schwer die Präeklampsie ist. Bei einer leichten Form werden Sie wahrscheinlich ein oder zwei, höchstens aber vier Tage im Krankenhaus bleiben müssen, wo Ihr Blutdruck überwacht wird. Oft genügt schon völlige Ruhe, um den Blutdruck wieder unter Kontrolle zu bringen – dann werden Sie ohne weitere Behandlung nach Hause entlassen. Bei einer moderaten Präeklampsie kann sich Ihr Klinikaufenthalt verlängern und Sie erhalten wahrscheinlich auch Medikamente, die den Blutdruck senken sollen. Eventuell wird per Ultraschall nachgeprüft, ob sich das Baby gut entwickelt. Ist Ihr Geburtstermin noch eine Weile hin, rät man Ihnen entweder, bis dahin in der Klinik zu bleiben, oder Sie werden ambulant behandelt, solange Ihr Blutdruck im normalen Bereich bleibt und mit dem Baby alles in Ordnung ist. Bei schwerer, sehr früh einsetzender Präeklampsie müssen Sie wahrscheinlich tatsächlich die gesamte restliche Schwangerschaft im Krankenhaus verbringen, damit Sie und das Baby optimal überwacht werden können. Eventuell entscheidet Ihr Arzt, das Baby schon vorzeitig zu holen, wobei er sicher versuchen wird, die Entbindung bis zur 37. Woche hinauszuzögern. Wenn Sie erst nach der 37. Woche eine Präeklampsie entwickeln – egal welcher Art – wird die Geburt für gewöhnlich schon vor dem Termin eingeleitet.

» Symptome

- Häufige oder anhaltende Kopfschmerzen, meist über den Augen und den Augenbrauen
- Verschwommenes Sehen oder »Blitze« vor den Augen
- Schmerzen im Bauch oder unterhalb der Rippen
- Erbrechen oder allgemeines Unwohlsein
- Verminderte Urinausscheidung (Oligurie)
- Plötzliches Anschwellen von Gesicht oder Extremitäten

Eklampsie

» Was ist das?

Diese Erkrankung ist sehr ernst. Ihr Merkmal sind Krampfanfälle sowie alle Symptome der Präeklampsie. In schweren Fällen kommt es durch eine Eklampsie zum Koma.

» Führt eine Präeklampsie immer zu einer Eklampsie?

Nein. Nur eine von 200 Frauen mit Präeklampsie entwickelt eine voll ausgeprägte Eklampsie.

» Was bedeutet das für die Schwangerschaft?

Bei einer Eklampsie wird der Arzt Ihnen raten, das Baby sofort zu entbinden. Durch eine Eklampsie erhöht sich außerdem das Risiko einer Plazentaablösung und eines HELLP-Syndroms (siehe unten).

HELLP-Syndrom

» Was ist das?

HELLP ist eine besonders schwere und lebensgefährliche Form der Präeklampsie. Die Buchstaben stehen für die englischen Begriffe der wichtigsten Befunde: hämolytische Anämie, erhöhte Leberwerte und Verminderung der Thrombozytenzahl.

» Was bedeutet das für die Schwangerschaft?

Das HELLP-Syndrom stellt für Sie und das Baby eine große Gefahr dar, deshalb wird man Ihnen raten, so schnell wie möglich zu entbinden, egal wie weit Ihre Schwangerschaft schon fortgeschritten ist. Da das HELLP-Syndrom eher der Gesundheit der Mutter als derjenigen des Babys schadet, sind die Überlebensaussichten des Ungeborenen sehr gut, sofern es nicht mehr allzu klein ist. Babys, die extrem untergewichtig auf die Welt kommen, werden auf der Frühgeborenenstation von Spezialisten betreut.

Schwangerschaftsdiabetes

» Was ist Schwangerschaftsdiabetes? Habe ich dann Diabetes oder das Ungeborene?
Es gibt zwei Arten von Diabetes mellitus, Typ 1 und Typ 2 (Seite 141). Wenn Sie keinen davon haben, aber dennoch in der Schwangerschaft eine Insulinresistenz entwickeln, haben Sie Schwangerschafts- oder Gestationsdiabetes (GDM). Die Erkrankung betrifft die Mutter, kann aber das Wachstum des Babys beeinträchtigen. Der Gestationsdiabetes entwickelt sich meist nach der 25. Schwangerschaftswoche und verschwindet wieder, sobald das Baby auf der Welt ist. Wenn Sie jedoch einmal einen GDM hatten, steigt die Wahrscheinlichkeit, dass Sie irgendwann im Leben einen Typ-2-Diabetes entwickeln werden. Weltweit erkranken etwa zwei bis fünf Prozent der Schwangeren an GDM.

» Meine Mutter hat Diabetes Typ 1, ich aber nicht. Werde ich trotzdem auf Schwangerschaftsdiabetes untersucht?
Bei den Vorsorgeuntersuchungen werden Schwangere nicht automatisch auf GDM getestet. Gehören Sie jedoch einer Risikogruppe an, etwa, weil eine Blutsverwandte GDM hatte oder Diabetes Typ 2 in der Familie liegt, führen Arzt oder Hebamme zwischen der 24. und 28. Woche einen Glukosetoleranztest durch. Der Test wird auch Frauen südasiatischer, afro-karibischer oder afrikanischer Abstammung angeboten, ebenso Frauen, die bereits ein schweres Kind (über 4,5 kg) zur Welt gebracht haben, oder stark übergewichtigen Schwangeren.

» Muss ich auf jeden Fall per Kaiserschnitt entbinden?
Nicht unbedingt. Nach medizinischen Richtlinien ist Gestationsdiabetes kein Grund, einen Kaiserschnitt durchzuführen. Allerdings kann es sein, dass das Baby sehr groß und schwer ist. Wenn der Arzt annimmt, dass dies die Geburt erschwert oder sie zu anstrengend für Sie oder das Baby macht (siehe unten), wird er zu einem Kaiserschnitt raten. Bei GDM wird das Wachstum des Fötus im letzten Schwangerschaftsdrittel per Ultraschall überwacht, sodass Sie eine gut informierte Entscheidung über die Art der Entbindung treffen können.

» Ist mit GDM eine Hausgeburt möglich? Wie steht es mit einer aktiven Geburt?
Das ist unwahrscheinlich. Bei schwerem Diabetes müssen Sie wahrscheinlich in der Klinik entbinden, weil während der Wehen und der Geburt erhöhte Risiken für Sie und das Baby bestehen. Da Sie außerdem an einen Tropf mit Insulin und Glukose angeschlossen werden, kann sich eine aktive Geburt mit viel Bewegung relativ schwierig gestalten. Ihr Arzt oder Ihre Hebamme werden etwa in der 36. Schwangerschaftswoche mit Ihnen die sichersten Optionen für die Geburt Ihres Babys besprechen.

» Hat ein Gestationsdiabetes Auswirkungen auf das Baby oder auf die Zeit nach der Geburt?
Der Schwangerschaftsdiabetes kann bewirken, dass der Fötus sehr groß wird, aber das ist die einzige direkte Auswirkung, die er auf das Ungeborene hat. Ist das Baby so groß, dass es nicht durch Ihr Becken passt, kann es zu Komplikationen während der Wehen kommen, außerdem besteht das Risiko einer Schulterdystokie (Hängenbleiben der Schulter), nachdem der Kopf geboren wurde. Aus solchen Gründen rät man Ihnen vielleicht zu einem geplanten Kaiserschnitt. GDM kann auch dazu führen, dass zu viel Fruchtwasser gebildet wird, was eine Frühgeburt zur Folge haben kann. Möglicherweise gibt es nach der Geburt Probleme, den Blutzuckerwert des Babys zu stabilisieren. Durch die Krankheit erhöht sich das Risiko für eine Präeklampsie, die Ihnen und dem Baby gefährlich werden kann. Studien ergaben zudem, dass Babys, deren Mütter an Gestationsdiabetes erkrankt waren, im späteren Leben eher zu starkem Übergewicht neigen, was wiederum eine bekannte Ursache für die Entwicklung von Diabetes mellitus Typ 2 ist.

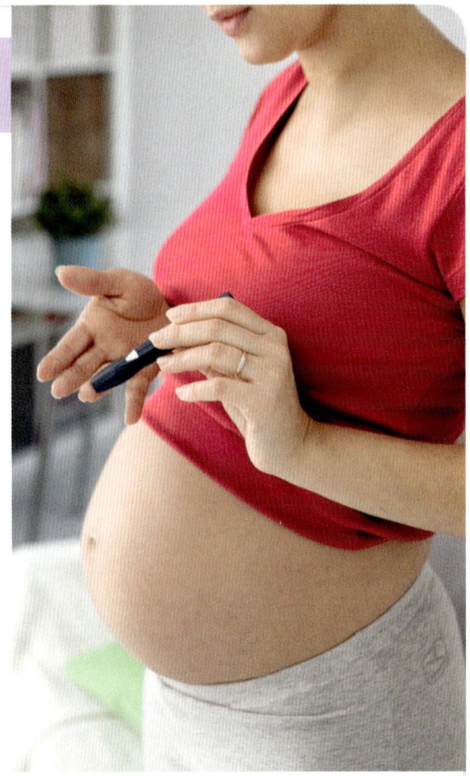

Blutzuckertest Sie erhalten ein Blutzuckermessgerät, mit dem Sie durch eine kleine Blutprobe Ihre Blutzuckerwerte selbst bestimmen können.

Die Wahrscheinlichkeit, auch in Folgeschwangerschaften einen Gestationsdiabetes zu entwickeln, liegt bei **67 %.**

Die Behandlung von Diabetes

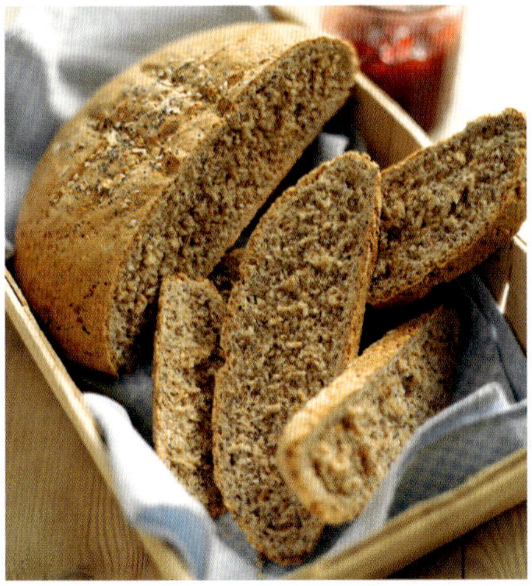

Ernährung Greifen Sie zu Lebensmitteln, die Ihren Blutzuckerspiegel stabil halten. Vollkornbrot und Naturreis setzen ihre Energie zum Beispiel nur langsam frei.

Als Erstes werden Sie zu einer Ernährungsberatung geschickt, wo Sie erfahren, wie Sie Ihren Blutzuckerspiegel durch die Ernährung kontrollieren können. Insulinspritzen sind nur der letzte Ausweg.

» Essen und Trinken
Sie erhalten detaillierte Anweisungen, wie Sie Ihre Ernährung umstellen können und welche Nahrungsmittel und Getränke Sie vorzugsweise zu sich nehmen sollten.

» Bewegung
Arzt oder Hebamme beraten Sie, welche Art von Sport für Sie geeignet ist.

» Insulin
Lässt sich der Blutzuckerwert nicht allein mit Sport und Ernährung unter Kontrolle bringen, muss er entweder durch Metformin-Tabletten oder durch Insulinspritzen gesenkt werden. Falls Sie Injektionen benötigen, erhalten Sie eine genaue Anleitung, wie Sie sich diese selbst spritzen können.

Retroverser Uterus

» Was ist das?

Die Gebärmutter liegt normalerweise leicht nach vorne geneigt über der Harnblase. Ein retroverser Uterus neigt sich jedoch mit der Spitze nach hinten in Richtung Wirbelsäule. Das kann zu Schmerzen beim Geschlechtsverkehr und während der Menstruation führen.

» Was bedeutet das für die Schwangerschaft? Bleibt dieser Zustand nach der Geburt?

Das größte Problem dürfte sein, dass das Baby bei einer abdominalen Ultraschalluntersuchung schwer zu erkennen ist. Deshalb ist bei Schwangeren mit retroversem Uterus der vaginale Ultraschall oft besser geeignet, um das Baby aus allen Blickwinkeln darstellen zu können. Der Grund dafür ist, dass das Baby weiter von der vorderen Bauchwand entfernt liegt. Komplikationen, die sich direkt auf die Rückwärtsneigung der Gebärmutter zurückführen lassen, sind eher selten. Nach der 12. Woche wächst sie sowieso über das Becken hinaus und füllt irgendwann den ganzen Bauchraum aus. Ob sich der Uterus nach der Geburt wieder in seine ursprüngliche Lage zurückbewegt, hängt teilweise von der Stärke der umgebenden Muskeln und Bänder ab. In jedem Fall ist es sehr unwahrscheinlich, dass die Position des Uterus nach der Entbindung in irgendeiner Weise die Fähigkeit zu einer erneuten Empfängnis beeinträchtig, deshalb brauchen Sie sich deswegen keine Sorgen zu machen.

Endometriose

» Was ist das?

Bei dieser Erkrankung siedeln sich Teile der Gebärmutterschleimhaut (auch Endometrium genannt) im Bauch- und Beckenraum, in den Eierstöcken, im Darm und rund um die Harnblase an. Wie das Endometrium im Uterus unterliegen auch diese versprengten Teile dem Monatszyklus, was zu einer sehr schmerzhaften Menstruation und Unfruchtbarkeit führen kann. Wie es zu den Endometriumwucherungen kommt, ist noch nicht eindeutig erforscht.

» Was bedeutet das für die Schwangerschaft?

Eine Endometriose sollte keine negativen Auswirkungen auf die Schwangerschaft oder das Baby haben. (Das Hauptproblem

Myome

» Was sind Myome?

Myome sind gutartige Tumore im Uterus, die bei etwa 25 Prozent aller Frauen zu finden sind. Die meisten liegen in der Muskelschicht des Uterus (intramurale Myome), doch sie treten auch an der Außenseite des Uterus auf, wo sie in die Bauchhöhle hineinwachsen (subseröse Myome). Sie können knollenförmig sein oder an einer Art Stiel hängen (gestielte Myome), direkt in die Uterusschleimhaut eingebettet sein (submuköse Myome) oder sich im Gebärmutterhals befinden (Zervixmyome). Sie können klein oder groß sein. Wodurch sie entstehen, ist nicht bekannt, allerdings begünstigt ein Östrogenüberschuss ihr Wachstum. Deshalb leiden übergewichtige Frauen verstärkt darunter, weil Fettzellen Östrogen produzieren.

» Wie werden Myome diagnostiziert und wie wirken sie sich auf den Körper und die Schwangerschaft aus?

Myome können der Grund für eine sehr starke und/oder schmerzhafte Periode sowie für Schmerzen beim Geschlechtsverkehr sein. Weitere Beschwerden sind ein aufgeblähter Bauch oder häufiges Wasserlassen (wenn das Myom auf die Blase drückt). Große oder zahlreiche Myome können die Empfängnis erschweren, weil der Embryo sich nicht im Uterus einnisten kann, außerdem erhöhen sie das Risiko einer Fehlgeburt. Eine vorausgegangene Myombehandlung kann Ihre Entbindungsoptionen einschränken, was Sie mit Ihrem Arzt besprechen sollten. Viele Myome sind asymptomatisch, das heißt, sie verursachen keine Beschwerden, sodass sie oft erst bei einem Ultraschallscan im Rahmen der Schwangerschaftsvorsorge entdeckt werden. Myome können so viel Platz beanspruchen, dass der Fötus nicht richtig wachsen kann, aber das kommt nur selten vor. So wie Myome unter dem Einfluss von Hormonen wachsen können, können sie auch schrumpfen (meistens im zweiten Trimester). Das kann schmerzhaft sein und in seltenen Fällen auch zu einer Frühgeburt führen.

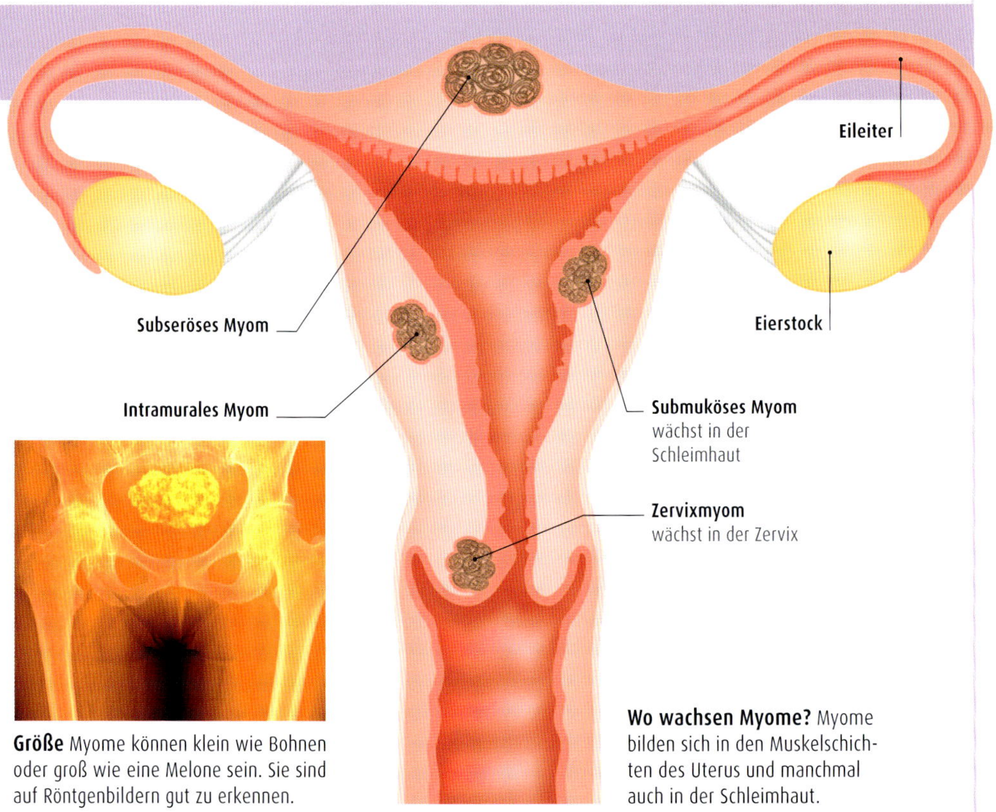

Wo wachsen Myome? Myome bilden sich in den Muskelschichten des Uterus und manchmal auch in der Schleimhaut.

Größe Myome können klein wie Bohnen oder groß wie eine Melone sein. Sie sind auf Röntgenbildern gut zu erkennen.

» Meine Hebamme sagt, wegen meiner großen Myome werde ich wahrscheinlich per Kaiserschnitt entbinden müssen. Warum?

Ein Kaiserschnitt kann bei Myomen aus mehreren Gründen die sicherste Entbindungsoption sein. Möglicherweise zwingt ein großes Myom den Fötus in eine unglückliche Geburtsposition, etwa in Steißlage oder – sehr selten – in Schulterlage. Zervixmyome können den Muttermund blockieren, sodass das Baby nicht in den Geburtskanal gelangt. Wenn Myome eine teilweise Ablösung der Plazenta von der Gebärmutterwand verursachen (siehe gegenüber), wird das Baby zwar weiterhin versorgt, aber man wird Ihnen zu einer vorzeitigen Kaiserschnittgeburt raten, sobald das Baby überlebensfähig ist, da es sein kann, dass sich die Plazenta vollständig ablöst. Myome erhöhen außerdem leicht die Gefahr einer postpartalen Hämorrhagie (starke Blutungen nach der Entbindung) und einer Frühgeburt. Ihr Arzt oder Ihre Hebamme haben die Pflicht, Sie über alle möglichen Komplikationen zu informieren, doch Sie sollten wissen, dass Myome nur sehr selten Probleme verursachen. Alle hier geschilderten Situationen sind Ausnahmen. Myome können nach der Schwangerschaft operativ entfernt werden.

bei dieser Erkrankung ist eher, dass sie die Empfängnisfähigkeit herabsetzt.) Es kann sein, dass sich die Endometriose in der Schwangerschaft bessert oder sogar zurückbildet, allerdings wird sie wahrscheinlich erneut aufflammen, sobald Ihre Periode wieder einsetzt.

Uterusinfektionen

» Was ist das?
Bei einer Amnioninfektion entzündet sich die Haut der Fruchtblase, in der der Fötus liegt. Sie kann entstehen, wenn zwischen dem Blasensprung und der Geburt ein längerer Zeitraum liegt. Da die Infektion sowohl für das Baby als auch für die Schwangere gefährlich werden kann, wird normalerweise ein Antibiotikum gegeben und die Geburt vorzeitig eingeleitet. Eine Amnioninfektion erhöht die Wahrscheinlichkeit, dass es nach der Entbindung zu einer Endometritis kommt. Diese Entzündung der Uterusschleimhaut tritt auch vermehrt nach einem Kaiserschnitt auf oder wenn die Plazenta nicht vollständig ausgestoßen wird (Plazentaretention). Die Symptome sind Schmerzen im Unterbauch und eventuell Fieber. Die Endometritis lässt sich gut mit Antibiotika behandeln.

» Von einer früheren Uterusinfektion sind bei mir wahrscheinlich Narben zurückgeblieben. Erschweren diese das Austragen des Babys?
Durch eine Uterusinfektion kann Narbengewebe in der Schleimhaut (Endometrium) zurückbleiben. Das kann die sichere Einnistung des befruchteten Eis erschweren und die Wahrscheinlichkeit einer Fehlgeburt erhöhen. Auch das Risiko einer Placenta praevia (siehe rechts) sowie einer Plazentaablösung (siehe unten) steigt. Informieren Sie Arzt und Hebamme über Ihre medizinische Vorgeschichte. Sie erhalten regelmäßige Untersuchungen, um den Fortgang der Schwangerschaft zu überwachen.

Zervix-Insuffizienz

» Was ist das?
Bei einer Zervix-Insuffizienz ist der Gebärmutterhals zu schwach, sodass sich der Muttermund schon ab dem zweiten Trimester unter dem Druck des wachsenden Babys öffnen kann.

» Was bedeutet das für die Schwangerschaft?
Eine Zervix-Insuffizienz kann durch eine Überdehnung des Gebärmutterhalses bei einer früheren Entbindung oder durch eine Operation der Zervix verursacht sein. Bleibt sie unerkannt, kann sie eine späte Fehlgeburt auslösen, wenn die Fruchtblase durch das Gewicht des Babys aus der Zervix herausgedrückt wird und reißt. Fast immer wird sie jedoch rechtzeitig während der Vorsorgeuntersuchungen festgestellt. In einigen Fällen kann eine Cerclage sinnvoll sein. Dabei wird der Muttermund bis zur Geburt mit einem Kunststoffbändchen oder einem Ring aus Gummi verschlossen.

Placenta praevia

» Was ist das?
Von einer Placenta praevia spricht man, wenn die Plazenta so tief unten in der Gebärmutter liegt, dass sie teilweise oder vollständig die Zervix bedeckt und damit den Weg des Fötus in den Geburtskanal blockiert. Eine sichere Diagnose lässt sich erst in der Spätschwangerschaft stellen, weil sich die Lage der Plazenta durch das Wachstum des Uterus noch verändern kann. Bei der zweiten Ultraschalluntersuchung wird auch die Position der Plazenta überprüft. Liegt sie sehr tief, wird mit einem weiteren Scan zwischen der 32. und 34. Woche nachgesehen, ob sie inzwischen weiter oben positioniert ist. Rund 90 Prozent der Plazenten, die vor der 28. Woche zu tief lagen, befinden sich bis dahin in einer günstigeren Position (nach einem früheren Kaiserschnitt in etwa 50 Prozent der Fälle). Zu einer Placenta praevia kann es durch Zufall kommen, aber auch, wenn Myome oder Narbengewebe die Anheftung der Plazenta in einer besseren Position verhindern.

» Welche Auswirkung hat eine Placenta praevia auf die Schwangerschaft?
Fast immer ist bei einer Placenta praevia ein Kaiserschnitt nötig, denn wenn die Plazenta nur 2 cm oder weniger vom Zervixrand entfernt liegt, ist eine vaginale Geburt nicht möglich. Ihr Arzt wird dann mit Ihnen über die Möglichkeit eines geplanten Kaiserschnittes sprechen, damit Ihr Baby sicher zur Welt kommt. Vielleicht ist auch eine zusätzliche Überwachung durch einen Fetalmonitor nötig.

Eine Placenta praevia kann eine schmerzlose, hellrote Blutung verursachen. Tritt diese bei Ihnen auf, sollten Sie umgehend den Arzt kontaktieren. Starke Blutungen können Sie oder das Baby gefährden, doch meistens gelingt es, sie rechtzeitig zu stoppen. In schweren Fällen benötigen Sie eine Bluttransfusion. Um eine Blutung zu verhindern, wird der Arzt Ihnen raten, auf Geschlechtsverkehr zu verzichten, oder sogar Bettruhe verordnen. Lässt sich die Blutung nicht stoppen oder droht eine Frühgeburt, wird ein Notkaiserschnitt durchgeführt.

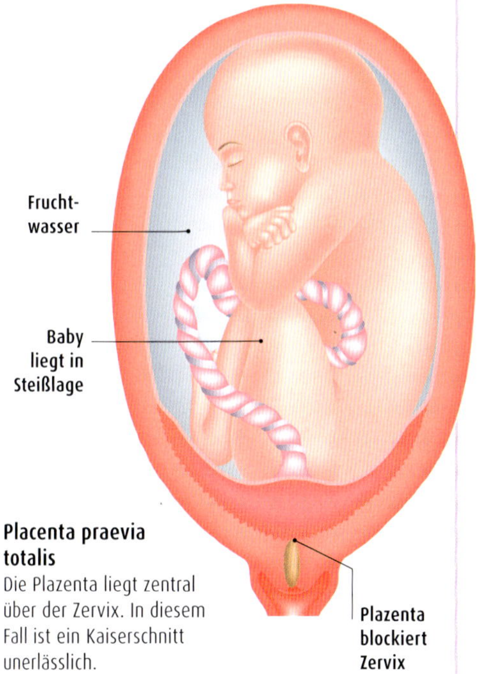

Placenta praevia totalis
Die Plazenta liegt zentral über der Zervix. In diesem Fall ist ein Kaiserschnitt unerlässlich.

Bei einer Placenta praevia ist oft ein **Kaiserschnitt nötig,** aber die meisten Frauen bringen **gesunde Babys** zur Welt und erholen sich gut von der Operation.

Vorzeitige Plazentaablösung

» Was ist das?
Löst sich die Plazenta teilweise oder ganz von der Uteruswand, ist das Baby in Gefahr, da es dann nicht mehr ausreichend mit Nährstoffen und Sauerstoff versorgt wird. Die ersten Anzeichen sind Bauchschmerzen und Blutungen. Da es sich bei der Plazentaablösung um einen lebensbedrohlichen Zustand handelt, sollten Sie den Arzt bei jeder Art von Blutung während der Schwangerschaft informieren.

» Meine Freundin hat ihr Baby nach einer Plazentaablösung tot zur Welt gebracht. Wie kann ich verhindern, dass mir das auch passiert?
Eine vorzeitige Plazentaablösung lässt sich nicht abwenden und nicht behandeln. Bei leichten Formen, also wenn der größte Teil der Plazenta noch festgewachsen ist, kann das Baby dennoch voll ausgetragen werden. Eine starke oder komplette Ablösung führt aber leider fast immer zu einer Früh- oder Totgeburt.

Wegen des starken Blutverlustes kann die Ablösung der Plazenta auch für die Frau gefährlich sein. Rauchen, Drogen, Präeklampsie sowie ein zu kleines Baby erhöhen das Risiko einer vorzeitigen Plazentaablösung.

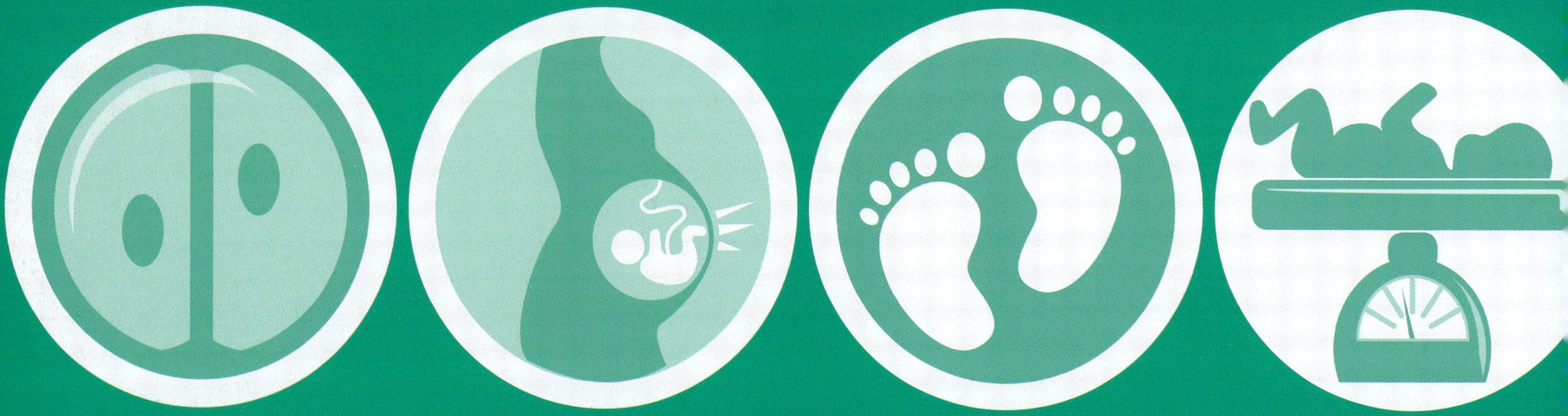

» In diesem Kapitel …

So wächst Ihr Baby

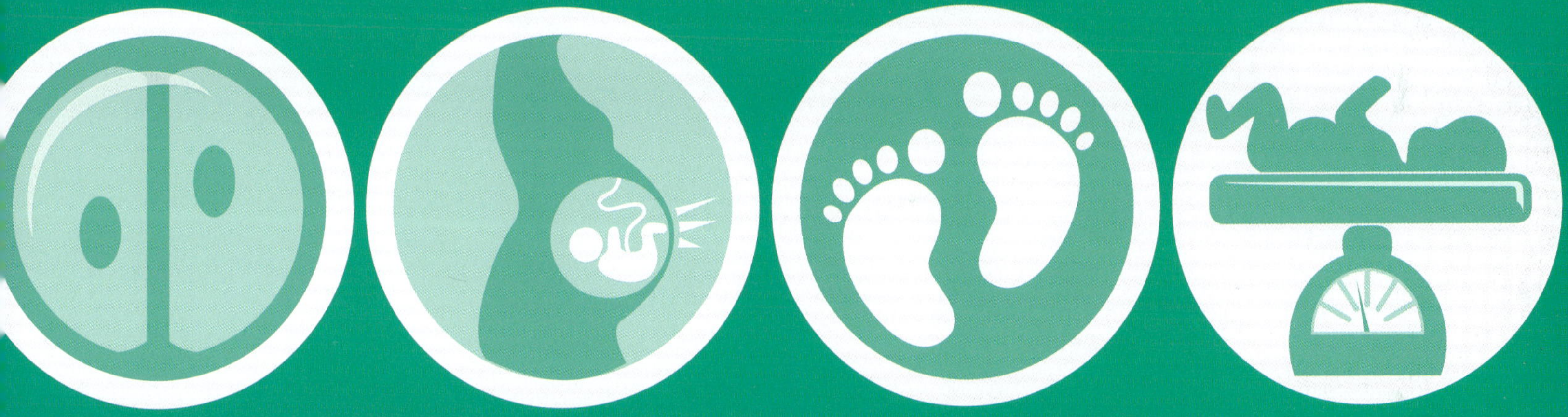

Von ersten zaghaften Bewegungen bis hin zu kräftigen **Stößen, Tritten und Schluckauf** werden Sie mit Staunen die **Veränderungen** wahrnehmen, die in Ihrem Inneren stattfinden. Aus einem winzigen Zellball entsteht ein Baby, das immer **größer und kräftiger** wird, je näher der Geburtstermin rückt. Erfahren Sie mehr über die Plazenta und darüber, wie sich Organe und Skelett des Babys entwickeln. Und entdecken Sie, was Ihr Baby so **einzigartig und besonders** macht.

Die biologischen und chemischen Prozesse, die aus einer einzigen Zelle ein Baby werden lassen, sind **einfach unglaublich.** Vom Beginn der Schwangerschaft an verändert sich Ihr **Körper,** um das **neue Leben** zu beschützen, während das neue Leben selbst in beachtlichem Tempo zu einem **vollständigen Menschen** heranreift.

Von Zellen zum Baby

Die Zygote des Lebens

Ihr Baby beginnt sein Leben als einzelne Zelle, die durch die Verschmelzung von Spermium und Ei entstanden ist. Dieser Organismus besitzt alles, was für ein neues Leben nötig ist – einen vollständigen Chromosomensatz (23 Paare, wobei die beiden Elternteile zu jedem Paar jeweils ein Chromosom beisteuern). Die Chromosomen enthalten in Form der Gene den Bauplan für Ihr Baby. Das Baby ist jetzt noch kein Embryo, sondern eine Zygote. Auf ihrem Weg durch den Eileiter beginnt sich die Zygote zu teilen, sodass sie schließlich aus 16 Zellen besteht. Dabei ist die Zygote von einer Schutzhülle umgeben, der Zona pellucida, die eine spezielle Funktion erfüllt: Sie verhindert, dass sich die Zygote irgendwo anders einnistet als in der Gebärmutter.

Von der Morula zur Blastozyste

Sobald die Zygote aus 16 Zellen besteht, wird sie Maulbeerkeim oder Morula (von dem lateinischen Wort morus für Maulbeere) genannt. Die Morula ist äußerst aktiv: Ihre Zellen teilen sich schnell. Unter der Schutzhülle entsteht eine Art Blase mit einer äußeren Zellschicht (Trophoblast) und einer Höhle, in der sich ein Zellball (Embryoblast) befindet. Erstaunlicherweise wird die äußere Zellschicht unter anderem noch eine wichtige Rolle bei der Atmung und Verdauung des Babys spielen. In diesem Stadium wird Ihr Baby als Blastozyste bezeichnet. Die Blastozyste wandert eine Weile im Uterus herum und sendet dann chemische Signale aus, durch die die schützende Zona pellucida aufplatzt. Jetzt liegt der »klebrige« Trophoblast frei und kann an der Gebärmutterwand andocken. All das geschieht etwa sieben bis neun Tage nach der Befruchtung. Ihr Baby hat seitdem seine Größe verdoppelt und besteht aus über hundert Zellen. Sobald sich die Blastozyste eingenistet hat, wird sie von der Uterusschleimhaut (Endometrium) schützend umschlossen und kann auf diese Weise Nährstoffe direkt aus dem Uterus aufnehmen.

Vom Embryo zum Fötus

Nach etwa vier Wochen ist aus der Blastozyste ein Embryo geworden. Der Trophoblast hat begonnen, sich zur Plazenta zu entwickeln (Seite 154), und die Zellen werden weiterhin durch die Uterusschleimhaut ernährt, sodass sie sich immer wieder teilen können, um Organe, Skelett und andere Strukturen zu bilden. Im Wesentlichen besteht der Embryo aus drei Schichten, von denen sich jede zu einem bestimmten Teil des Körpers entwickelt. Nach etwa zehn Wochen sind bereits die Gesichtszüge und die meisten wichtigen Organe angelegt. Der Embryo hat sich zu einem Fötus weiterentwickelt – eine Bezeichnung, die das Baby im weiteren Verlauf bis zur Geburt behält.

F Wie wird der Embryo versorgt, bevor es eine Plazenta gibt?

Am Anfang ernährt sich der Embryo von einem »Dottersack«, der aus Zellen der Blastozyste gebildet wird.

Trotz seines Namens enthält der Dottersack kein Eigelb. Dennoch liefert er dem Embryo genug Nährstoffe und Energie, bis nach etwa 12 Wochen die Plazenta voll ausgebildet ist und diese Funktion übernimmt. Die Plazenta beginnt sich erst ab der vierten Schwangerschaftswoche zu entwickeln (also etwa zwei Wochen nach der Empfängnis, da eine Schwangerschaft vom ersten Tag der letzten Periode an berechnet wird).

In seinem Frühstadium ist der Embryo nur eine Zellscheibe. Auf der einen Seite liegt die Fruchtblase, auf der anderen der Dottersack. Ein rudimentäres Kreislaufsystem beliefert die Embryozellen mit Nährstoffen aus dem Dottersack. Wenn der Embryo nun wächst, wird er von der Fruchtblase umhüllt. Der Dottersack befindet sich außerhalb, bleibt aber mit dem Embryo verbunden. Ein Teil des Dottersacks setzt bei Zellen in der Blastozyste die Entwicklung der Plazenta in Gang. Der Dottersack schrumpft allmählich, je größer die Plazenta wird, und verschwindet schließlich in der Nabelschnur. Solange der Embryo am Dottersack hängt, ist er am verletzlichsten. Deshalb ist im ersten Trimester, bis die Plazenta das Baby ernähren kann, die Gefahr einer Fehlgeburt am höchsten.

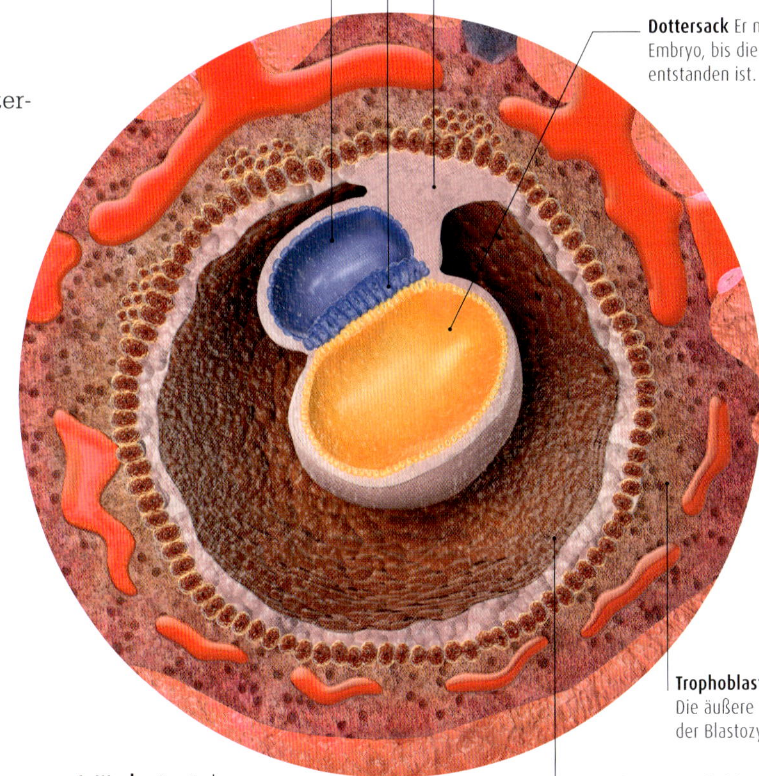

4. Woche Der Embryo ist nach der Einnistung tief in die Uterusschleimhaut eingebettet.

F Ist es wichtig, wo sich die Zellen im Uterus einnisten?

Ja und nein. Am wichtigsten ist, dass der Zellball ein gemütliches Zuhause in Ihrer Uterusschleimhaut findet und nicht etwa schon im Eileiter, denn eine Eileiterschwangerschaft kann für Sie lebensgefährlich sein (Seite 306). Normalerweise lockt Ihr cleverer Körper die Blastozyste jedoch zur Ober- oder Rückseite der Gebärmutter. Dies sind die besten Plätze für die Einnistung, denn wenn die Plazenta dort heranwächst, ist es sehr unwahrscheinlich, dass sie später den Ausgang durch die Zervix versperren wird. Manchmal gräbt sich die Blastozyste weiter unten im Uterus ein und die Plazenta liegt dann zu nahe am Gebärmutterhals (Placenta praevia, Seite 147). Das kann zum Beispiel passieren, wenn Sie Myome (Seite 146) oder eine Operationsnarbe (etwa von einem Kaiserschnitt) haben, die der Blastozyste das Einnisten erschweren. Der Fötus kann sich im Grunde an jeder Stelle im Uterus normal entwickeln, doch der Ort seiner Einnistung kann sich auf die Entbindung und damit auch auf Ihr persönliches Geburtserlebnis auswirken.

F Wie kann aus wenigen Zellschichten ein Baby entstehen?

Mit fünf Wochen besteht der Embryo aus drei Zellschichten, sogenannten Keimblättern, die sich zu verschiedenen Teilen des Körpers entwickeln. Die Keimblätter durchlaufen dabei einen komplizierten Prozess, bei dem sie sich dreidimensional falten, bis die grundlegenden Körperstrukturen geformt sind. Aus der äußersten Zellschicht, dem Ektoderm, entstehen unter anderem das Nervensystem, die Gesichtszüge (darunter Augen, Nase, Mund und Ohren) sowie Haut, Nägel, Haare und der Analkanal. Aus dem Mesoderm, der mittleren Schicht, bilden sich unter anderem der Kreislauf, das Skelettsystem (inklusive Knochen, Knorpel, Muskeln und Bänder), Blutkörperchen und das Knochenmark, Nieren und Fortpflanzungsorgane. Aus der innersten Schicht, dem Entoderm, werden das Atmungssystem, das Verdauungssystem, die Harnblase sowie verschiedene wichtige Drüsen des endokrinen Systems (Hormonsystem) wie die Schilddrüse, die Nebenschilddrüse und die Thymusdrüse.

100–150

Zellen (als Resultat der Zellteilung) befinden sich in der **Blastozyste,** wenn sie in die Gebärmutterhöhle gelangt, um sich dort einzunisten.

F Wie weit entwickelt ist ein Embryo? Welche Teile meines Babys entstehen zuerst?

Schon im frühen Embryonalstadium entwickelt Ihr Baby einige primitive, aber funktionale Versionen der vollständig ausgebildeten Organe, mit denen es später geboren wird. Als Zellknäuel ähnelt der Embryo noch nicht unserer Vorstellung eines Babys, aber sein Potenzial ist unermesslich.

In den ersten zehn Wochen der Schwangerschaft durchläuft Ihr Baby einen Prozess, der Organogenese genannt wird – die Entwicklung der Organanlagen. Sie ist wesentlich wichtiger als das Wachstum des Embryos, deshalb nimmt er in den ersten zwölf Wochen relativ wenig an Größe zu, verglichen mit dem zweiten und dritten Trimester. Die Zellen verwenden ihre gesamte Energie darauf, die Organe des Embryos zu erschaffen. Das erfordert eine schnelle Zellteilung sowie die Unterteilung (Differenzierung) einzelner Zellgruppen in verschiedene Funktionen.

In der fünften Schwangerschaftswoche sind bereits Schilddrüse, Nierendrüsen, Nebennieren und Gonaden (Geschlechtsdrüsen) in primitiver Form vorhanden. Auch die Zellen, aus denen Gehirn, Nieren, Herz und Nerven entstehen, sind vorhanden. Der Embryo besitzt ein sogenanntes Darmrohr, aus dem sich der gesamte Magen-Darm-Trakt sowie die Lunge entwickeln werden.

In den folgenden fünf Wochen teilen, falten und formen sich die Zellen, die diese wichtigen Aufgaben übernommen haben, immer weiter. Wenn Sie sich in der 10. Woche auf Ihre erste Ultraschalluntersuchung freuen, besitzt Ihr Baby bereits ein funktionierendes Organsystem: ein Herz, das regelmäßig schlägt, Nieren, die Urin produzieren, und ein Gehirn, das immer mehr damit beginnt, Botschaften an andere Körperteile zu senden.

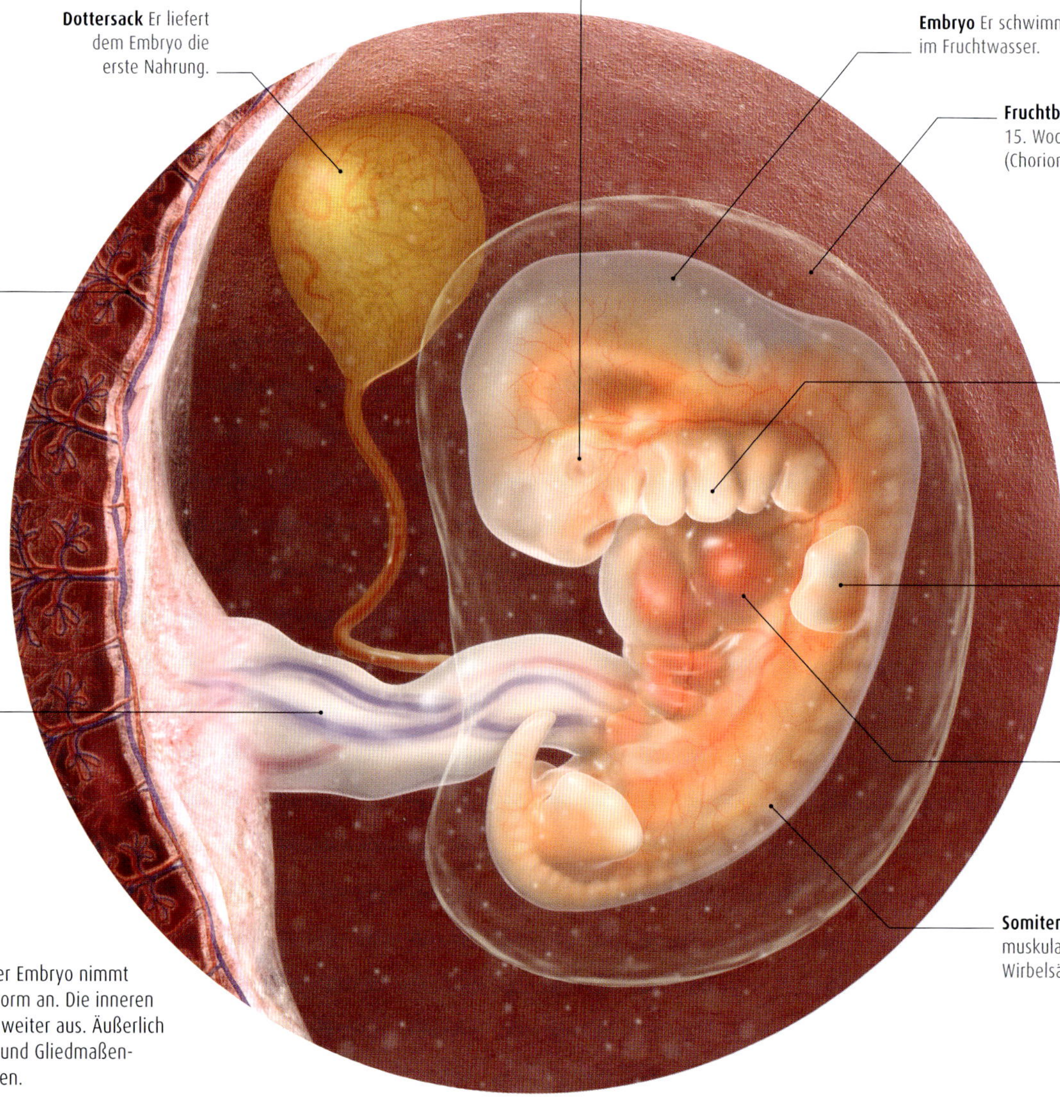

Sechste Woche Der Embryo nimmt eine menschliche Form an. Die inneren Organe bilden sich weiter aus. Äußerlich sind Augen, Ohren und Gliedmaßenknospen zu erkennen.

F Ich bin in der sechsten Woche. Schlägt das Herz des Babys schon?

In der sechsten Woche hat Ihr Baby bereits ein einfaches Herz, das bis zu 160-mal in der Minute schlägt.

Ihr Baby braucht ein Kreislaufsystem, das Nährstoffe transportiert, damit sich die Zellen entwickeln können. Zuerst versorgen Dottersack und Plazenta alle Zellen mit Nährstoffen und Sauerstoff, doch schon bald ist der Embryo zu groß dafür und benötigt ein eigenes Zirkulationssystem. Daher entwickelt sich mit als Erstes das Herz des Babys – beginnend etwa 18 Tage nach der Befruchtung.

Zuerst besteht das Herz nur aus zwei paarigen Schläuchen, die in der sechsten Woche zu einem primitiven röhrenförmigen Herzen verschmelzen. Dieses beginnt sofort damit, Blutzellen zu pumpen.

Nur drei Wochen später haben sich in diesem winzigen, primitiven Herz Kammern und Klappen gebildet.

Da das Baby im Uterus nicht atmet, erhält es über die Plazenta Sauerstoff aus dem mütterlichen Blut. Normalerweise wandert das Blut nach seinem Weg durch den Körper in die Lunge, um dort Sauerstoff aufzunehmen, doch das Herz des Fötus besitzt zwei zusätzliche Verbindungen, durch die das sauerstoffarme Blut die Lunge umgeht. Stattdessen fließt das Blut durch die Nabelschnur in die Plazenta, um dort Sauerstoff zu tanken. Nach der Geburt verschließen sich diese Verbindungen.

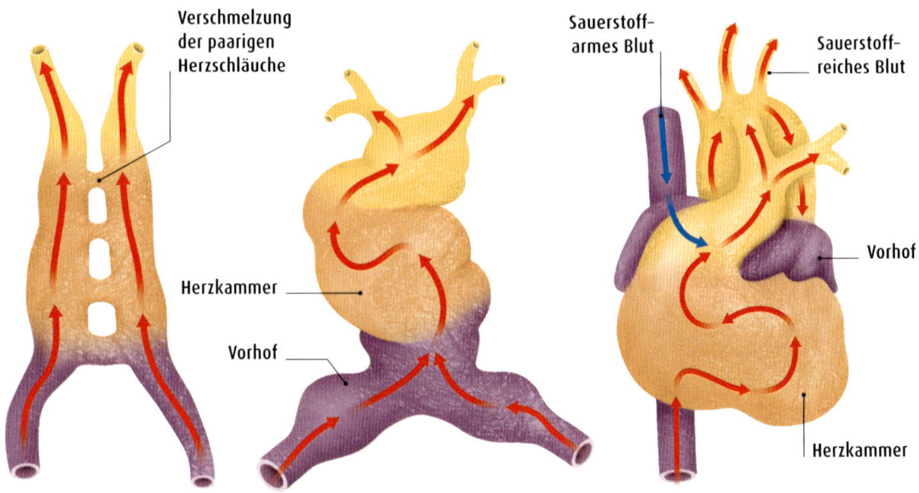

1 Röhrenförmiges Herz Die beiden Schläuche verbinden sich von der Basis an aufwärts und haben 21 Tage nach Befruchtung eine primitive Herzröhre gebildet.

2 Drehung Das Röhrenherz beginnt sofort zu schlagen. Es verlängert sich und krümmt sich nach rechts zu einer S-förmigen Schleife.

3 Herzkammern Das Herz dreht sich noch einmal, sodass vier Kammern entstehen. In der neunten Woche sind sie voneinander getrennt und haben kleine Klappen.

F Kann ich etwas tun, damit sich die Organe des Babys gesund entwickeln?

Ja, es gibt mehrere Wege, um dies zu unterstützen. Die ersten zehn Wochen sind in der Entwicklung des Babys am gefährlichsten, denn die Organe sind in dieser Zeit am anfälligsten für schädliche Einflüsse. Bei einer geplanten Schwangerschaft meiden Sie sicher alles Giftige und nehmen Folsäure ein, um die Entwicklung von Nerven und Gehirn des Babys zu unterstützen. Falls nicht, sollten Sie mit der Einnahme von Folsäure (400 µg) beginnen, sobald Sie merken, dass Sie schwanger sind. Verzichten Sie auf Alkohol, Nikotin und Drogen (suchen Sie sich bei Bedarf professionelle Hilfe) und vermeiden Sie passives Rauchen. Bestimmte Nahrungsmittel sollten Sie in der Schwangerschaft nicht verzehren, um eine mögliche Gefahr durch Lebensmittelgifte zu senken (Seite 52–53).

F Was ist das Neuralrohr und was hat es mit Gehirn und Nervensystem des Babys zu tun?

Aus dem sogenannten Neuralrohr entstehen Gehirn und Nervensystem des Fötus. Es entwickelt sich in der vierten Schwangerschaftswoche (Seite 49). In der fünften Woche beginnt es Zellen zu bilden, die später zum Kleinhirn werden. Andere Zellen des Neuralrohrs verteilen sich im Körper und werden zu Nerven. Vielleicht haben Sie schon von »Neuralrohrdefekten« gehört. Diese Fehlbildungen treten sehr selten auf, unter anderem aufgrund von Folsäuremangel. Im Rahmen der Schwangerenvorsorge werden sehr genaue Tests auf diese Defekte angeboten (Seite 97).

F Welchen Zweck erfüllt das Fruchtwasser, das mein Baby umgibt?

Das Fruchtwasser schützt das Baby vor Erschütterungen, hilft bei der Lungenentwicklung, hält eine konstante Temperatur aufrecht (etwas höher als Ihre eigene) und bietet dem Baby Platz zum Wachsen. Zu Beginn der Schwangerschaft besteht das Fruchtwasser hauptsächlich aus Wasser und Elektrolyten. In der 12.–14. Woche enthält es Kohlehydrate, Proteine, Lipide, Phospholipide und Harnsäure. Wenn die Nieren des Fötus ihre Funktion aufnehmen und anfangen, Urin zu produzieren, wird dieser ins Fruchtwasser abgegeben. Am Ende der Schwangerschaft schluckt der Fötus pro Tag 0,5–1 Liter Fruchtwasser und scheidet es als Urin wieder aus. Gegen Ende der Schwangerschaft verringert sich jedoch das Fruchtwasservolumen, weil die Nieren des Ungeborenen kleinere, aber dafür konzentriertere Mengen an Urin produzieren.

Schon gewusst?

In der 12. Woche beträgt das Fruchtwasservolumen nur etwa 30 ml, das ist weniger als ein Eierbecher voll. In der 32. Woche befindet sich am meisten Fruchtwasser in der Fruchtblase. Für gewöhnlich ist es ein Liter, es können jedoch manchmal auch bis zu zwei Liter sein.

{ F Was ist die Plazenta und wie funktioniert sie?

Die Plazenta ist das Lebenserhaltungssystem des Fötus. Sie liefert ihm Sauerstoff und Nährstoffe, schützt ihn vor Krankheiten und entsorgt die Abfallstoffe, die er produziert. Dabei ist die Plazenta gleichzeitig ein Teil von Ihnen und ein Teil des Fötus. Sie ist das Verbindungsglied, durch das Sie Ihr Baby versorgen, während es in Ihnen heranwächst.

So entsteht die Plazenta

Bald nachdem sich die Eizelle im Uterus eingenistet hat, beginnt sich die Plazenta aus Zellen des Embryos zu bilden. Die schützende Zellschicht (Chorion), die den Embryo umgibt, bildet tentakelähnliche Ausstülpungen (Zotten), die den Embryo in der Uteruswand festhalten. Sie teilen und verzweigen sich und füllen sich schließlich mit Blutgefäßen aus dem Kreislaufsystem des Babys. Der Raum um die Zotten füllt sich mit Ihrem Blut. Das ganze Gebilde – die mit fetalem Blut gefüllten Gefäße, umgeben vom mütterlichen Blut – ist die Plazenta.

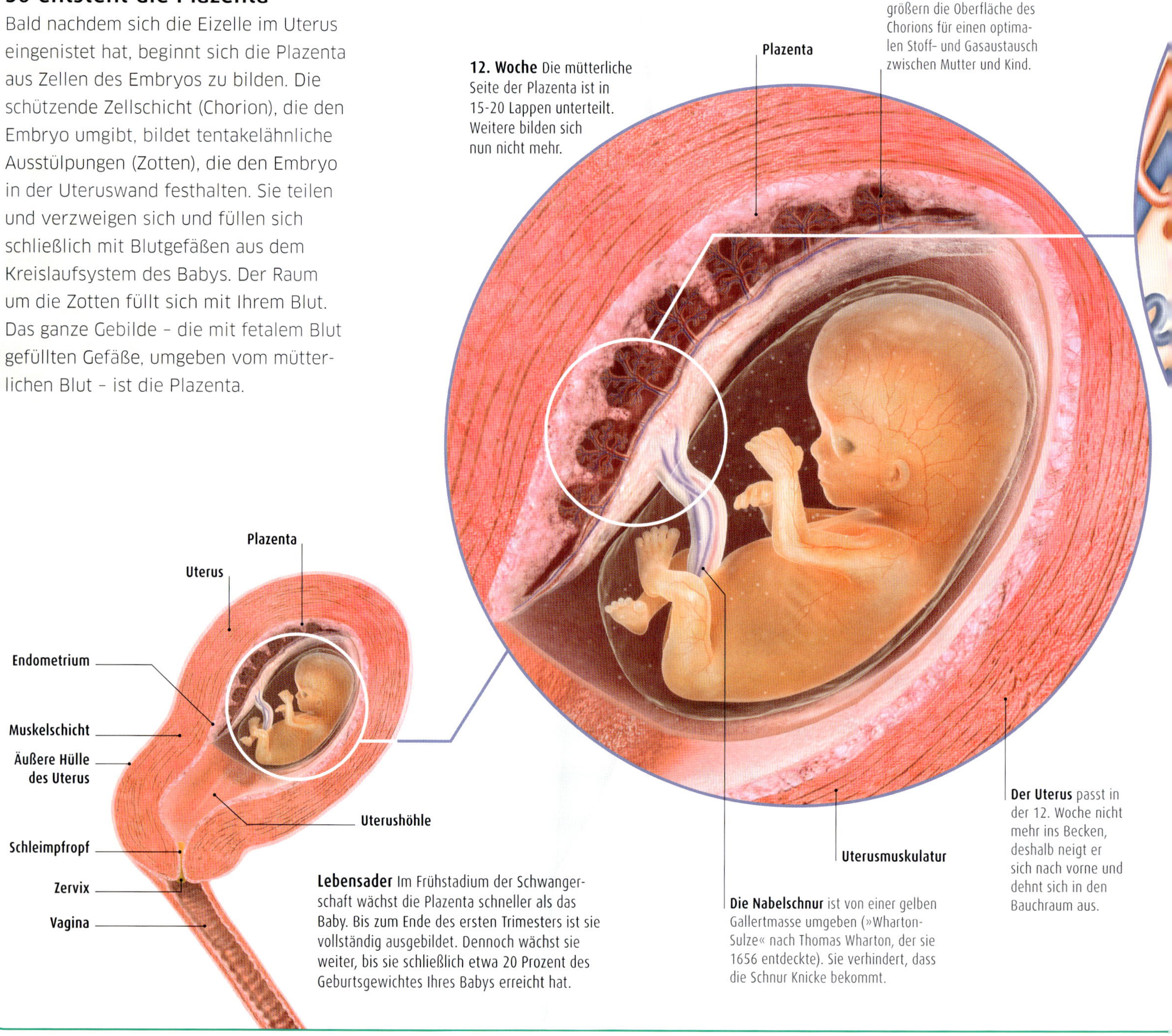

12. Woche Die mütterliche Seite der Plazenta ist in 15-20 Lappen unterteilt. Weitere bilden sich nun nicht mehr.

Die Chorionzotten vergrößern die Oberfläche des Chorions für einen optimalen Stoff- und Gasaustausch zwischen Mutter und Kind.

Der Uterus passt in der 12. Woche nicht mehr ins Becken, deshalb neigt er sich nach vorne und dehnt sich in den Bauchraum aus.

Die Nabelschnur ist von einer gelben Gallertmasse umgeben (»Wharton-Sulze« nach Thomas Wharton, der sie 1656 entdeckte). Sie verhindert, dass die Schnur Knicke bekommt.

Lebensader Im Frühstadium der Schwangerschaft wächst die Plazenta schneller als das Baby. Bis zum Ende des ersten Trimesters ist sie vollständig ausgebildet. Dennoch wächst sie weiter, bis sie schließlich etwa 20 Prozent des Geburtsgewichtes Ihres Babys erreicht hat.

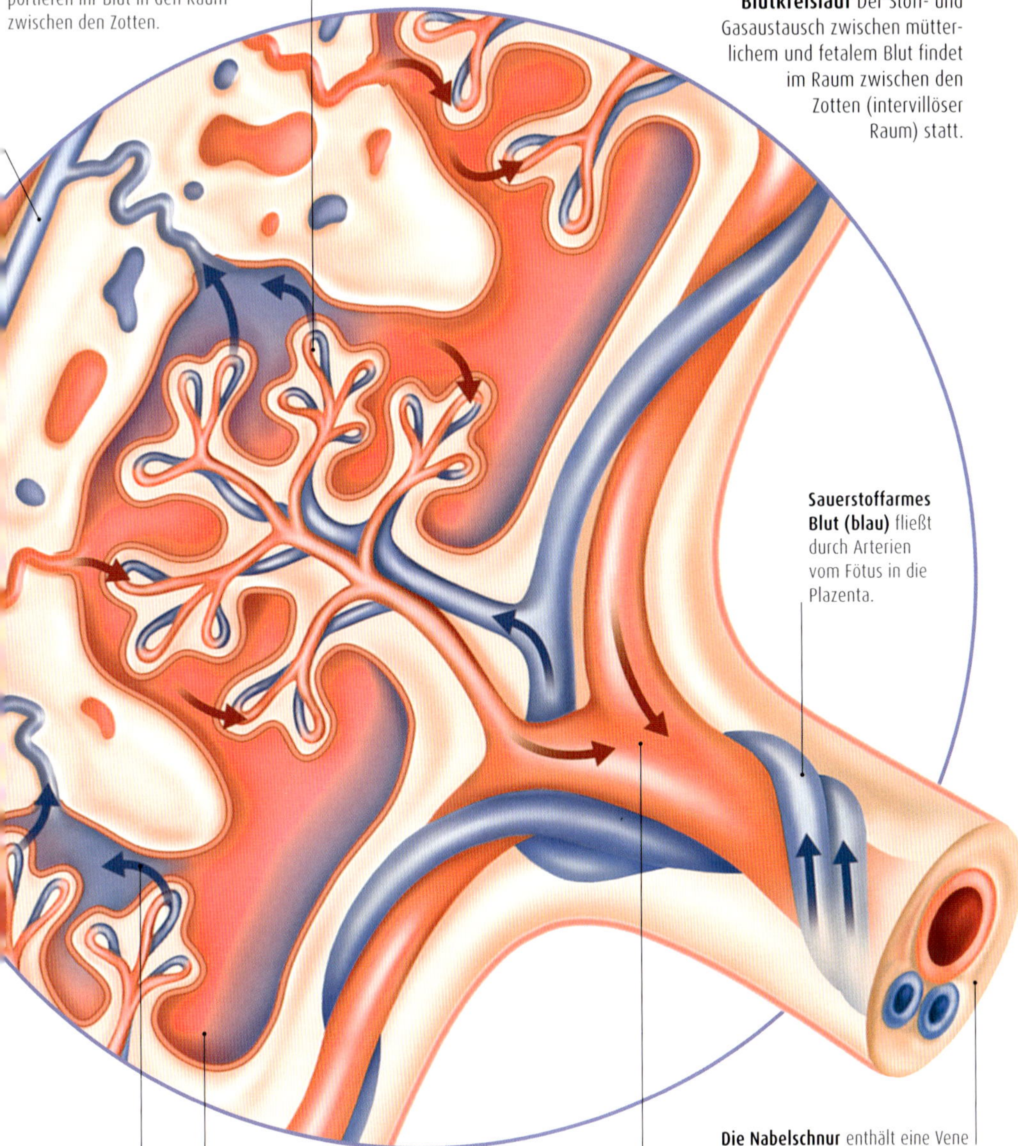

Die Plazenta wächst von wenigen Zellen auf ein Gewicht von **350** bis **700 g** heran.

DIE ROLLE DER PLAZENTA

Die Plazenta spielt eine Schlüsselrolle bei der Lebenserhaltung des Fötus. Sie erfüllt vier wichtige Funktionen.

» Abfallstoffe entsorgen: In der Nabelschnur befinden sich zwei Arterien und auch die Zotten enthalten arterielle Blutgefäße. Diese transportieren Abfall und kohlenstoffdioxidhaltiges Blut vom Baby weg. Die Abfallstoffe wandern durch die Wände der Zotten in das mütterliche Blut und werden von Leber und Nieren der Mutter weiterverarbeitet.

» Den Fötus vor Krankheit schützen: Die Zellen der Zotten sind so dicht gepackt, dass Organismen mit größeren Zellen aus dem Blut der Mutter, etwa Viren und Bakterien, nicht durch die Zottenwände in das Blut des Fötus eindringen können. Da aber nicht alle gefährlichen Organismen große Zellen haben, ist es wichtig, sich gegen bestimmte Krankheiten (etwa Röteln) durch Impfen von vornherein zu schützen. Am Ende der Schwangerschaft gehen Antikörper aus Ihrem Blut in das Blut des Babys über. So schenken sie ihm in den ersten Wochen nach der Geburt eine natürliche Immunität (»Nestschutz«) gegen Infektionskrankheiten.

» Chemikalien vom Fötus fernhalten: Viele Chemikalien (darunter auch Giftstoffe) haben zu große Zellen, um die Plazenta zu durchqueren. Deshalb können Sie manche Medikamente auch in der Schwangerschaft einnehmen. Einige Gifte – wie Nikotin und Alkohol – können jedoch die Zottenwände passieren.

» Hormone produzieren: Die Plazenta bildet auch eine Art endokrines System. Sie ist eine wichtige Quelle für Progesteron, das zur Erhaltung der Schwangerschaft beiträgt und eine Frühgeburt verhindert, sowie für Östrogen, das dafür sorgt, dass sich der Uterus ausdehnt und Ihren Körper für die Geburt und später auf das Stillen vorbereitet. Die Plazenta produziert auch das Hormon hCG, das als Erstes dem Körper eine eingetretene Schwangerschaft signalisiert. Wachstumshormone und Relaxin (das die Bänder im Becken lockert, um Platz für das Baby zu schaffen, und den Körper auf die Geburt vorbereitet) werden ebenfalls in der Plazenta gebildet, zusammen mit anderen Hormonen, die den Gas- und Stoffaustausch in der Plazenta optimieren.

F Was ist der Unterschied zwischen Embryo und Fötus und was bedeutet das für mein Baby?

So lange sich die Grundstrukturen des Körpers und die wichtigsten Organe des Babys bilden, wird es als Embryo bezeichnet. Wenn dieses Stadium in der zehnten Schwangerschaftswoche abgeschlossen ist, gilt es bis zur Geburt als Fötus.

Im Embryonalstadium bilden sich Gesicht, Glieder, Finger, Zehen sowie rudimentäre Organe und das Körpersystem wie Gehirn, Herz, Harnwege, Verdauungstrakt, Haut, Knochen und Muskeln. Ab der zehnten Schwangerschaftswoche sind die Grundstrukturen aller wichtigen Organe angelegt, doch sie müssen noch wachsen und sich weiterentwickeln, bis sie so komplex und funktionsfähig sind, dass sie das Baby nach der Geburt am Leben erhalten können.

Das Fötalstadium markiert die zweite Phase in der Entwicklung Ihres Babys. Körper und Organe wachsen schnell, dafür verlangsamt sich das Wachstum des Kopfes im Verhältnis zum restlichen Körper. Die Kopfform wird menschenähnlicher, Gehirn und Nervensystem verknüpfen sich miteinander. Innerhalb des zweiten Trimesters hat Ihr Baby sein Gewicht verzwanzigfacht. Seine Zehen- und Fingernägel bilden sich und auf dem Ultraschallmonitor sind die Genitalien erkennbar. Sie spüren, wie sich das Baby bewegt. Im letzten Trimester erfolgt die Feinabstimmung von Gehirn und Körpersystemen. Das Baby kann sehen, hören und das Fruchtwasser schmecken. Seine Haut wird mit Fett aufgepolstert, um es nach der Geburt warm zu halten. Zuletzt reift noch die Lunge aus, deren Millionen von Luftbläschen dem Baby den ersten Atemzug außerhalb des Bauches ermöglichen werden.

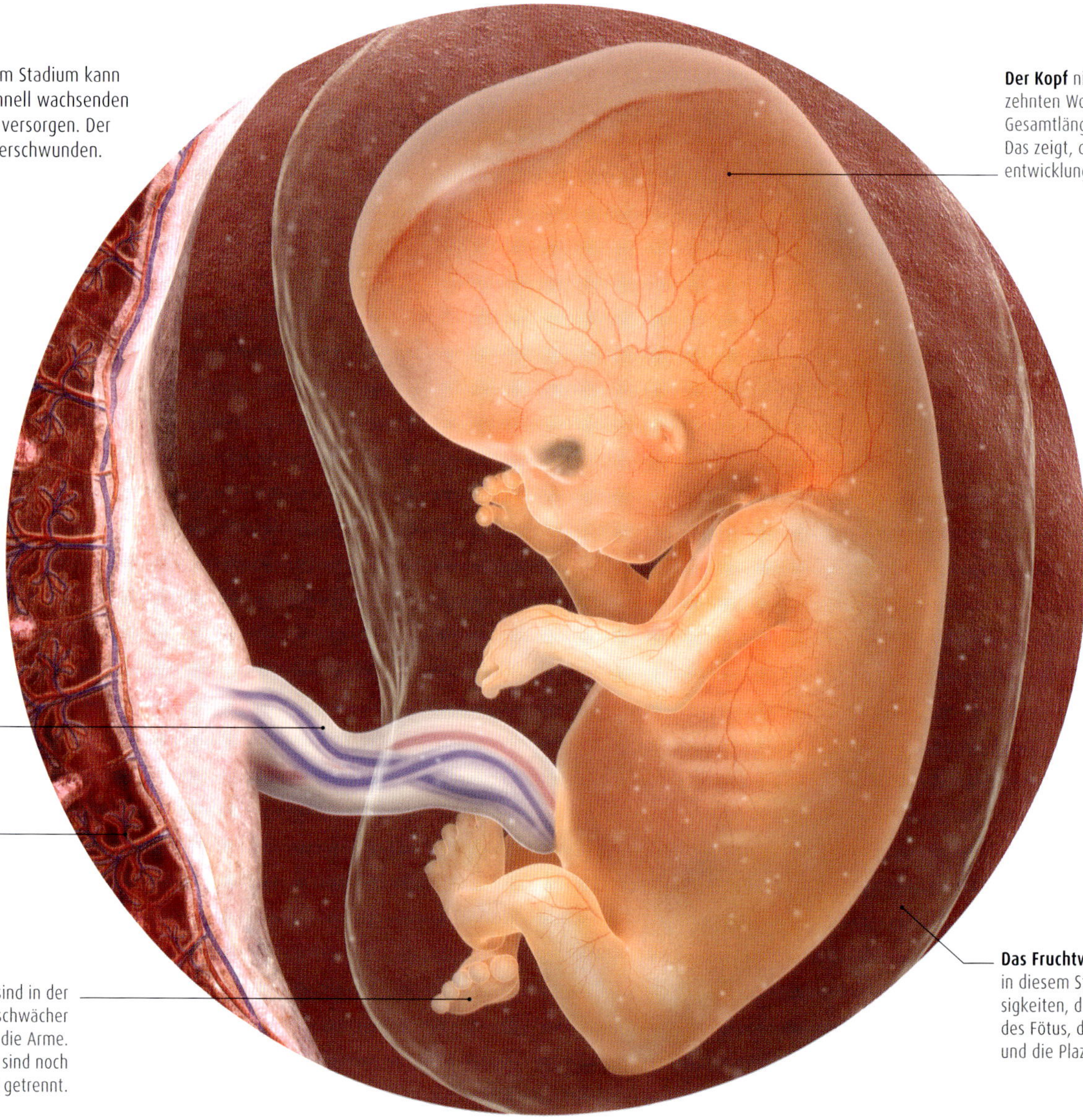

F Entsteht das gesamte Verdauungssystem meines Babys wirklich aus einem einzigen Rohr?

Das Verdauungssystem entwickelt sich in der 12. Woche. Wenn das Baby auf die Welt kommt, ist sein Darm sagenhafte 2,5 m lang.

Das Verdauungssystem Ihres Babys nimmt als primitives »Darmrohr« seinen Anfang, das sich aus dem Entoderm, der innersten Zellschicht des Embryos, bildet. Das obere Ende wird sich mit dem Mund des Embryos verbinden, aus dem unteren entsteht schließlich der Darmausgang. Danach gliedert sich das Darmrohr in drei Abschnitte – Vorderdarm, Mitteldarm und Enddarm –, von denen jeder Teil ganz bestimmte Organknospen entwickelt. Zum Beispiel formt sich aus einer Wölbung, die zwischen der sechsten und achten Woche am Vorderdarm entsteht, der Magen des Babys. Alle drei Teile des Darmrohrs werden ständig länger, sodass in der neunten Woche in dem winzigen Embryo kein Platz mehr für so viel Darmgewebe ist. Daher wächst es aus einem Loch im Bauch des Embryos heraus und ein Stück in die Nabelschnur hinein. Ab der zehnten Woche beginnt der Magen des Babys mit der Bildung von Verdauungssäften – ein Meilenstein auf dem Weg vom Embryo zum Fötus. In der zwölften Woche ist das Baby schleißlich so weit gewachsen, dass der Darm sich aus der Nabelschnur zurückziehen und wieder in den Körper hineinwachsen kann. In der Nabelschnur befinden sich dann nur noch die Blutgefäße, die dort hingehören.

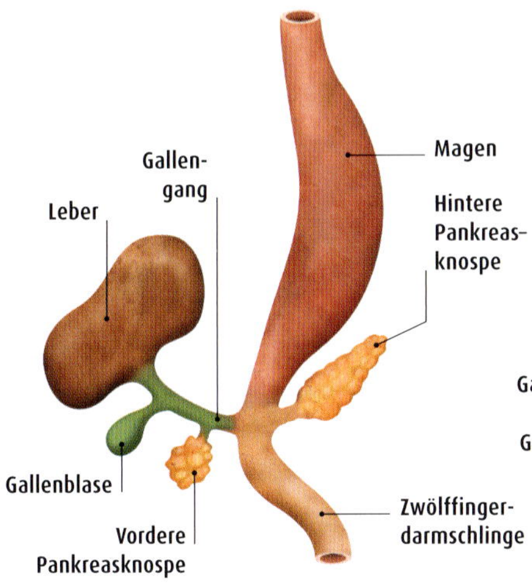

1 In der neunten Woche entwickelt das Darmrohr spezialisierte Strukturen, die sich davon abzweigen. Die Bauchspeicheldrüse entsteht aus zwei Knospen.

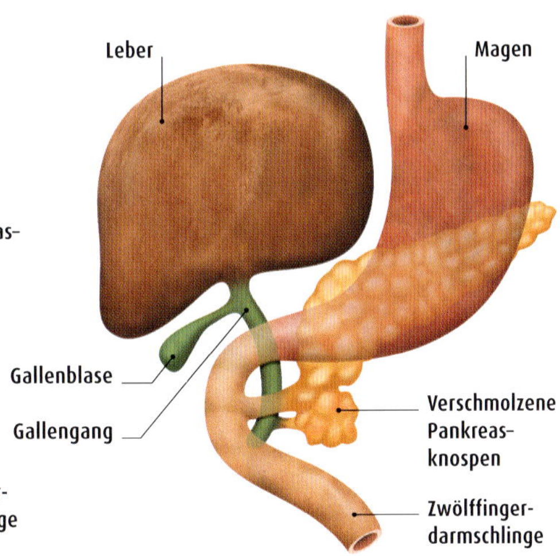

2 In der zehnten Woche sind die Pankreasknospen miteinander verschmolzen. Leber und Magen sind gewachsen. Der Zwölffingerdarm wird länger.

F Arbeiten die Nieren meines Babys? Wenn ja, wohin geht der Urin?

In der 13. Woche gelangt der Urin des Babys aus den neu entstandenen Nieren durch die sich entwickelnden Harnleiter in die winzige Harnblase. Der Urin wird in das Fruchtwasser ausgeschieden. Zur selben Zeit lernt der Fötus das Schlucken. Er trinkt also das Fruchtwasser und schluckt dabei den Urin, der wiederum seine Blase aufs Neue füllt – ein fortwährender Kreislauf. Das hört sich zwar unappetitlich an, aber fötaler Urin ist stark verdünnt und die meisten Abfallstoffe wurden schon von der Plazenta herausgefiltert und in Ihr körpereigenes Abfallentsorgungssystem weitergeleitet. Die Nieren entwickeln sich ab der zehnten Woche, wobei sich Tausende von Filterzellen herausbilden. Die Harnleiter verzweigen sich in die Nieren hinein. Während dieses Prozesses, der bis zur 32. Woche dauert, bilden sich rund zwei Millionen Verzweigungen.

F Hat das Baby auch im Uterus Verdauung?

Sobald der Darm des Fötus voll ausgebildet ist, beginnt er mit der Produktion von Mekonium – dem ersten Stuhlgang. Mekonium (Kindspech) besteht aus Abfallstoffen wie Zellen aus der Darmschleimhaut, Fruchtwasser, Schleim und Galle. Es wird langsam in den Dickdarm transportiert – ein Vorgang, der durch die Darmbewegung unterstützt wird, die ab der 20. Woche einsetzt. Etwa zur selben Zeit festigt sich auch der Schließmuskel, sodass das Mekonium im Darm bleibt und nicht ins Fruchtwasser abgegeben wird.

0

Babys werden ohne **Kniescheiben** geboren. Diese verhärten sich erst später.

1

Nur ein Organ – die **Gehörknöchelchen** – ist schon bei der Geburt ausgewachsen.

33 %

Die **Nieren** sind bei der Geburt nur ein Drittel so groß wie die eines Erwachsenen.

270

Babys haben mehr **Knochen** als Erwachsene. Viele verwachsen später miteinander.

30 000

Geschmacksknospen hat ein Baby. Erwachsene nur 10 000.

F Wie entwickelt sich das Skelett meines Babys in der Gebärmutter?

Das einfache Knorpelgerüst, das den Körper des Babys schützen soll, erhärtet sich nach und nach zu richtigen Knochen. Dieser Prozess der Ossifikation setzt sich auch nach der Geburt noch fort.

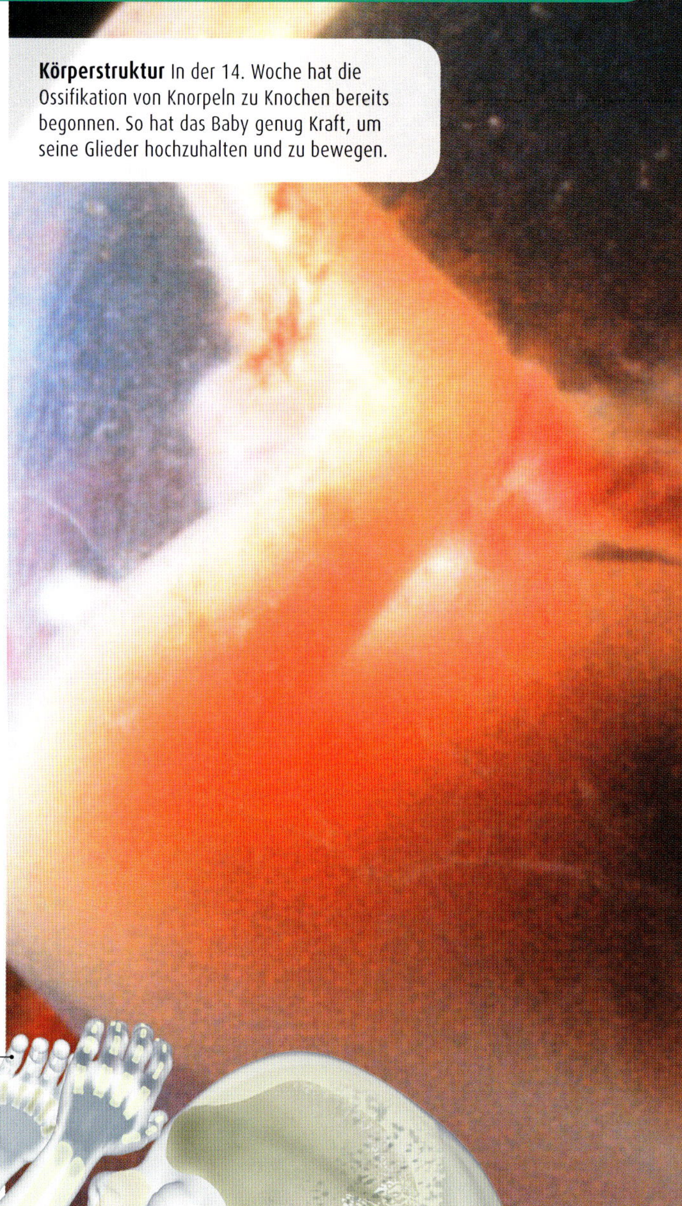

Körperstruktur In der 14. Woche hat die Ossifikation von Knorpeln zu Knochen bereits begonnen. So hat das Baby genug Kraft, um seine Glieder hochzuhalten und zu bewegen.

Entwicklung des Stützapparates

Schon in der fünften Schwangerschaftswoche entwickelt sich ein Geflecht aus Bindegewebe (Kollagen), das die in der Entwicklung befindlichen Organe des Embryos schützt. Im Lauf der folgenden Wochen erhält das Geflecht eine eigene Blutversorgung. Knochenzellen, sogenannte Osteoblasten, arbeiten daran, das Gewebe zu verstärken und Knorpel zu bilden. In der zehnten Woche sind beim Fötus Kiefer, Schlüsselbein, Schulterblätter, Rippen, Wirbel sowie Arm- und Beinknochen vorhanden. Allmählich lagern die Osteoblasten Calciumsalze in den Knorpeln ab, sodass diese verhärten und zu festen Knochen werden. Dieser Prozess der Ossifikation setzt sich auch nach der Geburt fort und ist erst im Erwachsenenalter abgeschlossen, wenn die Knochen aufhören zu wachsen.

Auch das Muskelgewebe bildet sich bereits sehr früh. In der zehnten Woche kann das Baby bereits einfache Bewegungen ausführen. In der 20. bis 24. Woche ist das Muskel-Skelett-System so weit entwickelt, dass der Fötus die Glieder beugen und strecken kann. Im letzten Trimester braucht der Fötus 250–350 mg Calcium am Tag für die Knochenbildung. Auch die Muskelmasse wächst rapide, sodass das Baby in den letzten zehn Wochen vor der Geburt sein Gewicht verdoppelt.

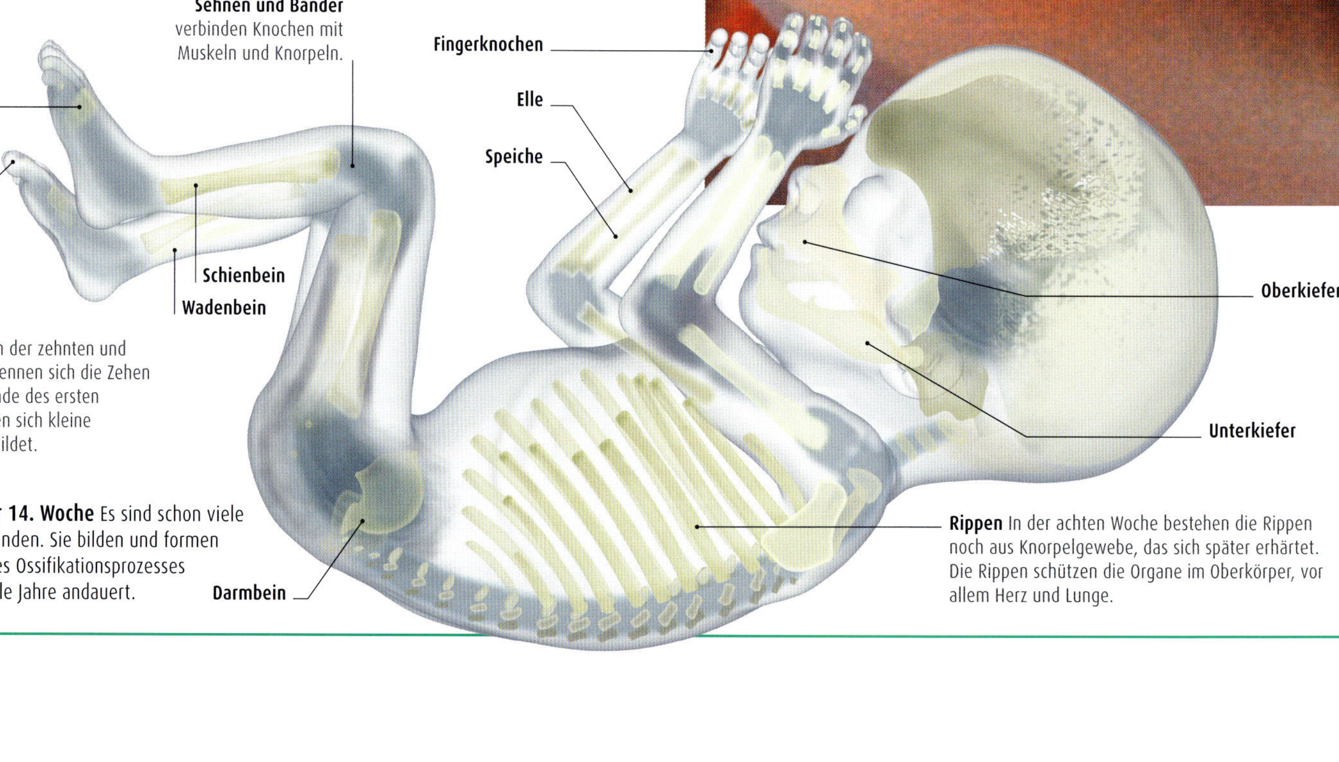

Skelett in der 14. Woche Es sind schon viele Knochen vorhanden. Sie bilden und formen sich im Lauf des Ossifikationsprozesses weiter, der viele Jahre andauert.

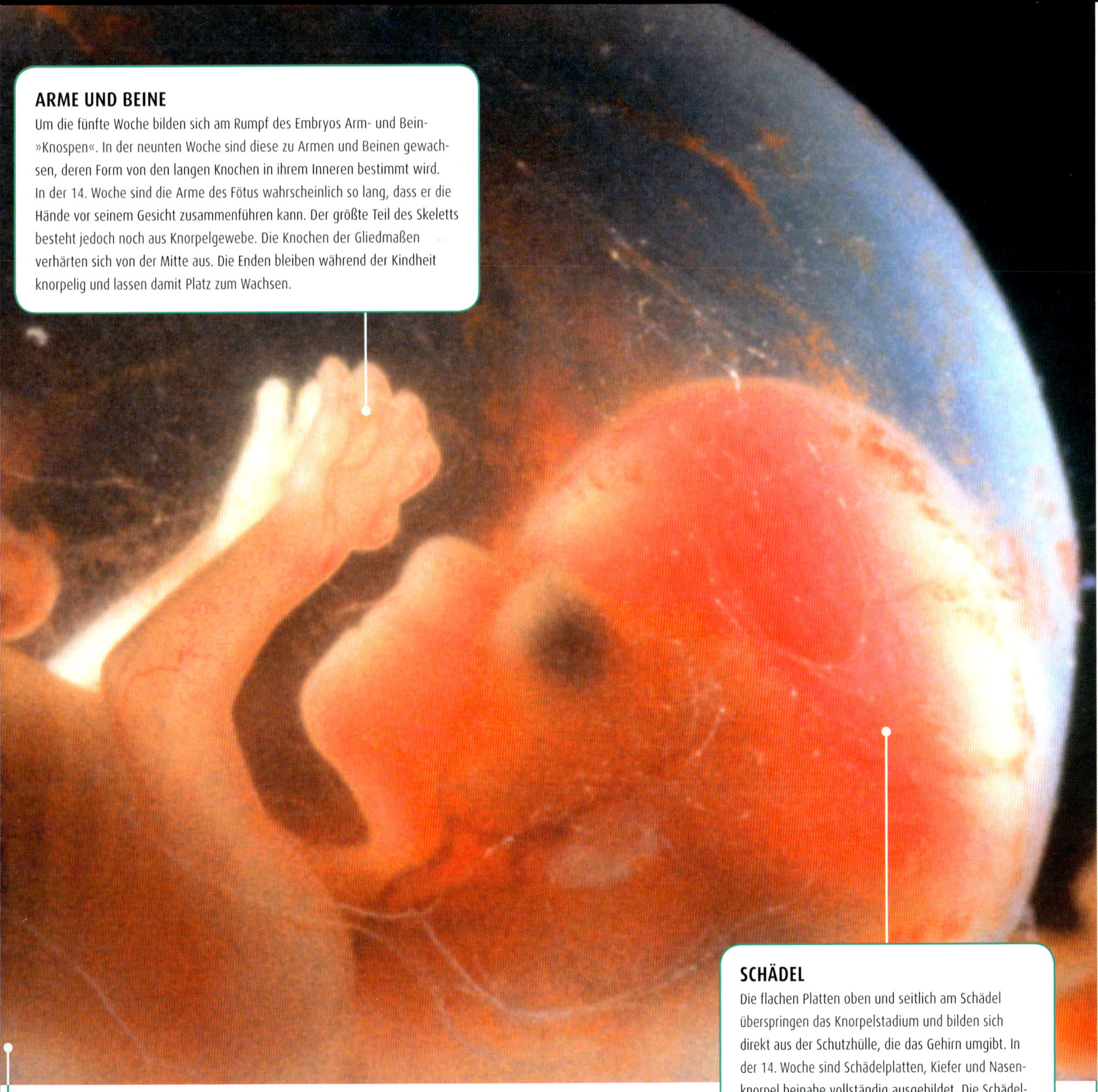

ARME UND BEINE

Um die fünfte Woche bilden sich am Rumpf des Embryos Arm- und Bein-»Knospen«. In der neunten Woche sind diese zu Armen und Beinen gewachsen, deren Form von den langen Knochen in ihrem Inneren bestimmt wird. In der 14. Woche sind die Arme des Fötus wahrscheinlich so lang, dass er die Hände vor seinem Gesicht zusammenführen kann. Der größte Teil des Skeletts besteht jedoch noch aus Knorpelgewebe. Die Knochen der Gliedmaßen verhärten sich von der Mitte aus. Die Enden bleiben während der Kindheit knorpelig und lassen damit Platz zum Wachsen.

SCHÄDEL

Die flachen Platten oben und seitlich am Schädel überspringen das Knorpelstadium und bilden sich direkt aus der Schutzhülle, die das Gehirn umgibt. In der 14. Woche sind Schädelplatten, Kiefer und Nasenknorpel beinahe vollständig ausgebildet. Die Schädelplatten sind noch nicht fest miteinander verwachsen, sodass sich der kindliche Kopf bei der Geburt der Form des Beckens anpassen kann.

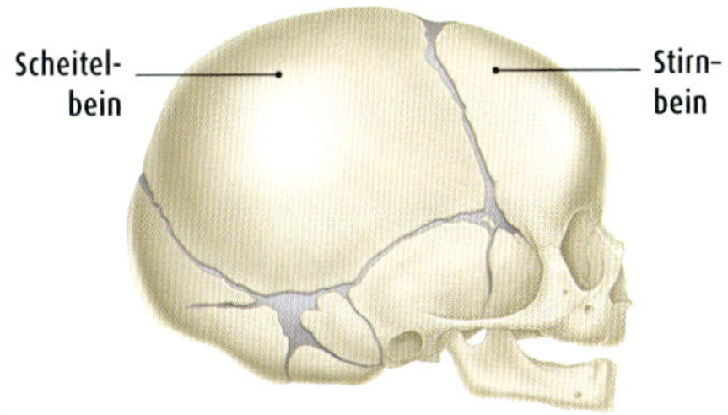

WIRBELSÄULE

In der fünften Woche bilden sich am Rücken des Embryos ein rudimentäres Rückenmark und sogenannte Somiten (Seite 49). Die Wirbel entstehen, indem sich Teile der Somiten (Sklerotome) in Hälften aufspalten, sodass die Nerven des Rückenmarks hindurchwachsen und sich mit den neu entstandenen Muskeln verbinden können. Die Skelettmuskeln bilden sich um die siebte Woche aus einem anderen Teil der Somiten (Myotome). Muskelgruppen entstehen zuerst am Rückgrat, dann an Rumpf und Gliedern.

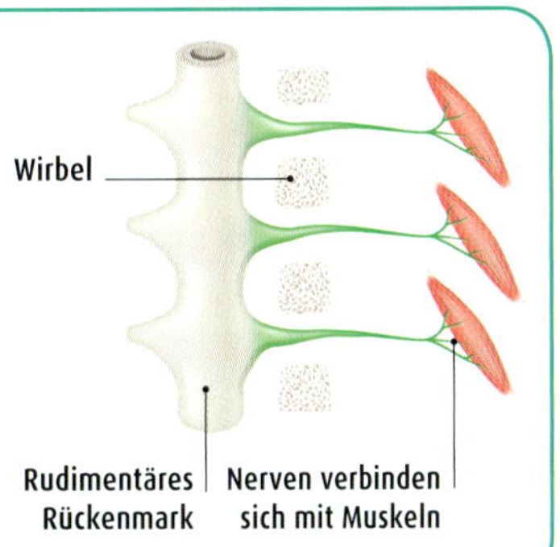

F Wann ist die Lunge meines Babys ausgereift? Wie funktioniert sein Atemsystem ohne Luft?

Um die 36. Woche ist die Lunge des Fötus so weit entwickelt, dass er selbstständig atmen kann (ab dann gelten Babys als »voll ausgetragen«). Doch die Lunge kann sich erst entfalten, wenn sie in Kontakt mit Luft kommt. Deshalb setzt die Atmung erst nach der Geburt ein.

Das Atemsystem besteht nicht nur aus der Lunge, sondern auch aus Nase, Kehlkopf, Rachen und Luftröhre. All das ensteht aus einem langen Rohr – dasselbe, aus dem sich auch das Verdauungssystem formt (Seite 157). In der 36. Woche ist die Lunge der meisten Föten voll ausgereift. Sie enthält reichlich Surfactant, eine Substanz, die verhindert, dass die Lungenbläschen (Alveolen) beim Ein- und Ausatmen zusammenfallen. Erst dadurch ist selbstständiges Atmen möglich. Zu früh geborene Babys erhalten durch ein ventilatorähnliches Gerät Hilfe beim Atmen oder ihr Sauerstoffspiegel wird im Brutkasten kontrolliert.

Die Abbildungen zeigen die Entstehung der Lunge als Knospe, die sich langsam verästelt, bis sie um die 36. Schwangerschaftswoche voll ausgereift ist.

DIE ENTSTEHUNG DER LUNGE

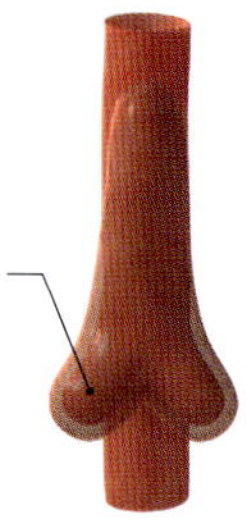

Lunge in der fünften Woche Die Lungenknospe bildet zwei Äste aus, die zur linken und rechten Hauptbronchie werden. Aus jeder Lungenknospe entsteht eine Lunge.

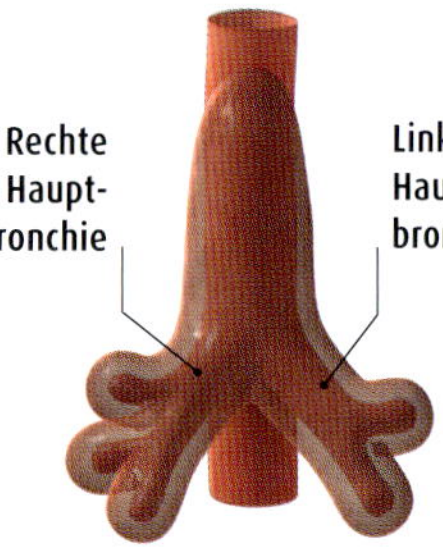

Lunge in der sechsten Woche Die linke Bronchie verzweigt sich in zwei Knospen, die rechte in drei.

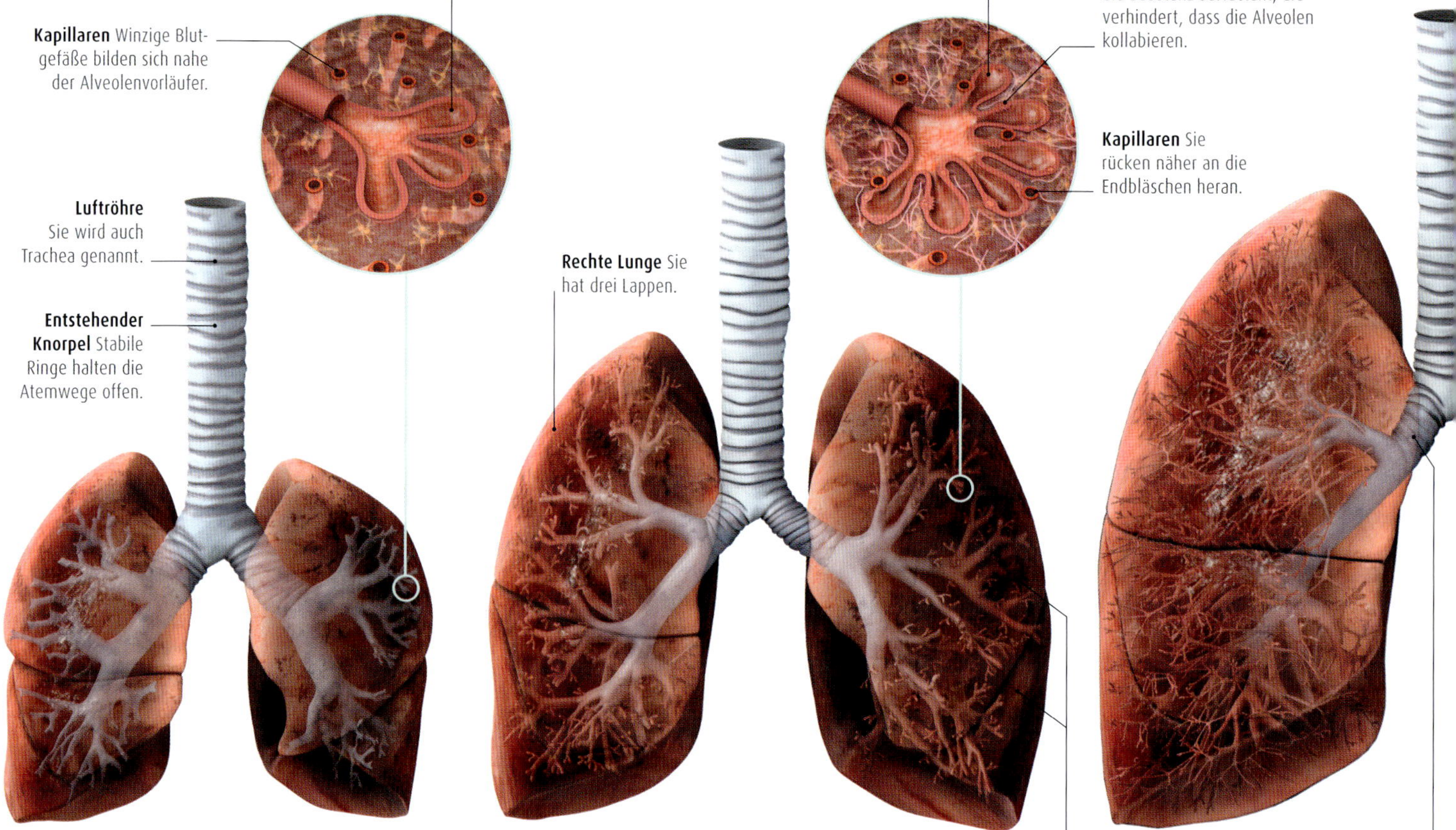

Lunge in der 16. Woche Der Bronchialbaum verzweigt sich in 19 Segmentbronchien: neun im linken Lungenlappen und zehn im rechten. Der linke Lappen hat ein Segment weniger, weil die linke Lunge kleiner ist, um Platz für das Herz zu schaffen.

Lunge in der 28. Woche Es gibt schon »Endbläschen«, aus denen Alveolen werden – die Lungenbläschen, über die Sauerstoff und Kohlendioxid ausgetauscht werden. Bis zum ersten Atemzug sind sie mit Fruchtwasser gefüllt. Die Alveolen bilden Surfactant, eine Flüssigkeit, die sie vor dem Zusammenfallen bewahrt.

Linke Lunge Sie besitzt nur zwei Lappen, damit das Herz Platz hat.

Rechte Hauptbronchie Sie ist größer und steht in einem steileren Winkel als die linke Hauptbronchie.

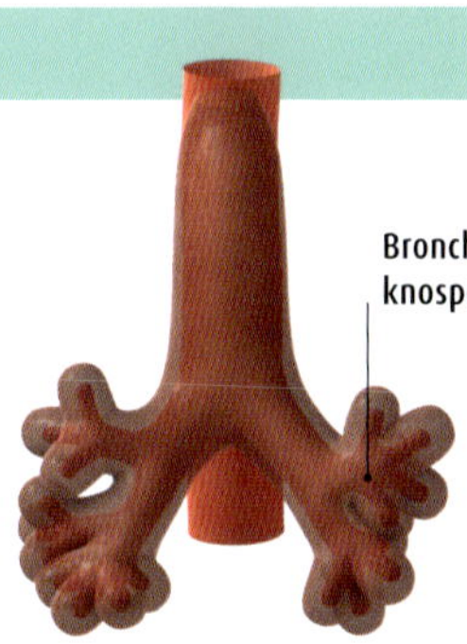

Lunge in der siebten Woche Die Bronchialknospen vervielfältigen sich. Aus den sekundären Knospen entspringen tertiäre Knospen.

Blut-Luft-Schranke Die Wände der Alveolen sind jetzt so dünn, dass Gas durch sie in die Kapillare gelangt.

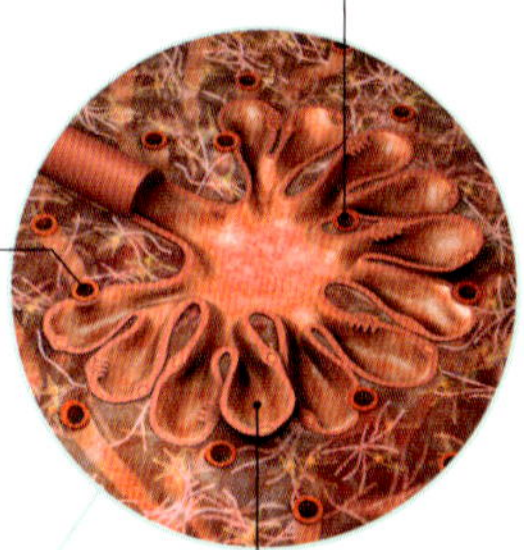

Alveolen Die Endbläschen verfeinern sich jetzt zu Alveolen; diese bilden sich vor und nach der Geburt.

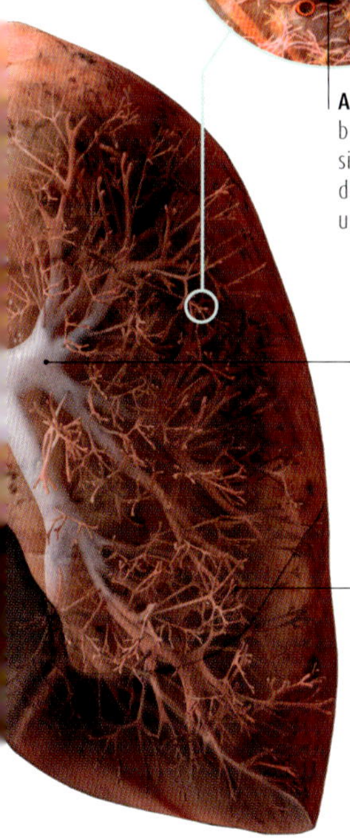

Bronchien Sie bilden die Hauptäste der Lunge. Die Bronchien sind in Binde- und Muskelgewebe eingebettet.

Bronchiolen Sie bestehen aus glatter Muskulatur und bilden die Enden der Bronchien.

Lunge in der 36. Woche Die Entwicklung der Lunge ist in der Regel abgeschlossen. Aus den Endbläschen wurden dünnwandige Alveolen, die den Austausch von Sauerstoff und Kohlendioxid zwischen der Lunge und dem Blutkreislauf ermöglichen.

F Im Ultraschall sah es neulich so aus, als ob mein Baby atmet. Kann das sein?

Schon ab der zehnten Schwangerschaftswoche kann es so aussehen, als ob Ihr Baby atmet. Die Atembewegungen sind jedoch nur unwillkürliche Anspannungen der Muskeln, die sich um die Lunge herum bilden. Diese Kontraktionen sollen das Wachstum von Muskeln und Lungengewebe anregen. Zunächst sind es nur kurze, etwa zehnsekündige Sequenzen, doch ab der 38. Schwangerschaftswoche ist ein regelmäßiges Muster von 40 »Atemzügen« pro Minute erkennbar, genauso wie das Baby nach der Geburt tatsächlich atmen wird. Schon in der 24. Woche synchronisieren sich die Atembewegungen mit dem Rhythmus des Herzschlags, so wie es auch nach der Geburt der Fall sein wird.

F Warum ertrinkt mein Baby nicht im Fruchtwasser?

Der Fötus ertrinkt deshalb nicht im Fruchtwasser, weil er im Uterus nicht atmen muss. Für alle Lebewesen ist es wichtig, Sauerstoff aufzunehmen und Kohlendioxid abzugeben, doch dieser Gasaustausch muss nicht unbedingt durch Atmen erfolgen. Beim Fötus wird er zum Beispiel von der Plazenta übernommen. Der Blutkreislauf im Körper des Ungeborenen umgeht die Lunge und fließt stattdessen zur Plazenta, um dort Sauerstoff zu tanken. Kommt das Baby nach der Geburt mit Luft in Kontakt, lösen Temperaturrezeptoren in seiner Haut die Absorption des Fruchtwassers in den Luftbläschen der Lunge aus. Der Kreislauf zur Plazenta schließt sich, stattdessen wird der Lungenkreislauf eröffnet. Das Baby macht seinen ersten Atemzug und die Lungen übernehmen nun die Aufgabe der Atmung. Bevor das System, das dem Körper Sauerstoff über die Lunge zuführen soll, nicht effektiv mit seiner Arbeit begonnen hat, ist es für Ihr Baby tatsächlich unmöglich, zu ertrinken.

Schon gewusst?

Die Lunge Ihres Babys entwickelt sich bis zu seinem neunten Lebensjahr weiter. Es bilden sich neue Bronchialäste und Alveolen, durch die sich die Lungenkapazität erhöht, um den Anforderungen der Jugend und des Erwachsenenalters gerecht zu werden.

F Wie früh kann man sagen, ob es ein Mädchen oder ein Junge wird?

Auch wenn das Geschlecht des Babys schon bei der Empfängnis festgelegt wird, lässt es sich frühestens in der 14. Schwangerschaftswoche erkennen. Tatsächlich sehen männliche und weibliche Föten einige Wochen lang völlig gleich aus, weil ihre Genitalien sich aus derselben Gewebestruktur bilden. Dabei handelt es sich um die sogenannten Geschlechtswülste mit dem Genitalhöcker. Bei Jungen entstehen aus den Wülsten die Hodensäcke, während der Höcker sich zu einem Penis verlängert. Bei Mädchen werden die Wülste zu den äußeren Schamlippen und der Höcker schrumpft zur Klitoris. In der 14. bis 17. Woche haben sich die Genitalien eindeutig differenziert und weit genug entwickelt, um deutlich erkennbar zu sein.

Die inneren Geschlechtsorgane beginnen sich um die neunte Woche zu bilden. Wenn Ihr Baby ein Y-Chromosom hat (was es zu einem Jungen macht), erschaffen die Geschlechtszellen Hoden, Hodenkanälchen und Samenleiter. Ist es ein Mädchen, entstehen Eierstöcke, Uterus und Eileiter. Die Eierstöcke eines Fötus enthalten Millionen von Oozyten (unreife Eizellen) – den gesamten Bestand an Eizellen einer Frau. Weibliche und männliche Geschlechtsorgane wandern nach der 25. Woche hinab auf ihre korrekten Positionen. Die Hoden haben den weitesten Weg bis in die Hodensäcke. Daher befinden sie sich manchmal noch nicht an Ort und Stelle, wenn das Baby zur Welt kommt.

Bei der Geburt besitzt die Lunge des Babys etwa **50–70 Millionen Alveolen.** Jede einzelne ist mit **Hunderten** winziger **Blutgefäße** für den Austausch von **Sauerstoff** und **Kohlendioxid** ausgestattet.

F Wie viele Wochen dauert es, bis das Gesicht entstanden ist?

Beim ersten Ultraschallscan um die 12. Woche sind die Gesichtszüge des Babys deutlich erkennbar – sie haben nämlich schon in den ersten Wochen nach der Empfängnis begonnen, sich zu entwickeln.

DIE ENTWICKLUNG VON GESICHT UND GESICHTSZÜGEN BIS ZUR 12. WOCHE

Die nachfolgende Tabelle zeigt einige der wichtigsten Meilensteine in der Entwicklung des Gesichtes bis zur 12. Woche:

WOCHE	ENTWICKLUNGSSTAND
6	» Auf beiden Seiten des Kopfes bilden sich dunkle Flecken, aus denen die Augen entstehen werden. Zuerst sind dies nur »Augenbecher«, die durch einen »Augenstiel« mit dem Gehirn verbunden sind. Die Becher werden schließlich zu Netzhaut (der »Leinwand« im Inneren des Auges) und Iris (dem farbigen Teil des Auges). » Die Ohren nehmen als winzige Vertiefungen an den Seiten des Kopfes ihren Anfang. Gehörgänge, die den Schall ins Ohr leiten sollen, formen sich aus.
7	» In den Augen bilden sich Linsen. Sie entstehen, indem sich bestimmte Ektodermzellschichten einstülpen. Aus Hautfalten auf beiden Seiten des Auges entwickeln sich die Augenlider. » Auf beiden Seiten des Kopfes bilden sich Hautfalten, aus denen die Ohrmuscheln entstehen. » Nasenlöcher erscheinen im Gesicht und die Nase beginnt sich zu formen.
8	» Veränderungen in der Ektodermschicht des Embryos bewirken, dass beide Seiten des Gesichtes zusammenwachsen und der Mund entsteht. » Die Pigmentierung der Iris setzt ein, durch die das Baby seine Augenfarbe erhält (Seite 168). » Die Zunge beginnt sich zu bilden, zunächst über der Platte, die später zum Gaumen wird.
9	» Die Augen können sich jetzt in den Augenhöhlen bewegen. » Auf der Zunge haben sich Geschmacksknospen herausgebildet.
10	» Die Nase wächst nach vorne und gibt dem Embryo ein menschlicheres Aussehen. » Die Augenlider schließen sich über den Augäpfeln und schützen so die sich entwickelnden Netzhäute vor Schäden durch Licht, das durch die Bauchwände eindringt. » Mund und Lippen sind vollständig ausgebildet. » Die Ohrmuscheln sehen jetzt schon so aus wie bei der Geburt, aber im Inneren des Ohres gibt es noch einiges zu tun, bevor das Baby hören kann.
11	» Der Gaumen ist komplett ausgeformt. » Zahnknospen bilden sich, aus denen sich später die Milchzähne und die bleibenden Zähne entwickeln werden.
12	» Am größer werdenden Kopf wandern Augen und Ohren nach oben. Die Augen gelangen außerdem zur Vorderseite des Kopfes, bis sie mehr oder weniger in der Endposition sind. Das Baby kann jetzt Mund, Kiefer und Zunge zum Gähnen und Schlucken benutzen.

F Hört mich mein Baby, wenn ich ihm vorsinge? Kann es auch meinen Partner singen hören?

Die meisten Ärzte sind sich einig, dass schon ein 14 Wochen alter Fötus auf vertraute Klänge mit einer Beschleunigung des Herzschlags reagiert. Ganz gewiss sind jedoch in der 16. Woche die drei Knochen, die den Schall in das Innenohr leiten, weit genug entwickelt, sodass man davon ausgehen kann, dass Ihr Baby hört, was in Ihrem Körper vorgeht. Es hört das Rauschen Ihres Blutes, den Herzschlag und die Verdauungsgeräusche. Studien zeigten, dass der Fötus in der 24. Woche den Kopf dreht, wenn er bekannte Laute wahrnimmt – insbesondere den Klang Ihrer Stimme. Geräusche außerhalb des Uterus hört er zwar nur gedämpft wie unter Wasser, aber eine andere Stimme als Ihre immer wieder zu hören reicht aus, um mit ihr vertraut zu werden, selbst wenn sie sich anhört wie unter Wasser. Deshalb kann es Ihren Partner über seinen Gesang gut kennenlernen.

F Wenn mein Baby Geschmacksknospen entwickelt, kann es dann das Fruchtwasser schmecken?

Absolut! Etwa zur selben Zeit, wie das Ungeborene schlucken lernt (um die 16. Woche), entwickeln sich Rezeptoren auf der Zunge, sodass die Geschmacksknospen den Geschmack des Fruchtwassers deuten können. Dieses ist nämlich alles andere als geschmacklos: Es schmeckt salzig und nach dem, was Sie kürzlich gegessen haben, vor allem nach starken Aromen wie Gewürze, Zwiebeln und Knoblauch. Sehen Sie das als gute Gelegenheit, das Baby an Ihre Lieblingsspeisen zu gewöhnen – vor allem natürlich an die gesunden, die es später einmal essen soll!

F Wann entsteht die Haut des Babys und wie sieht sie aus?

Die Haut beginnt sich schon dann zu bilden, wenn aus der Blastozyste ein Embryo wird (Seite 152), aber bis weit ins zweite Trimester hinein ist sie dünn und durchscheinend, sodass die Nährstoffe aus dem Fruchtwasser leicht ihre Zellen durchdringen können. In der 15. Schwan-

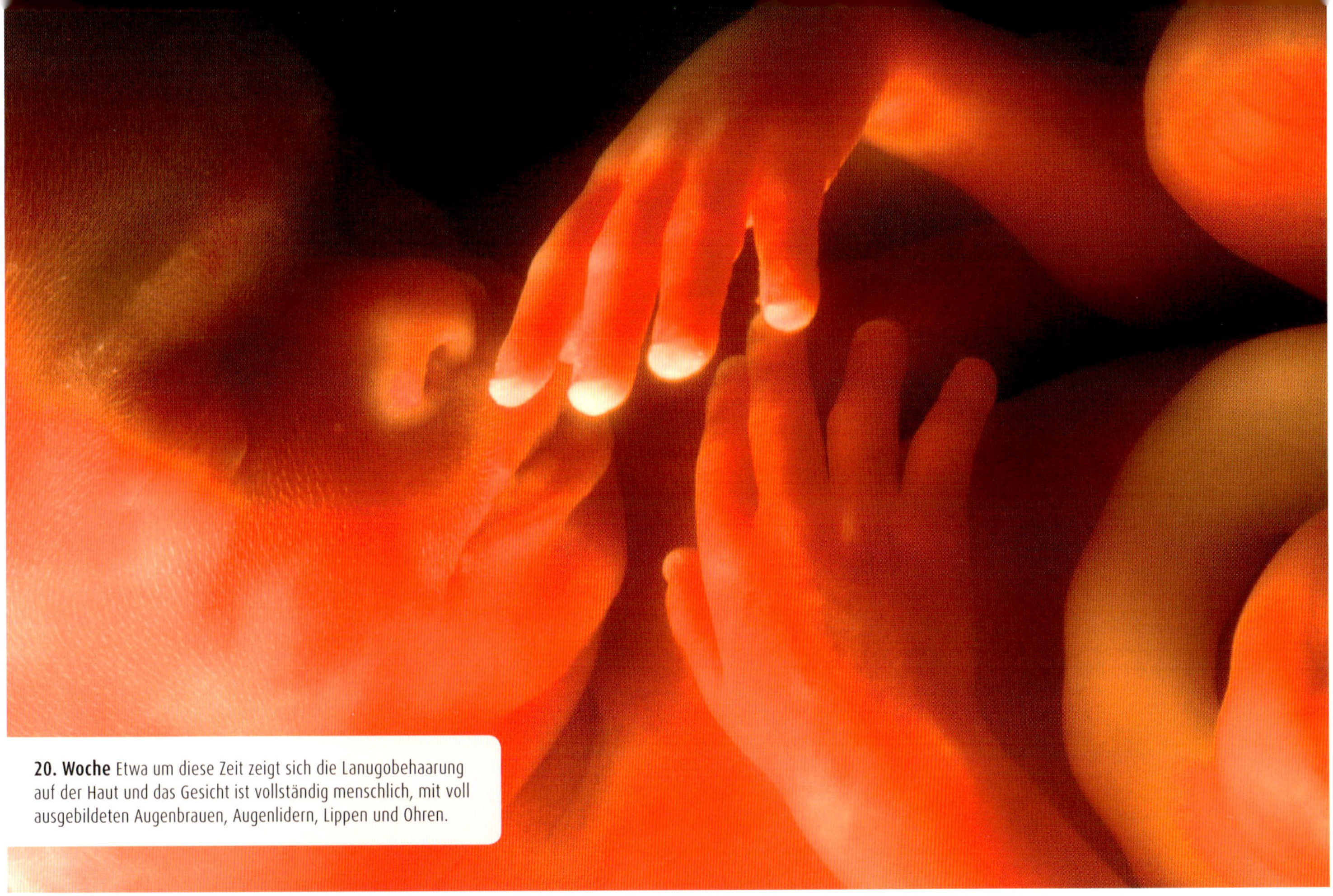

20. Woche Etwa um diese Zeit zeigt sich die Lanugobehaarung auf der Haut und das Gesicht ist vollständig menschlich, mit voll ausgebildeten Augenbrauen, Augenlidern, Lippen und Ohren.

gerschaftswoche besteht die durchsichtige Hülle aus den drei Hautschichten, die wir alle haben – die Epidermis als oberste Schicht, die Dermis in der Mitte und die Hypodermis als unterste Schicht. Bis zur 32. Woche ist die Haut dünn und durchlässig und ohne Pigmentierung.

Das feine, flaumige Lanugohaar ist das erste Haar, das die Haarbälge produzieren. Es erscheint für gewöhnlich um die 20. Schwangerschaftswoche und fällt zwischen der 28. und 32. Woche wieder aus. Manchmal ist es bei der Geburt noch vorhanden, verschwindet dann aber innerhalb weniger Tage oder Wochen. Lanugo bewirkt, dass die Käseschmiere (Vernix caeseosa, eine weiße, schmierige Substanz) auf der Haut des Fötus haften bleibt. Die Vernix erscheint etwa ab der 20. Woche und bedeckt in der 32. Woche den größten Teil des Körpers. Sie besteht aus Hautzellen, fötalem Hautfett und Lanugo. Die Käseschmiere hält die Haut des Babys feucht und schützt sie vor dem Fruchtwasser, das vor allem gegen Ende der Schwangerschaft sehr viel fötalen Urin enthält. Manchmal ist die Käseschmiere bei der Geburt noch vorhanden und erfüllt dann die Funktion eines Gleitmittels, das dem Baby den Weg durch den Geburtskanal erleichtert. Reste der Vernix sind nach der Geburt oft in den Hautfalten des Babys zu finden.

F Kann mein Baby im Uterus schon riechen?

Das weiß man nicht genau. Schon ab der 15. Schwangerschaftswoche ist das Baby mit allem ausgestattet, was es zum Riechen braucht. Da Aromen aber eher über die Luft als über Flüssigkeiten wahrgenommen werden, nahm man bisher an, dass der Geruchssinn erst nach der Geburt funktioniert.

Neuere Forschungen stellen diese Annahme jedoch in Frage. Da das Neugeborene sofort vom Geruch der Muttermilch angezogen wird, geht man davon aus, dass es im Uterus bereits einem ähnlichen – und deshalb bekannten – Geruch ausgesetzt gewesen sein muss.

F Hat mein Baby im Bauch die ganze Zeit die Augen zu?

Nein. Irgendwann zwischen der 26. und 28. Woche kneift es als Reaktion auf helles Licht die Augen zusammen und beginnt zu blinzeln. In diesem Stadium ist die Netzhaut schon voll entwickelt, deshalb kann ihm das helle Licht nicht mehr schaden. Außerdem bieten ihm jetzt auch Augenbrauen und Wimpern zusätzlichen Schutz.

F Kann mein Baby im Bauch Tränen vergießen?

Am Ende des ersten Trimesters hat das Baby schon Tränendrüsen und -kanäle. Sie sind wichtig, damit die Augäpfel immer feucht bleiben. Ob der Fötus damit aber auch schon Tränen vergießen kann, ist nicht bekannt. Wir wissen lediglich, dass ein Fötus auf laute Geräusche mechanisch mit Zeichen des Unbehagens wie etwa Grimassen reagiert.

Schon gewusst?

- » In der 8. Woche verfügt das Ungeborene schon über seinen ersten Sinn – den Tastsinn.
- » In der 18. Woche hat es Rillen in den Fingerspitzen, die seinen Fingerabdruck einzigartig machen.
- » In der 23. Woche ist es mit einem feinen Haarflaum, dem Lanugohaar, bedeckt. Bis zur Geburt bildet sich dieses jedoch in den meisten Fällen wieder zurück.

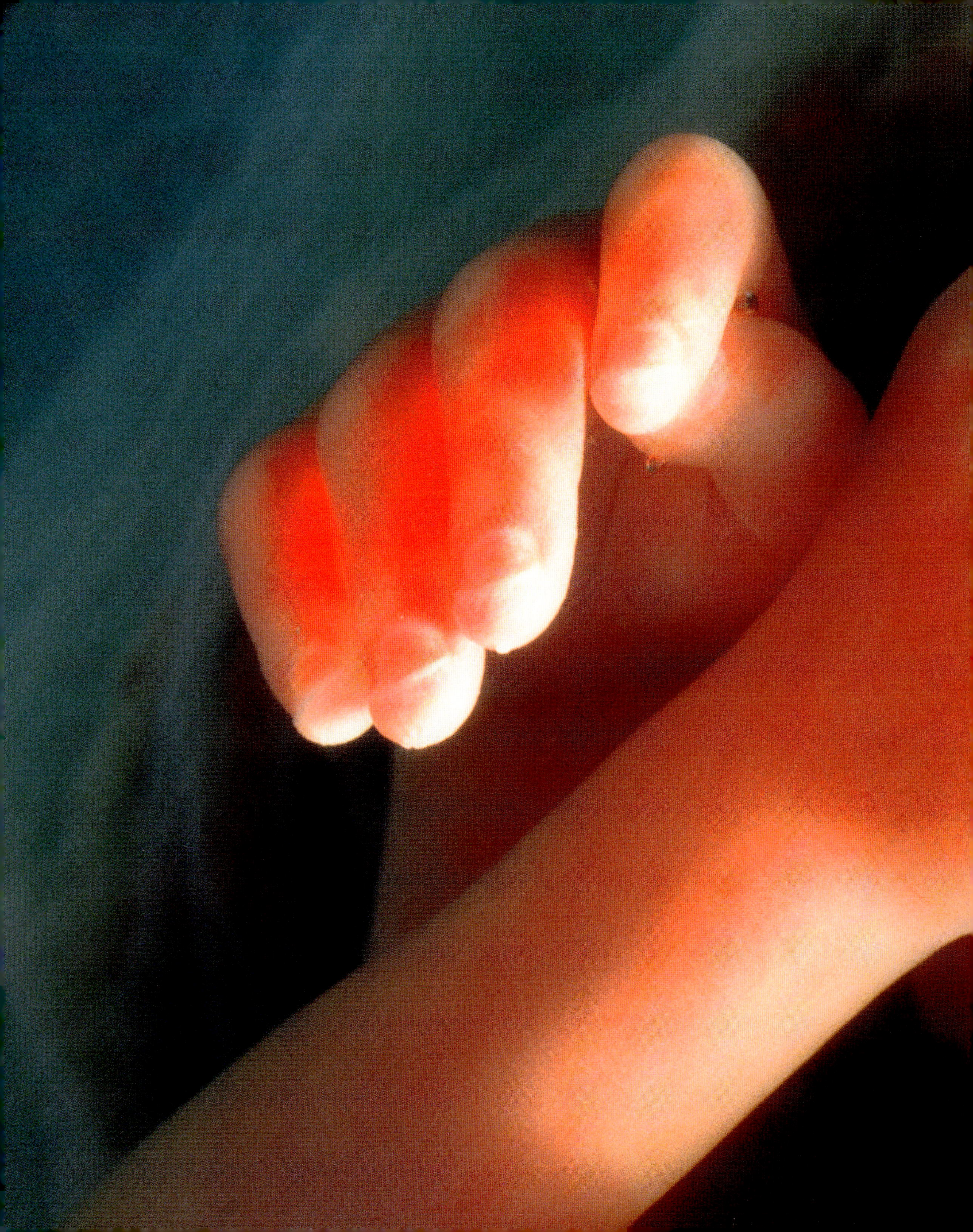

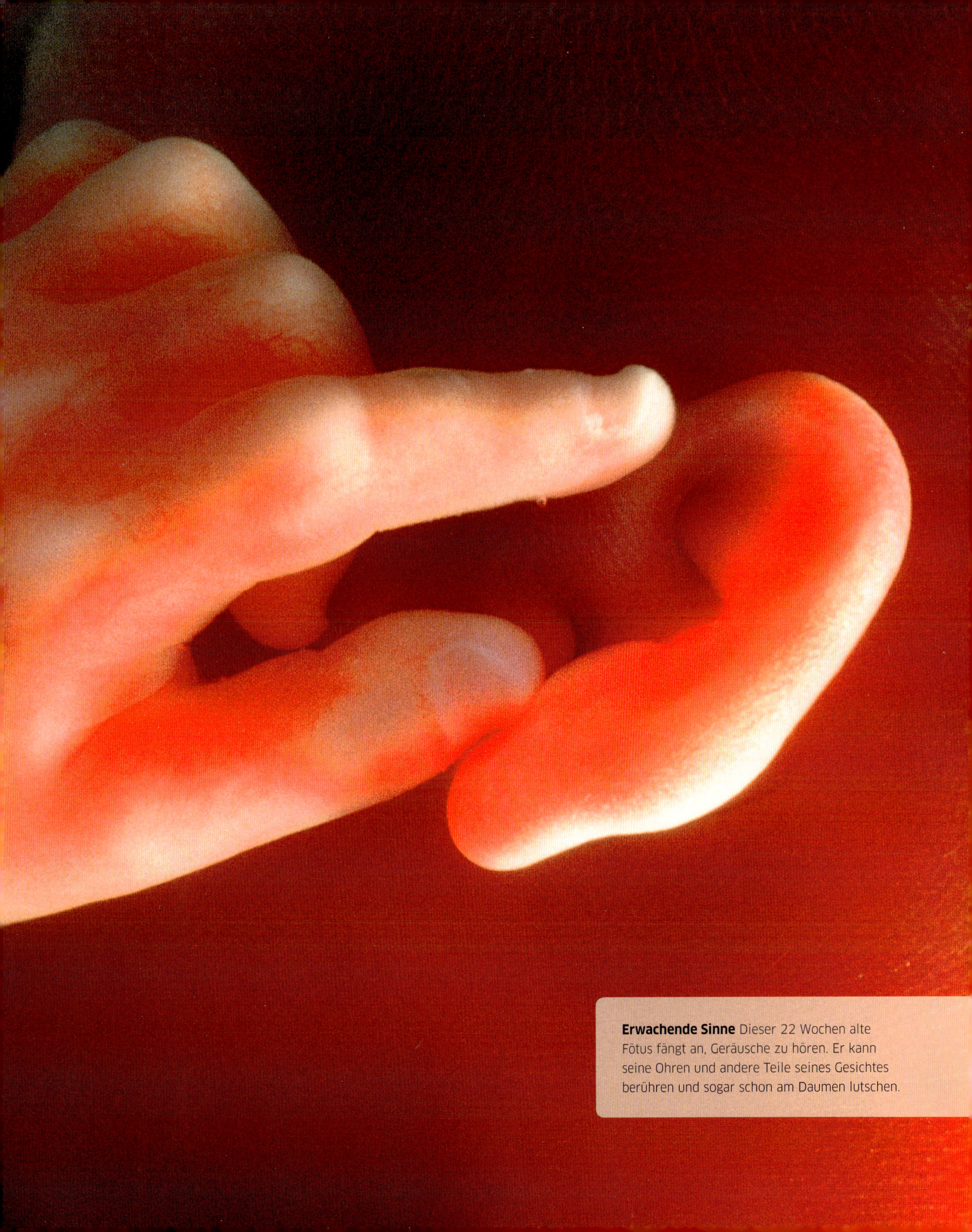

Erwachende Sinne Dieser 22 Wochen alte Fötus fängt an, Geräusche zu hören. Er kann seine Ohren und andere Teile seines Gesichtes berühren und sogar schon am Daumen lutschen.

Wir können allgemein über die **Entwicklung eines Babys** sprechen – wie sich die Organe bilden, wann es reif ist für die Geburt –, aber mit Sicherheit lässt sich nur sagen, dass **Ihr Baby einzigartig** sein wird. Von der Haartolle bis zu den Fußabdrücken wird keines seiner Merkmale exakt denen eines anderen Menschen gleichen.

Ihr einzigartiges Baby

Was macht Babys einzigartig?

Einzigartigkeit entspringt vor allem aus zwei Quellen. Zunächst erhält das Baby aus der »Chromosomensuppe« seiner beiden Elternteile einen Satz Gene, die bereits im Uterus oder auch erst nach der Geburt an- oder abgeschaltet werden können. Als zweiter Faktor beeinflusst und formt die Umwelt (vom Wohnort bis hin zu Ihren Moral- und Wertvorstellungen) die Art, wie Ihr Kind seine Welt sieht und erlebt. Das führt nicht nur dazu, dass es lernt, bewusst auf seine Umgebung zu reagieren – das sogenannte erlernte Verhalten –, es hat auch Auswirkungen auf seinen Körper: Sein genetischer Code verändert sich, um sich der Lebensweise anzupassen. In den Urzeiten der Menschheit war das überlebenswichtig.

Gene sind die Bausteine der DNA – des vererbten Bauplans, der sich in jeder Zelle des Körpers befindet. Die Gene bestimmen Augen- und Haarfarbe, die Fingerabdrücke sowie geerbte Wesenszüge und Krankheiten. Sie befinden sich auf den Chromosomen, die das Baby von seinen Eltern erhält. Derzeit geht die Wissenschaft davon aus, dass sich auf den 23 Chromosomenpaaren eines Menschen rund 24 000 Gene befinden. Außer den zwei Chromosomen, die das Geschlecht bestimmen, besitzt ein Chromosom von jedem Gen zwei Ausfertigungen. Jedes Gen besteht zudem aus Varianten seiner selbst, die Allele genannt werden. Diese können rezessiv oder dominant sein. Die dominanten Allele »überwältigen« die rezessiven, sodass ein einzigartiges körperliches, geistiges und emotionales Rezept für jedes Lebewesen entsteht.

Gehirn und Umwelt

Die Gene liefern das Rohmaterial, aber andere einzigartige Aspekte – wie zum Beispiel die Persönlichkeit des Babys, wie es lernt, wie es auf Anregungen aus seiner Umgebung reagiert, wie sich sein Intellekt äußert und wie es Beziehungen knüpft – hängen davon ab, wie es seine Umwelt erlebt.

Vom Moment der Geburt an warten große Bereiche im Gehirn nur darauf, Nervenverbindungen zu knüpfen. Dazu sind Informationen nötig, die das Baby von seiner Umwelt erhält. Das Gehirn arbeitet dabei so rasant, dass mit 24 Monaten nur noch kleine Gehirnareale unverknüpft sind. Mit drei Jahren hat das Baby wesentlich mehr Verbindungen, als es benötigt. Deshalb werden jetzt unwichtige Verbindungen wieder gekappt und wichtige verstärkt, damit das Gehirn effizienter arbeiten kann.

Der Einfluss der Lebensweise auf unsere Gene ist vor allem im Hinblick auf Erbkrankheiten wichtig. Durch sie lässt sich beispielsweise das Gen für die vererbte Neigung zu Herzleiden an- oder abschalten.

F Welchem Familienmitglied wird mein Baby am meisten ähneln?

Ihr Baby kann Züge und Eigenschaften von verschiedenen Verwandten haben – das Haar der Tante, den Humor des Cousins oder die Nase Ihrer Mutter. Die Erklärung dafür liegt in der Funktionsweise der DNA und den Regeln der Vererbung.

Ihr Baby teilt die Hälfte seiner DNA mit Ihnen, die andere mit Ihrem Partner. Sie beide wiederum teilen die Hälfte Ihrer Gene mit jedem Ihrer Elternteile. Das bedeutet, Ihr Baby teilt ein Viertel seiner Gene mit Ihren Eltern – seinen Großeltern.

In jeder Generation werden die Gene neu gemischt. Bei der Empfängnis erhält der Embryo 23 Chromosomen von der Eizelle der Mutter und 23 vom Spermium des Vaters. Sie bilden gemeinsam einen Satz von 46 Chromosomen und enthalten die Gene, die Sie weitervererben. Wenn das Spermium die Eizelle befruchtet, kommen die Chromosomen zusammen und tauschen Gene nach dem Zufallsprinzip aus.

Auch wenn Geschwister ihre Gene von denselben Eltern erhalten, müssen es nicht unbedingt dieselben Gene oder dieselben dominanten Allele sein. Jedes Elternteil gibt eine von zwei Ausfertigungen eines jeden Gens an seine Kinder weiter, aber da diese Exemplare nicht identisch sind, sondern Varianten enthalten, vererben die Eltern nicht immer dieselbe Version eines Gens an ihre Kinder. Tatsächlich ist die Zahl der Kombinationsmöglichkeiten unendlich.

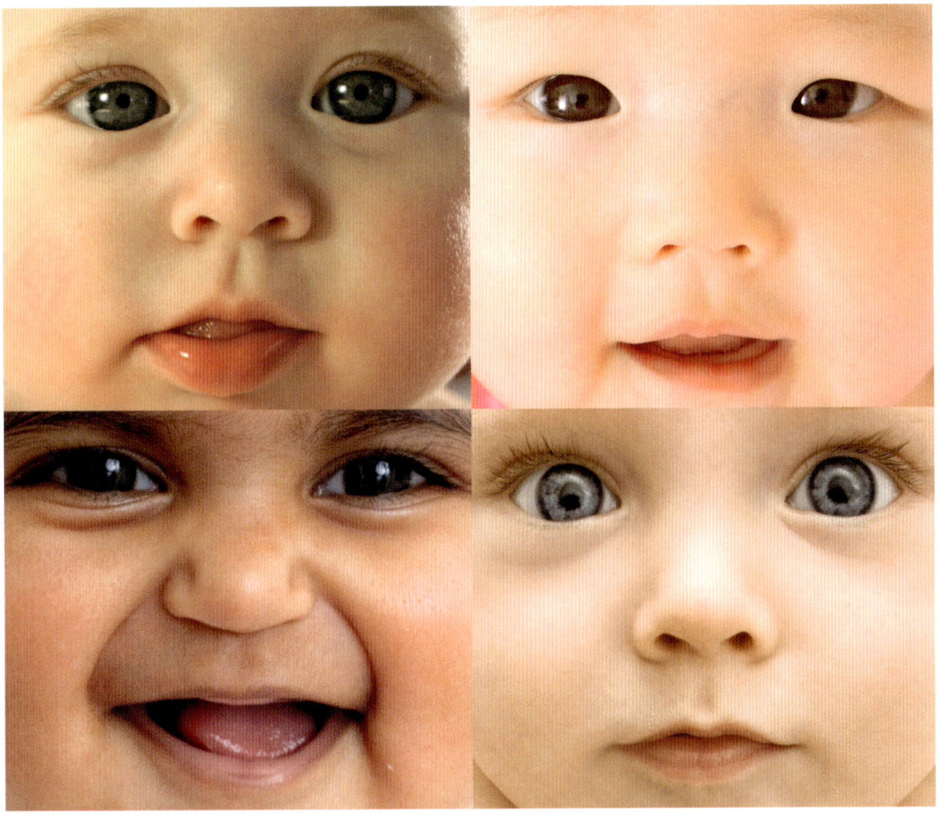

Blaue Augen, braune Augen, verschiedene Augen- und Nasenformen Menschen sind erstaunlich unterschiedlich. Das liegt sowohl an der genetischen Vererbung als auch an verschiedenen Umweltfaktoren.

F Wodurch entscheidet sich, ob es ein Junge oder ein Mädchen wird?

Das Geschlecht Ihres Babys wird durch bestimmte Chromosomen festgelegt – jene röhrenähnlichen Gebilde, die seinen einzigartigen genetischen Bauplan enthalten. Normalerweise hat jeder Mensch 23 Chromosomenpaare; jedes Paar besteht aus einem Chromosom von jedem Elternteil. Über das Geschlecht des Kindes entscheidet das 23. Chromosomenpaar: Die Eizelle der Frau steuert immer ein (weibliches) X-Chromosom bei, das Spermium kann jedoch ein (weibliches) X-Chromosom oder ein (männliches) Y-Chromosom liefern. Besteht das 23. Chromosomenpaar aus zwei X-Chromosomen wird der Embryo ein Mädchen, bei einer XY-Kombination entsteht ein Junge.

F Beeinflussen Umweltfaktoren das Aussehen meiner Kinder, auch wenn sie dasselbe Geschlecht haben?

Selbst wenn Kinder im selben Haushalt aufwachsen, sind sie nie zu jeder Zeit in derselben Umgebung. Sie haben verschiedene Zimmer, verschiedene Lehrer und erleben verschiedene Emotionen. Das Größenwachstum wird teilweise von der Nahrung beeinflusst. Das erste Kind wurde vielleicht mit Karotten entwöhnt, das zweite mit der Nahrung, die das ältere Geschwisterkind jetzt isst. Auch was Sie selbst essen, spielt eine Rolle. Hat sich Ihr Geschmack zwischen zwei Schwangerschaften geändert, ist das zweite Kind anderen Einflüssen ausgesetzt als das erste – das kann sich auf körperliche Merkmale auswirken.

F Bestimmen die Gene, ob mein Baby später einmal übergewichtig sein wird?

Nein, aber es kann eine Neigung dazu erben, wenn Übergewicht in der Familie liegt. In diesem Fall entscheiden allerlei Umweltfaktoren, ob das Baby dick wird oder nicht. Seine Essgewohnheiten, das Ausmaß an Stress oder die Freude am Sport können beeinflussen, ob die Gene für die Neigung zu starker Gewichtszunahme angeschaltet werden oder nicht.

Ihr Essverhalten in der Schwangerschaft spielt ebenfalls eine Rolle: Die Aromen wandern nämlich in das Fruchtwasser. Schmeckt es zum Beispiel hauptsächlich süß, gewöhnt sich das Baby in Ihrem Bauch daran und wird später vielleicht eine Abneigung gegen Gemüse entwickeln.

F Welche Augenfarbe wird mein Baby haben und wovon hängt sie ab?

Die Augenfarbe Ihres Babys hängt vom Zusammenspiel dominanter und rezessiver Allele (Seite 166) ab.

Jeder Mensch hat zwei Allele (Genvarianten) für die Augenfarbe und andere Eigenschaften, jeweils ein Allel von jedem Elternteil. Dabei ist das braune Allel (B) dominant und das blaue Allel (b) rezessiv. Kommen beide zusammen (Bb), dominiert Braun über Blau und das Ergebnis sind braune Augen. Für blaue Augen sind zwei blaue Allele (bb) nötig. Haben Sie und Ihr Partner braune Augen, Ihr Baby jedoch blaue, liegt das daran, dass Sie und Ihr Partner sowohl ein braunes als auch ein blaues Allel (Bb) haben.

Bei einer Bb-Mutter und einem Bb-Vater liegt die Chance bei 25 Prozent, dass ihr Kind blaue Augen haben wird. Sie steigt auf 50 Prozent, wenn einer von Ihnen bb und der andere Bb hat. Hat auch nur ein Elternteil BB, sinkt die Chance für blaue Augen auf null. Haben Sie beide blaue Augen (bb), wird Ihr Baby natürlich auch blaue Augen bekommen.

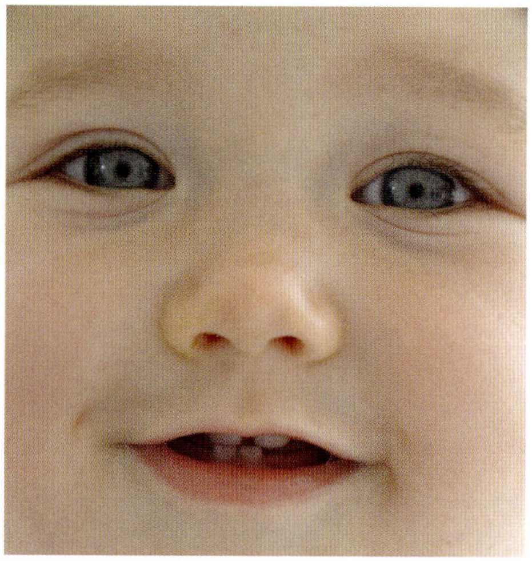

Blaue Augen Viele hellhäutige Babys haben zunächst blaue oder graue Augen. Es kann bis zu einem Jahr dauern, bis die Augen ihre endgültige Farbe angenommen haben.

Blau und Grün sind beides rezessive Allele. Sind nur diese beiden Allele vorhanden, verhalten sie sich kodominant. Das heißt, die Augenfarbe Ihres Babys kann blau, grün oder eine Mischung aus beiden Farben sein.

AUGENFARBE

Das Diagramm zeigt, wie Gene die Augenfarbe Ihres Babys bestimmen. Das Prinzip lässt sich

GENE UND AUGENFARBEN DER ELTERN

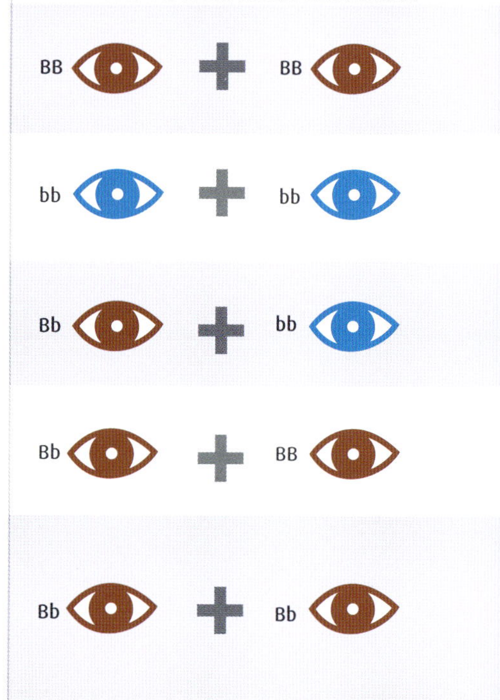

F Warum haben nicht alle braunen Augen denselben Farbton?

Das weiß man nicht genau. Zwar wird die Grundfarbe (braun, blau oder grün) durch ganz bestimmte Gene festgelegt, wie stark die Iris pigmentiert ist, hängt jedoch von einem oder vielleicht mehreren anderen Genen ab. Die Pigmentierung wird durch den Farbstoff Melanin verursacht, der sich nicht nur in der Iris, sondern auch in Haaren und Haut befindet. Hat also Ihr erstes Kind dunkelbraune und Ihr zweites Kind hellbraune Augen, enthalten die Augenfarben-Gene beider Kinder dominante braune Allele. Allerdings bewirken andere Gene einen unterschiedlichen Grad der Pigmentierung, sodass es zu unterschiedlichen Brauntönen kommt. Je mehr Melanin eingelagert wird, desto dunkler wird die Augenfarbe.

Farbenblindheit wird von einer Generation an die nächste vererbt und tritt **häufiger bei Männern** auf als bei Frauen.

F Wird unser Baby so groß wie sein Vater? Sieht man das schon nach der Geburt?

Die endgültige Körpergröße wird von den Genen beider Elternteile beeinflusst. Mit einer einfachen Formel lässt sich errechnen, wie groß Ihr Kind einmal werden wird: Sie addieren die Größe der Mutter und die des Vaters (in cm) und teilen die Summe durch 2. Bei einem Mädchen werden danach 6 cm abgezogen, bei einem Jungen 6 cm dazugezählt. Der Sohn einer 170 cm großen Mutter und eines 188 cm großen Vaters wird nach dieser Formel also 185 cm groß, die Tochter dagegen 173 cm. Dabei handelt es sich aber nur um eine grobe Schätzung, die weitere wichtige Faktoren wie Ernährung und Umwelt nicht berücksichtigt. Die Größe eines Neugeborenen ist übrigens kein Hinweis auf seine Größe als Erwachsener. Sie wird vor allem durch Gewicht und Ernährung der Mutter beeinflusst.

F Kann mein Baby Locken haben, auch wenn mein Haar glatt ist?

Bei hellhäutigen Menschen ist ein dominantes Allel für Locken zuständig. Es hängt also davon ab, welches Allelpaar Ihr Baby von seinen Eltern erbt. Wenn Sie glattes Haar haben und Ihr Partner Locken, wird Ihr Baby zu 50–75 Prozent auch lockiges Haar bekommen, je nachdem, ob Ihr Partner zwei Locken-Allele oder ein Locken- und ein Glatthaar-Allel hat. Haben beide Eltern glattes Haar, wird das Baby wahrscheinlich auch glatthaarig. Haben Sie beide Locken, wird Ihr Baby wahrscheinlich ebenfalls Locken haben – allerdings stehen seine Chancen für glattes Haar bei 25 Prozent, wenn Sie und Ihr Partner auch ein Glatthaar-Allel besitzen.

auch auf alle anderen Merkmale anwenden wie Haarfarbe, Hautfarbe, Grübchen und so weiter.

MÖGLICHE AUGENFARBE UND GENE DES BABYS

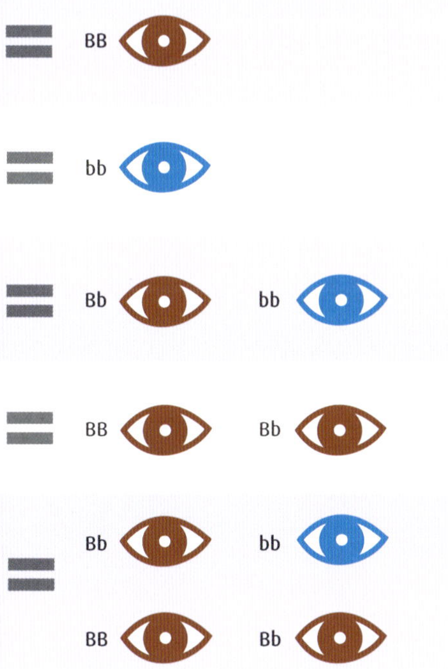

F Der Vater meines Babys ist kahlköpfig. Wird unser Sohn auch eine Glatze bekommen?

Die Vererbung der Kahlköpfigkeit ist noch nicht vollständig erforscht. Lange Zeit dachte man, dass sie (wenn sie in der Familie liegt und mit zurückweichendem Haaransatz beginnt) von der mütterlichen Seite her vererbt wird. Ein Junge würde also seine spätere Glatze über die Mutter von seinem Großvater erben. Viele Einzelfälle zeigten jedoch, dass dies nicht immer zutrifft. Deshalb begann die Wissenschaft nach Hinweisen zu suchen, die eine direkte Vererbung des männlichen Haarausfalls vom Vater auf den Sohn bestätigen. Bis jetzt ist noch nicht bewiesen, dass das fehlerhafte Gen tatsächlich auf dem Y-Chromosom liegt, aber es deutet vieles darauf hin, dass Genmutationen auf dem 20. Chromosom (das sowohl von der Mutter als auch vom Vater stammen kann) die Wahrscheinlichkeit für eine ererbte Glatzköpfigkeit erhöhen. Allerdings spielen Umweltfaktoren wie Ernährung und Stress dabei ebenfalls eine Rolle. Kurz gesagt: Selbst wenn Statistiken darauf hinweisen, dass die Söhne kahlköpfiger Männer ebenfalls kahl werden, gibt es dafür keine Gewissheit. Bei Mädchen nimmt man an, dass die weiblichen Hormone das Glatzen-Gen inaktiv halten.

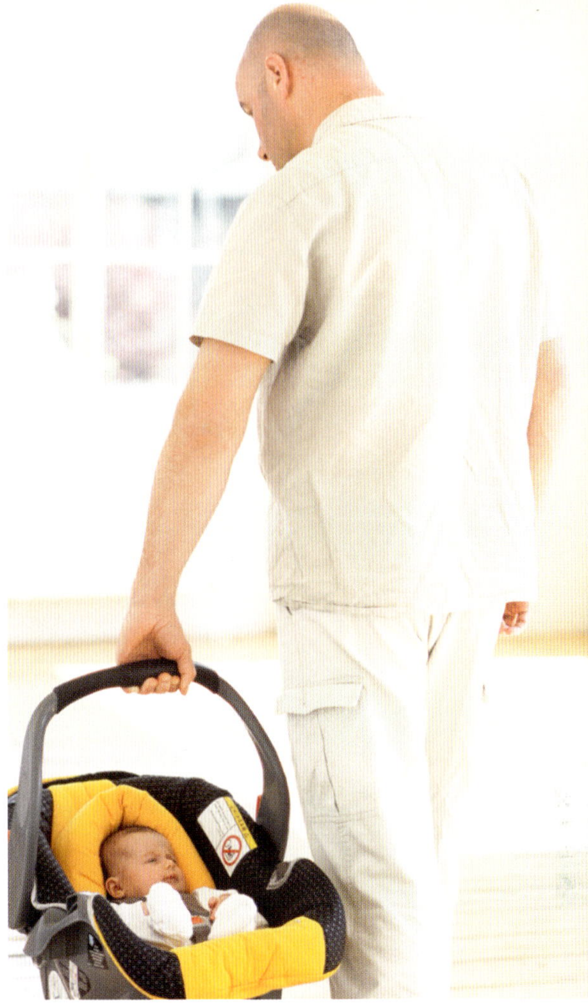

Erblicher männlicher Haarausfall ist der häufigste Grund für Kahlköpfigkeit bei Männern. Wahrscheinlich sind Hormone und genetische Veranlagung die Ursache.

F Was ist Albinismus?

Bei dieser seltenen Erbkrankheit sind die Gene, die die Melaninproduktion kontrollieren, fehlerhaft.

Als Resultat des Fehlers veranlassen die Proteine in den Genen fälschlicherweise nicht die Freisetzung von Melanin in Haaren, Augen und Haut, was zu einem Mangel an Pigmentierung führt. Menschen mit Albinismus sind meistens sehr blass, haben rote oder hellgraue Augen und weißes Haar. Die Folgen können Lichtempfindlichkeit und andere Augenprobleme sein, weil die Netzhaut des Auges nur mit Melanin richtig funktioniert. Albinismus wird entweder autosomal-rezessiv (beide Eltern sind Träger) oder X-chromosomal (das fehlerhafte Gen befindet sich auf dem X-Chromosom eines Elternteils) vererbt.

X-CHROMOSOMALE VERERBUNG

X-chromosomale Vererbung beruht auf einem fehlerhaften Gen, das durch das X-Chromosom der Mutter oder des Vaters weitergeben wird.

MUTTER (XX) ALS TRÄGER

Bei einem Mädchen besteht ein Risiko von 50 Prozent, dass es das fehlerhafte Gen erbt. Die Krankheit würde bei ihm jedoch nicht auftreten. Der Grund dafür ist, dass Mädchen zwei X-Chromosomen haben (XX). In diesem Fall wäre eines davon gesund, das andere trüge das fehlerhafte Gen. Das gesunde X-Chromosom kompensiert das kranke, deshalb bliebe das Mädchen von der Krankheit verschont.

Ein Junge besitzt ein X- und ein Y-Chromosom (XY), die er von seiner Mutter beziehungsweise von seinem Vater geerbt hat. Das Risiko, dass er von der Mutter das fehlerhafte X-Chromosom erbt, liegt bei 50 Prozent. Geschieht dies, entwickelt er einen Albinismus, weil ihm kein gesundes X-Chromosom zur Kompensation zur Verfügung steht.

VATER (XY) ALS TRÄGER

Ein Mädchen (XX) würde auf jeden Fall das fehlerhafte Gen tragen, denn sie hätte vom Vater das beschädigte X-Chromosom erhalten.

Ein Junge (XY) würde kein Träger des fehlerhaften Gens werden, denn als Junge hat er vom Vater nur das gesunde Y-Chromosom geerbt.

F Ist das Gehirn meines Babys bei der Geburt schon fertig oder wächst es noch weiter?

Das Gehirn Ihres Babys wächst schneller als jedes andere Organ. Deshalb ist bei der Geburt sein Kopf im Verhältnis zum restlichen Körper sehr groß.

Das Gehirn wächst noch bis zum Erwachsenenalter weiter, doch in den ersten Jahren gibt es Phasen, in denen es besonders empfindlich ist. Zwischen der Empfängnis und dem dritten Geburtstag durchläuft das Gehirn eines Kindes sehr viele Veränderungen. Bei der Geburt verfügt es über rund 100 Milliarden Zellen (Neuronen), eine Anzahl, die es in etwa für den Rest seines Lebens behalten wird. Zu diesem Zeitpunkt sind grundlegende neuronale Verbindungen vorhanden, die Vitalfunktionen wie Atmung, Herzschlag, Verdauung und Reflexe steuern helfen. In den ersten Jahren werden neue Verbindungen auch für komplexere Funktionen wie Gedächtnis, Aufmerksamkeitsspanne, Sprache, Intellekt und soziale Fähigkeiten besonders schnell geknüpft. Im Erwachsenenalter ermöglicht das neuronale Netzwerk logisches Denken, Urteilsvermögen und Erfindungsreichtum.

DIE ENTSTEHUNG DES GEHIRNS

Das Gehirn Ihres Babys durchläuft während der Schwangerschaft außerordentlich viele Wachstums- und Entwicklungsphasen.

WOCHE	ENTWICKLUNG
5	Im Neuralrohr sind Bereiche voneinander abgegrenzt, aus denen Gehirn und Zentralnervensystem entstehen werden.
7	Die zwei Hirnhälften beginnen sich zu entwickeln. Die rechte wird Kreativität, räumliches Vorstellungsvermögen und unkonventionelles Denken steuern, die linke wird für Logik und praktisches Denken zuständig sein.
8	Die Synapsen, die die Pfade öffnen und schließen, auf denen Botschaften zwischen Neuronen übertragen werden, beginnen sich zu bilden. Das Baby wird mit relativ wenigen Synapsen geboren. Die meisten bilden sich in den ersten drei Lebensjahren.
12	Das Kleinhirn entsteht. Zur selben Zeit beginnen die beiden Gehirnhälften miteinander zu kommunizieren und große Mengen von Neuronen bilden sich (Neurogenese). Der Hypothalamus und die Hirnanhangdrüse (Hypophyse) entstehen.
14–16	Reflexreaktionen der Gliedmaßen und der Gesichtszüge weisen darauf hin, dass der Fötus jetzt auf äußere Reize reagiert. Dies bestätigt, dass die Neuronen ihre Arbeit aufnehmen und das verarbeiten, was der Fötus erlebt. Zu diesem Zeitpunkt reifen auch die Geschmacksknospen sowie die Fähigkeit des Innenohrs zur Schallweiterleitung aus.
22–25	Die Bildung von Gehirnmasse ist abgeschlossen. Die Großhirnrinde faltet sich ein, sodass das Gehirn sein typisches Aussehen erhält. Dadurch vergrößert sich die Oberfläche des Gehirns, was wiederum das Lernvermögen erhöht.
26–40	Das Nervensystem ist jetzt vollständig entwickelt, die Großhirnrinde beginnt elektrische Impulse zu senden. Man geht davon aus, dass sich jetzt schon das Gedächtnis zu entwickeln beginnt, weil einige dieser Impulse als Reaktion auf vertraute Stimmen erfolgen. Das Kleinhirn ist in der 40. Woche dreimal so groß wie in der 22. Woche. Insgesamt wiegt das Gehirn etwa 350 g.

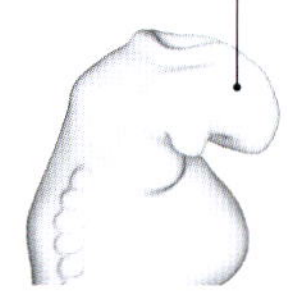

5. Woche Aus dem Neuralrohr bildet sich das Vorderhirn aus.

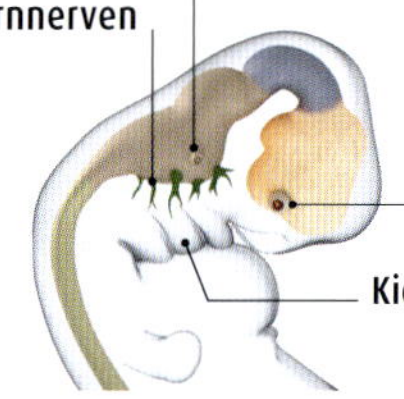

9. Woche Bläschen, die zu verschiedenen Teilen des Gehirns werden, vergrößern sich und beginnen, sich ineinander zu falten.

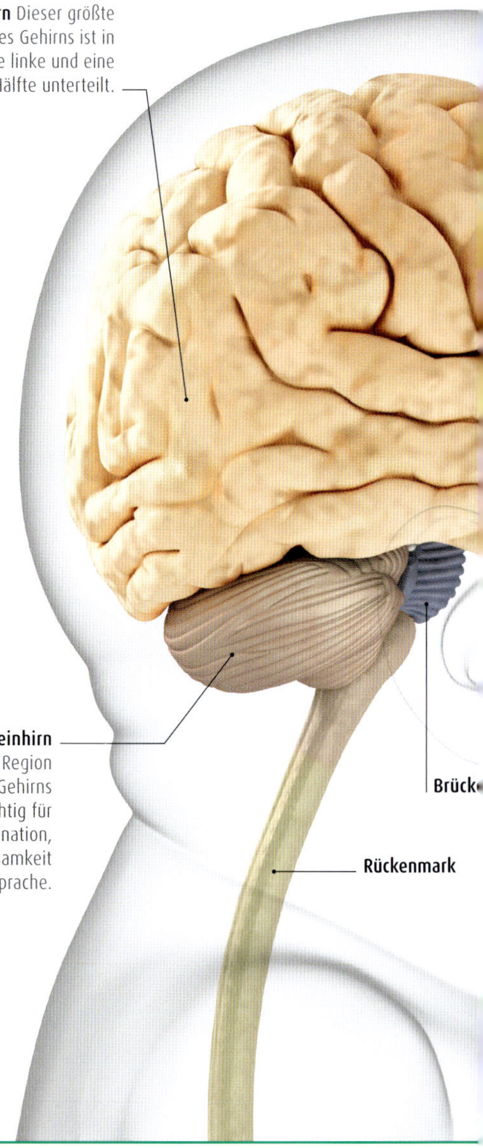

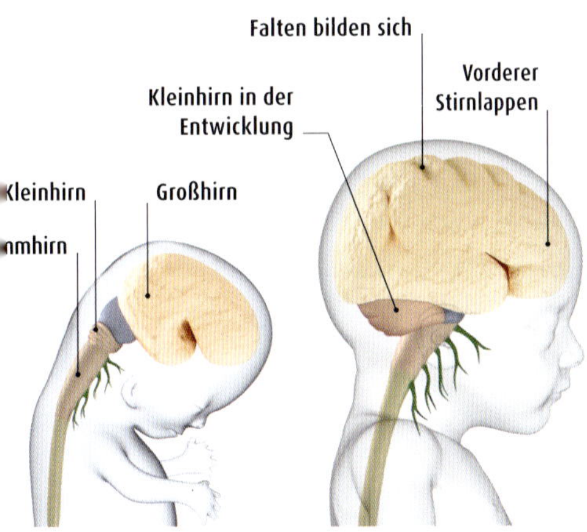

13. Woche Gehirnlappen bilden sich. Zwischen den Zellen bestehen Verbindungen. Der hintere Abschnitt teilt sich in Kleinhirn und Stammhirn.

25. Woche Die Oberfläche des Gehirns ist noch glatt. Je mehr Zellen sich bilden, desto mehr Falten entstehen.

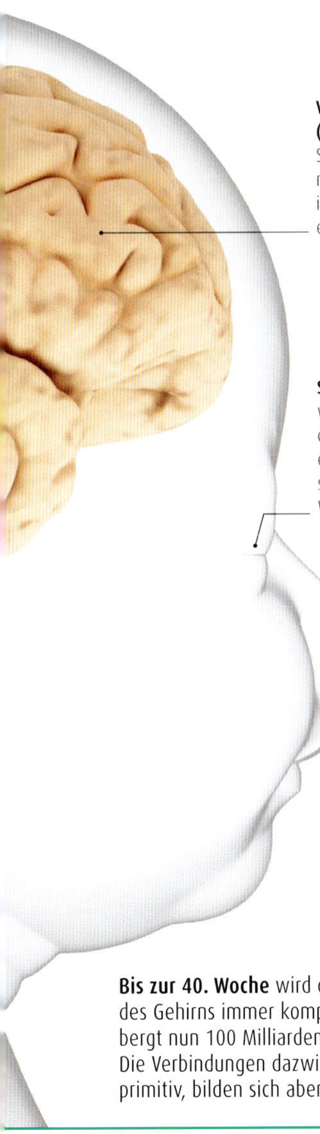

Bis zur 40. Woche wird die Oberfläche des Gehirns immer komplexer. Sie beherbergt nun 100 Milliarden Gehirnzellen. Die Verbindungen dazwischen sind primitiv, bilden sich aber sehr schnell.

F Stimmt es, dass Stress die Gehirnentwicklung meines Babys beeinträchtigen kann?

Stress kann dem Fötus schaden, aber der Großteil der Gehirnentwicklung passiert erst nach der Geburt. Studien weisen darauf hin, dass Stress in der Schwangerschaft sich darauf auswirken kann, wie Ihr Baby nach der Geburt auf die Welt reagiert und mit ihr zurechtkommt. Aber nicht nur der vorgeburtliche Stress wirkt sich aus. Bei der Geburt ist nur ein Viertel des kindlichen Gehirns durch neuronale Verbindungen vernetzt; der Rest wartet auf Input durch Erfahrungen. Es ist also auch wichtig, welches Vorbild Sie Ihrem Baby im Umgang mit Stress sind und dass Sie ihm viel Liebe geben.

Stress in der Schwangerschaft

Sprechen Sie bei Angst oder Stress mit anderen Menschen über Ihre Gefühle – sie können helfen, Lösungen zu finden. Vielleicht übernimmt Ihr Partner oder ein anderes Familienmitglied mehr Hausarbeit, damit Sie sich ausruhen können. Oder Ihr Chef bietet Ihnen bei Bedarf mehr Flexibilität. Auch Ihr Arzt und Ihre Hebamme unterstützen und beraten Sie gern. Nehmen Sie sich Zeit für Entspannung. Meditation und Atemübungen sowie leichte Bewegung wie Walking und Yoga sind hilfreich, wenn es darum geht, Stress abzubauen.

F Ist das Gehirn bei einem Mädchen und einem Jungen gleich?

Zunächst ja, aber nach der Geburt neigen die Synapsen dazu, sich geschlechtsabhängig unterschiedlich zu verknüpfen. Wir wissen, dass Mädchen sehr wahrscheinlich schon als winzige Babys Gesichter sehr intensiv anschauen, während Jungen sich eher umsehen und alles aufnehmen, was um sie herum geschieht. Auch wenn es klingt wie ein Klischee, haben Jungen erwiesenermaßen ein besseres räumliches Vorstellungsvermögen als Mädchen: Die dafür zuständigen Gehirnareale weisen schon bei ganz kleinen Jungen viel mehr Vernetzungen auf als bei Mädchen. Dafür sind bei Mädchen die Areale für Sprache, Empathie und Kommunikation besser vernetzt. Immer wieder wird diskutiert, ob typisches Mädchen- oder Jungenverhalten durch Umweltfaktoren begünstigt wird. Das ist zwar sehr wahrscheinlich, aber männliche und weibliche Hormone sind ebenso daran beteiligt. Das Gehirn liefert uns zwar das Potenzial, aber unsere Gene und die Umgebung, in der wir aufwachsen, entscheiden, wie viel davon wir nutzen können.

F Ist es schlimm, wenn mein Baby in seiner Entwicklung die Meilensteine nicht wie vorgegeben erreicht?

Sehr wahrscheinlich lernt Ihr Baby einfach nach seinem eigenen Tempo. Nur selten ist eine verzögerte Entwicklung (gemessen an den Durchschnittswerten, von denen man immer liest) ein Warnsignal. Babys entwickeln sich in der Regel unterschiedlich schnell. Das liegt an ihrer persönlichen Kombination von Genen, Geschlecht und anderen Faktoren wie zum Beispiel einer Frühgeburt.

Trotz des Ausdrucks werden Meilensteine der Entwicklung nicht nach einer festgelegten Anzahl von »Meilen« erreicht; sie sind geschafft, wenn Ihr Baby so weit ist – das kann innerhalb einer viel weiter gesteckten Zeitspanne der Fall sein, als es die Entwicklungspläne vorgeben. Allerdings ist die Reihenfolge, in der bestimmte körperliche Fähigkeiten – den Kopf heben, sitzen, lächeln, winken, krabbeln, laufen – erlernt werden, generell immer gleich. In den ersten 18 Monaten entwickelt Ihr Baby seine Kraft vom Kopf abwärts. Hat es wenig oder keine Muskelkraft, reagiert nicht auf Anregungen, kann es seine Bewegungen nicht koordinieren oder reagiert es auf die Umwelt anders als Gleichaltrige, fragen Sie den Kinderarzt um Rat. In fast allen Fällen wird er Sie beruhigen können, dass mit Ihrem Baby alles in Ordnung ist.

Schon gewusst?

Damit Ihr Baby laufen lernt, ist es wichtig, dass Sie es täglich eine Weile aus der Wiege oder dem Wagen nehmen und mit ihm spielen. Das fördert seine Mobilität. Regelmäßige Zeiten, in denen es auf dem Bauch liegt, unterstützen die Entwicklung der Hals- und Nackenmuskeln sowie der Bauchmuskeln, die es zum Sitzen, Krabbeln und letztendlich auch zum Laufen braucht.

» In diesem Kapitel ...

Letzte Vorbereitungen

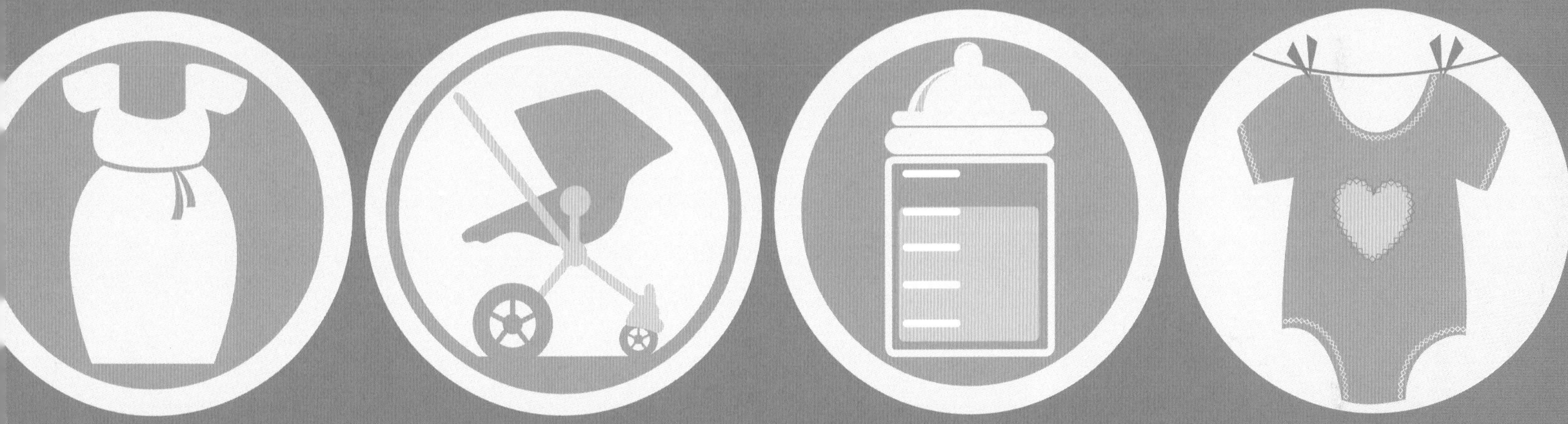

Es ist wichtig, dass Sie sich auf Wehen, Geburt und das Leben mit einem Neugeborenen **gut vorbereitet** fühlen. In diesem Kapitel erhalten Sie fachkundige, praktische Ratschläge, was Sie für sich, Ihr Baby und Ihr Zuhause **benötigen.** Am besten kaufen Sie Babykorb, Autositz, Fütterungszubehör, Kinderwagen und Babytrage schon vor der Geburt. Informieren Sie sich, was Sie in Ihre **Kliniktasche** packen sollten oder was für eine Hausgeburt bereitliegen muss. Sie finden hier auch Anregungen zu weiteren Vorbereitungen, etwa wenn Sie mehr als ein Baby erwarten.

Wenn sich Ihr Körper verändert, benötigen Sie bequeme **Umstandskleidung** und allerlei **hilfreiches Zubehör,** das Ihnen die Schwangerschaft erleichtert. Sie sollten aber auch jetzt schon an die **Ausstattung** für die **Zeit nach der Geburt** denken.

Praktische Tipps für werdende Mütter

Brauche ich spezielle Kleidung?

Komfort hat in der Schwangerschaft Vorrang. In den ersten Monaten ist vom Bauch noch nicht viel zu sehen und Sie können weiterhin normale Kleidung oder auch die Oberteile Ihres Partners tragen. Für die meisten berufstätigen Frauen wird diese Lösung jedoch nicht lange funktionieren. Spezielle Umstandskleidung ist so geschnitten, dass sie an den richtigen Stellen mitwächst, wenn Sie an Umfang zunehmen. Auf den ersten Blick mag es unsinnig erscheinen, Geld für Kleidung auszugeben, die man nur kurze Zeit trägt. Aber sie wird in diesen fünf oder sechs Monaten im Dauereinsatz sein und Sie vielleicht sogar durch zukünftige Schwangerschaften begleiten. Es lohnt sich also, einen kleinen Betrag zu investieren. Wenn Sie nicht so viel ausgeben möchten, können Sie schon für wenig Geld schöne Stücke leihen oder secondhand erwerben.

Die Jahreszeiten beachten

Überlegen Sie sich schon vor dem Zusammenstellen der Umstandsgarderobe, welche Jahreszeit gegen Ende der Schwangerschaft herrschen wird. Beginnt Ihre Schwangerschaft im Frühsommer, hat es wenig Sinn, Geld für luftige Umstandskleider und kurzärmelige Blusen auszugeben, die Ihnen nichts mehr nützen, wenn Ihr Umfang größer wird. Umgekehrt sollten Sie auch keine langärmeligen, warmen Umstandsoberteile kaufen, wenn Sie wissen, dass Sie im Sommer hochschwanger sein werden. Sicher finden Sie auch im Schlussverkauf das eine oder andere Schnäppchen, das Ihnen in sechs Monaten perfekt passt.

Ein wenig Hilfe

Mit dem wachsenden Bauch gehen oft lästige Beschwerden wie Rückenschmerzen einher, die einer Schwangeren die Nachtruhe rauben können. Gegen Ende der Schwangerschaft kann sogar das Sitzen unangenehm werden. Kleine Hilfsmittel wie Kissen oder Stützgürtel leisten dann gute Dienste. Spezielle Schwangerschaftskissen lassen sich nach der Geburt als Stillkissen weiterverwenden. Ein Sitzball kann vor, während und nach der Geburt eingesetzt werden und aufblasbare Kissen erleichtern das Sitzen bei Hämorrhoiden oder wenn Sie eine Dammnaht haben.

F Ich will solange es geht meine normale Kleidung tragen. Bis wann ist das möglich?

Normalerweise beginnt der Hosenbund zu Beginn des zweiten Trimesters allmählich enger zu werden. Von diesem Zeitpukt an wird Ihre normale Kleidung zunehmend unbequemer.

Wahrscheinlich stellen Sie schon zu Beginn der Schwangerschaft fest, dass Ihre Oberteile plötzlich enger sitzen, weil Ihre Brüste größer geworden sind, aber ansonsten passt Ihre normale Kleidung noch gut. Um die 22. Woche jedoch, vielleicht auch schon früher, werden Sie in Ihrer Kleiderauswahl immer eingeschränkter und merken von selbst, dass es langsam Zeit für Umstandskleidung wird. Besorgen Sie sich ein paar gut zu kombinierende Teile, in denen Sie sich wohlfühlen und sich gefallen. Wenn Sie Ihren Bauch nicht kaschieren möchten, bieten sich engere Stretch-Modelle an, die Ihre neuen Rundungen betonen.

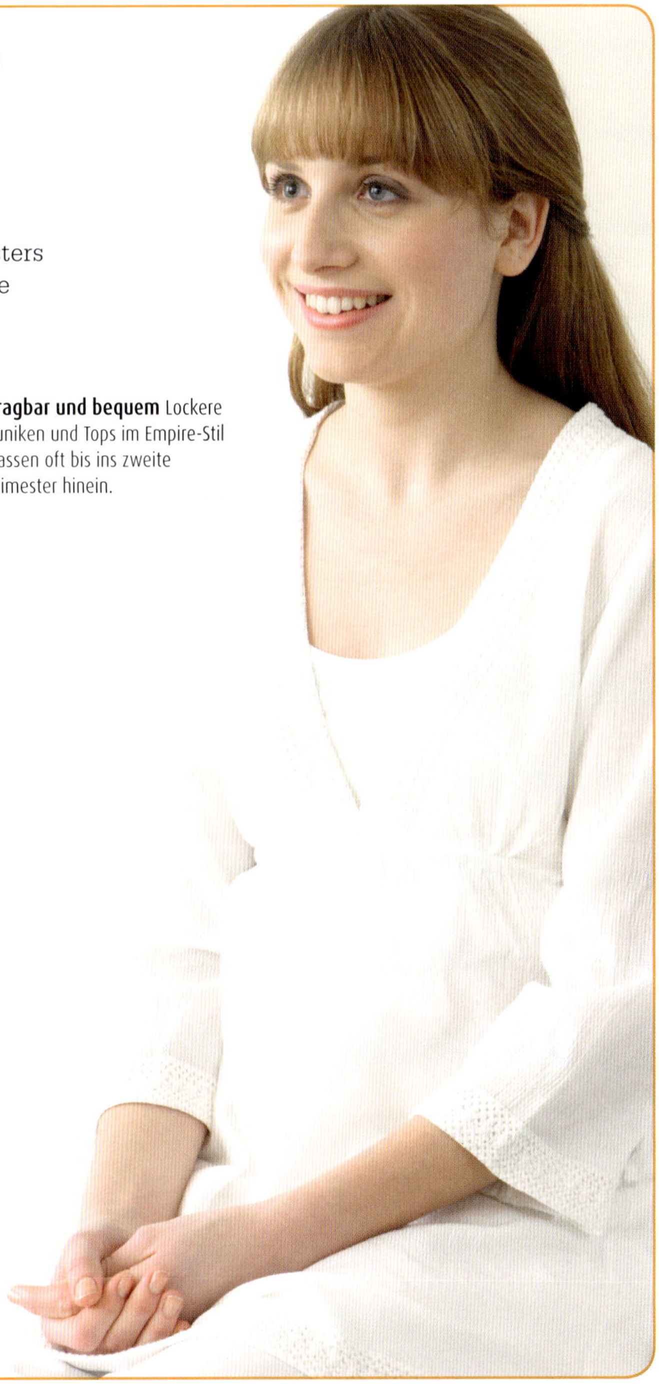

Tragbar und bequem Lockere Tuniken und Tops im Empire-Stil passen oft bis ins zweite Trimester hinein.

Die Tragedauer der Kleidung verlängern

Ein Bauchband aus weichem Stretch-Material ist eine tolle Investition. Es wird einfach unter dem Oberteil über den Bauch gezogen und verdeckt vorhandene Lücken zwischen Ihren Ober- und Unterteilen. Das sieht nicht nur modisch aus, sondern hilft auch mit, die Hose oben zu halten, sodass Sie den Knopf oder den Reißverschluss offen lassen können. Nach der Geburt kaschiert das Band kleine Speckpölsterchen und verhindert, dass Sie beim Stillen zu viel Haut zeigen müssen.

Weitere Optionen

» Erweitern Sie den Bund Ihrer Hose, indem Sie einen Haargummi oder ein dickes Gummiband durch das Knopfloch fädeln und beide Enden des Gummis über den Knopf ziehen.

» Lange Oberteile lassen sich am längsten tragen, weil sie durch den wachsenden Bauch nicht so sehr nach oben rutschen.

» Lockere Tuniken und Oberteile im Empire-Stil sowie Wickel-Tops und -Kleider sind in der Übergangsphase ideal, wenn die meiste Kleidung schon zu eng ist, aber Sie für Umstandskleidung noch nicht dick genug sind.

» Kleider und Röcke aus Jersey und Stretch-Stoffen passen sich in der Übergangsphase dem Bauchumfang an.

» Shirts und Hemden des Partners eignen sich ab dem zweiten Trimester hervorragend als legere Freizeitkleidung.

F Welche Stoffe sind in der Schwangerschaft am bequemsten?

Vielleicht wird Ihnen jetzt wegen der gesteigerten Durchblutung schnell zu warm. Greifen Sie daher zu leichten, atmungsaktiven Materialien. Am besten tragen Sie mehrere Schichten leichter Kleidung, die Sie je nach Temperatur an- oder ausziehen können. Ideal sind Naturmaterialien wie Jersey, Wolle, Seide, Leinen und Baumwolle, die es auch in Bio-Qualität gibt, falls Sie sich keinen unerwünschten Chemikalien aussetzen möchten. Neuere Materialien sind Bambus und Hanf – sie sind ebenfalls weich und atmungsaktiv. Alle Materialien haben gemeinsam, dass sie hypoallergen sind und sich auf der Haut sehr gut anfühlen. Wenn sich die Haut in der Schwangerschaft dehnt, wird sie oft empfindlich und fängt an zu jucken. Deshalb sollten Sie synthetische Stoffe wie Polyester, Viskose und Nylon meiden, denn sie können die Haut reizen. Besonders gut eignen sich auch dehnbare Stoffe aus Naturfasern, die Lycra enthalten.

Vielleicht möchten Sie Ihren **Babybauch** gar nicht kaschieren? Dann **betonen** Sie ihn durch Kleidung, die so geschnitten ist, dass sie Ihren neu gewonnenen Rundungen **schmeichelt.**

F Welche Umstandskleidungsstücke sind am sinnvollsten?

Kleidung für den wachsenden Babybauch zu finden ist nicht so schwer, wie es aussehen mag. Es reicht, sich eine kleine Grundgarderobe zuzulegen und diese je nach Gelegenheit mit passenden Accessoires zu kombinieren.

Sie brauchen nicht die gesamte Umstandsgarderobe auf einmal zu kaufen. Für den Anfang reicht eine kleine Grundausstattung aus ein oder zwei Umstandshosen, einem Kleid und einigen Oberteilen. Wenn sich Ihre Figur ändert, fügen Sie einfach ein paar neue Stücke hinzu. Falls Sie neutrale Farben wählen, können Sie die einzelnen Stücke gut untereinander oder mit fließenden Tuniken und Wickeltops aus Ihrem Bestand kombinieren. Cardigans und Jacken sind ebenfalls lange tragbar, wenn Sie sie einfach offen lassen. Neutrale Stücke können mit Schals, Tüchern oder Schmuck kombiniert werden.

Gut sitzende Umstandsjeans sind sehr vielseitig. Sie können sowohl im Beruf als auch tagsüber oder abends getragen werden. Die Auswahl ist riesig: Manche haben am Bauch einen »mitwachsenden« Einsatz im Bandeau-Stil, andere einen elastischen Bund oder sie sind so geschnitten, dass der Bund unter dem Bauch sitzt. Wählen Sie eine Hose aus weichem, dehnbarem Jeansstoff, die auch in späteren Stadien der Schwangerschaft noch bequem zu tragen ist.

Abgesehen von Umstandsjeans lohnt sich auch die Anschaffung dieser Stücke:

» **Eine einfache Hose,** die im Beruf mit Shirt, Top und Cardigan und abends mit schicken Oberteilen getragen werden kann.

» **Ein Umstandskleid.** Wickelkleider sind ideal, denn sie wachsen lange Zeit mit. Alternativ empfiehlt sich eine längere Tunika im Empire-Stil, die prima zu elastischen Leggings passt.

» **Oberteile** wie T-Shirts, Leibchen oder langärmelige Tops, entsprechend der Jahreszeit.

» **Umstandsstrumpfhosen** und -leggings.

Die **Umstandsjeans** ist sicher eines der **sinnvollsten** und am **meisten getragenen** Stücke Ihrer Umstandsgarderobe.

Passform

Oft wird Schwangeren dazu geraten, sich auch bei der Umstandskleidung an ihrer bisherigen Konfektionsgröße zu orientieren. Doch die Passform kann von einer Marke zur anderen variieren. Am besten probieren Sie mehrere Teile an, um ein Gefühl für die richtige Größe zu bekommen. Manche Fachgeschäfte halten Kissen in verschiedenen Größen bereit, mit denen sich der wachsende Bauch simulieren lässt. So sehen Sie gleich, ob das Kleidungsstück Ihrer Wahl auch in einigen Monaten noch passt.

Widerstehen Sie der Versuchung, einfach normale Kleidung in größeren Größen zu kaufen: Sie ist an den meisten Stellen zu weit und trotzdem am Bauch zu eng oder zu kurz.

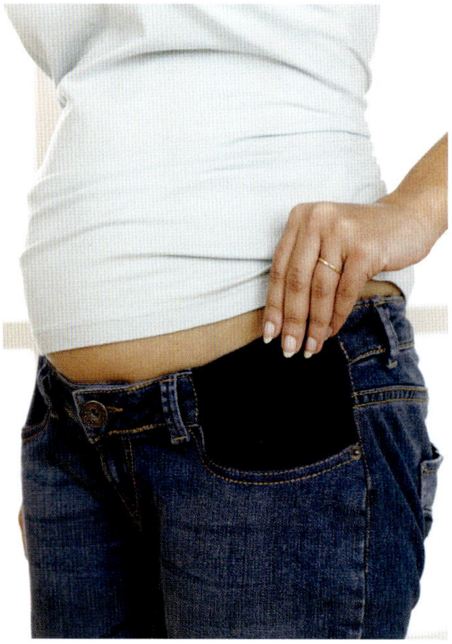

Umstandshose Eine bequeme, gut sitzende Umstandsjeans können Sie bis zur Geburt und auch noch danach tragen.

F Mein Budget ist beschränkt. Wo finde ich stylische, günstige Umstandskleidung?

Eine Schwangerschaft ist etwas Wunderbares, aber sie verursacht auch Kosten, denn die Babyausstattung ist teuer. Zum Glück lässt sich bei der Umstandskleidung jede Menge Geld sparen. Viele große Bekleidungsketten haben auch Umstandskollektionen im Sortiment, die hauptsächlich aus modischen, erschwinglichen Basic-Teilen bestehen.

Bei gutem Timing und Vorausplanung ist es auch möglich, im Schlussverkauf günstige Umstandskleidung zu erstehen, die der Jahreszeit zum Ende der Schwangerschaft angemessen ist.

Hören Sie sich auch im Familien- und Freundeskreis nach Umstandskleidung um. Freundinnen, Schwestern und Cousinen freuen sich vielleicht, ihre Garderobe weiterzugeben, auch wenn sie nicht exakt in Ihrer Größe ist. Die meisten Stücke, vor allem Oberteile, sind so geschnitten, dass sie für mehrere Größen passen. Wenn es Ihnen unangenehm ist, sich Kleidung schenken zu lassen, können Sie stattdessen einen Kleidertausch vorschlagen.

Schnäppchenjagd

Umstandskleidung kann man auch prima aus zweiter Hand kaufen, da sie in der Regel nur wenig getragen wurde und deshalb in sehr gutem Zustand ist. Informieren Sie sich über das Angebot nahe gelegener Secondhandläden oder lesen Sie die Kleinanzeigen in der Tagespresse. Auch sogenannte Babyflohmärkte, auf denen Privatleute alle möglichen Artikel rund um Schwangerschaft und Kinder verkaufen, sind ideal, um ein paar tolle Schnäppchen zu ergattern. Eine weitere Möglichkeit sind Internet-Auktionshäuser, wo frisch gebackene Mütter oft ihre gesamte Umstandsgarderobe anbieten.

Werden Ihre **Schuhe** zu eng? Das bilden Sie sich nicht ein: Ihre Füße können **größer** werden, weil das **Relaxin** die Bänder im Fuß lockert. Die neue **Schuhgröße** kann übrigens von Dauer sein.

F Muss ich komplett auf High Heels verzichten?

High Heels in der Schwangerschaft zu tragen, ist nicht sinnvoll. Die meisten Ärzte raten davon ab, vor allem wenn der Babybauch wächst.

Hohe Absätze verändern Ihre Haltung. Die Knie werden stärker belastet und Sie müssen den Rücken durchdrücken, um die veränderte Gewichtsverteilung auszugleichen. Dieser Effekt verschlimmert sich noch durch die gelockerten Bänder und Gelenke (verursacht durch das Hormon Relaxin) und Ihren verlagerten Körperschwerpunkt. Wenn Sie unbedingt hohe Absätze tragen wollen, dann bitte nur zu ganz besonderen Anlässen.

Halt und Bequemlichkeit

In der Schwangerschaft sollten Sie im Alltag vor allem bequeme Schuhe mit flachen Absätzen tragen, die dem Fuß Halt geben. Wegen der vermehrten Flüssigkeitseinlagerung können die Füße anschwellen. Bei manchen Schwangeren wachsen die Füße um eine ganze Schuhgröße, woran ebenfalls das Relaxin schuld ist, das die Füße breiter werden lässt. Der Absatz der Schuhe sollte nicht höher als 2,5 cm sein, damit Sie sich nicht nach hinten neigen müssen. Ganz flache Schuhe sind ungeeignet, weil sie den Druck der Füße bei dem zunehmenden Gewicht nicht genug dämpfen.

Gut zu Fuß Je höher der Absatz, desto mehr Druck liegt auf dem Vorderfuß. Schuhe mit nur leicht erhöhtem Absatz können dazu beitragen, die Belastung der Füße, des unteren Rückens und der Knie zu reduzieren.

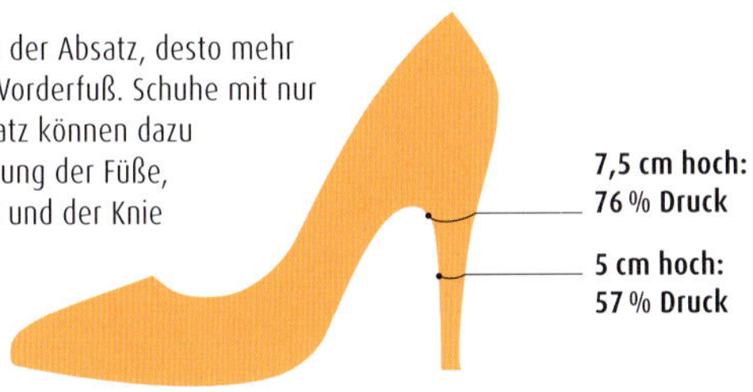

HOHE ABSÄTZE IN DER SCHWANGERSCHAFT

Wenn Sie schwanger sind, ist das Gehen auf hohen Absätzen ein noch größerer Balanceakt als sonst. Ihr Babybauch zieht nach vorne und Sie müssen mit Wirbelsäule, Knien und Beinen gegensteuern, um nicht umzukippen.

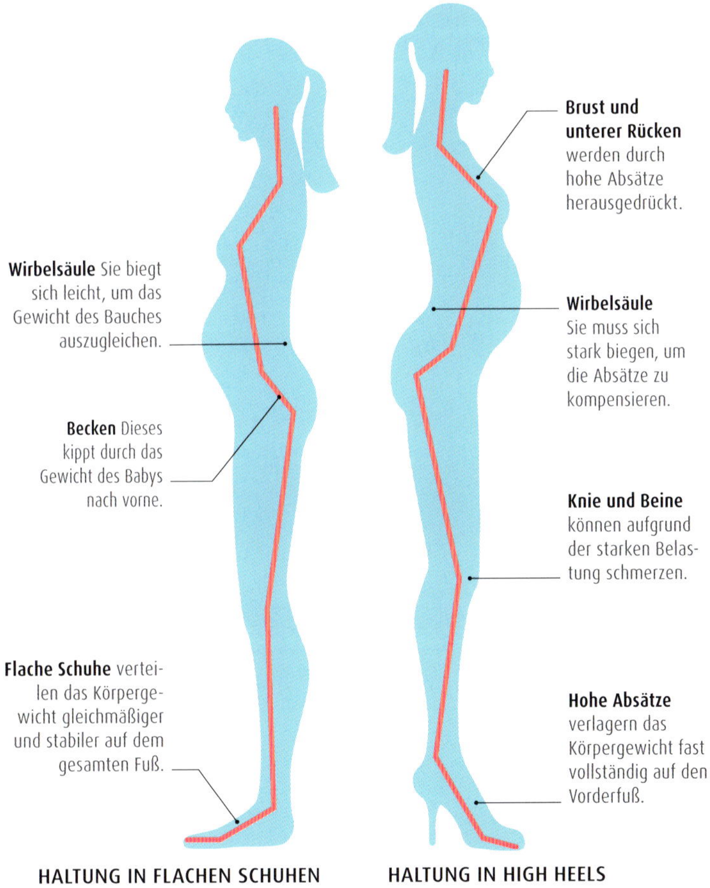

F Soll ich mir extra einen Umstandsbadeanzug kaufen?

Das hängt davon ab, wie oft Sie in der Schwangerschaft schwimmen wollen. Wenn Sie regelmäßig schwimmen gehen möchten – schließlich ist das der perfekte Schwangerschaftssport –, lohnt sich die Anschaffung eines Umstandsbadeanzugs, der Brust und Bauch gut stützt und alle Veränderungen Ihrer Figur mitmacht. Benötigen Sie den Badeanzug jedoch nur für einen zweiwöchigen Strandurlaub, tut es bestimmt auch ein ganz normaler dehnbarer Badeanzug, Bikini oder Tankini, der über und unter den Babybauch passt.

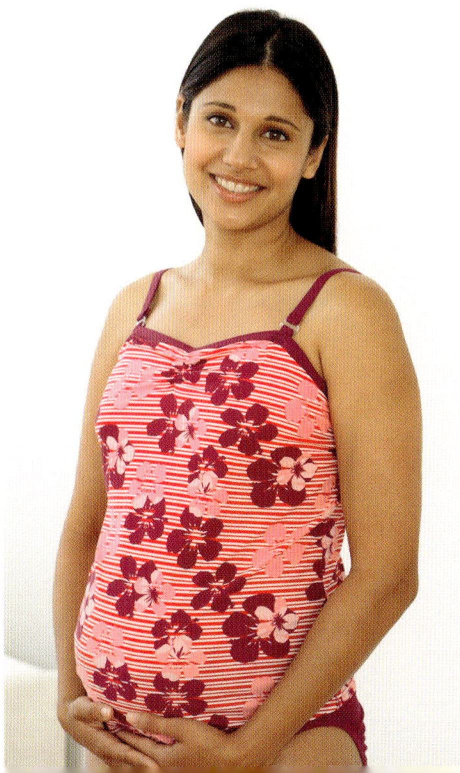

Umstandsbadeanzug Wenn Sie regelmäßig schwimmen gehen, ist ein gut stützender Umstandsbadeanzug eine lohnende Anschaffung.

F Ich werde im Winter hochschwanger sein. Brauche ich einen Umstandsmantel?

Sie können sich natürlich einen Umstandsmantel kaufen, aber wahrscheinlich werden Sie feststellen, dass Ihnen ein Mantel selbst im Winter zu warm ist. Bevor Sie sich also weitere Umstandskleidung zulegen, bedenken Sie, dass Ihre Körpertemperatur gegen Ende der Schwangerschaft durch die verstärkte Durchblutung steigt. Ein Umstandsmantel wird deshalb nicht nötig sein. Da er eine ziemlich teure Investition ist, sollten Sie lieber auf mehrere Schichten warmer Kleidung zurückgreifen, die Sie je nach Bedarf an- oder ausziehen können. Oder Sie tragen Ihren normalen Mantel und lassen ihn vorne offen. Die Lücke dazwischen lässt sich mit langen Wollschals schließen.

F Warum brauche ich einen Schwangerschafts-BH? Kann ich meine normalen BHs nicht einfach weiter tragen?

Es gibt nur wenige Schwangere, bei denen sich die Brust nur unwesentlich verändert. Bei den meisten Frauen wächst sie in dieser Zeit um zwei bis vier Cup-Größen. Der Grund sind hormonelle Veränderungen und die Vorbereitung auf die Milchbildung.

Doch nicht nur die Cup-Größe kann sich in der Schwangerschaft ändern. Auch der Brustkorb erweitert sich, manchmal sogar um bis zu 10 cm. In der Regel benötigt man deshalb in der Schwangerschaft zwei Unterbrustgrößen mehr. Zudem werden die Brüste schwerer und empfindlicher, sodass ein bequemer und gut stützender Schwangerschafts-BH zu empfehlen ist.

Weich und stützend

Ein gut sitzender und stützender BH kann dazu beitragen, dass weniger Dehnungsstreifen auftreten, er verbessert die Haltung und entlastet Schultern und Rücken. Wenn sich Ihre Brüste in der Schwangerschaft nicht verändern, können Sie Ihre bisherigen BHs weiterhin tragen. Doch sehr wahrscheinlich werden Ihre Brüste empfindlicher sein, deshalb sollten Sie zumindest bequeme BH-Modelle bevorzugen. Gute Schwangerschafts- und Still-BHs sind meistens ohne Bügel und extra so geschnitten, dass sie Schultern und Rücken entlasten. Das Material ist weich und dehnbar, sodass es nichts ausmacht, wenn Ihre Brüste noch etwas weiter wachsen.

Schwangerschafts- und Still-BHs bieten genau den **nötigen Halt** und bestehen aus weichem, dehnbarem Material für **maximalen Komfort.**

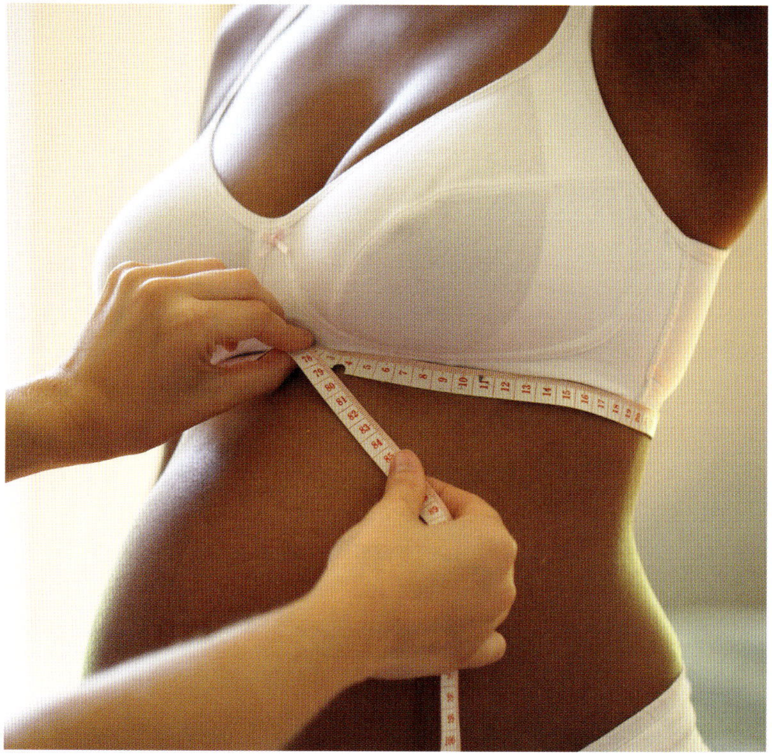

Optimale Passform Lassen Sie Ihre BH-Größe von einer ausgebildeten Fachkraft ermitteln. Sie wird auch das Wachstum Ihrer Brüste während der Schwangerschaft berücksichtigen.

Schon gewusst?

Schätzen Sie Ihre BH-Größe nicht! Viele Frauen enden dann mit schlecht sitzenden, unbequemen BHs – und das ist sicher das Letzte, was Sie in der Schwangerschaft und nach der Geburt gebrauchen können. In Wäschegeschäften und Wäscheabteilungen großer Kaufhäuser gibt es ausgebildete Fachkräfte, die Ihre BH-Größe ermitteln. Dazu nehmen sie unterhalb und quer über der Brust Maß (über der Kleidung oder über Ihrem BH) oder bitten Sie, einen Probier-BH anzuziehen, um die korrekte Cup-Größe zu finden.

F Wann sollte ich mir einen Schwangerschafts-BH kaufen?

Das variiert von Frau zu Frau, aber spätestens, wenn Ihr BH anfängt zu kneifen, ist es Zeit für einen Schwangerschafts-BH. Hinterlässt Ihr BH rote Abdrücke auf der Haut, sitzt er zu eng. Es ist gut möglich, dass sich Ihre BH-Größe in der Schwangerschaft zwei- bis dreimal ändert.

Normalerweise ist das Ende des ersten Trimesters ein guter Zeitpunkt, um zu prüfen, ob Ihr BH noch passt, falls Sie das nicht schon vorher getan haben – manche Frauen greifen schon viel früher zum Schwangerschafts-BH, weil ihre Brüste für normale BHs zu empfindlich werden. Im zweiten Trimester wachsen auch Bauch und Brustkorb, deshalb sollte dann erneut gemessen werden.

F Ich habe gehört, dass meine Brüste nach der Geburt noch größer werden. Wann brauche ich einen Still-BH?

Es ist eine gute Idee, schon vor der Entbindung mindestens einen Still-BH zu kaufen, damit Sie nicht gleich nach der Geburt losziehen müssen. In der 36. Schwangerschaftswoche hören die Brüste normalerweise auf zu wachsen. Eine Fachkraft kann dann abschätzen, wie groß Ihre Brüste nach der Geburt sein werden. Sie schwellen an, wenn die Milch einschießt (auch wenn Sie nicht stillen möchten), deshalb werden Sie ein bis zwei größere Still-BHs brauchen. Hat sich die Milchbildung eingespielt, werden sie wieder kleiner, deshalb sind Still-BHs in der Regel mit variablen Verschlüssen und Trägern ausgestattet.

F Ich bin in der 35. Woche und mein Schwangerschafts-BH wird zu eng. Wie umgehe ich es, einen neuen zu kaufen?

Wenn die Cups noch passen und der BH nur unter der Brust zu eng ist, kann eine BH-Verlängerung helfen. Sie besitzt drei oder vier Reihen mit Häkchen und wird ganz einfach am BH-Verschluss befestigt. So gewinnen Sie ein paar Zentimeter an Unterbrustweite, ohne sich gleich einen neuen BH anschaffen zu müssen.

F Was ist der Unterschied zwischen Schwangerschafts- und Still-BH?

Bei einem Still-BH lassen sich die Cups einzeln und mit einer Hand öffnen. So können Sie Ihr Baby stillen, ohne den BH ausziehen zu müssen. Still-BHs sind so geschnitten, dass sie den Druck auf das Brustgewebe verringern, der zu blockierten Milchgängen und anderen Stillproblemen führen kann. Bei Schwangerschafts-BHs sind die Cups nicht einzeln zu öffnen. Dafür sind sie dehnbarer und ganz darauf ausgerichtet, sich den wachsenden Brüsten während der Schwangerschaft anzupassen. Frauen, die nicht stillen, tragen nach der Geburt oft weiterhin Schwangerschafts-BHs.

F Ich bevorzuge BHs mit Bügel. Muss ich darauf jetzt verzichten?

Generell wird empfohlen, während Schwangerschaft und Stillzeit auf Bügel-BHs zu verzichten. Wenn die Brust wächst, kann der Bügel in das Brustgewebe drücken, was nicht nur äußerst unbequem ist, sondern auch die Durchblutung der Brust stören kann. In der Stillzeit kann ein drückender BH-Bügel die Milchgänge blockieren. Die Milch fließt dann nicht mehr richtig, was sogar zu ernsteren Problemen wie einer Mastitis (Seite 274–275) führen kann.

Die meisten Schwangerschafts- und Still-BHs haben deshalb keine Bügel. Wenn Sie jedoch unbedingt darauf bestehen (vor allem bei einer größeren Brust bieten Bügel mehr Halt), finden Sie im Fachhandel auch Exemplare mit besonders weichen und flexiblen Bügeln. Sie passen sich der Brust besser an und üben weniger Druck auf das Brustgewebe aus.

F Die Hebamme möchte, dass ich auch nachts einen BH trage. Ist das wirklich notwendig?

Bei sehr empfindlichen Brüsten wird das Tragen eines weichen, bügellosen BHs nachts oft als angenehm empfunden. Es gibt sogar spezielle Schlaf-BHs für maximalen Komfort. Sie können es aber ebenso mit einem Sport-Bustier versuchen. Auch nach der Geburt ist ein Schlaf-BH sehr praktisch, denn er hält die Stilleinlagen an Ort und Stelle (Seite 275).

Wahrscheinlich werden Ihre BHs schon in der **8.–10. Woche** anfangen zu kneifen. Lassen Sie Ihre Maße am besten **alle 6–8 Wochen** in einem Wäschefachgeschäft überprüfen, um sicherzugehen, dass Ihr BH noch **richtig passt.**

F Was ist bei Schwangerschafts- und Still-BHs besonders wichtig?

Am wichtigsten sind Komfort und Halt. Erliegen Sie nicht der Versuchung, Ihre BH-Größe zu schätzen – lassen Sie sich von einer ausgebildeten Fachkraft vermessen, damit Sie einen perfekt passenden BH finden.

Wählen Sie BHs aus atmungsaktiver Baumwolle oder Baumwolle und Lycra mit dehnbaren Cups. Breite, verstellbare Träger bieten größeren Brüsten guten Halt, doch sie sollten keinesfalls einschneiden. Auch am Rücken sollte der BH bequem, aber waagrecht am Körper sitzen. Rutscht er nach oben, ist er zu groß.

Das Unterbrustband sollte breit sein und vorne einen leichten Bogen haben, damit der Babybauch Platz hat. Optimal sind Verschlüsse mit vier Häkchenreihen, sodass sich der BH leicht weiter machen lässt. Ihr Brustkorb dehnt sich in der Schwangerschaft aus und verkleinert sich danach wieder. Wenn Sie also in der Frühschwangerschaft einen BH kaufen, sollte er möglichst in der engsten Häkchenreihe gut passen, damit Sie ihn lange Zeit tragen können. Beim Kauf eines Still-BHs gegen Ende der Schwangerschaft wählen Sie einen, der in der weitesten Verschlusseinstellung perfekt passt und bei dem sich die Cups leicht mit einer Hand öffnen und schließen lassen.

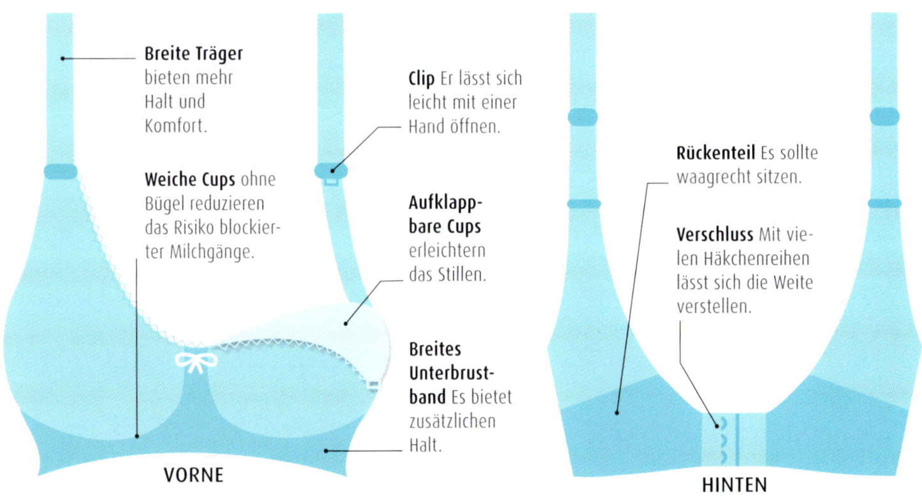

Die Anatomie eines BHs Schwangerschafts- und Still-BHs besitzen breite, gepolsterte Träger. Nahtlose BHs sind ideal, wenn Ihre Brustwarzen sehr empfindlich sind. Still-BHs haben Träger- oder Vorderverschlüsse, die sich leicht öffnen und schließen lassen.

F Wie sinnvoll ist ein Geburtsball? Sollte ich mir einen kaufen?

Ein Geburtsball kann während der Wehen nützlich sein, außerdem können Sie damit Übungen zur Vorbereitung auf die Entbindung machen. Wenn Stühle unbequem werden, dient er obendrein als Sitzgelegenheit.

Trotz verschiedener Namen sind Geburts- und Gymnastikbälle dasselbe. Sie bestehen beide aus robustem und reißfestem Material, allerdings ist bei Geburtsbällen die Oberfläche rutschfest beschichtet. Es lohnt sich, schon frühzeitig in einen Geburtsball zu investieren, denn er kann als Rückenstütze dienen oder als Hilfsmittel bei der Schwangerschafts- und Rückbildungsgymnastik. Wenn Sie sich lieber einen Gymnastikball zulegen möchten, wählen Sie einen mit mindestens 65 cm Durchmesser oder sogar mit 75 cm, wenn Sie größer als 1,75 m sind.

Bequeme Position

Das Sitzen auf dem Ball kann die Haltung verbessern, da Sie gerade und aufrecht sitzen müssen, um das Gleichgewicht zu halten. Das stärkt gleichzeitig die Rückenmuskeln und beugt Schmerzen vor. Sie können auf dem Ball vor und nach der Geburt Beckenbodenübungen (Seite 67) ausführen, aber auch Übungen zur Lockerung des Beckenbereichs (siehe unten).

Zunächst kann es schwierig sein, auf dem Ball im Gleichgewicht zu bleiben, deshalb sollte Ihnen jemand beim Aufstehen und Hinsetzen helfen, bis Sie mit dem Ball vertraut sind. Benutzen Sie den Ball vorsichtshalber immer auf einem Teppich und nicht auf glattem Boden.

Wenn das Sitzen in der Spätschwangerschaft unangenehm wird, kann der Geburtsball bequemer sein als ein Stuhl. Vielleicht kommen Sie auch beim Aufstehen leichter vom Ball hoch als vom Stuhl. Wenn Sie auf dem Ball sitzen, lehnen Sie sich automatisch leicht nach vorne. Das kann helfen, das Baby in eine gute Geburtsposition zu bringen (Seite 199).

In der ersten Wehenphase hilft Ihnen der Ball, aufrecht und aktiv zu bleiben (Seite 210). Sie können Ihr Becken hin und her bewegen und dazu beitragen, das Baby für die Geburt in die richtige Position zu schieben. Wenn Sie genäht wurden, ist der Ball nach der Geburt oft bequemer als ein Stuhl. Außerdem bietet er eine gute Basis für sanfte Rückbildungsgymnastik.

SO BENUTZEN SIE DEN GEBURTSBALL

Ein Geburtsball kann nicht nur bei der Entbindung gute Dienste leisten, sondern auch davor und danach.

» **Sitzen:** Setzen Sie sich breitbeinig auf den Ball, um das Gleichgewicht zu halten. Die Füße stehen flach am Boden, der Rücken ist gerade. Ziehen Sie die Schultern nach hinten, die Hände ruhen auf den Knien.

» **Übungen:** Kreisen Sie einige Male mit dem Becken im Uhrzeigersinn und dann andersherum. Beschreiben Sie mit dem Becken die Form einer 8. Machen Sie danach Ihre Beckenbodenübungen.

» **Wehen:** Führen Sie mit dem Becken sanfte Bewegungen aus. Sind die Wehen im Knien leichter zu ertragen, lehnen Sie sich gegen den Ball und umschlingen ihn mit den Armen.

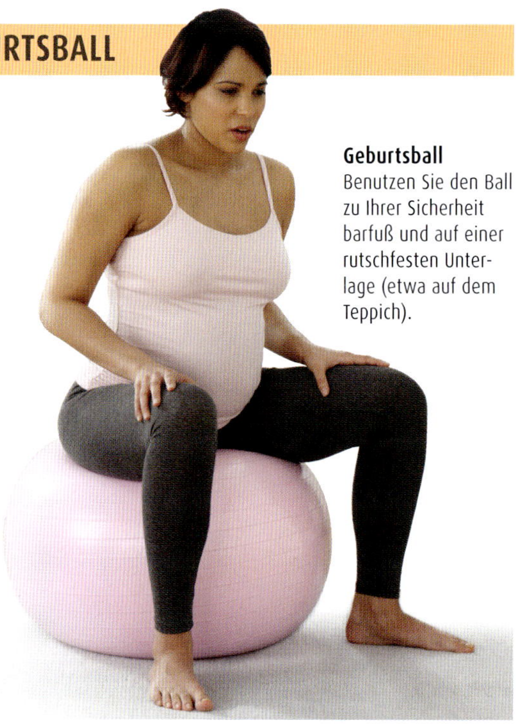

Geburtsball
Benutzen Sie den Ball zu Ihrer Sicherheit barfuß und auf einer rutschfesten Unterlage (etwa auf dem Teppich).

Rückenschmerzen

» Neben einer guten Abstützung des Rückens kann auch regelmäßiger leichter Sport helfen. Er hält fit und stärkt die Muskulatur. Versuchen Sie es mit Schwimmen, Schwangerschaftsyoga oder einfachen Dehnübungen (Seite 65).

» Eine feste Matratze bietet mehr Halt als eine weiche. Wenn Sie sich nicht extra eine neue anschaffen wollen, legen Sie ein Brett auf den Lattenrost.

» Probieren Sie einen Geburtsball aus (siehe links). Er hilft Ihnen, aufrecht zu sitzen, und lindert Rückenschmerzen.

F Wie unterstütze ich tagsüber meinen Rücken? Er schmerzt sehr, seit mein Bauch wächst.

Es gibt einige Hilfsmittel wie zum Beispiel Schwangerschaftsgürtel und Lendenstützkissen. Der weiche Schwangerschaftsgürtel stabilisiert den Beckenbereich und stützt Bauch und Rücken. Er ist verstellbar und wird unterhalb des Bauches getragen. So hilft er mit, den immer größer werdenden Uterus zu tragen, und entlastet gleichzeitig den Rücken, sodass Rücken- und Hüftschmerzen gelindert werden. Viele Schwangere finden diese Gürtel sehr hilfreich, wenn sie längere Zeit stehen oder gehen müssen. Beim Sitzen (auch im Auto) sollten Sie den Rücken mit einem Kissen abstützen. Spezielle Rückenkissen unterstützen die natürliche Form der Lendenwirbelsäule. Sie verhindern, dass Sie den Rücken beim Sitzen rund machen, und entlasten auf diese Weise Wirbelsäule und Bänder.

Eine zu weiche Matratze kann Rückenschmerzen verstärken. Schlafen Sie nach Möglichkeit auf einer härteren Matratze oder legen Sie ein Brett zwischen Lattenrost und Matratze.

Rückenschmerzen zählen zu den häufigsten Schwangerschaftsbeschwerden. Fast drei Viertel aller Schwangeren leiden irgendwann darunter. Auf Seite 133 finden Sie weitere Informationen über Rückenschmerzen in der Schwangerschaft. Auch eine Symphysenlockerung kann sich durch Rückenschmerzen äußern (siehe Seite 132). Informieren Sie Ihren Arzt, wenn Sie Rückenschmerzen haben. Er kann Ihnen eine Physiotherapie verordnen.

F

Ich möchte mein Baby stillen. Soll ich mir ein Stillkissen zulegen?

Ein Stillkisen hat meistens eine V- oder U-Form. Das Baby liegt beim Stillen darauf, sodass Sie sein Gewicht nicht selbst halten müssen. Sie können auch Ihre Arme damit abstützen, damit sie nicht zu sehr ermüden.

Manche Frauen finden ein Stillkissen sehr nützlich, vor allem in den ersten Wochen, wenn Sie und Ihr Baby noch an der richtigen Stilltechnik feilen und die bequemsten Positionen finden müssen.

Das Kissen liegt vor Ihrem Bauch, rund um die Taille und trägt entweder das Baby oder es stützt Ihre Arme, je nachdem, ob Sie Ihr Baby beim Stillen sanft in den Armen wiegen möchten oder nicht. Ein Stillkissen als Stütze verhindert auch, dass Sie sich zu stark nach vorne neigen müssen, was den Milchfluss behindern kann. Wenn Sie kein Geld für ein spezielles Stillkissen ausgeben möchten, können Sie auch versuchen, mit normalen Kissen einen ähnlichen Effekt zu erzielen. Allerdings lohnt sich die Investition in ein Stillkissen, denn es lässt sich zusätzlich noch als Babynest nutzen. Sobald Ihr Baby etwas größer ist, findet es darin sicheren Halt, bis es gelernt hat, alleine zu sitzen.

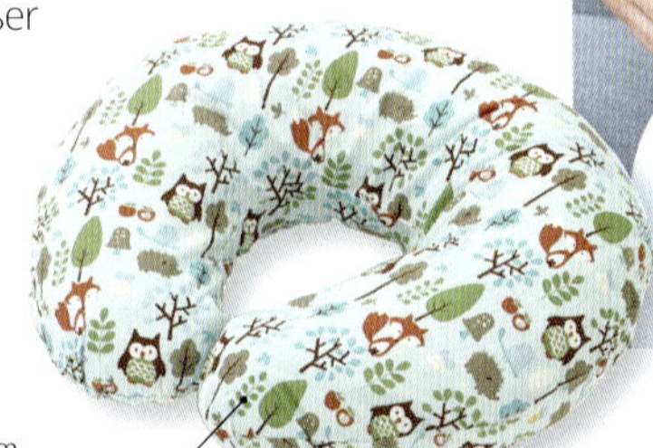

Gut gepolstert Auf dem breiten Kissenring kann das Baby sicher liegen.

STILLKISSEN

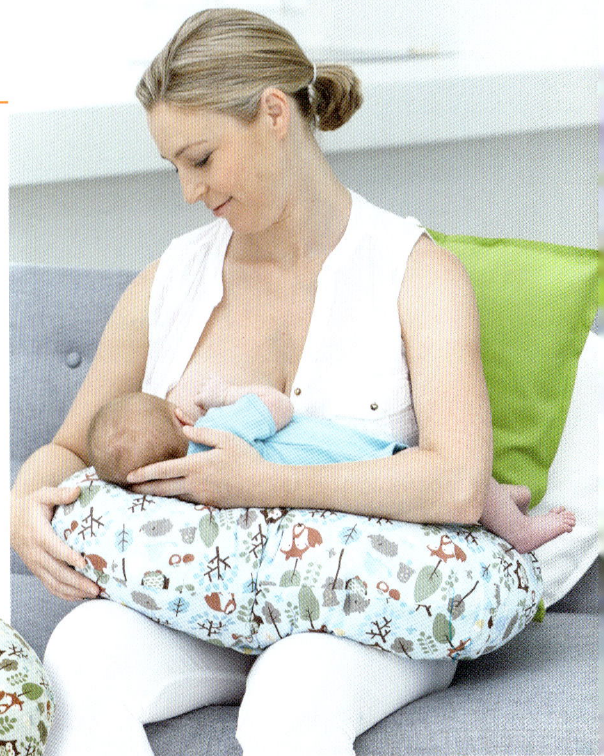

Stillkissen im Einsatz Setzen Sie sich bequem hin. Legen Sie das Stillkissen um Ihre Taille. Das Baby sollte im rechten Winkel zu Ihren Füßen positioniert werden.

F

Je dicker ich werde, desto schlechter schlafe ich. Was kann ich dagegen tun?

Strategisch richtig platzierte Kissen und Polster können Bauch, Beine und Rücken stützen. Wenn der Babybauch wächst, wird es immer schwieriger, eine bequeme Schlafposition zu finden. Etwa ab der 16. Woche wird das Liegen auf dem Rücken unangenehm. Die Rückenlage sollten Sie sowieso vermeiden, denn dadurch wird Druck auf die großen Blutgefäße ausgeübt, die wichtig für die Blutzirkulation bei Ihnen und Ihrem Baby sind. Sie brauchen aber keine Angst zu haben, falls Sie sich im Schlaf auf den Rücken drehen – Ihr Körper ändert die Position von selbst, wenn er sich in dieser Lage nicht gut fühlt. Das Schlafen auf der Seite, besonders auf der linken, soll für die Durchblutung optimal sein und gilt auch in späteren Phasen der Schwangerschaft allgemein als bequemste Schlafposition. Allerdings fehlt es dem Babybauch in der Seitenlage oft an Unterstützung. Deshalb benötigen Sie wahrscheinlich einige stützende Kissen, um sich in dieser Position wohlzufühlen (siehe Seite 114–115).

Welche Kissen sind geeignet?

Sie können es zum Beispiel mit einem der vielen im Handel erhältlichen Schwangerschaftskissen versuchen. Die Auswahl an Designs ist riesig. Manche sind sehr vielseitig und lassen sich ebenso tagsüber sowie nach der Geburt als Stillkissen einsetzen. Kompakte, keilförmige Polster passen prima unter den Bauch, wenn Sie auf der Seite liegen, außerdem können sie im Sitzen die Lendenwirbelsäule stützen. Den ultimativen Halt bietet ein Ganzkörperkissen: Es liegt rund um Ihren Körper und stützt Bauch, Rücken und Beine gleichzeitig. Nach der Geburt trägt es beim Stillen oder Füttern das Gewicht des Babys. Wenn Sie kein zusätzliches Geld für ein Schwangerschaftskissen ausgeben möchten, können Sie auch ganz normale Kissen an strategisch wichtigen Stellen positionieren, um Ihrem Körper nachts Halt zu geben und Ihre Schlafqualität zu verbessern.

Ganzkörperkissen umgeben Ihren ganzen Körper und zählen zu den **beliebtesten** Schwangerschaftsaccessoires.

F

Ich wurde nach der Geburt genäht. Welches Sitzkissen ist jetzt für mich am geeignetsten?

Wenn Sie während der Geburt einen Riss erlitten haben oder einen Dammschnitt (Seite 217) bekamen und genäht wurden, kann ein spezielles Kissen beim Sitzen den Druck auf die Naht lindern. Solange die Naht verheilt, ist der Dammbereich sehr schmerzempfindlich, was das Sitzen zur Qual machen kann. Entlastungskissen sind in der Regel entweder aufblasbar oder aus viskoelastischem Schaumstoff und in verschiedenen Formen erhältlich:

» **C-förmig,** um den Druck auf einen ganz bestimmten Bereich zu verringern.

» **Berg-und-Tal-förmig,** meistens aus Memory-Schaum und oft in Kombination mit einer Gelpolsterung. Solche Modelle bestehen meist aus zwei erhöhten Seitenteilen mit einer Vertiefung oder Aussparung in der Mitte.

» **Ringförmig** mit einem Loch in der Mitte. Diese Kissen sehen einem Schwimmreifen oder einem Donut nicht unähnlich. Sie verhindern beim Sitzen jeglichen Druck auf den Dammbereich. Allerdings sollte man nicht zu lange darauf Platz nehmen, weil sie den ganzen Bereich komprimieren können, was auf Dauer unangenehm ist.

GENAUER BETRACHTET
Die Kliniktasche

Um die 36. Woche sollten Sie anfangen, alles für die Geburt vorzubereiten, denn es könnte nun jederzeit so weit sein. Egal ob Sie vorhaben, in der Klinik, in einem Geburtshaus oder daheim zu entbinden – Sie brauchen in jedem Fall ein paar grundlegende Dinge für die Entbindung sowie eine Art Übernachtungstasche mit allem, was Sie und das Baby nach der Geburt benötigen. Informieren Sie sich, was die Klinik bereitstellt und was Sie selbst mitbringen müssen. Und vergessen Sie nicht Ihren Geburtsplan und den Mutterpass!

Gesunde Snacks und Wasser in Flaschen erfrischen und stärken Sie während der Wehen. Vollkornbrötchen oder -snacks liefern Energie, die nach und nach freigesetzt wird. Packen Sie auch frisches Obst und Müsliriegel ein.

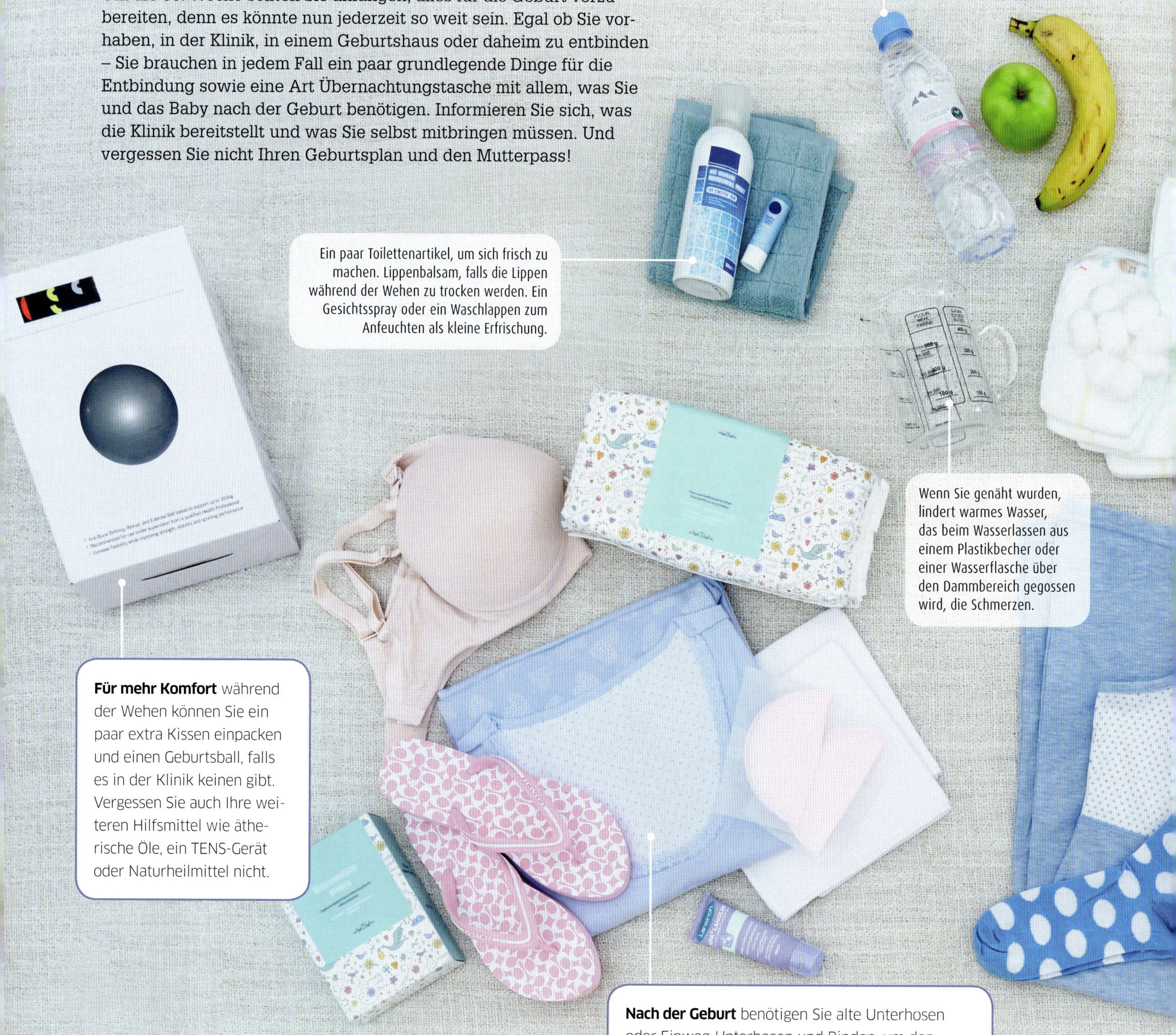

Ein paar Toilettenartikel, um sich frisch zu machen. Lippenbalsam, falls die Lippen während der Wehen zu trocken werden. Ein Gesichtsspray oder ein Waschlappen zum Anfeuchten als kleine Erfrischung.

Wenn Sie genäht wurden, lindert warmes Wasser, das beim Wasserlassen aus einem Plastikbecher oder einer Wasserflasche über den Dammbereich gegossen wird, die Schmerzen.

Für mehr Komfort während der Wehen können Sie ein paar extra Kissen einpacken und einen Geburtsball, falls es in der Klinik keinen gibt. Vergessen Sie auch Ihre weiteren Hilfsmittel wie ätherische Öle, ein TENS-Gerät oder Naturheilmittel nicht.

Nach der Geburt benötigen Sie alte Unterhosen oder Einweg-Unterhosen und Binden, um den Wochenfluss aufzufangen, sowie einen Still-BH, Stilleinlagen, Mulltücher und Brustwarzencreme zum Stillen. Packen Sie auch Nachtwäsche und Hausschuhe für die Klinik ein, außerdem lockere Kleidung für den Nachhauseweg.

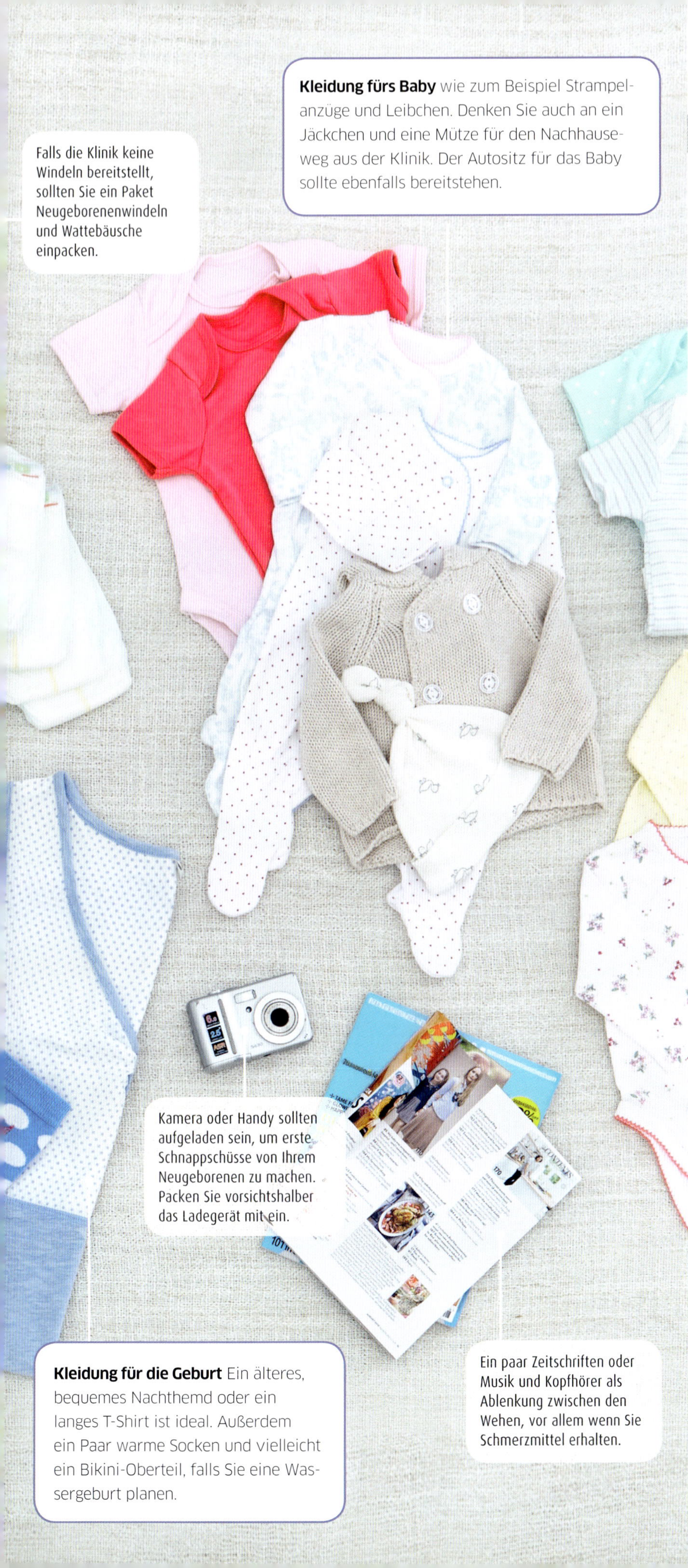

Kleidung fürs Baby wie zum Beispiel Strampelanzüge und Leibchen. Denken Sie auch an ein Jäckchen und eine Mütze für den Nachhauseweg aus der Klinik. Der Autositz für das Baby sollte ebenfalls bereitstehen.

Falls die Klinik keine Windeln bereitstellt, sollten Sie ein Paket Neugeborenenwindeln und Wattebäusche einpacken.

Kamera oder Handy sollten aufgeladen sein, um erste Schnappschüsse von Ihrem Neugeborenen zu machen. Packen Sie vorsichtshalber das Ladegerät mit ein.

Kleidung für die Geburt Ein älteres, bequemes Nachthemd oder ein langes T-Shirt ist ideal. Außerdem ein Paar warme Socken und vielleicht ein Bikini-Oberteil, falls Sie eine Wassergeburt planen.

Ein paar Zeitschriften oder Musik und Kopfhörer als Ablenkung zwischen den Wehen, vor allem wenn Sie Schmerzmittel erhalten.

FASZINIERENDE FAKTEN

Einige dieser Fakten erscheinen unglaubhaft, aber Sie werden bald feststellen, dass sie stimmen.

12 Windeln

braucht ein Baby im Durchschnitt pro Tag. Es uriniert alle 1–3 Stunden und hat mehrmals täglich Stuhlgang.

40 Tage

sollen Mutter und Kind in vielen Kulturen überall auf der Welt das Haus nicht verlassen, um sich von der Geburt zu erholen.

3 Outfits

oder mehr brauchen die meisten Babys pro Tag. Der Kleiderschrank Ihres Neugeborenen sollte also gut gefüllt sein.

16. Woche

Nach der Geburt sehen Sie aus wie in der 16. Schwangerschaftswoche. Der Uterus muss sich noch zurückbilden und es wird eine Zeit dauern, bis Sie Ihre Schwangerschaftspfunde wieder losgeworden sind.

5850

Windeln braucht ein Kind im Durchschnitt, bis es gelernt hat, seine Blase zu kontrollieren.

Sich auf die **Ankunft des Babys** vorzubereiten ist sehr aufregend. Jetzt ist der ideale Zeitpunkt, um **alles, was das Baby braucht,** aufzulisten und zu besorgen. **Vor der Geburt** sollten Sie zumindest schon über eine gewisse **Grundausstattung** verfügen.

Vorbereitungen für das Baby

Prioritäten setzen

Sobald Ihre Schwangerschaft stabil ist und Sie sich wohlfühlen, sollten Sie darüber nachdenken, was Sie und das Baby brauchen werden. Kaufen Sie die Ausstattung nach und nach, damit Sie sich nach der Geburt ganz auf Ihr Neugeborenes und Ihre Erholung konzentrieren können.

Einige größere Anschaffungen sind für das Baby vonnöten, darunter eine Wiege oder ein Babykorb, ein Kinderwagen und ein Autositz. Sie sollten sich zunächst in aller Ruhe über diese Dinge informieren, ehe Sie sie kaufen. Probieren Sie alle Kinderwagen und Buggys aus, bis Sie das ideale Modell für sich gefunden haben. Das geht am besten, bevor der Babybauch so groß ist, dass längere Shoppingtrips unangenehm werden.

Wenn das Budget knapp ist, könnten Sie sich vielleicht den ein oder anderen Gegenstand von Freunden oder der Familie als Geschenk zur Geburt wünschen oder ihn günstig aus zweiter Hand erstehen.

Kleidung für Neugeborene ist so niedlich, dass man versucht ist, völlig unnötige Sachen zu kaufen. Viele junge Eltern wissen auch nicht, wie schnell Babys wachsen. Kaufen Sie daher jetzt nur eine Grundgarderobe, die Sie nach und nach ergänzen können.

Weitere lohnenswerte Käufe sind eine Wickeltasche, ein Fieberthermometer (Seite 292) und eine einfache Ausstattung zur Körperpflege. Zum Stillen brauchen Sie wenig mehr als einen Still-BH. Für die Fläschchenfütterung wird ein Satz Flaschen und Sauger benötigt. Keine Panik, wenn Sie stillen möchten, aber dann doch auf Fläschchen umsteigen müssen. Die Ausrüstung dafür können Sie auch nach der Geburt noch kaufen.

Langfristige Anschaffungen

Sie benötigen kein perfekt ausgestattes Säuglingszimmer. In den ersten sechs Monaten ist Ihr Baby im selben Raum wie Sie am besten aufgehoben. Ihr Neugeborenes braucht auch keinen Berg an Spielzeug. Seine Umgebung kennenzulernen und Ihr Gesicht zu betrachten ist ihm für den Anfang genug. Wenn Sie ihm dennoch Spielzeug kaufen möchten, suchen Sie eines aus, das für sein Alter geeignet ist. Außer Gesichtern mögen Babys auch kontrastreiche Muster und leuchtende Farben.

F Welche Kleidung braucht mein Baby?

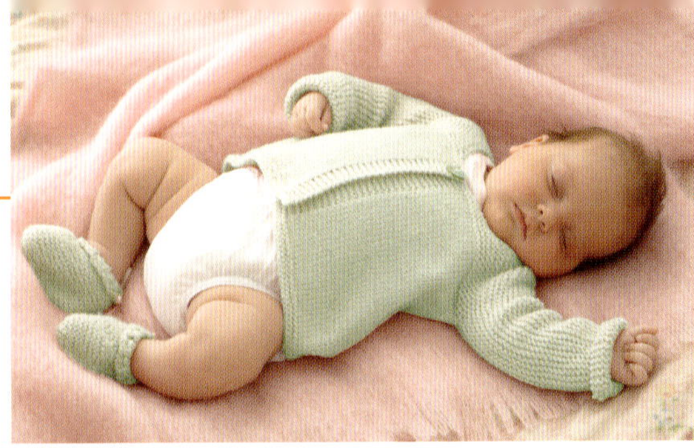

Lagenlook Mit mehreren Kleiderschichten können Sie die Körpertemperatur des Babys durch An- oder Ausziehen einzelner Teile regulieren.

Die Kleidung für das Neugeborene sollte möglichst einfach und bequem sein. Es verbringt die ersten Wochen zu Hause nur mit Essen und Schlafen, deshalb ist keine aufwendige Garderobe nötig.

Neugeborene können ihre Körpertemperatur noch nicht selbst regulieren. Deshalb ist es am besten, sie in mehrere Schichten zu kleiden, die je nach Bedarf an- oder ausgezogen werden können. Für den Anfang benötigen Sie sechs bis acht Baumwollbodys mit Schlupfkragen und Druckknöpfen im Schritt, sechs Strampelanzüge mit Vorderverschluss (ideal für die ersten Monate), ein paar leichte Jäckchen, eine weiche Mütze, eine dickere Jacke oder einen Schneeanzug (je nach Jahreszeit) und ein paar Socken zum Warmhalten der Füße. Outfits mit einfachen Vorderverschlüssen sind für das Baby bequemer als solche mit komplizierten Binde- oder Reißverschlüssen am Rücken; sie erleichtern auch den Windelwechsel. Im Winter sollte das Baby einen Body, einen Strampler und darüber ein leichtes Jäckchen tragen.

DIE ERSTE GARDEROBE IHRES BABYS

Wählen Sie Kleidung aus weichem, pflegeleichtem und maschinenwaschbarem Material. Baumwolle ist perfekt, da sie sich angenehm auf der Haut anfühlt, leicht zu waschen und obendrein sehr robust ist.

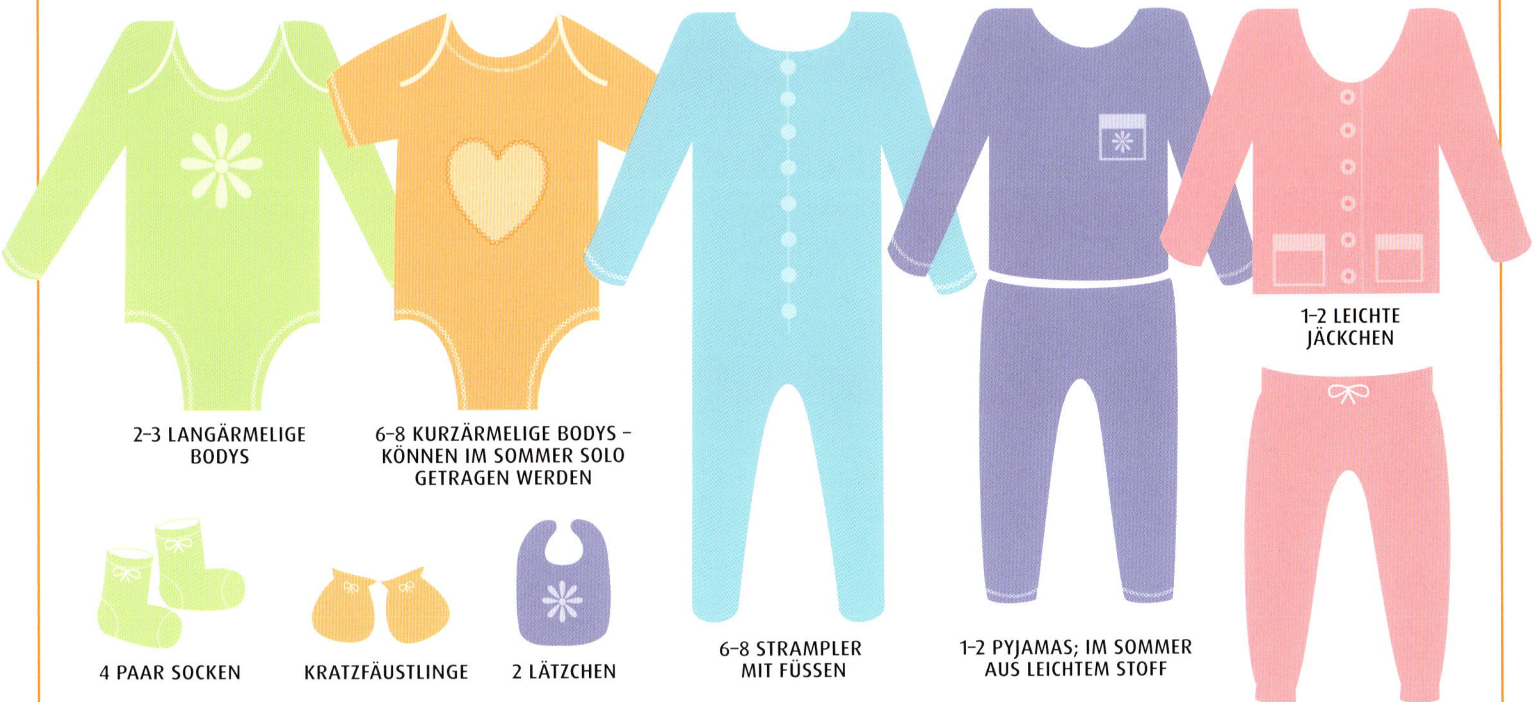
2–3 LANGÄRMELIGE BODYS
6–8 KURZÄRMELIGE BODYS – KÖNNEN IM SOMMER SOLO GETRAGEN WERDEN
1–2 LEICHTE JÄCKCHEN
4 PAAR SOCKEN
KRATZFÄUSTLINGE
2 LÄTZCHEN
6–8 STRAMPLER MIT FÜSSEN
1–2 PYJAMAS; IM SOMMER AUS LEICHTEM STOFF
2–4 LEGGINGS ODER HOSEN MIT GUMMIBUND

Grundgarderobe für drinnen Einteilige Schlaf- und Strampelanzüge sind in den ersten Monaten für Tag und Nacht ideal. Später können Sie auf zweiteilige Pyjamas und Anzüge umsteigen. Ein leichtes Jäckchen wärmt an kühleren Tagen.

Grundgarderobe für draußen An heißen Sommertagen braucht Ihr Baby nur ein Shirt oder einen Body mit kurzen Ärmeln sowie einen Hut mit Schirm gegen die Sonne. An kühleren Tagen trägt es Bodys mit Shirts, Leggings, Socken und einem Jäckchen. Im Winter benötigt es einen Schneeanzug oder eine warme Jacke sowie Fäustlinge und eine Mütze.

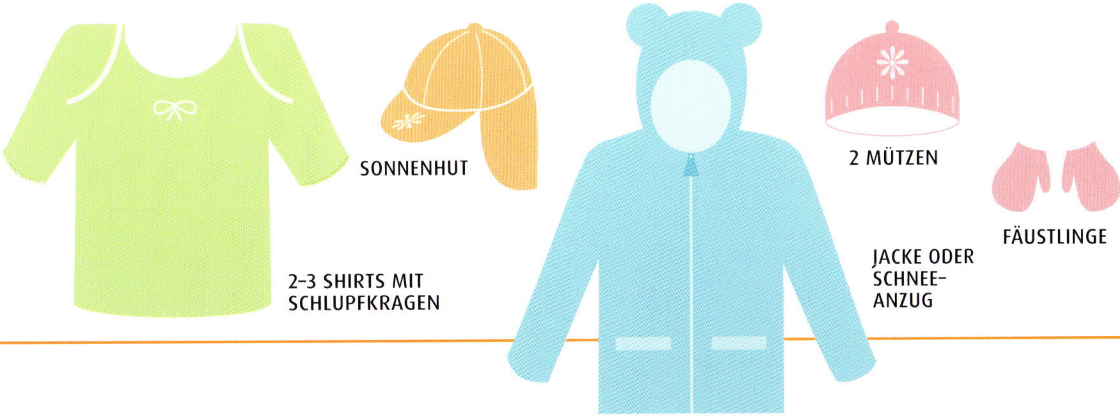

F Was brauche ich für Babys Körperpflege?

In den ersten Lebenswochen werden Sie vor allem Gesicht und Windelbereich des Babys waschen (Seite 284) und es nur hin und wieder baden. Verwenden Sie zum Baden rückfettende und pH-neutrale Badezusätze.

Es ist nicht nötig, ein Neugeborenes täglich zu baden – es sei denn, es hat eine besondere Vorliebe dafür. Ansonsten reicht ein Vollbad alle zwei bis drei Wochen völlig aus. An den Tagen, an denen das Baby nicht badet, müssen Gesicht, Hals, Hände und Po des Babys dennoch täglich gesäubert werden. Für diese »Katzenwäsche« ist nicht viel Zubehör erforderlich. Egal ob Katzenwäsche oder Vollbad: In jedem Fall sollte alles bereitstehen, was Sie dazu benötigen. Raum und Wasser sollten immer angenehm warm sein.

KATZENWÄSCHE

Sie benötigen dazu lediglich:

» **Watte.** Verwenden Sie für jeden Bereich ein neues Stück Watte, auch für Augen und Ohren.

» **Zwei Schüsseln mit Wasser,** eine für jedes Körperende, um Kreuzinfektionen zu vermeiden.

VOLLBAD

Um das Baby zu baden, benötigen Sie:

» **Babywanne,** Waschbecken oder eine große Badewanne. Eine Babybadewanne kann in jedem Zimmer aufgestellt werden. Sträubt sich das Baby gegen das Baden, steigen Sie gemeinsam mit ihm in die große Wanne und beruhigen Sie es dabei.

» **Anti-Rutschmatte.** Sie wird nur in der großen Badewanne benötigt.

» **Badethermometer,** um die Wassertemperatur zu prüfen, die bei 35–38 °C liegen sollte. Sie können auch Ihren Ellbogen ins Wasser tauchen, um zu testen, ob die Wärme stimmt.

» **Badezusatz und Shampoo** speziell für die Babypflege. Verwenden Sie beides dennoch sparsam. Am Anfang reicht pures Wasser völlig aus.

» **Weiche Waschlappen oder Schwamm.**

» **2–3 Badetücher mit Kapuze.** Die Kapuze verhindert, dass das Baby zu viel Körperwärme über den Kopf verliert.

» **Baby- oder Olivenöl** zum Einreiben der Haut nach dem Abtrocknen.

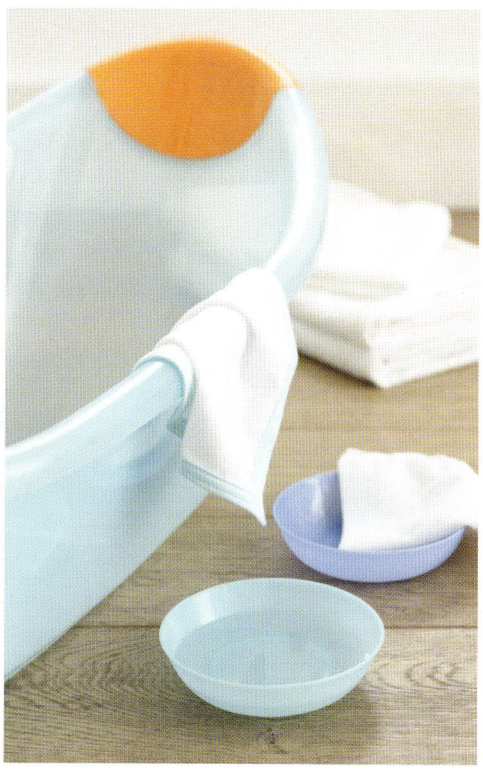

Badezeit ist eine tolle Gelegenheit, um mit dem Baby zu spielen. Halten Sie alles bereit, was Sie dafür brauchen.

F Ist es wirklich notwendig, Babykleidung vor dem ersten Tragen zu waschen?

Ja, das wird allgemein empfohlen. Durch diese einfache Vorsichtsmaßnahme entfernen Sie Reste von Substanzen aus dem Herstellungsprozess, die die empfindliche Babyhaut reizen könnten. Verwenden Sie zum Waschen von Babykleidung, -bettwäsche und Mulltüchern unbedingt konventionelle Waschmittel, die keine Enzyme enthalten, da bio-aktive Produkte ebenfalls die Haut reizen können.

F Brauche ich ein Raumthermometer? Wo soll ich es aufhängen?

Ein richtig temperiertes Kinderzimmer senkt das Risiko für plötzlichen Kindstod (SIDS), deshalb sollten Sie unbedingt ein Thermometer in dem Zimmer aufhängen, in dem das Baby schläft. Die ideale Zimmertemperatur für ein Baby liegt bei 16–20 °C.

Wenn Sie sichergehen wollen, dass dem Baby weder zu heiß noch zu kalt ist, sollten Sie überall im Haus verteilt Thermometer aufhängen. Die Auswahl an Modellen ist groß. Stimmt die Temperatur im Zimmer, braucht das Baby keine dicken Decken.

F Woran erkennt man eine gute Wickeltasche und was packe ich hinein?

Ideal sind Wickeltaschen inklusive faltbarer Wickelauflage, doch Sie müssen sich nicht extra eine kaufen: Nehmen Sie einfach eine Tasche Ihrer Wahl und besorgen Sie sich eine separate faltbare Wickelauflage. Diese Gegenstände sollten Sie in der Wickeltasche mitnehmen, wenn Sie mit dem Baby unterwegs sind:

» **Ein paar Wegwerfwindeln** und Windeltüten.

» **Unparfümierte Feuchttücher** (nur sparsam verwenden, weil die zarte Babyhaut empfindlich darauf reagieren kann).

» **Windelcreme,** damit der Babypo nicht wund wird.

» **Ersatzkleidung** für Sie und für das Baby.

Wenn Sie eines oder mehrere der aufgelisteten Dinge unterwegs benutzen, vergessen Sie nicht, den Vorrat in der Tasche fürs nächste Mal wieder aufzufüllen.

F Wie viele Windeln sollte ich schon vor der Geburt besorgen?

Ihr Baby braucht vom ersten Tag an Windeln. Lassen Sie sich aber nicht von den Sonderangeboten im Supermarkt dazu verleiten, schon vor der Geburt einen Jahresvorrat zu kaufen, denn Sie wissen nicht, wie groß Ihr Baby sein wird.

Größere Neugeborene werden zum Beispiel nicht sehr viel Zeit in Neugeborenenwindeln verbringen. Außerdem findet man auch erst im Lauf der Zeit heraus, welche Windelmarke man bevorzugt, weil sie für das Baby am besten geeignet ist.

In der ersten Woche benötigt Ihr Baby im Schnitt sechs Windeln pro Tag, also insgesamt etwa 42 Windeln. Danach steigert sich die Anzahl der nassen Windeln allmählich auf etwa zehn bis zwölf pro Tag. Es reicht also, wenn Sie vor der Geburt ein paar Packungen Neugeborenenwindeln für die erste Woche kaufen und erst danach entscheiden, ob Sie bei diesem Format bleiben oder zur nächsten Größe wechseln wollen. Manche Neugeborenenwindeln haben eine Aussparung für den Nabelstumpf. Das ist jedoch nicht zwingend nötig. Sie können den vorderen Rand der Windel auch einfach nach unten umklappen.

Mehrweg- und Stoffwindeln

Wenn Sie Mehrwegwindeln benutzen möchten, sollten 20 Stück für den Anfang reichen, dazu ebenso viele waschbare Einlagen, falls Sie zweiteilige Höschenwindeln bevorzugen. Mehrwegwindeln sind in der Anschaffung teurer, deshalb sollten Sie vielleicht erst nach der Geburt entscheiden, ob Sie sie wirklich benutzen möchten.

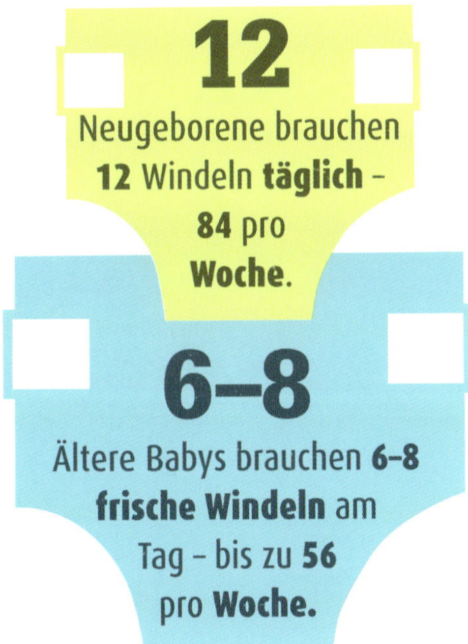
12
Neugeborene brauchen 12 Windeln täglich – 84 pro Woche.
6–8
Ältere Babys brauchen 6–8 frische Windeln am Tag – bis zu 56 pro Woche.

EINWEG ODER MEHRWEG?

Als Entscheidungshilfe sind hier die Vor- und Nachteile beider Wickelsysteme aufgelistet:

» **Komfort:** Wegwerfwindeln sind luftdurchlässiger, aber die flüssigkeitsabsorbierenden Chemikalien können die Haut reizen. Mehrwegwindeln sind oft weicher.

» **Handhabung:** Wegwerfwindeln sind vor allem unterwegs oder auf Reisen praktischer. Mehrwegwindeln sind weniger saugfähig und müssen häufiger gewechselt werden. Das Wickeln ist heute bei Einweg- und Mehrwegwindeln gleich schnell und einfach.

» **Kosten:** Mehrwegwindeln sind auf Dauer billiger als Einwegwindeln, sofern Sie keinen Windel-Wasch-Service in Anspruch nehmen.

» **Sonstiges:** Bei der Produktion von Einwegwindeln werden Bäume und Plastik verbraucht und sie landen auf Mülldeponien. Stoffwindeln steigern den Wasser- und Energieverbrauch. Wegwerfwindeln senken das Infektionsrisiko in Gruppen, etwa in der Kita.

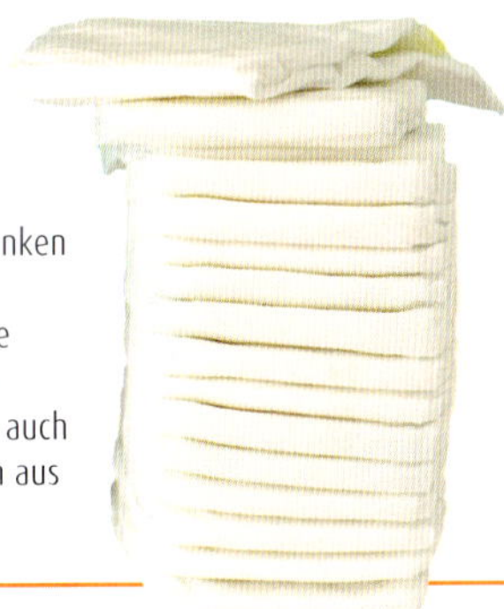

Einweg oder Mehrweg? Bedenken Sie alle Vor- und Nachteile, ehe Sie sich entscheiden. Vielleicht kommt auch eine Kombination aus beidem in Frage.

F Was brauche ich außer Windeln noch zum Wickeln?

Sie benötigen eine abwischbare Wickelauflage, Watte oder Feuchttücher zum Säubern des Babypos und Windelcreme. Zu Hause sollten Sie angefeuchtete Watte bevorzugen, weil Feuchttücher die Babyhaut reizen können. Windelcremes enthalten Wirkstoffe wie Zink und Rizinusöl, die vor Windeldermatitis schützen oder sie lindern. Hilfreich, aber nicht zwingend nötig, ist auch ein spezieller Abfalleimer, der benutzte Windeln geruchsdicht unter Verschluss hält. Wenn Sie Stoffwindeln verwenden, brauchen Sie jedoch unbedingt einen Eimer, in dem Sie die schmutzigen Windeln bis zur Wäsche aufbewahren. Sie können spezielle Windeleimer im Babyfachhandel kaufen oder einfach einen normalen Eimer mit Deckel verwenden.

F Was brauchen wir sonst noch für die tägliche Babypflege?

Es gibt einige Dinge, die das Leben mit einem Neugeborenen leichter machen. Ein Vorrat an Mulltüchern ist sehr hilfreich, denn Sie können sich damit beim Stillen bedecken oder Ihre Kleidung schützen, wenn das Baby aufstößt. Außerdem lohnt sich die Anschaffung einer weichen Babybürste, wenn das Haar des Babys anfängt zu wachsen, sowie einer abgerundeten Babynagelschere, um seine Finger- und Fußnägel kurz zu halten.

Kommt das Baby im Sommer zur Welt, benötigt es einen Sonnenschutz. Generell sollten Babys nicht der direkten Sonne ausgesetzt werden, insbesondere nicht zwischen 10 und 14 Uhr. Früher riet man davon ab, Babys unter sechs Monaten mit Sonnenschutzmitteln einzucremen, weil die darin enthaltenen Chemikalien die Haut reizen. Heute wird jedoch empfohlen, die unbedeckten Körperstellen des Babys mit einer kleinen Menge Sonnenschutzmittel einzucremen. Verwenden Sie dazu nur hochwertige Produkte, die gegen UVA- und UVB-Strahlen schützen und mindestens Lichtschutzfaktor 30 aufweisen. Der Sonnenhut des Babys sollte dennoch eine möglichst breite Krempe haben. Ist das Baby etwas älter und Sie gehen an den Strand, sollte es Kleidung tragen, die Arme und Beine bedeckt und effektiven Schutz vor UV-Strahlen bietet.

Geräte zur Überwachung des schlafenden Babys beruhigen besorgte Eltern. Manche Modelle übertragen Geräusche, andere haben Bewegungssensoren, die Alarm schlagen, wenn sich das Baby längere Zeit nicht bewegt, oder einen Videomonitor, mit dem Sie Ihr Baby nicht nur hören, sondern auch sehen können.

F Worin wird das Baby schlafen?

Ihr Baby braucht einen Babykorb, einen Stubenwagen oder ein Bettchen zum Schlafen. Immer beliebter werden auch sogenannte Beistellbetten, die am Elternbett befestigt werden können.

Sie können zwar von Anfang an ein voll ausgestattetes Kinderbett verwenden, doch ein Neugeborenes fühlt sich wahrscheinlich in den ersten Wochen in einem Babykorb oder einem Stubenwagen wohler, denn es liegt darin ähnlich geborgen wie in Ihrem Bauch. Babykorb oder Stubenwagen sind zudem leicht von einem Zimmer ins andere mitzunehmen, sodass Ihr Kind die ganze Zeit bei Ihnen sein kann, egal ob es schläft oder wach ist.

Babybetten sind manchmal so gebaut, dass man das Baby sanft schaukeln kann. Sie lassen sich länger verwenden als ein Babykorb, weil sie größer sind, dafür lässt sich das Baby darin nicht transportieren. Ein Beistellbett ist ideal, wenn Sie das Baby nachts nahe bei sich, aber trotzdem nicht direkt in Ihrem Bett haben möchten. Das Beistellbett wird an Ihrem Bett befestigt. Eine Seite lässt sich herunterklappen oder entfernen, sodass Sie Ihr Baby nachts trösten oder füttern können, ohne dabei aufstehen zu müssen. Eine weitere Möglichkeit wäre ein Babynest, das den Schlafplatz des Babys sicher abgrenzt. Wofür Sie sich auch entscheiden: Die Sicherheits- und Gesundheitsstandards sollten erfüllt sein.

In einem **Babykorb** fühlt sich das Baby **ähnlich geborgen** wie im Bauch seiner **Mutter**, deshalb ist er in den **ersten Wochen** ideal.

SCHLAFMÖGLICHKEITEN

Welche Art von Babykorb oder Bettchen Sie wählen, bleibt Ihnen überlassen. Es sollte jedoch den Sicherheitsstandards entsprechen.

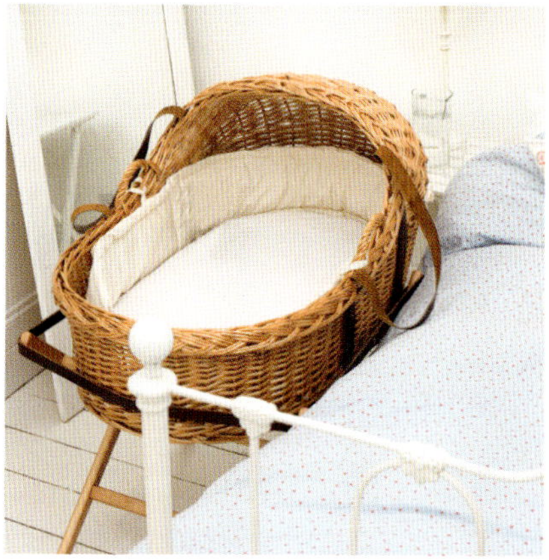

» **Babykorb:** Wählen Sie ein robustes Modell mit Tragegriffen, das sich leicht transportieren lässt. Ihr Baby wächst schnell, deshalb wird ihm der Korb nach zwei bis drei Monaten schon etwas zu eng werden. Es sollte so viel Platz haben, dass es mit seitlich oder nach oben ausgestreckten Armen schlafen kann, ohne an den Wänden des Korbes anzustoßen.

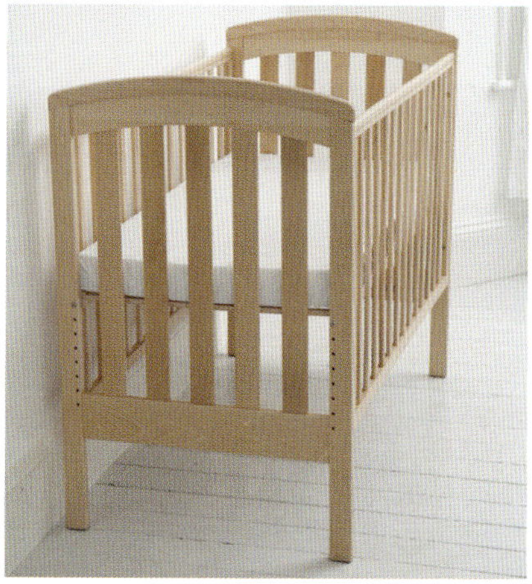

» **Babybett:** Das Bett Ihres Babys sollte den europäischen Sicherheitsstandards entsprechen und vom TÜV geprüft worden sein. Der Abstand zwischen den Gitterstäben darf nicht größer als 6,5 cm sein, die Höhe zwischen dem oberen Rand der Matratze und der Oberkante des Gitters muss mindestens 50 cm betragen. Der Lattenrost lässt sich weiter unten einhängen, wenn das Baby größer wird.

Schon gewusst?

Ihr Neugeborenes ist noch zu klein, um mit Spielsachen zu spielen, aber die Umgebung regt schon in den ersten Tagen seine Sinne an. Am Anfang sehen Babys alles unscharf, deshalb mögen sie kontrastreiche Farben und Muster am liebsten. Es wird Ihrem Baby sicher auch gefallen, wenn Sie ein buntes Mobile über seinem Bettchen aufhängen. Dieses sollte sich jedoch außerhalb seiner Reichweite befinden. Manche Mobiles spielen sogar Musik, während sie sich drehen, was auf Babys besonders beruhigend wirkt. Alternativ können Sie natürlich auch ein Musikabspielgerät oder eine Spieluhr in seinem Zimmer aufstellen.

F Welche Bettwäsche brauche ich für das Babybett?

Sie benötigen einen oder zwei Matratzenschoner, falls nachts einmal eine Windel undicht ist, außerdem drei bis vier Bettlaken sowie zwei bis drei Decken, damit Sie immer Ersatz im Schrank haben. Am besten eignen sich Bettlaken und Decken aus Baumwolle. Da die Hände und Füße des Babys oft kühler sind als der restliche Körper, sind sie kein zuverlässiger Anzeiger, ob Ihrem Baby zu kalt oder zu warm ist. Fühlen Sie lieber Nacken oder Brust und passen Sie die Bettwäsche entsprechend an. Achten Sie unbedingt darauf, Decken und Tücher so festzustecken, dass sie nachts nicht über das Gesicht des Babys rutschen können. Optimal ist ein Babyschlafsack, den es auch in kleinen Größen für Neugeborene gibt.

F Brauchen wir außer einem Bett noch andere Möbel für das Baby?

Da Sie sehr viel Zeit damit verbringen werden, das Baby zu versorgen, es zu beruhigen und ihm vorzulesen, lohnt sich die Anschaffung eines bequemen Stuhls oder Sessels. Egal für welches Modell Sie sich entscheiden, es sollte in jedem Fall Ihre Arme und den Rücken abstützen, im Sitzen sollten Ihre Füße flach auf dem Boden stehen können. Sehr praktisch sind auch spezielle Wickelkommoden oder -tische, die es in allen möglichen Ausführungen gibt – mit Ablagen, Schubladen oder Türen –, obwohl sie leider meistens relativ teuer sind. Alternativ dazu tut es auch eine Kommode, die breit genug für eine Wickelauflage ist. Sie bietet mindestens genauso viel Stauraum, von dem man im Kinderzimmer eigentlich nie genug haben kann.

Gestalten Sie das Kinderzimmer in **neutralen Farben** mit Bildern, Accessoires und Wandbehängen als **bunter Blickfang.** So lässt es sich **leicht umdekorieren,** wenn das Baby größer wird.

F Wir planen das Kinderzimmer. Was müssen wir beachten?

Wenn Sie einen Raum in ein Kinderzimmer umwandeln möchten, sollten Sie in aller Ruhe die geeignete Beleuchtung sowie schadstofffreie Farben aussuchen. In den ersten sechs Monaten ist der sicherste Platz für Ihr Baby ein Babykorb oder -bettchen an Ihrer Seite, denn so ist es am besten vor dem plötzlichen Kindstod (SIDS, Seite 287) geschützt.

Sie brauchen also noch kein voll funktionsfähiges Kinderzimmer, wenn das Baby kommt. Der Raum sollte übrigens zwei bis drei Monate vor dem Einzug des Babys gestrichen werden, damit er bis dahin auslüften kann. Vermeiden Sie Farben mit giftigen Lösemitteln und greifen Sie lieber zu natürlichen und ökologischen Farben. Achten Sie dabei immer darauf, dass die landesüblichen Grenzwerte für flüchtige organische Verbindungen (VOC) eingehalten werden. Bei diesen handelt es sich um Gase, die möglicherweise gesundheitsschädlich sein können.

Sorgen Sie für eine angenehme Beleuchtung im Kinderzimmer. Ein Nachtlicht und/oder ein Dimmer verhindern, dass Sie und Ihr Partner nachts beim Füttern, Wickeln und Trösten im Dunkeln herumstolpern. Empfehlenswert sind auch Verdunkelungsrollos, damit das Baby – vor allem im Sommer – nicht schon vom ersten Sonnenstrahl geweckt wird.

F Wie machen wir das Babyzimmer zu einem sicheren Ort?

Überlegen Sie sich zuerst, an welcher Stelle Sie das Babybett aufstellen möchten, und arrangieren Sie dann die restlichen Möbel und Gegenstände entsprechend darum herum.

Stellen Sie das Bettchen nicht direkt an ein Fenster, wo es direkter Sonne ausgesetzt ist, und achten Sie darauf, dass keine Vorhangkordeln oder Rolloschnüre in der Nähe sind, in denen sich das Baby verheddern könnte. Sobald Ihr Baby sich zum Stehen hochziehen kann, müssen Sie alle Möbelstücke in der Nähe des Bettchens entfernen, auf die es von dort aus klettern könnte. Dasselbe gilt auch für Regale, aus denen es Gegenstände herausziehen kann. Kinderzimmermöbel müssen massiv sein oder an der Wand festgeschraubt werden, damit sie nicht auf das Baby kippen, wenn es sich daran hochzieht.

SICHERHEIT IM KINDERZIMMER

Diese Sicherheitsvorkehrungen sollten getroffen werden, bevor das Baby in sein Zimmer einzieht.

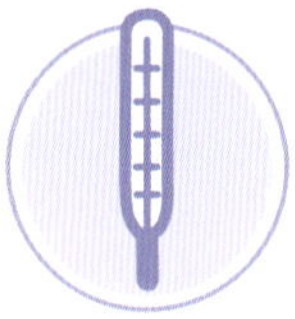

» **Thermometer:** Die Zimmertemperatur sollte nicht stark schwanken und nicht zu hoch sein. Ideal sind Werte zwischen 16 und 20 °C.

» **Rauchmelder:** Installieren Sie einen neuen Rauchmelder im Kinderzimmer oder direkt davor. Wählen Sie ein fotooptisches (oder fotoelektronisches) Modell, das im Sekundenabstand mit Hilfe eines Sensors und eines Infrarotsignals prüft, ob Rauchpartikel vorhanden sind.

» **Babyfon:** Stellen Sie ein Babyfon neben dem Kinderbett (aber außerhalb von Babys Reichweite) auf, damit Sie es sofort hören, wenn es weint oder sich anderweitig bemerkbar macht.

» **Gefahrenquellen:** Schnüre, Spielsachen oder Dekoartikel wie Mobiles sollten weit genug vom Kinderbett entfernt sein, sodass sich Ihr Baby nicht darin verheddern kann. Kleben Sie Teppiche und Läufer fest, damit niemand darauf ausrutscht.

Sie können die **Temperatur** Ihres Babys beim Schlafen leichter kontrollieren, wenn Sie **Bettlaken** und **Decken aus Baumwolle** verwenden, die Sie je nachdem, ob ihm zu warm oder zu kalt ist, **hinzufügen oder entfernen.**

F Wir bekommen ein Bett aus zweiter Hand. Sollten wir die Matratze ersetzen?

Eine neue Matratze ist ratsam. Es gibt Hinweise darauf, dass Matratzen in schlechtem Zustand das Risiko für plötzlichen Kindstod (SIDS) erhöhen, der in der Regel im Schlaf eintritt. Wählen Sie eine feste Matratze mit einem abnehmbaren und waschbaren Bezug aus luftdurchlässigem Material. Am billigsten sind Schaumstoffmatratzen, die zwar oft einen wasserfesten Bezug haben, aber sehr schnell die Form verlieren. Matratzen mit einem Federkern stützen den Körper besser und sind auch langlebiger. Am teuersten, haltbarsten und in ihrer Struktur am stabilsten sind Matratzen aus Naturmaterialien wie Latex und Kokosfasern. Hypoallergene Matratzen haben einen gesteppten Bezug, der bei hohen Temperaturen gewaschen werden kann, um Staubmilben abzutöten. Für welche Matratze Sie sich auch entscheiden: Sie sollte in jedem Fall schadstofffrei sein, also den Anforderungen des Öko-Tex Standard 100 entsprechen, und von der Größe her exakt in das Kinderbett hineinpassen.

F Ich möchte mein Baby stillen. Kann ich mich irgendwie darauf vorbereiten?

Um sich optimal auf das Stillen vorzubereiten, können Sie in der Schwangerschaft einen Stillkurs besuchen. Er dauert meist nur wenige Stunden und wird von manchen Krankenkassen kostenlos angeboten. Alternativ können Sie einen privaten Kurs bei einer Hebamme oder Stillberaterin buchen. Am besten eignet sich dafür das letzte Trimester, damit alle Informationen noch frisch sind, wenn das Baby kommt. Im Kurs sehen Sie entweder einen Film, in dem die richtige Stilltechnik genau gezeigt wird, oder es ist eine erfahrene Mutter anwesend, die den Teilnehmerinnen demonstriert, wie es geht. Sie erfahren unter anderem, wie Sie das Baby richtig anlegen, welche Positionen Sie ausprobieren können und wie sich die Milchbildung ankurbeln oder in Gang halten lässt. Natürlich werden auch Stillprobleme wie etwa wunde Brustwarzen besprochen.

Vielleicht möchten Sie sich vor der Geburt auch nur ausführlich über das Stillen informieren. Auf den Seiten 266–277 finden Sie weitere Informationen dazu.

F Ich habe von Stillkissen gehört. Lohnt es sich, eines zu kaufen?

Stillen kann für Mutter und Baby ein wunderschönes Erlebnis sein. Dabei sollten Sie beide es so bequem wie möglich haben, damit Sie die gemeinsame Zeit richtig genießen können. Das ist oft nicht so einfach. Beim Stillen ist es wichtig, das Baby zur Brustwarze hochzuheben, anstatt sich zu ihm hinabzubeugen. In den ersten Wochen kann ein gut stützendes Kissen diese Aufgabe übernehmen, sodass Sie das Gewicht des Babys nicht selbst halten müssen. Speziell für diesen Zweck entworfene ringförmige Stillkissen (Seite 181) bieten hierbei noch mehr Unterstützung als normale Kissen.

Die meisten Stühle sind zu hoch zum Stillen, deshalb schaffen sich manche Frauen einen Stillsessel an. Dieser ist niedriger und bietet an den richtigen Stellen Halt, damit Sie eine bequeme Stillposition einnehmen können. Darüber hinaus gibt es oft eine Schaukelfunktion und eine verstellbare Rückenlehne. Stillsessel und Stillkissen helfen auf diese Weise auch zu verhindern, dass Stillprobleme entstehen.

F Brauche ich zum Stillen irgendwelches Zubehör?

Einer der vielen Vorteile des Stillens besteht darin, dass es sehr kostengünstig ist. Mit ein paar Dingen, die Sie kaufen können, lässt sich das Stillen jedoch noch praktischer und bequemer machen.

Ein Still-BH ist wichtig, Sie sollten davon zwei bis drei Exemplare besitzen. Achten Sie darauf, dass sich die Cups leicht mit einer Hand öffnen lassen (Seite 179), weil Sie mit der anderen Ihr Neugeborenes halten werden. Die Cups sollten weit zu öffnen sein, denn Druck auf das Brustgewebe kann zu blockierten Milchgängen und einer Brustdrüsenentzündung (Mastitis) führen. Selbst wenn Sie noch nicht genau wissen, ob Sie Ihr Baby wirklich stillen möchten, sollten Sie sich vor der Geburt mindestens einen Still-BH kaufen, denn mit einem Neugeborenen ist das Shoppen nicht so einfach. Stilleinlagen, Brustwarzencreme und Mulltücher sind nicht unbedingt nötig, aber oft hilfreich.

Milchpumpe

Warten Sie erst ab, bis Sie Routine im Stillen entwickelt haben, bevor Sie über eine Milchpumpe nachdenken. Eine handbetriebene oder elektrische Pumpe kann jedoch ab einem gewissen Zeitpunkt wertvolle Dienste leisten.

Kaufen Sie sich vor der Geburt mindestens einen **Still-BH,** denn danach wird das Shoppen schwieriger.

DAS SOLLTEN SIE KAUFEN

Mit Ausnahme der Milchpumpe sollten Sie all diese Dinge schon vor der Geburt besorgen und in die Kliniktasche packen, damit Sie sie von Anfang an zur Hand haben.

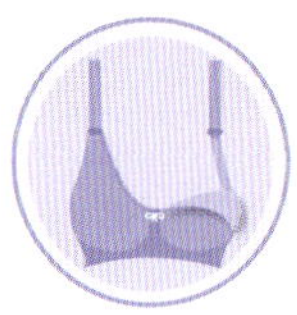

» **Ein fachmännisch angepasster Still-BH** ist Ihre wichtigste Anschaffung. Die Anprobe kann ab der 36. Woche erfolgen, denn eine erfahrene Fachkraft kann dann schon abschätzen, welche Größe Sie nach der Geburt brauchen werden (Seite 178). Sie können sich auch einen weicheren BH für die Nacht zulegen, der die Stilleinlagen an Ort und Stelle hält.

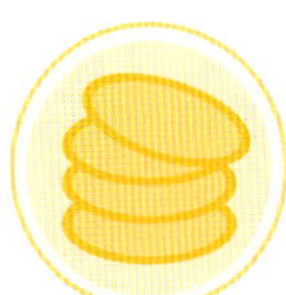

» **Einweg- oder Mehrweg-Stilleinlagen** nehmen austretende Milch auf, wenn Sie nicht stillen. Manche sind ganz dünn und diskret, aber trotzdem extrem saugfähig.

» **Brustwarzencreme** schützt und heilt wunde Brustwarzen. Wählen Sie eine hypoallergene, parabenfreie Creme auf Lanolinbasis.

» **Mulltücher** kann man sich über die Schulter legen, wenn man das Baby nach dem Füttern aufstoßen lässt. Sie bieten auch etwas Schutz, wenn Sie in der Öffentlichkeit stillen. Alternativ können Sie auch ein Tuch oder einen Schal verwenden.

» **Eine Milchpumpe** hilft Ihnen, Ihre Milch abzupumpen (Seite 272). Handpumpen bestehen aus einer Flasche mit einem Saugaufsatz, den Sie manuell bedienen. Elektrische Pumpen arbeiten nach demselben Prinzip, doch durch den Elektromotor wird das Abpumpen beschleunigt.

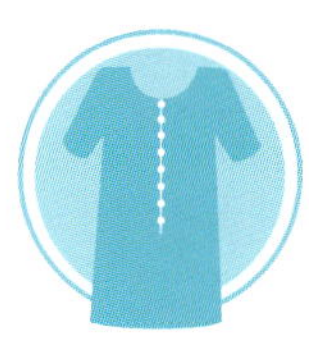

» **Nachthemden oder Pyjamas mit Vorderverschluss** machen das Stillen in der Nacht wesentlich bequemer. Es gibt sogar spezielle Still-Nachtwäsche, die das nächtliche Füttern noch mehr erleichtern soll.

F Die Auswahl an Babyflaschen und Saugern ist riesig. Worauf müssen wir achten?

Alle Flaschen und Sauger eignen sich zum Füttern mit Formulamilch oder abgepumpter Muttermilch. Es gibt kein richtiges oder falsches Modell. Zubehör für die Flaschenfütterung lässt sich auch nach der Geburt ganz einfach besorgen, Sie müssen also nicht zu viel davon schon vorher kaufen.

Babyflaschen in Standardgrößen sind sehr beliebt. Gewöhnlich fassen die kleineren Modelle 125 ml und die größeren 250 ml. Sie können darin Nahrungsmengen entsprechend dem Alter des Babys zubereiten. Standardflaschen haben normalerweise einen Sauger und einen Deckelverschluss, sind leicht zu reinigen und kompatibel mit den meisten Sterilisiergeräten (Seite 279) und Flaschenwärmern. Manche Flaschen sind so gestaltet, dass das Baby beim Trinken möglichst wenig Luft verschluckt. Probieren Sie ein solches Modell aus, wenn Ihr Baby nach den Mahlzeiten oft weint und von Blähungen gequält wird. Solche Anti-Kolik-Flaschen sind meistens etwas teurer und schwieriger zu reinigen, wenn sie ein Ventil oder einen Schlauch haben, der den Milchfluss reguliert. Wenn Sie eine Mikrowelle besitzen, können Sie sich Flaschen zulegen, die sich darin sterilisieren lassen. Auch sie sind etwas teurer, aber sehr praktisch. Unterwegs können Sie sterile Einwegflaschen verwenden, in die nur noch das Formulapulver eingefüllt wird. Sie eignen sich jedoch nicht für den Dauergebrauch, weil sie zu viel Müll erzeugen. Flaschen aus Glas werden von Eltern bevorzugt, die sich wegen der Chemikalien sorgen, welche bei der Herstellung von Plastikflaschen verwendet werden. Glasflaschen sind teurer und zerbrechlich, dafür aber umweltfreundlicher.

Flaschensauger

Sauger sind aus Silikon oder Latex und haben verschieden große Lochungen. Latexsauger sind weicher und flexibler, aber nicht so haltbar wie Silikonsauger. Sauger mit kleiner Lochung lassen weniger Milch durch und eignen sich daher besonders für Neugeborene. Traditionelle Sauger haben eine Glockenform, während neuere Formen mehr der Brustwarze ähneln. Sie werden empfohlen, wenn Sie abwechselnd stillen und Fläschchen geben. Allerdings kann ein Flaschensauger niemals eine Brustwarze ersetzen und die besondere Form des Saugens, die dazu nötig ist. Es gibt auch keine Beweise, dass solche Sauger einfacher in der Anwendung sind.

DAS BRAUCHEN SIE

Achten Sie auf den Zustand von Flaschen und Saugern und ersetzen Sie sie, wenn sie beschädigt oder abgenutzt sind.

- » 6–8 kleine und große Flaschen.
- » 6–8 Sauger für Neugeborene.
- » Formulamilchpulver.
- » Ein Sterilisator – entweder ein Kaltwasser- oder ein Dampfsystem. Fläschchenzubehör lässt sich auch auskochen. Auf Seite 279 erfahren Sie, wie Sterilisatoren funktionieren.
- » Flaschen- und Saugerbürsten.

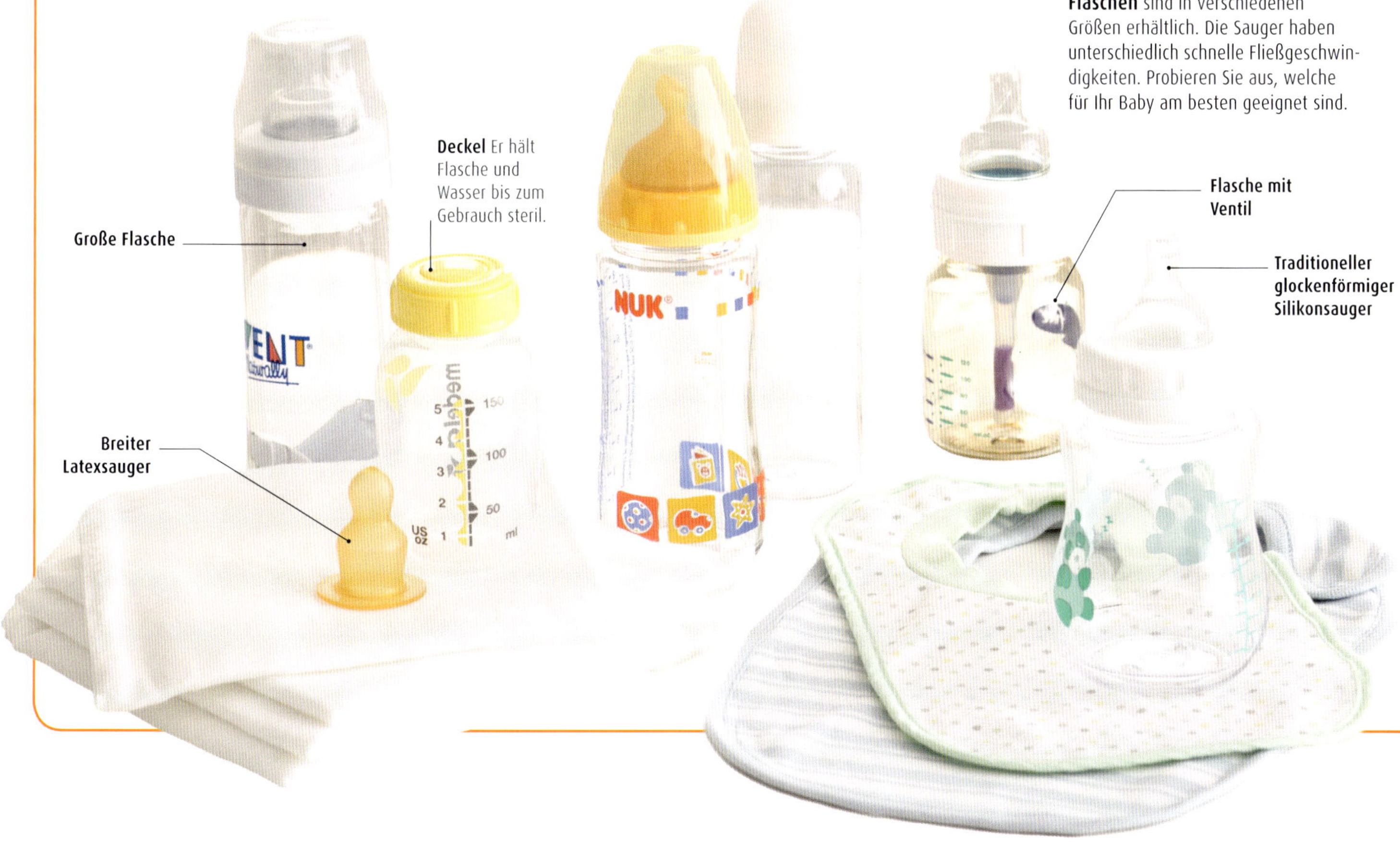

Flaschen sind in verschiedenen Größen erhältlich. Die Sauger haben unterschiedlich schnelle Fließgeschwindigkeiten. Probieren Sie aus, welche für Ihr Baby am besten geeignet sind.

F Die Auswahl an Kinderwagen und Buggys ist enorm. Wie sollen wir uns nur entscheiden?

Am besten überlegen Sie sich vor dem Kauf, welche Anforderungen Sie haben: Was passt zu Ihrem Lebensstil, zu Ihrem Budget und ist für Sie, Ihren Partner und Ihr Baby gleichermaßen akzeptabel?

Wenn Sie viel mit öffentlichen Verkehrsmitteln unterwegs sind oder regelmäßig Treppen steigen müssen, ist für Sie wahrscheinlich ein leichter, zusammenklappbarer Buggy oder ein etwas kompakterer Sportwagen am praktischsten. Fahren Sie viel Auto, bietet sich ein Reisesystem an, bei dem sich die Auto-Babyschale auf einem Kinderwagengestell befestigen lässt. So können Sie Ihr Baby ganz einfach von der Wohnung ins Auto und danach in den Kinderwagen packen, ohne es zu sehr zu beunruhigen. Robuste Modelle mit Schwenkrädern lassen sich in der Stadt leicht manövrieren; für unebenes Gelände sind feste Räder jedoch besser geeignet.

Komfort ist wichtig

Für Neugeborene eignen sich nur Modelle mit ebener Liegefläche. Viele Sportwagen haben eine verstellbare Rückenlehne, sie sollte sie sich jedoch wirklich waagrecht absenken lassen. Der Wagen muss außerdem gut gefedert und gepolstert sein. Die Schiebestange darf nicht zu niedrig sein, idealerweise ist sie sogar höhenverstellbar.

Schließlich müssen Sie noch entscheiden, ob das Baby mit dem Gesicht zu Ihnen schauen soll oder nicht. Bei manchen Modellen lässt sich die Fahrtrichtung durch einen Umbau der Liegefläche wechseln. So können Sie mit dem Neugeborenen Augenkontakt halten und wenn das Baby älter wird, kann es in Fahrtrichtung seine Umwelt entdecken.

Probieren Sie den Kinderwagen vor dem Kauf aus und üben Sie vor der Geburt, wie man ihn verwendet.

SO ERKENNEN SIE, WELCHES KINDERWAGEN-SYSTEM DAS RICHTIGE FÜR SIE IST

Hier finden Sie alle Optionen mit den wichtigsten Eigenschaften sowie die Vor- und Nachteile der verschiedenen Modelle.

MODELL	BESCHREIBUNG
Sportwagen 	Sportwagen mit bis zur Liegeposition verstellbarer Rückenlehne sind ab der Geburt geeignet, sofern sie gut gefedert und gepolstert sind. Sie haben den Vorteil, dass das Baby darin auch sitzen kann, wenn es älter wird. Außerdem kann es bei vielen Modellen wahlweise in oder gegen die Fahrtrichtung schauen. Manche Sportwagen sind als 3-in-1-Reisesystem (siehe unten) erhältlich. Auch die Bereifung kann variieren, wobei größere Räder eine bessere Federung bieten.
Kinderwagen 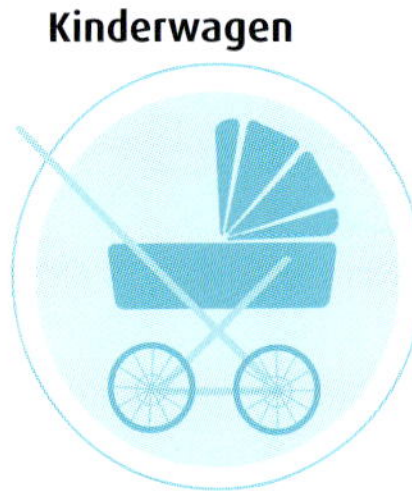	Der Kinderwagen mit seiner ebenen Liegefläche ist das traditionelle Transportmittel für Neugeborene. Das Baby hat es darin kuschelig und gemütlich und Sie können es sehen, während Sie den Wagen schieben. Bei den meisten Modellen lässt sich die Tragewanne abnehmen und in den ersten Lebensmonaten als Reisebett oder Tragetasche verwenden.
Reisesystem 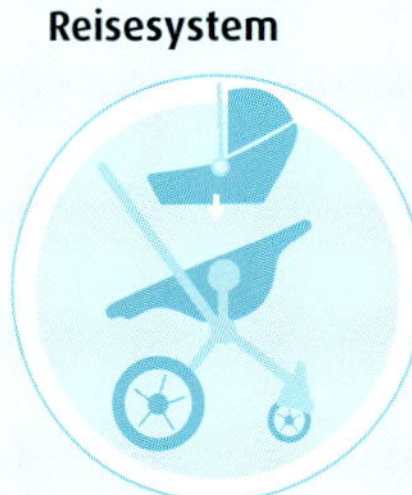	Dieses System besteht aus einem Sportwagengestell, auf dem sich eine Auto-Babyschale oder eine Tragewanne montieren lässt. Reisesysteme sind praktisch, um das Baby zwischen Haus, Auto und Kinderwagen hin und her zu transportieren, ohne dass Sie dazu verschiedene Sitze verwenden müssen.
Buggy 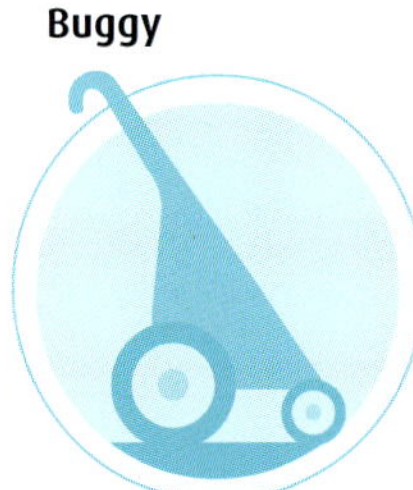	Die leichten, wendigen Buggys sind schnell im Kofferraum verstaut und damit ideal für Reisen und Einkaufstouren. Einige Modelle verfügen auch über eine Liegeposition. Da sie jedoch in der Regel nur unzureichend gefedert und gepolstert sind, sollten Neugeborene nicht oder nur auf kurzen Strecken darin befördert werden.
Geschwisterwagen 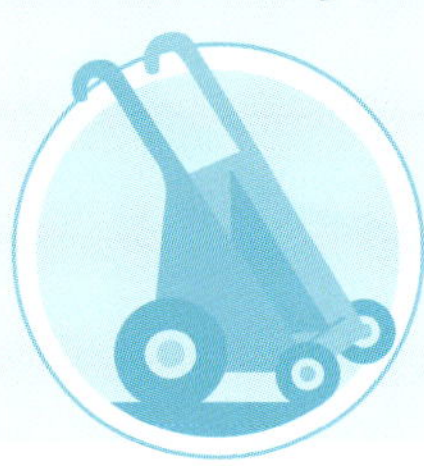	Bei Zwillingen oder wenn Sie ein Baby und ein Kleinkind haben, benötigen Sie einen Zwillings- oder Geschwisterwagen. Die beiden Sitze können nebeneinander oder im Tandemstil hintereinander angeordnet sein. Sitzen die Babys nebeneinander, haben sie eine bessere Sicht als in einem Tandemwagen, doch dafür passt Letzterer leichter durch Engstellen wie zum Beispiel Ladentüren. Es gibt auch Kinderwagenmodelle, die sich nachträglich zu einem Geschwisterwagen aufrüsten lassen.

F Brauche ich weiteres Zubehör für meinen Kinderwagen oder ist das Geldverschwendung?

Manches Zubehör ist wirklich sinnvoll, vor allem, wenn Sie bei jedem Wetter mit dem Wagen unterwegs sind. Transparente Hüllen, die direkt über den Kinderwagen, Sportwagen oder Buggy gezogen werden, können Ihrem Baby vollständigen Schutz vor Wind und Regen bieten. Machen Sie sich keine Sorgen wegen der Sauerstoffzufuhr: Von unten und von den Seiten gelangt noch genügend Luft zu Ihrem Kind.

Ein Fußsack hält Ihr Baby auch an kalten Tagen kuschelig warm. Oft ist er bereits Teil des Zubehörs, das zusammen mit dem Kinderwagen erworben wird. Im Sommer schützt ein Sonnenschirm oder Sonnensegel Ihr Baby vor der direkten Sonne. Kleine Babys benötigen manchmal einen Sitzverkleinerer; er lässt sich sowohl im Sportwagen als auch im Autositz verwenden.

F Ich würde mein Baby gern in einer Trage transportieren. Welche eignet sich dafür am besten?

Für Neugeborene eignen sich sowohl Bauchtragen als auch Tragetücher. Eine Bauchtrage hält Ihr Baby aufrecht an Ihrem Körper; sie eignet sich für Babys, die mindestens 3,5 kg wiegen. Wählen Sie ein Modell, das leicht zu reinigen ist und dem Baby sicheren Halt gibt. Außerdem sollte es breite, bequeme Schultergurte und wenn möglich sogar einen Hüftgurt haben, damit sich das Gewicht des Babys gleichmäßig verteilt.

Tragetücher bestehen aus weichem, dehnbarem Stoff. Manche Tücher werden über der Schulter getragen und das Baby liegt darin wie in einer Hängematte; andere lassen sich auf verschiedene Weisen binden, sodass das Baby unterschiedliche Positionen einnehmen kann. In letzter Zeit gerieten Tragetücher etwas in Verruf, weil Babys darin ersticken können, wenn das Tuch nicht korrekt gebunden ist. Sie sollten immer das Gesicht des Babys sehen können, es sollte sicher an Ihrem Körper liegen und sein Kinn darf nicht seine Brust berühren, weil dadurch seine Atmung behindert werden kann.

F Wir fahren kaum Auto. Brauche ich trotzdem einen Autositz fürs Baby?

Auch wenn Sie nur selten Auto fahren: Das Gesetz schreibt vor, dass Ihr Baby im Auto in einem passenden Sitz befördert werden muss, selbst wenn es nur die Fahrt mit dem Taxi von der Klinik nach Hause ist.

Babyschalen und -sitze sollten stets gegen die Fahrtrichtung auf dem Sitz befestigt werden, bis das Kind ein bestimmtes Körpergewicht erreicht hat (siehe Tabelle rechts). Im Falle eines Aufpralls werden Kopf und Rückgrat des Babys auf diese Weise besser geschützt. In einem vorwärts gerichteten Kindersitz kann ruckartiges Abbremsen dagegen zu Verletzungen der Muskeln und Sehnen im Nackenbereich führen.

Babys sollten grundsätzlich nicht länger als ein paar Stunden im Autositz verbringen, weil in der halb aufrechten Position der Brustraum komprimiert wird. Das kann Atembeschwerden hervorrufen und der Wirbelsäule schaden.

Sicherheitsstandards

Beim Kauf eines neuen Kindersitzes sollten Sie darauf achten, dass dieser ein offizielles Prüfsiegel mit der EU-Norm ECE R44/03 oder R44/04 trägt (ältere Modelle mit den Nummern R 44/01 und 44/02 dürfen nicht mehr verwendet werden). Ein Fünfpunkt-Sicherheitsgurt bietet optimale Sicherheit, wenn der Sitz nach Anweisung des Herstellers befestigt und benutzt wird.

Seit kurzem gibt es auch sogenannte »i-Size«-Kindersitze, die sich nach einem neuen europäischen Standard richten. Dieser schreibt unter anderem das rückwärts gerichtete Fahren bis zu einem Alter von 15 Monaten vor. Im Gegensatz zu den anderen Normgruppen orientiert sich der i-Size-Standard an der Größe des Kindes, nicht am Gewicht.

RICHTLINIEN DER KINDERSITZKLASSEN

Die Kindersitzklassen richten sich derzeit noch nach dem Gewicht des Babys. Liegt die Kopfoberkante nicht mehr in der Schale oder hat Ihr Kind die Gewichtsgrenze erreicht, kommt es in die nächsthöhere Klasse.

NORMGRUPPE	BESCHREIBUNG
Gruppe 0	Kinder bis 10 kg (etwa 6–9 Monate alt). Erlaubt eine flache Liegeposition. Nützlich für Frühgeborene und lange Autofahrten.
Gruppe 0+	Kinder bis 13 kg (bis etwa 15 Monate). Babyschale mit Tragegriff.
Gruppe 1	Kinder von 9 bis 18 kg (bis etwa 4 Jahre)

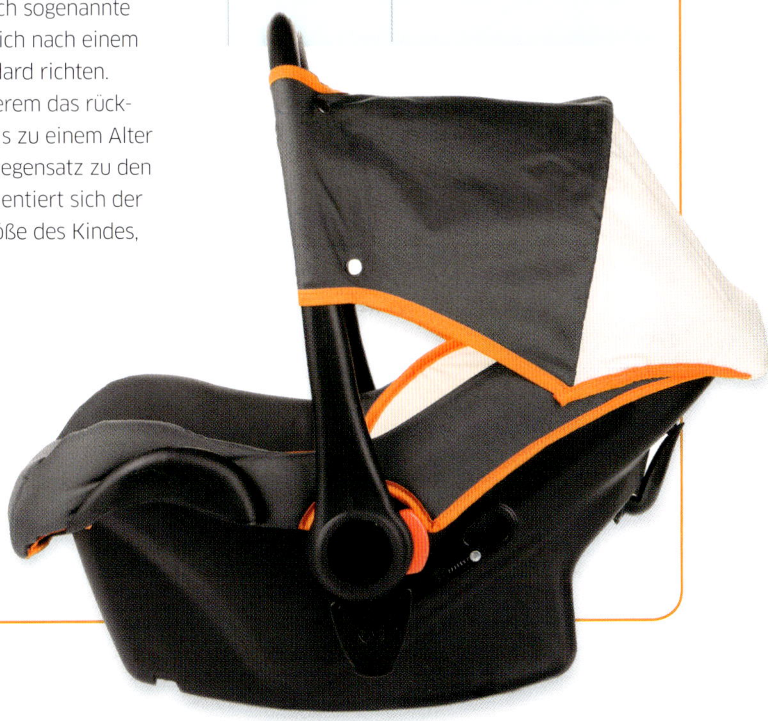

Der Auto-Kindersitz ist ein wichtiges Teil der Babyausstattung. Wegen der strengen Sicherheitsvorschriften sollten Sie ihn neu kaufen.

F Was kann ich tun, um die ersten Wochen so leicht wie möglich zu machen?

Es gibt viele Möglichkeiten, sich auf die Ankunft des Babys vorzubereiten (siehe unten). Wenn Sie jetzt schon alles organisieren, werden Sie die ersten Wochen viel entspannter überstehen.

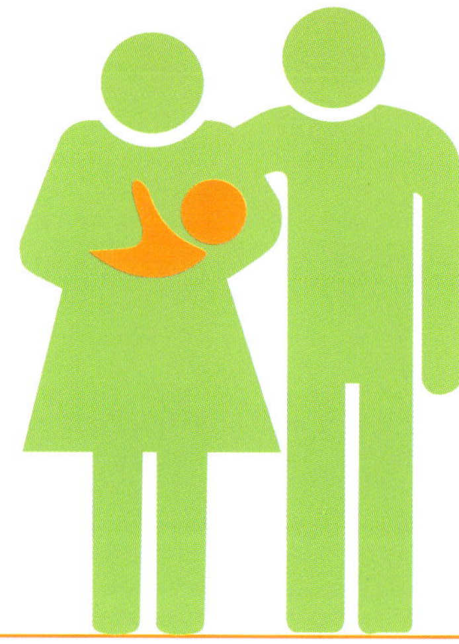

Einen Schritt voraus sein

Alle Gedanken kreisen jetzt um das große Ereignis, sodass praktische Überlegungen, wie die ersten Wochen mit Baby organisiert werden sollen, leicht in den Hintergrund geraten. Es lohnt sich jedoch, schon jetzt ein paar Vorbereitungen zu treffen, um sich das Leben nach der Geburt so einfach wie möglich zu gestalten. Sie werden nämlich feststellen, dass dann kaum noch Zeit für andere Dinge als für das Umsorgen des Neuankömmlings bleibt.

DAS HÄUSLICHE LEBEN ORGANISIEREN

Wenn Sie plötzlich den Drang verspüren, alles zu putzen und aufzuräumen, geben Sie ihm ruhig nach – das ist nur der natürliche Nestbautrieb. Reservieren Sie aber auch etwas Zeit für sich und überlegen Sie, ob Ihnen vielleicht jemand aus der Familie oder dem Freundeskreis nach der Geburt des Babys tatkräftig unter die Arme greifen könnte.

Helfende Hände

Viele junge Eltern empfinden die Unterstützung von Familie und Freunden in den ersten Wochen nach der Geburt als äußerst hilfreich. Sie selbst werden wahrscheinlich durch den Schlafmangel ziemlich erschöpft sein. Wenn Sie Zwillinge erwarten oder per Kaiserschnitt entbinden, sollten Sie zusätzlich die Hilfe einer nahen Verwandten, einer Hebamme oder einer Doula in Anspruch nehmen. Besprechen Sie mit Ihrem Partner, ob und wann er Elternzeit nehmen kann.

Freunde finden

Der Austausch mit anderen frischgebackenen Eltern nach der Geburt gibt Ihnen seelischen Rückhalt, während Sie versuchen, sich an einen komplett neuen Tagesablauf zu gewöhnen. Wenn Sie an einem Geburtsvorbereitungskurs teilnehmen, bietet es sich an, mit anderen werdenden Müttern Adressen auszutauschen. Keiner kann Ihre Probleme und Sorgen besser nachvollziehen als andere Mütter und Eltern in derselben Situation.

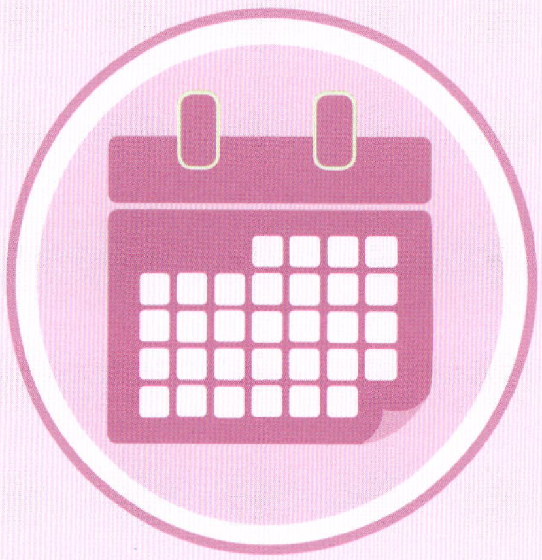

Spaß & Entspannung

Auch so können Sie sich auf den Neuankömmling vorbereiten: Gönnen Sie sich selbst etwas Gutes. Das kann zum Beispiel ein vergnügtes Mittagessen mit Freundinnen sein, eine entspannende Pediküre oder Massage oder auch der lang aufgeschobene Kinobesuch mit dem Partner. Nutzen Sie die letzten Tage ohne Kind, um Dinge zu tun, die nach der Entbindung viel mehr Planung benötigen würden.

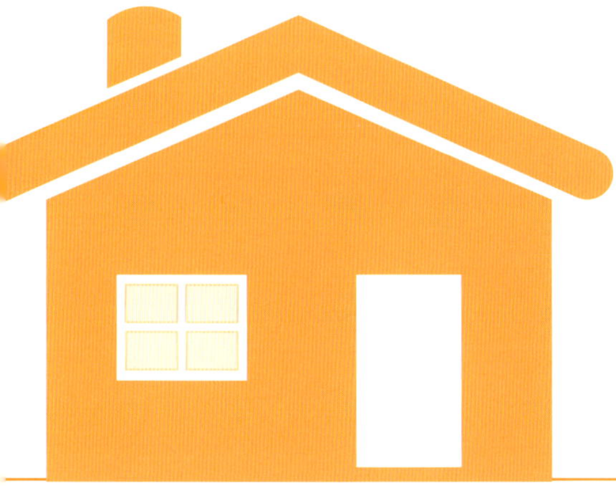

Vielleicht verspüren Sie gegen Ende der Schwangerschaft plötzlich den **Drang,** das Haus von oben bis unten zu putzen. Dabei handelt es sich um den **urzeitlichen Nestbautrieb,** der Schwangere dazu bringt, alles für die Ankunft des Babys **vorzubereiten.**

Das Haus putzen

Ein gut dokumentiertes Phänomen, der Drang, das heimische »Nest« vor der Geburt zu putzen und herzurichten, befällt viele werdende Mütter. Geben Sie ihm ruhig nach: Ein sauberer, ordentlicher Haushalt ist schon eine Sache weniger, um die Sie sich nach der Geburt kümmern müssen. Verwenden Sie umweltfreundliche Putzmittel, damit Sie keine schädlichen Dämpfe einatmen. Vielleicht möchten Sie auch Ihren Kleiderschrank ausmisten oder Papierkram erledigen. Bleiben Sie aber vernünftig und überanstrengen Sie sich nicht. Es ist kein Weltuntergang, wenn Sie nicht alles schaffen, was Sie sich vorgenommen haben.

Auf Vorrat kochen

Bereiten Sie ein paar nahrhafte Mahlzeiten zu und frieren Sie sie für die Wochen nach der Geburt ein. Frischgebackene Eltern sind oft überrascht, wie viel Zeit ein Baby beansprucht. Es kann gut sein, dass Sie öfter einmal einfach zu erschöpft zum Kochen sind. Eingefrorene Mahlzeiten verhindern, dass Sie dann zu ungesundem Fast Food greifen.

Etikettieren Sie die Tiefkühlware, damit Sie immer wissen, was es jeweils ist und bis wann es gegessen werden muss. Stocken Sie auch Ihre Nahrungsmittelvorräte auf und recherchieren Sie, ob es vielleicht in Ihrer Nähe einen Lieferdienst für Lebensmittel gibt.

SCHNELLE CHECKLISTE

Stellen Sie eine Liste der Dinge auf, die noch vor der Geburt erledigt werden sollen. Hier ein paar Vorschläge:

BABYAUSSTATTUNG

- » Prüfen, ob alles Nötige vorhanden ist.
- » Neue Kleidung, Mulltücher und Bettwäsche mit enzymfreien Waschmittel waschen.
- » Ein paar Kleidungsstücke für das Baby in die Kliniktasche packen.
- » Ausprobieren, wie der Sterilisator funktioniert.
- » Den Kinderwagen testen.
- » Den Autositz montieren.

KLINIK

- » Sich mit dem Weg dorthin vertraut machen.
- » Kleingeld für den Parkplatz einstecken.
- » Den Ausweis bereitlegen.
- » Die Kliniktasche packen und bereitstellen.
- » Kontaktdaten von Freunden und Verwandten aufschreiben.

ZU HAUSE

- » Eine Liste aller zu erledigenden Hausarbeiten aufstellen.
- » Mit dem Partner besprechen, wie die Hausarbeit nach der Geburt aufgeteilt wird.
- » Eine Betreuung für Ihre anderen Kinder (sofern vorhanden) organisieren, während Sie in der Klinik sind.
- » Gefrier- und Vorratsschrank mit gesunden Lebensmitteln auffüllen.
- » Ablagefächer kaufen, in denen Rechnungen und Post gelagert werden können.
- » Ausstehende Rechnungen bezahlen.

» In diesem Kapitel ...

Wehen und Geburt

Mit der Geburt rückt auch der Tag näher, an dem Sie Ihr Baby in den Armen halten werden. Verständlich, dass Sie nervös sind, aber dieses Kapitel hilft Ihnen, **das, was auf Sie zukommt, zu bewältigen.** Sie erfahren, wie sich die Geburt ankündigt, wie die Geburt verläuft, welche Positionen wann am besten geeignet sind und welche Rolle der Geburtsbegleiter hat. Lesen Sie außerdem alles Wichtige über **Schmerzlinderung,** die natürliche und die assistierte Geburt sowie den Kaiserschnitt.

Etwa ab der 36. Schwangerschaftswoche rückt die Aussicht, **Ihr Baby bald in den Armen zu halten,** in greifbare Nähe. Ihre Hebamme achtet nun stärker darauf, wie das Ungeborene im Uterus liegt und ob sein Kopf schon **ins Becken eingetreten** ist. Auch Ihr Körper kann Ihnen Zeichen geben, dass das Baby sich auf den Weg macht.

Bald geht es los

Zeit und Raum

In den letzten vier Schwangerschaftswochen nimmt das Baby rasant zu – ungefähr 225 g pro Woche. In Ihrer Gebärmutter wird es eng und Sie werden feststellen, dass das Baby jetzt häufig nur noch zappelt, anstatt zu treten. Achten Sie auf seine Aktivität. Wenn das Baby länger »schläft« als erwartet oder seine Bewegungen schwächer oder seltener als sonst zu spüren sind, sollten Sie sofort in der Klinik anrufen. Arzt oder Hebamme widmen Ihrem Bauchumfang in den letzten Wochen besondere Aufmerksamkeit, um festzustellen, ob das Baby genug Fruchtwasser um sich herum hat, und um letzte Prognosen über seine Geburtsgröße zu erstellen.

Die Hebamme tastet außerdem Ihren Bauch ab und erfühlt, in welcher Position Ihr Baby liegt. Der feste Druck kann etwas unangenehm sein, schadet dem Baby aber nicht. Vielleicht versucht die Hebamme auch, das Baby in eine bessere Position zu schieben, oder sie möchte herausfinden, ob sein Kopf schon im Becken liegt (Seite 202) und wenn ja, wie tief.

Über die Geburt sprechen

In diesen letzten Wochen werden sich viele Gespräche mit der Hebamme um die Entbindung drehen. Sie können gemeinsam den Geburtsplan durchgehen (Seite 88–89) und offene Fragen klären. Liegt das Baby in Steißlage oder quer im Bauch, wird Ihnen die Hebamme erklären, was das für die Entbindung bedeuten kann, und Sie bitten, auch mit Ihrem Geburtspartner darüber zu sprechen. Vergessen Sie nicht, dass eine Geburt eine sich stetig verändernde Situation ist. Je mehr Informationen Sie jetzt sammeln, desto leichter fällt es Ihnen später im Kreißsaal, Entscheidungen zu treffen.

Abwarten und Tee trinken

Viele Frauen achten in den letzten Wochen auf jedes noch so kleine Zeichen, dass die Geburt endlich beginnt, oder versuchen sie mit fragwürdigen Altweibermethoden in Gang zu setzen. Ihr bewundernswerter schwangerer Körper reagiert jetzt auf alle Arten von chemischen Veränderungen – und diese können erstaunliche Auswirkungen auf Verhalten, Laune und Wohlbefinden haben. Versuchen Sie sich abzulenken – etwa mit Aktivitäten, die nicht anstrengen, aber dennoch Ihre volle Konzentration erfordern. Lesen Sie endlich das Buch, das Sie schon immer lesen wollten; lernen Sie stricken, nähen oder häkeln oder sehen Sie sich alte Filme an. Verbannen Sie das lästige »Wann?« aus Ihren Gedanken und ignorieren Sie Kommentare Ihrer Mitmenschen wie »Tut sich noch immer nichts?«. Lächeln Sie einfach und wechseln Sie das Thema.

F Im Mutterpass steht, welche Position mein Baby hat. Aber was bedeutet das und warum ist das so wichtig?

Die Knochen in Ihrem Beckenbereich sind äußerst flexibel, aber die Lage des Babys hat Einfluss darauf, wie leicht es das Becken und den Schambeinbogen passieren kann, wenn die Zeit gekommen ist. Idealerweise liegt es so, dass die schmalste Stelle des Kopfes vorangeht, und hat Platz, um den Kopf zu beugen und die Schultern einzudrehen.

GEBURTSLAGEN

Ihr Baby kann vertikal im Uterus liegen (Längslage), horizontal (Querlage) oder diagonal (Schräglage). In Längslage kann der Teil, den das Baby der Zervix zuwendet, variieren.

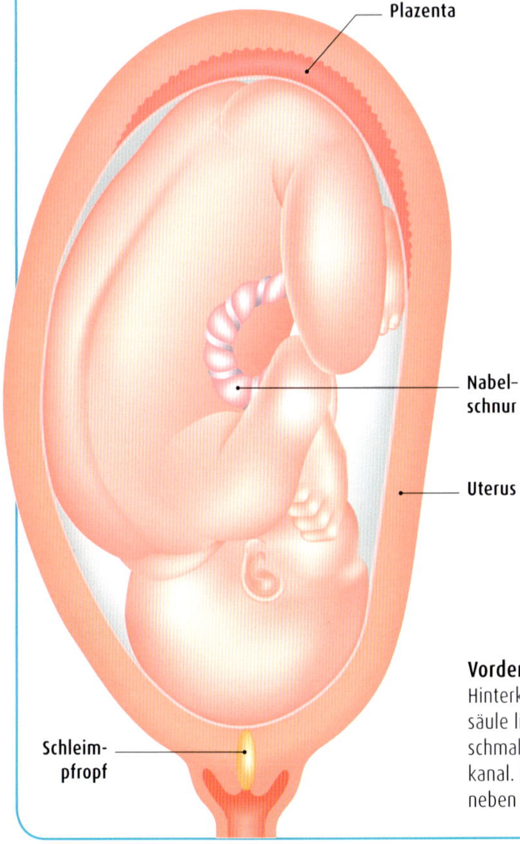

Vordere Hinterhauptslage Das Baby liegt kopfunter, sein Hinterkopf zeigt nach vorne zu Ihrem Bauch. Seine Wirbelsäule liegt beinahe gegenüber von Ihrer Wirbelsäule. Der schmalste Teil des Kopfes geht als Erstes durch den Geburtskanal. Eine seitliche Haltung (die Wirbelsäule liegt seitlich neben Ihrer Wirbelsäule) ist genauso gut.

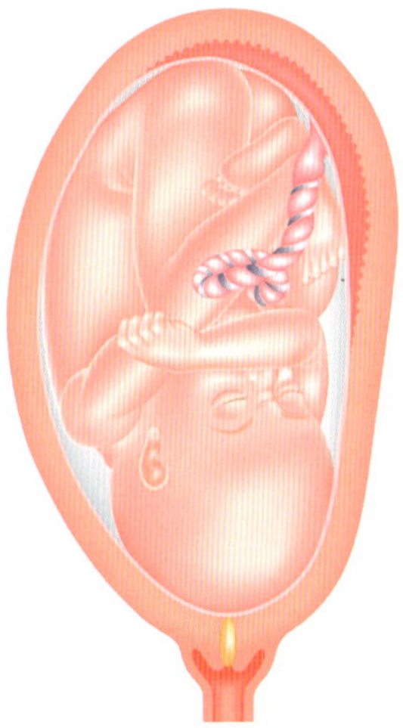

Hintere Hinterhauptslage Bei dieser Schädellage liegt das Baby mit dem Rücken zu Ihrem Rücken. Auf dem Weg durch den Geburtskanal muss es sich stark drehen, sodass die Geburt länger dauern kann.

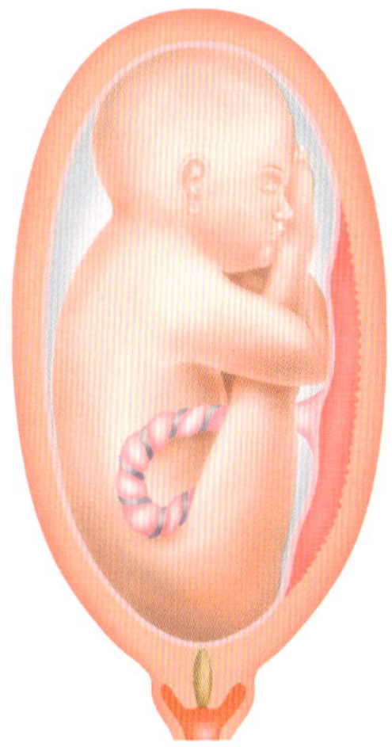

Beckenendlage (Steißlage). Das Baby wird mit dem Po voran geboren. Es gibt mehrere Varianten – die reine Steißlage, die Steiß-Fuß-Lage und die Fußlage (Seite 200).

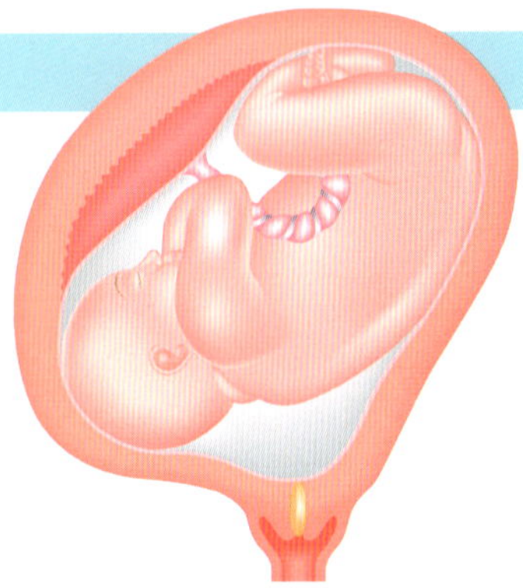

Schräglage Hierbei liegt das Baby diagonal im Uterus. Es ist äußerst selten, dass ein Baby bis zur Geburt in dieser Lage verbleibt. Nur ein Prozent der Babys werden in Schräg- oder Querlage geboren.

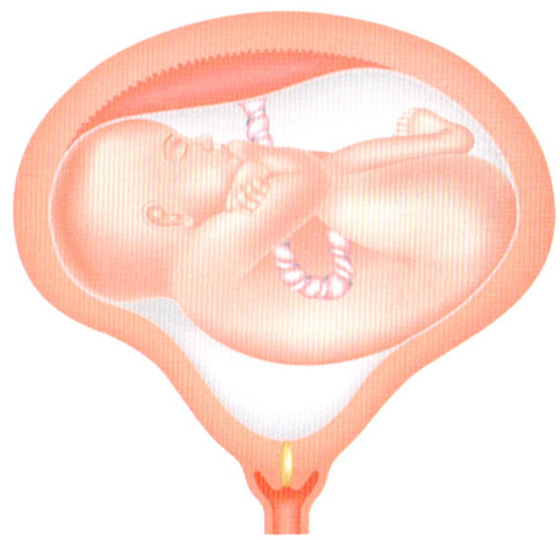

Querlage In dieser Position liegt das Baby quer im Uterus, sodass kein Teil seines Körpers auf den Muttermund drückt.

F Wie beeinflusst die Geburtslage das Geburtserlebnis?

Auf dem Weg durch den Geburtskanal muss sich das Baby drehen (Seite 214–215). In der vorderen Hinterhauptslage geht die schmalste Stelle des Kopfes voran, das Baby kann gut durch die Engstellen manövrieren und die Geburt ist relativ schnell und unkompliziert. Liegt das Baby in der hinteren Hinterhauptslage, geht ein breiterer Teil des Kopfes voran. Das Baby muss sich stärker drehen, um den Geburtskanal zu passieren, was die Entbindung in der Regel verlangsamt. In seltenen Fällen kann das Baby auch stecken bleiben. Die Wehen werden dadurch zwar nicht schmerzhafter, aber für das Baby kann die Situation sehr anstrengend sein. Wenn Arzt oder Hebamme den Eindruck haben, dass die Geburt zu lange dauert und das Baby Anzeichen von Stress zeigt, werden sie Ihnen je nach Situation eine assistierte Geburt (mit Geburtszange oder Saugglocke) oder einen Kaiserschnitt vorschlagen. Babys in Schräg- oder Querlage müssen fast immer per Kaiserschnitt entbunden werden.

37 Wochen

Mit 37 Wochen gilt Ihr Baby als **voll ausgetragen.** Ab der 41. oder 42. Woche bietet man Ihnen wahrscheinlich an, die Geburt einzuleiten.

F Mein Baby liegt in der 36. Woche in Steißlage. Muss ich mich sorgen?

Ihr Baby kann sich immer noch drehen – manche wechseln ihre Position bis kurz vor der Geburt. Der Arzt wird das weitere Vorgehen mit Ihnen besprechen.

Die meisten Babys nehmen bis zur 34. Woche die Schädellage ein. Aber es ist auch nicht ungewöhnlich, dass sich ein Baby erst kurz vor der Geburt, ja sogar erst während der Entbindung dreht. Hat sich das Baby bis zur 36. Woche noch nicht in die Schädellage gedreht, wird Ihre Hebamme versuchen, es manuell zu drehen. Dazu setzt sie eine Technik ein, die äußere Wendung genannt wird.

Ist die Wendung erfolgreich, kann das einen Kaiserschnitt verhindern. Allerdings wird Ihnen der Arzt auch die Vor- und Nachteile eines Kaiserschnitts vor Augen führen, damit Sie eine gut informierte Entscheidung treffen können, falls das Baby in Steißlage bleibt. Da es drei Varianten der Beckenendlage gibt (siehe unten), ist nicht jede Situation gleich zu beurteilen.

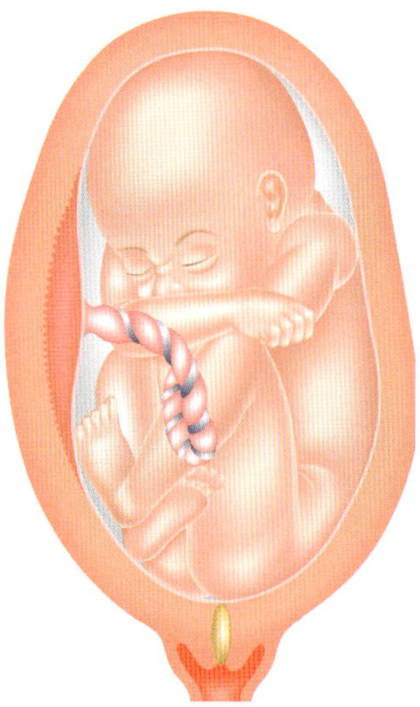

Steiß-Fuß-Lage Der Po geht voran, beide Beine sind angewinkelt, die Knie sind zur Brust hin angezogen. Die Fußknöchel sind überkreuzt.

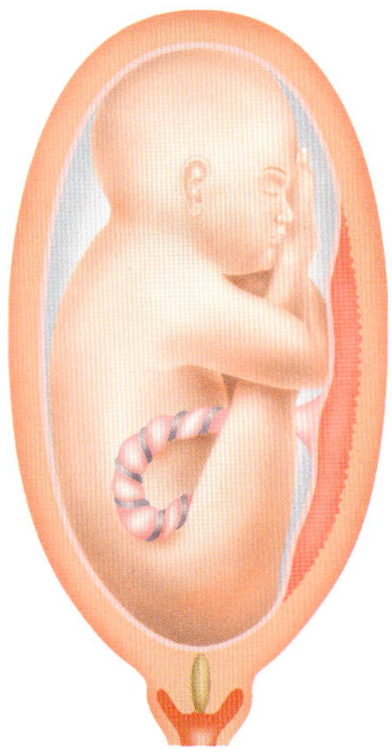

Reine Steißlage Das Baby hat beide Beine hochgeschlagen, sodass die Füße nach oben zeigen. Eventuell hat es die Knie mit den Armen umschlungen.

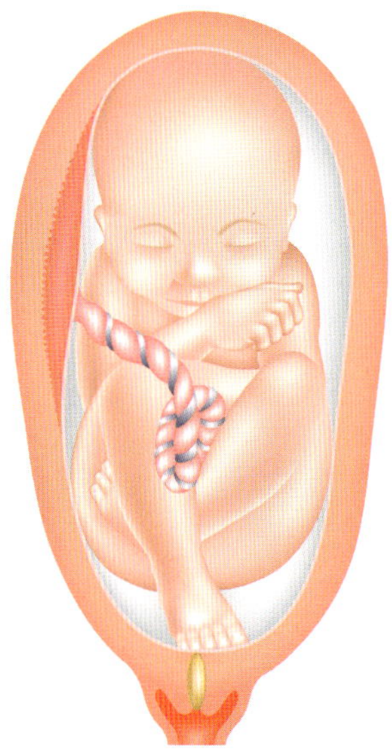

Fußlage Das Baby geht mit dem Fuß voran. Beide Knie sind gebeugt, aber ein Fuß ist nach unten ausgestreckt und drückt gegen die Zervix.

F Kann ich ein Steißbaby selbst drehen oder muss das ein Arzt machen?

Nach der 36. Schwangerschaftswoche wird man Ihnen eine äußere Wendung anbieten. Diese nichtinvasive Technik muss von geschultem Fachpersonal ausgeführt werden, das versucht, das Baby durch starken Druck auf den Bauch in die Schädellage zu schieben. Die Prozedur ist zwar manchmal etwas unangenehm, aber ungefährlich für Sie und das Baby, und sie funktioniert etwa in der Hälfte aller Fälle. Ist die äußere Wendung erfolgreich, sinkt das Risiko für einen Kaiserschnitt.

Sie können zu Hause lediglich versuchen, das Baby durch verschiedene Körperhaltungen aus dem Becken zu »befreien«, sodass es von selbst eine neue Position einnimmt. Knien Sie sich dazu hin, eine Wange ruht auf dem Boden, der Po ragt in die Höhe. Sie können sich auch flach auf den Rücken legen und ein Kissen unter Ihr Becken schieben. Zwar ist nicht wissenschaftlich bewiesen, dass diese Techniken funktionieren, aber sie schaden weder Ihnen noch dem Baby. Achten Sie nur darauf, dass Sie sich nicht am Hals oder Rücken verletzen. Weitere alternative Methoden sind Moxibustion aus der traditionellen chinesischen Medizin sowie Akupunktur.

F Brauche ich in jedem Fall einen Kaiserschnitt, wenn das Baby nicht kopfunter liegt?

Zwar gilt der Kaiserschnitt bei einer Beckenendlage als sicherste Option, es kann aber auch vaginal entbunden werden. Liegt das Baby mit dem Po nach unten und ist es, ebenso wie Ihr Becken, von durchschnittlicher Größe, ist eine vaginale Geburt möglich, falls das Ihr Wunsch ist. Geht es jedoch mit einem Fuß oder einem Knie voran, wird in der Regel zu einem Kaiserschnitt geraten.

Nur bei etwa 3,5 Prozent der Geburten befindet sich das Baby in Beckenendlage. Eine fachmännisch durchgeführte äußere Wendung ist in den letzten Schwangerschaftswochen möglich (siehe unten und links), wenn das Baby keine Anstalten macht, sich von selbst zu drehen. Liegt das Baby jedoch quer in der Gebärmutter und kann nicht manuell gedreht werden, ist ein Kaiserschnitt unumgänglich.

F Werde ich ein normales Geburtserlebnis haben, wenn mein Baby in Beckenendlage liegt?

Ja. Die erste Wehenphase ist bei Steiß- und Schädellage gleich. Allerdings werden Sie wahrscheinlich engmaschiger überwacht. Sie müssen nicht im Bett liegen, aber möglicherweise schließt die Hebamme Sie an einen fötalen Herzmonitor an, der Ihre Bewegungsfreiheit etwas einschränkt. Erkundigen Sie sich nach tragbaren Geräten und treffen Sie Ihre Entscheidungen nach dem Rat der Hebamme. Leeren Sie Ihre Blase mindestens alle zwei Stunden, damit Ihr Baby so viel Platz wie möglich hat, um sich doch noch in eine günstige Geburtsposition zu bringen.

Achten Sie auf die **Kindsbewegungen** im Uterus und informieren Sie die Hebamme sofort über jede Veränderung im normalen **Verhaltensmuster** des Babys.

F Ich bin so dick, das Baby kommt sicher bald. Gibt es Anzeichen dafür, dass es nicht mehr lange dauern kann?

Schon bevor die ersten Anzeichen für den Beginn der Geburt auftreten, beginnt Ihnen Ihr Körper zu signalisieren, dass es nur noch wenige Tage oder Wochen bis dahin sind.

Diese Tabelle listet alle zuverlässigen Anzeichen dafür auf, dass die Entbindung naht. Sie sind chronologisch angeordnet, wobei die frühesten Signale ganz oben stehen und die, bei denen Sie bereits die Hebamme oder die Klinik anrufen sollten, ganz unten. Bedenken Sie jedoch, dass Schwangerschaft und Geburt bei jeder Frau anders verlaufen. Bei manchen können deshalb bestimmte Anzeichen nur sporadisch oder überhaupt nicht auftreten. Hören Sie auf Ihren Körper, aber behalten Sie dabei im Kopf, dass noch keine Frau ihre Geburt verpasst hat – Sie werden es merken, wenn sie beginnt! Bei Fragen oder Sorgen zögern Sie nicht, Ihren Arzt oder die Hebamme zu kontaktieren.

ERSTE ANZEICHEN, DASS DIE GEBURT NÄHER RÜCKT

ANZEICHEN	BESCHREIBUNG	WIE LANGE NOCH BIS ZUR GEBURT?	WAS IST ZU TUN?
Nestbautrieb	Ein unwiderstehlicher Drang zu putzen und alles in Ordnung zu bringen; ein Energieschub; der starke Wunsch, die Familie zu beschützen.	Tage oder Wochen.	Übertreiben Sie es nicht: Jedem Ausbruch von Energie sollte eine Ruhephase folgen. Essen Sie wenig, dafür öfter, und trinken Sie reichlich.
Senkwehen	Das Atmen wird wieder leichter, dafür erhöht sich der Druck auf die Blase und/oder das Becken.	Tage oder Wochen.	Informieren Sie Arzt oder Hebamme bei der nächsten Untersuchung über die Veränderung. Sie werden die Lage des Babys prüfen.
Schlaflosigkeit	Trotz Müdigkeit nicht einschlafen können; nachts aufwachen; Albträume.	Tage oder Wochen.	Auf den Seiten 114–115 erhalten Sie Ratschläge, wie Sie Ihre Schlafqualität verbessern können.
Braxton-Hicks-Kontraktionen (Übungswehen)	Unregelmäßiges Hartwerden des Bauches; unangenehm, aber schmerzlos.	Nehmen die Braxton-Hicks-Kontraktionen an Häufigkeit zu, kann das darauf hinweisen, dass Sie sich dem Geburtstermin nähern. Sie sind jedoch kein Anzeichen dafür, dass die Entbindung unmittelbar bevorsteht.	Bei hellroter Blutung, Bauchschmerzen oder wenn Sie denken, Ihre Fruchtblase könnte geplatzt sein (Seite 206), rufen Sie den Arzt oder die Hebamme an und sorgen Sie sich nicht wegen eines möglichen Fehlalarms.
Schmerzen im Lendenbereich	Dumpfer, anhaltender Schmerz im unteren Rückenbereich.	Schmerzen in der Lendengegend kurz vor dem Entbindungstermin können anzeigen, dass die Zervix zu verstreichen beginnt. Bis zur Geburt dauert es nun höchstens noch ein paar Tage.	Rufen Sie in der Klinik an, wenn die Rückenschmerzen von Bauchschmerzen oder -krämpfen begleitet sind oder wenn Sie das »Zeichnen« bemerken (Seite 206); lenken Sie sich mit einem warmen Bad oder einer ruhigen Beschäftigung ab.
Durchfall oder Übelkeit	Dünnflüssiger Stuhlgang bei anhaltendem Stuhldrang; Übelkeit, die oft in Wellen auftritt.	Man weiß nicht warum – vielleicht wegen der Hormone oder weil das Baby auf den Darm drückt –, aber viele Frauen leiden an den Tagen vor der Geburt an Übelkeit oder Durchfall. Halten Sie sich bereit, auch wenn es noch ein paar Tage dauern kann.	Trinken Sie reichlich und essen Sie wenig, aber oft. Rufen Sie in der Klinik an, wenn Durchfall oder Erbrechen länger als 24 Stunden anhalten.

F Mein Bauch verhärtet sich immer wieder. Sind das schon Wehen?

Es könnte sich dabei um Übungswehen handeln, die nach einem englischen Arzt auch Braxton-Hicks-Kontraktionen genannt werden. Das ist der Fall, wenn sich der Bauch nur für kurze Zeit (höchstens eine Minute) verhärtet, wenn die Kontraktionen keinem erkennbaren Muster folgen, aber besonders stark sind, nachdem Sie sich angestrengt haben, wenn sie sich unangenehm, aber nicht schmerzhaft anfühlen und wenn Sie keine anderen Anzeichen für den Geburtsbeginn (Seite 206) bemerken. Man nimmt an, dass diese Übungswehen während der gesamten Schwangerschaft stattfinden, aber allmählich immer häufiger auftreten und sich stärker bemerkbar machen. Wahrscheinlich fallen sie Ihnen erst in den letzten drei bis vier Wochen vor der Geburt auf. Zwar heißt es allgemein, dass die Übungswehen den Uterus auf die Geburt vorbereiten, aber es könnte auch sein, dass sie gegen Ende der Schwangerschaft den Prozess einleiten, bei dem die Zervix anfängt zu verstreichen, das heißt sich zu verkürzen, bis sie ein Teil der Uteruswand geworden ist.

F Kann man die Geburt auf natürliche Weise einleiten?

Es gibt zahlreiche »natürliche« Methoden, um die Geburt in Gang zu bringen – deren Effizienz ist jedoch nicht wissenschaftlich bewiesen. Bei einer komplikationslosen Schwangerschaft, wenn das Baby voll ausgetragen ist und kein Grund zu der Annahme besteht, dass es dadurch in Stress gerät, können Sie ruhig ein paar davon ausprobieren. Informieren Sie allerdings vorher Ihre Hebamme.

» Meditation und Hypnose: Wenn Sie gestresst oder ängstlich sind, schüttet Ihr Körper Adrenalin aus, das dem Gehirn signalisiert, dass jetzt kein guter Geburtszeitpunkt ist. Dann wird kein Oxytocin mehr freigesetzt, das die Geburt einleitet. Meditation und Hypnose helfen zu entspannen und die neurologischen Barrieren zu beseitigen, die die Oxytocinausschüttung unterbinden.

» Sex: Die Kontraktionen des Uterus beim Orgasmus gelten als Katalysator für das Einsetzen der Geburtswehen. Zugleich fördern die Intimität und das Zusammensein mit jemandem, den Sie lieben und dem Sie vertrauen, die Ausschüttung des Hormons Oxytocin. Auch die Prostaglandine (chemische Botenstoffe) im Sperma sollen angeblich den Gebärmutterhals weicher machen und so die Geburt auslösen. Verzichten Sie jedoch auf Sex, wenn Ihre Fruchtblase geplatzt ist, denn dadurch steigt das Risiko einer Infektion.

» Brustwarzenmassage: Sanftes Reiben und Rollen der Brustwarzen zwischen Daumen und Zeigefinger kann zur Ausschüttung von Oxytocin führen. Ziel ist es, das Saugen des Babys an der Brust zu simulieren, deshalb müssen Sie dabei methodisch vorgehen. Den besten Effekt erzielen Sie, wenn Sie alle paar Stunden erst die eine und dann die andere Brustwarze etwa 20 Minuten lang massieren. Es kann bis zu 72 Stunden dauern, ehe der Körper daraufhin die Geburt einleitet – bei dieser Methode ist also Ihre Ausdauer gefragt!

» Akupunktur: Bei dieser Form der traditionellen chinesischen Medizin werden hauchdünne Nadeln in die Haut gestochen. Die Einstichpunkte liegen dabei auf sogenannten »Meridianen« (Energielinien), die miteinander verbunden sind, und sollen so bestimmte Effekte im Körper auslösen. Manche Frauen schwören auf Akupunktur zur Geburtseinleitung, aber deren Wirksamkeit ist noch nicht wissenschaftlich erwiesen. Wenn Sie es trotzdem probieren möchten, sollten Sie sich nach Rücksprache mit Arzt oder Hebamme an eine Fachkraft wenden, die auf Schwangere spezialisiert ist.

» Homöopathie: Es gibt keinen wissenschaftlichen Beweis für die Wirksamkeit von Homöpathie. Wenn Sie ein homöpathisches Mittel ausprobieren möchten, sollten Sie sich nach Rücksprache mit Arzt oder Hebamme nur an einen ausgebildeten Homöopathen wenden, der Erfahrung im Umgang mit Schwangeren hat.

» Scharfe Speisen: Currys und Chilligerichte stimulieren die Verdauung und »erhitzen« den Körper. Viele Frauen behaupten, dass eine gesteigerte Verdauungsaktivität hilft, die Geburt einzuleiten. Abgesehen von möglichem Sodbrennen und Verdauungsbeschwerden besteht keine Gefahr, wenn Sie es ausprobieren.

» Frische Ananas: Ananas enthält das Enzym Bromelain, das die Verdauung fördert und angeblich auch den Uterus zu Kontraktionen anregt. Allerdings braucht es schon eine Menge Ananas, damit das Bromelain sich in irgendeiner Weise auf den Körper auswirkt, deshalb müssen Sie wahrscheinlich in den darauffolgenden 24 Stunden eher mit einer Magenverstimmung als mit der Geburt Ihres Babys rechnen.

» Heilkräuter: Zu den Heilkräutern, die angeblich eine Geburt auslösen können, zählen die Traubensilberkerze und Nachtkerzenöl. Nehmen Sie keine Heilkräuter ohne den Rat einer ausgebildeten Fachkraft ein und sprechen Sie vorher immer mit dem Arzt oder der Hebamme.

» Himbeerblättertee: Er scheint tatsächlich die Uterusaktivität zu fördern. Zur Einleitung einer Geburt ist er jedoch nicht geeignet, weil das Überstimulieren der Gebärmutter für das Baby zu anstrengend sein kann.

F Was heißt »Der Kopf des Babys hat sich eingestellt«?

Kurz vor der Geburt sinkt das Baby mit dem Kopf in das kleine Becken hinab und bringt sich damit in die richtige Startposition.

Das Baby tritt nicht in einem Moment tiefer, sondern über längere Zeit hinweg. Das beginnt meist zwischen der 34. und 36. Woche. Es kann mehrere Wochen dauern, bis sich das Baby methodisch und langsam in Position gebracht hat. Manchmal wartet es auch bis zum Beginn der Geburt und erhält dann durch die Uteruskontraktionen den Schubs in die Beckenhöhle, den es braucht.

Ein großes Baby, Mehrlinge, Myome im Uterus oder eine ungünstig gelegene Plazenta sind Gründe, warum das Absenken länger dauern kann als normal. Wie früh oder spät das Baby tiefer tritt, sagt nichts darüber aus, wann die Geburt beginnt oder wie lange sie dauert. Ein Baby, das sich schon in der 32. Woche einstellt, wird nicht schneller geboren als eines, das bis zur Geburt damit wartet.

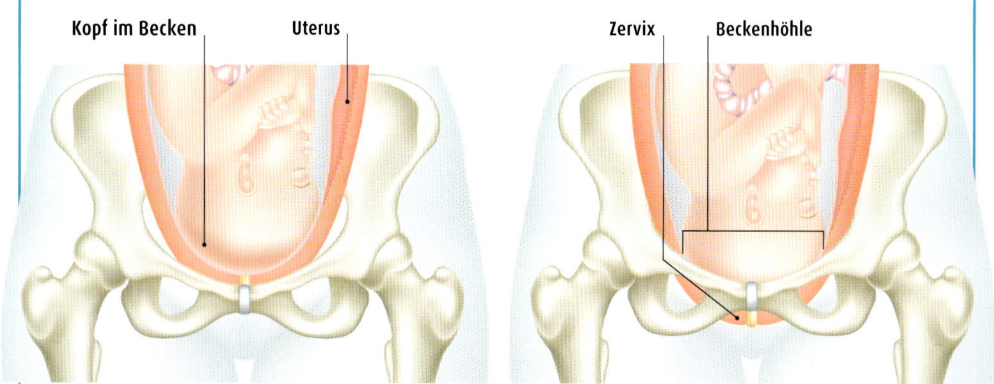

Vor dem Absenken Der Kopf des Babys schwebt frei im Becken, es kann sich noch bewegen und sich drehen.

Nach dem Absenken Der Kopf des Babys steht fest in der Beckenhöhle. Sie können wieder leichter atmen, dafür drückt das Baby vielleicht auf die Beckenknochen.

F Mein Geburtstermin ist verstrichen und mein Arzt will die Geburt jetzt einleiten. Was bedeutet das?

Geburtseinleitung heißt, den Beginn der Wehen künstlich anzustoßen. Meistens rät man nach der 41. Woche dazu, denn ab der 42. Woche arbeitet die Plazenta nicht mehr so effizient und das Risiko für eine Totgeburt steigt.

Ihr Arzt wird Ihnen sicher erklären, warum er in Ihrem Fall zu einer Geburtseinleitung rät und welche Optionen zur Verfügung stehen. Auch in der 41. oder 42. Woche können Sie darauf bestehen, den natürlichen Beginn der Geburt abzuwarten, aber Sie sollten die damit verbundenen Risiken kennen, um eine informierte Entscheidung treffen zu können. Wenn Sie mit einer Einleitung der Geburt einverstanden sind, schlagen Arzt oder Hebamme wahrscheinlich als Erstes eine Eipolablösung vor, die während einer normalen Untersuchung durchgeführt werden kann. Dabei wird versucht, mit dem Finger die Eihäute, die das Baby umgeben, von der Zervix zu trennen. Dieser Vorgang setzt Hormone frei, die den Muttermund weicher werden lassen, sodass die Geburt auf natürliche Weise in Gang kommen kann. Bei rund der Hälfte der Schwangeren beginnt die Geburt nach einer Eipolablösung tatsächlich innerhalb von zwei Tagen. Die Lösung kann bei Bedarf nach einer Woche noch einmal wiederholt werden. Ist sie jedoch nicht erfolgreich, muss die Geburt medizinisch eingeleitet werden.

MEDIZINISCHE EINLEITUNGSMETHODEN

Löst die Zervixstimulation die Geburt nicht aus, werden Ihnen Arzt oder Hebamme die zur Verfügung stehenden medizinischen Optionen erklären und Sie beraten, welche davon für Sie in Frage kommen.

	WAS IST DAS?	WANN UND WIE?	ERFOLG
Prostaglandin	Prostaglandin ist ein natürliches Hormon, das die Zervix weich macht. Es kann als Gel oder als Pessar in die Vagina eingeführt oder in Tablettenform eingenommen werden.	Gel, Pessar oder Tabletten erhalten Sie in der Klinik. Danach dürfen Sie nach Hause gehen. Hat die Geburt nicht nach sechs Stunden begonnen, erhalten Sie eine erneute Dosis. Mit einem Pessar kann es bis zum Geburtsbeginn 24 Stunden dauern. Zwei Dosen des Hormons sind das Maximum, das Sie bekommen.	Studien zeigen, dass eine Prostaglandinbehandlung die Geburt innerhalb von 24 Stunden auslösen kann, wenn die Zervix schon begonnen hat, weicher zu werden.
Blasensprengung	Die Hebamme sprengt die Fruchtblase, um dadurch Wehen auszulösen.	Wahrscheinlich rät man Ihnen dazu, wenn die Prostaglandinbehandlung erfolglos geblieben ist. Wegen des erhöhten Infektionsrisikos müssen Sie dazu in die Klinik. Die Hebamme punktiert die Fruchtblase mit einem speziellen Häkchen an zwei Stellen, einmal oben und einmal unten.	Es gibt keine Erfolgsgarantie. Studien zeigten aber, dass in Verbindung mit Oxytocin fast immer innerhalb von 24 Stunden die Geburt beginnt.
Oxytocin	Wenn das Baby auf die Zervix drückt, schüttet der Körper dieses Hormon aus, um die Geburt einzuleiten.	Oxytocin wird sehr häufig zur Weheneinleitung benutzt. Fast immer geschieht dies über eine Infusion. Arzt oder Hebamme werden Oxytocin vorschlagen, wenn die Gabe von Prostaglandin-Gel keinen Erfolg gebracht hat.	Wenn diese letzte Möglichkeit der Geburtseinleitung versagt, empfiehlt man Ihnen wahrscheinlich einen Kaiserschnitt.

F Mir fällt das Atmen plötzlich wieder leichter. Hat mein Baby seine Position verändert? Ist das ein gutes oder ein schlechtes Zeichen?

Kurz vor dem Geburtstermin ist es sehr wahrscheinlich ein gutes Zeichen. In Vorbereitung auf die Geburt tritt das Baby tiefer in Ihr Becken ein. Dadurch haben Ihre Lungen plötzlich wieder mehr Platz, um sich auszudehnen, sodass das Atmen für Sie wieder leichter wird. Andererseits dürfte die neue Position des Babys den Druck auf Ihre Blase erhöhen, sodass Sie jetzt vermutlich häufiger zur Toilette gehen müssen.

F Stimmt es, dass künstlich eingeleitete Wehen schmerzhafter sind?

Wenn die Geburt auf natürliche Weise beginnt, schüttet Ihr Körper Endorphine aus. Das sind hormonelle Schmerzkiller, die Ihnen dabei helfen, Wehen und Geburt leichter zu bewältigen. Bei einer eingeleiteten Geburt hat der Körper keine Zeit, den Endorphinspiegel über einen längeren Zeitraum hinweg schon während der relativ harmlosen Anfangswehen aufzubauen. Viele Frauen berichten, dass künstlich eingeleitete Wehen schmerzhafter sind. Aber machen Sie sich deshalb keine Sorgen. Eine Geburtseinleitung heißt nicht, dass Sie auf Schmerzmittel verzichten müssen. Sprechen Sie mit Ihrem Arzt oder der Hebamme über mögliche Optionen, falls die Schmerzen unerträglich werden. Statistiken zufolge wird bei einer Geburtseinleitung häufiger eine Epiduralanästhesie verlangt. Außerdem erhöht sich die Wahrscheinlichkeit, dass eine assistierte Geburt (Seite 222) erforderlich wird, geringfügig – um 15 Prozent.

Die Geburt ist ein Prozess, eine Abfolge von Veränderungen, an deren Ende Sie schließlich Ihr Baby in den Armen halten. Obwohl sie sich medizinisch gesehen in immer gleiche Phasen gliedert, **gleicht keine Geburt der anderen.** Das trifft auch beim zweiten und allen weiteren Kindern zu – jede Entbindung ist **einzigartig.**

Die Geburt

Das große Ereignis verstehen

Jede Geburt ist in drei Phasen unterteilt. Die erste, auch Eröffnungsphase genannt, dauert am längsten. Sie beginnt mit den ersten Wehen und dem »Zeichnen« (Seite 206) als Indiz dafür, dass der Muttermund begonnen hat, sich zu öffnen, und sie dauert, bis er voll verstrichen ist. Dann folgt die Austreibungsphase, in der das Baby durch den Geburtskanal hinaus in die Welt gleitet. In der Nachgeburtsphase löst sich die Plazenta ab und wird geboren. Es schadet nichts, die Namen der Phasen zu kennen, auch wenn die Entbindung in der Praxis im Grunde nur ein einziges Ereignis ist, das mit ein paar unangenehmen Anzeichen beginnt und mit der Ankunft des Babys endet.

Hören Sie auf Ihren Körper

Die Geburt in medizinische Begriffe – Phasen, Zentimeter und Zeitabstände – zu fassen mag für das Klinikpersonal hilfreich sein. Für Sie bedeutet sie aber etwas anderes. Sie ist ein magischer Moment: Der Beginn oder die Erweiterung Ihrer Familie, der Anfang eines neuen Lebens und eine Zeit, in der Ihr Körper die natürlichste, grundlegendste und bedeutendste Leistung vollbringt. Viele Frauen haben Angst vor der Geburt – ob sie die Schmerzen aushalten werden, ob sie ihre Sache »gut« machen werden, ob alles so verläuft, wie sie es oft gelesen haben. Doch medizinische Beschreibungen sind keine Regeln und es gibt nicht nur einen Weg, wie Sie entbinden können: Kümmern Sie sich nicht darum, in welcher Phase Sie gerade sind, ob Ihr Muttermund 2 cm oder 9 cm offen ist oder seit wie vielen Stunden das Baby auf dem Weg ist. Konzentrieren Sie sich lieber auf Ihren Körper, hören Sie auf seine Signale und fokussieren Sie sich auf das Baby, das Sie bald im Arm halten werden. Bleiben Sie so ruhig wie möglich und halten Sie sich warm. Stress hemmt die Ausschüttung des Wehenhormons Oxytocin. Gehen Sie umher, wenn Ihnen das guttut, setzen Sie sich hin oder lehnen Sie sich über einen Geburtsball. All das ist auch möglich, wenn Sie an einen Monitor angeschlossen sind.

F Was geschieht während der Geburt? Wie lange dauert sie?

Wenn die Geburt beginnt und Ihr Körper sich darauf vorbereitet, das Baby zu gebären, durchläuft er eine Abfolge von Ereignissen und Phasen. Keine Entbindung gleicht der anderen, aber das Voranschreiten folgt einem Muster, das dem Klinikpersonal hilft, Sie zu überwachen, und Ihnen zeigt, dass das Baby jetzt kommt.

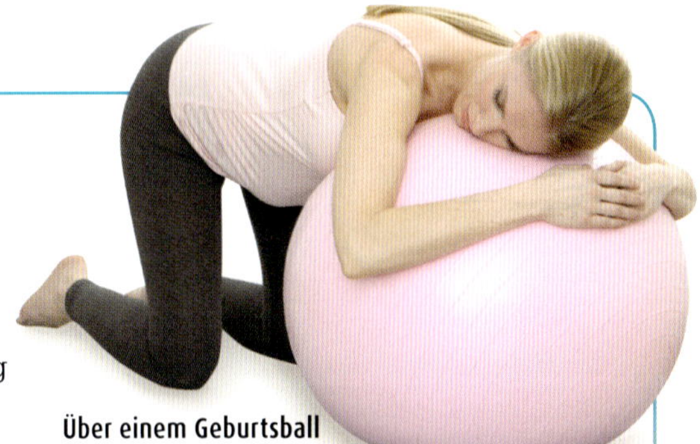

Über einem Geburtsball liegend können Sie sich während der Wehen immer wieder etwas entspannen.

EINSTELLEN DES KOPFES

Am Ende der Schwangerschaft tritt der Kopf des Babys zur Vorbereitung auf die Geburt in den tiefsten Teil des Beckens ein (Seite 202). In Erstschwangerschaften passiert das meistens etwas früher, weil die Uterusmuskeln, die noch nie zuvor gedehnt wurden, größeren Druck ausüben können, um das Baby in das Becken hinabzuschieben.

Dauer Dieses Vorzeichen der nahenden Geburt kann schon mehrere Wochen vor dem Termin (in Erstschwangerschaften) bis kurz vor Beginn der Wehen (in Folgeschwangerschaften) auftreten.

Aktion Arzt oder Hebamme tasten ab der 36. Woche den Bauch ab, um zu prüfen, ob der Kopf des Babys schon tiefer gesunken ist.

ERSTE PHASE – AKTIVE ERÖFFNUNG UND ÜBERGANG

Der zweite Teil der ersten Phase ist die aktive Eröffnungsphase. Sie macht sich durch starke, kurz aufeinander folgende Wehen bemerkbar. Der Muttermund öffnet sich schneller. Wenn er 7–9 cm weit ist, beginnt die Übergangsphase, in der die Wehen intensiver werden und Sie den Drang verspüren zu pressen. Die erste Phase endet, wenn der Muttermund mit 10 cm voll geöffnet ist.

Dauer Im Durchschnitt öffnet sich die Zervix bei einer Erstgeburt etwa um 1 cm pro Stunde. In Folgeschwangerschaften geht es meistens schneller.

Aktion Rufen Sie in der Klinik an, wenn die aktive Eröffnungsphase begonnen hat. Man wird Sie wahrscheinlich bitten, die Zeit zu messen und erst loszufahren, wenn die Wehen 60 Sekunden dauern und die Abstände dazwischen etwa fünf Minuten betragen.

DRITTE PHASE – NACHGEBURTSPHASE

In dieser Phase wird die Plazenta geboren. Diese letzte Phase kann durch eine Oxytocin-Injektion beschleunigt werden oder Sie warten einfach, bis die Plazenta auf natürliche Weise ausgestoßen wird.

Dauer Die beschleunigte Phase dauert 0–30 Minuten, die natürliche Ausstoßung etwa 20–30 Minuten. Das gilt sowohl für Erst- als auch für Folgegeburten.

Aktion Sie müssen vielleicht noch einmal pressen, um die Plazenta herauszuschieben.

Das Wissen, wie **die Geburt abläuft,** hilft Ihnen einzuschätzen, wann es Zeit ist, die **Hebamme anzurufen.**

ERSTE PHASE – LATENTE ERÖFFNUNGSPHASE

In dieser ersten Geburtsphase öffnet sich der Gebärmutterhals. Zu Beginn sind die Wehen leicht und unregelmäßig. Die Zervix fängt an, sich zu weiten und zu verkürzen, bis der Muttermund etwa 3–4 cm weit geöffnet ist. Der Schmerz ist stark, aber erträglich, und ähnelt Menstruationskrämpfen.

Dauer Diese längste Phase kann bis zu zwei Drittel der gesamten Geburt beanspruchen und wenige Stunden bis zu mehreren Tagen dauern. In Folgeschwangerschaften ist sie oft deutlich kürzer.

Aktion In der Regel sind Sie in dieser Phase noch zu Hause. Entspannen Sie sich, aber bleiben Sie auch in Bewegung.

ZWEITE PHASE – AUSTREIBUNGSPHASE

Die sogenannte »Austreibung« beginnt, wenn der Muttermund voll geöffnet ist, und endet mit der Entbindung des Babys. Typisch in dieser Phase ist der starke Drang zu pressen, da die Wehen das Baby gegen den Beckenboden drücken. Die Hebamme wird Sie anleiten und Sie ermuntern, während der Wehen mitzuschieben.

Dauer Die aktive Austreibung des Babys dauert bei einer Erstgeburt etwa ein bis zwei Stunden, sodass die zweite Phase insgesamt etwa bis zu drei Stunden dauert. Bei Folgegeburten verkürzt sie sich meist auf zwei Stunden oder weniger, da die aktive Pressphase oft nur 30 Minuten bis eine Stunde in Anspruch nimmt.

Aktion Das Ende ist in Sicht. Lassen Sie sich von Ihrem Geburtspartner anfeuern und von Ihrer Hebamme leiten.

F Woran merke ich, dass die Geburt beginnt? Und was tue ich, wenn es so weit ist?

Wenn die erste Geburtsphase kurz bevorsteht, können drei Vorzeichen auftreten. Es ist nicht garantiert, dass Sie diese alle erleben, aber wenn doch, sollten Sie Ihre Hebamme informieren.

Es ist ganz normal, sich über den Beginn der Geburt Gedanken zu machen – fast jede Schwangere tut das –, aber jede Schwangere erlebt die Vorzeichen auch ganz unterschiedlich und individuell. Die unten beschriebenen Symptome kündigen die bevorstehende Geburt zwar an, aber manche Frauen müssen ein paar Tage länger als andere warten, bevor tatsächlich die aktive Eröffnungsphase (siehe Seite 205) beginnt, vor allem dann, wenn es sich um das erste Kind handelt. Wenn Sie das »Zeichnen« bemerken oder erste Wehen haben, bedeutet das, dass die Zervix weicher wird und sich verkürzt, um dem Baby den Weg durch den Geburtskanal frei zu machen. Die Dauer dieses Vorgangs variiert. Platzt die Fruchtblase, bevor die Wehen begonnen haben, sollten Sie umgehend Ihre Hebamme kontaktieren.

ANZEICHEN FÜR DIE BEVORSTEHENDE GEBURT

	SYMPTOME	WIE LANGE BIS ZUR GEBURT?	AKTION
»Zeichnen« (Abgang des Schleimpfropfs)	Ein bräunlicher oder gelblicher Ausfluss. Der Schleimpfropf ist von gallertartiger Konsistenz und kann aussehen wie geronnener gelber oder brauner Schleim, denn oft ist auch Blut beigemischt. Er kann sich in einem oder mehreren Teilen lösen. Bei manchen Frauen geht er unbemerkt ab, während sie auf der Toilette sind.	Zwar ist das Abgehen des Schleimpfropfs ein sicheres Zeichen dafür, dass sich der Muttermund öffnet, aber die Geburt kann noch Tage oder (beim ersten Kind) sogar Wochen entfernt sein.	Rufen Sie die Hebamme an. Sie wird Ihnen wahrscheinlich zu einem warmen Bad raten oder dazu, sich abzulenken und auf die ersten Wehen zu warten. Bei hellroter Blutung, Unwohlsein oder wenn sich das Baby nicht mehr bewegt, informieren Sie die Hebamme oder wenden Sie sich gleich an die Klinik.
Wehen	Schmerzhafte, menstruationsähnliche Krämpfe, die am Oberbauch beginnen und sich nach unten ausbreiten. Wehen können am Anfang unregelmäßig und in großen Abständen auftreten, später kommen sie regelmäßig und jede Kontraktion dauert ein bis zwei Minuten.	Diese Wehen der latenten Phase können bedeuten, dass die aktive Phase nur noch wenige Stunden entfernt ist. Manchmal halten sie aber auch mehrere Tage lang an.	Rufen Sie die Hebamme oder die Klinik an. Bei einer Klinikgeburt wird man Sie wahrscheinlich bitten, so lange wie möglich zu Hause zu bleiben. Bei Blutungen oder einem Blasensprung gehen Sie sofort in die Klinik oder rufen Sie die Hebamme zu sich.
Blasensprung (geplatzte Fruchtblase)	Das Fruchtwasser muss sich nicht unbedingt in einem Schwall auf den Boden ergießen, es kann auch nur leicht tröpfeln. Da es aussieht wie heller Urin, wird es dann manchmal mit Stressinkontinenz verwechselt.	Die Ankunft des Babys kann noch einige Tage auf sich warten lassen. Aber wenn die Fruchtblase geplatzt ist, steigt das Risiko, dass es sich eine Infektion holt. Deshalb sollte es so schnell wie möglich zur Welt kommen.	Fragen Sie umgehend die Hebamme oder die Klinik um Rat. Wegen der Infektionsgefahr müssen Sie jetzt sorgfältig überwacht werden. Nehmen Sie auf keinen Fall ein Bad. Ist das Fruchtwasser grünlich, fahren Sie sofort in die Klinik: Dies könnte Mekonium sein, der Stuhlgang des Ungeborenen.

F Ich hatte das »Zeichnen«. Bin ich jetzt in der ersten Geburtsphase?

Wird das Zeichnen von unregelmäßigen Wehen begleitet, sind Sie vermutlich in der Eröffnungsphase. Das Ablösen des Schleimpfropfs allein ist noch kein Anzeichen dafür, dass die erste Geburtsphase begonnen hat. Es besagt nur, dass alles seinen richtigen Gang geht. Halten Sie jetzt verstärkt nach weiteren Vorzeichen für die Geburt Ausschau, besonders nach Wehen, die mit der Zeit an Intensität zunehmen.

F Ich bin in der ersten Phase und mir ist übel. Soll ich etwas essen?

Ein Baby zu gebären ist ein enorm anstrengendes Ereignis, für das Ihr Körper jede Menge Energie braucht. Versuchen Sie ruhig, etwas zu essen, wenn Sie können. Die Eröffnungsphase, wenn die Wehen nicht sehr oft kommen und Sie sich noch frei bewegen können, ist die beste Zeit, um etwas Nahrhaftes zu sich zu nehmen, das lange sättigt und Sie für die weitere Geburt stärkt. Am besten eignen sich Lebensmittel, die nur langsam Energie freisetzen, wie Vollkornnudeln, Vollkornbrot, Haferflocken, Eier und Bohnen. Ein kleiner Imbiss aus Vollkorntoast mit Honig wäre eine gute Wahl, er ist in der Regel sehr bekömmlich. Bei starker Übelkeit helfen Ihnen vielleicht die Snacks, die Sie auch während des ersten Schwangerschaftsdrittels vertragen haben. Essen Sie energiereiche, neutral schmeckende (und riechende) Speisen wie Kartoffeln, Reis, Nudeln und Couscous. Ungeröstete geschälte Mandeln spenden viel Energie. Und vergessen Sie nicht, genug zu trinken – wenn es nicht anders geht, in vielen kleinen Schlucken.

F Was tun, wenn meine Fruchtblase unterwegs platzt, zum Beispiel im Supermarkt?

Vielleicht beruhigt es Sie zu hören, dass bei 85 Prozent der Schwangeren die Fruchtblase erst dann platzt, wenn der Muttermund voll geöffnet ist. Ein Blasensprung im Supermarkt wäre also ein seltenes Pech. Obendrein tröpfelt das Fruchtwasser oft nur langsam heraus, sodass Sie sicher noch in der Lage wären, den Supermarkt zu verlassen. Je tiefer der Kopf des Babys im Becken sitzt, desto weniger Flüssigkeit verlieren Sie, weil sich das Fruchtwasser dann wie eine Art Blase oberhalb seines Körpers sammelt.

Sollte jedoch tatsächlich der unwahrscheinliche Fall eintreten, dass sich Ihr Fruchtwasser sturzbachartig in der Öffentlichkeit ergießt, bitten Sie jemanden um Hilfe. Setzen Sie sich irgendwo hin und rufen Sie die Hebamme oder die Klinik an. Sie müssen untersucht werden, denn das Baby ist jetzt nicht mehr vor Infektionen geschützt.

F Wie soll ich meine Wehen messen?

Messen Sie sowohl die Dauer der Wehen als auch die Abstände dazwischen. Beginnen Sie damit, sobald sich der obere Bauchbereich (der Fundus der Gebärmutter) verhärtet. Die Wehe wird stärker und schmerzhafter und drückt das Baby nach unten. Die Verhärtung und der Schmerz wandern in den Unterbauch und lassen dann langsam nach – dieser schwächere Teil der Wehen hilft, den unteren Teil des Uterus zu öffnen und die Zervix zu verkürzen. Wenn der Schmerz am schwächsten ist, ist die Wehe vorüber. Notieren Sie, wie viele Sekunden bis dahin vergangen sind. Schreiben Sie auch die Uhrzeit auf, denn jetzt müssen Sie noch messen, wie lange es dauert, bis die nächste Wehe beginnt.

F Brauche ich eine Stoppuhr, um meine Wehen zu messen?

Nein, eine Uhr mit Sekundenzeiger reicht völlig aus. Für Smartphones gibt es viele kostenlose Wehen-Timer-Apps, die die ganze Arbeit für Sie erledigen. Probieren Sie aus, welche davon Ihnen und Ihrem Geburtspartner am meisten zusagt.

F Was genau passiert eigentlich während einer Wehe?

Die Muskeln Ihres Uterus ziehen sich zusammen (kontrahieren); zuerst, um der Zervix zu helfen, sich zu öffnen, danach, um das Baby nach unten zu schieben.

Zu Beginn der Geburt, in der latenten ersten Phase, fühlen Sie Kontraktionen im unteren Bereich des Uterus wie starke Menstruationsschmerzen. Sie beginnen den Muttermund zu eröffnen. Später, in der aktiven Phase, werden die Wehen viel stärker. Sie beginnen im oberen Bereich des Uterus (dem Fundus) und wandern nach unten. Diese Kontraktionen öffnen die Zervix viel schneller und drücken das Baby nach unten. Der Blutfluss in den Uterus wird während der Wehen kurz gestoppt; in den Pausen wird das aber Baby weiterhin mit Sauerstoff versorgt. Wahrscheinlich spüren Sie auch in den Pausen einen leichten Schmerz.

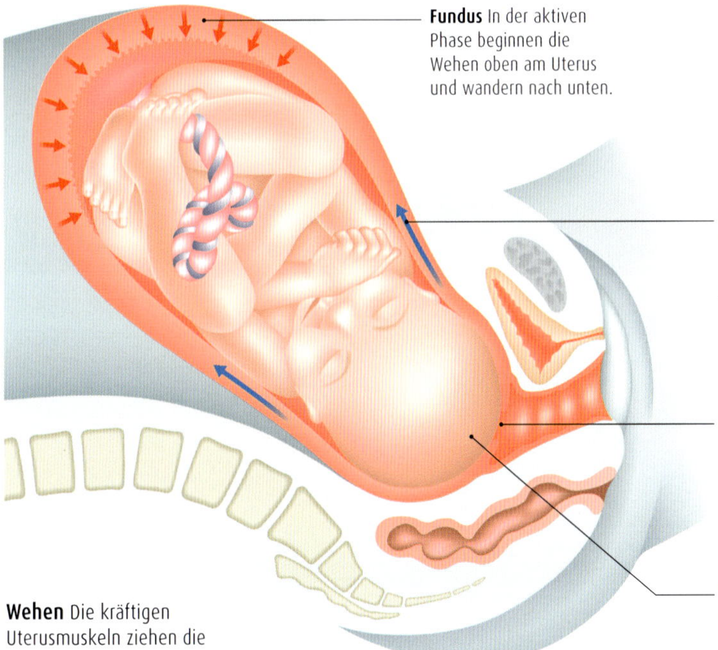

SO BAUEN SICH DIE WEHEN AUF

Zu Beginn der Geburt sind die Kontraktionen 15–30 Sekunden lang und kommen alle 20–30 Minuten. Nach und nach nehmen sie an Dauer, Intensität und Häufigkeit zu.

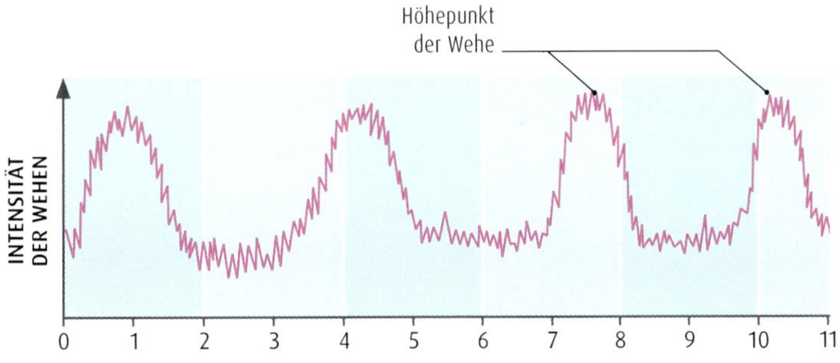

Wehentätigkeit Diese regelmäßigen Wehen sind typisch für eine normale Geburt. Wie man sieht, nehmen sie allmählich an Intensität zu.

F Was sind meine Aufgaben als Geburtspartner?

Studien ergaben, dass eine Geburt umso schneller und leichter vonstatten geht, je weniger Angst die werdende Mutter hat. Geburtspartner können daher viel zu einem positiven Geburtserlebnis beitragen, indem sie nicht nur tatkräftigen, sondern auch seelischen Beistand leisten. Dazu müssen sie selbst ruhig und gelassen bleiben und eventuelle eigene Ängste verbergen.

Wie hilft Gelassenheit meiner Partnerin?

Wenn die Wehen intensiver werden, schüttet das Gehirn Endorphine aus – natürliche Chemikalien, die die Schmerzschwelle anheben und helfen, die Wehen zu ertragen. Wenn Ihre Partnerin Angst hat, setzt ihr Körper jedoch Adrenalin frei, das dem Gehirn Gefahr signalisiert. Der Körper entscheidet daraufhin, dass jetzt kein guter Zeitpunkt für eine Geburt ist, und hemmt die Ausschüttung von Endorphinen und Oxytocin (dem Hormon, das die Wehen steuert), sodass sich die Geburt unnötig verlängert.

Wie helfe ich meiner Partnerin am besten?

Sie können Ihre Partnerin auf vielerlei Arten unterstützen und motivieren (siehe Kasten unten). Am wichtigsten ist jedoch, dass Sie genau über den Geburtsvorgang Bescheid wissen und die Vorlieben und Wünsche Ihrer Partnerin bezüglich der Wehen, der Entbindung und der Zeit danach kennen. Lesen Sie Bücher über die Geburt (wie sie voranschreitet und wie sich Ihre Partnerin während der einzelnen Phasen fühlt) und besuchen Sie zusammen mit Ihrer Partnerin einen Geburtsvorbereitungskurs, um für das große Ereignis optimal vorbereitet zu sein. Gehen Sie mit Ihrer Partnerin den Geburtsplan durch, damit Sie ihre Interessen vertreten können, wenn sie selbst gerade nicht dazu in der Lage ist. Sie können beide nicht vorhersehen, wie sich Ihre Partnerin während der Geburt verhalten wird. Deshalb sollten Sie in jeder Hinsicht flexibel sein und entsprechend ihren Wünschen reagieren.

DIE ROLLE DES GEBURTSPARTNERS

Als ruhender Fels in der Brandung steht der Geburtspartner der werdenden Mutter vom Anfang bis zum Ende der Geburt bei. Mit diesen praktischen Tipps können Sie das Geburtserlebnis so positiv wie möglich gestalten.

Vorbereitungen

» Bei einer Klinikgeburt: Informieren Sie sich vorher über die dort herrschenden Regeln. Bei einer Hausgeburt: Bereiten Sie alles Nötige vor. Blasen Sie das Geburtsbecken auf und informieren Sie sich, wann es Zeit ist, das Wasser einzulassen.
» Lernen Sie, wie man ein TENS-Gerät oder anderes Geburtszubehör bedient.
» Bereiten Sie Snacks und Getränke für die Partnerin vor (sie sollte auch während der Geburt ausreichend trinken).
» Schaffen Sie eine Atmosphäre, die der Partnerin gefällt: Dämpfen Sie die Beleuchtung, wenn sie es möchte, spielen Sie Musik ab oder zünden Sie Kerzen an.
» Geben Sie ihr eine Rückenmassage oder lassen Sie Ihr ein Bad ein, wenn sie das möchte.

Es ist so weit

» Überschreiten Sie kurz vor dem Geburtstermin das Alkohollimit nicht, damit Sie jederzeit in die Klinik fahren können.
» Informieren Sie sich über Klinikparkplätze.
» Halten Sie die Rufnummer für ein Taxi bereit, falls Sie nicht selbst fahren.
» Vergewissern Sie sich, wo die Kliniktasche und der Mutterpass sind.
» Organisieren Sie die Versorgung Ihrer anderen Kinder und sorgen Sie am Tag der Geburt dafür, dass alles so funktioniert.
» Wenn Hebamme oder Ambulanz zu Ihnen kommen, sorgen Sie dafür, dass die Hausnummer gut zu erkennen ist.
» Warten Sie nicht bis zur letzten Sekunde – machen Sie sich rechtzeitig auf den Weg in die Klinik.

Bei der Geburt

» Atmen Sie während der Wehen gemeinsam mit Ihrer Partnerin.
» Stützen Sie sie in den aufrechten Haltungen.
» Fragen Sie genauer nach, wenn medizinische Eingriffe angeboten werden, damit Ihre Partnerin eine informierte Entscheidung treffen kann.
» Vertreten Sie Wünsche und Bedürfnisse der Partnerin, wenn sie selbst zu müde dazu ist.
» Geben Sie die Anweisungen der Geburtshelfer weiter, wenn Ihre Partnerin zu abgelenkt ist, um sie zu hören.
» Erkennen Sie ihre nonverbalen Signale: Hat sie genug vom Reden/Streicheln/Massieren?
» Beruhigen, trösten und ermutigen Sie sie.
» Erfrischen Sie ihr Gesicht und bieten Sie ihr kleine Schlucke Wasser an.

IN DIE KLINIK FAHREN ODER NOCH ABWARTEN?

Messen Sie die Wehen, um herauszufinden, wann es Zeit ist, in die Klinik zu fahren.

Ihre Partnerin wird wahrscheinlich immer abgelenkter werden, sodass Sie entscheiden müssen, wann Sie in Richtung Klinik starten. Bei unregelmäßigen (dennoch schmerzhaften) Wehen können Sie noch zu Hause bleiben. Kommen sie alle fünf Minuten, sind intensiv und dauern etwa 60 Sekunden, machen Sie sich auf den Weg. Falls es bis zur Klinik sehr weit ist, sollten Sie entsprechend früher losfahren.

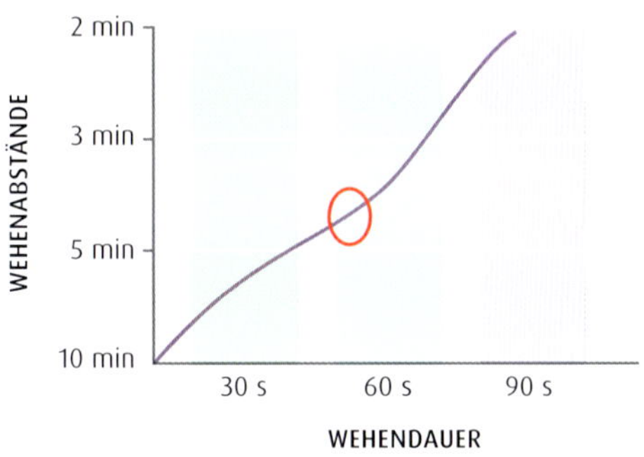

ÜBERSTÜRZTE GEBURT

In sehr seltenen Fällen geht die Geburt so schnell voran, dass keine Zeit mehr bleibt, um noch in die Klinik zu fahren. Spürt Ihre Partnerin bereits einen Pressdrang, müssen Sie selbst aktiv werden.

» Beruhigen Sie Ihre Partnerin. Rufen Sie die Klinik oder die Nummer des Notrufs an, damit sich der Krankenwagen auf den Weg macht.

» Fragen Sie Ihre Partnerin, in welchem Zimmer sie sein möchte. Drehen Sie dort die Heizung auf und schließen Sie die Tür, damit es warm bleibt. Holen Sie vier saubere Handtücher und zwei oder drei Decken. Zwei Handtücher falten Sie und legen sie unter den Po der Partnerin. Suchen Sie eine Plastiktüte oder einen Behälter ohne Löcher für die Plazenta.

Die Geburt

» Rufen Sie noch einmal die Rettungsleitstelle an, sie wird Sie verbal anleiten (per Telefonlautsprecher, denn Sie werden Ihre Hände brauchen). Sobald der Kopf des Babys erscheint, halten Sie leicht dagegen, damit er nicht zu schwungvoll heraustritt. Sobald der Kopf da ist, prüfen Sie, ob die Nabelschnur um den Hals liegt. Wenn ja, heben Sie sie über den Kopf. Falls sie dafür zu straff sitzt, lassen Sie sie, wie sie ist, und warten Sie damit, bis das Baby geboren ist.

» Ermuntern Sie Ihre Partnerin, bei jeder Wehe sanft mitzuschieben. Wenn Kopf, Schultern und der restliche Körper geboren sind, legen Sie das Baby auf den Bauch der Partnerin. Lassen Sie dabei die Nabelschnur intakt – sie sollte lang genug dafür sein. Trocknen Sie das Baby ab und halten Sie es mit einem Handtuch und einer Decke warm. Ziehen Sie nicht an der Nabelschnur und schneiden oder klemmen Sie sie nicht ab. Sie wird das Baby noch etwa 10 Minuten lang mit Blut versorgen und dann aufhören zu pulsieren, kann aber trotzdem im Ganzen bleiben.

» Mit einigen weiteren Wehen kommt die Nachgeburt zum Vorschein. Sie besteht aus der Plazenta mit der Nabelschnur und den Eihäuten. Legen Sie die Plazenta für eine Nachuntersuchung in die Tüte. Bleiben Sie ruhig und warten Sie auf die Sanitäter.

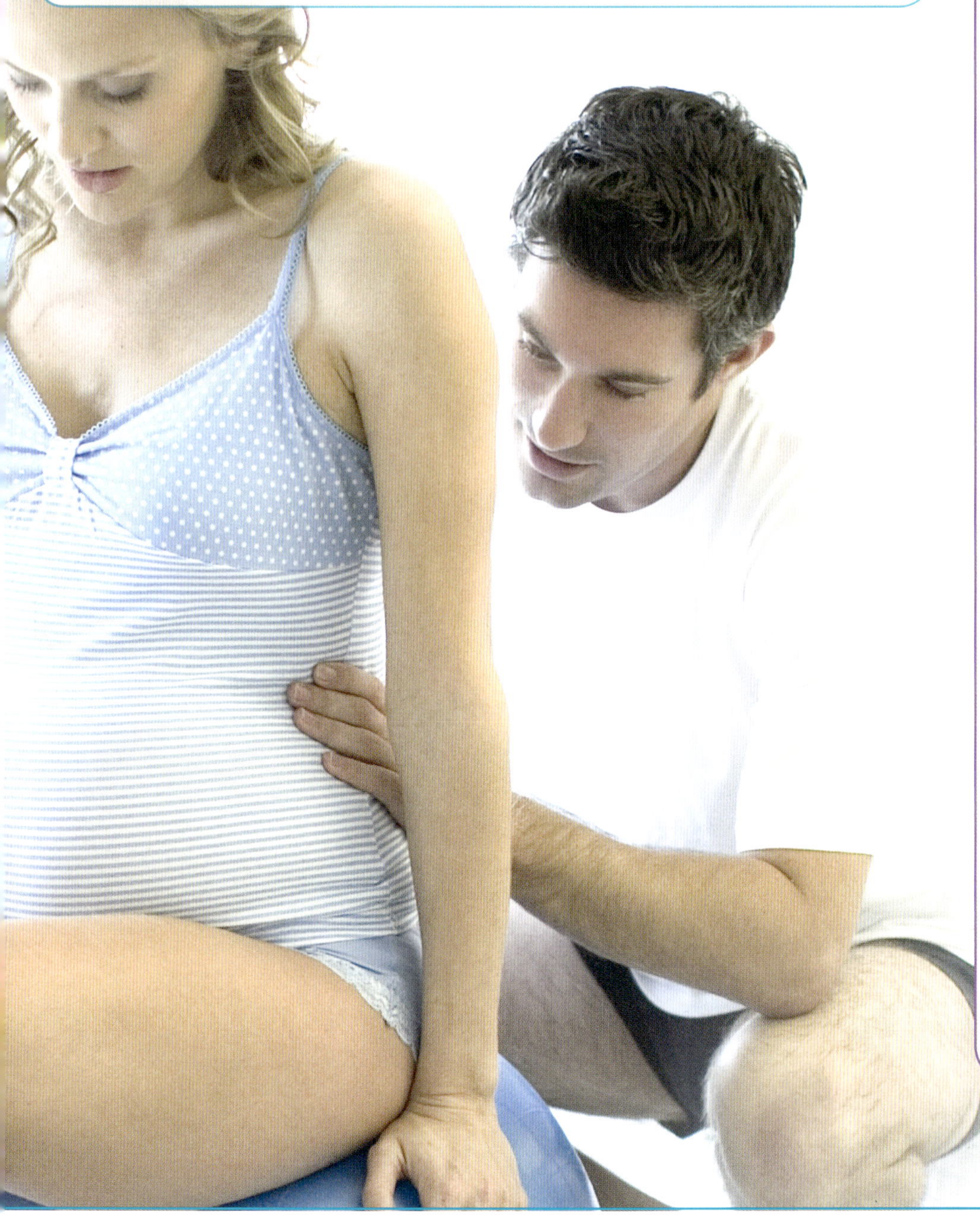

Beruhigende Massage Eine Massage des unteren Rückens tut besonders gut, wenn die Wehen Schmerzen im Lendenbereich auslösen.

F In welchen Haltungen ist die erste Phase am besten zu bewältigen?

Eine Kombination aus Aktivität und Ruhe hilft Ihnen am besten durch die erste Geburtsphase. Aktivität fördert das Voranschreiten der Geburt und die Ruhepositionen helfen Ihnen, sich zwischen den Wehen zu entspannen.

Folgen Sie Ihrem **Instinkt** und entscheiden Sie selbst, wann Sie **gehen, sitzen oder stehen** möchten.

Aufrechtes Stehen oder Umhergehen hilft dem Baby, tiefer in das Becken zu sinken und gegen den Muttermund zu drücken. Das gibt dem Gehirn das Signal, mehr Oxytocin auszuschütten, was wiederum die Wehentätigkeit fördert. Die Wehen kommen häufiger, dauern länger und sind effektiver als in anderen Gebärstellungen, sodass die Geburt meistens schneller vorangeht, als wenn die Schwangere sich hinlegt.

Studien haben gezeigt, dass Frauen, die während der ersten Geburtsphase aktiv bleiben, seltener Schmerzmittel benötigen und auch weniger oft per Kaiserschnitt entbinden. Außerdem verringert sich die Gefahr, dass das Baby unter Stress gerät. Sitzende und liegende Positionen erlauben Ihnen, sich zwischen den Wehen zu erholen, aber Sie sollten nicht zu lange darin verharren, weil sie die Geburt verlangsamen.

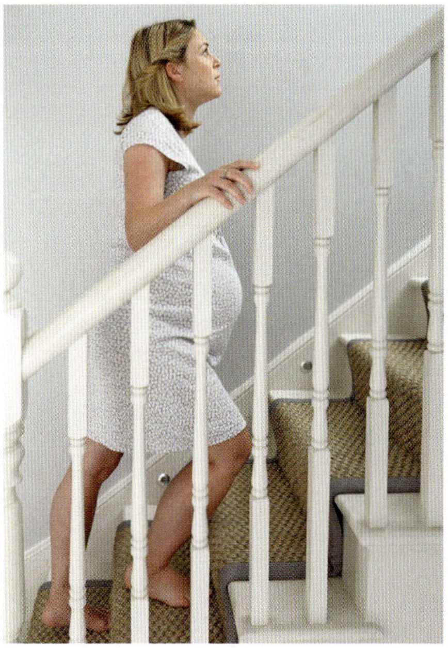

Treppen steigen Bleiben Sie in der ersten Phase in Bewegung, aber vergessen Sie nicht, sich dabei gut am Geländer festzuhalten.

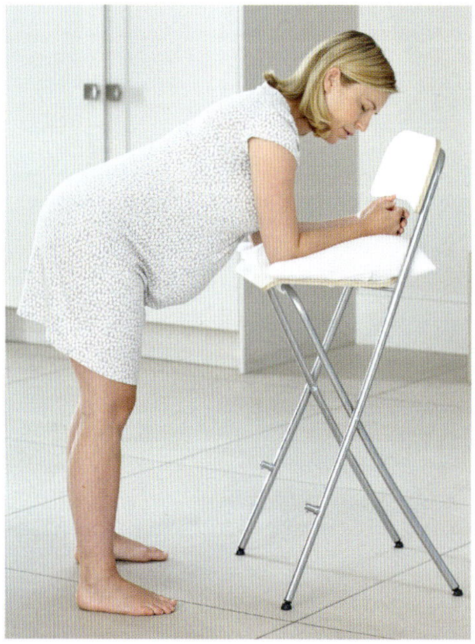

Sich auf einem hohen Stuhl abstützen Achten Sie darauf, dass der Stuhl einen sicheren Stand hat, und legen Sie für mehr Bequemlichkeit ein Kissen unter.

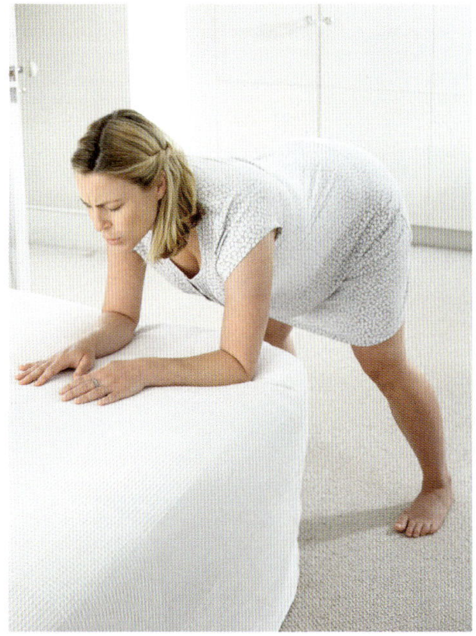

Sich am Bett abstützen Diese Position lindert Rückenschmerzen und ist besonders hilfreich, wenn das Baby mit seinem Rücken an Ihrer Wirbelsäule liegt.

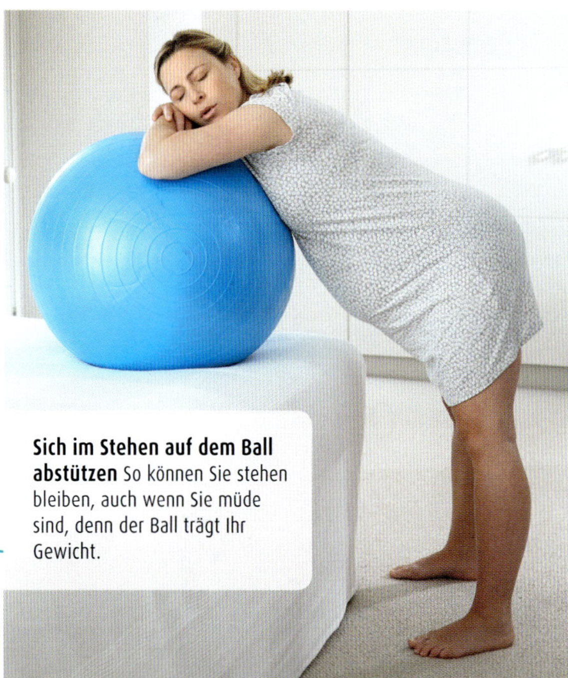

Sich im Stehen auf dem Ball abstützen So können Sie stehen bleiben, auch wenn Sie müde sind, denn der Ball trägt Ihr Gewicht.

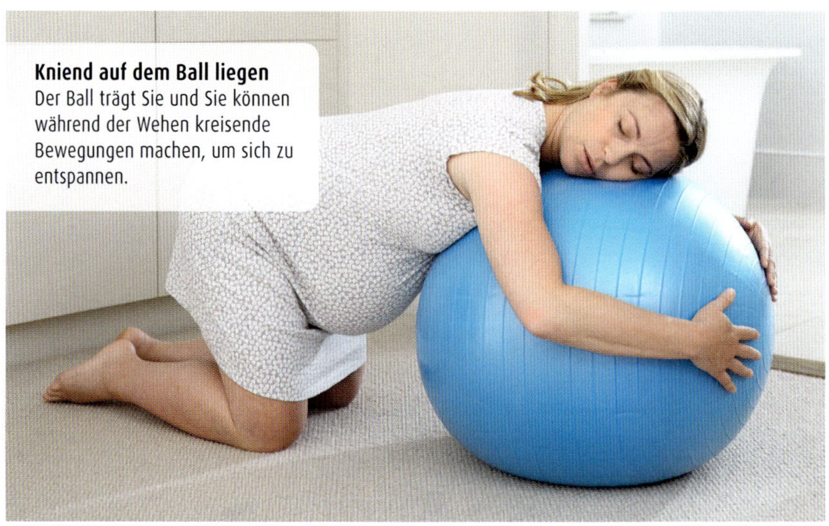

Kniend auf dem Ball liegen Der Ball trägt Sie und Sie können während der Wehen kreisende Bewegungen machen, um sich zu entspannen.

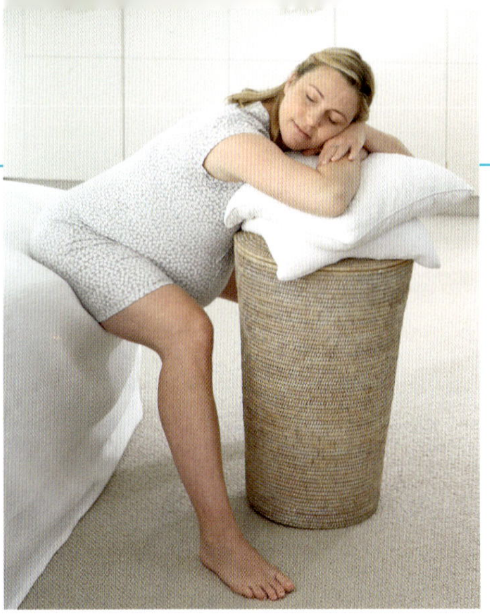

Sitzend am Wäschekorb oder an einem Stuhl In dieser Ruheposition können Sie Kraft für die nächste Wehe sammeln.

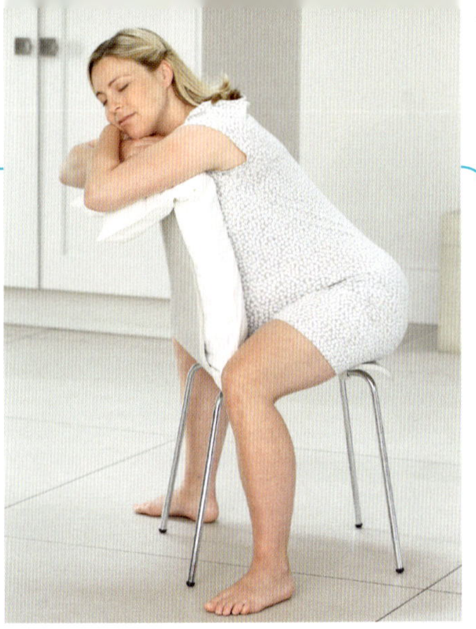

Rittlings auf dem Stuhl Diese Position öffnet das Becken, während Sie sich ausruhen und Ihre Energie für die nächste Wehe aufsparen.

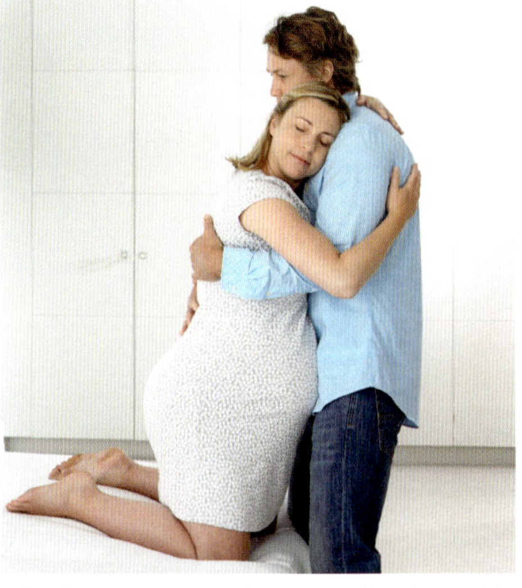

Kniend vom Partner gestützt Diese Haltung bietet nicht nur körperliche, sondern auch seelische Unterstützung.

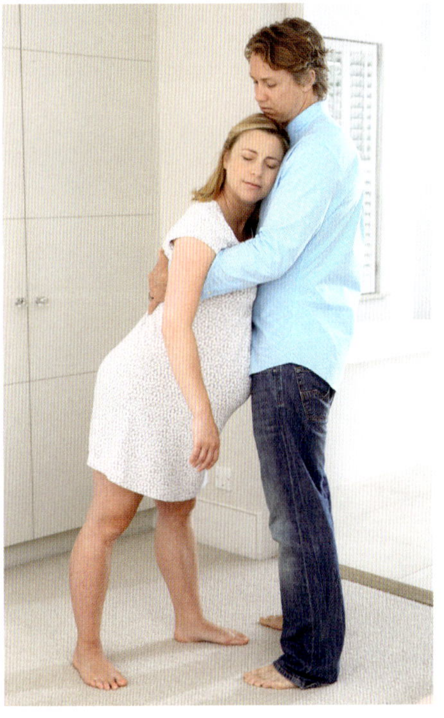

Im Stehen gegen den Partner lehnen In dieser Position fühlen Sie seine Nähe und können sich entspannen, während der Partner Ihr Gewicht trägt.

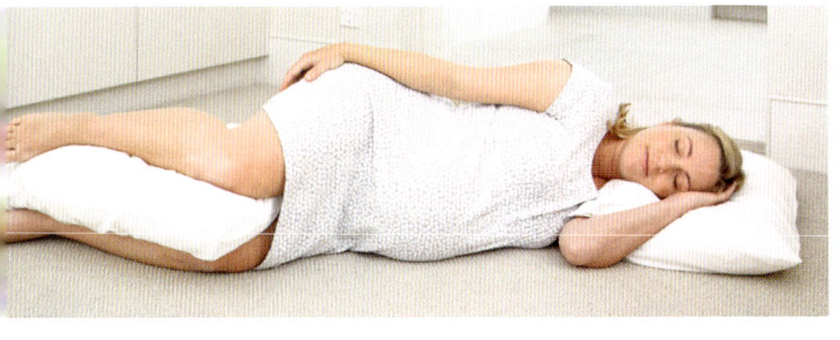

Auf der Seite liegend Das Liegen auf der rechten oder linken Seite kann Schmerzen lindern und das Baby in eine bessere Position bringen, wenn es mit seinem Rücken an Ihrem Rücken liegt.

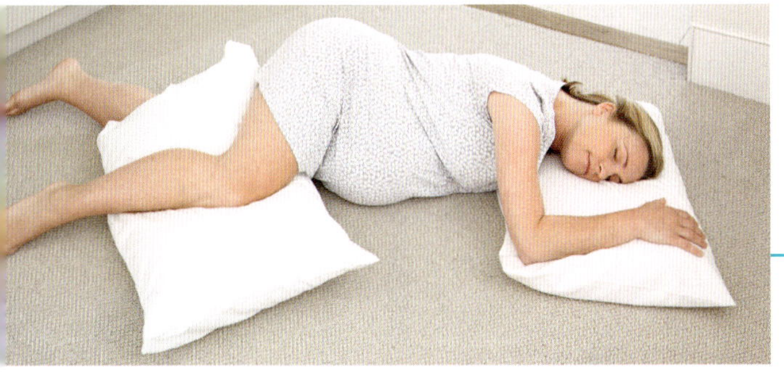

Halbe Bauchlage, der Kindsrücken zeigt Richtung Decke Liegt das Baby mit seinem Rücken an Ihrem Rücken, können Sie sich kurze Zeit auf die linke Seite legen, sodass es durch die Schwerkraft in eine bequemere Position rutscht.

F Welche Vorteile und Risiken hat eine Wassergeburt?

Bei einer Wassergeburt müssen seltener Schmerzmittel angewendet werden. Vermutlich wirkt der Aufenthalt im warmen Wasser beruhigend, denn die Intensität der Wehen bleibt gleich. Frauen, die im Wasser gebären, fällt es leichter, die Position zu wechseln, weil das Wasser ihr Gewicht trägt, und sie benötigen auch seltener einen Dammschnitt. Eine Wassergeburt ist mit keinerlei Risiken verbunden. Ihre Hebamme kann die Herztöne mit einem wasserfesten CTG-Handgerät abhören und sofort entsprechende Maßnahmen einleiten, falls das Baby Anzeichen von Stress zeigen sollte.

F Wann soll ich in das Gebärbecken steigen?

Manche Experten sind der Ansicht, dass der Aufenthalt im Wasser am Anfang der Eröffnungsphase die Wehen verlangsamen und die Geburt verlängern kann. Deshalb empfehlen sie, erst ins Wasser zu steigen, wenn der Muttermund 7 cm offen ist. Andere glauben, dass das Wasser Schmerzen lindert sowie die Entspannung fördert und damit die Geburt beschleunigt. Wenn Sie das Gebärbecken in einer Klinik oder im Geburtshaus benutzen, müssen Sie den dort herrschenden Regeln folgen. Zu Hause können Sie selbst entscheiden, wann Sie das Becken nutzen möchten. Die Wassertemperatur sollte dabei 37,5 °C nicht übersteigen.

F Ich will im Bett liegen bleiben. Macht das die Geburt schmerzhafter?

Im Liegen drückt der untere Teil Ihres Rückgrats gegen den Kopf des Babys. Der zusätzliche Druck, wenn das Baby versucht, sich daran vorbei tiefer in das Becken zu schieben, kann die Wehen schmerzhafter machen. In der Rückenlage können sich die Beckenknochen zudem weniger weit auseinanderschieben, um das Baby hindurchzulassen, was die Schmerzen ebenfalls erhöhen kann. Wehen in der Rückenlage sind weniger effektiv und können die Geburt verlängern. Wenn Sie sich hinlegen müssen, dann auf die linke Seite. Im Liegen kann Ihre Hebamme Sie am besten untersuchen. Das Baby kann auch überwacht werden, während Sie sitzen.

F Was bedeutet Zervixdilatation und wie beeinflusst das die Geburt?

In der Schwangerschaft bildet die Zervix die dicke, muskulöse Basis des Uterus. Bei der Geburt beginnt sie weicher zu werden, sich zu verkürzen und zu öffnen (dilatieren), damit das Baby hindurchgleiten und geboren werden kann.

Die Hebamme erkennt, wie schnell und wie weit die Geburt vorangeschritten ist, indem sie nachprüft, wie weit der Gebärmutterhals verkürzt ist oder der Muttermund sich geöffnet hat. Die Öffnung wird in Zentimeter gemessen. Die Veränderungen an der Zervix beginnen schon in der latenten Eröffnungsphase, aber sie schreiten nur langsam voran, weil die Wehen zu diesem Zeitpunkt noch unregelmäßig kommen. Dann denken Sie vielleicht, dass Sie keine Fortschritte machen, weil sich die Öffnung nicht vergrößert. Es kann aber sein, dass sich die Zervix erst noch mehr verkürzt, ehe der Muttermund sich weiter öffnet. Wenn die Zervix weit genug offen ist, löst sich der Schleimpfropf, der sie verschlossen hat. Bei einer Öffnung von 3-4cm steht der Wechsel von der latenten zur aktiven Eröffnungsphase bevor. Die Wehen werden dann stärker, länger und häufiger, der Muttermund öffnet sich schneller. Bei einer vollständigen Öffnung von 10cm setzt der Drang zu pressen ein.

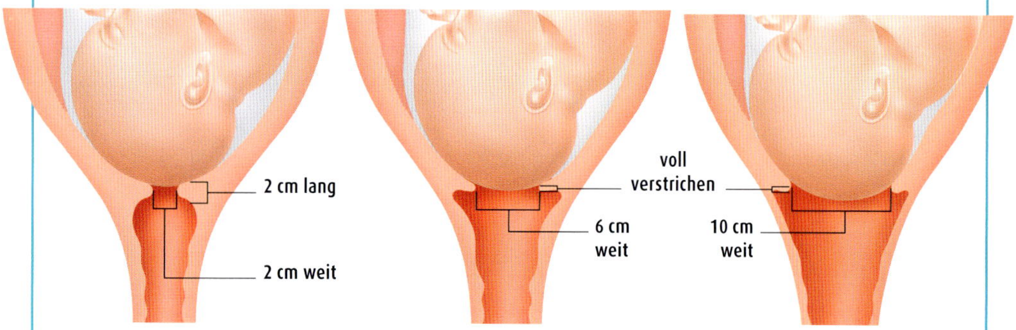

2 cm weit geöffnet Die Zervix beginnt sich zu öffnen. Sie sind in der latenten Phase und Ihre Wehen kommen wahrscheinlich noch unregelmäßig.

6 cm weit geöffnet Sie sind mitten in der aktiven Phase. Die Wehen sind stark, regelmäßig und werden immer schmerzhafter. Viele Frauen verlangen jetzt nach Schmerzmitteln.

10 cm weit geöffnet Der Muttermund ist vollständig offen, Sie können anfangen zu pressen. Es kann sein, dass die Wehen jetzt ohne Pause kommen.

F Wann sollte ich die Hebamme anrufen?

Sie können die Hebamme rufen, sobald die Wehen stark und schmerzhaft werden. Die Hebamme wird Sie zu Ihren Wehen befragen und ob Sie das Gefühl haben, dass die Geburt voranschreitet. Sie schätzt auch anhand Ihrer Stimme und Ihres Tonfalls ein, wie Sie auf die Wehen reagieren. Sind sie schmerzhaft, aber unregelmäßig und Sie möchten das Baby in der Klinik oder im Geburtshaus zur Welt bringen, wird die Hebamme Sie wahrscheinlich dazu ermuntern, solange es geht zu Hause zu bleiben und vielleicht ein warmes Bad gegen die Schmerzen zu nehmen. Studien beweisen, dass die Geburt besser vorangeht, wenn die Schwangere sich in vertrauter und angenehmer Umgebung befindet, denn das fördert die Ausschüttung des Hormons Oxytocin, was wiederum zu längeren und häufigeren Kontraktionen führt.

Sobald die Wehen etwa alle fünf Minuten auftreten und mindestens 60 Sekunden dauern, ist es Zeit, der Klinik Ihr Kommen anzukündigen. Soll das Baby zu Hause auf die Welt kommen, wird die Hebamme Sie wahrscheinlich bitten, sich noch einmal zu melden, wenn die Wehen schneller hintereinander kommen (etwa alle 10 bis 15 Minuten) und zwischen 30 und 45 Sekunden dauern. Egal wo Sie entbinden möchten: Rufen Sie sofort die Hebamme an, wenn Ihre Fruchtblase geplatzt ist oder wenn Sie Blutungen haben. Natürlich dürfen Sie sie auch jederzeit kontaktieren, wenn Sie sich Sorgen machen, selbst wenn sie Ihnen schon gesagt hat, dass Sie noch abwarten müssen. Hebammen sind daran gewöhnt, Frauen zu beruhigen und durch die Geburtsphasen zu begleiten.

F Was ist, wenn die ersten Wehen sehr langsam kommen oder immer wieder aufhören?

Eine Geburt ist keine exakte Wissenschaft. Sie kann wenige Stunden dauern, aber auch Tage. Es ist normal, dass die ersten Wehen mehrere Tage lang kommen und gehen, vor allem wenn es Ihr erstes Baby ist. Durch das Messen von Stärke und Länge der Wehen können Sie erkennen, ob die Geburt voranschreitet.

F Was tun, wenn das Baby so schnell kommt, dass ich es nicht mehr in die Klinik schaffe?

Beim ersten Kind wäre das sehr ungewöhnlich. Wenn Sie denken, die Geburt schreite so schnell voran, dass Sie keine Zeit mehr haben, in die Klinik zu fahren, versuchen Sie ruhig zu bleiben. Rufen Sie zuerst die Hebamme an und dann entweder Ihre Klinik oder wählen Sie die Notrufnummer und fordern einen Krankenwagen an. Danach verständigen Sie Ihren Geburtspartner. Wenn Sie allein sind, bitten Sie eine Ihnen nahe stehende Person, zu Ihnen zu kommen. Holen Sie saubere Handtücher, Decken und eine Plastiktüte und gehen Sie in ein warmes Zimmer, in dem es nicht zieht. Wenn Sie schon einen Pressdrang verspüren, gehen Sie auf alle viere, legen Sie die Unterarme auf den Boden und recken Sie den Po in die Höhe. So verringern Sie den Druck auf Ihren Damm. Müssen Sie immer noch pressen, lassen Sie es geschehen. Fühlen Sie mit der Hand, ob Sie den Kopf des Babys schon spüren. Kommt das Baby zur Welt, legen Sie es sich sofort auf den Bauch. Trocknen Sie es mit einem sauberen Handtuch ab und decken Sie es zu. Lassen Sie die Nabelschnur intakt, bis Hilfe kommt. Die Nachgeburt können Sie in die Plastiktüte packen.

F Was passiert, wenn ich in der Klinik ankomme?

In der Klinik suchen Sie die Entbindungsstation auf. Je nachdem, wie weit die Geburt vorangeschritten ist, wird man Sie in ein Wehenzimmer bringen oder in ein Untersuchungszimmer, wo die Hebamme Ihren Fortschritt überprüfen kann (siehe gegenüberliegende Seite). Wenn Sie noch am Anfang der Geburt stehen, wird man Sie vielleicht sogar wieder nach Hause schicken.

F Woran erkennt die Hebamme, wie die Geburt vorangeht?

Nachdem die Hebamme bei Ihnen zu Hause angekommen ist (falls Sie eine Hausgeburt planen) oder nachdem Sie in der Klinik eingecheckt haben, werden Sie auf verschiedene Anzeichen hin untersucht, die darauf hindeuten, wo im Geburtsprozess Sie sich gerade befinden und wie Ihr Allgemeinzustand ist. Die Hebamme misst Temperatur und Blutdruck (was sie während der Geburt etwa alle vier Stunden wiederholen wird) und bittet Sie vielleicht auch um eine Urinprobe. Zwischen den Wehen untersucht die Hebamme Ihren Bauch. Sie prüft, ob der Kopf des Babys im Becken liegt und wie seine Position ist (Seite 199), denn daran erkennt sie, wie die Entbindung wahrscheinlich verlaufen wird. Wenn die Hebamme meint, dass Sie in der aktiven Phase sind, wird sie Sie regelmäßig vaginal untersuchen, um festzustellen, wie weit der Muttermund schon geöffnet ist (siehe Kasten gegenüber).

F Wird mein Baby während der Geburt überwacht?

Die Herztöne des Babys werden während der Geburt überwacht, um sicherzustellen, dass es ihm gut geht. In der Regel wird das Befinden des Babys nur zeitweise überprüft. Die Hebamme benutzt dazu ein Doppler-Handgerät, das sie auf Ihren Bauch legt, um damit die Herztöne des Babys abzuhören. Kommt es während der Geburt zu Problemen, wird man Sie permanent an einen Herzton-Wehenschreiber (Kardiotokograph, abgekürzt CTG) anschließen, der nicht nur die Herztöne des Babys, sondern auch Ihre Wehentätigkeit aufzeichnet. Die Schallköpfe werden mit einem Gurt an Ihrem Bauch befestigt. Sie sind dann durch zwei Kabel mit dem Gerät verbunden, was bedeutet, dass Ihre Bewegungsfreiheit stark eingeschränkt ist. Die Ergebnisse des CTG werden als Diagramm ausgedruckt. Wirkt Ihr Baby zu irgendeinem Zeitpunkt gestresst, kann es auch mittels einer Elektrode überwacht werden, die durch die Zervix geführt und (schmerzlos) direkt an seinem Kopf befestigt wird. Das ist jedoch keine Routineprozedur, daher wird das Geburtshelferteam Ihnen immer zuerst die Gründe darlegen, warum es ratsam ist, diese Art der Überwachung zu wählen.

F Darf ich pressen, wenn ich den Drang dazu verspüre?

Es ist wichtig, dass Sie mit dem Pressen warten, bis die Hebamme Sie dazu auffordert. Wenn die Zervix etwa 7–9 cm weit geöffnet ist, kann es sein, dass Sie schon einen starken Drang spüren zu pressen. Falls Sie ihm jetzt nachgeben, bevor der Muttermund vollständig eröffnet ist, kann es jedoch passieren, dass er anschwillt, weil das Baby schon dagegen drückt, bevor er bereit ist, es durchzulassen. Dadurch wird die Geburt schwieriger. Wenn die Hebamme Ihnen noch nicht erlaubt zu pressen, machen Sie flache, hechelnde Atemzüge, gefolgt von einem langen, tiefen Ausatmen. Das verringert den Pressdrang. Vielleicht bittet man Sie auch, im Sitzen die Knie zur Brust zu ziehen, was denselben Effekt hat.

Eine Epiduralanästhesie kann den Prozess ebenfalls verlangsamen, aber die Hebamme wird entscheiden, ob sie zu diesem Zeitpunkt angeraten ist.

F Was passiert genau in der Übergangsphase?

Die Übergangsphase ist am Ende der Eröffnungsphase, wenn die Zervix fast vollständig offen ist, sodass die Austreibungsphase folgen kann.

In der Übergangsphase spüren Sie wahrscheinlich einen schmerzhaften Druck im unteren Rücken und eine Schwere im Dammbereich, weil das Baby gegen die Zervix drückt. Dadurch werden Hormone ausgeschüttet, die den Muttermund das letzte Stückchen öffnen – von etwa 7 cm auf 9–10 cm. Es handelt sich dabei weniger um ein Stadium, das durch bestimmte körperliche Veränderungen geprägt ist. Sie (und vor allem Ihr Geburtspartner und die Hebamme) werden merken, dass Sie in der Übergangsphase sind, weil sich Ihr Verhalten auf einmal ändert. Das kann sich so äußern:

MÖGLICHE ÄNDERUNGEN IM VERHALTEN

» **Sie bekommen Panik** oder werden plötzlich von Angst erfasst.

» **Sie wirken** desorientiert und verwirrt.

» **Sie schreien** Ihren Geburtspartner an und beschimpfen ihn, wenn er Sie beruhigen will.

» **Sie verlangen Schmerzmittel,** obwohl Sie vorher sicher waren, ohne sie auskommen zu können.

» **Sie sagen,** dass Sie nicht mehr können.

» **Sie ziehen sich in sich selbst zurück** und konzentrieren sich auf Ihren Körper, werden unkommunikativ und müde.

SO FÜHLEN SIE SICH MÖGLICHERWEISE

» **Sie fühlen sich schwach** oder Ihnen ist übel.

» **Sie frösteln.**

» **Sie haben das Gefühl,** dass die Wehen noch häufiger oder sogar ununterbrochen kommen.

» **Sie möchten** pressen oder sich entleeren.

» **Sie haben vielleicht** blutigen Ausfluss.

Ihr Geburtspartner sollte über **etwaige Verhaltensänderungen** in dieser Phase Bescheid wissen, damit er Sie besser versteht!

F Ich weiß, dass mein Baby in der Austreibungsphase geboren wird, aber was genau passiert da?

Die Austreibungsphase ist besonders intensiv, aber sicher der aufregendste Teil der Geburt, denn danach werden Sie Ihr Baby in den Armen halten. Sie kann sehr erschöpfend sein, aber viele Frauen sind froh, wenn sie endlich aktiv pressen dürfen.

Die Austreibungsphase beginnt, wenn Ihr Muttermund voll eröffnet ist (10cm), und endet mit der Geburt des Babys. Die typischen Zeichen am Ende der Übergangsphase (Seite 213) signalisieren, dass jetzt die Austreibungsphase beginnt. Parallel zu den Kontraktionen verspüren Sie nun im Damm (dem muskulösen Bereich zwischen After und Vagina) den unwiderstehlichen Drang zu schieben, weil die Wehen das Baby gegen den Beckenboden drücken. Dieser sogenannte »Ferguson-Reflex« zeigt an, dass das Baby bei den Beckenbodenmuskeln angekommen ist. Es drückt dort auf Nervenrezeptoren, die dem Gehirn melden, dass jetzt der Zeitpunkt gekommen ist, um das Baby hinauszupressen. Sobald die Hebamme sich vergewissert hat, dass Ihr Muttermund vollständig eröffnet ist, dürfen Sie das auch tun. Ihre Uterusmuskeln erhalten dabei Unterstützung vom Zwerchfell und dem Bauch, denn das Gehirn sendet Botschaften an das Zwerchfell, sich zu senken, und zwingt die Bauchmuskeln dazu, sich ebenfalls zusammenzuziehen. So hilft Ihr gesamter Körper mit, das Baby durch das Becken zu schieben.

Drehungen und Wendungen

Auf seinem Weg durch den Geburtskanal führt das Baby eine Reihe von Manövern aus, die man als »Geburtsmechanismus« bezeichnet. Es rutscht nicht pfeilgerade durch den Geburtskanal nach draußen, sondern muss mehrere Drehungen und Wendungen vollziehen, um sich sicher durch Ihr Skelett zu bewegen. Das bedeutet, die Dauer der Austreibungsphase hängt von der Position des Babys im Geburtskanal ab und davon, wie viel Platz es im Becken hat, um sich zu drehen. Sie werden

DIE GEBURT

Während die Wehen das Baby nach unten schieben, dreht es sich, damit es leichter durch die Beckenöffnung passt und durch die Vagina nach draußen gelangt.

1 **Der Körper des Babys** wird mit Hilfe der Kontraktionen des Uterus allmählich durch das Becken geschoben. Sein Kopf ist leicht zur Brust geneigt, Arme und Beine sind angezogen, sodass es leichter durch den Geburtskanal gleiten kann.

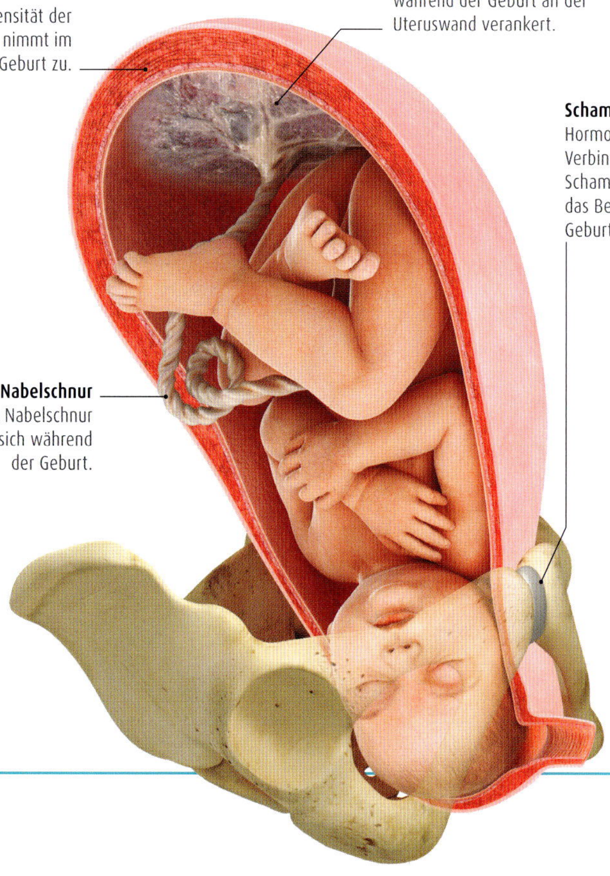

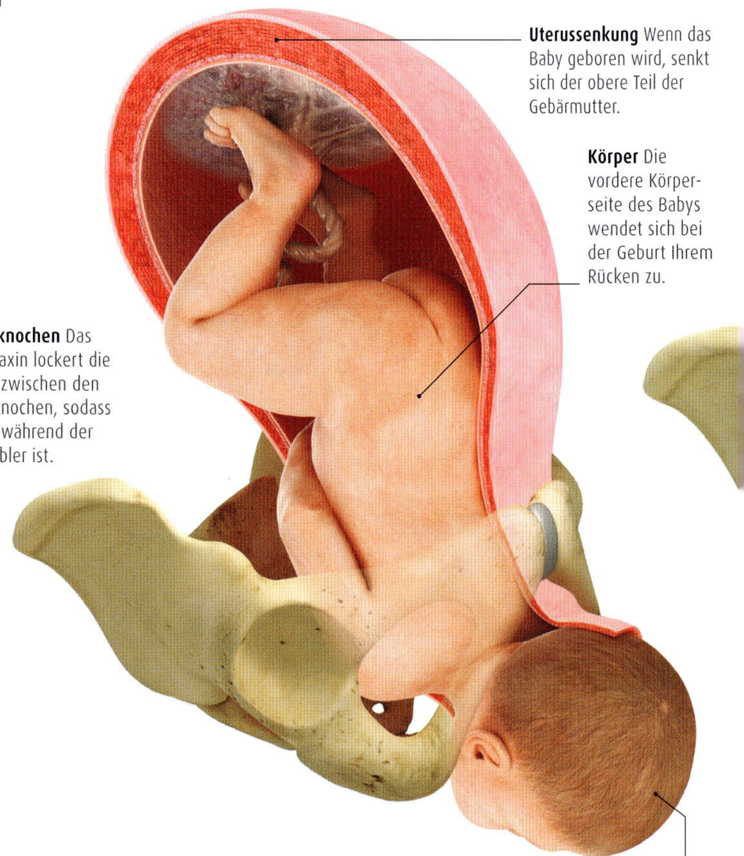

2 **»Durchschneiden«** Mit diesem Ausdruck wird das Heraustreten des kindlichen Kopfes beschrieben. Der restliche Körper folgt schnell, denn er ist schmaler als der Kopf.

aber mit jeder Presswehe ein Gefühl der Befriedigung erleben, denn Sie spüren, dass die Ankunft Ihres Babys immer näher rückt.

Durchschneiden und Geburt

Wenn das Baby mit dem Kopf gegen den Beckenboden drückt, dreht es sich um etwa 45 Grad, sodass es mit dem Gesicht zu Ihrer Wirbelsäule schaut. Auf diese Weise passt sein Kopf optimal durch Ihren »Schambeinbogen« aus zwei bogenförmigen Beckenknochen. Sobald der Kopf diesen Bogen passiert hat, »schneidet er durch«, das heißt, der Kopf tritt heraus. Das Durchschneiden kann einen brennenden Schmerz auslösen. An diesem Punkt dreht sich das Baby um weitere 45 Grad, damit auch seine Schultern durch das Becken passen, sein Kopf dreht sich dabei mit. Anschließend werden die Schultern und der Rest des Körpers geboren.

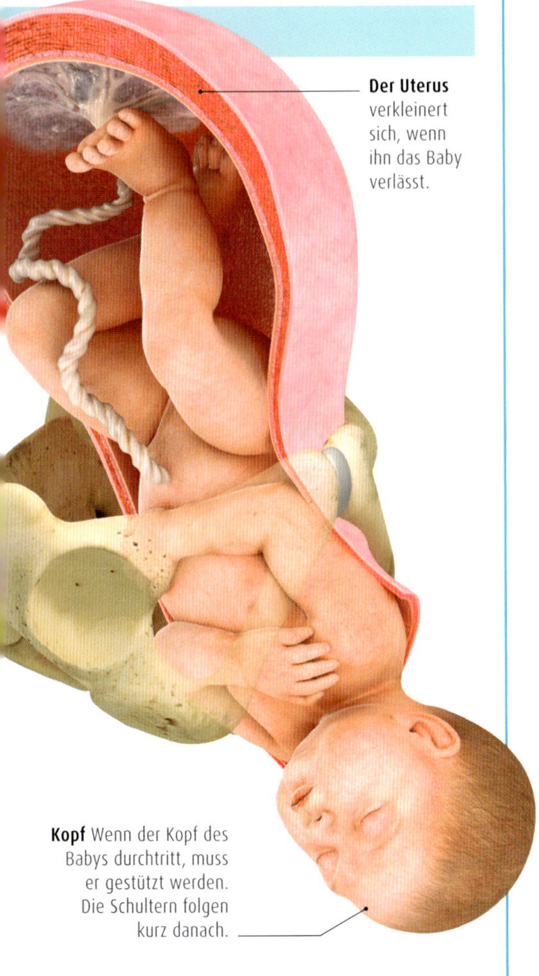

Der Uterus verkleinert sich, wenn ihn das Baby verlässt.

Kopf Wenn der Kopf des Babys durchtritt, muss er gestützt werden. Die Schultern folgen kurz danach.

3 Nach dem Kopf folgt schnell der restliche Körper. Die Schultern werden eine nach der anderen geboren, dann folgen Bauch und Beine.

F Gibt es bestimmte Positionen, die die Entbindung erleichtern?

Manche Haltungen eignen sich dafür besonders gut, denn sie öffnen das Becken. Letztlich sollten Sie aber die Position wählen, die für Sie am bequemsten ist.

Je aufrechter Sie in der Austreibungsphase sind, desto besser kann die Schwerkraft für Sie arbeiten. Eine der effektivsten Stellungen ist die Hocke. Sie hat dieselben Vorzüge wie das Stehen (Seite 211), öffnet aber zusätzlich das Becken, sodass das Baby leichter hindurchgleiten kann. Es heißt, dass eine aufrechte beziehungsweise hockende Position die Geburt um bis zu einer Stunde verkürzen kann. Allerdings benötigen Sie kräftige Oberschenkelmuskeln, wenn Sie diese Geburtsphase im Hocken zubringen möchten! Bitten Sie Ihren Partner, Sie unter den Achseln zu halten, um Sie zu entlasten. Andere Haltungen mit demselben positiven Effekt sind der Vierfüßlerstand und das Knien. Im Kniestand brauchen Sie jemanden, der Sie hält, damit Sie nicht das Gleichgewicht verlieren. Wird das Baby überwacht und Sie müssen auf einem Bett liegen, folgen Sie den Anweisungen der Hebamme.

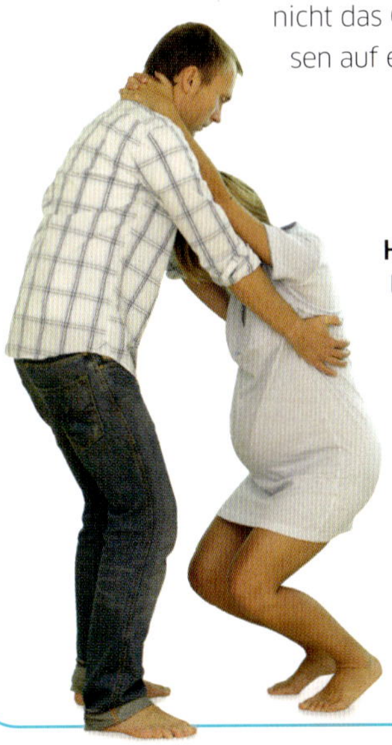

Hocke mit Festhalten Ihr Partner kann vor oder hinter Ihnen stehen und Sie halten. Zusätzlich können Sie die Arme um seinen Hals legen.

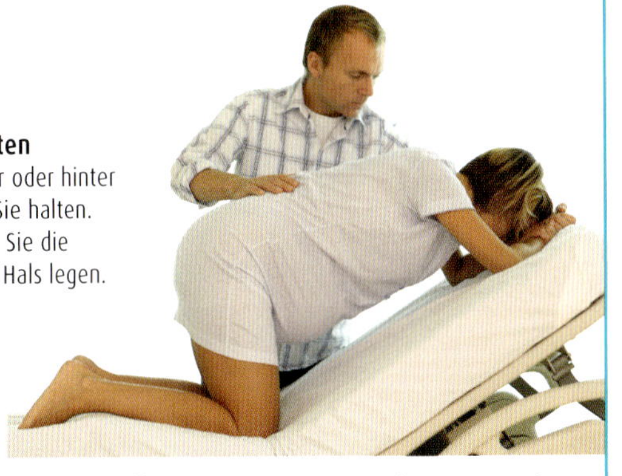

Kniend auf allen vieren Diese Position können Sie auf dem Bett oder dem Boden probieren. Ihr Partner kann Ihnen dabei den Rücken massieren.

F Wie lange dauert es, bis das Baby endlich herauskommt?

Das hängt teilweise davon ab, ob es Ihr erstes Baby ist oder nicht. Bei Erstgeburten kann es vom Beginn der Austreibungsphase noch bis zu drei Stunden dauern, beim zweiten Kind etwa zwei Stunden oder weniger.

Auch die Position des Babys in Ihrem Becken hat Einfluss darauf, wie lange es dauert, bis das Baby da ist. Ihre Hebamme begleitet Sie während dieser Phase und sagt Ihnen, wann Sie pressen sollen. Sie überwacht den Geburtsfortschritt durch Sehen und Fühlen und hört etwa alle fünf Minuten rund eine Minute lang die Herztöne des Kindes ab. Das häufige Prüfen ist dabei völlig normal und bedeutet nicht, dass etwas nicht stimmt.

Denken Sie immer daran, dass die Austreibungsphase nicht nach der Dauer, sondern nach dem Fortschritt gemessen wird – solange die Geburt vorangeht, selbst wenn es nur langsam ist, ist für Sie und das Baby alles in Ordnung.

F Kann ich etwas tun, um die Geburt des Babys zu beschleunigen?

Eine aufrechte Haltung kann die Geburt beschleunigen, muss aber nicht unbedingt das Beste sein. Bei einer kontrollierten, gut überwachten Geburt hat das Dammgewebe Zeit, sich zu dehnen. Das reduziert die Gefahr, dass die Beckenbodenmuskeln geschädigt werden oder dass der Damm einreißt oder eingeschnitten werden muss (Seite 217). Arbeiten Sie mit den Signalen, die Ihr Körper Ihnen gibt. Helfen Sie durch Ihre Atmung, das Baby aus dem Geburtskanal herauszuschieben. Sobald die Wehe abklingt, hören Sie auf zu pressen. Das Baby rutscht dann etwas zurück, aber das ist normal.

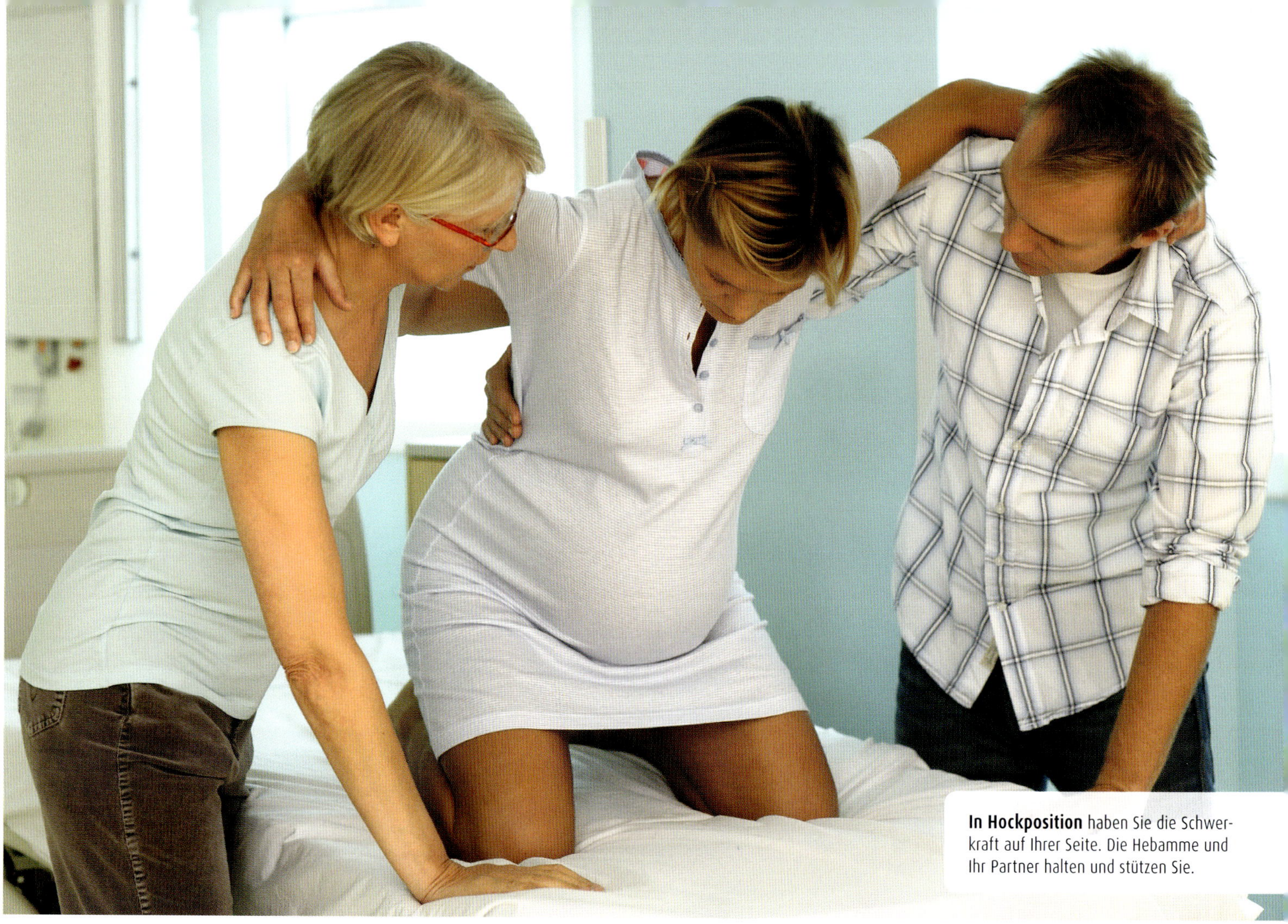

In Hockposition haben Sie die Schwerkraft auf Ihrer Seite. Die Hebamme und Ihr Partner halten und stützen Sie.

Hilfe und Aufmunterung durch den Geburtspartner sind jetzt besonders wichtig. Sie geben Ihnen die Kraft zu pressen.

F

Wenn die Hockstellung so hilfreich ist, warum sieht man Schwangere bei der Geburt so oft auf dem Rücken liegen?

Lange Zeit war es in unserer Kultur üblich, dass Frauen ihre Kinder ausschließlich auf dem Rücken liegend gebären. Heute jedoch halten Hebammen und Ärzte die Schwangeren eher dazu an, die Position einzunehmen, die für sie am angenehmsten ist. Man weiß inzwischen, dass die Rückenlage nicht unbedingt die effektivste Gebärstellung ist. Viel wirkungsvoller ist die Seitenlage, eine hockende Position oder das Knien auf allen vieren. In aufrechteren Haltungen bringt die Schwerkraft die Geburt voran. Darüber hinaus sinkt das Risiko einer assistierten Geburt oder eines Dammschnittes, aber nicht das eines Dammrisses. Gebärstühle (siehe Kasten oben rechts) haben ähnliche Vorzüge.

Sich hinzulegen mag zwar weniger anstrengend sein, aber Sie müssen dann in Kauf nehmen, dass die Geburt ohne die Hilfe der Schwerkraft möglicherweise etwas länger dauert.

Auch wenn Sie liegen, sollte Ihr Rücken in leicht aufrechter Position gestützt werden. Das entlastet die Blutgefäße, sodass der Blutfluss zum Baby nicht unterbrochen wird. Die Liegeposition hat den Vorzug, dass die Hebamme Sie einfacher untersuchen und das Befinden des Babys mit einem stationären Herzton-Wehenschreiber (CTG) überwachen kann. Letzteres ist allerdings auch im Sitzen möglich.

Ein weiterer Vorteil einer Geburt im Bett besteht darin, dass die Hebamme das Neugeborene sofort nach der Entbindung auf Ihren Bauch legen kann, ohne dass Sie erst eine passendere sichere Position einnehmen müssen, was manchmal gar nicht so einfach ist, wenn Sie sich nach den Anstrengungen der Geburt schwach und erschöpft fühlen.

F

Ich plane eine Wassergeburt. Muss ich aus der Wanne, wenn die Presswehen beginnen?

Nein, Sie können Ihr Kind in der Wanne zur Welt bringen. Viele Eltern haben Bedenken, dass das Neugeborene im Wasser ertrinken könnte. Aber tatsächlich birgt eine Wassergeburt nicht mehr Risiken – für Ertrinken oder andere Komplikationen – als eine normale Geburt. Wenn das Neugeborene ins Wasser gleitet, wird es nach wie vor von der Nabelschnur mit Sauerstoff versorgt. Die Hebamme hat reichlich Zeit, es herauszuheben, bevor der Atemreflex einsetzt. Wenn Sie sich deshalb Sorgen machen, können Sie die Wanne auch kurz vor der Entbindung verlassen.

F

Ich will mein Baby auf der Seite liegend bekommen. Geht das?

Ja, das ist selbstverständlich möglich. Wenn Sie in der Austreibungsphase weder hocken noch

Schon gewusst?

Der Gebärstuhl hört sich nach einer altmodischen Vorrichtung an, ist aber eine tolle Erfindung, wenn die Ausdauer der Schwangeren nicht reicht, um aufrecht zu gebären und damit die Schwerkraft für sich arbeiten zu lassen. Moderne Gebär- oder Geburtsstühle sind leicht nach hinten geneigt und haben gepolsterte Armlehnen. Die c-förmige Sitzfläche erleichtert die Untersuchung der Schwangeren und die Geburt des Babys. Der Gebärhocker ist die einfachere Ausführung des Gebärstuhls, aber ohne Rückenlehne.

knien oder stehen möchten, ist die Seitenlage die zweitbeste Wahl. Studien zeigten, dass sie im Vergleich zur Rückenlage das Risiko eines Dammschnitts, einer assistierten Geburt und einer Verlangsamung der kindlichen Herztöne verringert. In Seitenlage öffnet sich das Becken wie in der Hocke, sodass das Baby leichter hindurchgleiten kann.

F Wenn ich am CTG hänge, muss ich dann liegen oder kann ich auch sitzen?

Sofern Ihre Stellung mit den Elektroden und Kabeln vereinbar ist, an denen Sie hängen, ist alles möglich. Sie können sogar im Vierfüßlerstand sein oder aufrecht knien und sich am Partner festhalten, der neben dem Bett steht. Im Bett zu gebären heißt nicht unbedingt, dass Sie im Liegen entbinden müssen.

F Muss ich bei einer PDA zwangsweise im Bett entbinden?

Das ist wahrscheinlich, denn bei einer Periduralanästhesie verlieren Sie von der Taille abwärts das Empfinden. Manche Kliniken dosieren sie so, dass die PDA in den letzten Augenblicken der Entbindung abklingt, sodass Sie sich im Moment der Geburt Ihres Babys von Ihrem Körper leiten lassen können. Die Hebamme wird Ihnen sagen, welche Stellungen für Sie während der PDA möglich und sicher sind.

F Ist ein Dammriss unumgänglich und muss er genäht werden?

Etwa 85 Prozent der Schwangeren erleiden bei der Geburt eine Dammverletzung, also entweder einen Riss oder einen Schnitt (Episiotomie). Risse werden nach der Verletzung eingestuft, die sie verursachen.

» **Ein Riss ersten Grades** ist eine oberflächliche Hautverletzung. Nur ein kleiner Teil von Haut und Fettschicht der Vagina sind betroffen. Nähen ist wahrscheinlich nicht nötig.

» **Ein Riss zweiten Grades** erstreckt sich auch auf das Muskelgewebe des Damms. Der Riss muss genäht werden und Sie brauchen wahrscheinlich ein paar Tage lang Schmerztabletten.

» **Ein Riss dritten Grades** erstreckt sich zusätzlich auf den Schließmuskel. Der Riss muss unter örtlicher Betäubung genäht werden. Es kann mehrere Wochen dauern, bis die Wunde verheilt ist. Vielleicht leiden Sie bis dahin sogar unter Stuhlinkontinenz. Seien Sie aber versichert, dass das wirklich nur vorübergehend der Fall sein wird.

» **Ein Riss vierten Grades** kommt nur sehr selten vor. Dabei reißt nicht nur der Schließmuskel ein, sondern zusätzlich noch ein Stück des Analkanals. Auch diese Art von Verletzung muss im OP genäht werden und bis sie verheilt ist, können mehrere Wochen vergehen, während deren Sie möglicherweise vorübergehend unter Stuhlinkontinenz leiden. Die Hebamme oder ein Physiotherapeut werden Ihnen sagen, wie Sie die Heilung beschleunigen und die beschädigten Muskeln wieder kräftigen können, damit Sie sich schnell wieder erholen. Wenn die Schmerzen schlimmer werden oder sich der Bereich rund um die Naht entzündet, sollten Sie umgehend Arzt oder Hebamme kontaktieren.

F Was ist eine Episiotomie und warum brauche ich sie?

Eine Episiotomie ist ein Schnitt in den Damm, um das Durchtreten des kindlichen Kopfes zu erleichtern. Sie wird nur gemacht, wenn wichtige Gründe dafürsprechen.

Ein Dammschnitt erlaubt der Hebamme, das Durchtreten des Kindes besser zu kontrollieren. Er wird jedoch nicht routinemäßig gemacht und auch erst dann, wenn Sie dazu Ihr Einverständnis gegeben haben. Die Hebamme wird Ihnen erklären, warum sie den Schnitt empfiehlt. Gründe dafür können sein, dass sich das Dammgewebe nicht weit genug dehnt, sodass die Gefahr eines Risses vom dritten oder vierten Grad (siehe oben) besteht, oder um die Geburt zu erleichtern, etwa weil aufgrund eines chronischen Leidens die Anstrengungen der Geburt für Sie gefährlich sind. Auch wenn das Baby Anzeichen von Stress zeigt (durch einen zu schnellen oder zu langsamen Herzschlag) oder stecken geblieben ist, sodass eine assistierte Geburt (Seite 222) nötig wird, kann ein Dammschnitt erforderlich sein.

Der Schnitt selbst ist 3–4cm lang und erfolgt mit einer chirurgischen Schere oder mit einem Skalpell, wenn das Baby im Dammbereich ankommt. Sowohl für den Schnitt als auch zum Nähen wird der Dammbereich örtlich betäubt. Die Naht wird innerhalb einer Stunde nach der Geburt des Babys gelegt. Solange die Wunde heilt, kann der Dammbereich schmerzen. Besonders beim Wasserlassen kann es stechen und brennen. Es hilft aber, wenn Sie währenddessen warmes Wasser über den Damm gießen.

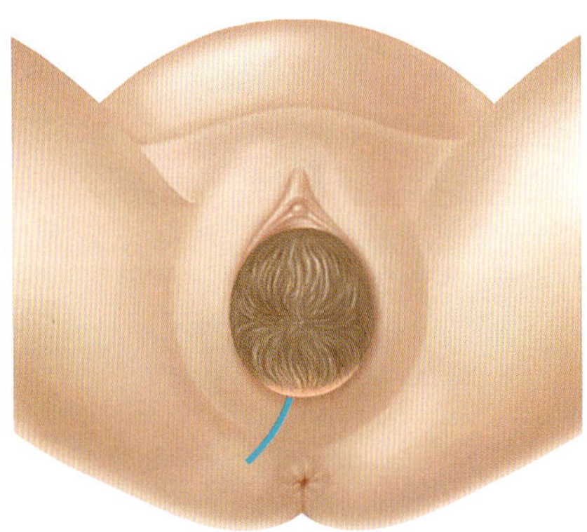

Diagonale Episiotomie Der Schnitt wird meist von der Rückseite der Vagina schräg zur Seite geführt und mit selbstauflösendem Faden genäht.

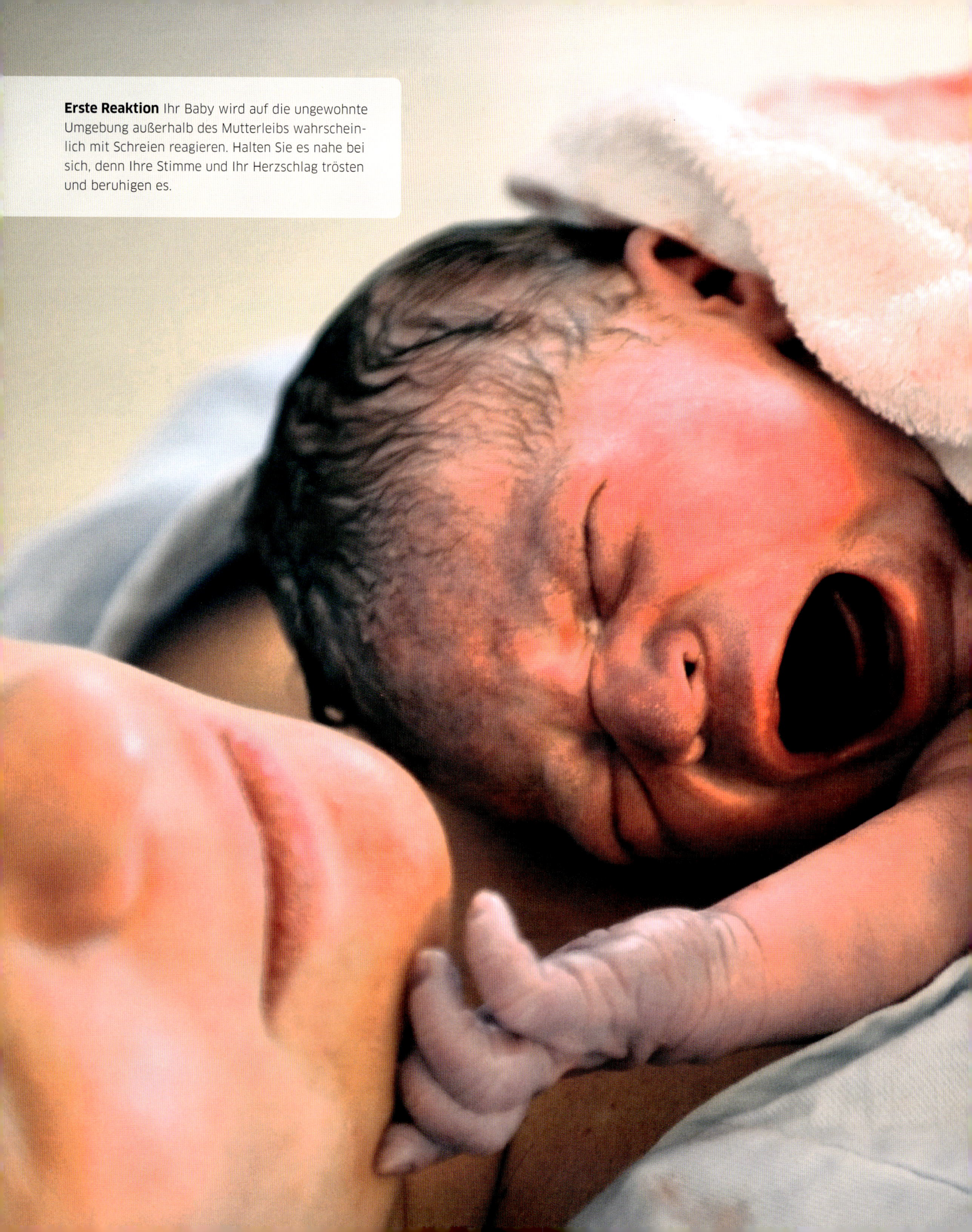

Erste Reaktion Ihr Baby wird auf die ungewohnte Umgebung außerhalb des Mutterleibs wahrscheinlich mit Schreien reagieren. Halten Sie es nahe bei sich, denn Ihre Stimme und Ihr Herzschlag trösten und beruhigen es.

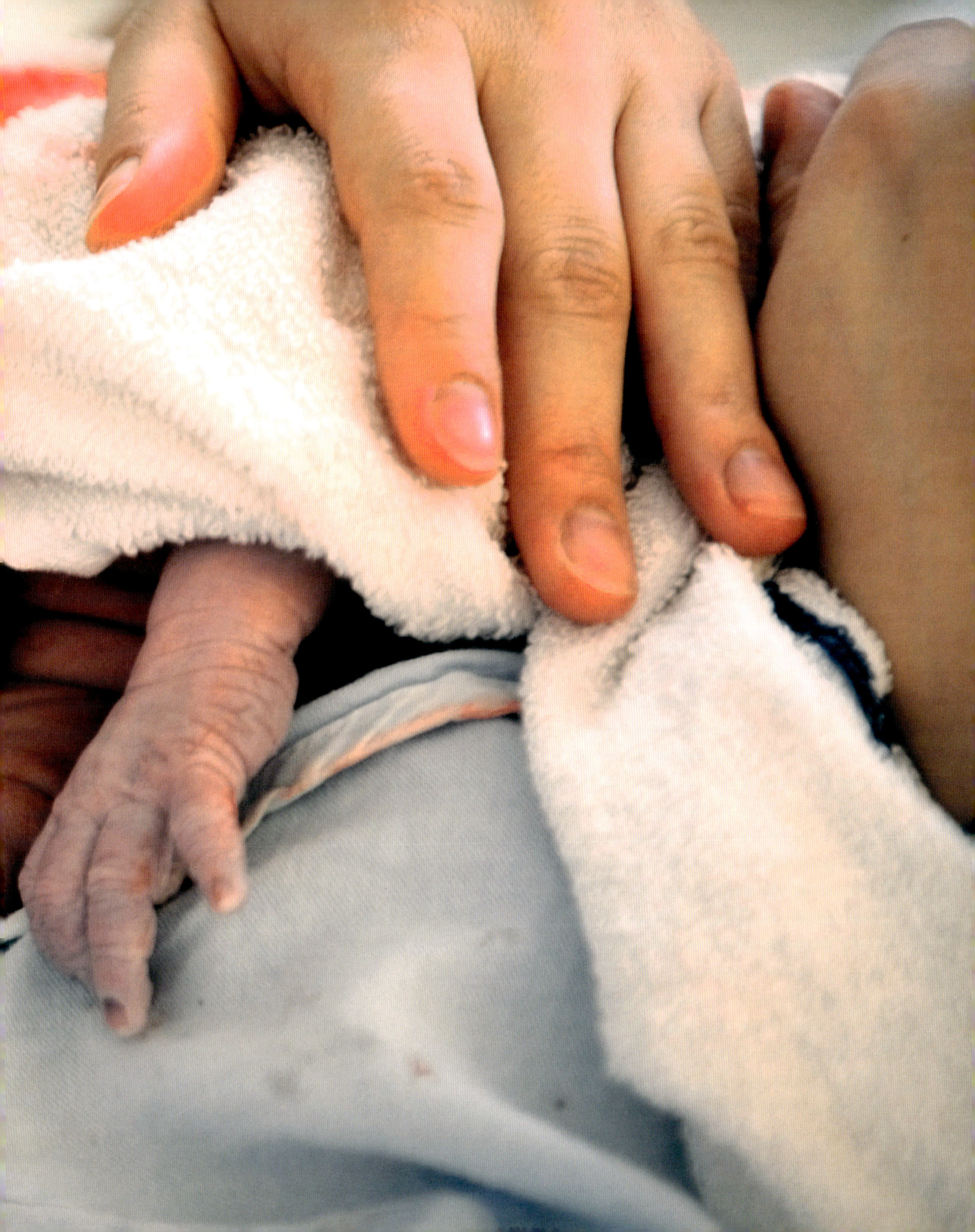

F Wie läuft die Nachgeburtsphase ab und was muss ich währenddessen tun?

Während Sie nach der Entbindung die ersten Minuten mit Ihrem Baby genießen, werden mit ein paar weiteren Wehen Plazenta und Eihäute geboren.

Obwohl der unbestreitbar aufregendste Teil der Geburt vorüber ist, muss Ihr Körper sich noch von Plazenta und Eihäuten befreien, die das Baby während der Schwangerschaft beschützt und versorgt haben. Dazu löst sich die Plazenta von der Uteruswand, gleitet durch den Geburtskanal und drückt ebenso wie das Baby gegen den Damm, sodass weiteres Oxytocin freigesetzt wird, das die Wehen andauern lässt. Die Hebamme wird Sie durch die Kontraktionen leiten. In den meisten Fällen sind nur ein paar Presswehen nötig, um Plazenta und Eihäute hinauszuschieben. Möglicherweise erhalten Sie eine Spritze, um die Ablösung der Plazenta zu unterstützen (siehe unten), oder sie kommt auf natürliche Weise heraus. Es kann sein, dass eine leichte Blutung auftritt, wenn sich die Plazenta von der Uteruswand abtrennt.

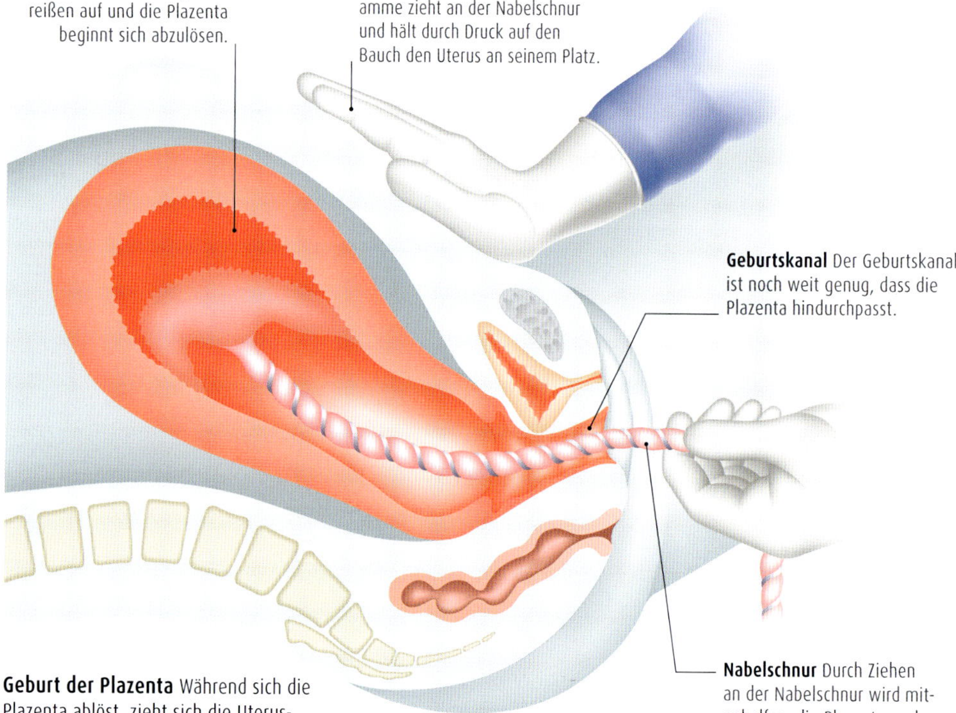

Geburt der Plazenta Während sich die Plazenta ablöst, zieht sich die Uteruswand zusammen, um die Blutgefäße, mit denen sie verankert war, zu unterbrechen und zu verschließen.

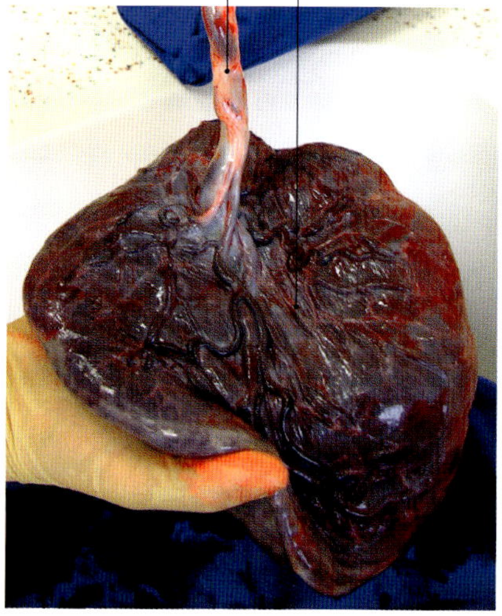

Eine gesunde Plazenta wiegt durchschnittlich etwa 500 g und hat einen Durchmesser von 20–25 cm. Wegen der Infektions- und Blutungsgefahr dürfen auch die Eihäute keinesfalls im Uterus verbleiben.

F Ich will nur noch mein Baby kennenlernen. Wie lange dauert die Nachgeburtsphase?

Das hängt davon ab, ob die Plazenta auf natürliche Weise oder mit medizinischer Hilfe geboren wird. Der natürliche Prozess dauert in der Regel 20–30 Minuten bis zu einer Stunde. Mit medizinischer Intervention ist die Sache in höchstens 15 Minuten erledigt. Viele Frauen gebären die Plazenta auf natürlichem Weg mit dreimaligem Pressen. Zieht sich der Vorgang jedoch länger als eine Stunde hin, steigt die Gefahr einer exzessiven Blutung. Deshalb wird Ihnen die Hebamme vorher eine »aktiv geleitete« Gewinnung der Plazenta empfehlen (siehe nächste Frage).

F Was ist eine »aktiv geleitete« Nachgeburtsphase?

Bei einer aktiv geleiteten Nachgeburtsphase wird das Ausstoßen der Nachgeburt medikamentös beschleunigt. Es gibt Hinweise darauf, dass eine aktive Nachgeburtsphase das Risiko für eine übermäßige Blutung nach der Geburt (postpartale Hämorrhagie) reduziert. Dazu erhalten Sie eine Oxytocin-Injektion, um Wehen auszulösen, die die Geburt der Plazenta beschleunigen. Wenn Sie damit einverstanden sind, gibt man Ihnen diese Spritze schon während der Entbindung des Babys in den Oberschenkel. Danach wird die Hebamme sanft an der Nabelschnur ziehen, um die Plazenta von der Uteruswand abzulösen und samt der daran haftenden Eihäute durch die Vagina nach draußen zu befördern. Wenn Sie die Plazenta auf natürliche Weise gebären möchten, beschleunigt eine aufrechte Position den Vorgang.

F Ich will keine Spritze. Wie kann ich die Nachgeburt auf natürliche Weise fördern?

Wie bei der Geburt des Babys kann eine aufrechte Haltung den Vorgang beschleunigen. Allerdings sollte Ihr Partner Sie dabei festhalten, denn nach den vorausgegangenen Anstrengungen werden Sie vielleicht etwas wackelig auf den Beinen sein. Abgesehen davon wird durch Hautkontakt mit dem Baby oder die ersten Stillversuche verstärkt Oxytocin freigesetzt, das ebenfalls das Ausstoßen der Nachgeburt fördert. Wegen der Nabelschnur brauchen Sie sich währenddessen keine Gedanken zu machen. Sie ist in der Regel lang genug, sodass Sie Ihr Baby halten und stillen können, während Sie darauf warten, dass die Plazenta auf natürliche Weise zum Vorschein kommt.

F Können wir die Plazenta behalten?

Wenn Sie in der Klinik entbinden, müssen Sie sich an die diesbezüglich festgelegten Vorschriften halten. Selbst wenn es erlaubt ist, die Plazenta zu behalten, kann es sein, dass Sie vorher um Erlaubnis bitten müssen. Kliniken stellen keine Behälter zur Verfügung, in denen Sie die Plazenta mitnehmen können. Sie müssen also selbst einen mit einem fest verschließbaren Deckel mitbringen.

F Ich dachte immer, die Nabelschnur wird sofort durchtrennt, aber die Hebamme sagt, das stimmt nicht. Warum?

Nach der Geburt fließt noch etwa zehn Minuten lang Blut durch die Nabelschnur zum Baby. Damit die Eisenspeicher des Babys aufgefüllt werden, wird das Abklemmen der Nabelschnur oft um ein bis fünf Minuten verzögert. Eisen ist wichtig für die Nervenentwicklung. Wenn die Nabelschnur aufgehört hat zu pulsieren, teilt Ihnen die Hebamme mit, dass es jetzt Zeit ist, sie abzuklemmen und zu durchtrennen. Sie wird fragen, ob Ihr Partner das übernehmen möchte, falls Sie das nicht schon im Geburtsplan vermerkt haben. Das verzögerte Durchtrennen ist bei der aktiv geleiteten und der natürlichen Nachgeburtsphase, aber ebenso nach einem Kaiserschnitt möglich.

F Bekommt das Baby einen komischen Nabel, wenn die Nabelschnur nicht richtig durchtrennt wird?

Das Aussehen des Nabels hat allein damit zu tun, wie die Nabelschnur im Uterus am Baby angewachsen war. Wenn der Partner die Nabelschnur gern selbst durchschneiden will, sollten Sie ihn darin bestärken. So kann auch er eine wichtige Rolle in den ersten Minuten des Babys spielen, indem er es sozusagen ins Leben entlässt. Falls Ihr Partner diese ehrenvolle Aufgabe übernehmen möchte, sollten Sie das bereits in Ihrem Geburtsplan notieren und vorsichtshalber der Hebamme auch noch einmal persönlich mitteilen.

Schon gewusst?

Manche Menschen essen die Plazenta – eine Praktik, die Plazentophagie genannt wird. Während die meisten die Plazenta als Abfallprodukt der Geburt betrachten, glauben andere, dass ihr Verzehr die junge Mutter mit Eisen versorgt und sie vor postnataler Depression schützt. In vielen Kulturen wird die Plazenta verspeist und auch bei uns scheint sich dieser Trend zu verbreiten. Der medizinische Nutzen ist nicht wissenschaftlich belegt, aber zweifellos enthält die Plazenta reichlich Nährstoffe und Hormone.

F Wie genau wird die Nabelschnur durchtrennt?

Das Durchtrennen der Nabelschnur ist ein bedeutender Moment. Er markiert den endgültigen Übergang vom Leben im Uterus zu einem Leben in unserer Welt.

Kurz nach der Geburt werden Arzt, Hebamme oder Ihr Partner die Nabelschnur durchtrennen, die das Baby mit der Plazenta verband. Zuerst muss sie jedoch abgeklemmt werden, damit keine Blutung auftritt. Das Abklemmen erfolgt an zwei Stellen mit Plastikclips, einmal 3–4 cm vom Bauch des Babys entfernt und einmal am anderen Ende an der Plazenta. Dann wird die Schnur zwischen den zwei Klammern durchgeschnitten. Das ist völlig schmerzlos, denn die Nabelschnur hat keine Nerven. Zurück bleibt ein kleiner Stumpf der Schnur am Bauch des Babys, der sich allmählich schwarz verfärbt und meistens innerhalb von zehn Tagen nach der Geburt von selbst abfällt.

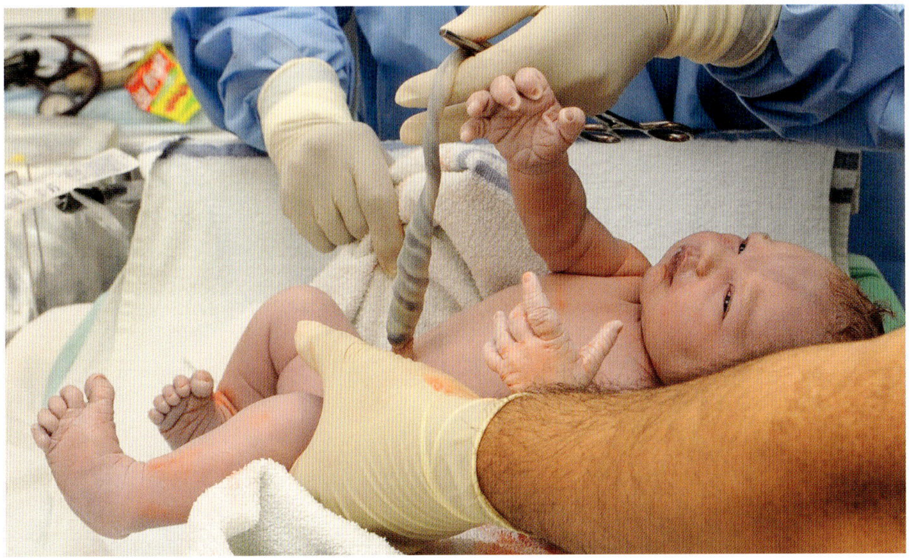

Das Durchtrennen der Nabelschnur ist ganz einfach und kann auch von Ihrer Geburtsbegleitung durchgeführt werden, wenn er oder sie das möchte.

F Was ist eine assistierte Geburt und wie geht sie vor sich?

Bei einer assistierten Geburt verwenden Arzt oder Hebamme ein medizinisches Instrument, entweder einen Vakuumextraktor (Saugglocke) oder eine Geburtszange, um dem Baby auf vaginalem Wege auf die Welt zu helfen und so einen Kaiserschnitt zu umgehen.

Geburtszange Diese Metallzange öffnet und schließt sich wie eine Schere. Sie ist so gestaltet, dass sie sich genau der Kopfform des Babys anpasst. Die Zange wird vorsichtig auf beiden Seiten des Kopfes angelegt und das Baby wird während einer Wehe vorsichtig damit herausgezogen.

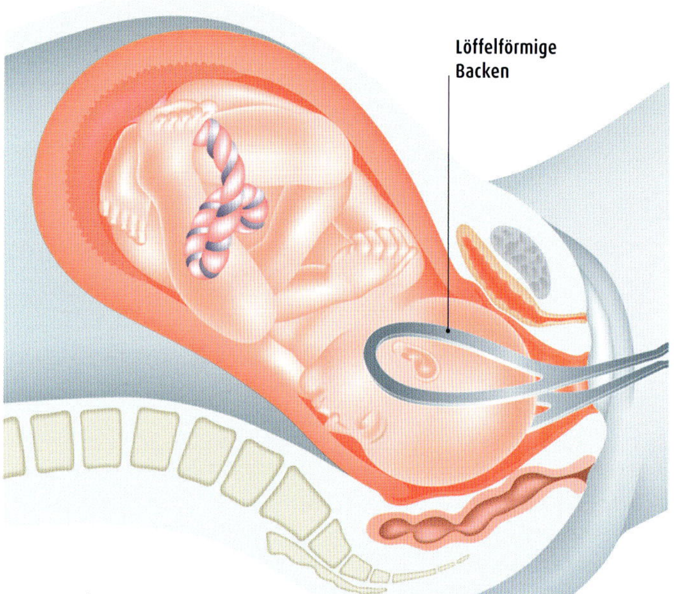

Zangengeburt Je nach der Lage des Babys und der Richtung, in die es gedreht werden muss, werden unterschiedliche Zangenformen benutzt.

Vakuumextraktor Dieses Instrument besitzt an einem Ende eine Glocke aus Kunststoff oder Metall, die sich mittels eines Vakuums am Kopf des Babys festsaugt. Arzt oder Hebamme ziehen das Baby damit während einer Wehe behutsam heraus.

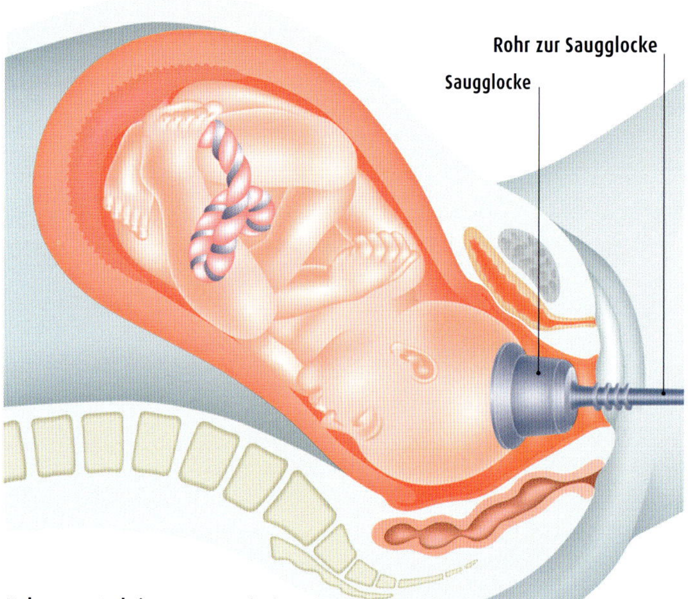

Vakuumextraktion Die Saugglocken bestehen traditionell aus Metall oder Kunststoff, neuerdings auch aus Silikon, das sich leicht anbringen lässt.

F Welche Gründe sprechen für eine assistierte Geburt?

Instrumente werden nur eingesetzt, wenn in der zweiten Phase Ihr Wohlergehen oder das des Babys auf dem Spiel steht. Zum Beispiel, wenn das Baby Anzeichen von Stress zeigt; wenn Sie ein Herzleiden oder einen hohen Blutdruck haben, sodass die Anstrengungen einer natürlichen Geburt für Sie gefährlich sein können; wenn die Geburt nicht vorangeht und Sie sehr erschöpft sind oder wenn Sie eine PDA hatten und Ihre Beckenmuskulatur nicht mehr in der Lage ist, das Baby so zu drehen, dass es den Geburtskanal passieren kann. Instrumente werden nur dann eingesetzt, wenn es gilt, die Risiken einer vaginalen Geburt zu minimieren.

F Werde ich gefragt, bevor die Instrumente eingesetzt werden?

Für die Verwendung von medizinischen Instrumenten ist Ihr Einverständnis nötig. Sie können es verbal geben, wenn der Eingriff im Kreißsaal gemacht wird, oder schriftlich, wenn Sie dazu in den Operationssaal gebracht werden. Es ist wichtig, dass Sie sich in der bestmöglichen Position befinden. Das ist sitzend und leicht zurückgelehnt, mit angezogenen Knien und geöffneten Schenkeln. Vielleicht gibt es auch Fußstützen, die den Rücken entlasten. Als Nächstes wird Ihre Blase mit einem Katheter entleert. Vielleicht benötigen Sie auch eine Episiotomie (Seite 217), damit die Vagina weit genug ist für die Zange oder die Saugglocke.

Damit Sie bei der Prozedur keine Schmerzen verspüren, erhalten Sie vielleicht eine örtliche Betäubung (auch bekannt als Pudendusblock) oder manchmal eine Periduralanästhesie (PDA), die vor allem dann empfohlen wird, wenn das Baby Hilfe dabei braucht, sich im Becken zu drehen. Ein weiterer Vorteil der PDA ist, dass sie den Übergang zu einem Kaiserschnitt erleichtert, falls der Eingriff mit technischen Hilfsmitteln nicht erfolgreich ist. Ihre Hebamme wird Ihnen erklären, was gerade passiert und warum. Sie wird Sie auch dazu ermuntern, so viele Fragen zu stellen, wie Sie möchten. Ihr Geburtspartner kann bei dem Eingriff eine wichtige Funktion übernehmen, indem er genauer nachfragt, bis Sie beide genau im Bilde sind, was gerade vor sich geht.

6,2 % der Geburten in Deutschland werden mit **Zange oder Saugglocke** beendet.

F Wer wird die assistierte Geburt durchführen, falls eine nötig ist?

Der medizinische Eingriff wird von einem Facharzt durchgeführt. Es werden jedoch sowohl eine Hebamme (vielleicht auch zwei) als auch ein Kinderarzt anwesend sein, falls das Baby nach der Geburt behandelt werden muss. Die Anwesenheit des Kinderarztes ist nur eine reine Vorsichtsmaßnahme. Scheuen Sie sich nicht, sich von der Hebamme die Rollen der einzelnen Personen genau erklären zu lassen.

F Was ist besser, Zange oder Glocke? Kann ich das selbst entscheiden?

Beide Arten der assistierten Geburt gelten als sicher und effektiv. Die Wahl des Instruments hängt von den medizinischen Umständen ab, deshalb sollten Sie sie dem Arzt überlassen. Der Vakuumextraktor (Saugglocke) ist beispielsweise dann das Mittel der Wahl, wenn das Baby sich drehen muss, um im Geburtskanal voranzukommen. Bei dieser Methode sind Verletzungen an Vagina und/oder Damm weniger wahrscheinlich.

Andererseits ist die Geburtszange schonender für das Baby, doch für Sie steigt das Risiko einer Verletzung. Ist Ihr Baby in Schwierigkeiten, hat schnelles Handeln Priorität und die Geburtszange ermöglicht eindeutig eine schnellere Entbindung. Wählt der Arzt zu Beginn die Saugglocke und merkt, dass dieser Versuch keinen Erfolg hat, wird er es wahrscheinlich noch einmal mit der Zange versuchen. Klappt es jedoch auch mit der Zange nicht – egal ob im ersten oder zweiten Anlauf –, benötigen Sie in der Regel einen Kaiserschnitt.

F Wie lange dauert so eine assistierte Geburt?

Nachdem Sie für den Eingriff vorbereitet wurden und Zange oder Glocke am Kopf des Babys befestigt sind, ist das Baby normalerweise nach höchstens drei Presswehen da. Sollte das nicht der Fall sein, wird Ihr Arzt entscheiden, ob er einen zweiten Versuch mit dem anderen Instrument wagt oder Sie zu einem Notfallkaiserschnitt in den OP schickt. Ihre Hebamme wird die ganze Zeit über bei Ihnen bleiben und Ihnen erklären, was als Nächstes passiert. Wenn Sie eine assistierte Geburt haben, weil sich Ihr Baby wegen einer PDA nicht drehen kann, sagt Ihnen die Hebamme ganz genau, wann Sie pressen müssen, um dem Arzt beim Herausziehen des Babys zu helfen.

F Ist die assistierte Geburt mit Risiken für mich verbunden?

Es kann zu Rissen an der Vagina oder am After kommen oder vielleicht benötigen Sie einen Dammschnitt, der nach der Entbindung genäht werden muss. Treten bei der Geburt Blutungen auf, erhöht sich die Gefahr, dass ein Blutgerinnsel entsteht (wie bei jeder anderen Form von Geburt). Etwa ein Drittel der Frauen leidet nach einer assistierten Geburt unter Harninkontinenz. Lassen Sie sich deshalb von der Hebamme Übungen für den Beckenboden zeigen, mit denen Sie Ihre Genesung beschleunigen können. Selten kommt es zu einer Verletzung des Schließmuskels, die eine vorübergehende Stuhlinkontinenz nach sich ziehen kann.

F Wie vermeide ich eine assistierte Geburt?

Gute Unterstützung durch Hebamme und Geburtspartner können helfen, eine assistierte Geburt zu vermeiden. Eine aufrechte Haltung oder das Liegen auf der Seite kann eine günstige Position des Babys und seinen Weg durch den Geburtskanal fördern, sodass nicht mit Instrumenten nachgeholfen werden muss. Bewahren Sie Ruhe und lassen Sie sich von der Hebamme sagen, wann Sie pressen müssen, um Ihre Kräfte zu schonen. Der Verzicht auf eine PDA verringert ebenfalls die Gefahr, dass die Geburt durch eine medizinische Intervention beendet werden muss.

F Hat eine assistierte Geburt Auswirkungen auf das Baby?

Die Geburtshilfe mit Instrumenten hinterlässt oft Spuren wie Schwellungen, blaue Flecke und Abschürfungen, die aber bald nach der Geburt verschwinden.

Nach einer Vakuumextraktion hat das Baby meistens wegen der Wirkung der Saugglocke eine Schwellung oben am Kopf. Sie ist jedoch harmlos und schadet weder dem Schädel noch dem Gehirn. Zudem bildet sie sich innerhalb von 24–48 Stunden nach der Entbindung wieder zurück. Vielleicht weist Ihr Baby an der Stelle, wo das Vakuum am stärksten war, einen kleinen blauen Fleck auf, ein sogenanntes Kephalhämatom, doch auch das ist schnell wieder verschwunden. Die niedrigeren APGAR-Werte (Seite 238) nach einer Saugglockengeburt werden im Allgemeinen auf den erhöhten Stress während des Eingriffs zurückgeführt. Sie normalisieren sich zehn Minuten nach der Geburt. Nach einer Zangengeburt haben Babys oft kleine Spuren im Gesicht und vielleicht ein paar Abschürfungen oder Schnitte, die jedoch schnell verheilen.

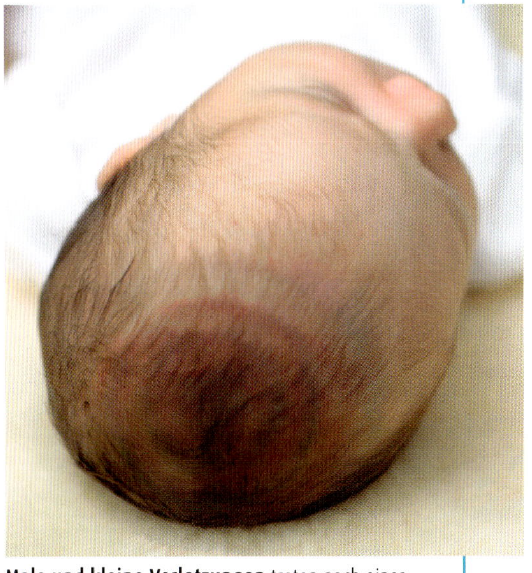

Male und kleine Verletzungen treten nach einer assistierten Geburt häufig auf. Doch sie sind nur oberflächlich und heilen schnell.

F Ich bekomme Zwillinge und will eine natürliche Geburt. Wie unterscheidet sie sich von einer Einzelgeburt?

Viele Zwillingsgeburten verlaufen komplikationslos, aber man wird Sie gut überwachen.

Dauer der Geburt

Die Eröffnung des Muttermundes (erste Geburtsphase) dauert bei einem und bei mehreren Babys ungefähr gleich lange. Die Austreibungsphase kann dagegen länger dauern, weil Ihr Körper zweimal ein Baby herausschieben muss. Da Mehrlinge aber normalerweise kleiner sind als Einzelbabys, können sie das Becken schneller passieren. Insgesamt dauert eine Zwillingsgeburt deshalb nicht wesentlich länger als eine Einzelgeburt.

Genaue Überwachung

Die Herztöne der Babys werden engmaschiger überwacht als bei einem einzelnen Kind. Sie können trotzdem am Anfang umherlaufen, vor allem wenn ein Handgerät zur Überwachung benutzt wird. Sobald die Austreibungsphase naht und immer, wenn Sie Fruchtwasser verloren haben, werden Sie permanent überwacht, was Ihre Bewegungsfreiheit einschränkt. Informieren Sie sich schon vor dem Geburtstermin, welchen Richtlinien die Klinik bei der Überwachung von Zwillingen folgt und ob diese Ihren eigenen Erwartungen entsprechen.

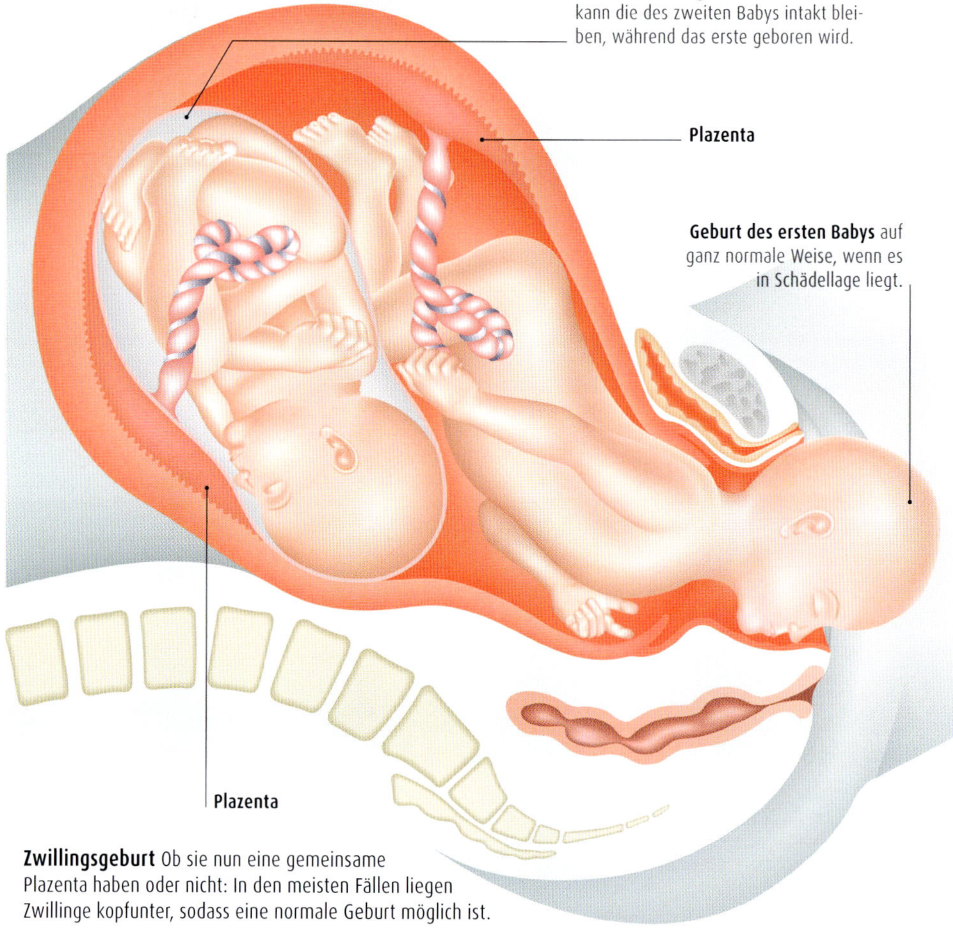

Zwillingsgeburt Ob sie nun eine gemeinsame Plazenta haben oder nicht: In den meisten Fällen liegen Zwillinge kopfunter, sodass eine normale Geburt möglich ist.

Zwei Babys gebären

Liegen beide Babys mit dem Kopf nach unten oder liegt eines kopfunter und das andere in Steiß- oder Querlage, ist es möglich, die Babys nacheinander vaginal zu entbinden. Das erste Baby öffnet nämlich den Geburtskanal und das zweite dreht sich oft von selbst oder es lässt sich manuell drehen, nachdem das erste geboren ist. Sobald das erste Kind da ist, sollten Sie es an die Brust legen und saugen lassen (selbst wenn Sie nicht vorhaben zu stillen), denn das regt die Ausschüttung des Hormons Oxytocin an, das den Uterus dazu bringt, sich erneut zusammenzuziehen und die Austreibungsphase fortzusetzen. Ihre Geburtshelfer werden sich darum bemühen, dass das zweite Kind innerhalb von 30 Minuten nach dem ersten geboren wird. Falls die Wehen nachlassen, wird man Ihnen eine Oxytocin-Injektion anbieten, um sie wieder in Gang zu bringen. Ein zu großer zeitlicher Abstand zwischen den zwei Geburten erhöht die Gefahr, dass sich die Plazenta ablöst und das zweite Baby dadurch von der Blutversorgung abgeschnitten wird.

Bei fast **50 Prozent** der Zwillingsgeburten liegen beide Babys in Schädellage. Manchmal liegt das erste Baby kopfunter und das zweite **dreht sich, wenn das erste geboren ist.**

Mögliche Eingriffe

In seltenen Fällen – bei weniger als fünf Prozent der Zwillingsgeburten – muss das zweite Baby per Kaiserschnitt entbunden werden, obwohl das erste auf natürliche Weise zur Welt kam. Das kann passieren, wenn sich das zweite Baby nicht in eine gute Position bringen lässt oder Sie zu sehr erschöpft sind.

Zur Schmerzlinderung rät man Ihnen wahrscheinlich zu einer PDA – nicht weil die Mehrlingsgeburt viel schmerzhafter ist, sondern weil das Schmerzmittel Pethidin den Herzschlag der Babys verlangsamen kann und Ihre Geburtshelfer bei einer Mehrlingsgeburt kein Risiko eingehen wollen. Außerdem benötigen Sie bei einer PDA keine weitere Betäubung, falls eine assistierte Geburt oder ein Kaiserschnitt nötig wird.

23 %

Etwa 23 % der Mehrlingsgeburten in Deutschland sind vaginale Entbindungen. Allerdings wird bei Drillingen oder noch mehr Babys von vornherein zum Kaiserschnitt geraten.

F Muss die Geburt bei Mehrlingen eingeleitet werden?

Mehrlinge kommen fast immer vorzeitig auf die Welt. Ist das nicht der Fall, kann man die Geburt vor der 40. Woche einleiten oder einen Kaiserschnitt vornehmen. In jeder Schwangerschaft steigt das Risiko für eine Totgeburt, wenn das Baby zu lang im Uterus bleibt. Bei Mehrlingen kann das früher passieren.

Deshalb wird die Geburt bei Zwillingen oft um die 37.–38. Woche eingeleitet (Seite 203). Bei Drillingen wird meistens in der 34. Woche und bei Vierlingen oder mehr Kindern in der 32. Woche ein Kaierschnitt durchgeführt.

F Die Hebamme sagt, bei meiner Entbindung wird es im Kreißsaal voll werden. Warum?

Eine Mehrlingsgeburt ist komplizierter als die Geburt eines einzelnen Kindes. Deshalb wird bei Ihrer Entbindung für jedes Baby ein eigenes Expertenteam anwesend sein. Das Team besteht meistens aus einer oder zwei Hebammen, einem Gynäkologen und einem Neonatologen. Das bedeutet, bei Zwillingen werden doppelt so viele Personen im Kreißsaal sein wie sonst, bei Drillingen dreimal so viele und so weiter. Auch die Anzahl der Inkubatoren (Wärmebettchen mit Geräten zur Sauerstoffversorgung der Neugeborenen, siehe Seite 86) und anderer Ausrüstungsgegenstände steigt an. Das mag auf den ersten Blick etwas einschüchternd wirken, aber Sie können beruhigt sein, dass die vielen Menschen nichts anderes wollen, als Ihnen bei der Entbindung zu helfen.

F Verläuft die Nachgeburtsphase bei Zwillingen anders?

Nach einer vaginalen Zwillingsgeburt erhalten Sie normalerweise eine Oxytocin-Injektion, um die Nachgeburt zu beschleunigen. Eine aktiv geleitete Nachgeburtsphase kann eine exzessive postpartale Blutung verhindern, für die nach einer Zwillingsgeburt ein erhöhtes Risiko besteht. Die Hebamme prüft genau wie bei einer Einlingsgeburt, ob die Plazenta beziehungsweise die beiden Plazenten vollständig sind.

Haben die Zwillinge dasselbe Geschlecht und jeder eine eigene Plazenta, kann die Hebamme anhand der Plazenten und Eihäute versuchen herauszufinden, ob sie ein- oder zweieiig sind. Ist das nicht möglich, kann ein privater DNA-Test durchgeführt werden. Bei den meisten Zwillingen erkennt man aber innerhalb weniger Jahre aufgrund ihrer Ähnlichkeit von selbst, ob sie identische Gene haben oder nicht.

F Müssen meine Babys auf die Neonatalstation? Erschwert das nicht den Bindungsprozess?

Sind Ihre Babys zu klein, weil sie zu früh geboren wurden, müssen sie nach der Entbindung eine Zeit lang auf der Neugeborenenstation verbringen, damit ständig beobachtet werden kann, ob sie sich gut entwickeln. Machen Sie sich aber keine Sorgen: Solange es medizinisch unbedenklich ist, werden Sie die Erste sein, die sie halten darf. Der Bindungsprozess hat schon begonnen, als die Babys noch in Ihrem Bauch waren – Sie hatten also einen guten Start. Machen Sie Fotos von sich zusammen mit den Kleinen, die sie betrachten können. Dabei werden nicht nur dieselben Bindungshormone ausgeschüttet, als wenn Sie die Babys direkt im Arm halten würden, dies kann auch den Milchflussreflex auslösen, sodass Sie Ihre eigene Milch abpumpen und den Babys zu trinken geben können.

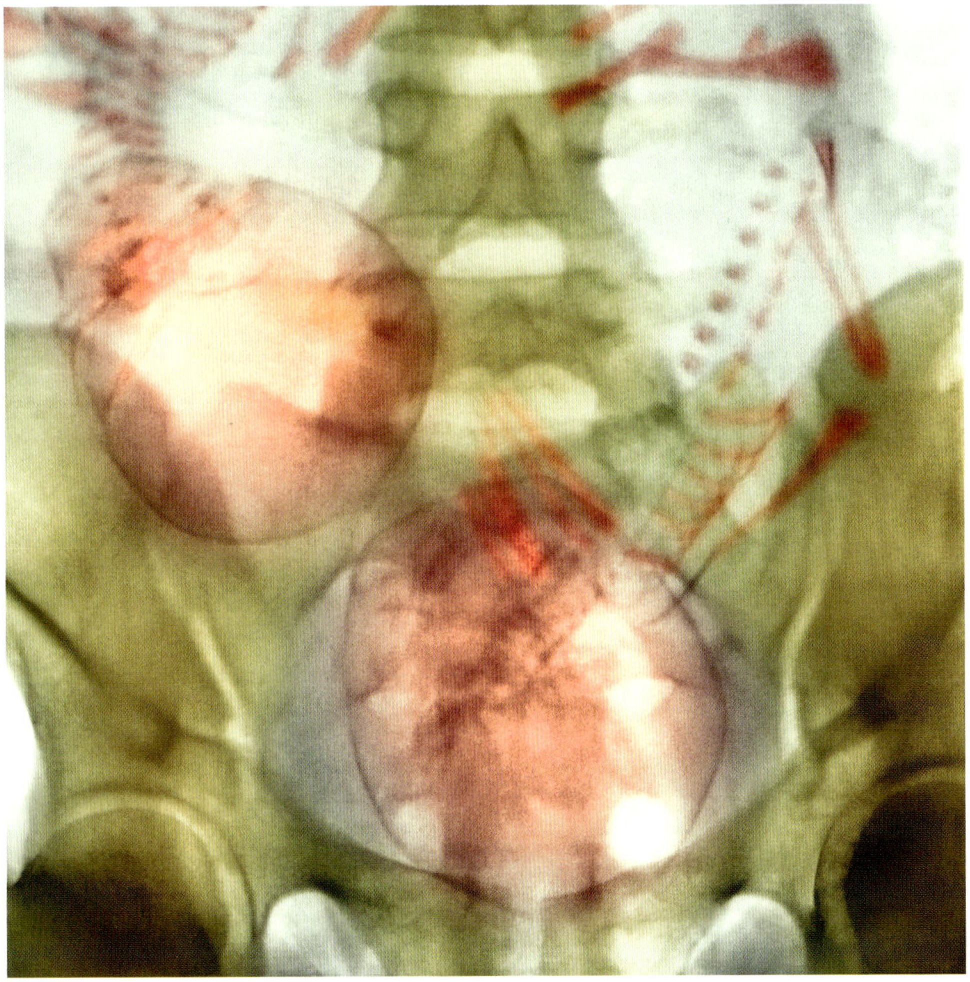

Voll ausgetragene Zwillinge im Uterus Beide Babys liegen kopfunter – ihre Köpfe zeigen zum Becken der Mutter. Der Kopf des rechten Babys liegt schon tief im Becken, die Geburt wird nicht mehr lange auf sich warten lassen.

Es lässt sich unmöglich im Voraus sagen, wie Sie **den Wehenschmerz erleben** werden. Zudem kann die Schmerzgrenze von einer Frau zur anderen **erheblich variieren.** Zu wissen, was bei der Geburt vor sich geht und was gegen die Schmerzen unternommen werden kann, wird jedoch **Ihre Angst davor reduzieren.**

Schmerzlinderung

Ihr Schmerzempfinden

Der Wehenschmerz unterscheidet sich von fast jeder anderen Art von Schmerz, die Sie je erleben werden. Normalerweise sind Schmerzen ein Alarmsignal, dass etwas nicht in Ordnung ist. Der Wehenschmerz dagegen sagt Ihnen, dass alles seinen richtigen Gang geht und Ihr Baby jetzt zur Welt kommen wird.

Frauen berichten von ihrem Wehenschmerz auf unterschiedlichste Weise. Manche empfinden ihn größtenteils nur als leichtes Unbehagen, während andere davon regelrecht überwältigt werden. Die Art des Schmerzes hängt von der jeweiligen Phase ab, in der sich die Geburt gerade befindet. In der Eröffnungsphase dominiert ein krampfartiger Schmerz, der davon herrührt, dass der Uterus sich zusammenzieht, um das Baby in das Becken zu schieben. Er ist lang anhaltend und ausgedehnt: Sie fühlen ihn im Bauch und vielleicht im unteren Rücken. Manchmal strahlt er sogar über den Po bis hinab in die Oberschenkel aus. In der Austreibungsphase ist der Schmerz eher im Muskelgewebe des Geburtskanals zu spüren: Dieser muss sich stark dehnen, wenn sich das Baby hindurchbewegt.

Die Psychologie des Schmerzes

Viele Schwangere haben Angst, dass Sie den Wehenschmerz nicht aushalten, befürchten aber gleichzeitig, als Frau zu »versagen«, wenn sie nach Schmerzmitteln verlangen. Wie Studien zeigen, können Frauen viel entspannter mit dem Wehenschmerz umgehen, wenn sie gut darüber informiert sind. Sie fühlen sich ihm nicht mehr hilflos ausgeliefert. Zu einem positiven Geburtserlebnis, das Sie aktiv mitgestalten, gehört jedoch nicht nur das Wissen, woher der Schmerz kommt, sondern auch, welche Möglichkeiten zur Schmerzlinderung bestehen, welche davon für Sie passen und welche Sie ablehnen. Moderne Methoden der Schmerzlinderung schaden dem Baby nicht. Dagegen kann die Angst vor Schmerzen die Geburt nicht nur für Sie, sondern auch für das Baby zu einem traumatischen Erlebnis machen. Der Gedanke, dass der Wehenschmerz ein »positiver« Schmerz ist, der Ihnen hilft, eine großartige Leistung zu vollbringen, kann Sie motivieren, sich auf das Ereignis einzustimmen – ähnlich wie Sie sich etwa zu einem Marathonlauf anspornen würden.

Formen der Schmerzlinderung

Zur Verfügung stehen natürliche und medikamentöse Methoden der Schmerzlinderung. Natürliche Formen (S. 228–229) sind etwa Atem- und Entspannungstechniken oder eine Wassergeburt. Medikamentös wird der Schmerz bevorzugt mit Opioidpräparaten wie Pethidin und Meptid oder durch eine Periduralanästhesie erleichtert.

F Welche Arten der Schmerzlinderung gibt es und wann werden sie angewendet?

Manchen Frauen genügen natürliche Formen der Schmerzlinderung wie beispielsweise Atemtechniken. Bei anderen kann sich die Wirksamkeit der gewählten Methode im Lauf der Geburt ändern. Viele Frauen entscheiden sich dafür, natürliche Methoden mit medikamentöser Schmerzlinderung zu kombinieren.

WELCHES SCHMERZMITTEL WIRD WANN EINGESETZT?

Diese Tabelle zeigt, welche Arten der Schmerzlinderung in welcher Geburtsphase am häufigsten eingesetzt werden. Für die Nachgeburt ist normalerweise kein Schmerzmittel nötig.

PHASE	ART DES SCHMERZES	NATÜRLICHE METHODEN	MEDIKAMENTÖSE SCHMERZMITTEL
Latente Eröffnungsphase	Die Wehen kommen und gehen. Sie fühlen sich an wie stärkere Menstruationskrämpfe, können sich auch als Rückenschmerzen bemerkbar machen und nehmen an Intensität und Häufigkeit zu. Während der Wehen können Sie umhergehen und sich unterhalten.	» **Atmung:** hilft, sich während der Wehen zu fokussieren. » **Meditation:** zur Beruhigung und Fokussierung. » **Wasser:** entspannt und beruhigt zu Beginn der Geburt. » **Massage:** entspannt und lindert Rückenschmerzen. » **TENS:** lindert Wehen- und Rückenschmerzen. » **Akupunktur:** entspannt zu Beginn der Geburt.	» **Analgetika:** Bei stärkeren Wehen wird gelegentlich jetzt schon Lachgas oder Pethidin gegeben.
Aktive Eröffnungsphase	Die Wehen kommen regelmäßig, oft und sind intensiv. Währenddessen können Sie sich nicht bewegen und nicht sprechen. Der Schmerz kann in Rücken und Beine ausstrahlen.	» **Rhythmisches Atmen:** Kontrolliertes Atmen hilft, die Muskeln optimal mit Sauerstoff zu versorgen. » **Meditation/Massage:** sind weiterhin hilfreich. » **Wasser:** trägt Sie und entlastet Rücken und Becken.	» **Analgetika:** Lachgas oder Opioide wie Pethidin lindern den Wehenschmerz. » **PDA:** wird auf Ihren Wunsch gelegt, wenn der Schmerz unerträglich wird.
Übergangsphase	Die Wehen kommen fast pausenlos und können extrem intensiv sein. Der Druck im unteren Rücken und im Darm ist stark. Sie sind wahrscheinlich erschöpft. Vielleicht ist Ihnen übel und Sie müssen sich übergeben.	» **Kontrollierte Atmung:** kann hilfreich sein, wenn Sie in Panik geraten. Am besten atmen Sie mehrmals hintereinander kurz ein und langsam wieder aus. » **Wasser:** Sie können im Geburtsbecken bleiben, wenn Sie im Wasser entbinden möchten.	» **Analgetika:** Lachgas ist noch möglich, Opioide nicht mehr, weil sie die Atmung des Babys beeinträchtigen können. » **PDA:** Man wird Sie ermuntern, den Rest der Geburt ohne PDA durchzustehen.
Austreibungsphase	Heftige, lange Wehen und Pressdrang. Starker Druck auf dem Enddarm und ein Stechen oder Brennen, wenn der Kopf durchtritt.	» **Atmung:** Langsames, konzentriertes Ausatmen hilft beim Pressen. Hecheln beim Durchtritt des Kopfes ist wichtig. Der Schmerz kann als nutzbringend wahrgenommen werden.	» **Analgetika:** Lachgas lässt sich auch in dieser Phase weiterhin anwenden.

F Kann ich mehr als eine Art von Schmerzmittel bekommen?

Ja. Die meisten natürlichen Schmerzmittel können zusammen mit Medikamenten angewendet werden. Sie können mit Lachgas beginnen (sofern das in Ihrer Klinik angeboten wird) und dann zu Opioiden wie Pethidin wechseln, wenn der Schmerz intensiver wird. Ebenso können Sie Lachgas verwenden, während Sie auf die Wirkung des Opioids warten (etwa 20–30 Minuten). Opioide können Sie bis zu dem Punkt nehmen, an dem Sie anfangen zu pressen. Da sie auf das Baby übergehen und seine Atmung verlangsamen können, sollten sie kurz vor der Geburt nicht mehr gegeben werden. Auch nach der Einnahme von Opioiden ist noch eine PDA möglich.

F Welche Medikamente stehen bei einer Hausgeburt zur Verfügung?

Starke Medikamente zur Schmerzbekämpfung werden bei einer Hausgeburt nicht angewendet. Das liegt daran, dass zum Beispiel Opioidpräparate wie Pethidin oder Meptid (Seite 230) mit größeren Risiken für Sie und das Baby verbunden sind und daher nur in der Klinik verabreicht werden dürfen. Bei einer Hausgeburt hat die Hebamme deshalb in der Regel nur ein krampflösendes Medikament in ihrem Koffer, das sie Ihnen in Form von Zäpfchen gibt. Machen Sie sich deswegen aber keine Sorgen: Die vertraute Umgebung wird dazu beitragen, dass Sie sich leichter entspannen und den Schmerz besser verarbeiten können.

Schon gewusst?

Zwar ist der Zugriff auf Schmerzmittel bei einer Hausgeburt stark eingeschränkt, aber Studien ergaben, dass Schwangere bei einer Entbindung im eigenen Umfeld den Wehenschmerz als viel positiver empfinden. Ob das daran liegt, dass sie den Schmerz eher akzeptieren, weil sie wissen, dass sie kein Schmerzmittel bekommen werden, oder daran, dass sie in ihrer vertrauten Umgebung einfach entspannter sind, ist nicht bekannt. Möglicherweise spielt auch eine Kombination aus beidem eine Rolle.

F Können Atemtechniken mir wirklich bei den Wehen helfen?

Wenn wir Angst haben, neigen wir dazu, unseren Atem anzuhalten. Dadurch sinkt der Sauerstoffspiegel in unserem Blut. Unsere Muskeln verspannen sich und werden schlechter durchblutet. In diesem Stadium der Übererregung wird der Schmerz stärker wahrgenommen, die Geburt wird damit zur Schwerstarbeit. Ruhiges, gleichmäßiges Atmen dagegen senkt den Puls, reduziert die Angst und maximiert die Sauerstoffversorgung bei Ihnen und dem Baby. Wenn Sie vor der Geburt Atemtechniken (Seite 72) erlernen, können Sie diese während der Wehen bewusst einsetzen – sich insbesondere auf das Ausatmen konzentrieren, während die Wehe ihren Höhepunkt erreicht, und dabei so entspannt wie möglich bleiben. Bei der Hypnogeburt (Seite 73) werden auf diese Weise sehr positive Resultate erzielt und sie erfreut sich wachsender Beliebtheit.

F Die Hebamme hat mich gefragt, ob ich ein Geburtsbecken benutzen will. Inwiefern hilft Wasser bei der Geburt?

Ein warmes Bad ist für seine entspannende Wirkung bekannt. Viele Frauen empfinden das Eintauchen in warmes Wasser während der Wehen als sehr beruhigend. Die Muskeln entspannen sich und der Spiegel an Endorphinen – Wohfühlhormonen, die wie natürliche Schmerzkiller wirken – steigt an. Man nimmt an, dass warmes Wasser die Schmerzbotschaften zum Gehirn blockiert und dadurch das Schmerzempfinden verringert. Im Wasser können Sie sich leichter bewegen, da es das Gewicht Ihres Bauches trägt. Statt Hebamme und Partner zu beanspruchen, können Sie Ihren Gleichgewichtssinn und den Auftrieb nutzen, um Ihre Position zu verändern. Wenn Sie ein Geburtsbecken zu Hause haben, liegt es allein an Ihnen, wann Sie hineinsteigen möchten. Oft wird geraten zu warten, bis die Geburt in vollem Gange ist, da das warme Wasser die Anfangswehen hemmen kann. Die Wassertemperatur sollte nicht über 37,5 °C liegen, weil sonst Ihre Körpertemperatur ansteigen kann, sodass das Baby in Stress gerät. Sie dürfen so lange im Becken bleiben, wie Sie möchten, und auch im Wasser entbinden, falls Ihre Hebamme Erfahrung damit hat.

Ohne Geburtsbecken können Sie die Vorzüge des warmen Wassers zumindest in der Badewanne genießen. Baden Sie aber nicht unbeaufsichtigt für den Fall, dass Sie ohnmächtig werden. Außerdem sollte Ihnen jemand beim Hinein- und Heraussteigen aus der Wanne helfen.

F Kann man während der Wehen tatsächlich meditieren?

Meditation zielt darauf ab, den Fokus vom Schmerz wegzulenken und dadurch die Schmerzschwelle zu erhöhen. Meditation ist die Kunst, Geist und Gedanken so zu kontrollieren, dass eine Loslösung von körperlichen Empfindungen möglich ist. Anders ausgedrückt: Wenn Sie sich selbst dazu bringen, zu glauben, dass Sie den Wehenschmerz aushalten, werden Sie Ihr Empfinden auch dahingehend beeinflussen. Sind Sie jedoch überzeugt, dass die Wehen unerträglich schmerzhaft sein werden, werden Sie den Schmerz höchstwahrscheinlich mit voller Wucht zu spüren bekommen.

Eine Visualisierungs- oder Bekräftigungsübung (Affirmation) hilft beim Fokussieren:

» Stellen Sie sich einen Fluss vor, der über Steine fließt. Sehen Sie die Lichtreflexionen auf der Oberfläche? Wie schnell fließt das Wasser? Wie hört es sich an? Plätschert oder schäumt es? Je mehr Details Sie sich ausmalen, desto besser lenken Sie sich vom Schmerz ab.

» Visualisieren Sie eine Kerzenflamme. Um während einer Wehe möglichst lange und langsam auszuatmen, schließen Sie die Augen und stellen Sie sich vor, so sanft in die Flamme zu blasen, dass sie flackert, aber nicht verlöscht.

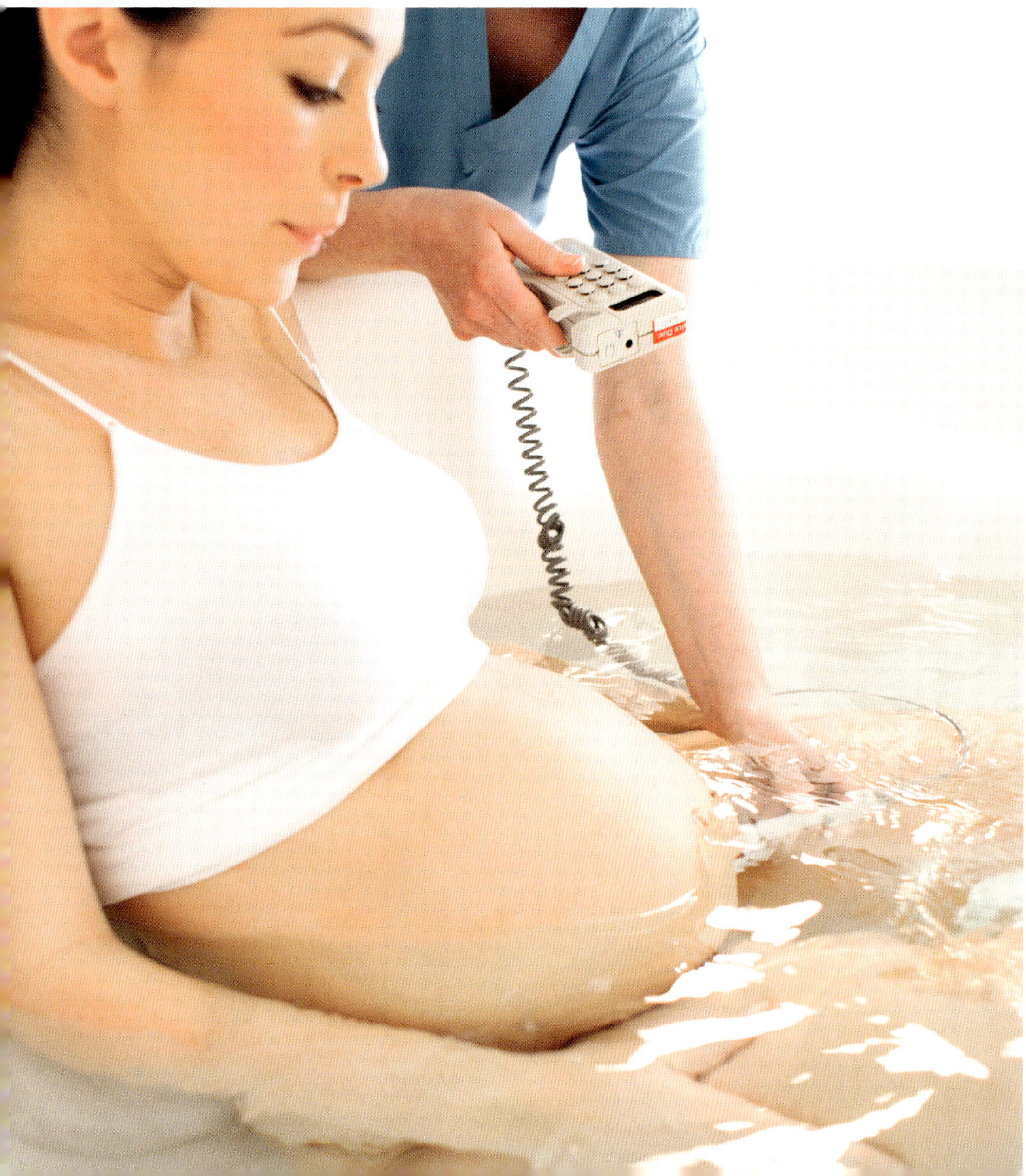

Im Geburtsbecken können die Herztöne des Babys mit einem wasserdichten Handgerät überwacht werden.

» Zu Beginn jeder Wehe wiederholen Sie für sich ein Wort (laut oder in Gedanken) wie »Liebe«, »ruhig« oder den Namen, den das Baby bekommen soll. Es kann auch ein ganzer Satz sein, etwa »Ich bin stark und voller Energie«. Stellen Sie sich die Buchstaben jedes Wortes ganz genau vor.

F Ich will hauptsächlich nur ein TENS-Gerät benutzen. Was ist dabei zu beachten?

TENS ist die Abkürzung für transkutane elektrische Nervenstimulation. Das TENS-Gerät sendet schwache Stromimpulse aus, die durch selbstklebende Elektroden auf beiden Seiten der Wirbelsäule an die Nerven weitergeleitet werden. Man nimmt an, dass die Impulse Schmerzrezeptoren blockieren und den Körper zur Ausschüttung von Endorphinen anregen. Die Reizstrombehandlung hat keine Auswirkungen auf das Baby. Sie können sich frei bewegen und durch Knopfdruck selbst bestimmen, wann Sie sie zur Schmerzlinderung einsetzen möchten. Lediglich im Wasser dürfen Sie das TENS-Gerät nicht benutzen.

Da es bis zu einer Stunde dauert, ehe sich die Endorphine im Körper aufbauen, sollten Sie Ihren Partner bitten, Sie an das Gerät anzuschließen, sobald Sie die ersten Wehen spüren (idealerweise haben Sie das vorher schon einmal geübt). Sie können Stromstärke und Anzahl der Impulse erhöhen, wenn die Schmerzen stärker werden.

Wenn Sie sich nicht selbst ein neues oder gebrauchtes TENS-Gerät kaufen möchten, fragen Sie Ihre Hebamme, ob Sie vielleicht eines von der Klinik leihen oder mieten können.

F Ist Akupunktur während der Wehen möglich und kann ich mich dabei bewegen?

Bei der Akupunktur werden dünne Nadeln an bestimmten Stellen in die Haut gestochen, um das Schmerzempfinden zu verringern und die Endorphinausschüttung anzukurbeln. Akupunktur hilft auch während der Wehen, erfordert aber einen ausgebildeten Therapeuten oder eine darin geschulte Hebamme. Vielleicht sollten Sie schon vor der Geburt ausprobieren, ob Akupunktur für Sie in Frage kommt. Während der Wehen wird der Therapeut oder die Therapeutin die Nadeln hauptsächlich an Stellen wie am Ohr setzen, sodass Sie sich weiterhin frei bewegen können.

F Ich liebe Massagen. Können sie mir auch während der Wehen helfen?

Eine Massage zwischen den Wehen kann Ihnen Entspannung vermitteln und Rückenschmerzen lindern. Sie wirkt beruhigend und stärkt Ihr Vertrauen darauf, dass Sie den Wehenschmerz aushalten werden.

Eine Studie von 2013 ergab, dass Frauen, die während der Eröffnungsphase eine 30-minütige Massage des unteren Rückens erhielten, deutlich weniger Schmerzen verspürten als Frauen, die nicht massiert wurden. Die Geburten dauerten in der Massagegruppe im Durchschnitt genauso lange wie in der Kontrollgruppe. Die Physiotherapeuten besuchten auch die Frauen der Kontrollgruppe jeweils 30 Minuten lang, jedoch ohne sie zu massieren. Die Forscher schlossen daraus, dass Massage einen messbar positiven Effekt auf die Schmerzwahrnehmung hat.

Wenn Sie Körperkontakt auch im Alltag als tröstlich und beruhigend empfinden, sollten Sie Ihren Geburtspartner ermuntern, Sie zu den Massagestunden im Geburtsvorbereitungskurs zu begleiten. Probieren Sie schon während der Schwangerschaft verschiedene Techniken und Druckstärken aus, damit Sie herausfinden, was Ihnen guttut, und damit Ihr Geburtspartner weiß, welche Handgriffe er während der Wehen anwenden muss.

Es kommt vor, dass Frauen es plötzlich unerträglich finden, berührt zu werden, sobald sie in den Wehen liegen. Ob Sie auch dazugehören, stellen Sie erst fest, wenn es so weit ist. Sprechen Sie deshalb schon vorher mit Ihrem Partner darüber, damit er nicht beleidigt ist, wenn er Sie nicht mehr anfassen darf.

BERUHIGENDE MASSAGE

Probieren Sie diese Techniken aus, damit Sie wissen, welche Ihnen am angenehmsten sind und welche Ihnen vielleicht während der Wehen helfen könnten.

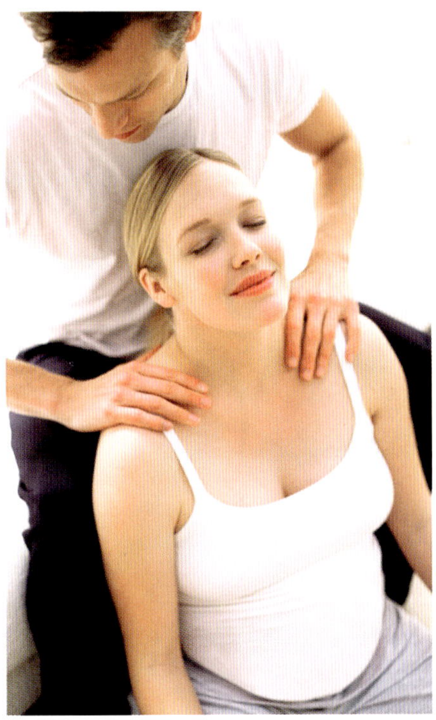

Entspannung pur Während der Massage sollten Sie und Ihr Partner bequem sitzen, damit Sie sich beide voll und ganz entspannen können.

» **Rückenmassage:** Sie sitzen auf einem Geburtsstuhl oder lehnen sich vornüber auf einen Geburtsball. Ihr Partner streicht mit den Händen von außen nach innen in einer einzigen Bewegung über die Schultern, hinab zu den Schulterblättern und auf beiden Seiten der Wirbelsäule entlang. Mehrmals wiederholen.

» **Verspannungen lösen:** Sie sitzen auf einem Stuhl oder auf der Bettkante. Ihr Partner knetet und drückt sanft die Muskeln an den Schultern und im Nacken.

» **Kopfmassage:** Ihr Partner massiert Ihre Kopfhaut mit festem Druck der Fingerspitzen, fast so, als wolle er Ihr Haar waschen.

» **Tröstliche Berührung:** Wenn Sie während der Wehen nicht massiert werden wollen, kann der Partner auch Ihre Hand zwischen seine beiden Hände nehmen und sie immer wieder sanft drücken. Viele Frauen finden diesen einfachen Kontakt sehr beruhigend.

» **Fußmassage:** Ihr Partner reibt, drückt und knetet mit festem Daumendruck Ihre Fußsohlen.

F Wie wird Lachgas angewendet? Macht es mich benommen?

Lachgas (eigentlich ein Lachgas-Sauerstoff-Gemisch) bewirkt ein kurzzeitiges Hochgefühl und dämpft das Schmerzempfinden. Das Hoch tritt etwa 20 Sekunden nach dem Einatmen des Gasgemischs durch ein Mundstück oder eine Maske ein. Sie können das Lachgas einatmen, sobald die Wehe beginnt, und Mundstück oder Maske wieder absetzen, wenn sie vorüber ist. Nehmen Sie zwischendurch immer wieder ein paar normale Atemzüge – so werden Sie vom Lachgas nicht benommen. Wenn Sie das Gasgemisch längere Zeit ohne Pause einatmen, kommt es zu Desorientiertheit und Sie werden sich nicht mehr auf das konzentrieren können, was Ihnen Ihr Körper oder die Hebamme sagt. Vor allem in der Übergangsphase (Seite 213) wollen manche Frauen das Mundstück nicht mehr loslassen. Dann sollte Ihr Geburtspartner dafür sorgen, dass Sie sich wieder auf das Pressen konzentrieren. Zu viel Lachgas kann außerdem Übelkeit verursachen.

F Was ist Lachgas überhaupt? Schadet es mir oder dem Baby?

Lachgas ist Stickstoffoxid und wird seit etwa 1930 bei Geburten eingesetzt. Heute ist es allerdings zur Hälfte mit Sauerstoff gemischt. Im deutschsprachigen Raum wird Lachgas derzeit noch selten angewendet, obwohl Studien dessen Wirksamkeit und Sicherheit bestätigen, vor allem wenn eine PDA abgelehnt wird oder aus gesundheitlichen Gründen nicht in Frage kommt. Unangenehme Nebenwirkungen können Übelkeit oder Kribbeln in Händen und Füßen sein, aber sie halten nicht lange an. Das Gas gelangt auch in den Blutkreislauf des Babys, doch aufgrund der kurzen Wirkungsdauer stellt es keine Gefahr für den kindlichen Organismus dar.

35–50 %
der englischen Frauen entscheiden sich bei der Geburt für Pethidin oder Meptid als **Schmerzmittel.**

F Was ist eine Periduralanästhesie und wie wirkt sie?

Bei einer Periduralanästhesie (PDA) werden schmerzstillende Medikamente direkt in den sogenannten Periduralraum rund um die Wirbelsäule injiziert und damit das Empfindungsvermögen unterhalb der Taille ausgeschaltet.

Zuerst wird ein Anästhesist den Bereich am unteren Rücken örtlich betäuben. Dann führt er eine lange Hohlnadel mit einem dünnen Schlauch daran in den Periduralraum ein. Vielleicht bittet er Sie dazu, sich auf der Seite liegend einzurollen oder sich im Sitzen nach vorne zu beugen, damit sich die Wirbelzwischenräume vergrößern. Die Nadel wird danach wieder entfernt, nur der Schlauch bleibt an Ort und Stelle. Das Schmerzmittel (eine Mischung aus Schmerzdämpfer und Betäubungsmittel) wird nun entweder direkt durch den Schlauch eingespritzt oder über eine Infusion nach und nach in den Zwischenwirbelbereich gepumpt. Es blockiert die Nervenleitungen zwischen Uterus und Gehirn. Moderne PDAs verursachen keine vollständige Betäubung mehr, sondern schalten nur den Schmerz aus, sodass Sie noch pressen können.

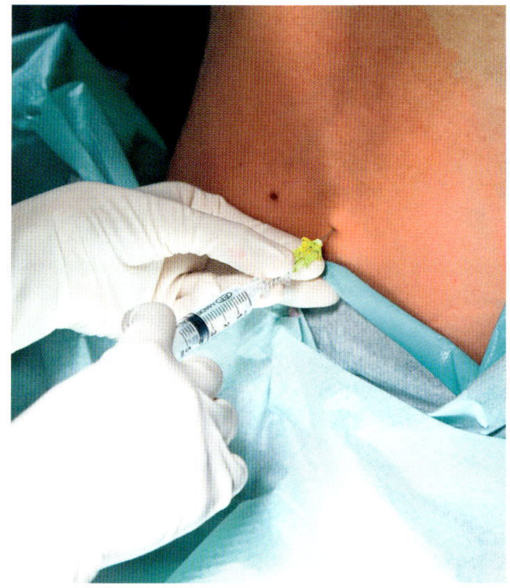

Auffrischen Die Schmerzmittel können jederzeit durch den kleinen Schlauch nachgespritzt werden.

F Welches Schmerzmittel soll ich wählen – Pethidin oder Meptazinol?

Beide Schmerzmittel sind Opioidpräparate, das heißt, sie werden auf der Basis des Schlafmohnsamens produziert, aus dem auch Morphium hergestellt wird. Beide ermöglichen eine zeitlich begrenzte Linderung des Wehenschmerzes, für gewöhnlich in einem Zeitraum von zwei bis vier Stunden pro Dosis. Die Medikamente blockieren den Schmerz, indem sie die Zellen der Schmerzrezeptoren abschalten. Sie werden entweder mit einer Spritze in den Oberschenkel oder über eine Infusion verabreicht. Die Wirkung tritt schneller ein, wenn das Schmerzmittel per Infusion (intravenös) gegeben wird – etwa nach zwei bis drei Minuten. Unter der Haut wirkt es dagegen erst nach 20–30 Minuten.

Im Vergleich zu Meptazinol (unter dem Namen Meptid im Handel) hat Pethidin mehr Nebenwirkungen für das Baby, denn es beeinflusst dessen Lebhaftigkeit, Atmung und Trinkverhalten. Dabei kann es bis einige Tage nach der Geburt dauern, ehe die Wirkung des Medikaments beim Baby wieder nachlässt, je nachdem, wie schnell es nach der letzten Dosis auf die Welt kam. Meptazinol wirkt sehr schnell, führt aber bei Schwangeren oft zu Übelkeit und Erbrechen und kommt in manchen Kliniken überhaupt nicht zum Einsatz. In jedem Fall sollten Sie sich bewusst sein, dass keines der Analgetika eine völlig schmerzfreie Geburt garantiert. Beide Medikamente (und jedes andere Opioid, das in der Geburtshilfe angewendet wird) sind nützlich, wenn die Eröffnungsphase außergewöhnlich lange dauert und Sie etwas Erholung brauchen, denn sie helfen Ihnen, sich zu entspannen.

F Kann ich auch bei einer Wassergeburt Meptazinol oder Pethidin nehmen?

Ja, allerdings müssen Sie nach der Verabreichung zwei Stunden warten, ehe Sie in die Wanne dürfen. Das soll sicherstellen, dass Ihnen im Wasser nicht schwindelig oder übel wird. Aber natürlich trägt auch das Wasser allein schon zur Schmerzlinderung bei.

DER PERIDURALRAUM

Der Periduralraum umgibt die Wirbelsäule auf ihrer gesamten Länge. Bei einer Periduralanästhesie wird die Narkose über einen dünnen Katheter verabreicht, der direkt dort hineingeschoben wird.

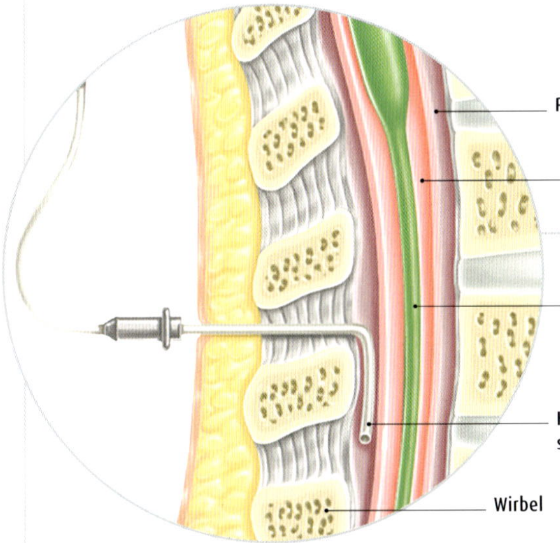

QUERSCHNITT DER WIRBELSÄULE

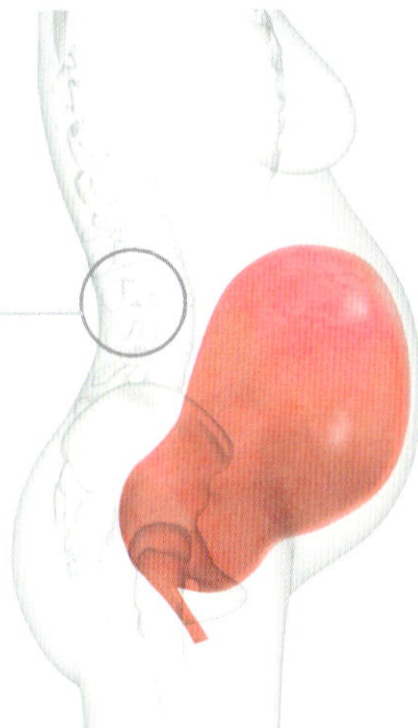

EINSTICHBEREICH BEI DER PDA

Eine Mischung aus **Schmerzdämpfer** und **Betäubungsmittel** blockiert die Schmerzübertragung zwischen Uterus und Gehirn.

F Wie schnell wirkt die PDA und wie lange hält die Wirkung an?

Es dauert etwa zehn Minuten, eine PDA zu setzen, und etwa 20–25 Minuten, bis sie wirkt. Die Wirkung hält an, solange das Medikament immer wieder nachgespritzt wird. In manchen Kliniken erhält die Schwangere nach dem Legen der PDA eine Pumpe, mit der sie sich das Narkosemittel selbst zuführen kann. Auf diese Weise bestimmt sie selbst, wie oft und wie viel sie von dem Schmerzmittel erhält. Sobald kein Medikament mehr zugeführt wird, kehrt das Gefühl in Ihren Beinen innerhalb von etwa zwei Stunden zurück.

F Ich habe Angst, dass die PDA meinen Rücken verletzt. Welche Risiken und Nebenwirkungen sind bekannt?

Eine dauerhafte Schädigung der Wirbelsäule nach einer PDA ist selten – nur in einem von 80000 beziehungsweise 320000 Fällen, je nachdem, welche statistische Quelle man heranzieht. Wenn Sie während des Einführens der Nadel deutliches Unwohlsein oder Schmerzen rund um die Einstichstelle empfinden, sollten Sie das dem Anästhesisten sofort mitteilen, damit er die Kanüle notfalls neu positionieren kann. Leichte Rückenschmerzen sind nach einer PDA ganz normal, doch bei starken Schmerzen müssen Arzt oder Hebamme informiert werden.

Bei einem bis fünf Prozent der PDAs passiert es, dass nach der Punktion mit der Kanüle versehentlich etwas Rückenmarksflüssigkeit austritt. Das kann starke Kopfschmerzen verursachen. Doch die Wunde heilt wie jede andere Verletzung und verschließt sich von selbst wieder. Manchmal versucht der Anästhesist das Leck mit Ihrem Blut zu stopfen – ähnlich wie Wundschorf, unter dem das Gewebe Zeit zum Heilen findet.

Weitere Nebenwirkungen einer PDA können Übelkeit und Hautjucken sein, die sich jedoch leicht behandeln lassen und nur vorübergehend auftreten. Außerdem kann der Blutdruck absinken – dem wird meistens mit intravenös verabreichten Medikamenten vorgebeugt.

F Schmerzfreie Geburt – das klingt verlockend. Spricht auch etwas gegen eine PDA?

Es gibt mehrere Gründe, sich gegen eine PDA zu entscheiden.

» **Eingeschränkte Beweglichkeit:** Sie werden nicht mehr viel herumlaufen können, denn Ihre Beine tragen Sie nicht mehr und obendrein werden Sie an einen fötalen Herztonmonitor angeschlossen. Auch eine sogenannte »Walking-PDA« schränkt Sie ein. Besprechen Sie mit Arzt oder Hebamme, was Ihre Klinik anbietet und wie viel Bewegungsfreiheit Ihnen dabei bleibt.

» **Längere Geburt:** Die Geburt kann sich hinauszögern, weil die schmerzstillenden Medikamente die Beckenmuskeln schwächen, sodass diese das Baby nicht mehr so effektiv in die richtige Geburtsposition schieben können. Dadurch erhöht sich auch das Risiko für eine assistierte Geburt (Seite 222).

» **Erhöhtes Risiko einer Intervention:** Eine PDA erhöht das Risiko, dass bei der Geburt eine Zange oder Saugglocke eingesetzt werden muss. Die Hebamme wird zwar wahrscheinlich versuchen, Ihren Pressdrang in der Austreibungsphase um bis zu eine Stunde hinauszuzögern, doch das Baby muss innerhalb von vier Stunden nach Beginn der Austreibungsphase geboren werden, sonst empfiehlt der Arzt einen Kaiserschnitt.

» **Eingeschränkte Wirksamkeit:** Eine PDA kann in der Eröffnungsphase effektiv sein, aber gegen den scharfen Schmerz in der Austreibungsphase, wenn das Baby herauskommt, hilft sie manchmal nicht.

» **Komplikationen:** Die PDA ist für das Baby ungefährlich, birgt aber gewisse Risiken für die Mutter (siehe links).

Schon gewusst?

Wenn Sie Pethidin oder Meptid als Schmerzmittel wählen, erhalten Sie wahrscheinlich auch ein Antiemetikum – ein Medikament gegen die Übelkeit, die bei dieser Art von Schmerzmitteln häufig auftritt.

Vielleicht wissen Sie bereits, dass Ihr Baby durch einen **Kaiserschnitt** zur Welt kommen wird. Oder Sie möchten wissen, was passiert, wenn sich während der Geburt herausstellt, dass eine operative Entbindung erforderlich ist. Hier finden Sie alle Informationen, damit Sie sich **psychisch und physisch** auf diesen Eingriff **vorbereiten** können.

Der Kaiserschnitt

Die Entscheidung zur operativen Entbindung

In Deutschland kommt fast jedes dritte Baby per Kaiserschnitt zur Welt. In den meisten Fällen hat das medizinische Gründe, die oftmals schon im Voraus bekannt sind, beispielsweise eine Placenta praevia, eine Mehrlingsgeburt oder eine Beckenendlage. Man spricht dann von einem primären oder geplanten Kaiserschnitt.

Bei zirka jeder sechsten Entbindung ist ein sekundärer, also ungeplanter Kaiserschnitt nötig, etwa wenn es bei einer vaginalen Geburt zu Komplikationen kommt. Dabei muss es sich nicht gleich um lebensbedrohliche Situationen handeln. Eine sehr lange und langsam vorangehende Geburt ist der häufigste Grund für einen sekundären Kaiserschnitt. Ihr Geburtshelferteam wird Ihnen stets die Gründe darlegen, warum es einen Kaiserschnitt empfiehlt. Auch Ihr Geburtspartner kann an der Diskussion teilnehmen, aber letztendlich liegen Entscheidung und Zustimmung bei Ihnen. Für manche Frauen ist ein Kaiserschnitt eine Erlösung, andere sind enttäuscht oder schämen sich, weil sie nicht vaginal entbinden können. Diese Reaktionen sind ganz normal. Lassen Sie sich alle Vor- und Nachteile darlegen, damit Sie sich so entscheiden können, dass Sie zufrieden sind.

Wichtig ist, dass Sie sich der Risiken und Nachwirkungen von einem Kaiserschnitt bewusst sind: Diese sind bei der Operation schwerwiegender als bei einer natürlichen Geburt. Ihre Geburtshelfer erläutern Ihnen das Für und Wider, sodass Sie eine gut informierte Entscheidung treffen können.

Was erwartet mich bei einem Kaiserschnitt?

Auch wenn er Leben retten kann, ist ein Kaiserschnitt ein größerer medizinischer Eingriff mit bestimmten Risiken. Bei der Mutter ist ein starker Blutverlust (während und nach dem Eingriff), Herzstillstand, eine Entzündung des Uterus oder eine Beschädigung der Harnblase möglich. Bei Folgeschwangerschaften können Komplikationen auftreten und das Risiko für eine spätere Gebärmutterentfernung sowie für einen längeren Aufenthalt im Krankenhaus ist erhöht.

Das Baby erlebt mehr Stress, denn es profitiert nicht von den beruhigenden Wehenhormonen. In Lunge und Nase kann sich noch Restflüssigkeit befinden, die ihm das selbstständige Atmen erschweren. Es besteht ein geringes Risiko (zwei Prozent), dass das Baby eine Schnittwunde erhält, doch diese verheilt innerhalb weniger Tage. Vielleicht muss es auch ein paar Tage auf der Neugeborenen-Intensivstation bleiben (Seite 308).

Bis Sie sich von der Operation erholt haben, dauert es ungefähr sechs Wochen. Lassen Sie sich für diese Zeit bei der Versorgung des Babys helfen.

85 %
der Kaiserschnitte geschehen aus einem der **vier Gründe:** früherer Kaiserschnitt, zu langsame Geburt, fötaler Disstress oder Steißlage.

F Was geschieht vor der Operation? Muss ich mich darauf vorbereiten?

Dem primären wie dem sekundären Kaiserschnitt gehen festgelegte Schritte voraus.

» **Schriftliche Zustimmung:** Sie müssen ein Formular unterschreiben, dass Sie der Operation zustimmen, die Risiken kennen und den Ärzten erlauben, in Ihrem Interesse zu handeln.

» **Termin beim Anästhesisten:** Wenn die Zeit dazu reicht, wird der Anästhesist Ihnen erklären, welche Art von Narkose Sie erhalten und wie sich diese während und nach der Operation auswirkt.

» **Eigene Vorbereitungen:** Sie müssen all Ihren Schmuck ablegen sowie Nagellack und falsche Nägel entfernen, damit der Anästhesist Ihre Sauerstoffversorgung anhand der Farbe von Haut und Nägeln prüfen kann.

» **Vorbereitungen durch das Klinikpersonal:** Hebamme oder Krankenschwester werden Ihr Schamhaar rund um die Stelle des Einschnittes rasieren. Bei einem geplanten Kaiserschnitt wird Ihr Blut auf Anämie getestet (sie erhöht das Risiko für Blutverlust) und außerdem die Blutgruppe bestimmt, falls Sie eine Transfusion benötigen. Sie werden mittels Elektroden und Armmanschette an Geräte angeschlossen, die Blutdruck und Herzschlag kontrollieren. Wegen der Gefahr einer postoperativen Infektion erhalten Sie ein Antibiotikum. Bei einer Vollnarkose bekommen Sie außerdem Säurehemmer und Medikamente gegen Übelkeit.

» **Kurz vor der Operation:** Sie erhalten jetzt Ihre Narkose und ein Katheter wird in Ihre Blase eingeführt, um während des Eingriffs den Harn abzuleiten.

F Welche Gründe sprechen für einen Kaiserschnitt?

In erster Linie geht es darum, Gesundheitsrisiken für Sie oder das Baby zu verhindern oder auszuschalten. Etwa die Hälfte der Kaiserschnitte wird aufgrund medizinischer Indikationen im Voraus geplant. Die übrigen werden nötig, wenn die Geburt wegen unerwarteter Probleme schnell beendet werden muss.

GRÜNDE FÜR EINEN GEPLANTEN KAISERSCHNITT

» **Ein zweiter Kaiserschnitt** wird empfohlen, wenn es beim ersten Kaiserschnitt zu Komplikationen kam oder Gefahr besteht, dass altes Narbengewebe bei einer vaginalen Geburt reißen könnte.

» **Beckenend- oder Querlage**
Liegt das Baby mit dem Po nach unten oder quer im Bauch, kann ein Kaiserschnitt nötig sein, falls es nicht gelingt, es manuell zu drehen.

» **Präeklampsie** kann sich während der Schwangerschaft entwickeln und die Anstrengungen einer vaginalen Geburt für Sie zur Gefahr werden lassen.

» **Eine tief liegende Plazenta** kann dem Baby den Weg versperren oder die Gefahr für starke Blutungen erhöhen.

» **Zwillinge oder Mehrlinge** werden oft per Kaiserschnitt entbunden, doch es ist auch eine vaginale Geburt möglich, wenn das erste Baby in Schädellage liegt.

» **Manche Herzkrankheiten** machen eine vaginale Geburt für die Mutter zu gefährlich.

» **Der Wunschkaiserschnitt** erfolgt ohne medizinische Indikation auf Wunsch der Schwangeren.

GRÜNDE FÜR EINEN UNGEPLANTEN KAISERSCHNITT

» **Zu einem Geburtsstillstand** kann es kommen, wenn der Muttermund sich nach langer, langsamer Wehentätigkeit nicht weit genug geöffnet hat oder die Wehen zu schwach sind. Der Zustand ist nicht lebensbedrohlich, aber einer der häufigsten Gründe für einen ungeplanten Kaiserschnitt.

» **Fötaler Disstress** tritt manchmal während der Geburt auf. Die Hebamme überwacht standardmäßig bei jeder Geburt die Herztöne des Babys.

» **Erfolglose assistierte Geburt** (mit Zange oder Saugglocke) zieht meist einen Kaiserschnitt nach sich.

» **Plazentaablösung** heißt, die Plazenta löst sich schon vor oder während der Geburt von der Uteruswand. Dies tritt selten auf, erfordert aber immer einen Kaiserschnitt.

» **Zu einem Uterusriss** kommt es, wenn die Narbe eines früheren Kaiserschnitts während der Geburt reißt. Das ist jedoch nur bei einem Prozent der Frauen mit vorangegangenem Kaiserschnitt der Fall.

» **Ein Nabelschnurvorfall** ist ebenfalls sehr selten. Rutscht die Nabelschnur vor dem Baby durch die Zervix, ist seine Sauerstoffversorgung gefährdet.

F Kann ich beim Kaiserschnitt wach bleiben?

In den meisten Fällen bleiben Sie wach, denn Sie erhalten eine Spinalanästhesie oder eine PDA. Beide betäuben den Unterleib, ohne Sie aber bewusstlos zu machen. Eine Spinalanästhesie als einmalige Injektion findet nur bei einer Operation statt. Bei beiden Arten der Betäubung haben Sie während des Eingriffs zwar keine Schmerzen, aber Sie spüren wahrscheinlich ein Ziehen und Drücken im Bauch. Dagegen hilft, sich auf Musik zu konzentrieren – vielleicht können Sie im OP-Saal Ihre Lieblingsmusik abspielen lassen. Ist jedoch eine schnelle Geburt nötig, erhalten Sie wahrscheinlich eine Vollnarkose, die schneller wirkt und besser zu kontrollieren ist. Allerdings sind Sie dann bewusstlos. Vollnarkose wird nur im Notfall eingesetzt – sie überwindet die Plazentaschranke und macht auch das Baby benommen, hat aber nachweislich keinen Langzeiteffekt auf das Baby. Insgesamt dauert die Operation etwa 40–50 Minuten.

F Kann ich sehen, wie mein Baby geboren wird?

Um Ihnen ein unnötiges Trauma zu ersparen, wird eine Abschirmung aufgestellt, damit Sie nicht sehen, wie der Arzt in Ihren Bauch schneidet. Sie können jedoch darum bitten, den Schirm so zu errichten, dass Sie trotzdem sehen, wie das Baby herausgehoben wird. Sobald die Wunde wieder zugenäht ist, wird der Schirm natürlich entfernt.

F Wird eine Hebamme im Operationssaal sein? Wer ist sonst noch anwesend?

Ja, die Hebamme wird während des ganzen Eingriffs bei Ihnen sein, um sich um Sie zu kümmern und Sie und Ihren Partner zu beruhigen. Außer ihr und dem Arzt, der den Eingriff vornimmt, sind noch ein Anästhesist und mehrere Operationsschwestern sowie ein Neonatologe (Kinderarzt für Neugeborene) im Raum. Der Neonatologe wird das Baby untersuchen, sobald es geboren ist. Bei einer Mehrlingsgeburt werden für jedes Ihrer Babys ein Neonatologe und eine Hebamme bereitstehen. Da kann es im Operationssaal richtig voll werden!

F Darf mich mein Geburtspartner in den Operationssaal begleiten?

Wenn Sie nur eine PDA oder eine Spinalanästhesie bekommen, ist eine Begleitperson im OP-Saal erlaubt. Er muss OP-Kleidung und Mundschutz tragen, darf aber während des Eingriffs bei Ihnen am Kopfende sitzen. Bei einer Vollnarkose ist eine Begleitung in der Regel nicht gestattet (Sie werden während der Operation fest schlafen). Ihr Geburtspartner darf aber selbstverständlich vor dem Operationssaal auf Sie warten und wird hereingerufen, sobald das Baby auf der Welt ist.

F Bei mir wurde eine Infektion mit Streptokokken B festgestellt. Muss ich per Kaiserschnitt entbinden?

Nein. Wenn Sie während der Geburt intravenöse Antibiotika erhalten, die eine Infektion des Babys verhindern, können Sie Ihr Kind durchaus auf vaginalem Wege bekommen. Idealerweise beginnt die Behandlung vier Stunden vor der Entbindung. Ihr Arzt und das Geburtshilfeteam werden Sie zu Ihrer Situation gern ausführlich beraten. Ein Kinderarzt entscheidet direkt nach der Geburt, ob Ihr Baby weitere Hilfe braucht.

F Wenn der einzige Grund für den Kaiserschnitt die lange Dauer der Geburt ist, darf ich ihn dann verweigern?

Ja, allerdings hat Ihr Arzt sicher nur Ihr Wohl im Sinn, wenn er die Empfehlung für einen Kaiserschnitt ausspricht. Sie sollten deshalb nachfragen, warum er zu dieser Maßnahme rät, was genau dazugehört und was passieren wird, wenn Sie sie ablehnen. Ziehen Sie alle Risiken in Betracht, bevor Sie sich entscheiden. Wenn Sie den Eingriff ablehnen, werden Arzt und Hebamme Ihren Wunsch respektieren und weiterhin ihr Bestes geben, um die Geburt nach Ihren Vorstellungen zu Ende zu bringen.

F Wer kümmert sich um das Baby, wenn ich eine Vollnarkose bekomme?

Wenn mit dem Baby alles in Ordnung ist, liegt diese Entscheidung ganz bei Ihnen. Informieren Sie, wenn möglich, die Hebamme vor dem Eingriff darüber. Ansonsten wird normalerweise Ihr Geburtspartner gebeten, das Baby zu halten und es bei Bedarf mit der Flasche zu füttern, bis Sie aufwachen.

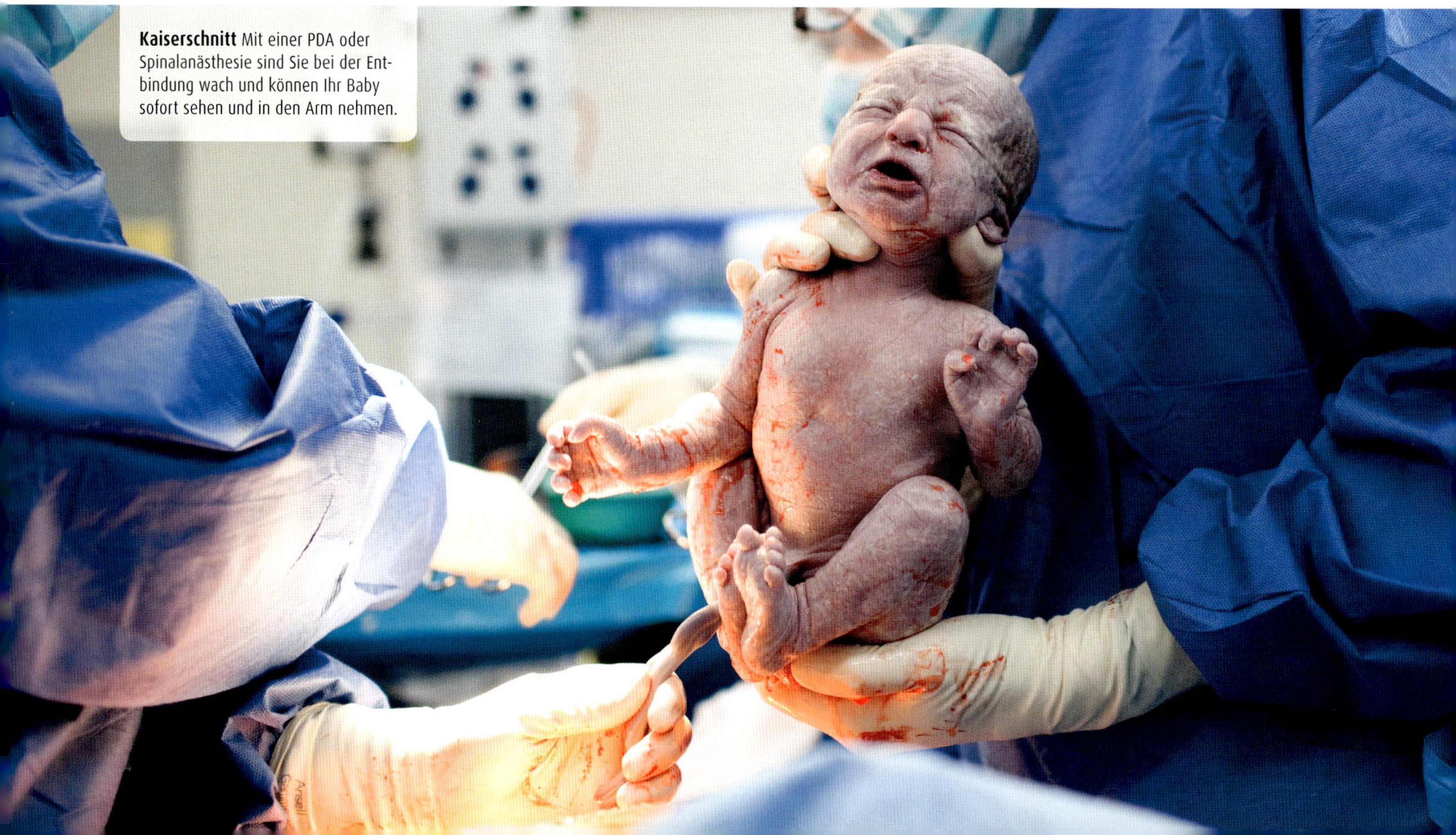

Kaiserschnitt Mit einer PDA oder Spinalanästhesie sind Sie bei der Entbindung wach und können Ihr Baby sofort sehen und in den Arm nehmen.

F Wie schnell erhalte ich einen Kaiserschnitt, wenn er während der Geburt nötig wird?

Das hängt davon ab, wie dringlich der Notfall ist. Der Eingriff wird so schnell durchgeführt, wie es erforderlich ist, sodass Ihr Baby in der Regel 30 bis 75 Minuten nach der Entscheidung für einen Kaiserschnitt entbunden wird. Die meisten Kliniken teilen einen Notkaiserschnitt nach Dringlichkeitsstufen auf. Wenn entweder Sie oder das Baby in Gefahr sind, ist das Dringlickeitsstufe 1 und der Kaiserschnitt wird so schnell wie möglich durchgeführt. Ist die Situation weder für Sie noch für das Baby lebensbedrohlich (Sie sind zum Beispiel nur sehr erschöpft oder das Baby liegt ungünstig), erhalten Sie Dringlichkeitsstufe 2 und haben noch etwas Zeit, sich auf die Operation einzustellen.

F Wird bei einem Kaiserschnitt die Plazenta von der Uteruswand abgeschnitten?

Nein, sobald das Baby draußen ist, erhalten Sie eine Oxytocin-Injektion (Seite 220) für eine aktiv geleitete Nachgeburtsphase. Das Hormon hat den Doppeleffekt, dass es Blutungen stoppt, die während der Geburt auftreten, und zugleich den Uterus anregt, sich zusammenzuziehen, sodass sich die Plazenta genau wie bei einer vaginalen Geburt von selbst ablöst. Ihr Arzt wird sanft an der Nabelschnur ziehen und die Plazenta durch den Schnitt in Ihrem Bauch herausholen.

F Komme ich direkt nach der Operation mit meinem Baby auf die Wöchnerinnenstation?

Normalerweise verbringen Sie erst noch ein paar Stunden in einem Aufwachraum neben dem OP-Saal, wenn möglich zusammen mit Ihrem Baby. Das Klinikpersonal wird regelmäßig Ihren Blutdruck und den Puls kontrollieren, bis sichergestellt ist, dass Sie keine Anzeichen einer operationsbedingten Komplikation zeigen. Sie erhalten Schmerzmittel und Ihre Hebamme kümmert sich darum, ob Sie sich wieder in der Lage fühlen, normal zu essen und zu trinken. Ist alles in Ordnung, können Sie mit dem Baby auf die Wöchnerinnenstation umziehen.

F Was passiert eigentlich genau bei einem Kaiserschnitt?

Der Anästhesist sorgt dafür, dass Sie nach Einspritzen der Narkose nichts mehr spüren, außer vielleicht einem Ziehen und Drücken, das aber nicht schmerzhaft ist.

Sie erhalten einen Blasenkatheter, der während der Operation den Urin ableitet. Ihr Bauch wird mit einer antiseptischen Lösung bestrichen, danach kann der Eingriff beginnen. Der Schnitt wird direkt unter der Schamhaargrenze gesetzt. Der Arzt durchtrennt Fett- und Muskelgewebe, bevor er mit einem weiteren Schnitt den unteren Teil der Gebärmutter öffnet. Wenn die Fruchtblase, die das Baby umgibt, noch nicht geplatzt ist, wird sie jetzt gesprengt. Das Baby kommt mit dem Körperteil zuerst auf die Welt, der sich unterhalb des Schnittes befindet. Normalerweise geschieht das innerhalb von zehn Minuten nach dem Beginn der OP. Danach wird die Nabelschnur durchtrennt und das Baby für ein erstes Kennenlernen zu Ihnen gebracht.

Der Schnitt in der Bauchdecke, ein sogenannter Unterbauchquerschnitt, ist für gewöhnlich 15–20cm lang. Er hinterlässt eine mäßig starke Narbe, die mit der Zeit verblasst. Der Schnitt in die Uteruswand ist dagegen nur 5–7cm lang, um die Narbe in diesem Bereich so klein wie möglich zu halten. Dadurch kommt es später seltener zu gynäkologischen Problemen und Ihre Chancen auf eine vaginale Geburt bei der nächsten Schwangerschaft steigen. Extrem selten ist es nötig, einen vertikalen Schnitt zu machen. Zerbrechen Sie sich wegen der Narbe nicht den Kopf – sie ist nur eine von vielen Veränderungen, die in Ihrem Körper stattfinden.

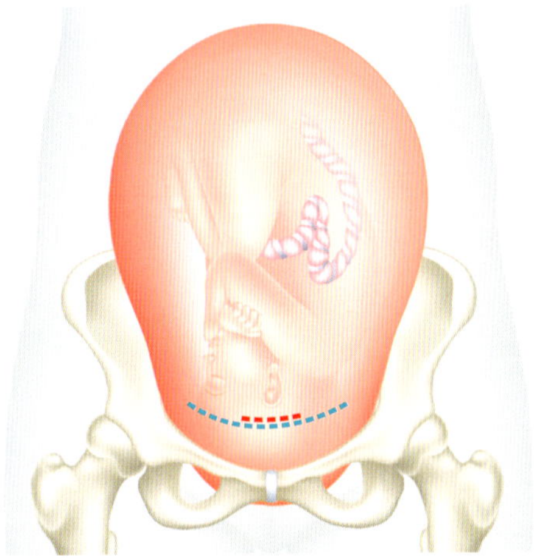

LEGENDE

- 5–7 cm langer Schnitt in den Uterus
- 15–20 cm langer Schnitt in die Bauchwand

Unterbauchquerschnitt Diese Schnitttechnik birgt weniger Risiken und verbessert die Chancen für nachfolgende vaginale Geburten. Die Narbe liegt diskret in der Bikinizone versteckt.

F Wie lange muss ich in der Klinik bleiben? Muss ich zum Fädenziehen dorthin zurückkehren?

Normalerweise müssen Sie nach einem Kaiserschnitt etwa drei bis vier Tage in der Klinik bleiben. Manchmal dürfen Sie sie schon nach 24 Stunden verlassen (der Katheter wird erst 12 Stunden nach der Operation entfernt), wenn es dem Baby gut geht und Sie sich sehr schnell erholt haben. Die Fäden an der Uteruswand lösen sich von selbst auf. Eventuell wurde auch zum Nähen der Bauchdecke ein selbstauflösender Faden verwendet. Sollte die Bauchwunde mit Klammern verschlossen sein, werden diese rund fünf Tage nach der OP entfernt. Das kann in der Klinik geschehen, falls Sie sowieso noch dort sind, oder von der Hebamme erledigt werden, wenn Sie schon zu Hause sind. Bei einem Längsschnitt müssen die Fäden etwas länger verbleiben.

F Wie schnell kann ich aufstehen und wieder normale Tätigkeiten erledigen?

Sie werden dazu ermuntert, so schnell wie möglich nach der OP wieder aufzustehen und normal zu essen und zu trinken. Bewegung verringert die Gefahr einer Thrombose (häufig erhalten Sie trotzdem eine Spritze dagegen). Mit Alltagsaktivitäten wie Heben oder Autofahren müssen Sie sich noch etwas zurückhalten. Auf Seite 260 finden Sie mehr Informationen dazu und die häufigsten Fragen über die Erholungsphase nach dem Kaiserschnitt werden beantwortet.

Die Geburt ist geschafft: Sie halten Ihr **Neugeborenes in den Armen**, können es in Ruhe kennenlernen und Ihr Leben als Familie beginnen. Das Geburtshilfeteam führt jetzt noch ein paar **Untersuchungen** durch.

Das Baby ist da

Die ersten Momente nach der Geburt

Sobald das Baby geboren ist und es ihm gut geht, legt die Hebamme es auf Ihre Brust, damit Sie es halten und wärmen können. Es wird sanft abgetrocknet und mit einem sauberen Handtuch zugedeckt. Dann schneidet die Hebamme oder Ihr Geburtspartner die Nabelschnur durch.

Ihr Baby erhält seine erste Untersuchung (Seite 238–239), dabei können Sie es auch selbst halten. Dann wird es gewogen. Egal ob zu Hause oder in der Klinik: Das Geburtshelferteam wird versuchen, alle Untersuchungen so unauffällig wie möglich vorzunehmen, um nicht die kostbaren ersten Minuten zu stören, in denen Sie und Ihr Partner beginnen, eine Bindung zum Baby aufzubauen. Falls Ihr Baby medizinisch versorgt werden muss, bemüht man sich darum, Sie so schnell wie möglich wieder zu vereinen.

Wenn Sie stillen möchten, ist es wichtig, das Neugeborene innerhalb der ersten Stunde zum ersten Mal anzulegen. Die Hebamme hilft Ihnen dabei. Der Such- und Saugreflex (Seite 267) des Babys ist jetzt besonders stark.

Ihre Versorgung

Vor dem Verlassen des Kreißsaals oder bevor die Hebamme Sie nach einer Hausgeburt allein lässt, prüft sie, ob Ihr Körper bereits beginnt, sich zu regenerieren. Dazu misst sie Ihre Temperatur und den Blutdruck. Sie tastet Ihren Bauch ab, um zu sehen, ob sich die Gebärmutter schon zusammenzieht, schätzt Ihren Blutverlust ein und schaut nach, ob die Nachgeburt vollständig ist. Zusätzlich untersucht sie Ihren Damm auf Verletzungen, die eventuell genäht werden müssen.

Während der Untersuchung wird die Hebamme Ihnen genau erklären, was sie gerade tut. Sie können dabei die ganze Zeit Ihr Baby halten. Vermutlich werden Sie so sehr mit ihm beschäftigt sein, dass Sie davon nicht allzu viel mitbekommen.

Ihre Gefühle direkt nach der Geburt

Es ist ganz normal, wenn Sie nach der Entbindung sehr emotional reagieren: Ihr Hormonspiegel ist stark erhöht und die Erleichterung und Aufregung darüber, nach der langen Wartezeit endlich Ihr Baby kennenlernen zu dürfen, kann überwältigend sein. Wenn Ihnen danach zumute ist, weinen Sie ruhig – Hebammen sind alle Arten von Emotionen im Kreißsaal gewöhnt. Sie werden Sie trösten, aufmuntern oder Ihnen Ruhe gönnen – ganz wie Ihre Stimmung es erfordert.

F Wie wird das Baby direkt nach der Geburt reagieren?

Seine erste Reaktion ist ein Schrei – ein positives Zeichen, denn das heißt, dass es selbstständig atmen kann. Manchmal braucht das Neugeborene im Kreißsaal etwas Sauerstoff oder seine Atemwege müssen von Schleim befreit werden. Zudem wird Ihr Baby in den ersten Minuten nach der Geburt auf seine Reaktionen hin untersucht.

Wenn Sie Ihr Baby zum ersten Mal im Arm halten, werden Sie feststellen, dass es sehr bald versucht, Ihre Brustwarze zu finden. Das ist der starke Instinkt der Neugeborenen, sofort nach Nahrung zu suchen.

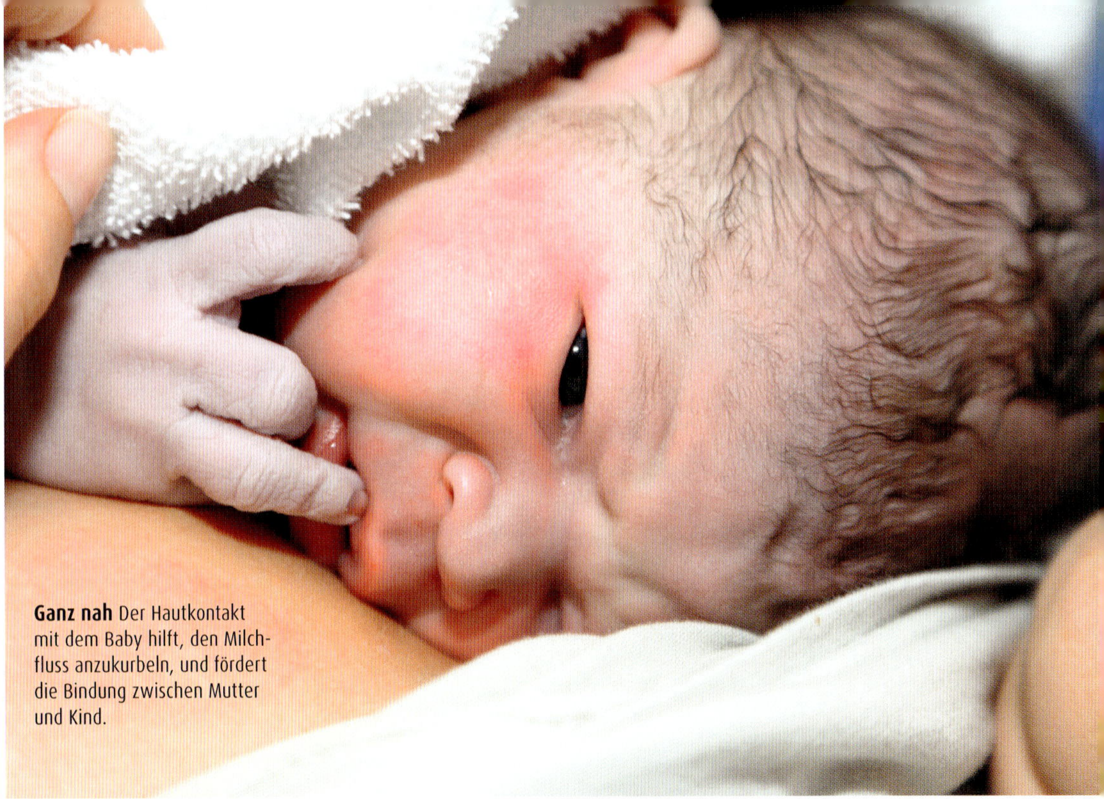

Ganz nah Der Hautkontakt mit dem Baby hilft, den Milchfluss anzukurbeln, und fördert die Bindung zwischen Mutter und Kind.

F Muss ich genäht werden, wenn ich bei der Geburt einen Dammriss hatte?

Das hängt davon ab, wie schlimm der Riss ist (Seite 217). Ein oberflächlicher Riss ersten Grades muss für gewöhnlich nicht genäht werden. Ein Riss zweiten Grades wird unter örtlicher Betäubung noch im Kreißsaal genäht, während Sie Ihr Baby halten. Ein Riss dritten oder vierten Grades muss im Operationssaal genäht werden. Wenn Sie eine PDA hatten, kann diese vor dem Eingriff aufgefrischt werden, ansonsten erhalten Sie eine Spinalanästhesie oder eine örtliche Betäubung. Nur sehr selten ist eine Vollnarkose erforderlich. Ihr Partner und Ihr Baby bleiben währenddessen die ganze Zeit bei Ihnen.

Für die Naht werden meistens selbstauflösende Fäden verwendet. Bei oberflächlichen Rissen zerfallen diese innerhalb von zwei Wochen, bei tieferen kann es bis zu drei Monaten dauern. Eine Nachuntersuchung ist nur erforderlich, wenn Sie Beschwerden haben.

Schon gewusst?

Im Durchschnitt verliert eine Frau direkt nach der Geburt 5,5 kg. So viel wiegen Baby, Plazenta und Fruchtwasser zusammen. Sie werden aber immer noch schwanger aussehen, denn die Gebärmutter muss sich erst wieder verkleinern und es dauert einige Zeit, bis die Flüssigkeitsansammlungen aus der Schwangerschaft abgebaut sind.

F Ich hörte, dass es nach der Geburt Blutungen gibt. Ist das normal?

Kurz nach der Geburt des Babys kommt es zu einer Blutung, wenn die Plazenta sich von der Uteruswand ablöst und die Blutgefäße, mit denen sie verbunden war, unterbrochen werden. Ein Blutverlust von 600 ml in den ersten 24 Stunden gilt als normal. Sobald die Plazenta geboren ist, beginnt sich der Uterus zusammenzuziehen, was dazu beiträgt, dass sich die Blutgefäße schließen und die Blutung versiegt. Ein Dammschnitt oder -riss kann ebenfalls Blutungen verursachen.

Von einer postpartalen Hämorrhagie (PPH) spricht man, wenn Sie mehr Blut als üblich verlieren. Schwere Blutungen innerhalb von 24 Stunden nach der Geburt gelten als primäre PPH. Etwa fünf Prozent der Frauen sind davon betroffen. Die Hauptursache für eine primäre PPH ist, dass sich die Gebärmutter nicht ausreichend kontrahiert.

Darüber hinaus werden Sie nach der Geburt einen blutigen Ausfluss haben, den sogenannten Wochenfluss (Seite 259), während sich die Gebärmutterschleimhaut erneuert.

F Was, wenn die Blutung so stark ist, dass man sie nicht stoppen kann?

Wenn die Blutung nicht allzu extrem ist, wird das Klinikteam zunächst versuchen, sie zum Versiegen zu bringen. Das kann durch eine Uterusmassage geschehen, durch gerinnungsfördernde Medikamente oder durch eine Oxytocin-Injektion (Seite 220). Wurde die Plazenta nicht vollständig ausgestoßen oder gibt es keine erkennbare Ursache für die Blutung, wird ein Arzt die Plazentareste unter Vollnarkose im Operationssaal chirurgisch entfernen oder versuchen herauszufinden, warum Sie noch immer bluten, und Sie entsprechend dagegen behandeln. Bei großem Blutverlust erhalten Sie eine Bluttransfusion.

F Darf ich kurz nach der Geburt ein Bad nehmen?

Ja, wenn alles in Ordnung ist, spricht nichts dagegen. Lassen Sie sich dabei begleiten, denn Sie könnten sich noch etwas wackelig fühlen. Nach einer PDA werden Sie zunächst im Bett gewaschen und können später duschen oder baden.

F Wird es wehtun, wenn ich nach der Geburt zur Toilette gehe?

Die Klinikhebamme will sichergehen, dass Sie Wasser lassen können, bevor Sie sie nach Hause entlässt. Nach einem Dammschnitt oder -riss kann der Urin in der Wunde brennen, deshalb sollten Sie während des Wasserlassens lauwarmes Wasser über die empfindliche Stelle gießen. Damit der Stuhlgang nicht zu hart ist, sollten Sie viel trinken und ballaststoffreich essen.

{F Woher weiß ich, dass mein Baby gesund ist?

Die ersten Schreie des Neugeborenen klingen wundervoll, aber natürlich möchten Sie auch wissen, ob Ihr Kind gesund ist. Dazu wird es direkt nach der Geburt gründlich untersucht und erhält noch vor dem Verlassen der Klinik weitere nichtinvasive Tests, die mögliche Gesundheitsprobleme aufzeigen.

Der APGAR-Test

Um 1950 entwickelte die amerikanische Anästhesistin Virginia Apgar einen einfachen Test, mit dem sich anhand von fünf Kriterien die Gesundheit des Babys gleich nach der Geburt bestimmen lässt. Er wird eine, fünf und zehn Minuten nach der Geburt durchgeführt.

DER APGAR-INDEX

Virginia Apgars Nachname ist auch das Akronym für die fünf Kriterien dieses Tests, der kurz nach der Geburt durchgeführt wird. Deshalb wird er oft mit Großbuchstaben geschrieben:

» **Aussehen:** Die Farbe von Haut und Lippen gibt an, ob das Baby Sauerstoff braucht.
» **Puls:** Der Herzschlag wird mit einem Stethoskop gemessen.
» **Grundtonus:** Durch Arm- und Beinbewegungen wird die Muskelspannung geprüft.
» **Atmung:** Der Atemrhythmus und die Anstrengung beim Atmen werden beobachtet.
» **Reflexe:** Die Reaktion auf Reize wie Licht und Berührung wird getestet.

Für jedes Kriterium können 0, 1 oder 2 Punkte vergeben werden. Ein Gesamtwert zwischen 5 und 7 Punkten kann bedeuten, dass das Baby Hilfe beim Atmen braucht, aber vielleicht nur, indem man seine Brust reibt, um seine Reflexe auszulösen. Bei weniger als 5 Punkten wird ein Neonatologe hinzugezogen, der das Baby genauer untersucht.

PUNKTE	0	1	2
Aussehen (Farbe von Haut und Lippen)	Vollkommen blau am ganzen Körper	Rosiger Rumpf mit weißen oder blauen Gliedmaßen	Rosige Haut am ganzen Körper
Puls	Kein Puls	Langsamer Puls	Schneller Puls
Grundtonus (Muskelspannung)	Inaktiv, schlaff	Leichte Beugung der Gliedmaßen	Aktive Bewegung der Gliedmaßen
Atmung	Keine	Unregelmäßig, langsam oder schwach	Regelmäßig, Kind schreit
Reflexe	Keine	Grimassieren	Kräftiges Schreien

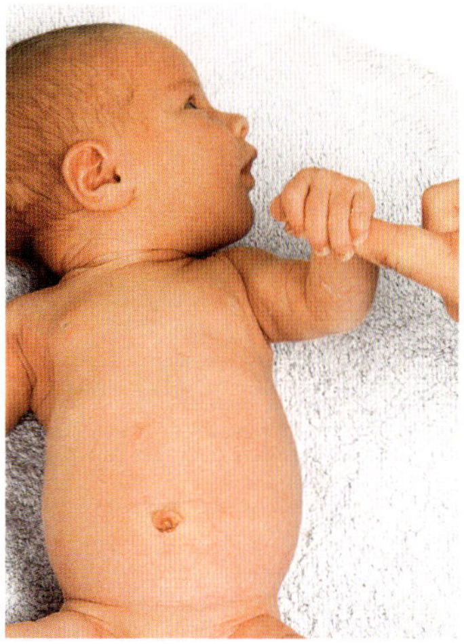

Greifreflex Sie werden erstaunt sein, wie kräftig Ihr Neugeborenes zupackt. Der Greifreflex veranlasst es, alles festzuhalten, was man in seine Hand legt.

Sofortige Untersuchung

Die Hebamme führt den APGAR-Test so schnell durch, dass Sie es wahrscheinlich gar nicht bemerken. Eine weitere Untersuchung von Kopf bis Fuß (siehe rechts), die noch im Kreißsaal stattfindet, kann Hinweise auf mögliche gesundheitliche Probleme liefern. Sollte tatsächlich etwas entdeckt werden, wird die Hebamme Sie darüber aufklären und das Baby entsprechend behandeln. Manchmal zieht sie für eine zweite Meinung einen Kinderarzt hinzu.

Wenn mit dem Baby alles in Ordnung ist, werden Sie beide auf die Geburtsstation gebracht. Innerhalb von 72 Stunden nach der Geburt wird das Baby erneut untersucht (Seite 246). Falls Sie sich Sorgen um seine Gesundheit machen, zögern Sie nicht, den Arzt oder die Hebamme zu kontaktieren.

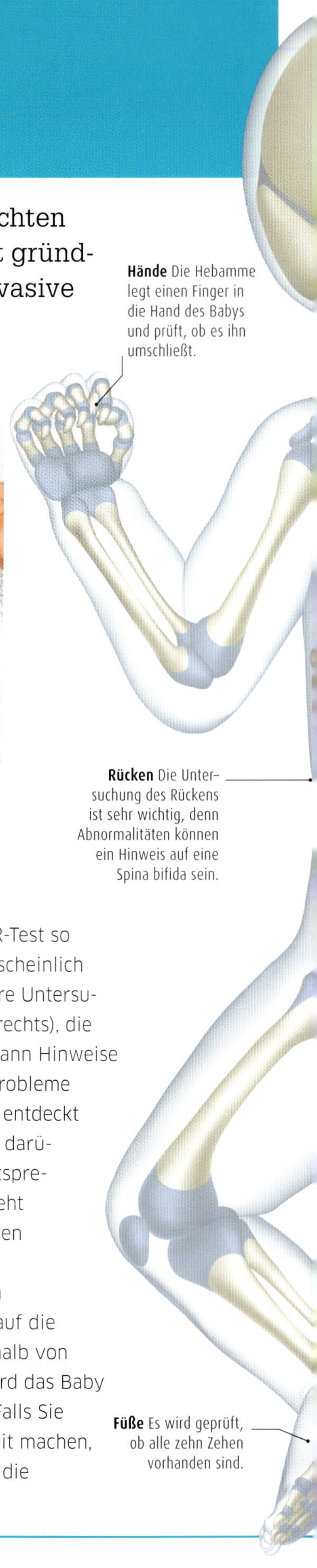
Hände Die Hebamme legt einen Finger in die Hand des Babys und prüft, ob es ihn umschließt.
Rücken Die Untersuchung des Rückens ist sehr wichtig, denn Abnormalitäten können ein Hinweis auf eine Spina bifida sein.
Füße Es wird geprüft, ob alle zehn Zehen vorhanden sind.

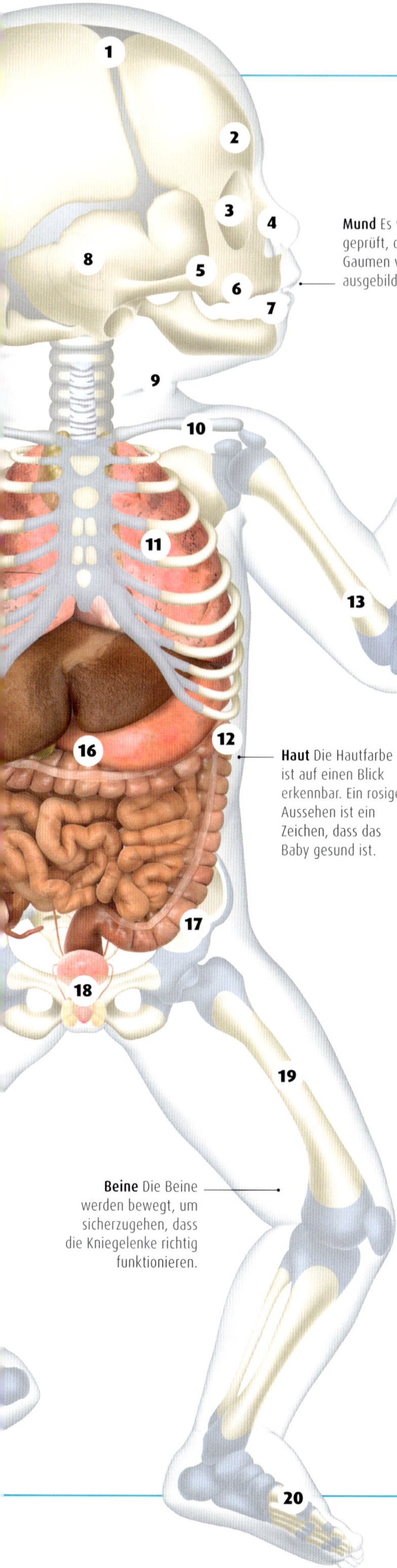

SO WIRD DAS BABY VON KOPF BIS FUSS UNTERSUCHT

1 Kopf: Sind weiche Stellen (Fontanellen) am Oberkopf vorhanden? Sind Form und Umfang des Kopfes sowie die Haarstruktur normal?

2 Mimik: Wenn das Baby das Gesicht verzieht, ist seine Mimik symmetrisch?

3 Augen
» Reagieren die Pupillen auf Licht?
» Gibt es Anzeichen für grauen Star?

4 Nase: Behindert Schleim in der Nase die Atmung?

5 Wangen: Dreht das Baby den Kopf, wenn man seine Wange streichelt? Das zeigt den Suchreflex an, der durch Berührung ausgelöst wird.

6 Mund
» Ist der Gaumen voll ausgebildet?
» Ist die Zunge beweglich, von gesunder Farbe und angemessener Größe?
» Saugt das Baby an einem Finger, den man ihm in den Mund schiebt?

7 Lippen: Sucht das Baby nach Nahrung, wenn man mit dem Finger über seine Lippen streicht?

8 Ohren
» Dreht das Baby den Kopf, wenn es etwas hört?
» Sind die Ohren symmetrisch?
» Sind Hautanhängsel vorhanden?
» Lassen sich die Ohrmuscheln nach vorn und hinten klappen?
» Fließt das Blut schnell in die Ohrläppchen zurück, wenn sie kurzzeitig gedrückt werden?

9 Hals: Kann das Baby den Kopf nach vorne, hinten und zu den Seiten neigen?

10 Schlüsselbein: Wurde bei der Geburt das Schlüsselbein verletzt?

11 Brust
» Sind die Lungen des Babys frei?
» Ist das Herz richtig positioniert und der Herzschlag normal?

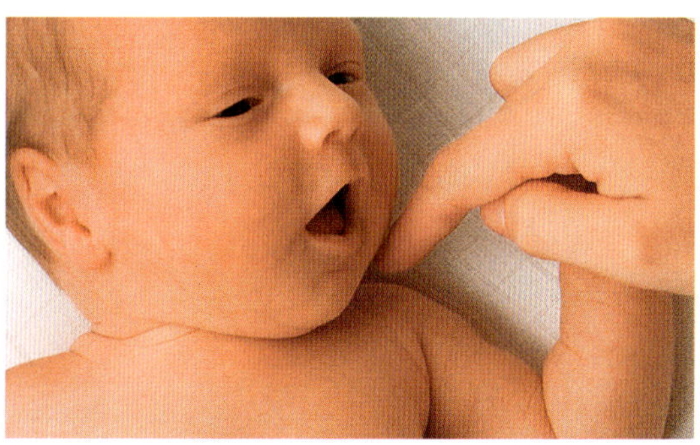

Suchreflex Sobald etwas die Wange des Babys berührt, dreht es den Kopf in diese Richtung. Dieser Reflex ist wichtig für das Stillen.

12 Haut
» Deutet die Hautfarbe auf eine ausreichende Sauerstoffversorgung hin?
» Gibt es Anzeichen für Gelbsucht (Seite 249)?
» Ist die Körpertemperatur des Babys normal?

13 Arme
» Sind die Arme proportional zur Körpergröße?
» Öffnet es die Arme im Schreckreflex, wenn es erschrickt? Geschieht das nicht spontan, hält die Hebamme den Kopf des Babys und tut so, als ob sie es fallen lässt (hält es dabei aber natürlich gut fest), was den Reflex auslösen sollte.

14 Hände und Handgelenke
» Öffnet das Baby die Finger, wenn man seinen Handrücken streichelt?
» Umschließt es einen Finger, den man in seine Handfläche legt? Die Hebamme wird ihre Hand mitsamt dem Baby leicht anheben, um zu prüfen, wie fest der Griff des Babys ist.
» Sind alle Finger vorhanden und haben sie im Vergleich zueinander die richtigen Längen?
» Zeigen sich Falten in der Handfläche? Manche können auf das Down-Syndrom hinweisen, aber dazu müssen noch andere Anzeichen zutreffen.
» Sind die Handgelenke voll beweglich?

15 Rücken
» Sehen die Schulterblätter symmetrisch aus?
» Finden sich Haarbüschel oder Fettgeschwülste an der Wirbelsäule? Sie sind typisch für Spina bifida.
» Sind alle Wirbel vorhanden und richtig angeordnet?
» Ist sanfter Druck auf die Wirbelsäule schmerzhaft für das Baby?

16 Bauch
» Sind Größe und Symmetrie des Bauches normal?
» Fühlen sich die Organe normal an? So können zum Beispiel die Ränder der Leber ertastet werden, aber nicht die von Nieren oder Milz.
» Ist der Nabelschnurstumpf entzündet oder blutig?

17 Hüften: Sind die Hüftgelenke voll beweglich?

18 Genitalien
» Hat das Baby Mekonium abgesetzt als Zeichen, dass sein Darmausgang offen ist?
» Sehen die Genitalien gesund und normal aus? Sind bei einem Jungen die Hoden im Hodensack?

19 Beine
» Sind beide Beine gleich lang?
» Sind Knie und Knöchel voll beweglich?

20 Füße
» Haben die Füße eine normale Ruhestellung und sind Knöchel und Füße flexibel?
» Sind alle Zehen vorhanden und haben sie im Vergleich zueinander die erwarteten Längen?
» Gibt es Schwimmhäute zwischen den Zehen?

» In diesem Kapitel ...

Die Zeit nach der Geburt

Die ersten Stunden, Tage und Wochen mit dem Neugeborenen sind eine **echte Herausforderung** und zugleich eine **wunderbare Zeit.** In diesem Kapitel erfahren Sie, was diese Phase mit sich bringt. Informieren Sie sich über das **Stillen** und die **Flaschenernährung,** sodass Sie gut darauf vorbereitet sind. Wenn Sie nun endlich Ihr **süßes Baby** herzen und knuddeln können, hilft Ihnen außerdem das Praxiswissen zur Babypflege dabei, diese kostbare gemeinsame Zeit voll zu genießen.

GENAUER BETRACHTET

Die ersten zwölf Wochen

Bei der Geburt ist das Baby körperlich zwar voll ausgebildet, aber es liegen noch unzählige Wachstumsphasen vor ihm – körperlich, geistig und emotional. Wenn Sie in drei Monaten Fotos Ihres Neugeborenen betrachten, werden Sie kaum glauben können, dass aus dem winzigen runzeligen Wesen dieser stramme, strahlende, neugierige kleine Mensch auf Ihrem Arm geworden ist.

1 **WOCHE** Das Baby gewöhnt sich allmählich an das Leben »draußen« – es liegt gekrümmt, die Hände sind zu Fäusten geschlossen.
Was Sie tun können: Lassen Sie es in einen Spiegel schauen. Es liebt Gesichter – Ihres sucht es sofort nach der Geburt.

2 **WOCHEN** An Ihrer Schulter kann Ihr Baby seinen Kopf schon ein paar Sekunden aufrecht halten.
Was Sie tun können: Schneiden Sie Grimassen, strecken Sie die Zunge heraus – es ahmt Sie nach.

3 **WOCHEN** Seine Bewegungen werden geschmeidiger und gezielter. Es gewinnt mehr Kontrolle über seine Muskeln. Einige der angeborenen Reflexe verschwinden bereits.
Was Sie tun können: Zwar gehen Tage und Nächte noch ineinander über, doch Ihr Baby nimmt bereits den Unterschied wahr, wenn Sie sein Zimmer nachts abdunkeln.

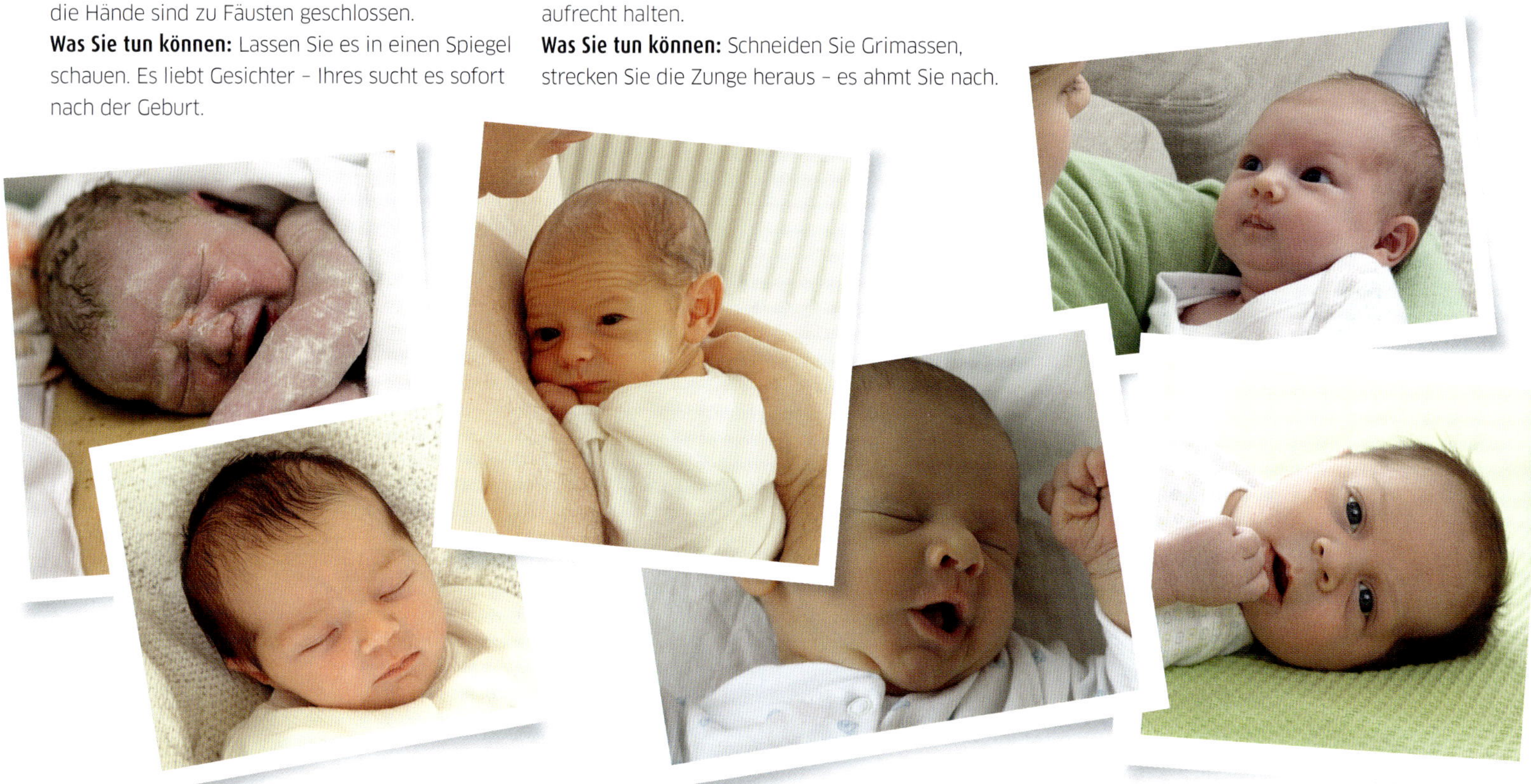

4 **WOCHEN** Jetzt kräftigen sich Hals- und Nackenmuskulatur. An Ihre Schulter geschmiegt hält es seinen Kopf vielleicht schon länger aufrecht.
Was Sie tun können: Wenn Sie Ihr Baby auf den Bauch legen, versucht es den Kopf anzuheben. Das stärkt die Muskeln von Rücken und Nacken.

5 **WOCHEN** Es richtet die Augen synchron aus und trainiert seine Augenmuskeln, indem es nahe wie ferne Gegenstände fokussiert. Es verfolgt einen bewegten Gegenstand von der Seite seines Gesichtsfeldes bis zur Mitte.
Was Sie tun können: Kleine Babys mögen Schwarz-Weiß-Muster. Bringen Sie sie so an, dass Ihr Baby sie im Liegen betrachten kann.

6 **WOCHEN** Nun ernten Sie den Lohn für all Ihre Mühen: das erste Lächeln Ihres Babys. Es wird sich seiner Mitmenschen bewusst und reagiert auf Ihre Stimme. Wenn Sie sprechen, hält es Blickkontakt.
Was Sie tun können: Reden Sie mit Ihrem Baby – das Sprechenlernen hat bereits begonnen. Vielleicht antwortet es Ihnen mit ein paar rauen Kehlkopflauten.

FASZINIERENDE FAKTEN

20–25 cm
In 20–25 cm Entfernung sieht Ihr Baby mit zwei Wochen am besten.

4 Wochen
Mit vier Wochen verliert sich die Embryonalhaltung.

10 Tage
Die Nabelschnur fällt gewöhnlich zehn Tage nach der Geburt ab.

7 WOCHEN Ihr Baby entdeckt seine Hände: Sie beobachten, wie es sie betrachtet und die Finger bewegt. So beginnt die Hand-Augen-Koordination. Es führt seine Hände zum Mund und erforscht sie. Die Augenmuskulatur ist so gut entwickelt, dass es beide Augen synchron bewegen kann. Jetzt beginnt es zu gurren und zu lallen – so nimmt es seine eigene Stimme wahr!

Was Sie tun können: Hängen Sie ein Mobile in Reichweite, wenn es auf dem Rücken liegt.

8 WOCHEN Rücken- und Nackenmuskulatur sind so gut ausgebildet, dass Ihr Baby in der Rückenlage seinen Kopf zentral in der Körpermitte halten kann. Fassen Sie es unter den Achseln und lassen Sie es auf dem Boden hüpfen. Manche Babys halten in dieser Phase sogar schon selbst ein wenig von ihrem Körpergewicht.

Was Sie tun können: Geben Sie Ihrem Baby viel Raum zum Bewegen, Strecken und Kräftigen seiner Muskeln.

9 WOCHEN Ihr Baby wird ein soziales Wesen. Es erkennt seine Eltern und reagiert auf ihre Zuwendung. Allmählich verknüpft es Menschen gedanklich mit Spiel und Spaß.

Was Sie tun können: Ihr Baby liebt Ihre Stimme. Variieren Sie nun Stimmmelodie und Mimik. Ahmen Sie das Lallen Ihres Babys nach – so lernt es, dass Kommunikation Austausch bedeutet!

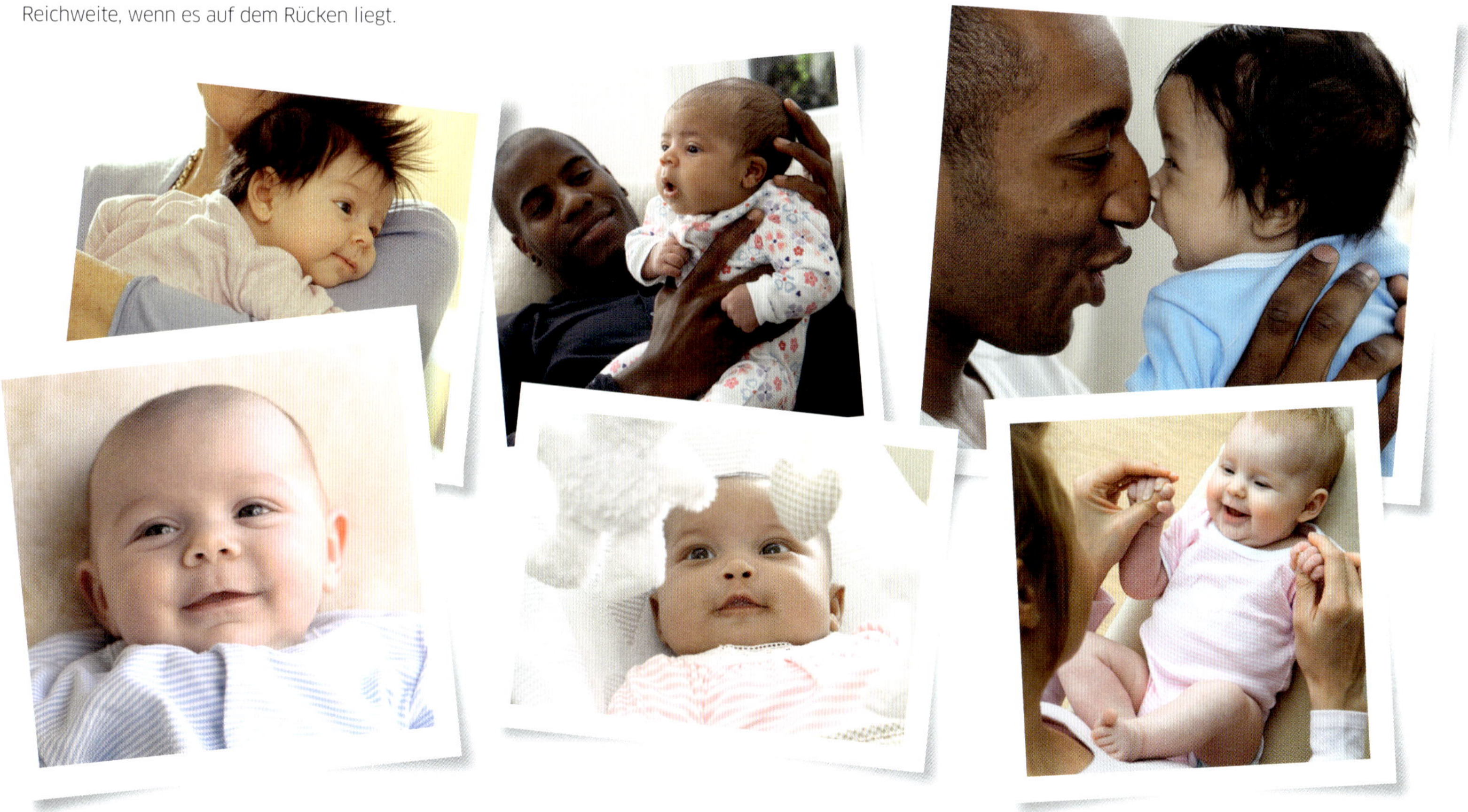

10 WOCHEN Die Fähigkeit, zur Ruhe zu finden und sich selbst zu beruhigen, ist ein wichtiger Lernprozess, der mit etwa zehn Wochen beginnt. Ihr Baby verkraftet nun mehr Anregung. Und es hat herausgefunden, wie es seine Hände vor dem Gesicht oder Körper zusammenführen kann.

Was Sie tun können: Toll ist ein Besuch im Schwimmbad: Er ermöglicht neue Eindrücke, Geräusche und Körpererfahrungen und ist der erste Schritt zum Schwimmenlernen.

11 WOCHEN Ihr Baby erkennt Dinge wieder, etwa sein Fläschchen oder Ihre Bewegungen vor dem Stillen. Dann ist es voller Vorfreude aufs Trinken. Es verbindet nun auch Geräusche mit den entsprechenden Objekten.

Was Sie tun können: Sammeln Sie in einer Sinnes-Box Dinge unterschiedlicher Farbe und Beschaffenheit, die Geräusche erzeugen, wie raschelndes Papier und Rasseln. Das sind spannende Erfahrungen für Babys Hände und Sinne!

12 WOCHEN Jetzt kann Ihr Baby wirklich mit Ihnen kommunizieren. Es gurrt, quiekt und babbelt auch schon ein wenig. Nun greift es immer gezielter nach Gegenständen und nimmt nicht mehr nur das, was ihm gegeben wird. Sein Verdauungssystem ist ausgereift. Und es beginnt zu jauchzen – ein klares Zeichen für seine Lebensfreude!

Was Sie tun können: Erste sanfte Kniereiterspiele machen ihm schon viel Spaß.

14–18 Stunden

Ein Neugeborenes schläft 14–18 Stunden am Tag.

6 Millionen

Jeder Quadratzentimeter Haut des Neugeborenen umfasst etwa sechs Millionen Zellen.

4 Reflexe

Bei der Geburt verfügt ein Baby über vier zentrale Reflexe: Schreck-, Such-, Greif- und Schreitreflex.

Gratulation zu **Ihrem wunderbaren Baby!** Nichts kann Sie auf das Gefühl des Elternseins vorbereiten. Sie durchleben einen Aufruhr der Emotionen – Freude ebenso wie **ungläubiges Staunen.** Dieses neue Familienmitglied ist ein Wunder. Genießen Sie die kostbare Zeit und lassen Sie sich ganz auf diese kleine Person ein.

Die ersten Wochen

Eine kleine Familie

Als frischgebackene Mutter ist es nicht nur wichtig, eine Bindung zum Baby aufzubauen, sondern auch, auf sich selbst Acht zu geben und sich auszuruhen. Auf den folgenden Seiten erhalten Sie einen Überblick darüber, was Sie in den ersten zwölf Wochen erwartet.

Bei einer stationären Klinikgeburt werden Sie mit Ihrem Baby in ein Krankenzimmer verlegt. Sofern Sie stillen möchten und dies nicht gleich nach der Geburt bereits getan haben, probieren Sie es jetzt. Die Hebamme hilft Ihnen gerne dabei. Keine Sorge, es kann etwas dauern, bis es richtig klappt. Mutter und Kind müssen das Stillen erst lernen – Startschwierigkeiten sind da ganz normal.

Sobald Sie mit Ihrem Baby allein sind, wird Ihnen die Tatsache, dass es nun wirklich da ist, erst richtig bewusst – das kann verschiedene Emotionen auslösen. Ihr Baby schläft wahrscheinlich und Sie betrachten es voller Ehrfurcht. Nehmen Sie es nah zu sich (am besten ist Hautkontakt) und sprechen Sie mit ihm: Sie sind die einzige vertraute Person in seiner ganz neuen Welt. Es erkennt sofort Ihre Stimme und Ihren Geruch. Wenn das Halten des Babys nach einem Kaiserschnitt zu schmerzhaft ist, übernimmt Ihr Partner bestimmt gerne diese Aufgabe.

Natürlich wollen Sie die große Neuigkeit nun Ihren Angehörigen und Freunden mitteilen. Beschränken Sie sich dabei auf zentrale Kontaktpersonen und schalten Sie Ihr Handy dann am besten ab. Erleben Sie diese ersten Stunden mit dem Neugeborenen ganz ungestört. Für Mutter und Kind ist es auch am besten, wenn nicht zu viele Besucher ins Krankenhaus kommen. In den kommenden Wochen werden Ihre Bekannten genügend Gelegenheit haben, den Neuankömmling kennenzulernen.

Nach Hause gehen

Bei einer ambulanten Geburt werden Sie, sofern Sie beide wohlauf sind, noch am Tag der Geburt entlassen. Die Hebamme hat sich dann vergewissert, dass das Stillen klappt, und die Erstuntersuchung des Babys (Seite 238–239) hat keine Probleme ergeben. Nutzen Sie die Stunden in der Klinik, um sich über die Babypflege zu informieren – vom Wickeln und Baden bis zum Füttern und Schlafen.

Der Gedanke, nun Verantwortung für dieses kleine Wesen zu haben, mag auch beängstigend sein. Doch denken Sie daran, dass niemand diese Aufgabe besser erfüllen könnte als Sie. Die Hebamme wird Sie am nächsten Tag zu Hause besuchen, um nach Ihnen beiden zu sehen. Sie steht Ihnen mit Rat und Tat zur Seite. In den ersten zehn Tagen kommt sie regelmäßig und stellt sicher, dass das Baby gut trinkt und Sie sich von der Geburt erholen. Auch danach sind bei Bedarf weitere Hebammenbesuche möglich.

F Verlieben sich alle Menschen sofort in ihr Baby?

Manche werden gleich von Liebe übermannt – andere dagegen nicht. Machen Sie sich keine Sorgen, wenn dieses Gefühl bei Ihnen nicht sofort da ist. Bindung braucht oft Zeit, doch auch daraus entsteht eine starke und sichere Beziehung.

Früher meinte man, dass die Zeit kurz nach der Geburt entscheidend sei für die Bindung. Doch heute wissen wir, dass diese Bindung zwischen Eltern und Kind ein subtiler, komplexer und langfristiger Prozess ist. Er vollzieht sich in den Tagen, Wochen und Monaten nach der Geburt. Die tiefe Verbundenheit, die ein starkes, dauerhaftes Band zwischen Ihnen und Ihrem Kind knüpft, entsteht im Laufe der Zeit. Wenn Sie Ihr Baby Tag für Tag tragen und umsorgen, entwickeln sich eine sichere Beziehung zueinander, Vertrauen und eine tiefe gegenseitige Liebe. Vielleicht bemerken Sie zunächst gar nicht, wie diese Bindung wächst – bis Ihr Baby Ihnen einige Wochen nach der Geburt das erste Lächeln schenkt.

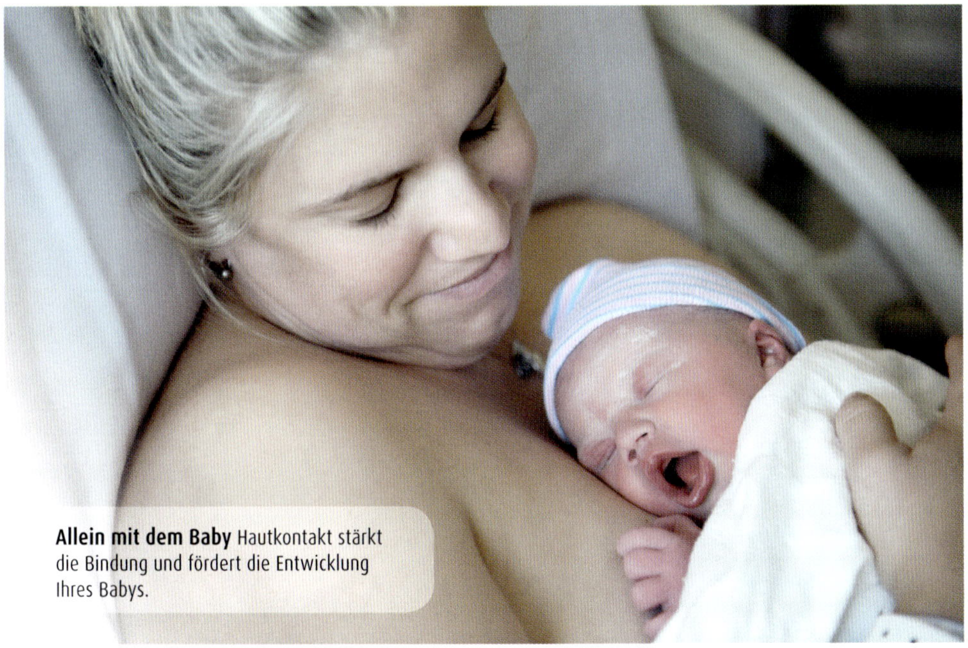

Allein mit dem Baby Hautkontakt stärkt die Bindung und fördert die Entwicklung Ihres Babys.

Bindungstipps

» **Tragen Sie Ihr Baby:** Später muss es zwar lernen, sich selbst zu beruhigen und allein einzuschlafen, doch in der ersten Zeit kuscheln Sie nach Herzenslust mit ihm.

» **Austausch:** Verbringen Sie möglichst viel Zeit mit Ihrem Baby, wenn es wach ist. Halten Sie Blickkontakt, singen Sie ihm etwas vor und sprechen Sie mit ihm. Diese Kommunikation fördert die Bindung zwischen Ihnen beiden.

» **Baby hat Vorrang:** Vergessen Sie Ihre übrigen Pflichten und nehmen Sie Hilfe von anderen an. Diese ersten Wochen sind kostbar: Widmen Sie die Zeit ganz Ihrem Baby.

» **Wenig Besuch:** Sicher wollen Verwandte und Freunde möglichst bald Ihren Neuankömmling kennenlernen. Vertrösten Sie sie in diesen ersten Wochen noch etwas. Wichtig ist nun vor allem, dass Sie Zeit für Ihre neue Familie haben.

» **Haben Sie Geduld:** Setzen Sie sich wegen Ihrer Gefühle nicht unter Druck. Lassen Sie die Beziehung zwischen sich und dem Baby langsam wachsen. Wenn Sie nach einigen Wochen noch keine Bindung verspüren, wenden Sie sich an Ihren Arzt.

F Es ist ein Junge! Ich war mir sicher, dass es ein Mädchen wird. Wie komme ich damit klar?

Ob Junge oder Mädchen – Sie erleben eine Zeit enormer Umbrüche. Jetzt müssen Sie sich erst einmal auf die Tatsache einstellen, dass Sie für dieses kleine, zerbrechliche Wesen zu sorgen haben. Vielleicht ist Ihr Baby ganz anders, als Sie erwartet haben – im Aussehen oder im Verhalten. Auch die Hormonumstellung, die Erschöpfung nach der Geburt und die Atmosphäre in der Klinik verursachen ein Wechselbad der Emotionen. Konzentrieren Sie sich zunächst darauf, eine Bindung aufzubauen, und lernen Sie Ihr Baby in Ruhe kennen. Das kann etwas dauern, aber im Laufe der Wochen entwickeln Sie Ihre einzigartige Beziehung zueinander, unabhängig vom Geschlecht.

F Ich finde das Stillen ziemlich schwierig. Ist das normal?

Ja, ganz sicher ist das normal. Neugeborene bringen eigene Reserven mit und brauchen anfangs nicht viel Nahrung. Wie Sie ist auch Ihr Baby von den Wehen und der Geburt erschöpft und wird viel schlafen. Daher ist es vielleicht schwierig, es zu stillen. Sie brauchen beide Zeit, um das Stillen zu lernen. Beginnen Sie am besten so bald wie möglich damit. Stellen Sie Hautkontakt her und legen Sie Ihr Baby alle paar Stunden an die Brust; das regt die Produktion der milchbildenden Hormone an. Falls Sie Probleme haben, wenden Sie sich an Ihre Hebamme oder eine Stillberaterin.

In den ersten Wochen nach der Geburt trinken Neugeborene etwa **acht- bis zwölfmal am Tag** – oder sogar öfter.

F Ich möchte bald nach der Geburt nach Hause gehen. Ist mein Baby dann schon gründlich untersucht worden?

Die erste Vorsorgeuntersuchung (U1) erfolgt unmittelbar nach der Geburt – bei einer Klinikgeburt noch im Geburtszimmer. Zwischen dem dritten und zehnten Tag findet in der Klinik oder beim Kinderarzt die U2 statt.

Ihr Baby wird direkt nach der Geburt eingehend untersucht (Seite 238–239). Die U2 als Basisuntersuchung zwischen dem dritten und zehnten Lebenstag ist dann die erste umfassende kinderärztliche Untersuchung. Sind Sie beide noch in der Klinik, findet die Untersuchung dort statt, ansonsten in der kinderärztlichen Praxis.

Diese frühen Untersuchungen sind sehr wichtig. Werden mögliche gesundheitliche Probleme frühzeitig erkannt, kann umgehend eine Behandlung eingeleitet werden. Auf diese Weise sind die Erfolgsaussichten für eine Therapie bedeutend besser.

Das **Herz** eines Neugeborenen schlägt etwa **110- bis 160-mal in der Minute.** Im Verhältnis zum Brustkorb ist sein Herz anfangs noch recht groß.

UNTERSUCHUNGEN DES NEUGEBORENEN

Die unten angeführten Untersuchungen sollen sicherstellen, dass das Baby bei guter Gesundheit ist. Der Kinderarzt prüft dabei auch nochmals die Reflexe Ihres Babys.

» **Haut:** Hautfarbe und Geburtsmale werden begutachtet.

» **Herz und Lunge:** Mit dem Stethoskop werden die Herztöne abgehört und die Atmung überprüft. Der Puls wird gemessen.

» **Kopf und Gesicht:** Die Fontanellen, die die Anpassung des Kopfes an den Geburtskanal ermöglicht haben, werden abgetastet. Die Symmetrie des Gesichts wird überprüft.

» **Augen:** Mit einer Speziallampe durchleuchtet der Arzt die Augenlinsen, um sicherzustellen, dass kein grauer Star besteht.

» **Mund:** Das Gaumensegel wird auf mögliche Spalten oder Scharten untersucht.

» **Mund:** Es wird überprüft, ob ein Zungenbändchen vorhanden ist, welches das Stillen behindern könnte.

» **Hüften:** Die Beine werden sanft gebeugt. Mit einer kreisenden Bewegung der Beine wird festgestellt, ob das Hüftgelenk richtig ausgebildet ist.

» **Genitalien:** Bei Jungen werden Hodenstand und Penis kontrolliert. Sie werden nach Stuhlgang und Wasserlassen gefragt.

» **Rücken:** Die Wirbelsäule wird genau angeschaut.

» **Hände und Füße:** Finger und Zehen sowie Falten der Handfläche werden begutachtet, ebenso die Füße und Knöchel.

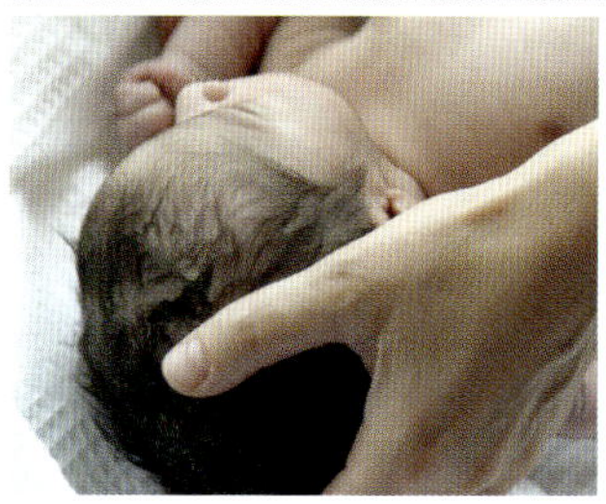

Kopf Die Fontanellen werden abgetastet. Mögliche Auswirkungen einer assistierten Geburt werden untersucht.

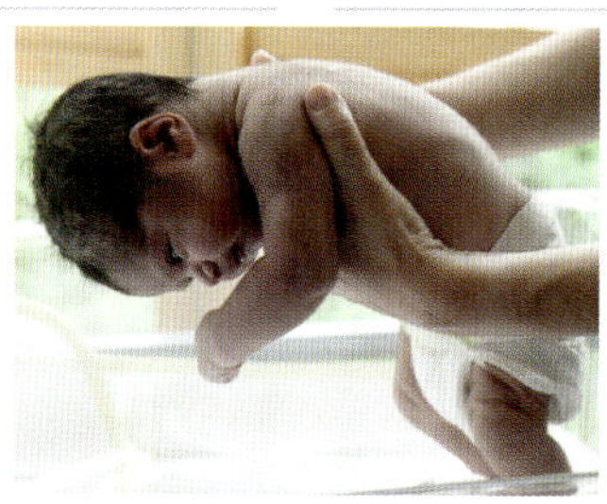

Wirbelsäule Es wird überprüft, ob Rücken und Wirbelsäule Anomalien aufweisen.

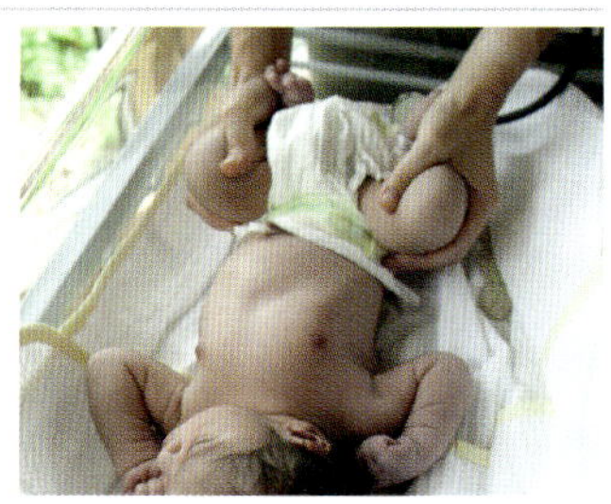

Hüften Bei der Hüftuntersuchung erkennt der Arzt eine eventuelle Luxation.

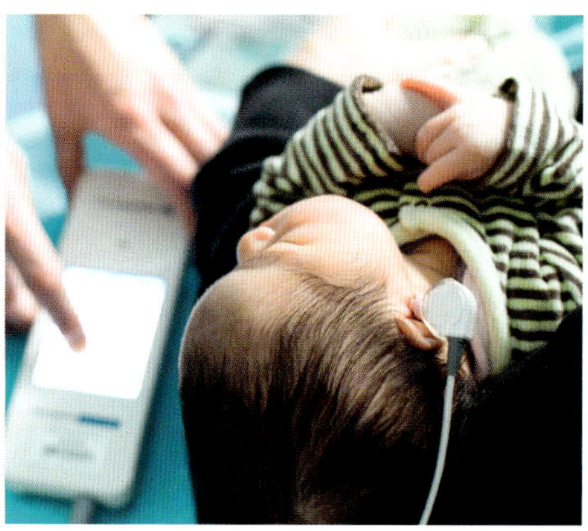

Hörscreening Seit 2009 hat jedes Neugeborene Anspruch auf diesen Test. Er sollte bis zum dritten Lebenstag stattfinden. Dabei wird das Hörvermögen des Babys mit einem speziellen Messgerät überprüft.

F Warum soll mein Baby in den ersten drei Tagen ein Hörscreening machen?

Von 1000 Kindern kommen in Deutschland ein bis zwei mit einer Hörbeeinträchtigung zur Welt. Eine frühzeitige Diagnose ermöglicht eine rasche Behandlung. Sie ist wichtig für die Entwicklung des Babys, insbesondere für seinen Spracherwerb. Über einen kleinen Ohrstöpsel erhält das Baby dabei einen akustischen Reiz. Das Gerät misst, ob vom Innenohr ein Echo zurückgeworfen wird. Diese Untersuchung ist schmerzlos, schnell und kann sogar während des Schlafens durchgeführt werden.

F Was ist Vitamin K? Warum braucht mein Neugeborenes es?

Vitamin K ist wichtig für die Blutgerinnung. Es gelangt nur in geringen Mengen über die Plazenta zum Baby, daher besitzen Neugeborene keinen Vorrat. Auch Muttermilch enthält nur wenig Vitamin K. So kann es in sehr seltenen Fällen zu einer Vitamin-K-Mangelblutung kommen – einer starken Blutungsneigung in Nase, Mund und manchmal im Gehirn. Reife Babys erhalten bei den ersten drei Vorsorgeuntersuchungen Vitamin-K-Tropfen. Frühgeborene bekommen meist eine Vitamin-K-Injektion.

F Mein Baby schläft ständig. Soll ich es alle zwei bis drei Stunden zum Stillen wecken?

Keine Angst, Ihr Baby wird nicht verhungern. Es überrascht Sie sicher, dass Ihr Neugeborenes, das nach der Geburt so munter war, jetzt so viel schläft. Sie brauchen jedoch keine Befürchtungen zu haben, dass es nicht genügend trinkt. In den ersten Tagen benötigt Ihr Baby nur kleine Mengen Kolostrum. Ein Teelöffel voll von dieser sämigen, an Antikörpern reichen Vormilch ist genau richtig für seinen winzigen Magen. Dennoch ist es gut, das Baby anfangs alle zwei bis drei Stunden an die Brust zu legen. Nicht, um es an einen Mahlzeitenrhythmus zu gewöhnen – dafür ist es viel zu früh –, sondern damit Sie beide die richtige Stilltechnik finden und die Milchbildung anregen. Die Milch schießt etwa drei bis fünf Tage nach der Geburt ein. Je mehr Ihr Baby an Ihrer Brust nuckelt, umso schneller wird die Milchbildung aktiviert.

F Warum atmet mein Baby beim Schlafen so laut?

Ihr Baby atmet durch die Nase ein und aus und bekommt dadurch auch beim Stillen genügend Luft. Wenn jedoch Schleim die Nasengänge verengt, schnieft und schnaubt es, um sie freizubekommen, oder das Atmen verursacht keuchende, pfeifende Geräusche. Vielleicht würgt es, wenn etwas Schleim in den Rachen gerät. Die sehr engen Atemwege können leicht blockiert werden.

Zudem besteht der Schlaf Ihres Babys zur Hälfte aus »aktiven« Schlafphasen mit Träumen: Dabei ist es unruhiger und gibt Geräusche von sich. Bei kleinen Babys, vor allem bei Frühgeborenen, kann sogar für kurze Zeit (bis zu zehn Sekunden) die Atmung aussetzen. Anschließend atmen sie eine Zeit lang sehr flach und schnell, bevor sie wieder zum normalen Atemrhythmus übergehen. Diese Phase geht vorüber. Gelegentliches geräuschvolles Atmen ist nicht besorgniserregend. Doch wenn das Baby immer laut schnaubt oder seine Atmung angestrengt und zu schnell wirkt, wenn die Nasenlöcher flattern, bellende oder kratzende Geräusche auftreten, die Atempausen länger als zehn Sekunden andauern oder die Haut bläulich schimmert, wenden Sie sich an den Arzt und lassen Sie Ihr Kleines eingehender untersuchen.

F Der erste Stuhlgang meines Babys war schwarz! Ist das normal?

Der schwarzgrüne Inhalt in der ersten vollen Windel Ihres Neugeborenen wirkt erschreckend. Doch keine Sorge – es ist alles in Ordnung.

Diese schwarzgrüne, teerähnliche Substanz ist das Mekonium. Dieses besteht aus abgestorbenen Hautzellen, Lanugohaaren, Bilirubin, Schleim und Galle, die sich während der Zeit im Mutterleib im Darm Ihres Babys angesammelt haben und die Ihr Baby in den ersten 24 Stunden ausscheidet.

Der Anblick ist zwar ungewohnt und das Mekonium ist schwierig abzuwischen, doch dieser erste klebrige Stuhlgang ist ganz normal. Er ist ein Zeichen, dass der Darm Ihres Babys gut funktioniert. Im Laufe der ersten Woche verändert sich der Stuhlgang Ihres Babys mit seiner Ernährung. Falls Sie sich Sorgen machen, sprechen Sie mit dem Arzt.

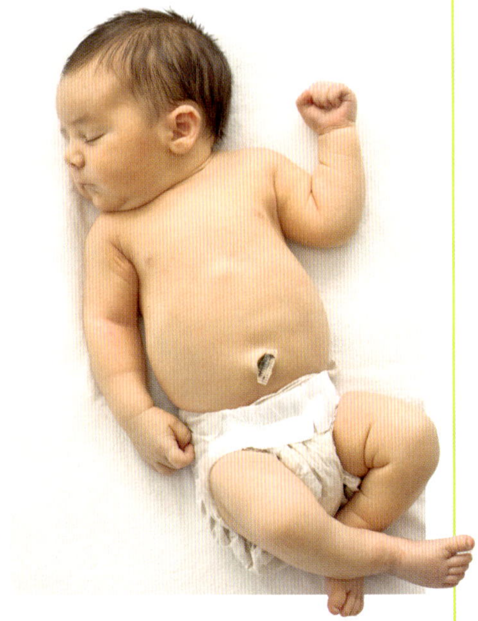

Stuhlgang Beim Wickeln werden Sie feststellen, dass der Stuhlgang immer wieder eine andere Farbe hat.

WIE SIEHT DER NORMALE WINDELINHALT AUS?

Oft wissen Eltern zunächst nicht, dass der Stuhlgang des Babys von ganz unterschiedlicher Farbe und Beschaffenheit sein kann. Es erspart Ihnen manche Sorge, wenn Sie wissen, was (meistens) normal und was auffällig ist. So kann Babys Stuhlgang aussehen:

» **In den ersten beiden Tagen** scheidet Ihr Baby Mekonium aus, die schwarzgrüne, teerartige Substanz, die sich vor der Geburt im Darm angesammelt hat.

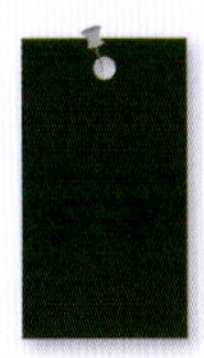

» **Vom dritten bis fünften Tag** verändert sich der Stuhl allmählich von dunkelgrün zu gelblich und hellbraun.

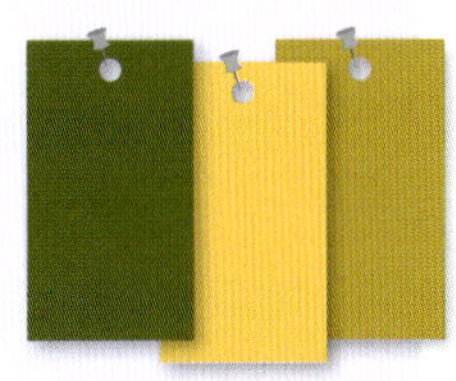

» **Bei Stillbabys** hat der Stuhl eine senfartige Farbe. Er kann mit Körnchen durchsetzt und wässrig sein und riecht süßlich.

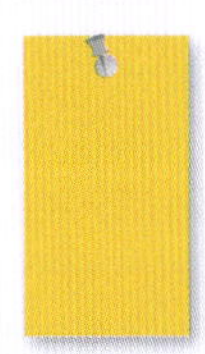

» **Bei Flaschenbabys** ist der Stuhl fester und eher dunkelgelb. Manche Milchpulversorten können den Stuhl grünlich verfärben.

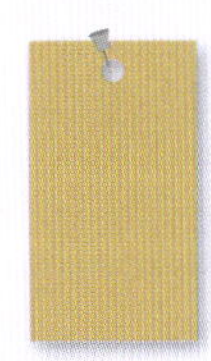

» **In den ersten Tagen** kann Ihr Baby häufig Stuhlgang haben, manchmal nach jeder Mahlzeit. Etwa ab dem vierten Tag hat es meist zweimal am Tag Stuhlgang – Stillbabys teilweise seltener, gelegentlich sogar mehrere Tage nicht. Das ist unbedenklich, solange der Windelinhalt weich ist und das Baby keine Beschwerden hat.

F Mein Baby sieht gar nicht aus wie die Babys in Zeitschriften. Warum ist das so?

Wenn Sie zum ersten Mal Eltern werden, sind Sie vielleicht erstaunt beim Anblick Ihres Neugeborenen. Dieses kleine Wesen, das man Ihnen nach der Geburt in den Arm legt, entspricht nicht unbedingt Ihrer Vorstellung vom perfekten Baby. Sie sollten wissen, warum das so ist, und daran denken, dass Neugeborene naturgemäß einige Auffälligkeiten im Aussehen aufweisen.

Die Geburt ist eine enorme Belastung für das Baby, egal ob es bei einer natürlichen Geburt durch den Geburtskanal geschoben oder per Kaiserschnitt entbunden wurde. Auch die neun Monate, die es gekrümmt und schwimmend im Fruchtwasser im Uterus verbracht hat, haben Spuren hinterlassen. So ist es nicht verwunderlich, dass es mit Schwellungen, Quetschungen und Blutspuren zur Welt kommt. Doch schon am nächsten Tag, wenn es sich von der Geburt erholt hat, sind viele dieser Auffälligkeiten – der allzu groß wirkende Kopf, die Schwellung im Gesicht, die Käseschmiere auf der Haut und die Vergrößerung der Genitalien – nicht mehr erkennbar. Sehen Sie diesen besonderen Neugeborenen-Anblick also positiv: Bald ist es damit vorbei!

KOPF

Der Kopf des Babys macht ein Viertel seiner Körperlänge aus. Die Schädelknochen sind weich und biegsam, dazwischen liegen die Fontanellen – hautüberzogene Lücken. Berühren Sie Ihr Baby hier sehr vorsichtig. Erst mit 18 Monaten sind die Schädelknochen vollständig verbunden. Während der Geburt gleiten die Knochen enger zusammen, damit das Baby durch den Geburtskanal passt. Daher kann der Kopf länglich verformt sein. Nach einer assistierten Geburt können noch Spuren von der Zange oder Saugglocke zu sehen sein – diese bilden sich in ein bis zwei Tagen zurück, mögliche Geburtsverletzungen verschwinden.

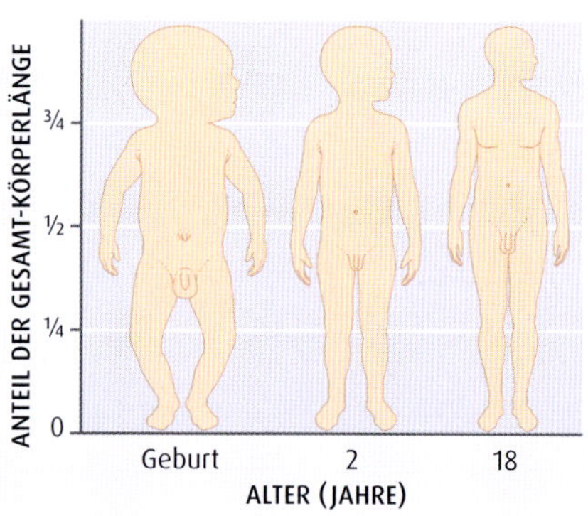

Kopfgröße Während des Wachstums verlängert sich der Körper im Verhältnis zum Kopf.

HAARE

Manche Babys sind ganz kahl, andere haben schon eine beeindruckende Mähne. Oft fallen die Haare in den ersten Monaten aus und das nachwachsende Haar ist von völlig anderer Struktur und Farbe, so wie Sie es bei Ihrem Baby auch erwarten würden.

HAUT

Die Haut ist bei der Geburt von Blut, Fruchtwasser und einer cremigen, wachsartigen Substanz, der Käseschmiere (Vernix caseosa), überzogen. Sie schützt die Haut im Uterus vor dem Fruchtwasser. Bei einer Geburt nach der 41. Woche hat sich meist schon ein Teil abgelöst und die Haut wirkt leicht ausgetrocknet. Vielleicht finden sich auch noch einzelne Stellen mit Flaum (Lanugo) auf der Haut. Diese feinen Härchen fixieren die Käseschmiere.

Anfangs schimmert die Haut oft lila, doch sobald Ihr Baby selbst atmet, normalisiert sich die Farbe. Die Haut wirkt sehr dünn, an manchen Stellen sieht man die winzigen Blutgefäße durchschimmern. Hände und Füße können wegen der noch schwachen Durchblutung bläulich wirken.

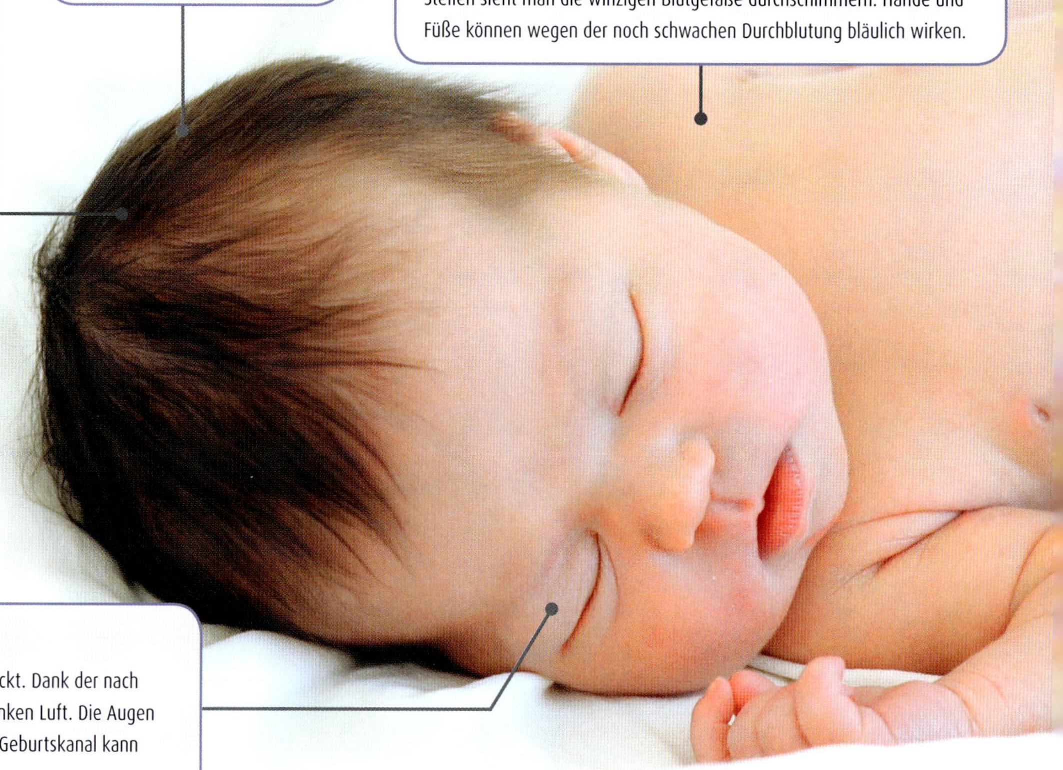

AUGEN UND NASE

Die Nase ist nach einer natürlichen Geburt oft flachgedrückt. Dank der nach oben gewölbten Stupsnase bekommt das Kleine beim Trinken Luft. Die Augen wirken geschwollen und verquollen, durch den Druck im Geburtskanal kann das Augenweiß blutunterlaufen sein.

WENN IHR BABY GELBSUCHT HAT

Gelbsucht ist bei Neugeborenen so häufig, dass es eher ungewöhnlich ist, wenn ein Baby davon verschont bleibt.

Ursache ist eine Ansammlung von Bilirubin, einem gelblichen Abbauprodukt roter Blutkörperchen. Dies führt dazu, dass sich Haut und Augenweiß gelblich verfärben. Eine leichte Gelbsucht ist nicht bedenklich und heilt innerhalb von ungefähr zwei Wochen aus. Nur etwa jedes 20. Baby muss behandelt werden (Seite 315).

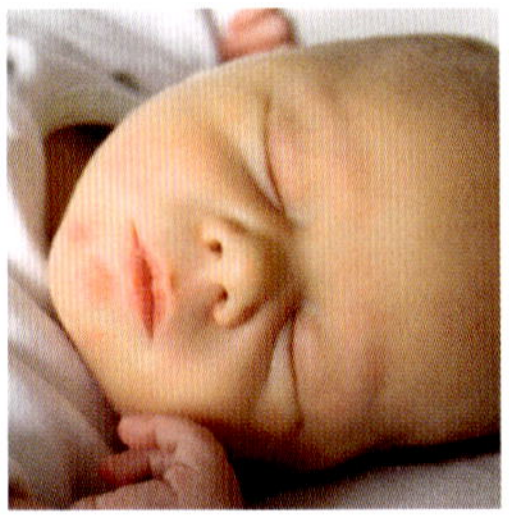

Gelbsucht Sie klingt in der Regel auch ohne Behandlung schnell ab.

GEBURTSMALE

Geburtsmale kommen häufig vor und sind meist völlig harmlos. Dabei sind zwei Kategorien zu unterscheiden: Gefäßveränderungen und Pigmentflecken.

GEBURTSMAL	AUSSEHEN	BESCHREIBUNG
Storchenbiss	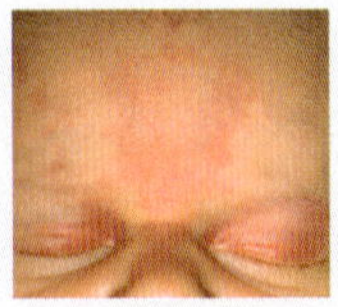	In der Fachsprache Naevus flammeus simplex genannt, tritt der hellrote Storchenbiss auf der Stirn, der Nase, am Mund, den Lidern oder im Nacken auf. Er verblasst gewöhnlich in den ersten Lebensjahren.
Blutschwämmchen (Hämangiom)	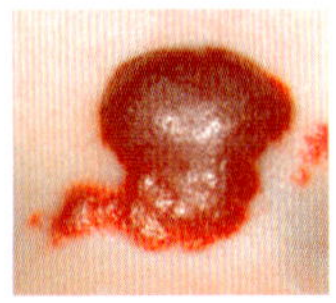	Das Mal entsteht, wenn unausgereifte Blutgefäße wuchern und sich neu bilden. Meistens entwickelt es sich in den ersten vier Lebenswochen und bildet sich noch im Kleinkindalter zurück. Je nach Größe und Position kann eine Behandlung erforderlich sein.
Feuermale (Naevus flammeus)	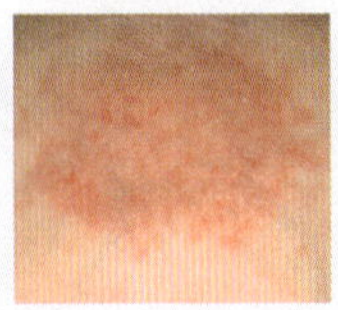	Sie erscheinen meist als hell- bis dunkelroter Fleck. Ursache ist eine Konzentration vergrößerter Blutgefäße. Ein Feuermal bleibt lebenslang bestehen und kann überall am Körper auftreten. Meist kommt es im Gesicht, Nacken oder an den Gliedmaßen vor.

PIGMENTFLECKEN

Café-au-Lait-Flecken	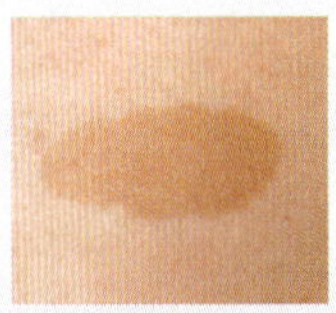	Diese milchkaffeefarbenen Flecken können überall am Körper auftreten. Sie sind von Geburt an vorhanden, weitere können in den ersten Lebensjahren auftreten. Sie sind harmlos, eine Häufung sollte jedoch ärztlich kontrolliert werden.
Mongolenfleck	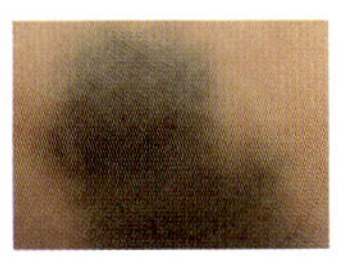	Mongolenflecken kommen bei Babys mit dunklerer Hautfarbe häufiger vor. Diese blaugrauen Flecken treten typischerweise am Rücken oder dem Po auf und verblassen gewöhnlich in den ersten Lebensjahren.
Muttermal/ Leberfleck	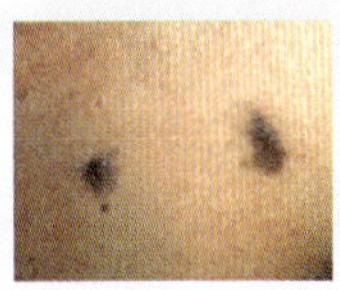	Muttermale sind dunkelbraun oder schwarz, können flach oder erhaben sein. Sie sind meist gutartig, sollten aber regelmäßig ärztlich kontrolliert werden, da sie in späteren Jahren bösartig werden können.

PICKEL UND AUSSCHLAG

Manche Babys haben bei der Geburt bzw. in den Wochen danach winzige weiße Pickelchen auf Nase, Wangen, Augen und Stirn. Diese Milien (Hautgrieß) sind eine Folge der noch unreifen Hautdrüsen. Sie verschwinden innerhalb weniger Wochen.

GENITALIEN

Der Anstieg des mütterlichen Hormonspiegels kurz vor der Geburt führt dazu, dass bei Jungen wie bei Mädchen Brüste und Genitalien vergrößert sein können. Bei Mädchen kann ein leicht blutiger Vaginalausfluss auftreten, möglicherweise auch ein weißer Ausfluss aus den Brustwarzen. Das ist normal, die Schwellungen bilden sich in den ersten Tagen zurück.

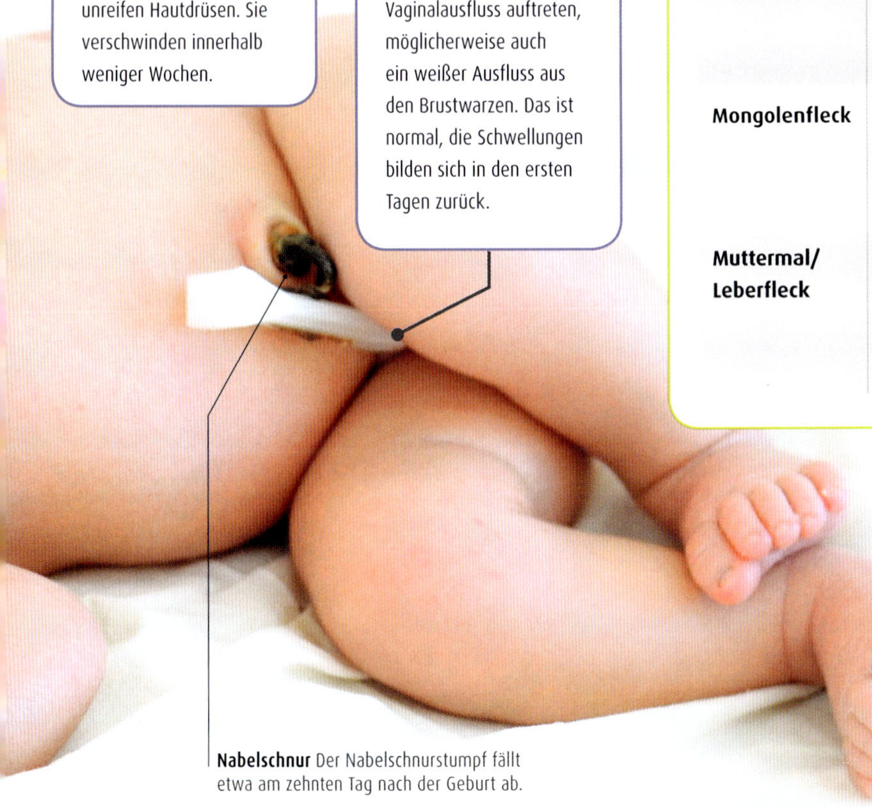

Nabelschnur Der Nabelschnurstumpf fällt etwa am zehnten Tag nach der Geburt ab.

HÄNDE UND FÜSSE

Die Beine Ihres Babys sind anfangs noch gebeugt und die Füße nach innen gedreht entsprechend seiner Lage im Uterus. Die Gliedmaßen und Füße strecken sich mit der Zeit. Bei reif geborenen Babys sind Zehen- und Fingernägel ziemlich lang, vielleicht hat sich Ihr Baby auch schon gekratzt. Die Nägel sind weich, Sie können sie vorsichtig mit einer abgerundeten Babynagelschere kürzen.

F Wie werden mein Baby und ich in den ersten Wochen medizinisch betreut?

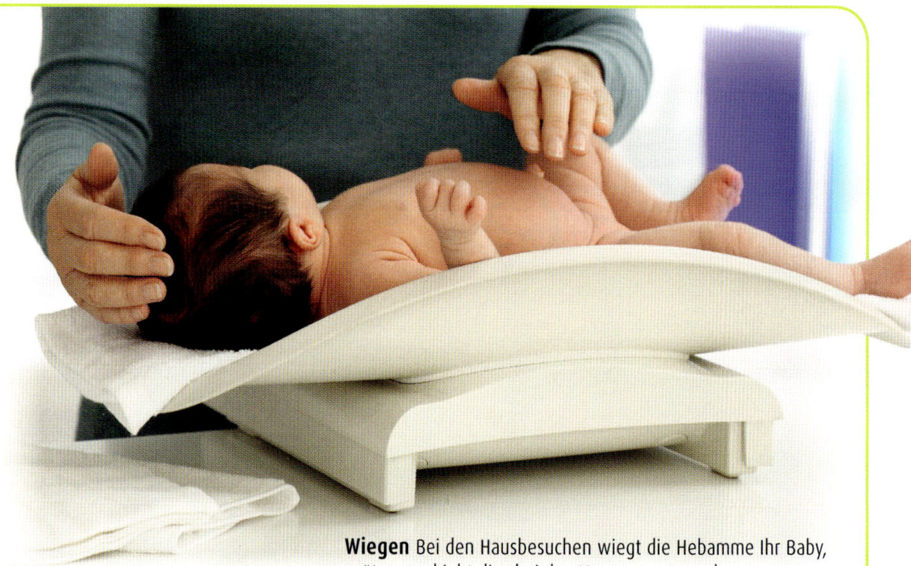

Wiegen Bei den Hausbesuchen wiegt die Hebamme Ihr Baby, später geschieht dies bei den Vorsorgeuntersuchungen.

In den ersten zehn Tagen nach der Geburt besucht Sie regelmäßig eine niedergelassene Hebamme. Wenn nötig, kommt sie auch noch länger.

Bei ihren Besuchen vergewissert sich die Hebamme, ob Sie sich gut von der Geburt erholen und im Alltag zurechtkommen. Sie fragt nach, wie das Füttern klappt, und wiegt das Baby. So erhalten Sie wertvolle Unterstützung. Besprechen Sie eventuelle Sorgen und Ängste mit der Hebamme und wenden Sie sich mit jeglichem Gesundheitsproblem an sie. Auch nach Ablauf der zehn Tage sind in einem Zeitraum von acht Wochen nach der Entbindung weitere 16 Beratungen zu Hause oder telefonisch möglich. Sollten Sie Probleme beim Stillen haben, steht Ihnen die Hebamme noch bis zum Ende der Stillzeit als Ansprechpartnerin zur Verfügung.

Bei Ihrem Baby finden in den ersten sechs Wochen die U1 (direkt nach der Geburt), die U2 (3.–10. Lebenstag) und die U3 in der vierten bis sechsten Woche statt. Spätestens für die U3 gehen Sie dabei zu einem niedergelassenen Kinderarzt.

Neugeborene **Mädchen** wiegen im Durchschnitt **3,4 kg, Jungen 3,5 kg.** In der ersten Lebenswoche verliert das Baby ein wenig an Gewicht, holt dies aber schnell wieder auf.

F Was gehört alles zum Neugeborenenscreening, für das dem Baby in den ersten Tagen Fersenblut abgenommen wird?

Das Neugeborenenscreening, früher Guthrie-Test genannt, dient dazu, angeborene Stoffwechselerkrankungen und Hormonstörungen frühzeitig zu erkennen. Es ist eine freiwillige medizinische Maßnahme, die jedoch sehr empfohlen wird. Dabei können Erkrankungen, die noch nicht klinisch sichtbar sind, frühzeitig diagnostiziert und effektiv behandelt werden. Für den Test wird dem Neugeborenen am dritten Lebenstag Blut abgenommen (meist aus der Ferse). Das Blut wird auf bestimmte Felder in vorgefertigten Filterpapierkarten aufgetropft, eine Stunde lang getrocknet und dann an ein Screeninglabor verschickt. Getestet wird unter anderem auf folgende Erkrankungen: adrenogenitales Syndrom, Ahornsirupkrankheit, Biotinidasemangel, Carnitinstoffwechseldefekte, Galaktosämie, Hypothyreose sowie Phenylketonurie. Ein möglicher Befund liegt nach wenigen Tagen vor. Die Eltern werden in diesem Fall von der Klinik beziehungsweise dem Kinderarzt darüber informiert. Bei Bedarf werden anschließend weitere Untersuchungen vorgenommen.

F Mein Baby nimmt kaum zu. Muss ich mir Sorgen machen?

Wenn das Baby nicht zunimmt, ist man schnell beunruhigt. Eine stetige Gewichtszunahme gibt den Eltern die Sicherheit, dass alles in Ordnung ist. Manche Kinder nehmen jedoch nur langsam zu. Solange Ihr Baby zufrieden und munter ist und alle Meilensteine erreicht, geht es ihm gut. Im Zweifelsfall fragen Sie den Kinderarzt, der das Wachstum anhand einer Tabelle kontrolliert. Weicht Ihr Baby stark von den Wachstumsperzentilen im gelben Vorsorgeheft ab, sind weiterführende Untersuchungen angeraten.

Eine zu geringe Gewichtszunahme ist normalerweise eine Folge unzureichender Kalorienzufuhr. Es kann auch sein, dass der Körper des Babys die Nährstoffe nicht richtig verwertet. Wenn Babys krank sind, nehmen sie oft etwas ab und es dauert bis zu zwei Wochen, bis sie wieder normal trinken. Vielleicht ist Ihr Kleines auch nicht richtig an der Brust angelegt (Seite 268–269) und bekommt daher zu wenig Milch. Hier hilft die Hebamme oder eine Stillberaterin.

Bekommt Ihr Baby die Flasche, überprüfen Sie, ob Sie die angegebene Menge Milchpulver verwenden, damit es die notwendigen erforderlichen Nährstoffe erhält. Gelegentlich beruht eine unzureichende Gewichtszunahme auf einer Milchunverträglichkeit oder Allergie, einem gastroösphagealen Reflux oder einer anderen Erkrankung.

Grundsätzlich spielen bei der Gewichtsentwicklung auch genetische Faktoren, die Körperbau und Größe wesentlich mitbestimmen, eine Rolle. Gewicht und Größe müssen daher immer gemeinsam betrachtet werden. Solange das Gewicht Ihres Babys in einem gesunden Verhältnis zu seiner Größe steht, ist seine Gewichtszunahme in Ordnung.

F Wann sollte ich einen festen Tagesrhythmus einführen?

Gewöhnen Sie das Baby bereits in den ersten Wochen an den Unterschied zwischen Tag und Nacht. Für einen festen Tagesablauf ist es aber noch zu früh.

Diese erste Zeit ist anstrengend: Am besten passen Sie sich Ihrem Baby an und schlafen möglichst dann, wenn es auch schläft. Es hat seinen eigenen Rhythmus mit in Ihre Welt gebracht.

Neugeborene schlafen sehr viel, etwa 14–18 Stunden innerhalb von 24 Stunden – allerdings in mehreren Phasen. Der winzige Magen Ihres Babys kann nur sehr wenig Nahrung aufnehmen, daher wacht es alle zwei bis drei Stunden zum Trinken auf. Doch bald wird der Abstand zwischen den Mahlzeiten länger und es bildet sich ein Rhythmus heraus. Entscheidend bleibt jedoch Flexibilität – akzeptieren Sie, dass sich die Bedürfnisse Ihres Babys immer wieder einmal verändern.

In den ersten Wochen machen Sie es allmählich mit dem Unterschied zwischen Tag und Nacht vertraut. Abends ist es dunkel, es gibt weniger Aktivitäten. Nach und nach entsteht ein Abendritual. Einige Zeit muss Ihr Baby nachts noch gefüttert werden – am besten in einer ruhigen Umgebung. Ihre große Müdigkeit wird bald ein Ende haben – versuchen Sie diese besonderen ersten Wochen mit Ihrem Baby auszukosten. Dieses Eingesponnen-Sein ist bald vorüber. Bestimmt denken Sie später auch wehmütig zurück.

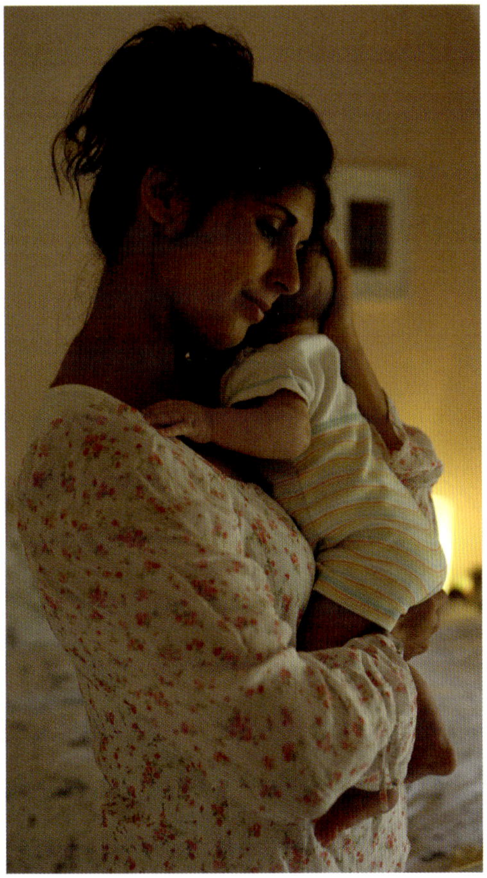

Nachtschicht Machen Sie Ihr Baby mit dem Unterschied zwischen Tag und Nacht vertraut, etwa durch gedämpftes Licht.

Nach **sechs Wochen** schläft Ihr Baby nachts schon längere Zeit durch und ist tagsüber öfter wach.

F Warum quengelt mein Baby oft, wenn ich es zum Mittagsschlaf hinlege?

Dies geschieht, wenn Sie den richtigen Zeitpunkt verpasst haben. Dann ist das Baby überreizt und übermüdet und findet nicht mehr zur Ruhe. In den ersten drei Monaten ist Ihr Baby zwischen den Schlafphasen manchmal längere Zeit wach, muss aber weiterhin auch tagsüber sehr viel schlafen. Hierbei ist es wichtig, dass Sie den richtigen Zeitpunkt zum Hinlegen erkennen. Babys werden oft sehr rasch schläfrig und müde. Der richtige Moment zum Hinlegen ist dann, wenn die Müdigkeit aufkommt, denn dann findet Ihr Kleines am leichtesten in den Schlaf. Anzeichen dafür sind ein gläserner Blick oder ein Abdriften der Aufmerksamkeit. Das Baby wird unruhig, macht ruckartige Bewegungen, ballt seine Fäuste, reibt an den Ohren und seine Augenlider beginnen zu flattern.

F Mein Baby weint oft, wenn wir zu Hause sind. Ist ihm langweilig?

Wenn Sie beide alleine zu Hause sind, sind Sie selbst für die »Unterhaltung« und das Wohlbefinden Ihres Babys verantwortlich. Das ist anstrengend. Doch Sie müssen Ihr Baby nicht ständig beschäftigen. Es tut ihm gut, wenn es etwa zehn Minuten lang Ihre volle Aufmerksamkeit bekommt. Anschließend liegt es bestimmt 20 Minuten zufrieden auf seiner Spieldecke oder beobachtet Sie bei Ihrem Tun.

Wenn Sie Ihr Baby zu Hause bei sich tragen (etwa im Tragetuch), fühlt es sich geborgen und ist zufrieden. Neugeborene lieben es auch, ihre Umgebung zu betrachten: Legen Sie es neben eine interessante Zimmerpflanze, an ein Fenster oder neben eine gemusterte Tapete. Wechseln Sie immer wieder seine Perspektive. Ihr Baby weiß, dass Sie es sind, die seine Bedürfnisse erfüllt: Sein Weinen ist seine Form der Kommunikation mit Ihnen – so teilt es Ihnen seine Bedürfnisse mit. Wenn Sie beide miteinander alleine sind, nehmen Sie auch selbst stärker Ihr Baby wahr und Ihr Baby konzentriert sich besonders auf Sie und seine Bedürfnisse.

F Alle wollen das Baby besuchen. Was kann ich tun, damit es mir nicht zu viel wird?

Nach der Rückkehr aus der Klinik brauchen Sie beide viel Zeit für die Umstellung. Besucher werden dies sicher verstehen und ihre Erwartungen herunterschrauben. Laden Sie sie zu einem kurzen Treffen ein, jedoch immer nur ein oder zwei Besuche am Tag mit genügend Abstand. Sagen Sie es den Besuchern, wenn Sie müde sind und sich ausruhen wollen. Und nehmen Sie angebotene Hilfen – im Haushalt, beim Einkaufen – gerne an.

Schon gewusst?

Bereits fünf bis zehn Minuten Tiefenentspannung bringen Ihnen Erholung. Legen Sie sich ebenfalls kurz hin, während das Baby schläft, statt Hausarbeit zu erledigen. Es lohnt sich, verschiedene Entspannungstechniken zu erlernen – online oder aus Büchern.

F Welche Hilfen gibt es, wenn mir in den ersten Wochen alles zu viel wird?

Die Versorgung eines Neugeborenen lässt sich kaum planen und ist anstrengend. Manchmal fühlt man sich auch überfordert. Vielleicht können Sie sich als Unterstützung eine Fachkraft leisten.

Es gibt verschiedene Hilfsmöglichkeiten, allerdings muss man wissen, dass professionelle Kinderbetreuung recht kostspielig ist. Wenn Sie diese Hilfe nutzen möchten, lassen Sie sich von anderen Müttern eine gute Agentur für Kinderbetreuerinnen empfehlen. Auch im Internet werden Sie fündig. In jedem Fall sollten Sie auf Referenzen achten.

Kinderkrankenschwester Sie unterstützt Sie bei der Pflege Ihres Babys. Je nach Arbeitsvertrag kann sie stundenweise für Sie arbeiten, Sie eventuell nachts unterstützen oder auch bei Ihnen wohnen und damit rund um die Uhr für das Baby da sein – das ist natürlich recht kostspielig.

Nachbarschaftshilfe Viele junge Eltern werden von ihrer Familie unterstützt. Wer keine Angehörigen vor Ort hat, kann – meist gegen geringe Beträge – Unterstützung durch die Nachbarschaftshilfe erhalten. Sie hilft an vielen Orten Familien im ersten Jahr nach der Geburt eines Kindes.

Doula Die Doula ist eine moderne Geburtsbegleiterin, die die Mutter auch in der ersten Zeit nach der Geburt unterstützen kann. Sie bietet praktischen und emotionalen Beistand, jedoch keine medizinische Betreuung. Zeiten und Dauer der Besuche werden individuell vereinbart. Die Doula hilft Ihnen beim Stillen sowie bei der Hausarbeit und kümmert sich um das Baby, sodass Sie auch einmal schlafen können.

F Wie plane ich den ersten Ausflug mit dem Baby?

Mit dem Baby unterwegs zu sein ist anfangs eine echte Herausforderung. Doch mit ein bisschen Vorbereitung und Planung klappt Ihr erster Trip bestimmt. Stellen Sie als Erstes sicher, dass Sie Ihr Baby überall sicher transportieren können. Bei Autofahrten wird es in einem altersgemäßen Autositz angeschnallt. Überlegen Sie zudem, ob Sie Ihr Baby besser in einem Tragesitz oder Tragetuch oder im Kinderwagen mitnehmen wollen. Wenn Sie öffentliche Verkehrsmittel benutzen, klären Sie vorab, ob Sie Treppen überwinden müssen. Bei Autofahrten planen Sie mehr Pausen zum Stillen oder Füttern und zum Wickeln ein. Nehmen Sie sich für den ersten Ausflug nicht zu viel vor: Sie müssen sich noch immer schonen. Für Kurztrips wie für längere Fahrten ist in jedem Fall eine gute Planung entscheidend.

Unverzichtbar bei jedem Ausflug ist eine Wickeltasche, die Folgendes enthält:

- Windeln
- Feuchttücher
- Spucktuch
- Kleidung zum Wechseln für das Baby
- Sonnenschutz (im Sommer)
- Ersatzkleidung für Sie selbst, falls Ihr Baby spuckt
- Für Flaschenbabys: eine sterilisierte Flasche und Milchpulver (siehe auch Seite 281)

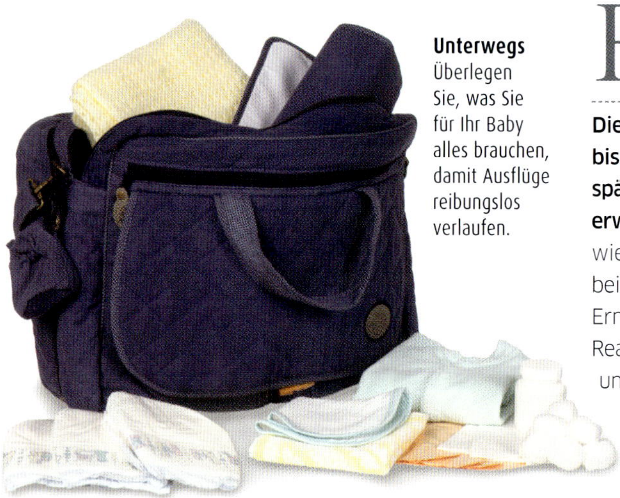

Unterwegs Überlegen Sie, was Sie für Ihr Baby alles brauchen, damit Ausflüge reibungslos verlaufen.

F Was genau wird bei der U3 untersucht?

Die U3 findet üblicherweise in der vierten bis fünften Lebenswoche statt, keinesfalls später als in der achten Woche. Sie ist eine erweiterte Basisuntersuchung. Der Arzt wiederholt alle Messungen aus den ersten beiden Untersuchungen U1 und U2: Größe, Ernährungszustand und Gewicht, Kopfumfang, Reaktionen auf bestimmte Reize, Bewegungen und Kopfhaltung. Er prüft, ob sich Ihr Baby altersgerecht bewegt. Daneben testet der Arzt Augenreaktionen, Hörvermögen und Sprachentwicklung.

Bei der neurologischen Untersuchung werden die Reflexmuster überprüft, ebenso der beginnende Blickkontakt, die Reaktion auf Worte der Mutter, wie lange der Kopf in Bauchlage angehoben werden kann und vieles mehr.

Erfragt wird außerdem die Neigung zu Allergien. Falls noch nicht geschehen, wird jetzt mittels einer Blutprobe nach Stoffwechselstörungen gefahndet. Eine mögliche Hüftfehlbildung kann mit Hilfe einer Ultraschalluntersuchung diagnostiziert werden.

Der Arzt stellt bei diesen Untersuchungen fest, ob sich das Baby in den ersten Lebenswochen altersgemäß entwickelt hat. In der Regel erkundigt er sich auch über das allgemeine Verhalten des Babys wie Trinkverhalten, Verdauung oder Schlaf.

Die grundlegenden Schutzimpfungen (Seite 254–255) stehen nun ebenfalls bald an. Daher nutzen viele Kinderärzte die U3 bereits für eine erste Impfberatung.

Schon gewusst?

Die Geburt eines Kindes muss innerhalb einer Woche beim Standesamt des Geburtsortes angezeigt werden. Bei einer Klinikentbindung wird dies von der Klinik automatisch erledigt.

F Mein Kleines ist pummeliger als gleichaltrige Babys. Bekommt es zu viel zu trinken?

Wahrscheinlich haben Sie einfach einen kleinen Wonneproppen. In den ersten drei Monaten verdoppelt Ihr Baby sein Geburtsgewicht. Da es noch überwiegend liegt und sich seine Muskeln erst richtig entwickeln müssen, setzt es ein wenig Fett an, bis es mobil wird.

Manche Babys sind von Natur aus kräftiger. Die Unterschiede gleichen sich meist im Kleinkindalter aus. Da jedoch immer mehr Kinder übergewichtig sind, ist es gut, sich über dieses Thema zu informieren.

Flaschenbabys

Viele Studien zeigen, dass Stillbabys tendenziell schlanker sind, vor allem deswegen, weil sie aufhören zu trinken, sobald sie satt sind. Achten Sie deshalb besonders genau auf die Anzeichen der Sättigung, wenn Sie Ihr Baby mit der Flasche füttern. Es muss sein Fläschchen nicht unbedingt leertrinken. Wenn es beim Saugen unruhig wird, den Kopf abwendet und kein Interesse am Trinken mehr hat, ist sein Bäuchlein voll. Werden diese natürlichen Signale missachtet – auch in bester Absicht –, dann gewöhnt sich das Kind daran, zu viel zu trinken, und behält diese Gewohnheit später bei.

TIPPS FÜR EIN GESUNDES BABYGEWICHT

Konzentrieren Sie sich nicht zu sehr auf das Gewicht Ihres Babys, doch beachten Sie folgende Richtlinien:

» **Regelmäßige Kontrollen:** Der Kinderarzt überprüft das Gewicht Ihres Babys bei den Vorsorgeuntersuchungen. Er berät Sie, wenn Anlass zur Sorge besteht, beispielsweise wenn es deutlich über den üblichen Werten liegt.

» **Schlaf:** Guter Schlaf fördert einen gesunden Stoffwechsel und eine gemäßigte Gewichtszunahme. Mit drei Monaten benötigt Ihr Baby rund 15 Stunden Schlaf täglich. Regelmäßige Schlafphasen sind daher wichtig.

» **Richtig abstillen:** Das Abstillen vor dem vierten bis sechsten Monat gilt als nachteilig für das Gewicht. Es besteht also keine Eile mit der Einführung der Beikost. Geben Sie als erste Beikost Gemüsebrei und Obstmus, Getreideprodukte kommen erst später dazu.

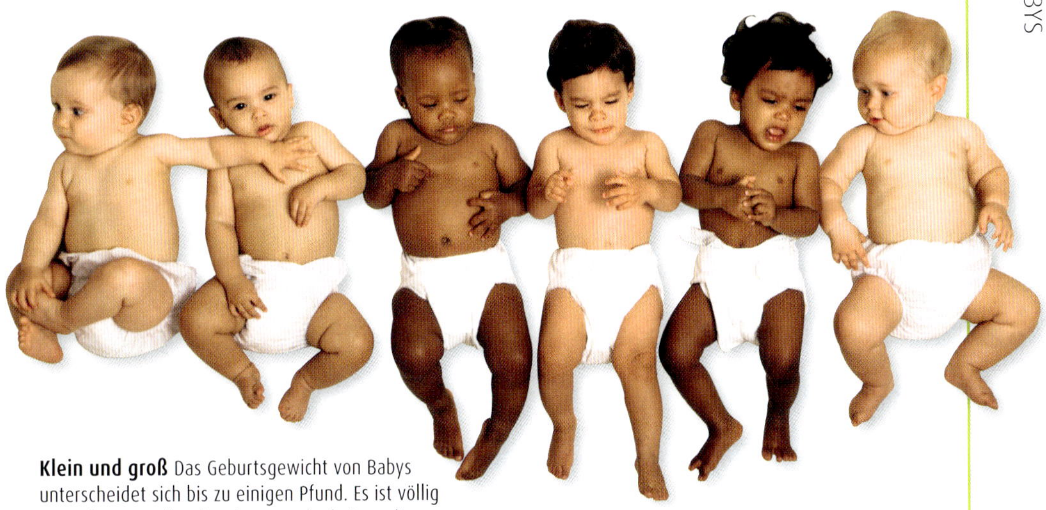

Klein und groß Das Geburtsgewicht von Babys unterscheidet sich bis zu einigen Pfund. Es ist völlig normal, unter oder über dem Durchschnitt zu liegen.

F Muss ich mir Sorgen machen, wenn sich mein Baby langsamer entwickelt als andere aus der Krabbelgruppe?

Babys erreichen bestimmte Meilensteine in unterschiedlichem Alter. Es ist schön, sich mit Eltern von gleichaltrigen Babys zu treffen. Doch es kann auch verunsichern, wenn Sie sich fragen, ob andere Babys schon mehr »können«.

Babys haben zwar den gleichen Entwicklungsverlauf, doch jedes Kind durchläuft ihn in seinem eigenen Tempo. Die Fortschritte vollziehen sich in vier Bereichen: körperlich, sprachlich, sozial und emotional. Diese Bereiche kommen nicht immer gleichzeitig voran. Manchmal bleiben einzelne Gebiete auf dem erreichten Stand stehen, während sich das Baby auf eine andere Entwicklungsaufgabe konzentriert. So schlägt etwa ein Baby ständig nach Spielsachen, während sich ein anderes eher mit Lautbildungen beschäftigt. Mit der Zeit entwickeln beide Babys sowohl ihre Muskelkraft als auch ihre Sprache weiter.

Solange Ihr Baby neue Fähigkeiten erwirbt, ist der genaue Zeitpunkt, wann es die einzelnen Kompetenzen erlernt, zweitrangig. Wenn Ihr Baby seine ersten Schritte mit 17 Monaten statt zwischen 12 und 15 Monaten macht, besteht keineswegs ein Entwicklungsproblem. Im Zweifelsfall wenden Sie sich aber bitte immer an den Kinderarzt. Betrachten Sie immer die Gesamtentwicklung Ihres Kindes: Nimmt es seine Umwelt interessiert wahr? Erkennen Sie Fortschritte in den einzelnen Entwicklungsbereichen? Lassen Sie sich von Ihrem Baby leiten und nicht von dem, was andere Babys schon alles können.

Erwarten Sie nicht, dass sich **Ihre Zwillinge** genau gleich entwickeln. **Beide sind Individuen** und jedes Kind kommt in seinem eigenen Tempo voran.

F Wann muss mein Baby geimpft werden?

Das Impfprogramm beginnt im Alter von sechs Wochen. Die Grundimmunisierung (Basisimpfung) erfolgt dann durch ein- bis vierfache Gabe der einzelnen Impfstoffe in bestimmten Abständen (Impfabstände).

IMPFKALENDER

Die Impfungen richten sich nach dem Impfkalender für Säuglinge, Kinder, Jugendliche und Erwachsene entsprechend der Empfehlungen der Ständigen Impfkommission (STIKO) (Stand August 2015).

ALTER	IMPFFOLGE	IMPFSTOFF
6 Wochen	1. Grundimpfung	Rotaviren
2 Monate	1. Grundimpfung 2. Grundimpfung	Tetanus, Diphtherie, Keuchhusten, Haemophilus influenzae Typ b (Hib), Kinderlähmung (Poliomyelitis), Hepatitis B, Pneumokokken Rotaviren
3 Monate	2. Grundimpfung	Tetanus, Diphtherie, Keuchhusten, Haemophilus influenzae Typ b (Hib), Kinderlähmung (Poliomyelitis), Hepatitis B
3–4 Monate	ggf. 3. Grundimpfung	Rotaviren
4 Monate	3. Grundimpfung 2. Grundimpfung	Tetanus, Diphtherie, Keuchhusten, Haemophilus influenzae Typ b (Hib), Kinderlähmung (Poliomyelitis), Hepatitis B Pneumokokken
11–14 Monate	4. Grundimpfung 3. Grundimpfung 1. Grundimpfung	Tetanus, Diphtherie, Keuchhusten, Haemophilus influenzae Typ b (Hib), Kinderlähmung (Poliomyelitis), Hepatitis B Pneumokokken Masern, Mumps, Röteln, Windpocken (Varizellen)
12–23 Monate	1. Grundimpfung	Meningokokken C
15–23 Monate	2. Grundimpfung	Masern, Mumps, Röteln, Windpocken (Varizellen)
5–6 Jahre	1. Auffrischimpfung	Tetanus, Diphtherie, Keuchhusten
9–14 Jahre	1. und 2. Grundimpfung	Gebärmutterhalskrebs (HPV) – Standardimpfung für Mädchen
9–17 Jahre	2. Auffrischimpfung 1. Auffrischimpfung ggf. Nachholimpfung* ggf. Nachholimpfung**	Tetanus, Diphtherie, Keuchhusten Kinderlähmung (Poliomyelitis) Windpocken (Varizellen) Hepatitis B, Meningokokken C, Masern, Mumps, Röteln
ab 18 Jahre	Auffrischimpfung, ggf. Nachholimpfung	Tetanus, Diphtherie, Keuchhusten

* bisher nicht gegen Windpocken geimpfte Kinder, die diese Krankheit noch nicht hatten
** Grundimmunisierung aller noch nicht geimpften Jugendlichen bzw. Komplettierung eines unvollständigen Impfschutzes

F Was genau bewirken Impfungen und warum sind sie wichtig?

Impfungen schützen Ihr Kind vor potenziell gefährlichen Krankheiten. Immunität ist ein körpereigener Lernprozess. Wird der Körper einer Infektion ausgesetzt, bildet er Antikörper, die ihn künftig resistent machen. Ein Impfstoff ist eine stark verdünnte Form der Krankheitserreger. Das Baby entwickelt somit eine Immunität gegen die Krankheit, ohne die Krankheit zu bekommen.

Der Schutz durch die Antikörper der Mutter schwächt sich nach zwei Monaten ab – dann sollte mit den Impfungen begonnen werden.

F Meine Freundin sagt, ich muss mein Baby nicht impfen lassen. Kann ich Impfungen ablehnen?

Vor der Impfung Ihres Kindes müssen Sie sich damit einverstanden erklären. Alle Impfungen, die es erhält, werden in seinen Impfpass eingetragen. Seit 2015 ist es verpflichtend vorgeschrieben, eine Impfberatung nachzuweisen, wenn Sie Ihr Kind in einer Gemeinschaftseinrichtung anmelden.

Wägen Sie sorgsam die Vorteile einer Impfung gegenüber möglichen Nachteilen ab. Dank der Impfprogramme konnten viele schwere und tödliche Krankheiten zurückgedrängt werden. Wenn Sie Ihr Kind nicht impfen lassen, besteht nicht nur die Gefahr, dass es selbst erkrankt, sondern auch die Gefährdung der Allgemeinheit erhöht sich – je weniger Menschen geimpft werden, umso eher kann sich eine Krankheit wieder ausbreiten.

Nebenwirkungen

In der Regel treten – wenn überhaupt – höchstens leichte Nebenwirkungen auf (siehe gegenüberliegende Seite). Manche Eltern befürchten, dass Mehrfachimpfungen das Immunsystem des Babys schwächen. Doch an der Bildung von Antikörpern gegen Lebendviren ist nur ein kleiner Teil des Immunsystems beteiligt. Ihr Baby ist im Alltag viel stärkeren Krankheitserregern ausgesetzt und sein Körper kommt gut damit zurecht. Impfstoffe enthalten Bakterien und Viren dagegen in abgetöteter oder stark abgeschwächter Form beziehungsweise nur bestimmte Bruchstücke davon; diese reichen aus, um die körpereigene Immunabwehr zu aktivieren.

F Wie kann ich mein Baby aufs Impfen vorbereiten und es danach beruhigen?

Viele Eltern denken nicht gern an die Impfungen ihres Babys. Doch keine Sorge: Das Impfen ist schnell vorüber und sehr wirksam.

Ihr Kleines weiß nicht, dass es geimpft wird, aber es spürt vielleicht Ihre Anspannung. Es ist ganz natürlich, dass Sie sich Sorgen machen, aber versuchen Sie dennoch entspannt zu bleiben: Die Impfungen dienen letztlich dem Wohl des Babys.

Planen Sie vor und nach dem vorgesehenen Termin keine Aktivitäten ein. So können Sie sich in Ruhe auf die Verfassung Ihres Babys einstellen.

Wie die Impfung abläuft

Der Kinderarzt wird Sie vermutlich bitten, Ihr Baby zum Impfen auf den Schoß zu nehmen. Denn im Körperkontakt mit Ihnen fühlt sich Ihr Baby sicher. Auch Ihre Stimme beruhigt es. Sprechen Sie leise mit ihm und halten Sie es während der Impfung in Ihrem Arm. Sie können es währenddessen auch stillen, das bietet ihm Trost und lenkt es ab. Allerdings müssen Sie das Stillen nach der Impfung wahrscheinlich abbrechen, da der nächste Patient wartet.

Schmerzmittel

Falls Ihr Baby nach der Impfung Fieber hat und sich unwohl fühlt, können Sie ihm eine altersentsprechende Dosis Paracetamol oder Ibuprofen geben. Bestimmt hat der Kinderarzt Sie diesbezüglich beraten. Stillen oder füttern Sie es außerdem weiterhin regelmäßig, damit es genügend Flüssigkeit erhält.

Geben Sie Ihrem Kleinen aber keinesfalls vorbeugend ein Schmerzmittel. Die Inhaltsstoffe des Medikaments können die Wirksamkeit des Impfstoffes beeinträchtigen.

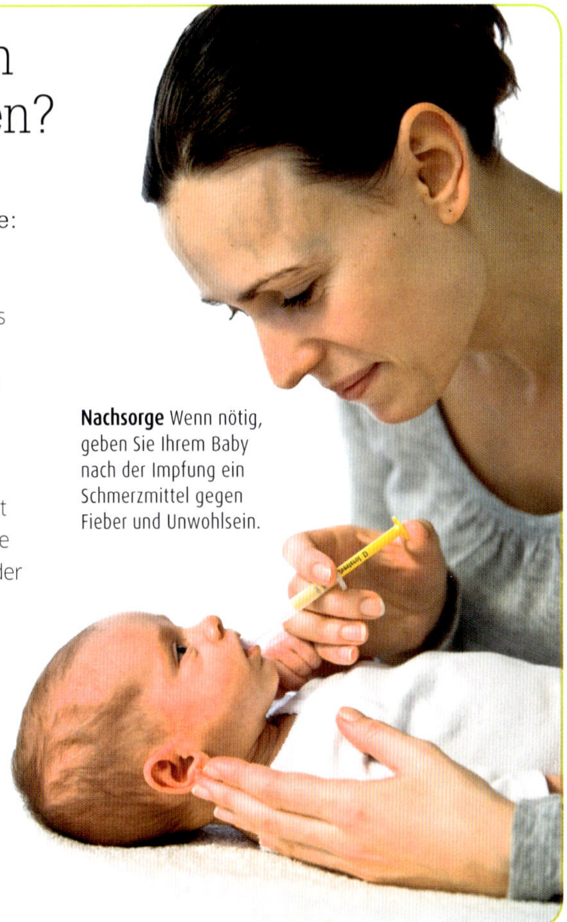

Nachsorge Wenn nötig, geben Sie Ihrem Baby nach der Impfung ein Schmerzmittel gegen Fieber und Unwohlsein.

Schon gewusst?

Die weltweiten Impfprogramme waren sehr wirksam. So gab es zum Beispiel 1914 in England und Wales annähernd 60 000 Fälle von Diphtherie mit 5800 Todesfällen. Nach der Einführung des Impfstoffs im Jahre 1942 gab es noch 41 404 bekannte Fälle, 1827 mit Todesfolge. 1946 fiel die Todesrate auf 472.

1974 waren in Japan etwa 70 Prozent der Kinder gegen Keuchhusten geimpft. Es gab in ganz Japan nur 393 Krankheitsfälle. Danach sank die Impfrate wieder, nur noch 10 Prozent der Kinder wurden geimpft. In der Folge erkrankten 1979 mehr als 13 000 Menschen an Keuchhusten, 41 von ihnen starben. Als wieder routinemäßig geimpft wurde, ging die Zahl der Keuchhustenfälle erneut zurück.

Impfprogramme sind also nicht nur für den einzelnen Menschen, sondern für die Bevölkerung insgesamt wirksam. So gelten Pocken heute dank konsequenter Impfprogramme weltweit als ausgerottet.

F Gibt es bei den Impfungen auch Nebenwirkungen?

Natürlich macht man sich Sorgen wegen möglicher Nebenwirkungen, doch sie sind selten und meist bald überstanden. An der Einstichstelle (meist am Oberschenkel) kann eine Schwellung auftreten und die Haut kann gerötet sein. Das ist jedoch harmlos und geht nach zwei Tagen vorbei.

Gelegentlich bekommen Kinder nach einer Impfung Fieber – hier hilft Paracetamol, das es auch in einer für Babys geeigneten Dosierung gibt. Eine allergische Reaktion auf eine Impfung ist äußerst selten und lässt sich behandeln.

Frühgeborene werden im gleichen Alter geimpft wie reif geborene Babys – auch ihr **mütterlicher Schutz** reicht nur **zwei Monate.**

F Mein Baby hat Neurodermitis. Kann es trotzdem geimpft werden?

Eine Allergie, zum Beispiel ein Ekzem, Asthma oder eine Lebensmittelunverträglichkeit, ist kein Impfhindernis. Nur wenn das Baby am betreffenden Tag Fieber hat, wird die Impfung verschoben. Wenn Sie meinen, Ihrem Kleinen gehe es nicht gut, sprechen Sie mit dem Kinderarzt. Wenn sich bei einer früheren Impfung eine Reaktion gezeigt hat, beraten Sie sich vorab mit dem Arzt.

F Stimmt es, dass ich mit meinem Baby erst schwimmen gehen kann, wenn es geimpft ist?

Das hört man immer wieder, aber es stimmt nicht. Sie können mit Ihrem Baby jederzeit schwimmen gehen, ob es geimpft ist oder nicht. Allerdings ist die Ansteckungsgefahr mit Erregern aller Art im Schwimmbad größer, weil hier viele Menschen aufeinandertreffen und die Erreger ideale Übertragungsbedingungen haben.

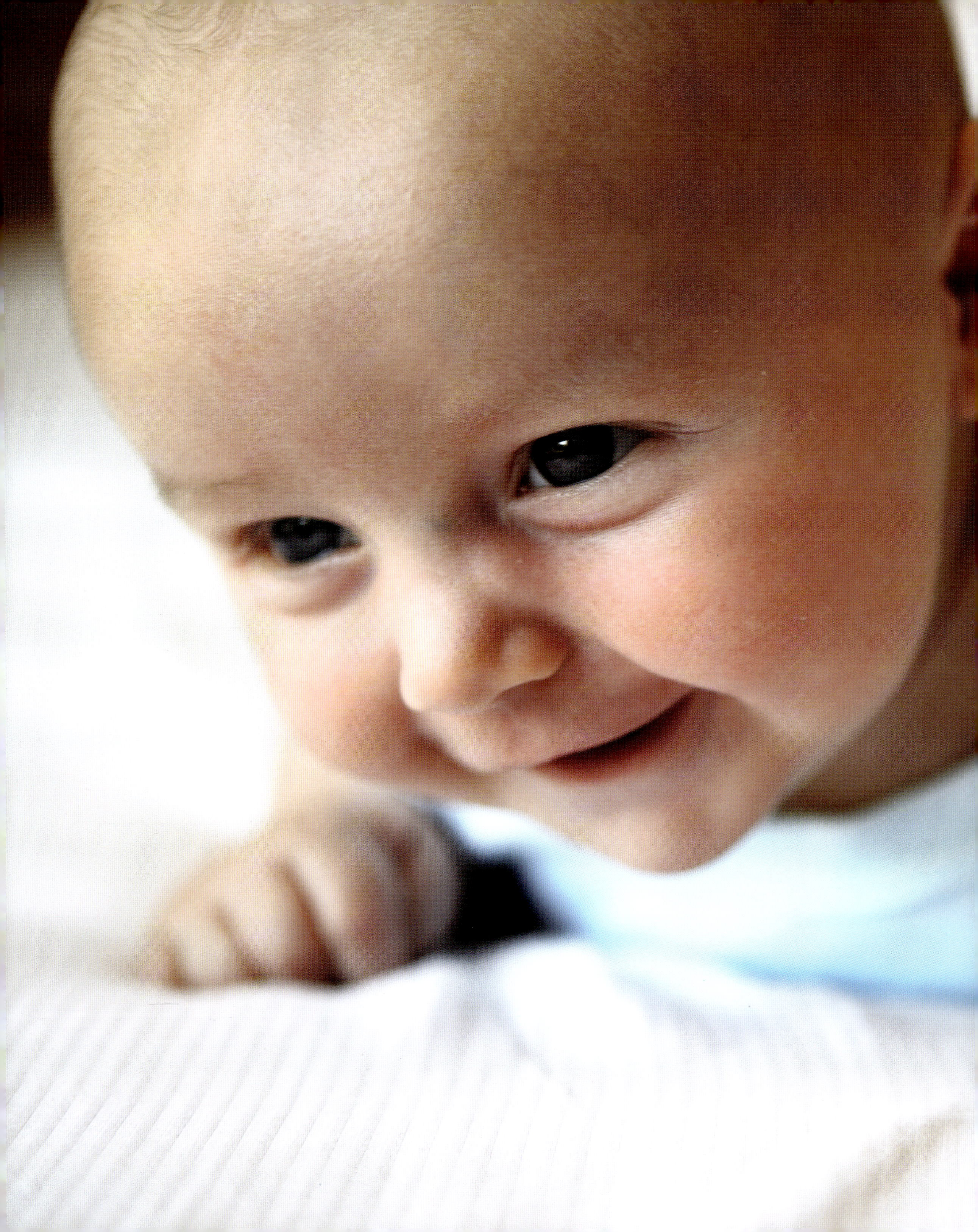

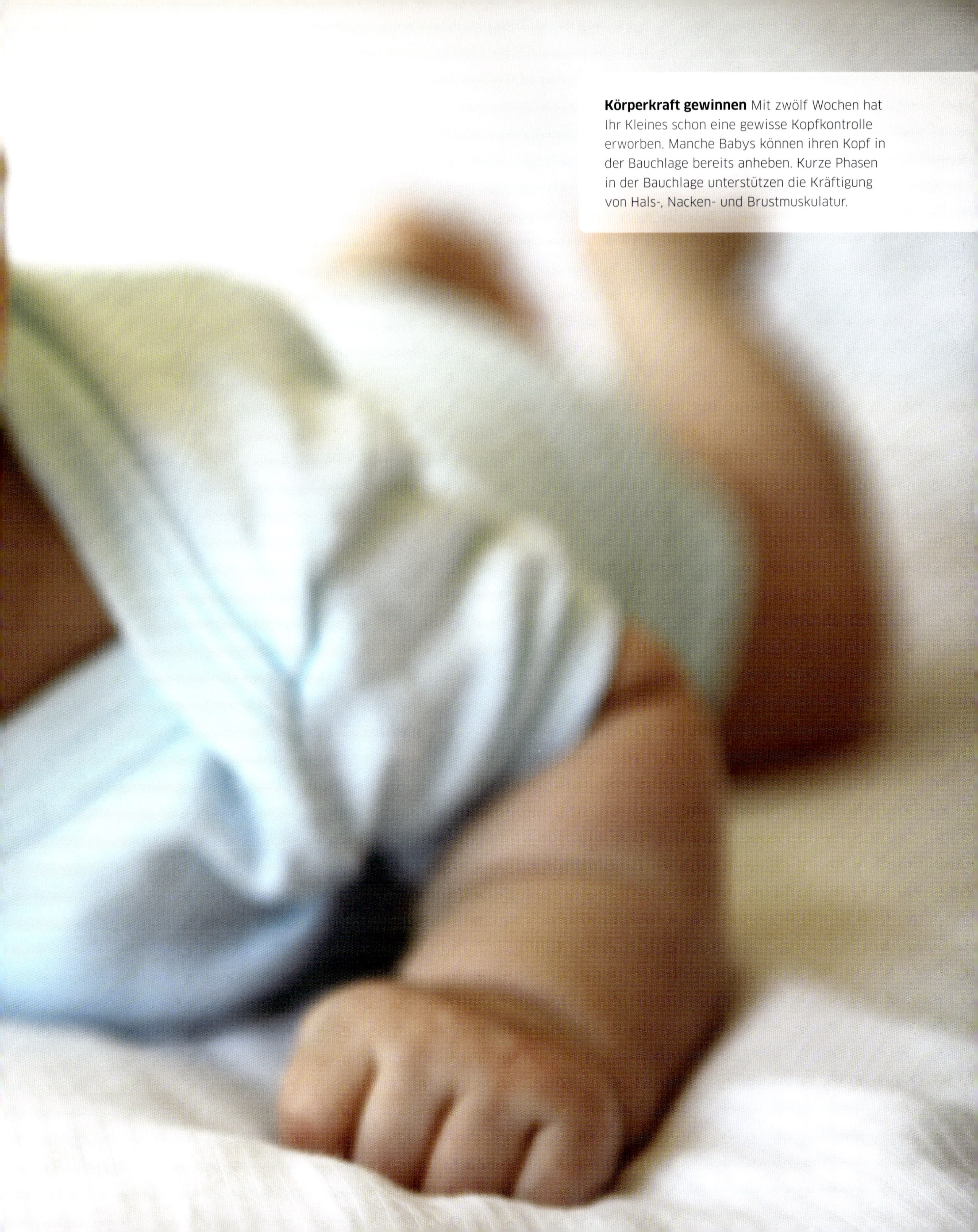

Körperkraft gewinnen Mit zwölf Wochen hat Ihr Kleines schon eine gewisse Kopfkontrolle erworben. Manche Babys können ihren Kopf in der Bauchlage bereits anheben. Kurze Phasen in der Bauchlage unterstützen die Kräftigung von Hals-, Nacken- und Brustmuskulatur.

Es ist sehr wichtig, dass Sie ebenso **auf sich selbst achten** wie auf Ihr Baby. Wehen und Geburt haben viel Kraft gekostet. Auch ein Kaiserschnitt belastet den Körper stark. Sie brauchen Zeit, um sich zu erholen und sich auf das neue Leben einzustellen. Auch **enorme körperliche Veränderungen** finden jetzt statt.

Das Wochenbett

Körperliche Nachwirkungen

Egal welche Art der Entbindung Sie erlebt haben – die körperlichen Folgen der Geburt sind spürbar. Bestimmt sind Sie erschöpft, vor allem wenn die Wehen lange gedauert haben. Nach einem Dammriss oder Dammschnitt schmerzt die Naht, das Sitzen ist unangenehm und Sie verspüren ein Brennen beim Wasserlassen. Ein Kaiserschnitt ist eine große Bauchoperation und der Heilungsprozess erfordert mehrere Wochen. Bleiben Sie geduldig und nehmen Sie Hilfe von anderen unbedingt an.

Ihr Körper hat in den vergangenen neun Monaten eine unglaubliche Aufgabe vollbracht. Jetzt beginnt die Rückbildung zu dem Zustand, wie es vor der Schwangerschaft war. Dies geht mit enormen hormonellen Veränderungen einher. Ihre Brüste füllen sich mit Milch für das Baby.

Achterbahn der Gefühle

Häufig kommt es nach der Geburt zu starken Gefühlsschwankungen: In der einen Minute sind Sie unglaublich glücklich, wenn Sie mit Ihrem Baby kuscheln, im nächsten Moment fühlen Sie sich ängstlich und Ihnen ist zum Weinen zumute, wenn die Erschöpfung überhandnimmt. Die Hormone spielen verrückt. Vielleicht empfinden Sie ein seltsames Gefühl der Leere, weil Ihr Baby nicht mehr ein Teil von Ihnen ist. Die meisten Mütter erleben diesen »Babyblues« wenige Tage nach der Geburt. Und inmitten dieses körperlichen und emotionalen Durcheinanders müssen Sie sich auf eine der wichtigsten Aufgaben Ihres Lebens konzentrieren: das Versorgen Ihres Babys. Nehmen Sie jetzt alle Hilfsangebote an. Am wichtigsten ist natürlich die Unterstützung durch den Partner, der Ihnen in den ersten Tagen des Wochenbetts in allen Belangen zur Seite steht – in emotionaler ebenso wie in körperlicher Hinsicht.

Doch auch Angehörige und Freunde können Sie in den kommenden Wochen sehr unterstützen. Jede Hilfe ist willkommen – kochen, bügeln oder einfach babysitten, damit Sie schlafen können. Sagen Sie Ihren Helfern ehrlich, was Sie brauchen.

Haben Sie Geduld

Das Wochenbett dauert nach dem allgemeinen Verständnis sechs Wochen – doch diese Dauer ist recht willkürlich festgelegt. Eine neue Studie zeigt, dass Frauen ein Jahr benötigen, um sich vollständig von der Geburt zu erholen und den Alltag wieder normal zu bewältigen. Also gehen Sie alles langsam an. Nehmen Sie sich Zeit, auszuruhen und auf sich zu achten. Essen Sie gut, finden Sie Wege zum Entspannen und steigern Sie langsam Ihre körperliche Aktivität. So kommen Sie wieder zu Kräften.

F Ich habe leichte Schmerzen, ähnlich wie bei den Wehen. Was kann das sein?

Die Gebärmutter bleibt auch nach der Entbindung aktiv. In der Schwangerschaft hat sie sich auf das Zehnfache vergrößert, jetzt beginnt die Rückbildung zu der Größe wie vor der Schwangerschaft.

Die Rückbildung des Uterus geht oft mit krampfartigen Schmerzen einher, ähnlich wie leichte Wehenschmerzen – man spricht dabei von »Nachwehen«. Sie sind meist gut zu ertragen, insbesondere nach der ersten Schwangerschaft, wenn die Muskulatur noch straff ist und sich leichter zusammenzieht.

Wenn Sie sehr starke Schmerzen haben, sprechen Sie mit Ihrem Frauenarzt oder der Hebamme. Als Schmerzmedikament können Sie Paracetamol nehmen. Hilfreich sind auch Atemtechniken, wie Sie sie während der Geburt angewendet haben. Stillende erleben die Schmerzen meist intensiver, da beim Stillen das Hormon Oxytocin freigesetzt wird. Dieses Hormon löst den Milchspendereflex aus und fördert gleichzeitig die Gebärmutterkontraktionen. Dadurch trägt das Stillen zu einer schnelleren Rückbildung des Uterus bei.

Insgesamt dauert die Rückbildung etwa sechs Wochen. Die Schmerzen sind üblicherweise in der ersten Woche am stärksten, danach oft kaum mehr zu spüren.

RÜCKBILDUNG DER GEBÄRMUTTER

Etwa zwei Tage nach der Geburt ist der Uterus wieder so groß wie im fünften Schwangerschaftsmonat. Er schrumpft sehr schnell und ist ungefähr sechs Wochen nach der Geburt nur noch so groß wie eine Pflaume (wie auch vor der Schwangerschaft).

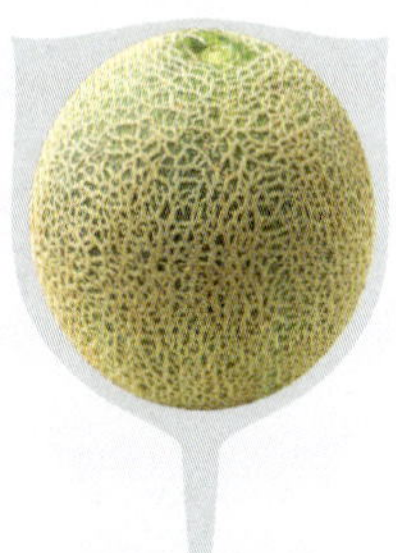

Ein bis zwei Tage nach der Geburt Jetzt ist der Uterus etwa so groß wie eine Netzmelone und wiegt rund 450 g.

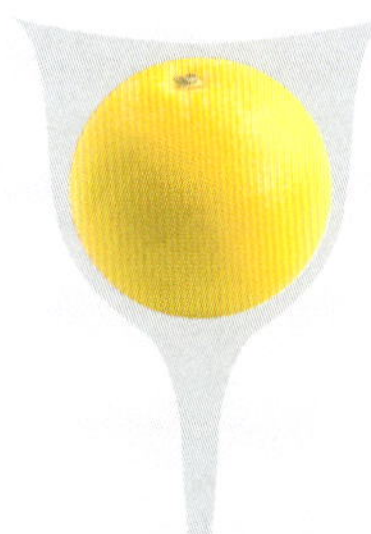

Sieben Tage nach der Geburt Jetzt ist er annähernd so groß wie eine Grapefruit und wiegt etwa 300 g.

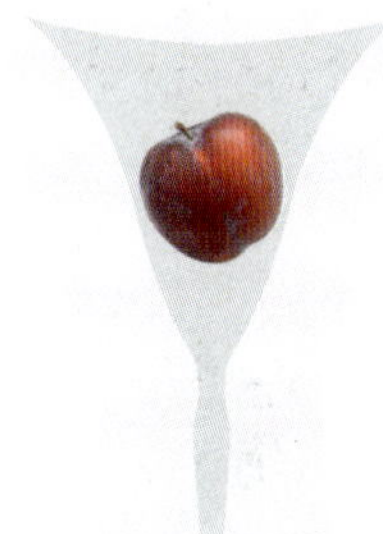

Sechs Wochen nach der Geburt Einige Wochen nach der Geburt ist die Gebärmutter nicht größer als eine Pflaume und wiegt rund 100 g.

F Die starke Blutung erschreckt mich sehr. Ist das normal?

Ja, das ist völlig normal: Wenn der Uterus schrumpft, scheidet er Blut und Gewebe aus, die sogenannten Lochien (Wochenfluss). Der Wochenfluss ist zuerst rot, dann rosa und schließlich bräunlich. Benutzen Sie dafür Binden, denn Tampons begünstigen in dieser Phase eine Infektion. Die starke Blutung kann bis zu zwei Wochen andauern. Wenden Sie sich an Ihren Arzt, wenn eine bereits schwächere Blutung wieder stark wird, wenn Blutklumpen abgehen, wenn der Ausfluss stark riecht oder wenn Sie Schwindelgefühle oder Fieber haben. Bei einer extrem starken Blutung spricht man von einer postpartalen Spätblutung. Sie tritt auf, wenn sich die Plazenta nicht vollständig abgelöst hat, und muss umgehend behandelt werden, damit durch die Plazentareste keine Infektion entsteht.

F Wann findet die Nachsorgeuntersuchung statt und was macht der Frauenarzt dabei?

Wenn sechs Wochen nach der Geburt der Wochenfluss aufgehört hat, ist es Zeit für die Nachsorgeuntersuchung beim Frauenarzt. Bei der vaginalen Untersuchung werden Lage und Größe der Gebärmutter festgestellt sowie der Muttermund, die Scheide und der Dammbereich genau angeschaut. Der Arzt prüft, ob die Rückbildung regulär verläuft, und nimmt einen Abstrich. Daneben werden Blutdruck und Gewicht kontrolliert und die Brüste untersucht. Ebenso spricht der Arzt mit Ihnen über Fragen zur Verhütung.

Stillen schützt nicht vor einer neuen Schwangerschaft – betrachten Sie es daher nicht als verlässliche Verhütungsmethode.

F Warum ist die Kaiserschnittnaht so empfindlich und schmerzhaft?

Jede Wunde ist während der Heilung berührungsempfindlich und ein Kaiserschnitt ist eine große Operation. Nun müssen alle Muskel- und Gewebeschichten wieder zusammenwachsen.

Während des Heilungsprozesses gehören Schmerzen dazu, vor allem bei unachtsamen Bewegungen und beim Berühren der Naht. Bewegen Sie sich vorsichtig und steigern Sie Ihre Aktivität langsam, damit die Wunde heilen kann. Weite Slips (oder Boxershorts Ihres Partners) sind zwar nicht besonders schön, aber besser als knappe Höschen, die an der Wunde scheuern und so Unbehagen verursachen.

In den ersten Tagen kann schon die leichteste Bewegung extrem schmerzhaft sein. Machen Sie kleine, vorsichtige Schritte, am besten mit Unterstützung. Mit der Zeit wird es erträglicher. Wenn Sie Schmerzmittel nehmen, sollte es Ihnen einigermaßen gut gehen. Die Wunde kann jedoch stechen, wenn Sie sich zu viel zumuten oder sehr müde sind. Lässt der Schmerz nach zwei Tagen nicht nach, verstärkt er sich sogar oder ist die Narbe rot und entzündet, sprechen Sie mit Ihrem Arzt.

Da das Kollagen, aus dem sich das Narbengewebe bildet, weniger elastisch ist als das umgebende Gewebe, entstehen an der Narbe oft Verdickungen beziehungsweise ein härterer Wulst, der die Beweglichkeit im betroffenen Bereich einschränkt. Es kann auch zu Verwachsungen (Adhäsionen) zwischen den inneren Organen und Geweben kommen, die sich erst später bemerkbar machen. Wenn die Narbe nach etwa sechs Wochen gut ausgeheilt ist, lässt sich die Haut durch sanfte Massage mit den Fingerspitzen, eventuell mit Vitamin-E-Öl, etwas glätten. Das Einreiben des Öls fördert auch die Durchblutung, was die weitere Heilung begünstigt. Auch ein gesunder Lebensstil verringert Beschwerden. Langsames Spazierengehen ist der ideale Sport nach einem Kaiserschnitt. Mit der Rückbildungsgymnastik beginnen Sie bitte erst vier bis sechs Wochen nach der Geburt, am besten nach Rücksprache mit dem Arzt.

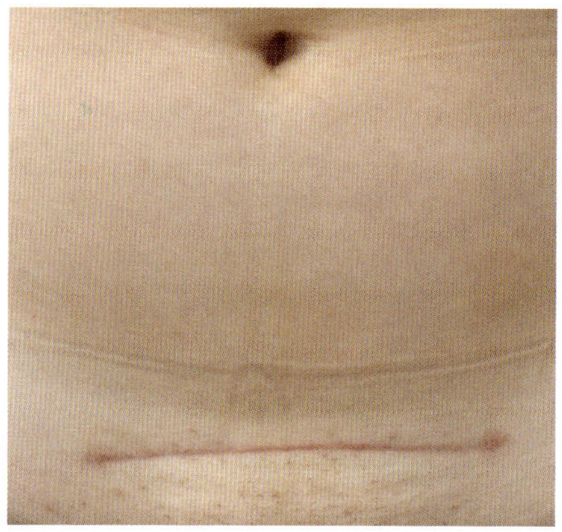

Heilungsprozess Zunächst ist die Kaiserschnittnarbe stark gerötet. Die Rötung verblasst im Heilungsprozess. Gelegentlicher Juckreiz ist bei der Heilung normal.

Schon gewusst?

Sobald Sie sich dazu in der Lage fühlen, können Sie Beckenbodenübungen (Seite 67) machen. Auch kurze Spaziergänge trainieren die Bauchmuskulatur. Nach sechs Wochen sind erste Sit-ups, gemütliches Radfahren, Walken oder Schwimmen möglich – steigern Sie sich allmählich um je zehn Minuten. Falls Sie dabei Schmerzen haben, wenden Sie sich an den Arzt.

F Vier Wochen nach dem Kaiserschnitt habe ich immer noch Schmerzen. Ist das normal?

Ein gelegentliches Stechen tritt noch häufiger auf. Es braucht Zeit, bis die verschiedenen Gewebeschichten sowie Muskeln und Uterus zusammengewachsen sind. Oft dauert es sechs bis acht Wochen, bis man sich wieder »normal« fühlt.

Normalerweise tritt nach wenigen Tagen eine deutliche Besserung ein und Bewegungen fallen leichter. Die Operationswunde bleibt jedoch noch längere Zeit empfindlich. Wie bei jeder größeren Operation kann es zu einem Rückschlag führen, wenn man sich zu früh zu viel zumutet. Falls Sie bei einer anstrengenden Bewegung, etwa dem Heben einer schweren Tasche, ein scharfes Stechen verspüren, ist das ein Signal, sich auszuruhen. Nach sechs Wochen wirkt die Wunde äußerlich schon gut verheilt, im Inneren ist der Heilungsprozess aber noch nicht abgeschlossen. Bewegen Sie sich weiter vorsichtig. Rollen Sie sich beim Aufstehen im Bett zum Beispiel erst auf die Seite und heben Sie zwei bis drei Monate nach der Geburt keine schweren Lasten.

Manche Frauen haben nach einem Kaiserschnitt Schmerzen wegen Luftansammlungen im Darm. Essen Sie ballaststoffreich, trinken Sie viel und kauen Sie die Nahrung langsam. Gegen Sodbrennen hilft Pfefferminztee. Ruhe ist unverzichtbar, doch ebenso sanfte Bewegung: Sie kurbelt den Kreislauf an, fördert den Heilungsprozess und beugt gefährlichen Krankheiten wie einer Venenthrombose vor.

F Die Geburt verlief ganz anders als geplant, ich bin so enttäuscht. Wie komme ich damit klar?

Die meisten Mütter malen sich aus, wie die Geburt verlaufen soll, viele schreiben auch einen Geburtsplan (Seite 88–89). Doch manchmal kommt es anders als gedacht. Die Dinge haben sich vielleicht ganz anders entwickelt, als Sie erhofft hatten, oder die Wehen waren einfach zu heftig. Dann ist die Geburt kein solches Glückserlebnis wie erwartet. Doch mit der Zeit legt sich diese Enttäuschung.

Zwiespältige Gefühle verarbeiten Sie am besten, indem Sie mit anderen über Ihr Geburtserlebnis sprechen – mit Partner, Angehörigen und insbesondere Frauenarzt oder Hebamme. Vereinbaren Sie dazu einen Extratermin. Bei einer weiteren Schwangerschaft sollten Sie Ihre Erfahrungen noch einmal eingehend mit der Hebamme besprechen, damit die kommende Geburt besser verläuft. Beim Austausch in Internetforen werden Sie schnell feststellen, dass Sie mit Ihren Gefühlen nicht alleine sind.

Geben Sie aber weder sich noch Ihrem Baby die Schuld an den Ereignissen. Bei Depressionen oder Angstgefühlen wenden Sie sich an Ihren Arzt. Eine Enttäuschung stellt sich häufiger ein, wenn man von einer spontanen, natürlichen Entbindung ausgegangen war, aber wegen des schwierigen Geburtsverlaufs eine Zange, Saugglocke oder ein Kaiserschnitt erforderlich wurde.

F Wie lange dauert es, bis mein Körper wieder in Form kommt?

Natürlich wollen Sie sich nach der Geburt bald wieder so fühlen wie früher. Es kann jedoch mehrere Monate dauern, bis Ihr Körper seinen »Normalzustand« wiedererlangt hat. Haben Sie Geduld und erwarten Sie nicht zu früh zu viel.

Es gibt keine **Wundersalbe** gegen Dehnungsstreifen, aber Feuchtigkeitscreme hält die Haut **weich und geschmeidig.**

KÖRPERLICHE VERÄNDERUNGEN

Ihr Körper wurde durch die Schwangerschaft stark belastet, daher sind bestimmte körperliche Veränderungen völlig normal.

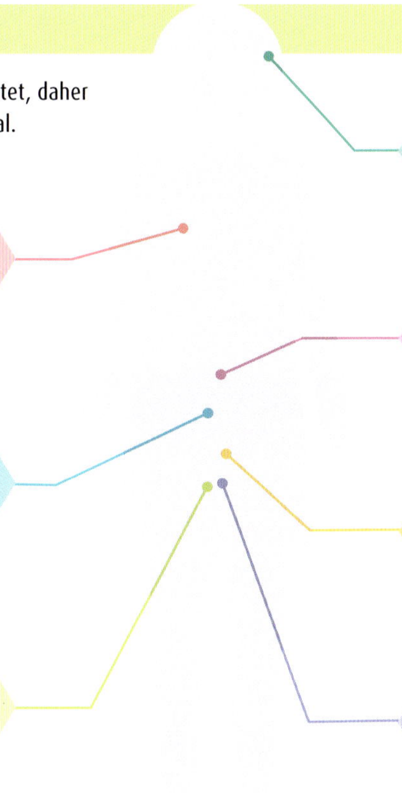

» **Brüste:** Wenn einige Tage nach der Geburt die Milch einschießt, schwellen die Brüste an, sie werden prall und können schmerzen. Das legt sich, sobald sich das Stillen eingespielt hat.

» **Haut:** Bei den meisten Frauen bilden sich Dehnungsstreifen (Schwangerschaftsstreifen). Diese entstehen durch feine Risse im Unterhautgewebe, wenn das Baby wächst. Sie verblassen mit der Zeit.

» **Beckenbodenmuskeln:** Vielleicht leiden Sie vorübergehend an Inkontinenz. Dann geht beim Lachen, Niesen oder Husten etwas Urin ab. Beckenbodenübungen (Seite 67) kräftigen die Muskeln.

» **Haare:** Infolge des veränderten Östrogenspiegels erleben Sie sechs bis zwölf Monate nach der Geburt einen gewissen Haarausfall.

» **Bauch:** Bauch- und Beckenmuskeln sind erschlafft. Nach einer vaginalen Entbindung können Sie schon in den ersten Wochen sanfte Bauchübungen machen, bei einem Kaiserschnitt nach der Nachsorgeuntersuchung.

» **Blase:** Durch die Belastung der Blase während der Schwangerschaft erhöht sich die Gefahr einer Blasenentzündung. Trinken Sie vorbeugend viel Wasser.

» **After:** In der Spätschwangerschaft bilden sich oftmals Hämorrhoiden (Seite 132). Essen Sie ballaststoffreich und trinken Sie viel für regelmäßigen Stuhlgang. Rezeptfreie Salbe lindert die Beschwerden.

F Mein Dammriss wurde genäht. Wie kann ich die Beschwerden lindern?

Schmerzen gehören anfangs dazu, aber es gibt Möglichkeiten der Linderung. Schmerzmittel verschaffen Ihnen Erleichterung. In den ersten Tagen können Sie zusätzlich in ein Handtuch gewickelte Kühlpackungen auf den Damm auflegen, aber bitte jeweils nicht länger als eine Stunde. Halten Sie den Damm sauber, um einer Infektion vorzubeugen. Waschen Sie sich die Hände, bevor Sie den Bereich berühren, und baden oder duschen Sie regelmäßig. Zwei, drei Tropfen ätherisches Öl im Badewasser lindern die Beschwerden. Empfehlenswert sind Lavendel und Kamille. Beckenbodenübungen fördern die Durchblutung und begünstigen so den Heilungsprozess. Beim Wasserlassen können Sie etwas warmes Wasser über die Scheide gießen, das lindert das Brennen. Gehen Sie auf der Toilette in die Hocke mit erhöhten Füßen und Knien, statt flach auf der Toilettenbrille zu sitzen. Um einer Verstopfung vorzubeugen, trinken Sie viel Wasser und essen Sie ballaststoffreich. Bei Bedarf verschreibt Ihnen der Arzt ein mildes Abführmittel. Schieben Sie den Toilettengang nicht auf, da dies die Gefahr einer Infektion oder Verstopfung erhöht. Wenn Sie nach einigen Wochen immer noch Beschwerden haben, sprechen Sie mit Ihrem Arzt. Er wird genau prüfen, ob der Heilungsprozess normal voranschreitet oder ob eventuell zusätzliche Maßnahmen erforderlich sind.

F Ich bin so erschöpft und komme kaum aus dem Bett. Ist das normal?

Erschöpfung ist in der ersten Zeit völlig normal. Nach der Geburt wirkt weiterhin das Hormon Relaxin im Körper. In der Schwangerschaft macht es die Bänder in Vorbereitung auf die Geburt geschmeidig, später kann es Rückenbeschwerden und Gliederschmerzen verstärken. Auch deshalb fällt Ihnen das Aufstehen so schwer! Schlafen Sie viel, essen Sie gut und werden Sie langsam aktiver – dann erholen Sie sich bald.

Stehen Sie auf und **bewegen Sie sich,** sobald es möglich ist. **Aktivität** unterstützt viele körperliche Vorgänge, auch die Verdauung.

{F Mein Baby ist da, ich sollte glücklich sein. Warum bin ich dann so traurig und kaputt?

Ihr süßes Baby mag all Ihre Erwartungen übertreffen, dennoch ist die Umstellung aufs Elternsein schwierig. Intensive Tage folgen auf die Geburt und Ihre Gefühle spielen verrückt. Das hat mit dem Hormonchaos zu tun und mit den Anforderungen, die diese neue Rolle mit sich bringt. Zudem sind Sie erschöpft von der Geburt.

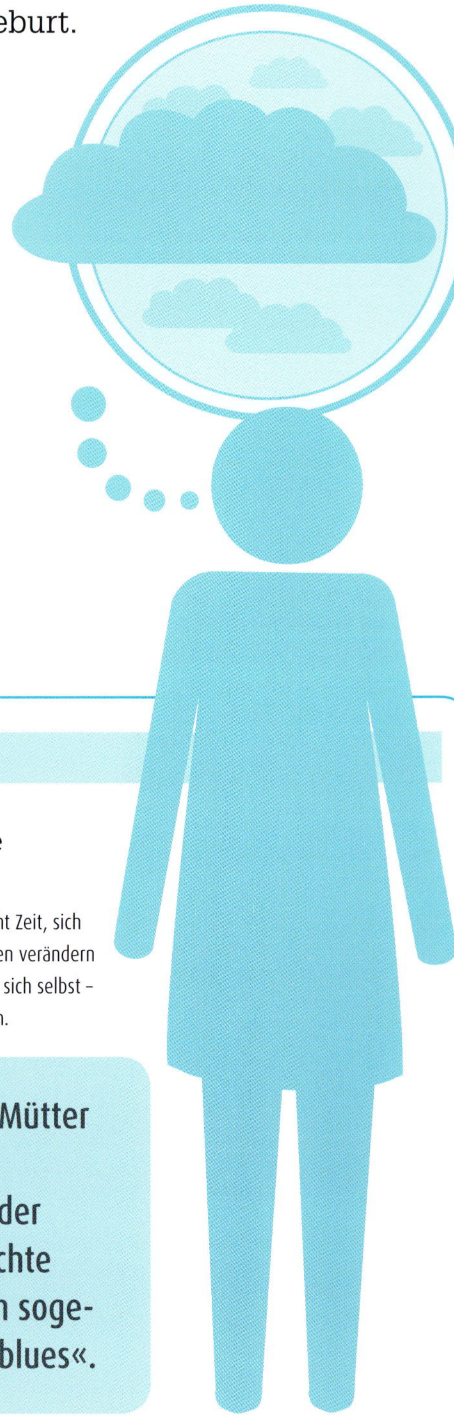

Gedrückte Stimmung

Der »Babyblues« stellt sich kurz nach der Entbindung ein (meist um den vierten Tag) und dauert etwa einen Tag lang. In dieser Zeit ist man traurig, äußerst emotional und fühlt sich überfordert.

Es gibt verschiedene Gründe für den Babyblues. Nach der Geburt vollziehen sich im der Körper dramatische Veränderungen. Die Schwangerschaftshormone Progesteron und Östrogen nehmen stark ab, der Spiegel an »Stillhormonen« steigt. Schon dies kann ein Gefühlschaos auslösen. Außerdem fordern die Nachwirkungen der Geburt ihren Tribut – Sie sind erschöpft, hatten vielleicht eine Dammnaht oder einen Kaiserschnitt oder die Entbindung war schwierig. Zudem schmerzen die Brüste, wenn sie sich mit Milch füllen, sodass Sie nicht durchschlafen können. Sie machen sich viele Gedanken über Ihre neue Elternrolle.

Depressionen

Etwa jede zehnte Frau ist über den Babyblues hinaus deprimiert und niedergeschlagen oder entwickelt nach ein bis zwei Monaten negative Gefühle. Eine solche Wochenbettdepression (postnatale Depression) muss ärztlich behandelt werden.

KURZZEITIGER BABYBLUES

Ein Babyblues legt sich mit der Normalisierung des Hormonspiegels ohne ärztliche Behandlung. Hilfreich sind ausreichend Ruhe, Unterstützung und Entspannung. Bei einer Wochenbettdepression ist jedoch ärztliche Hilfe notwendig.

» Ruhe finden: Übermüdung führt bei uns allen schnell zu Überforderung. Wenn Sie ein Neugeborenes zu versorgen haben, verschärft sich diese Situation. Nach den Anstrengungen der Geburt wäre Erholung besonders wichtig, doch sie ist schwer zu finden. Mit neugierigen Besuchern, dem schreienden Neugeborenen und schlaflosen Nächten stehen die Chancen auf Ruhe oft schlecht! Doch Sie müssen jetzt keinesfalls alles »auf die Reihe bekommen«: Legen Sie die Beine hoch, solange Ihr Baby schläft. Das ist keine Faulheit, sondern dringend notwendig, denn nur so kann sich Ihr Körper von der Geburt erholen und Energie auftanken.

» Liebe und Verständnis: Partner und nahestehende Menschen sind sowohl in praktischer als auch in emotionaler Hinsicht sehr wichtig. Sie müssen die frischgebackene Mutter ermutigen, sich möglichst viel auszuruhen, während sie ihre Aufgaben übernehmen. Dabei sollten sie geduldig sein, auch bei Tränenausbrüchen, ein offenes Ohr für ihre Gefühle haben und achten darauf, dass sie sich gut ernährt. Und als Mutter sagen Sie Ihren Mitmenschen genau, was Sie brauchen.

» Zeit lassen: Kaum etwas verändert das Leben so sehr wie ein Baby. Gleichzeitig kann man sich kaum im Voraus auf diese neue Rolle vorbereiten. Es braucht Zeit, sich darauf einzustellen. Die Prioritäten verändern sich. Haben Sie Geduld, auch mit sich selbst – letztlich wird sich alles einspielen.

Etwa **70 %** der Mütter erleben etwa vier Tage nach der Geburt eine leichte Depression, den sogenannten »Babyblues«.

WOCHENBETTDEPRESSION (POSTNATALE DEPRESSION)

Achten Sie auf Risikofaktoren und Anzeichen einer postnatalen Depression (PND). Zögern Sie nicht, schon bei den ersten Warnsignalen Hilfe in Anspruch zu nehmen.

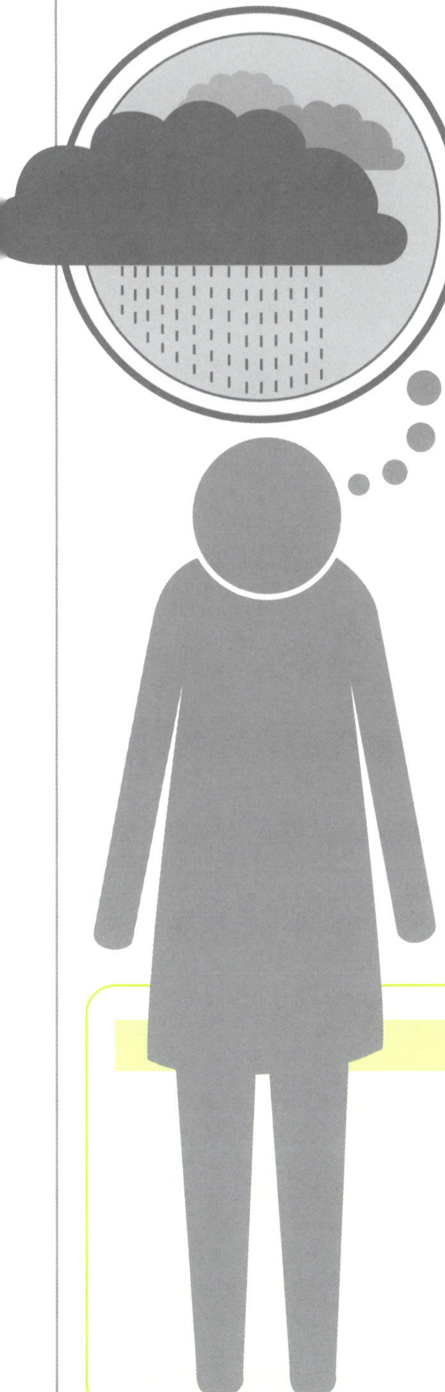

Risikofaktoren

Die unten angeführten Risikofaktoren erhöhen die Wahrscheinlichkeit, eine PND zu entwickeln. Falls Sie bei sich selbst entsprechende Signale erkennen, ergreifen Sie aktiv vorbeugende Gegenmaßnahmen: Wenn eine Depression erst einmal ausgebrochen ist, wird es schwieriger, Hilfe zu suchen.

» Sie litten vor oder während der Schwangerschaft bereits an Depressionen.
» Sie hatten eine schwierige Entbindung.
» Sie haben vor kurzem ein sehr belastendes Ereignis erlebt, etwa einen Todesfall.
» Sie haben insgesamt wenig Unterstützung.

Warnzeichen

» Sie schlafen schlecht ein, schlafen unruhig oder wachen frühmorgens mit Sorgen auf.
» Sie empfinden unbestimmte Ängste oder sind sehr ängstlich und leiden an Panikattacken.
» Sie sind unausgeglichen und können sich schlecht konzentrieren.
» Sie empfinden kaum Lebensfreude und haben keinen Spaß mehr.
» Sie leiden an Schuldgefühlen und sind niedergeschlagen.
» Sie haben kaum Appetit oder essen zu viel.
» Sie sind apathisch, müde und unmotiviert und vernachlässigen sich selbst.
» Sie fühlen sich isoliert.
» Sie haben wenig Interesse an Ihrem Baby.

Unterstützung

Sprechen Sie mit Ihrem Partner oder anderen nahestehenden Menschen, wenn Sie solche Warnsignale bei sich erkennen. Falls Sie diese Gefühle auch noch eine Woche nach der Geburt haben, wenden Sie sich an Ihren Arzt. Ignorieren Sie die Anzeichen nicht: Im Anfangsstadium lassen sie sich gut behandeln. Eine Wochenbettdepression dagegen wirkt sich auch auf das Baby und Ihre Beziehung zu ihm aus. Hilfe ist daher unerlässlich. Wenn Sie bereits an einer Depression gelitten haben, werden Ihnen die Symptome bekannt vorkommen, doch eine PND beeinträchtigt zusätzlich die Beziehung zum Baby und Ihr Muttersein.

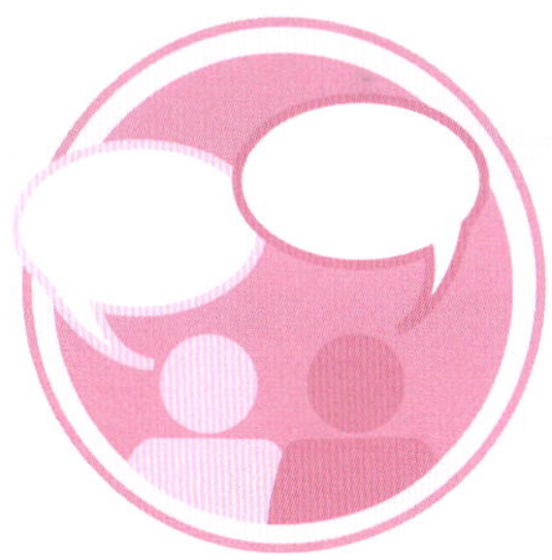

HILFE FINDEN

Eine Wochenbettdepression lässt sich gut behandeln – wenden Sie sich daher rasch an Ihren Arzt.

Viele Frauen finden ohne Behandlung aus einer Wochenbettdepression heraus. Bis zu einem Viertel der Frauen leiden jedoch noch nach einem Jahr daran. Das belastet auch die Beziehung zum Baby und kann seine soziale Entwicklung beeinträchtigen.

Ihr Arzt kann Sie in eine Gesprächstherapie überweisen, Ihnen Antidepressiva verschreiben oder beides. Antidepressiva verbessern die Gemütslage, sodass Sie die Ursachen Ihrer Depression erkennen können. Sie wirken jedoch erst nach etwa zwei Wochen und müssen sechs Monate lang eingenommen werden, um eine Depression wirksam zu bekämpfen.

Auch Ihre Schilddrüse wird möglicherweise untersucht, denn eine Unterfunktion kann ebenfalls Symptome einer Depression verursachen.

GENAUER BETRACHTET

Haut an Haut

Hautkontakt bedeutet, dass Sie Ihr nur mit einer Windel bekleidetes Baby direkt auf Ihre nackte Brust legen. Entspannen Sie sich in aller Ruhe in dieser innigen Gemeinschaft – ohne irgendetwas zu tun. Solche Zeiten der Zweisamkeit fördern den Bindungsprozess. Legen Sie eine Decke über sich beide und kuscheln Sie miteinander. Genießen Sie die körperliche Präsenz Ihres Babys: sein leichtes, warmes Gewicht auf Ihrer Brust, seine kleine Hand, die Ihren Finger ergreift, und seinen weichen Kopf an Ihrer Wange.

Kennenlernen Je öfter Sie einander von Haut zu Haut spüren, umso schneller lernen Sie sich in dieser ersten Zeit kennen. Ihr Baby spürt dabei Ihre Liebe und erfährt, dass es bei Ihnen sicher ist, ebenso wie schon während der Schwangerschaft.

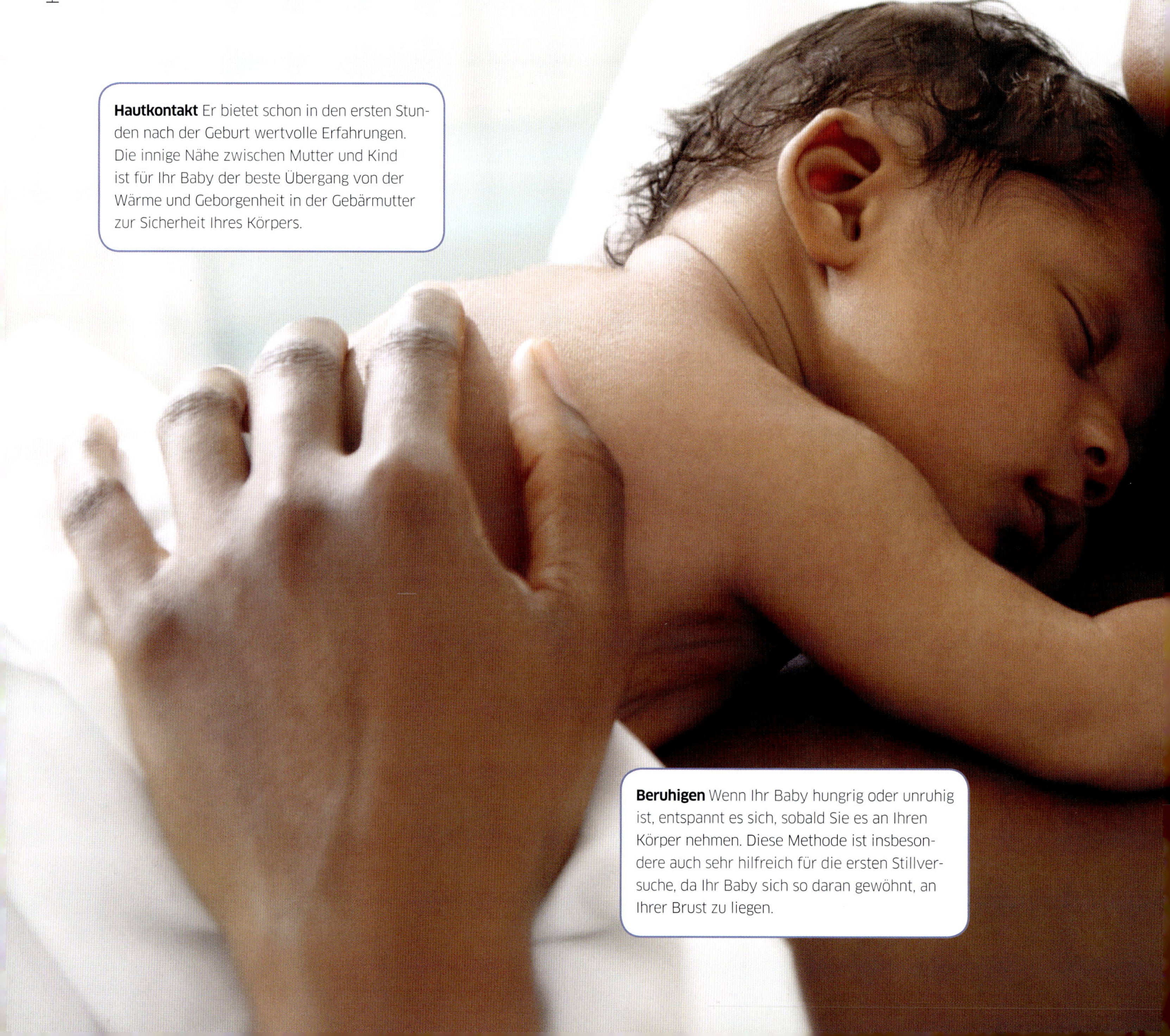

Hautkontakt Er bietet schon in den ersten Stunden nach der Geburt wertvolle Erfahrungen. Die innige Nähe zwischen Mutter und Kind ist für Ihr Baby der beste Übergang von der Wärme und Geborgenheit in der Gebärmutter zur Sicherheit Ihres Körpers.

Beruhigen Wenn Ihr Baby hungrig oder unruhig ist, entspannt es sich, sobald Sie es an Ihren Körper nehmen. Diese Methode ist insbesondere auch sehr hilfreich für die ersten Stillversuche, da Ihr Baby sich so daran gewöhnt, an Ihrer Brust zu liegen.

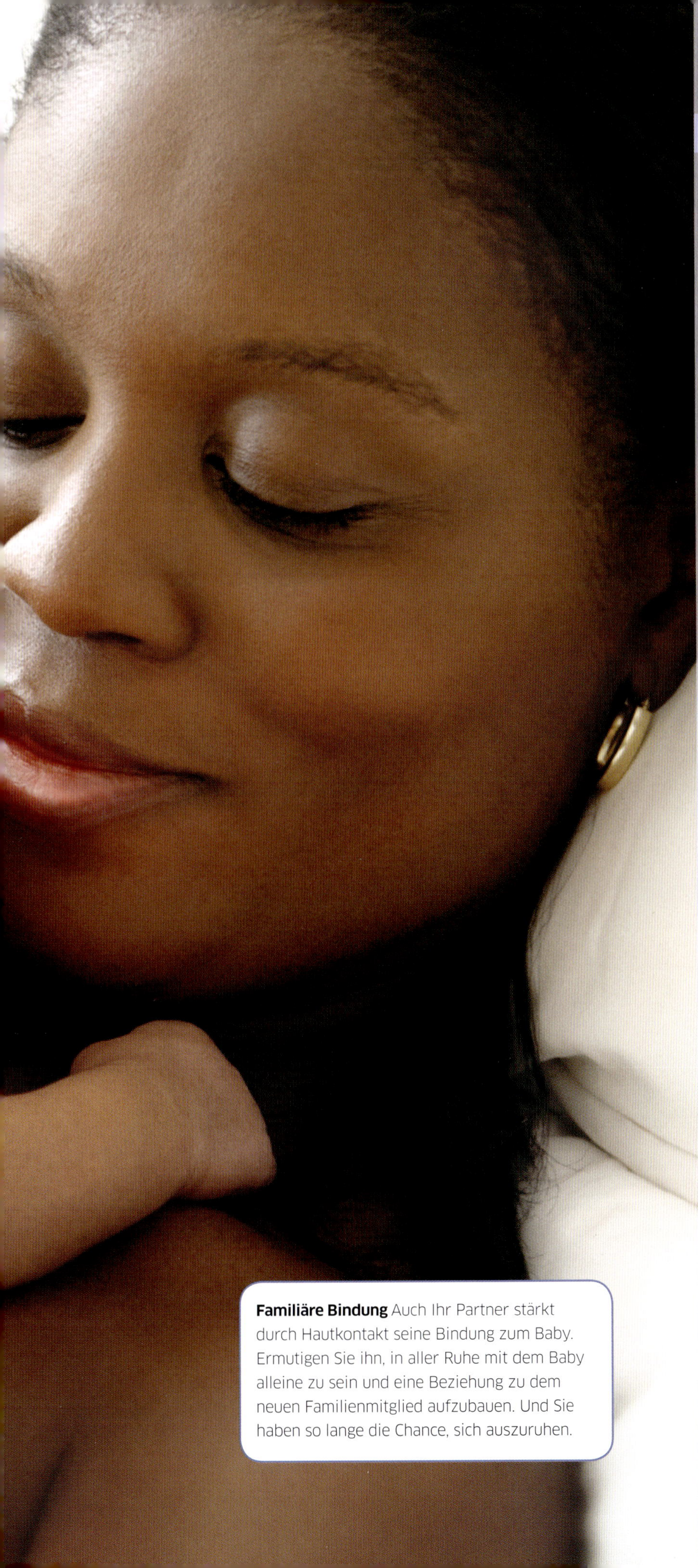

Familiäre Bindung Auch Ihr Partner stärkt durch Hautkontakt seine Bindung zum Baby. Ermutigen Sie ihn, in aller Ruhe mit dem Baby alleine zu sein und eine Beziehung zu dem neuen Familienmitglied aufzubauen. Und Sie haben so lange die Chance, sich auszuruhen.

FASZINIERENDE FAKTEN

Eine Stunde Hautkontakt direkt nach der Geburt verringert den Stress des Babys nach dem anstrengenden Geburtserlebnis deutlich.

Während des Kontakts von Haut zu Haut sind **Herzschlag und Atmung** des Babys regelmäßiger und gleichmäßiger.

Babys mit regelmäßigem Hautkontakt neigen **weniger** zum **Schreien.**

Babys, die Hautkontakt haben, **verdauen ihre Nahrung besser.**

37 °C beträgt die normale Körpertemperatur. Während des Hautkontakts unterstützt Ihr eigener Körper die Regulation von Babys Körpertemperatur und hält sie konstant.

Beim Hautkontakt überträgt Ihre Haut »gute« Bakterien auf Ihr Baby, die es **vor Infektionen schützen.**

Hautkontakt **fördert das Stillen,** weil Ihr Baby die Brustwarze sehen und riechen kann, was es zum Trinken anregt.

Der Kontakt von Haut zu Haut unterstützt die **Aktivierung des Milchspendereflexes**.

Hautkontakt stärkt **Ihr Selbstvertrauen** und die **Zuversicht,** gut für Ihr Baby sorgen zu können.

Muttermilch ist **perfekt abgestimmt** auf den **Ernährungsbedarf** des Babys in den ersten sechs Monaten und verleiht ihm einen **Immunschutz**. Die Zusammensetzung verändert sich ständig und passt sich seinen Bedürfnissen an. So bekommt Ihr Baby **genau das**, was es in jeder Phase seiner Entwicklung **braucht**.

Stillen

Maßgeschneiderte Ernährung

Vom Augenblick seiner Geburt an können Ihre Brüste Ihr Baby ernähren, erst mit der während der Schwangerschaft gebildeten Vormilch, dem Kolostrum, nach etwa drei Tagen dann mit der reifen Muttermilch. Die Milchbildung wird durch die Ausschüttung des Hormons Prolaktin bei der Geburt ausgelöst.

Die Milchproduktion funktioniert nach dem Prinzip von Angebot und Nachfrage. Jedes Mal, wenn Ihr Baby trinkt, werden Ihre Brüste dazu angeregt, wieder Milch zu bilden für die nächste Stillzeit. Während Wachstumsphasen des Babys reagieren die Brüste auf das verstärkte Saugen, indem sie mehr Milch produzieren. Schon die geringen Mengen des Kolostrums in den ersten Tagen liefern Ihrem Baby konzentrierte Nährstoffe und immunstärkende Antikörper. So erhält es einen optimalen Start ins Leben.

Vorteile für Mutter und Kind

Muttermilch kostet nichts und bietet eine optimale Nährstoffversorgung. Zahllose Studien belegen noch weitere gesundheitliche Vorteile: Stillbabys leiden im ersten Jahr seltener an Ohr-, Brust- und Magen-Darm-Infektionen, später seltener an Übergewicht und Diabetes. Stillen scheint auch einen gewissen Schutz vor Neurodermitis und dem plötzlichen Kindstod zu bieten. Verschiedene Studien zeigen einen Zusammenhang zwischen Stillen und höheren IQ-Werten. Demnach sind Stillkinder in der Schule und im späteren Leben erfolgreicher, unabhängig von ihrer sozialen Zugehörigkeit. Ursache ist möglicherweise der hohe Anteil spezieller Fettsäuren in der Muttermilch, die die Entwicklung der Nervenzellen begünstigen.

Stillende Mütter verlieren zudem überflüssige Pfunde oft schneller, da das Stillen Kalorien verbrennt. Das Oxytocin, das beim Stillen ausgeschüttet wird, unterstützt die Rückbildung der Gebärmutter. Stillende Mütter erkranken seltener an einer Wochenbettdepression und langfristig seltener an Brust-, Eierstock- und Gebärmutterkrebs sowie an Osteoporose.

Ein guter Start

Zwar ist Stillen etwas ganz Natürliches, es funktioniert aber nicht immer ganz von selbst. Daher braucht es anfangs Zeit und Übung. Wichtig sind Rat und Unterstützung – nutzen Sie die Gelegenheit und lassen Sie sich in der Klinik vom Pflegepersonal und den Hebammen unterstützen. Zu Hause wenden Sie sich an die betreuende Hebamme, den Arzt oder eine Stillberaterin. Bald werden Sie die Hungersignale Ihres Babys besser erkennen, was Ihnen Sicherheit vermittelt und das Stillen erleichtert.

F Ich habe gehört, dass »Muttermilch am besten« sei, aber was genau ist in Muttermilch drin?

Erst drei bis fünf Tage nach der Geburt schießt die Muttermilch ein. Zuvor enthalten die Brüste Kolostrum, eine konzentrierte, cremig-gelbliche Substanz, die besonders wertvoll für Ihr Baby ist.

Kolostrum (Vormilch) ist die optimale Anfangsnahrung: Sie liefert lebenswichtige Nährstoffe sowie schützende Antikörper, die das Immunsystem des Babys stärken. Kolostrum wird nur in sehr kleinen Mengen gebildet. Ihr Baby nimmt davon in den ersten Tagen nur wenige Teelöffel voll auf. Diese Menge ist genau richtig für seinen winzigen Magen.

Die Vormilch ist eiweißreich und liefert damit Aminosäuren für Wachstum und Entwicklung. Sie enthält viele Kohlehydrate, fettlösliche Vitamine und Mineralstoffe, aber wenig Fett, da Fett für Babys anfangs schwer zu verdauen ist. Kolostrum ist reich an weißen Blutkörperchen und Immunglobulinen, die vor Keimen schützen. Es wirkt leicht abführend und unterstützt so die Ausscheidung des Mekoniums (Seite 247).

Indem Sie Ihr Baby an der Brust saugen und Kolostrum trinken lassen, regen Sie zudem die Milchbildung an. Die Zusammensetzung reifer Muttermilch ist unten angeführt.

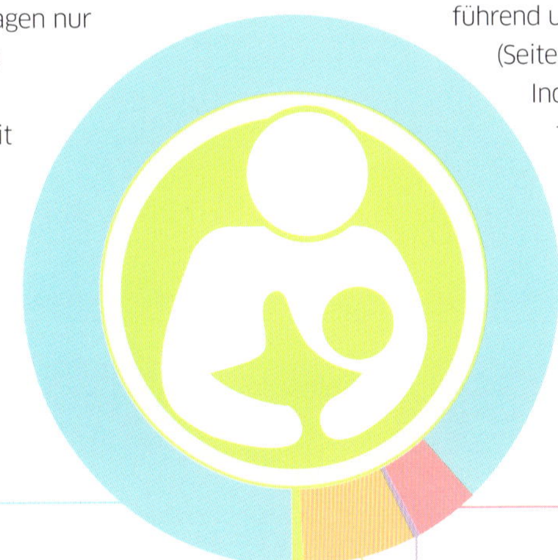

Zaubertrank Der Nährstoffgehalt von Muttermilch ist ideal ausgewogen. Daneben enthält sie schützende Antikörper.

WASSER 88,1 %

Muttermilch enthält knapp 90 % Wasser. Zu Beginn einer Mahlzeit bekommt Ihr Baby die wässrigere, durststillende Vormilch, danach, wenn es stärker saugt, die sämigere, kalorienreichere Hauptmilch, die die Gewichtszunahme sicherstellt. Sie wird von den Fettzellen freigesetzt und fließt langsamer durch die Milchgänge. So erhält Ihr Baby bei jedem Stillen eine komplette Mahlzeit, die es mit Flüssigkeit versorgt und zusätzlich gut sättigt.

EIWEISS 0,9 %

Die wichtigsten Eiweißarten in Muttermilch sind Molke und Kasein. Eine spezielle Eiweißart ist das Immunglobulin A (IgA), der wichtigste Antikörper, der vor Ohr-, Nasen- und Halsentzündungen schützt.

LAKTOSE 7,0 %

Als Hauptkohlehydrat ist Laktose enthalten. Sie beugt dem Wachstum schädlicher Darmbakterien vor und fördert die Aufnahme essenzieller Nährstoffe wie Calcium und Phosphor.

FETT 3,8 %

Fette machen beinahe vier Prozent aus. Die wertvollen langkettigen, mehrfach ungesättigten Fettsäuren sind unverzichtbar für die Entwicklung von Gehirn, Nervensystem und Augen sowie für die Aufnahme von Vitaminen.

ANDERE STOFFE 0,2 %

Die Vitamine und Mineralstoffe entsprechen denen der mütterlichen Zufuhr. Eine Ausnahme stellt Vitamin D dar, deshalb bekommen Stillbabys ergänzend Vitamin-D-Tabletten verordnet.

F Es heißt, Stillen ist ganz natürlich, aber wie geht es eigentlich?

Nach einer problemlosen Geburt werden Sie aufgefordert, Ihr Baby sofort anzulegen. Liegt es auf Ihrer Haut, dann kann es Ihre Brustwarze finden. Es sucht sie instinktiv. Bleiben Sie ganz ruhig, auch Ihr Baby muss es erst lernen. Streicheln Sie seine Wange, um den Suchreflex auszulösen. Sprechen Sie mit ihm, stellen Sie Blickkontakt her. Wenn es den Mund bewegt, führen Sie es sachte zur Brustwarze hin. Anfangs unterbricht es sein Saugen immer wieder, bis es die richtige Methode heraus hat. Sein winziger Magen fasst nur 15 ml (1 Teelöffel) Milch und es muss häufig trinken, damit es genügend Nährstoffe für sein Wachstum aufnimmt.

F Manchmal stille ich eine ganze Stunde lang. Wie lange sollte es dauern?

Das Stillen kann ein paar Minuten, eine Stunde oder auch länger dauern. Sobald es sich eingespielt hat, geht es sicher effizienter und schneller. Auch das Temperament des Babys spielt eine Rolle. Manche saugen gierig ein paar Minuten, andere gehen es langsamer an und machen vielleicht mittendrin eine Pause.

Beschränken Sie jedoch auf keinen Fall die Zeit, die Ihr Baby an der Brust ist, da es sonst die fetthaltigere, nahrhafte Hauptmilch, die gegen Ende einer Mahlzeit fließt, nicht bekommt. Sie sättigt besser und ist wichtig für Babys Gedeihen. Wird es zu früh von der Brust genommen, hat es sicher bald wieder Hunger.

Schon gewusst?

Als allgemeine Richtlinie gilt, dass Neugeborene in 24 Stunden mindestens acht- bis zwölfmal gestillt werden sollten, tags wie nachts. Wenn Ihr Baby nach der Geburt sehr schläfrig ist, müssen Sie es vielleicht alle zwei bis drei Stunden zum Trinken vorsichtig wecken. Streicheln Sie seine Wange, um den Suchreflex auszulösen. Das Baby kann dabei in den ersten Tagen das Saugen »üben«, solange die Brüste noch nicht so prall sind – wenn nach etwa drei Tagen die Milch einschießt, wird es für das Baby erst einmal schwieriger, die Brustwarze richtig zu erfassen.

{ F Wie stelle ich sicher, dass mein Baby richtig an der Brust angelegt ist?

Entscheidend für den Stillerfolg – das bedeutet, dass das Stillen angenehm ist und das Baby satt wird – ist es, das Baby richtig an die Brust anzulegen. Das ist eine wahre Kunst. Vielleicht gelingt es Ihnen nicht auf Anhieb. Haben Sie Geduld und holen Sie sich Unterstützung, falls es nötig ist.

Warum richtiges Anlegen wichtig ist

Ist das Baby nicht richtig angelegt, nuckelt es nur an der Brustwarze, statt das gesamte Brustgewebe durch sein Saugen zu massieren. Die Folge sind entzündete, rissige Brustwarzen und Probleme mit der Milchbildung, da das schwache Saugen die Brüste nicht genügend stimuliert. Wenn die Brust nicht leergetrunken wird, kann zudem ein Milchstau entstehen, aus dem sich Komplikationen wie eine Mastitis (Seite 274–275) ergeben können.

Die Hebamme in der Klinik oder in der Nachbetreuung berät Sie rund ums Stillen. Hilfe erhalten Sie auch von Stillberaterinnen. Scheuen Sie sich niemals, diese Hilfe in Anspruch zu nehmen: Es ist ganz normal, beim Stillen anfangs Schwierigkeiten zu haben.

RICHTIG ANLEGEN: SCHRITT FÜR SCHRITT

Machen Sie es sich vor einer Stillmahlzeit zunächst so bequem wie möglich. Setzen Sie sich auf einen Stuhl oder Sessel, der Ihrem Rücken guten Halt gibt, und polstern Sie Rücken und Arme gegebenenfalls zusätzlich mit Kissen ab. Es gibt spezielle U-förmige Stillkissen (Seite 181), auf die man das Baby legen kann. Sie können vor allem nach einem Kaiserschnitt hilfreich sein, da sie das Gewicht des Babys abstützen, sodass kein Druck auf die Kaiserschnittnarbe ausgeübt wird.

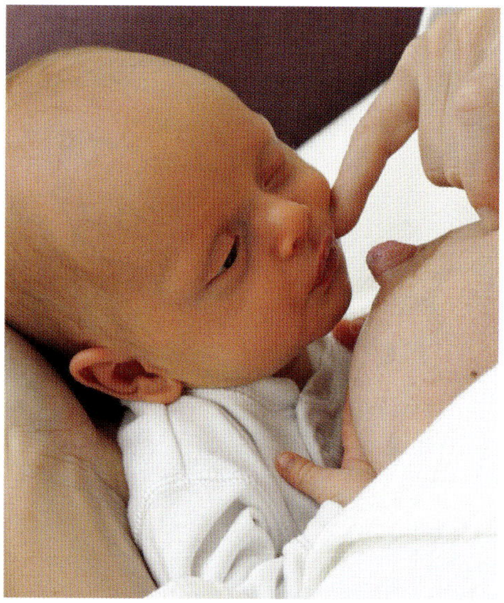

1 NASE MIT DER BRUST BERÜHREN
Halten Sie Ihr Baby so, dass es Ihnen zugewandt ist (sein Bauch an Ihrem Bauch), seine Nase zeigt zu Ihrer Brustwarze. Stützen Sie seinen Kopf und seine Schultern mit einer Hand. Kopf und Körper bilden dabei eine gerade Linie, sodass es den Kopf nicht drehen muss. Nehmen Sie es nun an Ihre Brust. Sein Kopf ist dabei leicht nach hinten geneigt, sein Kinn berührt Ihre untere Brusthälfte, Ihre Brustwarze ist zu seinen Gaumen gerichtet. Streicheln Sie mit Ihrem Finger sanft seine Wange oder berühren Sie seine Nase oder Oberlippe mit Ihrer Brustwarze. Dann öffnet es weit den Mund.

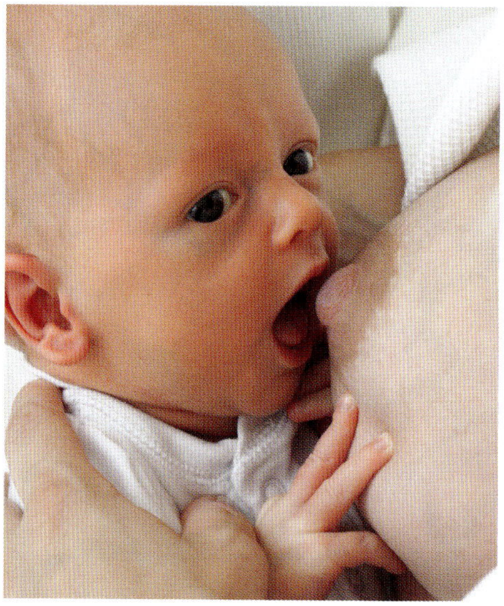

2 WARTEN, BIS DER MUND OFFEN IST
Warten Sie, bis Ihr Baby seinen Mund weit geöffnet hat – so, als ob es gähnen würde. Erst dann legen Sie es an die Brust. Das ist sehr wichtig, da es möglichst viel Brustgewebe mit dem Mund ergreifen soll. Wenn es nur an der Brustwarze nuckelt, ist dies für Sie schmerzhaft und verursacht Stillprobleme.

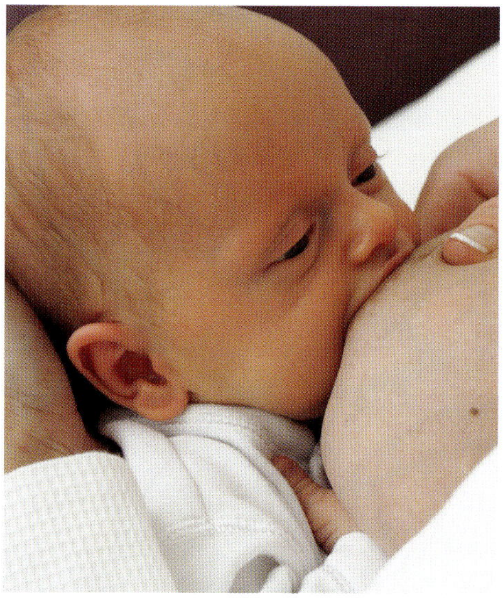

3 ANLEGEN
Sobald sein Mund weit geöffnet ist, nehmen Sie Ihr Baby rasch an die Brust. Dabei ziehen Sie seinen ganzen Körper nah zu sich, damit es nicht nach vorne geneigt liegt. Richten Sie die Brustwarze gegen seinen Gaumen und achten Sie darauf, dass sie ganz in seinem Mund liegt. Hat es Schwierigkeiten, die Brustwarze zu erfassen, können Sie die Brustwarze mit Daumen und Zeigefinger ein wenig zusammendrücken, sodass sie besser hervortritt. Üben Sie aber keinen starken Druck auf das Brustgewebe aus.

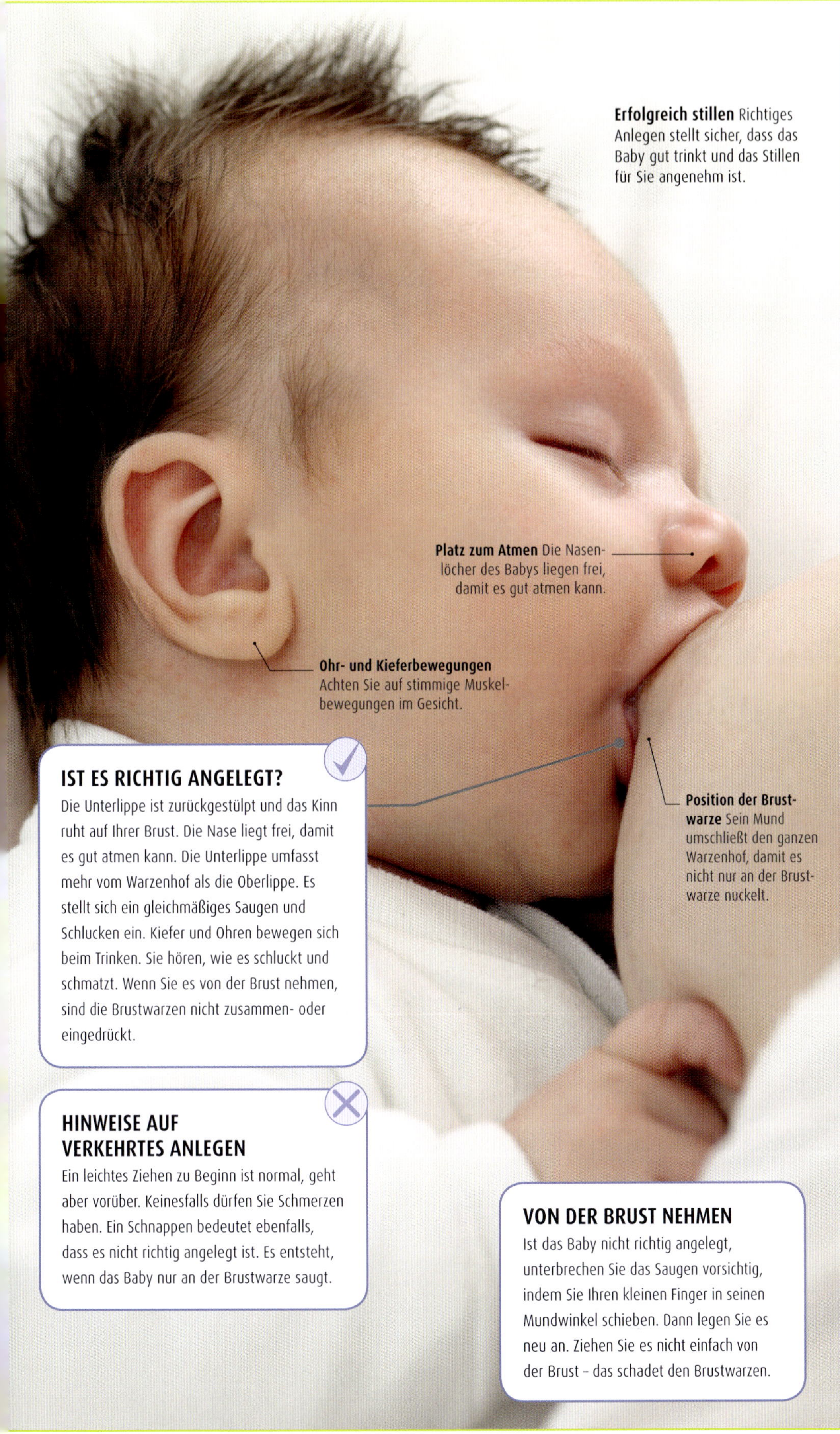

Erfolgreich stillen Richtiges Anlegen stellt sicher, dass das Baby gut trinkt und das Stillen für Sie angenehm ist.

Platz zum Atmen Die Nasenlöcher des Babys liegen frei, damit es gut atmen kann.

Ohr- und Kieferbewegungen Achten Sie auf stimmige Muskelbewegungen im Gesicht.

Position der Brustwarze Sein Mund umschließt den ganzen Warzenhof, damit es nicht nur an der Brustwarze nuckelt.

IST ES RICHTIG ANGELEGT?

Die Unterlippe ist zurückgestülpt und das Kinn ruht auf Ihrer Brust. Die Nase liegt frei, damit es gut atmen kann. Die Unterlippe umfasst mehr vom Warzenhof als die Oberlippe. Es stellt sich ein gleichmäßiges Saugen und Schlucken ein. Kiefer und Ohren bewegen sich beim Trinken. Sie hören, wie es schluckt und schmatzt. Wenn Sie es von der Brust nehmen, sind die Brustwarzen nicht zusammen- oder eingedrückt.

HINWEISE AUF VERKEHRTES ANLEGEN

Ein leichtes Ziehen zu Beginn ist normal, geht aber vorüber. Keinesfalls dürfen Sie Schmerzen haben. Ein Schnappen bedeutet ebenfalls, dass es nicht richtig angelegt ist. Es entsteht, wenn das Baby nur an der Brustwarze saugt.

VON DER BRUST NEHMEN

Ist das Baby nicht richtig angelegt, unterbrechen Sie das Saugen vorsichtig, indem Sie Ihren kleinen Finger in seinen Mundwinkel schieben. Dann legen Sie es neu an. Ziehen Sie es nicht einfach von der Brust – das schadet den Brustwarzen.

FRÜHE HUNGERZEICHEN

Ein hungriges Baby anzulegen ist schwierig. Achten Sie daher auf frühe Hungersignale:

» Die Augenlider flattern beim Aufwachen.
» Es öffnet und schließt den Mund, macht Saugbewegungen und streckt die Zunge heraus.
» Es nuckelt an der Hand.
» Es ballt die Fäuste.
» Es dreht den Kopf hin und her und »sucht« Ihre Brustwarze.
» Es macht ruckartige Bein- und Armbewegungen.

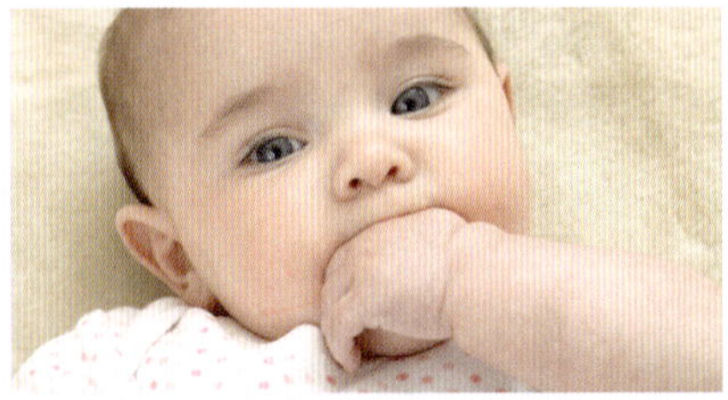

Leckere Hand Wenn Ihr Baby an der Hand saugt, hat es bestimmt Hunger.

DER MILCHSPENDEREFLEX

Das Saugen des Babys an der Brust stimuliert Nervenzellen in der Brustwarze. Dies wiederum führt zur Ausschüttung von Hormonen.

Das Hormon Prolaktin sendet ein Signal ans Brustgewebe, mehr Milch zu bilden, während Oxytocin die Zellen in der Brust dazu anregt, die Milch freizusetzen. So gelangt die Milch durch die Milchgänge zur Brustwarze – dies wird als Milchspendereflex bezeichnet. Er kann mit einem kurzen Kribbeln, einem Druckgefühl oder einem Ziehen einhergehen.

Milchgänge Die Muttermilch fließt durch die Milchgänge.

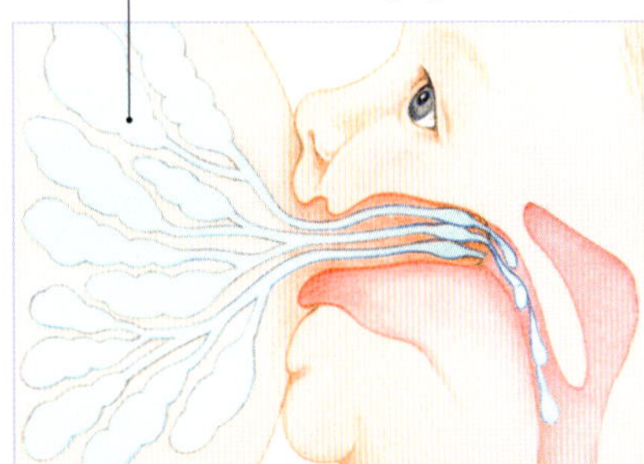

Milchfluss Die beim Milchspendereflex freigegebene Milch fließt zur Brustwarze.

F Wie bereite ich mich auf eine Stillmahlzeit vor und welches sind die besten Positionen?

Beim Stillen sollten Sie bequem und gut abgestützt sitzen beziehungsweise liegen. Das ist entscheidend, um sicherzustellen, dass das Stillen gut klappt. Dauert es voraussichtlich länger, stellen Sie sich ein Getränk und einen Imbiss bereit.

Sie werden viel Zeit damit verbringen, stillzusitzen, während Ihr Baby trinkt. Achten Sie darauf, dass Ihr oberer Rückenbereich, Schultern und Nacken nicht belastet werden. Der untere Rücken und die Arme sollten abgestützt sein. Krummes Sitzen verursacht Rücken- und Schulterschmerzen und erschwert das richtige Anlegen, was wiederum zu entzündeten Brustwarzen und anderen Stillproblemen führen kann. Verspannung durch eine schlechte Haltung kann den Milchfluss behindern.

Setzen Sie sich auf einen Stuhl mit Rückenlehne oder stützen Sie den Rücken mit Kissen ab, sodass Sie aufrecht sitzen. Lassen Sie die Schultern entspannt hängen – meist verkrampfen wir sie, wenn wir angespannt sind.

Bei Zwillingen ist es möglich, beide gleichzeitig zu stillen, wenn Sie den Rückengriff (Football-Griff, siehe unten) verwenden. Lassen Sie sich dies von einer Hebamme oder Stillberaterin genau zeigen.

STILLPOSITIONEN

Die richtige Stillposition fördert ein gutes Trinkverhalten und verhindert, dass sich die Brustwarzen entzünden. Bei Brustproblemen wie Spannungsgefühlen oder wunden Brustwarzen wechseln Sie die Position bei jedem Stillen, damit der Warzenhof gleichmäßig belastet wird.

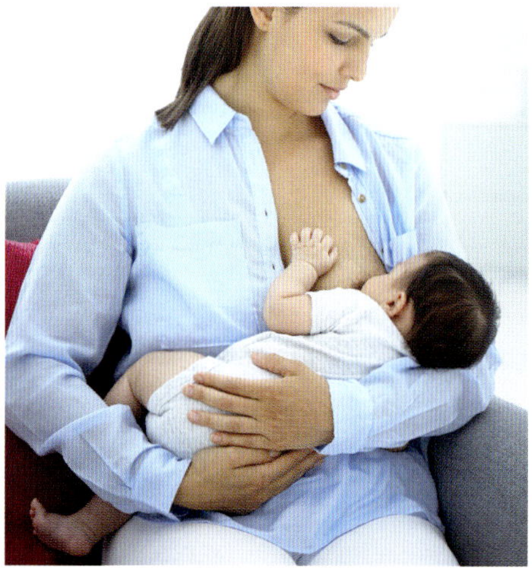

Wiegehaltung Sie sitzen aufrecht und halten Ihr Baby mit dem Gesicht Ihnen zugewandt Bauch am Bauch, wobei Sie seinen Rücken und Po abstützen. Hilfreich ist ein Kissen auf Ihrem Schoß, das Ihrem Arm und Babys Gewicht während des Stillens Halt gibt.

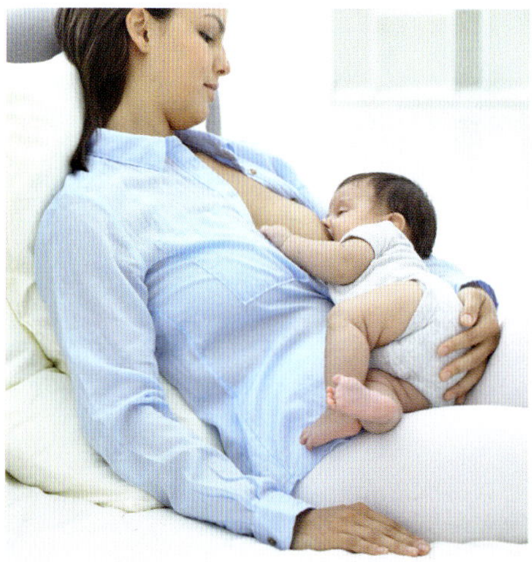

Kreuzgriff Nehmen Sie Ihr Baby eng an Ihren Körper, sodass es ganz von Ihnen abgestützt wird. Diese Stellung ist nachts empfehlenswert. Polstern Sie Ihren Rücken mit Kissen ab, damit Sie sich in dieser halbaufrechten Position bequem zurücklehnen können.

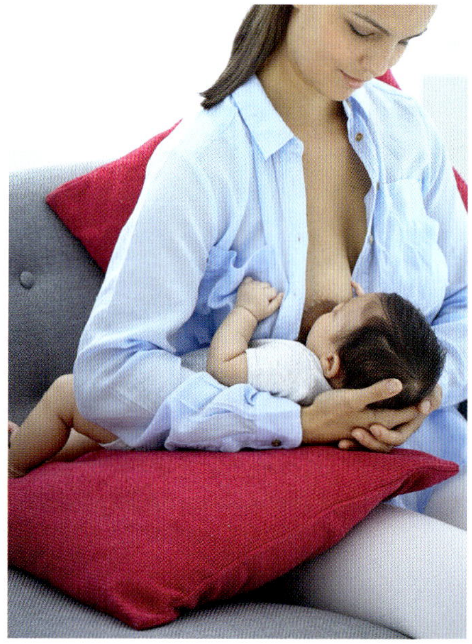

Rückengriff (Football-Griff) Diese Position empfiehlt sich nach einem Kaiserschnitt, da kein Druck auf die Naht ausgeübt wird, oder beim Stillen von Zwillingen. Ihr Baby liegt neben Ihnen auf einem Kissen an der Seite, an der es trinkt, sein Kopf ruht in Ihrer Hand.

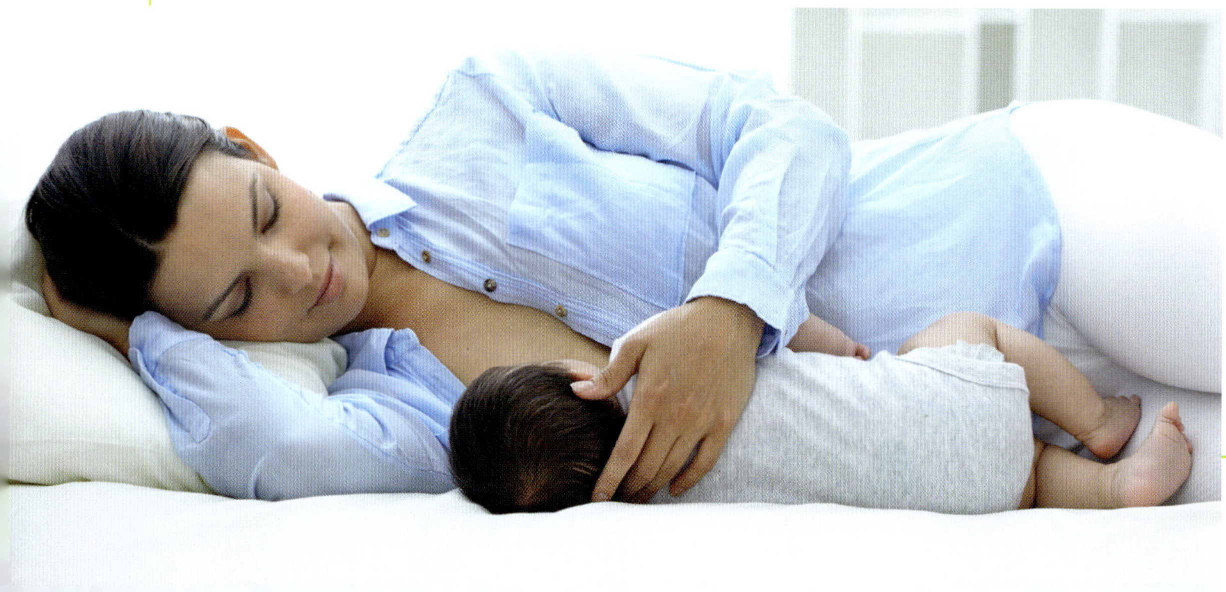

Seitenlage Sie liegen auf der Seite, das Baby ist Ihnen zugewandt. Ein Kissen in Ihrem Rücken gibt Ihnen Halt. Stützen Sie sich auf Ihren Ellbogen oder legen Sie Ihren Kopf auf Ihren Unterarm. Mit der freien Hand stützen Sie Kopf und Oberkörper Ihres Babys und führen es vorsichtig zur Brust. Diese entspannte Haltung ist nach einem Kaiserschnitt ideal, da keinerlei Druck auf den Bauch ausgeübt wird, und sie ist nachts praktisch.

F Sollte ich meinem Baby jedes Mal beide Brüste geben?

Dazu gibt es keine allgemeingültigen Regeln – lassen Sie sich am besten von Ihrem Baby leiten und achten Sie auf seine Sättigungssignale. Beim Milcheinschuss während der ersten Woche sind die Brüste sehr voll und Ihr Baby wird vielleicht bereits an einer Brust satt. Das ist völlig in Ordnung so – denken Sie dann nur daran, es beim nächsten Stillen zuerst an der anderen Brust anzulegen. So ist eine gleichmäßige Milchversorgung gewährleistet und beide Brustwarzen werden gleich belastet. Um sich an die richtige Seite zu erinnern, können Sie ein Armband oder ein Haargummi über den betreffenden Arm streifen oder sich die Seite notieren.

Vielleicht reicht es Ihrem Baby weiterhin, wenn es nur an einer Seite saugt. Es kann aber auch sein, dass es gerne an beiden Brüsten trinkt, sobald sich die Milchbildung einspielt. Wenn es beim Abnehmen von der Brust noch unzufrieden wirkt, bieten Sie ihm die andere Brust an. Wichtig ist, dass das Baby lange genug an einer Brust bleibt, denn nur so erhält es sowohl die durststillende Vormilch als auch die cremigere Hauptmilch. Wechseln Sie die Brust also nicht zu schnell.

Bei Wachstumsschüben, die in den ersten Wochen und Monaten häufig sind, will Ihr Baby bestimmt an beiden Brüsten trinken. Falls es sehr hungrig ist, müssen Sie es vielleicht sogar nochmals an die erste Brust legen, damit es satt wird. Die Milchbildung erhöht sich gemäß dem Bedarf Ihres Babys.

F Wie lasse ich mein Baby aufstoßen und ist das immer notwendig?

Es ist gut, das Baby nach jeder Mahlzeit aufstoßen – ein »Bäuerchen« machen – zu lassen. Dabei entweicht die Luft, die es beim Trinken mit verschluckt hat. Diese Luft verursacht ihm sonst Unbehagen, sodass es unruhig wird.

Wenn Ihr Baby während einer Mahlzeit unruhig wirkt, sich windet und die Brust loslässt, lassen Sie es aufstoßen, damit die verschluckte Luft entweicht. Danach kann es weitertrinken. Flaschenbabys (Seite 278–281) verschlucken beim Trinken am Sauger meist noch mehr Luft.

Im Laufe der Zeit kennen Sie die Trinkgewohnheiten Ihres Babys. Vielleicht stellen Sie fest, dass Sie es regelmäßig aufstoßen lassen müssen – oder dass es manchmal auch ohne Aufstoßen zur Ruhe findet. Beim Aufstoßen kann es ein wenig Milch spucken – das ist normal. Halten Sie zum Schutz Ihrer Kleidung ein Spucktuch bereit.

Leidet Ihr Baby regelmäßig unter verschluckter Luft, tragen Sie es nach dem Stillen etwa 20 Minuten in einer aufrechten Stellung. Dadurch steigt die Luft nach oben und das Unwohlsein wird gelindert. Wenn ihm das Aufstoßen schwerfällt, verändern Sie die Stellung oder massieren Sie sein Bäuchlein.

POSITIONEN FÜR DAS »BÄUERCHEN«

Es gibt mehrere gute Stellungen zum Aufstoßen. Wie beim Stillen werden Sie mit Ihrem Baby auch hier die Position finden, die für Sie beide am besten ist.

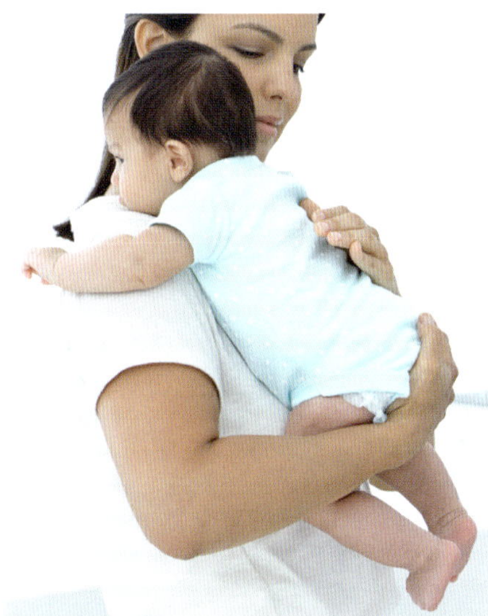

An der Schulter Halten Sie Ihr Neugeborenes aufrecht mit abgestütztem Kopf an Ihrer Schulter und reiben oder tätscheln Sie sanft seinen Rücken. Legen Sie sich dabei ein Spucktuch über die Schulter, um Ihre Kleidung zu schützen, falls es Milch spuckt.

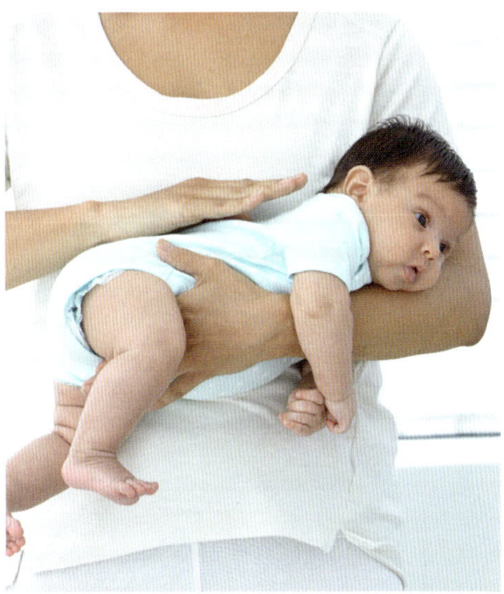

Fliegergriff Ihr Baby liegt mit abgewandtem Gesicht längs über Ihrem Arm oder auf Ihrem Schoß, sein Kopf ist im Vergleich zum Körper leicht erhöht. Stützen Sie seinen Kopf gut ab und reiben oder tätscheln Sie sanft seinen Rücken.

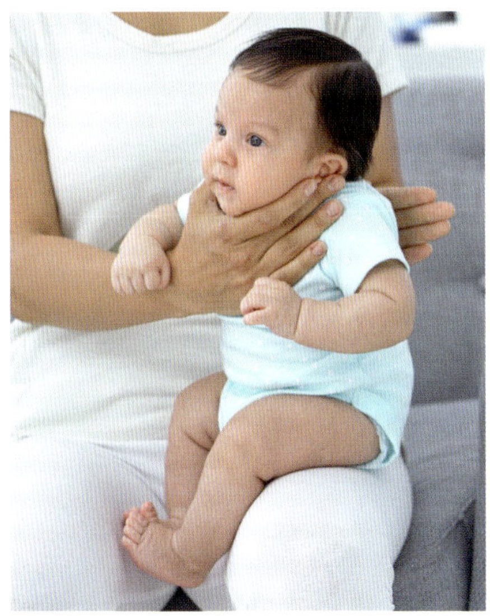

Sitzend mit abgestütztem Kinn Sobald die Halsmuskulatur kräftiger ist, nehmen Sie Ihr Kleines auf den Schoß. Stützen Sie mit Ihrer Handfläche seine Brust und mit Daumen und Zeigefinger das Kinn. Reiben oder tätscheln Sie seinen Rücken.

F Was bedeutet »Milch abnehmen« und warum sollte ich das tun?

Milch ausstreichen oder abpumpen bedeutet, die Brust zu entleeren, ohne dass das Baby trinkt. Dafür gibt es verschiedene Gründe.

Ein zu früh geborenes oder krankes Baby, das nicht selbstständig trinken kann, kann dank der Milchabnahme gesunde Muttermilch bekommen. Bei sehr prallen Brüsten oder einem Milchstau ist das Anlegen schwierig (Seite 268–269). Wenn Sie vorher etwas Milch ausstreichen, kann das Baby die Brustwarze besser ergreifen. Falls das Baby zu schwach saugt, unterstützt das zusätzliche Ausstreichen eine ausreichende Milchbildung.

Mit abgenommener Milch können auch andere Personen das Baby füttern. Ein Vorrat Muttermilch in der Tiefkühltruhe ist sehr praktisch, falls Sie einmal krank oder unterwegs sind. Auch wenn Sie wieder berufstätig sein möchten, kann das Baby durch regelmäßiges Ausstreichen oder Abpumpen weiterhin mit Muttermilch ernährt werden. Falls Sie bei Einführung der Beikost noch stillen, können Sie die ersten Gemüse- oder Obstbreie mit Muttermilch verflüssigen.

So funktioniert das Entleeren der Brust

Die Milch lässt sich mit der Hand ausstreichen oder mit Hilfe einer Pumpe abnehmen. Mit etwas Übung können Sie beide Methoden kombinieren, etwa den Milchfluss per Hand anregen und dann eine Pumpe verwenden. Elektrische Pumpen kann man in der Apotheke ausleihen. Informieren Sie sich vor Ort und lassen Sie sich von der Hebamme oder dem Arzt beraten.

MILCH ABPUMPEN

Waschen Sie sich zunächst die Hände und sterilisieren Sie sämtliches Zubehör (Seite 279).

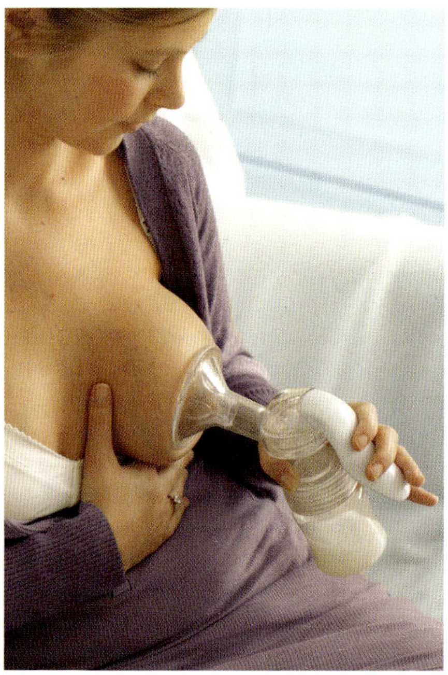

Mit einer Handpumpe abnehmen Sie besteht aus einer Flasche und einem Pumpmechanismus mit Trichter. Stülpen Sie den Trichter oder das Anschlussstück über Ihre Brust und bedienen dann die Pumpe über den Press-Mechanismus, so dass die Milch in den Behälter fließt – das kann anstrengend sein.

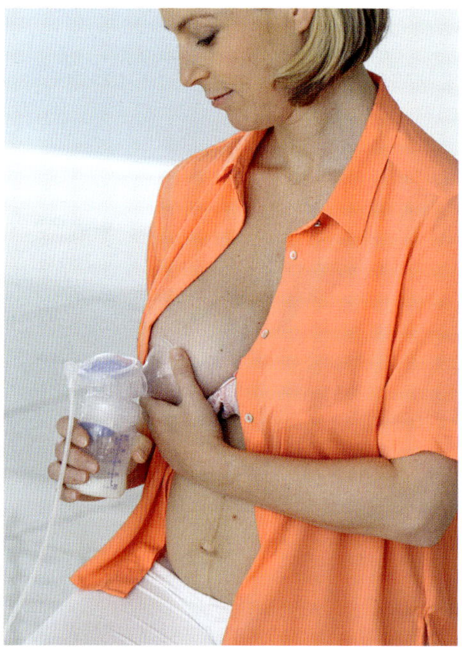

Mit einer elektrischen Pumpe Hier übernimmt ein Elektromotor das Pumpen. Die Stärke lässt sich meist regulieren, um eine angenehme Saugwirkung zu erreichen. Diese Pumpen sind etwas schwierig zu sterilisieren. Allerdings geht das Abpumpen schneller. Sie ist empfehlenswert, wenn Sie viel Milch abpumpen wollen.

MILCH PER HAND AUSSTREICHEN

Halten Sie für die Milch einen sterilisierten Behälter bereit. Das Ausstreichen mit der Hand erfordert etwas Übung. Geben Sie daher nicht auf, wenn Sie anfangs nur wenige Tropfen gewinnen.

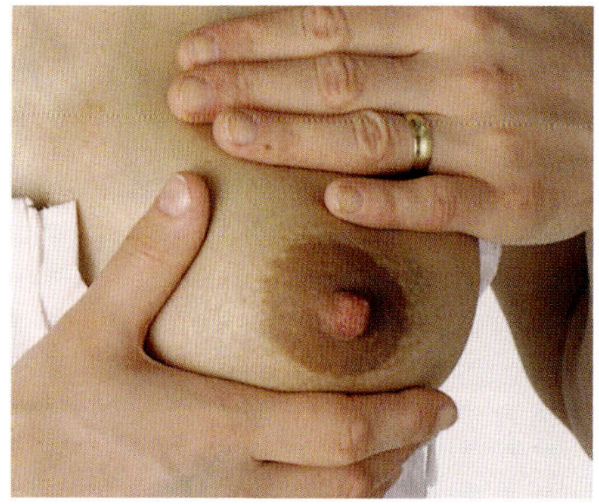

Milchfluss auslösen Umfassen Sie mit einer Hand die Brust, mit der anderen den Warzenhof und streichen Sie die Milch zur Brustwarze hin.

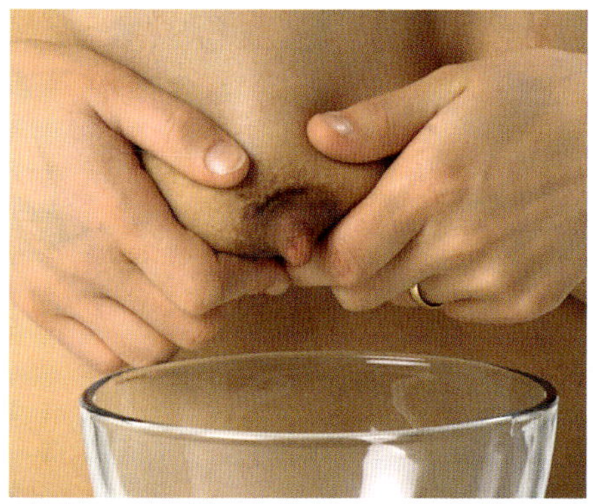

Drücken und loslassen Drücken Sie die Brust sachte und lassen Sie sie dann los. Diesen Vorgang wiederholen Sie mit zunehmendem Tempo.

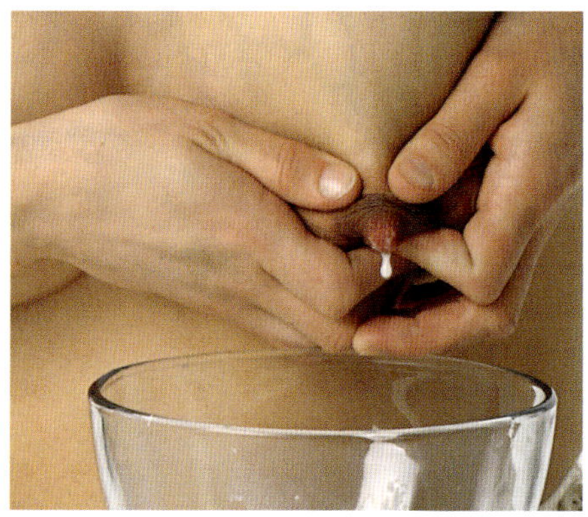

Die Milch auffangen Es kann ein paar Minuten dauern, bis Milch fließt. Sammeln Sie sie in dem sterilisierten Behälter. Drücken Sie mit Daumen und Fingern rundum an wechselnden Stellen auf die Brust, um sie vollständig zu entleeren.

F Ab wann kann ich Milch abpumpen und sie in der Flasche geben?

Das hängt davon ab, aus welchem Grund Sie Milch abnehmen wollen. Für ein Frühgeborenes kann man bereits in der Klinik damit beginnen. Wenn Sie bereits stillen, warten Sie besser, bis sich das Stillen gut eingespielt hat.

Warten Sie ein paar Wochen ab, bevor Sie Ihrem Baby eine Flasche mit abgepumpter Muttermilch geben, damit es zunächst eine gute Saugtechnik entwickelt. Das Trinken an der Brust erfordert eine spezielle Koordination der Zungen- und Kieferbewegungen. Aus der Flasche zu trinken ist anders, da eher die Schwerkraft als das Saugen des Babys die Milch fließen lässt und zudem der Milchfluss meist schneller ist.

Wenn man schon in den ersten Wochen des Stillens die Flasche gibt (oder auch einen Schnuller), kann es zur sogenannten »Saugverwirrung« kommen. Das Baby verlernt dann die fürs Stillen erforderliche Saugtechnik und ist beim Stillen frustriert, weil die Milch langsamer fließt. Das führt dazu, dass es die Brust verweigert und lieber aus der Flasche trinkt. Allerdings tritt diese Saugverwirrung nicht bei jedem Baby auf – es gibt durchaus Babys, die problemlos zwischen Brust und Flasche wechseln.

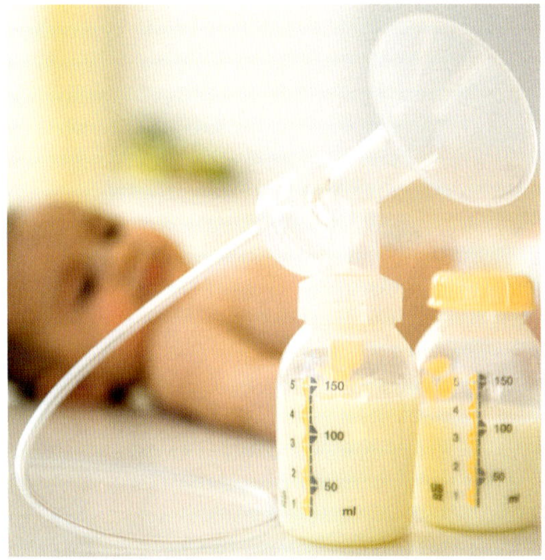

Abgepumpte Muttermilch aus der Flasche Sobald sich das Stillen eingespielt hat, können Sie Ihr Baby stillen und ihm auch Muttermilch aus der Flasche geben.

F Soll ich Muttermilch zu einer bestimmten Tageszeit abpumpen?

Es gibt keine festen Regeln, wann man Milch abpumpen sollte. Manche Fachleute empfehlen das Abpumpen nach einer Mahlzeit, damit das Baby bereits satt ist. Doch wenn Sie sicher sind, dass Ihre Milchbildung ausreicht, können Sie vor oder nach dem Stillen abpumpen.

Beim Abnehmen vor dem Stillen achten Sie darauf, dass Ihr Baby Ihre Milch nicht riecht oder die Brust nicht sieht, weil es sonst selbst sofort trinken möchte. Viele Frauen haben morgens nach dem Schlafen am meisten Milch. Ein guter Zeitpunkt für die Milchabnahme liegt daher morgens nach Babys erster Mahlzeit.

Sobald Sie Übung haben, können Sie sogar an einer Brust Milch abpumpen, während Sie an der anderen stillen. Ihre Brüste ersetzen die entnommene Menge – also keine Sorge, die Milch wird nicht »ausgehen«.

Schon gewusst?

Muttermilch enthält Substanzen, die je nach Tageszeit entspannend oder anregend auf das Baby wirken: Abends sind mehr beruhigende Eiweißstoffe enthalten und tagsüber anregende.

F Ich kann jedes Mal nur wenige Milliliter Milch ausstreichen. Heißt das, dass ich nicht genug Milch produziere?

Ihre Brüste bilden bestimmt genügend Milch. Schließen Sie von der abgenommenen Menge nicht auf die gesamte Milchbildung. Während manche Mütter mühelos ganze Flaschen füllen können, ist das bei anderen nicht so einfach. Oft ist es einfacher, häufiger kleinere Mengen abzunehmen. Jede Frau ist anders.

Manche Frauen, die das Abnehmen als wenig produktiv empfinden, haben Babys, die gut gedeihen – sie bilden also gewiss genügend Milch. Das Saugen des Babys ist die bei Weitem wirksamste Methode der Milchbildung. Auch wenn Sie nur wenig ausstreichen können, erhält Ihr Baby beim Trinken genug.

Versuchen Sie, den Milchspendereflex (Seite 269) anzuregen: Da Anspannung den Milchfluss behindert, machen Sie es sich bequem und entspannen Sie sich. Hilfreich ist eine warme Dusche oder das Auflegen eines warmen nassen Waschlappens auf die Brust. Wählen Sie einen Zeitpunkt, zu dem Sie nicht gestört werden, und einen ruhigen Ort. Trinken Sie etwas Warmes und hören Sie Musik, wenn Ihnen das hilft. Das Massieren der Brüste setzt den Milchfluss in Gang – streichen Sie mit kreisenden Bewegungen zu den Brustwarzen hin. Denken Sie dabei an Ihr Baby – wie Sie es stillen oder im Arm halten. Schon das kann den Reflex auslösen.

Es ist normal, dass sich Geruch, Farbe und Konsistenz der abgenommenen Milch entsprechend Ihrer eigenen Ernährung verändern.

F Wie wird Muttermilch aufbewahrt und wie lange ist sie haltbar?

Stellen Sie Muttermilch immer sofort in den Kühlschrank oder frieren Sie sie ein. Füllen Sie sie dazu in ein sterilisiertes Behältnis – eine Plastikflasche, einen Gefrierbeutel, einen speziellen Muttermilchbeutel oder Eiswürfeltabletts (die kleinen Portionen lassen sich schnell auftauen). Versehen Sie die Verpackung immer mit dem Datum.

Muttermilch ist im Kühlschrank bei 4°C bis zu fünf Tagen haltbar. Stellen Sie sie in den hinteren Bereich des Kühlschranks, da die Temperatur im Türbereich schwankt. Im Eisfach des Kühlschranks ist die Milch bis zu zwei Wochen haltbar, in der Tiefkühltruhe bei –18°C bis zu sechs Monaten.

Lassen Sie die Milch im Kühlschrank oder bei Zimmertemperatur auftauen und frieren Sie sie nicht erneut ein. Ihr Baby kann die Milch kalt trinken oder Sie können sie im warmen Wasserbad erwärmen, falls es sie so lieber mag.

F Ich stille seit zwei Wochen und meine Brustwarzen sind wund und rissig. Was kann ich tun?

Vor allem in den ersten Wochen können Probleme auftreten, weil die Brustwarzen noch nicht ans Stillen gewöhnt sind. Das kommt häufig vor.

Es ist wichtig, Beschwerden frühzeitig anzugehen, denn nur so können Sie das Stillen positiv erleben. Werden die Schwierigkeiten verdrängt, wirkt sich das nicht nur auf Ihr Befinden aus, sondern möglicherweise auch auf das Trinkverhalten des Babys.

Es kommt häufig vor, dass die Brustwarzen anfangs wund und rissig werden. Sobald das Baby richtig angelegt ist und kräftig saugt, sollten sie abheilen. Nicht zuletzt auch deshalb, weil kürzere Stillzeiten eine geringere Belastung bedeuten.

Wenn das Baby wegen wunder Brustwarzen nicht richtig trinkt, können Folgeprobleme auftreten. Da die Brust nicht entleert wird, bildet sich ein Milchstau in den Milchgängen, was zu einer Brustentzündung (Mastitis) führen kann. Diese Komplikationen sind schmerzhaft und sollten umgehend behandelt werden.

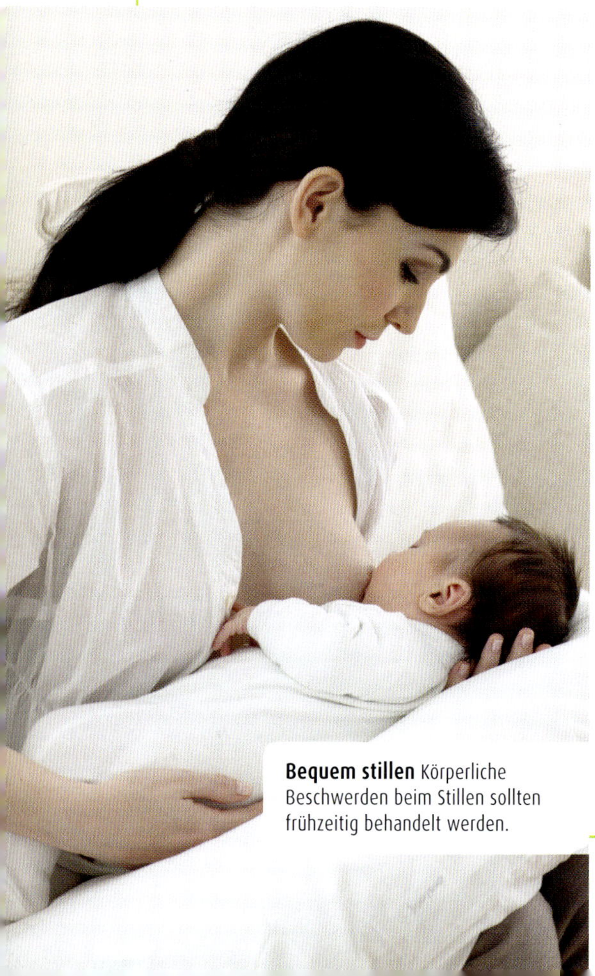

Bequem stillen Körperliche Beschwerden beim Stillen sollten frühzeitig behandelt werden.

HÄUFIGE BESCHWERDEN BEIM STILLEN

Wenn Sie die Ursachen von Stillproblemen kennen und verstehen, können Sie einer Verschlimmerung vorbeugen. Werden Sie frühzeitig aktiv, um mögliche Probleme zu lösen und erfolgreich stillen zu können.

PROBLEM	BESCHREIBUNG	URSACHEN
Wunde, entzündete, blutende Brustwarzen	Schmerzende, empfindliche Brustwarzen sind in der ersten Woche normal, da das Saugen des Babys sie stark beansprucht. Bleiben sie jedoch wund, kann ein tieferes Problem bestehen, das angegangen werden muss. Bei rissigen Brustwarzen tritt beim Anlegen ein paar Sekunden lang ein stechender Schmerz auf. Die Brustwarzen können auch bluten. Wenn das Baby etwas Blut verschluckt, können sich im Stuhl des Babys Blutschlieren finden. Das ist jedoch unbedenklich.	Wenn das Baby nicht richtig angelegt ist und nur an der Brustwarze nuckelt, statt den gesamten Warzenhof zu umfassen, kann dies zu Rissen führen. Sie heilen oft nur schwer ab, weil die Brustwarzen beim Stillen meist feucht sind. Wenn die Brustwarzen nach einer anfänglich beschwerdefreien Zeit plötzlich gerötet und entzündet sind, kann dies die Folge der Pilzinfektion Soor sein. Sie wird zwischen Mutter und Baby übertragen und muss ärztlich behandelt werden.
Milchstau	Bei einem Milchstau kommt es an der betroffenen Stelle zu Schmerzen, Verhärtungen und Entzündung. Nach dem Stillen geht eine eventuelle Schwellung etwas zurück. Wenn die gestaute Milch durch Bakterien infiziert wird, kann dies zu einer Mastitis (siehe unten) führen.	Durch die kanalähnlichen Milchgänge fließt die Milch zu den Brustwarzen. Ein Milchstau kann entstehen, wenn die Brust nicht vollständig entleert wird, zum Beispiel weil das Baby nicht richtig angelegt ist oder nur schwach saugt. Beim Milcheinschuss in den ersten Tagen ist das häufiger der Fall. Ein schlecht sitzender BH kann in die Brust einschneiden und damit einen Stau verursachen. Bei einer Rötung, Schwellung oder Knotenbildung wenden Sie sich an die Hebamme oder den Frauenarzt. Eine frühe Behandlung beugt einer Brustentzündung vor.
Brustentzündung (Mastitis) und Brustabszess	Wenn ein Brustbereich verhärtet, angeschwollen und gerötet ist und leichtes Fieber auftritt, besteht vermutlich eine Mastitis. Eine starke Entzündung kann sehr schmerzhaft sein. Ihre Körpertemperatur steigt und es treten grippeähnliche Symptome auf. Gelegentlich bildet sich Eiter im betroffenen Bereich und es entwickelt sich ein Abszess, der als extrem schmerzhafte Beule erscheint. Eine Mastitis entsteht meist in den ersten Wochen des Stillens, wenn sich die Milchbildung noch nicht eingespielt hat.	Probleme können auftreten, wenn das Baby falsch angelegt ist oder nicht kräftig saugt. Das führt zu einem Milchstau. Gelangen dann Bakterien, die auf der Haut immer vorhanden sind, in die gestaute Milch, kann dies zu einer Entzündung der Brustdrüse (Mastitis) führen. Bei geschwächten Abwehrkräften, beispielsweise infolge von Blutarmut oder Erschöpfung, sind Sie anfälliger für eine Infektion.

Das Auflegen von **Weißkohlblättern** auf die Brust beruhigt und kühlt die betroffene Stelle.

WAS SIE TUN KÖNNEN

» Überprüfen Sie Ihre Anlegetechnik (Seite 268).
» Lassen Sie die Brustwarzen nach dem Stillen an der Luft trocknen. Massieren Sie etwas Muttermilch ein, sie wirkt antibakteriell.
» Tragen Sie etwas Lanolin-Salbe auf, gerne auch vor dem Stillen.
» Verzichten Sie auf Stilleinlagen, sie speichern Feuchtigkeit.
» Brusthütchen schaffen kurzfristig Abhilfe, aber auf längere Zeit beeinträchtigen sie das Anlegen.
» Stillen Sie auch an der wunden Brust weiter.

» Stillen Sie Ihr Baby weiterhin. Kontrollieren Sie, ob es richtig angelegt ist, damit es auch effektiv saugen kann.
» Legen Sie das Baby zuerst an der betroffenen Brust an, weil es anfangs stärker saugt. So wird die Brust sicher leergetrunken.
» Wärme fördert den Milchfluss. Legen Sie daher zu Beginn einer Stillzeit einen warmen nassen Waschlappen auf die Brust. Sanftes Massieren der Brust lindert die Schwellung.
» Die Hebamme, der Frauenarzt oder eine Stillberaterin zeigt Ihnen die richtige Anlegetechnik.

» Wenden Sie sich bei Verdacht auf eine Brustentzündung unverzüglich an den Arzt. Bei einer Infektion verschreibt der Arzt Ihnen spezielle Antibiotika, die während der Stillzeit unbedenklich sind. Es ist wichtig, weiterhin zu stillen, damit kein zusätzlicher Milchstau entsteht. Vielleicht müssen Sie öfter stillen als bisher oder zusätzlich Milch abpumpen, damit die Brust entleert wird.
» Viele Frauen empfinden das Auflegen eines kalten nassen Waschlappens oder gekühlter Weißkohlblätter als lindernd.
» Gönnen Sie sich viel Ruhe.
» Leichte Schmerzmittel können helfen. Ibuprofen wirkt zusätzlich entzündungshemmend.
» Ein Abszess, der nicht auf Antibiotika anspricht, muss operativ entfernt werden.

F Meine Brüste fühlen sich an, als ob sie beinahe platzen. Bleibt das so?

Dieses Schwellungsgefühl sollte in zwei oder drei Tagen nachlassen. Beim Milcheinschuss etwa drei bis fünf Tage nach der Geburt haben viele Frauen das Gefühl, dass sich die Brust um bis zu zwei Cup-Größen vergrößert.

Die Brüste füllen sich nicht nur mit Milch, auch die Durchblutung ist während der Stillzeit stärker. Daher fühlen sie sich nicht nur sehr voll, sondern auch heiß und hart an und sind sehr empfindlich. Das Spannungsgefühl legt sich in der Regel, wenn das Baby trinkt und sich die Milchbildung allmählich einspielt.

Ist diese Völle allzu unangenehm oder erschwert sie Ihrem Baby das Erfassen der Brust, können Sie etwas Milch ausstreichen oder abpumpen (Seite 272) – gerade so viel, dass das Anlegen leichter fällt. Nehmen Sie nicht zu viel Milch ab, sonst bilden Ihre Brüste noch mehr.

Leichtes Massieren während des Stillens fördert den Milchfluss. Mit einem aufgelegten warmen Waschlappen oder einer warmen Dusche vor dem Stillen können Sie den Milchspendereflex auslösen. Nach dem Stillen entzieht ein kalter Waschlappen oder ein gekühltes Weißkohlblatt der Brust die Hitze und wirkt lindernd. Ein gut sitzender Still-BH ist angenehm und stützt schwere Brüste. Vielleicht wollen Sie auch nachts einen BH tragen.

F Immer wieder läuft Milch aus. Was kann ich da tun?

Bei sehr starker Milchbildung kann Milch austreten. Dies kann auch geschehen, wenn der Milchspendereflex (Seite 269) unerwartet ausgelöst wird, etwa wenn Sie Ihr Baby schreien hören oder an es denken. Beim Stillen kann an der anderen Brust Milch auslaufen, ebenso in einer warmen Umgebung wie beim Duschen.

Das Ausstreichen von Milch vor oder nach dem Trinken verringert dieses Problem. Regelmäßiges Stillen stellt sicher, dass die Milch zuverlässig abgenommen wird und die Milchbildung sich an den Bedarf des Babys anpasst. Wenn Sie spüren, dass Milch ausläuft, kreuzen Sie diskret die Arme über der Brust. Der sanfte Druck auf die Brustwarzen unterbindet den Milchfluss. Stilleinlagen in Ihrem BH saugen die austretende Milch auf. Nehmen Sie bei Ausflügen Ersatzkleidung mit.

F Mein Baby schläft beim Stillen ein. Was tun?

Wenn es beim Trinken einschlummert, wecken Sie es sanft. Normalerweise wendet sich ein Baby von der Brust ab, sobald es satt ist. Manche Babys nuckeln jedoch einfach zur Beruhigung weiter, auch wenn sie satt sind. Wenn sich der Kiefer nicht mehr bewegt oder Ihr Kleines schwach, aber schnell saugt und offensichtlich nicht schluckt, ist es satt. Wecken Sie es in diesem Fall sanft, lassen Sie es aufstoßen und bieten Sie ihm nochmals die Brust an, bevor Sie das Stillen beenden.

F Mein Baby schreit, wenn ich es von der Brust nehme. Reicht meine Milch nicht aus?

Wenn Sie Ihr Baby regelmäßig stillen, bilden Sie bestimmt genug Milch. Vielleicht benötigt Ihr Baby kurzzeitig mehr Milch, weil es einen Wachstumsschub durchläuft. Dann schreit es bei Beendigung der Mahlzeit oder kurz danach schon wieder und Sie haben den Eindruck, sie würden ununterbrochen stillen.

Wenn Sie nach Bedarf füttern, steigert Ihr Körper als Reaktion auf die Nachfrage auch die Milchbildung. Geben Sie bei jedem Stillen beide Brüste, dann erhöht sich die Milchproduktion noch schneller. Vielleicht nehmen Sie es sogar nochmals an die erste Brust, bis es ganz zufrieden zu sein scheint.

Das sicherste Zeichen, dass Ihr Baby genug Milch bekommt und gut gedeiht, ist, wenn es zunimmt, in seinen Wachphasen zufrieden und munter ist und mehr als sechs Windeln am Tag nass macht. Falls Sie irgendwelche Bedenken haben, wenden Sie sich an den Arzt.

F Ich habe Schlupfwarzen. Kann ich damit stillen?

Man kann auch bei Schlupfwarzen stillen, braucht aber etwas Vorbereitung. Mit Hilfe einer Hebamme oder Stillberaterin lernen Sie, wie das Stillen bei Ihnen am besten klappen kann. Sie können zum Beispiel die Brustwarzen vor dem Stillen mit einer Milchpumpe aufrichten oder zur Unterstützung des Anlegens ein Brusthütchen (Brustwarzenformer) benutzen. Auch wenn Sie das Brustgewebe beim Anlegen nach hinten ziehen, richtet sich die Warze auf.

F Mir fällt es immer noch schwer, mein Baby richtig anzulegen. Wo finde ich Unterstützung?

Es gibt viele Hilfsmöglichkeiten. Anfangs in der Klinik helfen Ihnen die Hebammen und die Krankenschwestern. Sie zeigen Ihnen, wie Sie Ihr Baby richtig anlegen. Vielleicht gibt es dort auch eine Stillberaterin. Nach einer ambulanten Geburt werden Sie zu Hause von einer Hebamme betreut, die Ihnen ebenfalls die richtige Technik zeigt.

Für Fragen stehen in jedem größeren Ort auch Stillgruppen und Stillberaterinnen zur Verfügung. Dort finden Sie erfahrene, geschulte Ansprechpartner, die Ihnen schnell und unkompliziert Unterstützung geben. Manchmal hilft schon ein Telefongespräch weiter, doch auch direkte Kontakte und Besuche sind möglich. So können Sie in Ruhe die für Sie richtige Stilltechnik herausfinden. Organisationen wie La Leche Liga und die Arbeitsgemeinschaft Freier Stillgruppen bieten zudem regionale Treffen an, bei denen Sie auch andere Mütter kennenlernen.

Die Adressen von örtlichen Stillgruppen sowie Stillberaterinnen erfahren Sie in der Klinik, beim Frauenarzt oder im Internet. Die persönlichen Kontakte und die fachliche Kompetenz solcher Institutionen sind sehr wertvoll, auch in anderen Fragen finden Sie hier Unterstützung, hilfreiche Tipps und Austausch.

Wichtig ist darüber hinaus, dass Sie sich auch von Ihrem Partner unterstützt fühlen. Mit dem Rückhalt des Partners gelingt es meist, mögliche Probleme zu meistern und weiterzustillen. Zögern Sie nicht, bei Bedarf Hilfe zu suchen, damit keine weiteren Komplikationen auftreten. Die meisten Stillprobleme lassen sich mit fachlicher Hilfe und emotionaler Unterstützung lösen.

Rund 75 %
der Mütter **suchen Hilfe beim Stillen.**
Die meisten lösen ihre Schwierigkeiten und können dann weiterstillen.

F Stillen ist so praktisch, aber in der Öffentlichkeit fühle ich mich dabei unwohl. Was soll ich tun?

Das Stillen in der Öffentlichkeit ist in Deutschland leider immer noch nicht selbstverständlich. Manche Menschen fühlen sich gestört, wenn Mütter ihre Kinder beispielsweise im Café oder Restaurant an die Brust legen.

Zu den besonders angenehmen Seiten des Stillens gehört die Tatsache, dass man das Baby jederzeit an jedem Ort füttern kann, sobald es Hunger hat. Muttermilch steht immer in der richtigen Menge und der richtigen Temperatur zur Verfügung. Für Ausflüge mit dem Baby müssen Sie keine Ausstattung wie sterilisierte Flaschen und abgemessenes Milchpulver vorbereiten und mitnehmen.

Stillen ist einfach äußerst praktisch. Die meisten Mütter finden problemlos einen Ort, wo sie ihr Baby diskret stillen können. Die meisten Mitmenschen bemerken es gar nicht und viele reagieren auch sehr respektvoll.

Unterwegs stillen

Das Stillen in der Öffentlichkeit ist in Deutschland immer noch keineswegs selbstverständlich. Leicht erntet man schiefe Blicke, wenn man sein Baby auf einer Parkbank anlegt. In Cafés fühlen sich nicht wenige Menschen durch stillende Mütter sogar belästigt. Leider sind Stillende bei uns auch gesetzlich unzureichend geschützt. Während es in manchen Ländern ein Gesetz zum Schutz des Stillens in der Öffentlichkeit gibt, gilt hierzulande: In Cafés, Museen oder Kaufhäusern darf der Besitzer sein Hausrecht ausüben und das Stillen untersagen. Oft werden Frauen dafür auf die Wickelräume verwiesen. Lassen Sie sich aber bitte nicht einschüchtern, auch wenn Sie einmal eine schlechte Erfahrung machen mussten. Sie können – diskret – auch außerhalb Ihrer eigenen Wohnung stillen.

Gute Planung

Überlegen Sie im Voraus, was Sie anziehen, wenn Sie voraussichtlich unterwegs stillen wollen. Stillfreundliche Kleidung sind etwa lockere Oberteile, die Sie ein wenig anheben können, um Ihr Baby anzulegen. Bewährt hat sich ein weit ausgeschnittenes Top, über dem ein Pullover getragen wird. Der Pullover kann bei Bedarf nach oben und das Top nach unten gezogen werden. Wenn Sie Ihr Baby in der Wiegehaltung im Arm haben, ist Ihr Bauch verdeckt. Üben Sie ebenso, Ihren Still-BH mit einer Hand zu öffnen.

Manche Frauen legen sich zusätzlich eine Stola oder einen Schal um, andere meinen, dass genau dies Aufmerksamkeit erregt. Verfahren Sie so, wie es für Sie angenehm ist. Sie können sich gerne etwas mehr bedecken, sollten allerdings nicht das Gefühl haben, sich beim Stillen verstecken zu müssen.

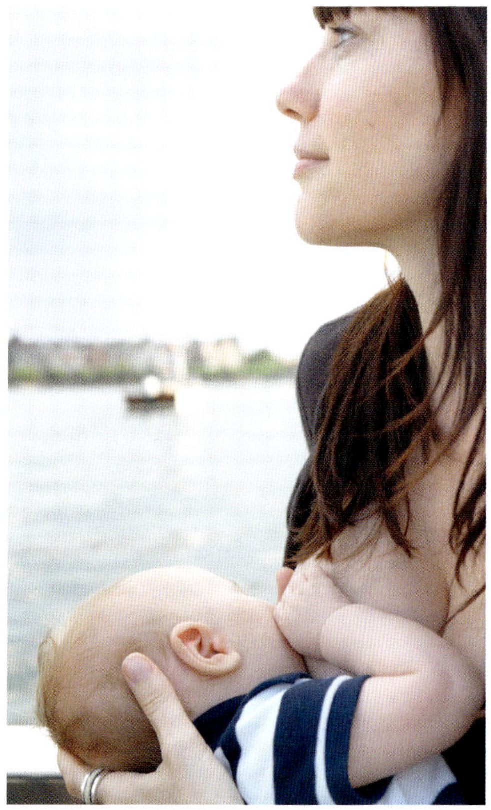

Selbstbewusst stillen Stillen ist etwas sehr Natürliches. Es muss Ihnen nicht peinlich sein und Sie brauchen sich dabei keineswegs zu verstecken.

F Ich möchte weiterstillen, finde es aber schwierig. Lohnt es sich wirklich, länger dabeizubleiben?

Stillen kostet Zeit, ist anstrengend und verursacht manchmal körperliche Beschwerden. Aus diesem Grunde gelangen viele Mütter an einen Punkt, an dem sie abstillen möchten.

Vielleicht sind auch Sie – wie viele Mütter – überrascht, welche Anforderungen das Stillen stellt. Schließlich ist die Mutter, sofern sie keine Milch abpumpt, die Einzige, die das Baby füttern kann. Es ist normal, dass man diese Aufgabe gerne mit anderen teilen würde. Das wäre möglich, wenn das Baby Milchnahrung bekommen würde. Dann könnten Sie auch einmal eine Auszeit nehmen und eine Nacht durchschlafen, während Ihr Partner dem Baby die Flasche gibt.

Einige Zeit abwarten

Seien Sie gewiss, dass es bald einfacher wird. Wenn Ihr Baby kräftiger saugt und sich das Stillen eingespielt hat, dauern die Mahlzeiten nicht mehr so lange. Bis dahin haben Sie hoffentlich auch anfängliche Stillbeschwerden (Seite 274–275) überwunden. Und nicht vergessen: Statt Milchnahrung zu geben, können Sie dann ebenso beginnen, Milch abzupumpen (Seite 272). So können Sie sich einen Freiraum nehmen und Ihr Baby erhält dennoch die wertvolle Muttermilch.

Die Mühe lohnt

Die meisten Mütter sind letztlich froh, wenn sie weiterstillen – denn bald wird das Stillen zu einer wahren Freude. Es ist bequem, einfach und schafft eine innige Nähe. Es lohnt sich also, dabeizubleiben, weil Mutter wie Kind davon profitieren. Wer allerdings gar nicht zurechtkommt, darf auch ohne schlechtes Gewissen abstillen.

Viele Frauen empfinden das **Stillen als sehr angenehm,** was sie für anfängliche Schwierigkeiten reichlich entschädigt.

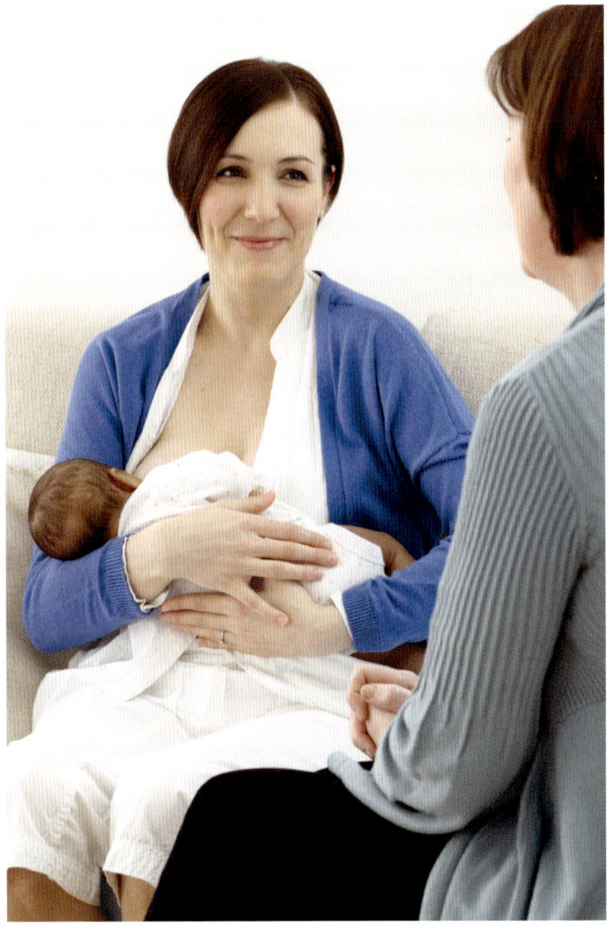

Mühelos stillen Mit der Zeit haben die meisten Frauen das Stillen heraus und empfinden es als bereichernd.

F Beeinflusst es die Milchbildung, wenn mein Baby einmal am Tag die Flasche bekommt?

Es kommt darauf an, wann Sie damit beginnen. Wenn Ihr Baby gelegentlich eine Flasche mit Milchnahrung bekommt, können Sie eine Auszeit nehmen und nachts einmal durchschlafen. Ihr Partner kann dann ebenfalls das Baby füttern und Sie damit bei den Nachtmahlzeiten unterstützen. Allerdings ist es ratsam, etwa sechs bis acht Wochen abzuwarten, bis man dem Baby die Flasche gibt.

In den ersten Wochen baut sich die Milchbildung entsprechend dem Bedarf Ihres Babys auf. Wenn Sie nun die Flasche geben, kann das die Milchbildung reduzieren, da sie nach dem Prinzip von Nachfrage und Angebot funktioniert. Zudem muss Ihr Baby zum Saugen an der Flasche eine neue Saugtechnik lernen, was zur »Saugverwirrung« (Seite 273) führen kann.

Nach sechs bis acht Wochen hat sich die Milchbildung eingespielt und Sie können Ihrem Baby versuchsweise ein Fläschchen geben. Allerdings verringert sich dadurch die Menge der Muttermilch. Es ist oft schwer, diese Entscheidung zu revidieren und wieder voll zu stillen. Denken Sie daher im Vorfeld gut darüber nach.

Bedenken Sie auch, dass die Zubereitung einer Flasche nachts zeitaufwendiger ist als das Stillen. Und vermutlich kann Ihr Partner nicht unbedingt jede Nachtmahlzeit übernehmen. Das bedeutet letztlich, dass Ihre Nächte auch bei Flaschennahrung nicht unbedingt ruhiger sein werden.

Schon gewusst?

Weltweit gilt die Empfehlung, dass Säuglinge während der ersten sechs Lebensmonate voll (also ausschließlich) gestillt werden sollten, damit sie optimal gedeihen und sich entwickeln können. Sie bekommen also nichts anderes, weder Getränke noch Beikost. Anschließend soll – parallel zum Stillen – nach und nach Beikost eingeführt werden. Frauen, die bald wieder berufstätig sind, kombinieren das Stillen oft mit der Flasche. Die abgepumpte Muttermilch in der Flasche kann das Baby auch von der Betreuungsperson bekommen.

Flaschennahrung bekommt Ihr Baby, wenn Sie **beim Stillen zufüttern, nach der Stillzeit** zu Milchnahrung wechseln oder vielleicht auch von Anfang an, weil das Stillen einfach nicht das Richtige für Sie ist. In jedem Fall ist es gut zu wissen, dass das Baby auch mit **Formulamilch** gut gedeiht.

Füttern mit der Flasche

Warum Flaschennahrung?

Heutzutage wird von Müttern oft geradezu erwartet, dass sie stillen. Doch nicht jede Frau will oder kann stillen. Entscheidend ist, dass das Baby genug Nahrung für sein Wachstum bekommt. Egal ob Muttermilch oder Säuglingsmilch – Sie bieten ihm einen guten Start ins Leben. Eine innige Bindung entsteht auch, wenn Sie Ihrem Baby die Flasche geben. Manche Mütter pumpen von Anfang an Milch ab, mit der sie ihr Baby aus der Flasche füttern. Andere kombinieren Stillen und Milchnahrung. Flaschenernährung bietet durchaus auch Vorteile: Zunächst können auch andere Personen die Flasche zubereiten und das Baby füttern. Dadurch wird die Mutter entlastet. Zudem benötigen Flaschenbabys meist weniger Mahlzeiten. Und drittens schlafen Flaschenbabys nach den ersten paar Wochen nachts im Allgemeinen besser, da sie seltener aus Hunger aufwachen – denn Kuhmilcheiweiß ist schwerer verdaulich als Muttermilch und sättigt daher länger. Wenn Sie von Anfang an Säuglingsnahrung geben, trocknet die Milch in Ihren Brüsten nach etwa sieben bis zehn Tagen aus. In dieser Zeit fühlen sie sich voll und schwer an.

Erste Mahlzeiten

Ein Neugeborenes braucht häufig kleine Mengen Milch. Zeigt es Hungersignale (Seite 269), bieten Sie ihm die Flasche an. Kleine Babys sind wegen ihres unausgereiften Immunsystems sehr anfällig für Keime. Achten Sie daher beim Zubereiten der Mahlzeiten und beim Sterilisieren des Zubehörs sorgsam auf die Hygiene. Da Flaschenbabys beim Trinken mehr Luft verschlucken (der Mund umschließt den Sauger weniger fest als die Brustwarze), lassen Sie es regelmäßig aufstoßen.

Auf Flaschennahrung umstellen

Für die Flaschenernährung brauchen Sie Flaschen, Sauger und eine Möglichkeit zum Sterilisieren (Seite 191). Manche Sauger sind der Brustwarze nachgebildet, um die Umstellung nach dem Stillen zu erleichtern. Wenn Sie weiterstillen und zusätzlich die Flasche geben wollen, spricht man vom Zufüttern. Beginnen Sie mit einer Flasche am Tag, damit sich Ihr Baby an den veränderten Geschmack und den Sauger gewöhnt. Oft hilft es, wenn anfangs der Partner die Flasche gibt, bis das Baby darauf eingestellt ist.

F Wie sterilisiert man Flaschen und Sauger am besten?

Es gibt verschiedene verlässliche Methoden zum Sterilisieren von Babys Ausstattung. Waschen Sie zunächst Flaschen, Sauger und Zubehör gründlich in heißem Spülwasser aus, um alle Milchreste zu entfernen – am besten direkt nach der Mahlzeit mit Hilfe einer Flaschenbürste. Spülen Sie das Geschirrspülmittel gut ab. Auch die Teile der Milchpumpe werden nach jeder Verwendung gründlich gereinigt und sterilisiert.

Das Auswaschen allein tötet Bakterien und Viren nicht ab. Deshalb müssen Flaschen, Sauger und anderes Zubehör sterilisiert werden.

Bei der Kaltsterilisation liegen die Teile etwa 30 Minuten lang in einer chemischen Lösung aus Sterilisiertabletten, der Behälter wird mit einem Deckel verschlossen. Vor dem Gebrauch werden die Teile mit abgekochtem Wasser abgespült.

Im Vaporisator, einem elektrischen Dampfsterilisiergerät, das es in verschiedenen Ausführungen gibt, werden Fläschchen und Zubehör in heißem Wasserdampf in 10–15 Minuten sterilisiert. Beachten Sie die Hinweise des Herstellers zur richtigen Vorgehensweise.

Zum Auskochen des Zubehörs werden die Teile in einem großen Topf Wasser vollständig untergetaucht, abgedeckt und mindestens zehn Minuten lang gekocht. Lassen Sie anschließend den Deckel bis zum Gebrauch der Teile auf dem Topf. Kontrollieren Sie regelmäßig die Sauger – sie können durch das Auskochen schadhaft werden.

F Wie viel Milchnahrung braucht mein Baby pro Tag – eine bestimmte Menge oder so viel es will?

In den ersten Wochen trinkt Ihr Baby – genau wie ein Stillbaby – wahrscheinlich jedes Mal nur wenig Milch. Danach gilt bis etwa zum sechsten Monat als grobe Richtlinie, dass es 150–200 ml Milch pro kg Körpergewicht am Tag bekommen sollte.

F Gibt es eine bestimmte Methode zur Zubereitung der Mahlzeiten?

Es gibt eine spezielle Vorgehensweise, die Sie bei jeder Zubereitung von Milchnahrung befolgen sollten (siehe unten).

Bei der Zubereitung der Flaschenmilch ist aus zwei Gründen besondere Sorgfalt geboten: Zum einen sind die Packungen mit dem Milchpulver, obgleich verschlossen, nicht steril (außer Kartons mit trinkfertiger Säuglingsmilch) und können daher Bakterien enthalten, die für das Baby sehr gefährlich sind (etwa Salmonellen). Daher ist äußerste Hygiene bei der Zubereitung der Fläschchen Pflicht.

Zweitens muss das Verhältnis Milchpulver zu Wasser genau stimmen, damit das Baby die richtige Menge an Nährstoffen erhält. Nehmen Sie zu wenig Milchpulver, bekommt es nicht genügend Nährstoffe. Zu viel Pulver dagegen verursacht Verstopfung und Dehydrierung. Befolgen Sie immer genau die Anweisungen des Herstellers und verwenden Sie zum Abmessen den beigefügten Messlöffel.

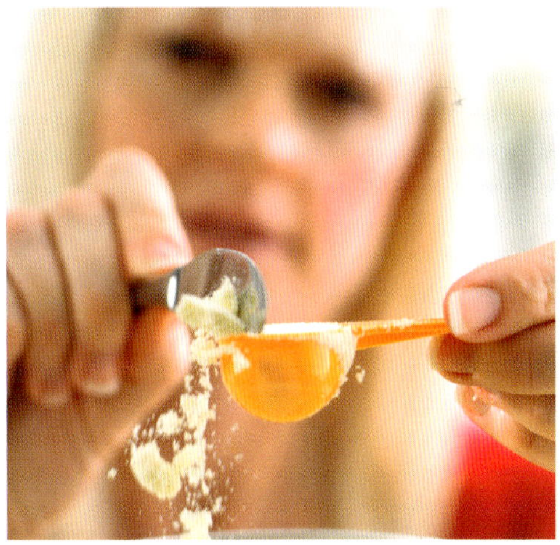

Genauigkeit Es ist sehr wichtig, bei der Zubereitung der Milchnahrung die Angaben des Herstellers zu befolgen.

SCHRITTE ZUR ZUBEREITUNG VON FORMULAMILCH

Befolgen Sie jedes Mal die folgenden Schritte. Bald geht Ihnen der Ablauf wie von selbst von der Hand. Achten Sie dennoch immer genau auf die richtige Vorgehensweise.

1 Kochen Sie einen Liter frisches Wasser aus dem Hahn ab (verwenden Sie kein Wasser, das bereits im Wasserkocher stand). Lassen Sie es maximal 30 Minuten abkühlen – es muss mindestens 70 °C heiß sein, um Bakterien abzutöten.

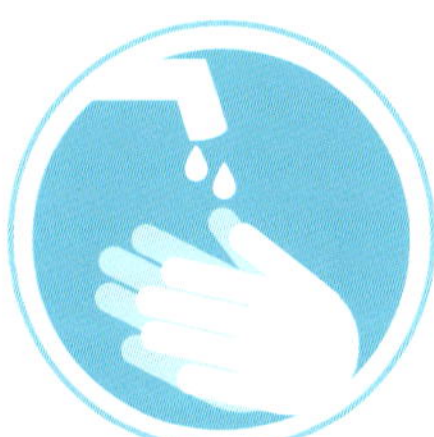

2 Waschen Sie sich gründlich die Hände und stellen Sie sicher, dass die Arbeitsfläche absolut sauber ist. Sie können sie vor der Zubereitung der Mahlzeit zusätzlich mit Desinfektionsmittel reinigen.

3 Gießen Sie zuerst das Wasser in die Flasche, und zwar genau die auf der Packung angegebene Menge. Nehmen Sie weder mehr noch weniger Wasser, denn dies könnte die Verdauung Ihres Babys beeinträchtigen.

4 Füllen Sie den Messlöffel mit Milchpulver, streifen Sie den Überschuss mit dem beigelegten Schaber ab und geben Sie die angegebene Pulvermenge ins Wasser. Dabei immer den Messlöffel aus der Packung verwenden.

5 Schieben Sie den Sauger durch die Halterung, schrauben Sie ihn auf die Flasche und setzen Sie anschließend die Schutzkappe darauf. Schütteln Sie die Flasche, damit sich das Pulver auflöst, und lassen Sie die Milch vor dem Füttern abkühlen.

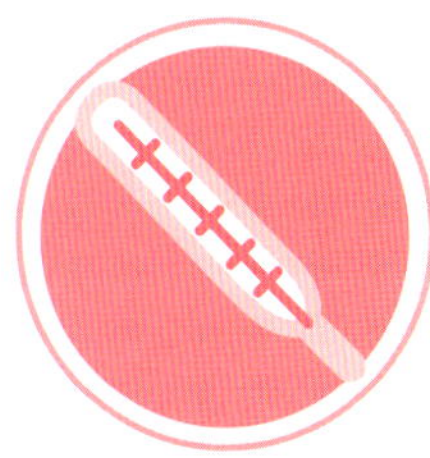

6 Prüfen Sie die Temperatur innen an Ihrem Handgelenk. Sie sollte warm, aber nicht heiß sein. Sie können die Flasche in einer Schüssel mit kaltem Wasser abkühlen oder den unteren Teil der Flasche unter fließendes Wasser halten.

F Wie gibt man dem Baby am besten die Flasche?

Zunächst müssen Sie selbst bequem und abgestützt, mit geradem Rücken sitzen. Das Füttern dauert einige Zeit und darf Ihren Rücken nicht belasten.

Halten Sie Ihr Baby nah am Körper in Ihrem Arm, das Gesicht Ihnen zugewandt: So können Sie während des Fütterns Blickkontakt halten und mit ihm sprechen – das fördert Ihre Beziehung zueinander. Halten Sie es halbaufrecht in Höhe Ihrer Brust, damit es gut und gleichmäßig schlucken kann. Lassen Sie Ihr Baby während des Trinkens Pausen machen, wenn es danach verlangt. Falls es sich windet oder unruhig wird, nehmen Sie die Flasche weg und lassen es aufstoßen. Sobald es sich wieder beruhigt hat, füttern Sie weiter. Lassen Sie Ihr Baby aber niemals mit einem Fläschchen im Mund allein: Es könnte sich verschlucken und ersticken.

BITTE BEACHTEN SIE

» **Achten Sie** auf Anzeichen für zu schnelles Trinken: Wenn sich die Flasche sehr rasch leert und Milch aus den Mundwinkeln tropft, fließt die Milch zu schnell. Dann braucht Ihr Baby einen anderen Sauger.

» **Drängen Sie Ihr Baby nicht dazu,** die Flasche leerzutrinken. Wenn es sich abwendet, ist es wahrscheinlich satt. Mehr Milch tut ihm jetzt nicht mehr gut.

DIE FLASCHE GEBEN – SCHRITT FÜR SCHRITT

Wenn Sie diese einfachen Schritte befolgen, ist das Füttern bald ein Kinderspiel. Dann wird es zu einem vertrauten Ritual, das Sie beide sehr genießen.

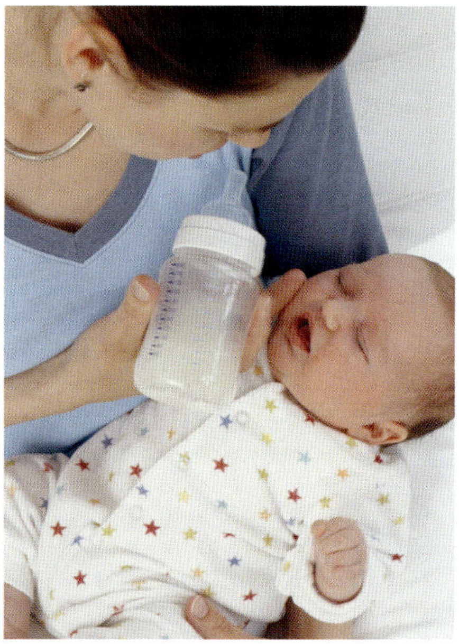

1 **Streicheln Sie seine Wange,** um den Suchreflex auszulösen. Mit dem Sauger berühren Sie seine Oberlippe. Warten Sie, bis es die Lippen öffnet und ihn nimmt – stecken Sie ihm den Sauger nicht einfach in den Mund.

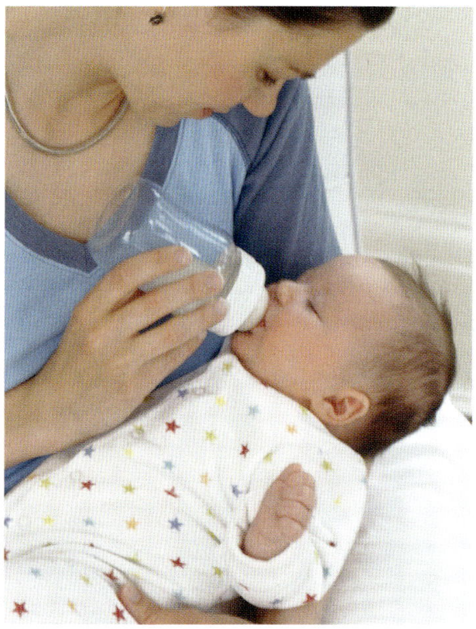

2 **Halten Sie die Flasche** etwas schräg, damit die Milch in den Sauger und den Flaschenhals fließt. Das stellt sicher, dass das Baby beim Trinken nicht zu viel Luft verschluckt. Der Kopf des Babys ruht beim Füttern in Ihrer Armbeuge.

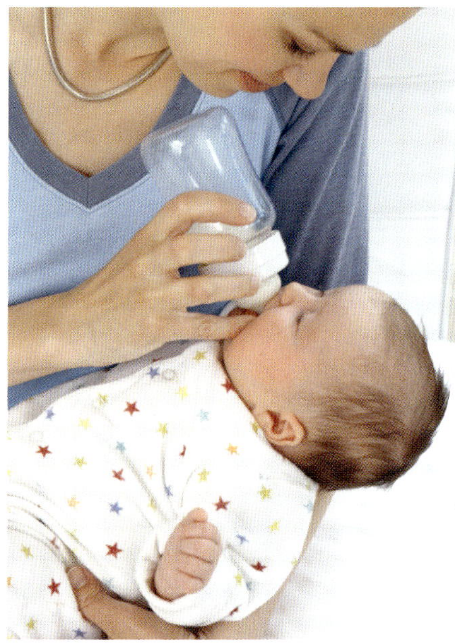

3 **Neigen Sie die Flasche** so, dass der Sauger immer mit Milch gefüllt ist. Zum Beenden der Milchmahlzeit schieben Sie Ihren sauberen kleinen Finger in Babys Mundwinkel, um das Saugen zu unterbrechen.

F Ich stille und möchte nun die Flasche geben. Gibt es Tipps für die Umstellung?

Manche Babys stellen sich problemlos auf die Flasche um, bei anderen gibt es zunächst einmal Geschrei. Bei lautem Protest gegen die Flasche hilft oft etwas Taktik. Wenn Ihr Partner die Flasche gibt, kann das Baby Ihre Milch nicht riechen. Auch der Zeitpunkt ist wichtig: Ihr Kleines sollte nicht zu hungrig sein – versuchen Sie es nach der Nachmittagsmahlzeit. Wenn die Umstellung nicht eilt, geben Sie ihm zunächst abgepumpte Muttermilch – es akzeptiert die Flasche eher, wenn der Inhalt vertraut ist.

Denken Sie auch daran, dass Stillbabys an der Brust stärker saugen müssen, um Milch zu erhalten. Ein der Brust nachgebildeter Sauger stellt sicher, dass Ihr Baby wie beim Stillen kräftig saugen muss. Bei sehr großem Hunger ist es allerdings frustriert, wenn die Milch zu langsam fließt. Probieren Sie aus, welcher Sauger ihm am besten entspricht. Lassen Sie Ihr Baby zunächst auch mit der Flasche spielen, damit es sich daran gewöhnt. Wenn es sie nach drei Versuchen weiterhin verweigert, lassen Sie es dabei bewenden. Geben Sie ihm dann nach etwa zehn Minuten die Brust und warten mit der Flasche noch ein paar Tage ab.

F Muss ich jede Flasche frisch zubereiten, wenn unser Baby Hunger hat?

Ja, in den letzten Jahren wurden die Richtlinien zur Zubereitung und Aufbewahrung von Babynahrung überarbeitet. Sie sollten jedes Fläschchen frisch zubereiten.

Früher war es üblich, Flaschen im Voraus zuzubereiten und bis zum Gebrauch im Kühlschrank aufzubewahren. Doch Bakterien vermehren sich auch im Kühlschrank (bei Zimmertemperatur sogar sehr schnell), sodass das Risiko einer Übertragung auf das Baby besteht. Jede Flasche sollte daher frisch zubereitet und Reste der Milchnahrung weggeschüttet werden. Bakterien vermehren sich ebenso im Speichel auf dem Sauger. Dieser muss daher nach der Mahlzeit sterilisiert werden. Aus diesem Grunde sollen sich auch nicht mehrere Babys eine Flasche teilen.

WAS SIE AUSSERDEM WISSEN MÜSSEN

» **Bereiten Sie Milchnahrung immer frisch zu,** also dann, wenn Ihr Baby sie benötigt.

» **Bereiten Sie die Milch innerhalb von 30 Minuten** nach dem Aufkochen des Wassers zu. Verwenden Sie immer frisches Wasser.

» **Gießen Sie die richtige Menge Wasser** in die Flasche und geben Sie dann das Milchpulver zu.

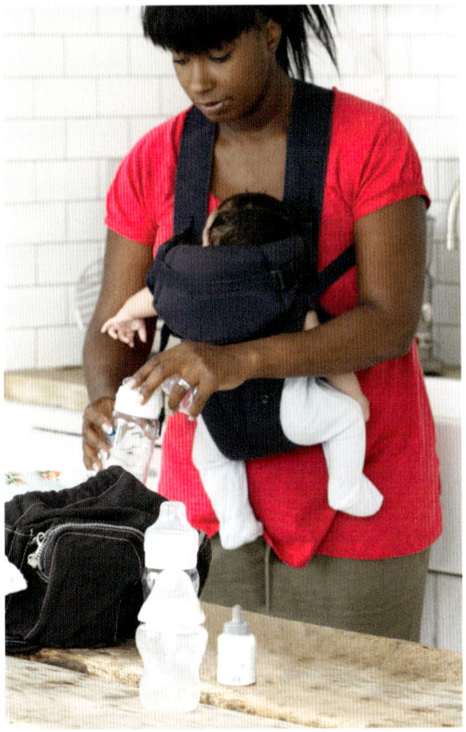

Milchnahrung auf Reisen Packen Sie sterilisierte Flaschen ein. Es gibt spezielle Reisesets zum Mitnehmen von Flaschen und Milchpulver.

Füttern unterwegs

Wenn Sie Ihr Baby unterwegs füttern müssen, gibt es hierfür mehrere Möglichkeiten. Überlegen Sie im Voraus, wie lange Sie unterwegs sind, damit der Vorrat ausreicht.

» **Nehmen Sie eine sterilisierte Flasche** und eine Packung fertige Säuglingsmilch mit, die Sie bei Bedarf öffnen können. Das ist die bei Weitem einfachste Lösung. Eventuell brauchen Sie noch eine saubere Schere, um die Milchpackung zu öffnen.

» **Füllen Sie abgemessenes Milchpulver** in einen sauberen Plastikbehälter und nehmen Sie zusätzlich eine Thermosflasche mit abgekochtem Wasser mit. So können Sie die Milch bei Bedarf zubereiten. Lassen Sie das Fläschchen vor dem Füttern abkühlen.

» **Zeigen Sie Betreuungspersonen,** zum Beispiel den Großeltern oder einem Babysitter, wie die Formulamilch zubereitet wird. Wird Ihr Baby zusammen mit anderen Babys betreut, kennzeichnen Sie seine sterilisierten Flaschen mit seinem Namen.

F Kann ich mein Baby nach einem festen Zeitplan füttern?

Nein, Flaschenbabys sollten wie Stillbabys nach Bedarf gefüttert werden. Der winzige Magen muss anfangs oft gefüllt werden. Zwar erscheinen Flaschenmahlzeiten geregelter, weil Sie die Flaschen entsprechend dem Gewicht des Babys zubereiten und so genau wissen, wie viel Milch es am Tag trinkt. Doch das bedeutet nicht, dass Flaschenbabys einem Zeitplan folgen. Hersteller von Formulamilch empfehlen, dem Baby in größeren Abständen mehr zu trinken zu geben. Das ist aber oft nicht einmal für ältere Babys gut. Die meisten vertragen es besser, wenn sie häufiger kleinere Mengen bekommen. Sonst kann es leicht sein, dass sie größere Mengen wieder erbrechen. Zu große Mahlzeiten können außerdem Übergewicht verursachen.

F Welches Milchpulver soll ich nehmen? Muss es Milchnahrung auf Kuhmilchbasis sein?

Verwenden Sie eine auf das Alter Ihres Babys abgestimmte Milchsorte. Als Anfangsnahrung gibt es die Pre-Milch und die 1er-Milch. Beide werden aus Bestandteilen der Kuhmilch hergestellt, orientieren sich an der Zusammensetzung der Muttermilch und können im ersten Lebensjahr gefüttert werden. Sie garantieren das richtige Verhältnis zwischen Flüssigkeit und Nährstoffen. Bei der Folgemilch wird zwischen 2er- und 3er-Nahrung unterschieden. Folgemilchen sollen die Kinder länger sättigen als Pre- und 1er-Milch, sie sind damit aber auch schwerer verdaulich. 2er-Milch wird erst ab einem Alter von fünf Monaten empfohlen, 3er-Milch ab acht Monaten – parallel zur Beikost.

Rein industriell hergestellte Milchnahrung hat sich für nicht gestillte Babys bewährt; sie enthält alle Vitamine, Mineralstoffe und Spurenelemente, die das Kind braucht, und ist im Eiweiß- und Fettgehalt an das Verdauungssystem des Babys angepasst.

Für allergiegefährdete Kinder gibt es sogenannte HA-Nahrung (hypoallergen, das heißt wenig allergieauslösend). Hier ist das Milcheiweiß stärker aufgespalten. Alternative Säuglingsnahrungen aus Soja-, Schaf- oder Ziegenmilch sind außer in ganz speziellen Fällen nicht zu empfehlen. Bei Sojamilch gibt es Vermutungen, dass die darin enthaltenen Phytoöstrogene sich auf die Fortpflanzungsorgane auswirken könnten. Ohne Rücksprache mit dem Kinderarzt sollte daher auf keinen Fall auf eine alternative Milchnahrung umgestellt werden. Vegan lebende Familien sollten sich ohnehin speziell beraten lassen.

Ihr **süßes kleines Baby** braucht ziemlich viel Fürsorge und Aufmerksamkeit. Wer sich zum ersten Mal um ein Neugeborenes kümmert, hat oft das Gefühl, in keiner Weise auf diese Aufgabe vorbereitet zu sein. Aber das ist ganz normal. Frischgebackene Eltern sind anfangs in vielem unsicher, doch **Ihr Selbstvertrauen** wird in den kommenden Tagen und Wochen rasch **wachsen.**

Das Baby versorgen

Lernen in der Praxis

Elternsein lernt man in der täglichen Praxis. Ihr Baby verzeiht Ihnen Ihre anfängliche Unsicherheit und gelegentliche Ungeschicklichkeit. Was es von Anfang an benötigt, sind Ihre Liebe und Aufmerksamkeit sowie die Gewissheit, dass Sie seine Bedürfnisse zuverlässig erfüllen. Ihre elterlichen Fähigkeiten entwickeln sich rasch: Während die ersten Schreie Sie noch ratlos machen, erkennen Sie sehr bald, was Ihr Baby will. Sie werden es geschickt und umsichtig tragen und versorgen – beim Waschen, Anziehen und Trösten – ganz so, wie es ihm gefällt.

Tägliche Versorgung Ihres Babys

Babypflege bedeutet zunächst einmal sicherzustellen, dass Ihr Baby sauber ist, sich wohlfühlt und keinen Gefahren ausgesetzt ist. Von der Vorbeugung gegen einen Windelausschlag bis hin zum guten Schlafen in einer sicheren, ruhigen Umgebung garantiert Ihre Fürsorge, dass Ihr Baby zufrieden ist. Viele Abläufe, die Sie in diesen ersten Tagen ausführen, bilden die Basis für lebenslang gute Gewohnheiten. Dabei hat Ihr Baby nicht nur körperliche Bedürfnisse, die Sie Tag für Tag erfüllen, sondern es braucht auch Anregung und Austausch mit Ihnen und seiner Umgebung. Anfangs genügen schon Blickkontakt, ein Lächeln und das Imitieren seiner Mimik. Mit der Zeit kommen Spiele, Spielsachen und das Erkunden anderer Umgebungen dazu. Jeder Moment, den Sie zusammen verbringen, in der Pflege wie im Spiel, stärkt Ihre Bindung.

Kleine Babys sind anfällig für Infektionen. Schützen Sie es daher in den ersten Wochen vor Keimen. Aber natürlich wird jedes Baby auch einmal krank. Wenn Sie die entsprechenden Anzeichen kennen und wissen, wann ärztliche Hilfe notwendig ist, bekommt Ihr Baby mit Sicherheit die Versorgung, die es braucht.

Auf sich selbst achten

Diese ersten Wochen und Monate mit Ihrem Baby sind wunderbar und nehmen Sie völlig in Anspruch. Wenn Sie auch selbst Ruhe finden, sich bei der Babypflege gegenseitig unterstützen und auf Ihre Ernährung und Lebensweise achten, erhalten Sie sich die Energie und Reserven, die Sie für die optimale Betreuung Ihres Babys benötigen.

F Ich habe noch nie eine Windel gewechselt! Wie mache ich das?

Legen Sie Ihr Baby an einem warmen, zugfreien Platz (Babys mögen keine kalte Luft auf der Haut) auf eine saubere Wickelmatte oder ein Handtuch.

Am sichersten ist es, das Baby auf dem Boden zu wickeln. Allerdings wird dabei Ihr Rücken belastet. Eine Wickelkommode ist für Sie bequemer. Behalten Sie Ihr Baby hier aber immer im Auge, damit es nicht herunterfällt. Legen Sie alles Notwendige vorab bereit: Je schneller und geschickter Sie beim Wickeln vorgehen, umso ruhiger bleibt Ihr Kleines.

SIE BENÖTIGEN

» **Eine saubere Windel,** bei Stoffwindeln auch Windeleinlagen.

» **Watte und warmes Wasser.** Babypflegetücher sind recht rau, benutzen Sie sie nur gelegentlich und nicht für ein Neugeborenes.

» **Windeltüte** für die Abfälle.

» **Wundschutzcreme** (nach Wunsch).

SO WICKELN SIE IHR BABY

Öffnen Sie die alte Windel. Wischen Sie mit dem Vorderteil eventuelle Stuhlreste ab. Falten Sie die Windel zusammen, verschließen und entsorgen Sie sie (Stoffwindeln in den Windeleimer). Decken Sie bei Jungen den Penis ab, wenn Sie die Windel abnehmen, da sie beim Wickeln gerne urinieren.

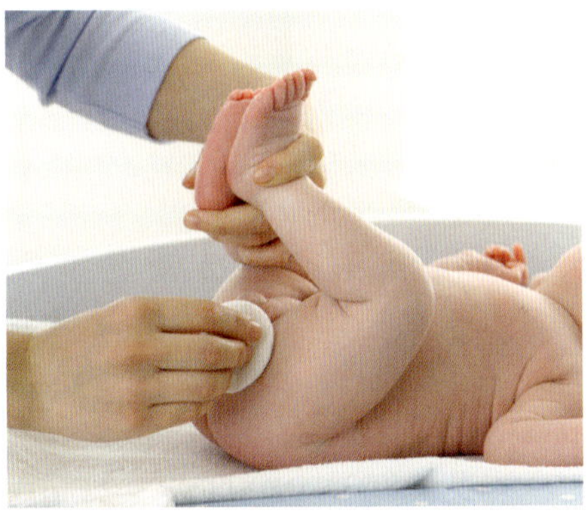

1 **Säubern Sie den Bereich** mit Watte oder einem Pflegetuch. Bei Mädchen wischen Sie von vorne nach hinten. Bei Jungen säubern Sie vorsichtig Hoden und Penis, ziehen aber die Vorhaut nicht zurück.

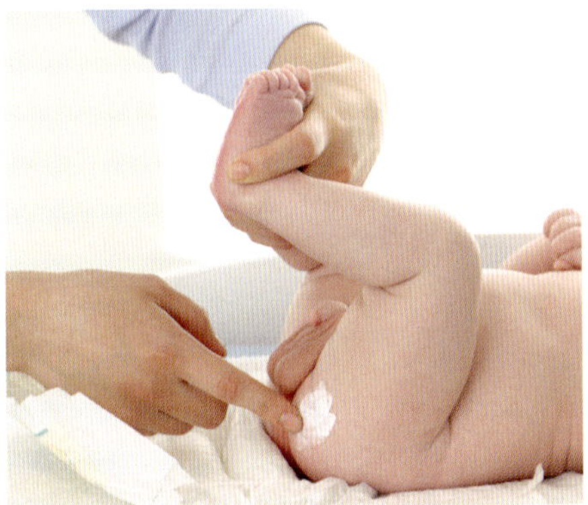

2 **Lassen Sie nun einige Minuten Luft an den Windelbereich** – dies beugt einem Windelausschlag vor beziehungsweise lindert ihn. Dann tragen Sie nach Wunsch Wundschutzcreme auf.

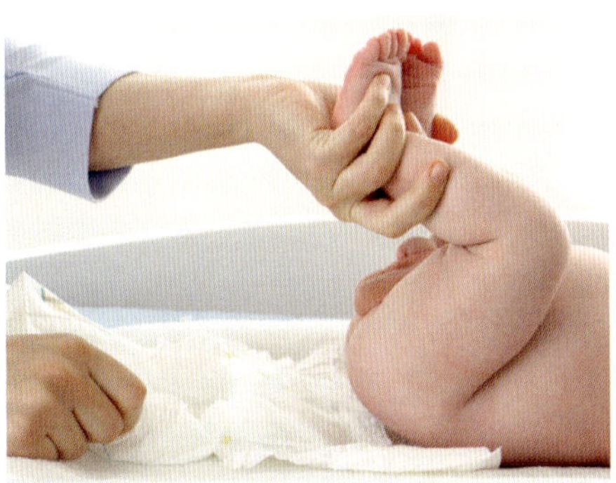

3 **Heben Sie vorsichtig die Beine** an den Knöcheln hoch. Schieben Sie eine saubere Windel unter den Po, die Klebestreifen auf Taillenhöhe. Bei Jungen darauf achten, dass der Penis nach unten liegt.

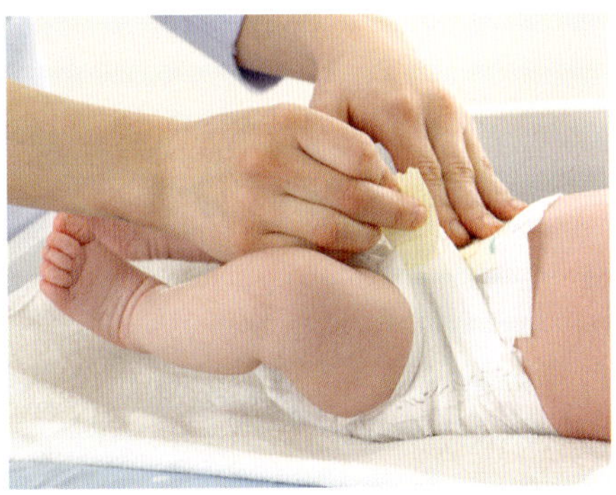

4 **Führen Sie den vorderen Teil** zwischen den Beinen nach oben und befestigen Sie die Klebestreifen. Zwischen Windel und Bauch sollte dabei ein Fingerbreit Platz bleiben. Bei Stoffwindeln legen Sie eine Einlage ein.

F Wie oft muss ich die Windel wechseln? Wie weiß ich, wann sie nass ist?

Es versteht sich von selbst, dass Sie Ihr Baby nach jedem Stuhlgang wickeln. Bei den modernen saugstarken Windeln weiß man allerdings oft nicht, wann sie nass sind. Gießen Sie einmal vier Esslöffel Wasser in eine Windel – so fühlt sich eine nasse Windel an. Wickeln Sie Ihr Baby nach der ersten Lebenswoche auf jeden Fall mindestens sechsmal am Tag.

F Muss ich nach einer Nachtmahlzeit immer die Windel wechseln?

Verlassen Sie sich beim nächtlichen Wickeln am besten auf Ihr Gefühl. Manche Eltern fürchten, dass die Unruhe beim Wickeln das eigentlich zufriedene Baby erst richtig munter macht. Kontrollieren Sie die Windel. Fühlt sie sich trocken an und hat Ihr Baby keinen Windelausschlag, können Sie sie wohl anlassen. Vielleicht wollen Sie Ihr Baby aber dennoch lieber wickeln, damit es nicht kurz danach wieder aufwacht, weil es nass ist und sich unwohl fühlt.

F Wie behandle ich am besten den wunden Po meines Babys?

Ein Windelausschlag ist nicht ungewöhnlich, doch ein geröteter Po ist immer ein Anlass, die Wickeltechnik zu überprüfen. Nasse, schmutzige Windeln reizen Babys Haut. Gewöhnlich tun Babys kund, wann ihre Windel voll ist – oder Sie riechen es! Aber sie beklagen sich bei einer nassen Windel nicht immer. Achten Sie daher auf die Windeln Ihres Kleinen und wechseln Sie sie häufig. Auch Babypflegetücher können die zarte Haut irritieren. Verzichten Sie bei wundem Po darauf und säubern Sie ihn nur mit warmem Wasser und Watte. Lassen Sie Ihr Baby oft ohne Windel strampeln – frische Luft begünstigt die Heilung. Zum Schutz der Haut tragen Sie eine dünne Schicht Zinksalbe auf, bevor Sie eine neue Windel anlegen. Spülen Sie Stoffwindeln nach dem Waschen gründlich, damit sichergestellt ist, dass alle Waschmittelreste entfernt wurden. Wenn sich das Wundsein allerdings nicht innerhalb von drei bis vier Tagen bessert oder größere Stellen blutig sind, sollten Sie zum Kinderarzt gehen.

F Muss ich mein Baby täglich baden oder reicht das Waschen aus?

Solange Ihr Baby noch nicht krabbelt und schmutzig wird, muss es nicht täglich gebadet werden. Aber Sie müssen es jeden Tag gründlich waschen.

Waschen Sie Gesicht, Po und Hautfalten, in denen sich Schmutz und Milchreste sammeln. Dazu stellen Sie zunächst alles Nötige bereit, um nicht zwischendurch Windeln oder Kleidung holen zu müssen. So erhält Ihr Baby Ihre volle Aufmerksamkeit und bleibt ruhig. Auf Seite 186 finden Sie das fürs Waschen und Baden des Babys notwendige Zubehör.

WAS SIE BENÖTIGEN

» **Warmes Wasser** (Schüssel oder Waschbecken).

» **Watte** und einen Waschlappen.

» **Eine saubere Windel,** bei Stoffwindeln auch Windeleinlagen.

DIE »KATZENWÄSCHE« IHRES BABYS

Waschen Sie sich zunächst Ihre Hände. Legen Sie Ihr Baby an einem zugfreien Ort auf die Wickelmatte, die Sie gegebenenfalls mit einem Handtuch abpolstern. Danach ziehen Sie das Baby bis auf Hemdchen und Windel aus. Wenn es kühl ist, lassen Sie den Strampelanzug an und waschen nacheinander Oberkörper und Po – die andere Körperhälfte bleibt dabei immer bedeckt.

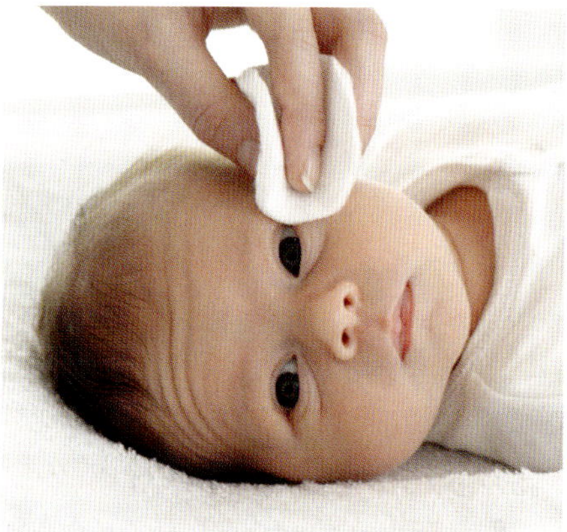

1 **Säubern Sie jedes Auge mit einem frischen feuchten Wattepad,** dabei wischen Sie sanft vom inneren zum äußeren Augenwinkel. Entfernen Sie dann mit einem neuen Wattepad Milchreste aus den Hautfalten hinter den Ohren (nicht in den Ohren) und am Hals.

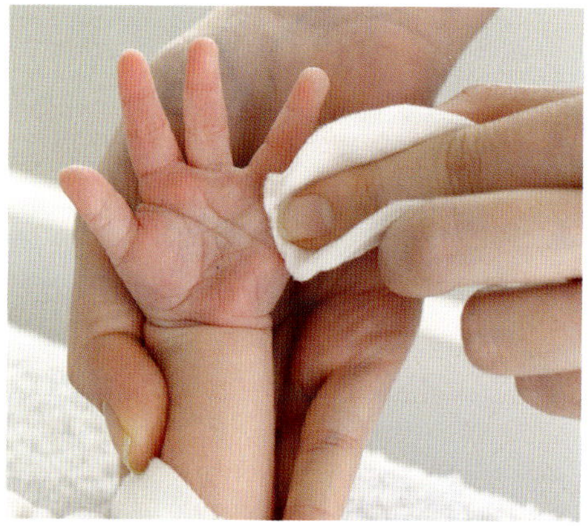

2 **Heben Sie vorsichtig die Arme des Babys an** und säubern Sie die Achseln, dann die Handflächen und die Fingerzwischenräume. Waschen Sie seine Füße, auch hier vorsichtig die Zehenzwischenräume, dann die Beine und die Kniekehlen.

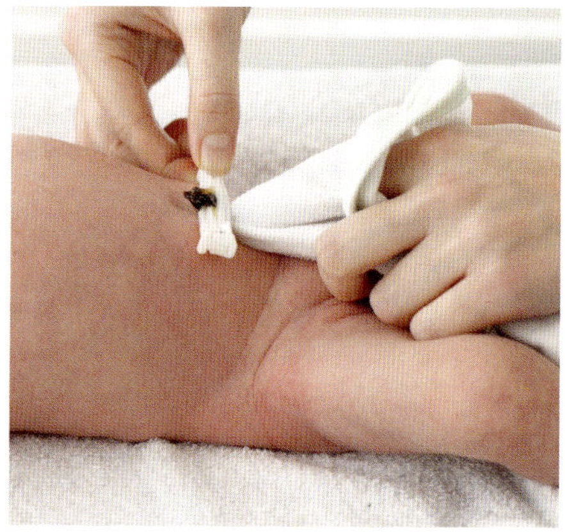

3 **Mit einem feuchten Waschlappen** säubern Sie den Nabelbereich. Entfernen Sie Stuhlreste mit Wasser oder Babyseife. Tupfen Sie den Bereich trocken und lassen Sie noch für eine Weile Luft an die Haut. Dann säubern Sie den Windelbereich (Seite 283).

F Wie ziehe ich mein Baby an, damit ihm nicht zu heiß und nicht zu kalt ist?

Als Richtlinie gilt, Babys eine Schicht Kleidung mehr anzuziehen als einem Erwachsenen – also etwa ein Hemd unter den Strampelanzug, eine Jacke darüber oder im Kinderwagen die Decke aufzulegen. Kontrollieren Sie regelmäßig, ob sich Ihr Baby wohlfühlt. Kleine Babys können ihre Körpertemperatur noch nicht gut selbst regulieren, daher müssen die Eltern darauf achten, dass ihnen nicht zu heiß oder kalt ist. Wenn Ihr Baby mehrere leichte Kleidungsstücke übereinander trägt, können sie ihm je nach Umgebung rasch etwas an- oder ausziehen. Lassen Sie Ihr Kleines, wenn Sie von draußen kommen, nicht warm eingepackt in der Wohnung weiterschlafen – auch wenn man das Baby nur ungern aufwecken möchte.

Kontrollieren Sie die Temperatur des Babys an Bauch, Brust oder Nacken – fühlen sich diese Bereiche heiß an, ziehen Sie ihm etwas aus. Sind sie kalt, ziehen Sie ihm etwas über. Denken Sie daran, dass seine Hände und Füße oft kühl sind und daher keinen Anhaltspunkt bieten.

An sonnigen Tagen schützen Sie seine Schultern durch Kleidung. Setzen Sie ihm zusätzlich einen breitkrempigen Sonnenhut auf. Babyhaut ist sehr empfindlich, sodass Ihr Baby sehr rasch einen Sonnenbrand bekommt. Schützen Sie es vor der prallen Sonne – vor allem um die Mittagszeit. Bringen Sie am Kinderwagen einen Sonnenschirm an und tragen Sie eine Baby-Sonnenschutzcreme mit einem Lichtschutzfaktor über 30 auf.

F Wie ziehe ich meinem Baby am einfachsten Strampler und Body an?

Hemden mit Schlupfkragen lassen sich weit öffnen und passen leicht über den Babykopf. Legen Sie Ihr Baby hin, heben Sie vorsichtig den Hinterkopf an und streifen Sie den Ausschnitt darüber. Dann raffen Sie die Ärmel zusammen und führen seine Hände hindurch. Ziehen Sie das Hemd über den Körper und schließen Sie die Druckknöpfe.

Nun legen Sie Ihr Baby auf den ausgebreiteten Strampelanzug, schieben seine Beine in die Stramplerbeine und schließen die unteren Druckknöpfe. Die Ärmel zusammenraffen und nacheinander die Hände hindurchführen. Dann die restlichen Druckknöpfe schließen.

F Warum weint mein Baby? Hat es Hunger?

Schreien ist das erste und wichtigste Kommunikationsmittel Ihres Babys und daher völlig natürlich. Ihr Baby weiß nicht, warum es sich unwohl fühlt. Es spürt nur, dass etwas nicht stimmt. Ihre Aufgabe ist es, den Grund herauszufinden. In den ersten Tagen und Wochen ist das oft Hunger. Liegt die letzte Mahlzeit mehr als zwei Stunden zurück, bieten Sie ihm Milch an. Wenn Ihr Baby älter wird, werden die Abstände zwischen den Mahlzeiten größer. Dann sollten Sie ihm nicht immer sofort die Brust oder Flasche geben, sonst wird dies zur Gewohnheit.

Sobald Sie Ihr Baby besser kennen, werden Sie die Anzeichen dafür, was nicht stimmt, besser deuten können. Ist das Baby grummelig, reibt sich die Augen, gähnt und hat einen gläsernen Blick, braucht es vermutlich Schlaf. Babys schreien auch, wenn sie müde oder überreizt sind. Vielleicht möchte es anders liegen, braucht eine neue Windel oder ihm ist zu warm oder zu kalt. Nach dem Schlafen schreit es, weil es Ihre Nähe sucht – und es weint auch, wenn es sich nicht wohlfühlt und von Ihnen getröstet werden möchte.

Bei exzessivem Schreien (drei Stunden und mehr am Tag), oft zur gleichen Tageszeit, bei dem sich das Baby nicht beruhigen lässt, die Fäuste ballt und die Beine an den Bauch zieht, leidet es wahrscheinlich an Koliken – der Begriff bezeichnet übermäßiges Schreien bei ansonsten gesunden Babys. Wenden Sie sich in diesem Fall an den Kinderarzt – er klärt die Ursachen für Babys Unwohlsein und berät Sie.

F Ich trage mein Baby gern im Tragetuch. Aber wird es dadurch zu anhänglich?

Das Tragen am Körper – in einem Tragetuch oder einer Babytrage – ist beruhigend für Mutter, Vater und Kind. Die Nähe schenkt dem Baby Sicherheit, es fühlt sich geborgen und geliebt. Befürchtungen hinsichtlich zu großer Anhänglichkeit sind unbegründet. Ihr Herzschlag besänftigt Ihr Baby und Sie erkennen schnell, wann es gefüttert werden will. Achten Sie darauf, dass es im Tragetuch sicher liegt. Sein Rücken sollte abgestützt sein. Es hat die richtige Position, wenn der Kopf an Ihrem Körper liegt, das Gesicht zu sehen ist und das Kinn nicht auf seine Brust drückt.

F Wie kann ich mein Baby beruhigen, wenn es quengelt?

Manchmal genügen Trost und Nähe, um das Baby zur Ruhe zu bringen und ihm die Gewissheit zu geben, dass alles gut ist.

Reagieren Sie mit zärtlichen Worten, einer sanften Berührung und Körperkontakt auf Babys Schreien. So erfährt es, dass es darauf vertrauen kann, dass Sie seine Bedürfnisse erkennen und es in dieser Welt sicher ist. Babys mit diesem Urvertrauen sind später selbstständiger und trauen sich mehr zu. Es gibt viele Beruhigungsmethoden – Sie werden gemeinsam die passenden Techniken finden.

BERUHIGUNGSMETHODEN

Experimentieren Sie mit verschiedenen Techniken und finden Sie die heraus, die für Sie beide passen.

» **Rhythmus und Bewegung** beruhigen Babys von Natur aus, sie erinnern sie wohl an die Zeit im Mutterleib. Empfehlenswert sind sanftes Wiegen, Schaukeln oder Tragen im Tragetuch. Bei anhaltendem Schreien findet Ihr Baby notfalls bei einer kurzen Fahrt um den Block im Kinderwagen oder Auto in den Schlaf, allerdings sollte es davon nicht »abhängig« werden.

» **Nuckeln** beruhigt Ihr Kleines sicher. Vielleicht saugt es gern an Ihrem (sauberen) Finger oder einem Schnuller. Geben Sie ihm anfangs aber noch keinen Schnuller, um eine Saugverwirrung zu verhindern (Seite 273).

» **Hintergrundrauschen** hilft Babys beim Abschalten, wenn sie überreizt sind. Der gleichmäßige Klang etwa von der laufenden Waschmaschine erinnert sie wohl an die Geräusche in der Gebärmutter und bietet damit Trost.

» **Flüstern**, ruhiges Zusprechen, ein Wiegenlied und Lächeln beruhigen das quengelnde Baby besonders dann, wenn es sich einfach allein fühlt und Gesellschaft sucht.

» **Sanftes Rückenstreicheln** beim aufrechten Tragen oder das Wiegen über dem Arm, mit dem Gesicht nach unten gewandt, lindert Blähungen oder Koliken.

» **Körperkontakt** ist unverzichtbar für das Wohlbefinden des Babys. Den Kopf streicheln, den Rücken oder Po tätscheln wirken tröstlich. Bei Koliken kann auch eine Massage Ihr Kleines entspannen. Streichen Sie seine Arme, Beine, Handflächen, Fußsohlen und Augenbrauen aus und massieren Sie den Bauch im Uhrzeigersinn.

Schreit das Baby anhaltend jeden Tag zur gleichen Zeit, leidet es vielleicht an Koliken. Lassen Sie sich vom Kinderarzt beraten, wie Sie Ihrem Kleinen helfen können.

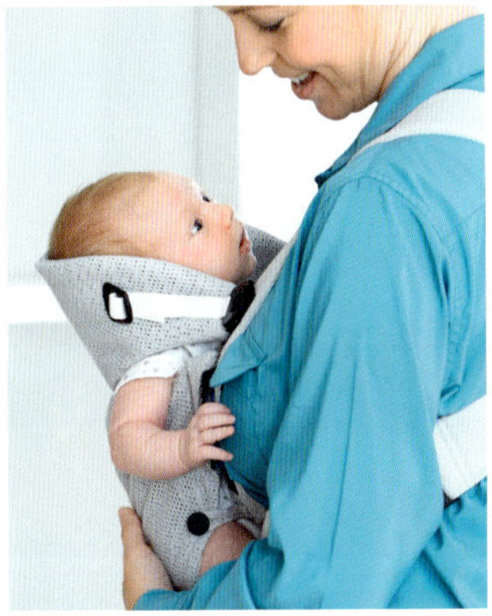

Körperkontakt Eng an die Mutter gekuschelt, ihren Herzschlag im Ohr – das ist beruhigend.

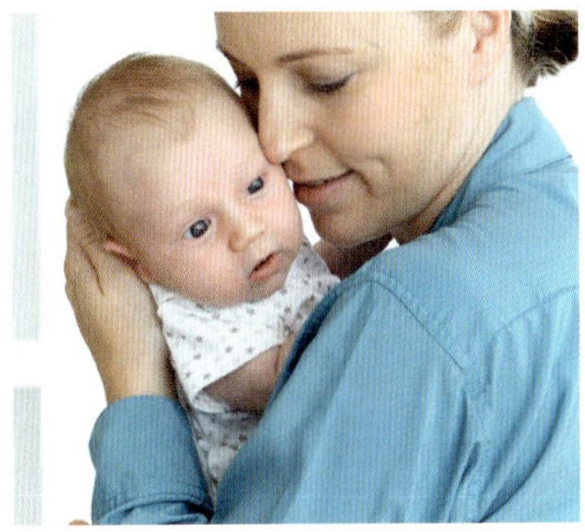

Ruhig und sicher gehalten Ältere Babys werden gern aufrecht herumgetragen.

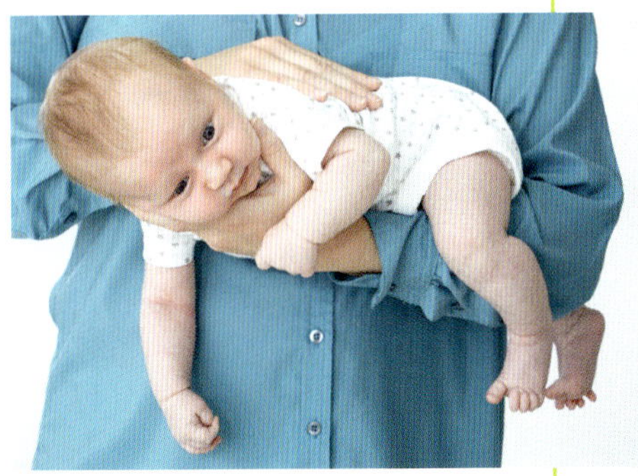

Umgekehrt Manche Babys mögen mit dem Gesicht nach unten sanft gewiegt werden.

F

Wie viel Schlaf braucht mein Baby?

In den ersten Wochen schlafen Babys etwa 14–18 Stunden am Tag. Dieser Schlaf ist unverzichtbar für Babys Wachstum und Entwicklung.

In den ersten Monaten wächst Ihr Baby rasant. Während der Zeit, die es im Schlaf verbringt, kann sich sein Körper auf das Wachstum konzentrieren (Wachstumshormone werden während des Schlafs ausgeschüttet) und die vielen neuen Informationen, die es jeden Tag aufnimmt, verarbeiten.

Allerdings müssen Neugeborene häufig Nahrung zu sich nehmen und wachen daher immer wieder auf. Sie schlafen nie lange am Stück – weder tagsüber noch nachts. Zudem haben Babys kurze Schlafzyklen von 45–60 Minuten. Wenn Ihr Kleines sich bewegt, wacht es auf und findet nur schwer wieder von selbst in den Schlaf. Das bedeutet, dass Sie Ihr Baby also in den ersten Wochen rund um die Uhr stillen beziehungsweise füttern müssen und daher ebenfalls alle zwei bis drei Stunden aufwachen. Mit etwa zwei Monaten schlafen Babys nachts etwas länger und tagsüber weniger: Ihr Magen fasst nun schon mehr Nahrung und es entwickelt allmählich ein Bewusstsein von Tag und Nacht.

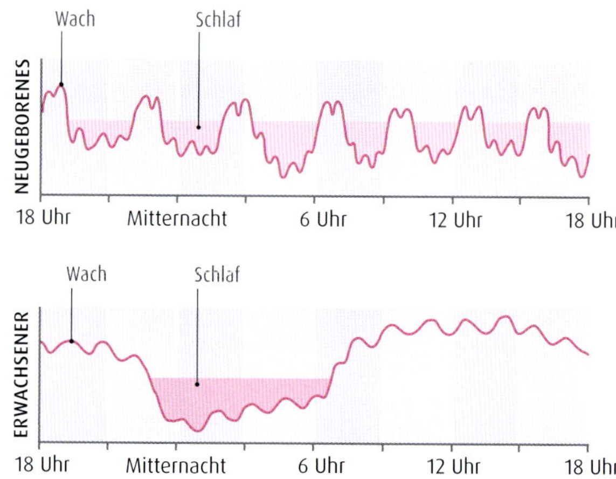

Schlafdauer Ein Neugeborenes schläft durchschnittlich 16 Stunden am Tag (bei einer Variationsbreite von 12–20 Stunden). Ein Erwachsener schläft etwa die Hälfte davon.

DURCHSCHNITTLICHE SCHLAFDAUER NACH ALTER

Auch wenn jedes Baby einen individuellen Schlafbedarf hat, bieten die folgenden Angaben eine Richtlinie zur Schlafdauer des Babys in den ersten drei Lebensmonaten:

NEUGEBORENES

Als Neugeborenes schläft es innerhalb von 24 Stunden zirka 14–18 Stunden, das sind **tagsüber** etwa 7 ½ Stunden in drei bis vier Phasen und **nachts** etwa 8 ½ Stunden. **Nachts** wacht Ihr Baby alle zwei bis drei Stunden zum Stillen oder Füttern auf.

EIN MONAT

Mit einem Monat schläft Ihr Baby innerhalb von 24 Stunden etwa 15 ½ Stunden. **Tagsüber** schläft es dreimal – insgesamt rund 6–7 Stunden lang – und nachts 8 ½ Stunden. **Nachts** wacht es noch etwa zwei- bis dreimal auf.

ZWEI MONATE

Mit zwei Monaten schläft Ihr Baby innerhalb von 24 Stunden noch rund 15 ½ Stunden, davon **tagsüber** etwa 5 ½ Stunden (auf drei Male verteilt). **Nachts** schläft es rund zehn Stunden, dabei schläft es nachts jetzt schon längere Zeit durch.

DREI MONATE

Mit drei Monaten schläft Ihr Baby innerhalb von 24 Stunden rund 15 Stunden, davon etwa 5 Stunden **am Tag,** verteilt auf drei Schlafphasen. **Nachts** schläft es rund zehn Stunden lang und braucht noch ein oder zwei Mahlzeiten.

F

Wo ist der beste Platz zum Schlafen? Soll es im Kinderbett liegen?

In den ersten sechs Lebensmonaten gilt eine Wiege, eine Tragetasche oder ein Kinderbett im Zimmer der Eltern tagsüber wie nachts als sicherster Schlafplatz. Ihr Baby fühlt sich in Ihrer Nähe sicher und Sie erkennen umgehend seine Bedürfnisse, wenn Sie es bei sich haben. Sie können Ihr Kleines von Anfang an in ein Babybett legen. Ein Kinderbett ist für ein Neugeborenes sehr groß, daher ist eine Tragetasche oder Wiege in den ersten Wochen besser geeignet. Hier fühlt es sich geborgen wie in Ihrem Bauch. Sie können auch ein sogenanntes Babynest ins Kinderbett legen. In einem Tragekorb können Sie Ihr Baby auch transportieren. Mit zwei Monaten wird dieser aber zu eng. Es sollte beim Schlafen die Arme seitlich oder über dem Kopf ausstrecken können, ohne anzustoßen.

F

Kann unser Neugeborenes mit im Elternbett schlafen? Gibt es Risiken?

Das »Co-Sleeping«, also das gemeinsame Schlafen von Eltern und Baby in einem Bett, erscheint vielen am natürlichsten. Auf diese Weise können Sie Ihr Baby nachts unverzüglich stillen. Zudem scheint das gemeinsame Schlafen die gleichmäßige Atmung des Babys zu unterstützen und die Schlafzyklen von Mutter und Baby gleichen sich an. Die Mutter reagiert sofort auf Babys Bedürfnisse, das Baby fühlt sich sicher und schläft schneller wieder ein. Allerdings meinen Fachleute, dass man mit einem Baby unter drei Monaten nicht im gleichen Bett schlafen sollte. Allgemein gilt, dass man Co-Sleeping nicht praktizieren sollte, wenn das Baby zu früh geboren wurde oder ein niedriges Geburtsgewicht hatte. Das Co-Sleeping birgt auch Risiken. So dürfen keine Federbetten oder Kissen vorhanden sein und Sie sollten nie mit Ihrem Baby im selben Bett schlafen, wenn Sie Alkohol getrunken, geraucht oder wenn Sie Drogen oder Medikamente genommen haben, die sehr tiefen Schlaf verursachen und Ihre Reaktionen verlangsamen.

F Wie oft sollte mein Baby tagsüber schlafen? Schläft es dann nachts weniger?

Im Allgemeinen gilt: Ein Baby sollte tagsüber dreimal schlafen, damit es nicht übermüdet ist. Bestimmt findet Ihr Baby bald seinen eigenen Rhythmus und schläft morgens, kurz nach der ersten Mahlzeit, dann zur Mittagszeit und nochmals am späten Nachmittag. Die dritte Schlafphase sollte nicht zu spät liegen, denn sonst schläft es abends nur schwer ein. Es ist auch wichtig, dass Ihr Kleines tagsüber nicht zu lange schläft, denn sonst braucht es nachts weniger Schlaf und wird öfter wach. Mit der Zeit fallen die Schlafphasen am Tag weg, als Erstes der Nachmittagsschlaf.

F Wie gestalte ich ein Einschlafritual für mein Baby? Oder ist das noch zu früh?

Bereits nach der sechsten Woche hilft ein regelmäßiges Einschlafritual dem Baby, zwischen Tag und Nacht zu unterscheiden. Wenn vor jedem abendlichen Schlafenlegen dieselben Abläufe stattfinden, schaffen Sie damit eine Routine, die Ihr Baby bald von selbst mit dem Zubettgehen verbindet. Sie verleiht ihm Sicherheit und Geborgenheit und Ihr Baby lernt außerdem, zwischen Tag- und Nachtschlaf zu unterscheiden. Ein entspannendes Bad, eine gemütliche Mahlzeit und ein Wiegenlied oder eine Gutenachtgeschichte lassen Ihr Baby zur Ruhe kommen. Es betrachtet dabei die Bilder im Buch, hört Ihre Stimme und bekommt Ihre volle Aufmerksamkeit. Wenn Ihr Baby sehr müde ist, belebt das Bad wieder ein wenig, sodass es vor dem Bettgehen noch gut trinkt. Viele Eltern lieben diese abendliche besondere Zeit mit dem Baby.

Ein Nachtlicht **trickst das Gehirn des Babys aus** und hält es wach. Verwenden Sie nachts als Lichtquelle besser eine **Rotlichtlampe**: Sie wird vom Gehirn nicht als Tageslicht interpretiert.

F Was ist der plötzliche Kindstod? Wie kann ich ihm vorbeugen? Gibt es Risikofaktoren?

Sie können verschiedene Maßnahmen ergreifen, damit Ihr Baby sicher schläft. Am wichtigsten ist es, dass Sie selbst ebenfalls in dem Raum sind, in dem Ihr Baby schläft.

Sehr selten stirbt ein Baby im Schlaf, man spricht dabei vom plötzlichen Säuglings- oder Kindstod. Die Ursachen hierfür sind noch nicht vollständig geklärt. Bekannt sind jedoch Faktoren, die das Risiko bedeutend erhöhen. Die größte Gefahr besteht in den ersten sechs Lebensmonaten – und vor allem bei männlichen Babys, bei Frühgeborenen und Babys mit geringem Geburtsgewicht.

VORSICHTSMASSNAHMEN UND VORBEUGUNG

Folgende Maßnahmen tragen zu einem sicheren Babyschlaf bei:

» **Legen Sie Ihr Baby** zum Schlafen auf den Rücken, die Füße sollten am unteren Bettrand liegen. So wühlt es sich nicht unter das Bettzeug.

» **In den ersten sechs Monaten** schläft Ihr Baby am sichersten im Kinderbett oder der Wiege im Elternzimmer.

» **Legen Sie keine Kissen**, Federbetten und Kuscheltiere ins Bett, mindestens während des ersten Lebensjahres.

» **Die Raumtemperatur** im Schlafzimmer des Babys sollte nicht mehr als 16–20 °C betragen.

» **Rauchen Sie nicht im Beisein des Babys.** Erlauben Sie das auch anderen Personen nicht. Nehmen Sie Ihr Baby nicht mit in Ihr Bett, wenn Sie geraucht, Alkohol getrunken oder wenn Sie Drogen oder Medikamente genommen haben.

» **Stillen Sie Ihr Baby möglichst** – Stillbabys haben ein geringeres Risiko.

» **Schlafen Sie nie mit Ihrem Baby auf einem Sofa** oder Sessel.

» **Ein Schnuller** (bei Stillbabys ab dem zweiten Monat) senkt das Risiko des plötzlichen Kindstodes.

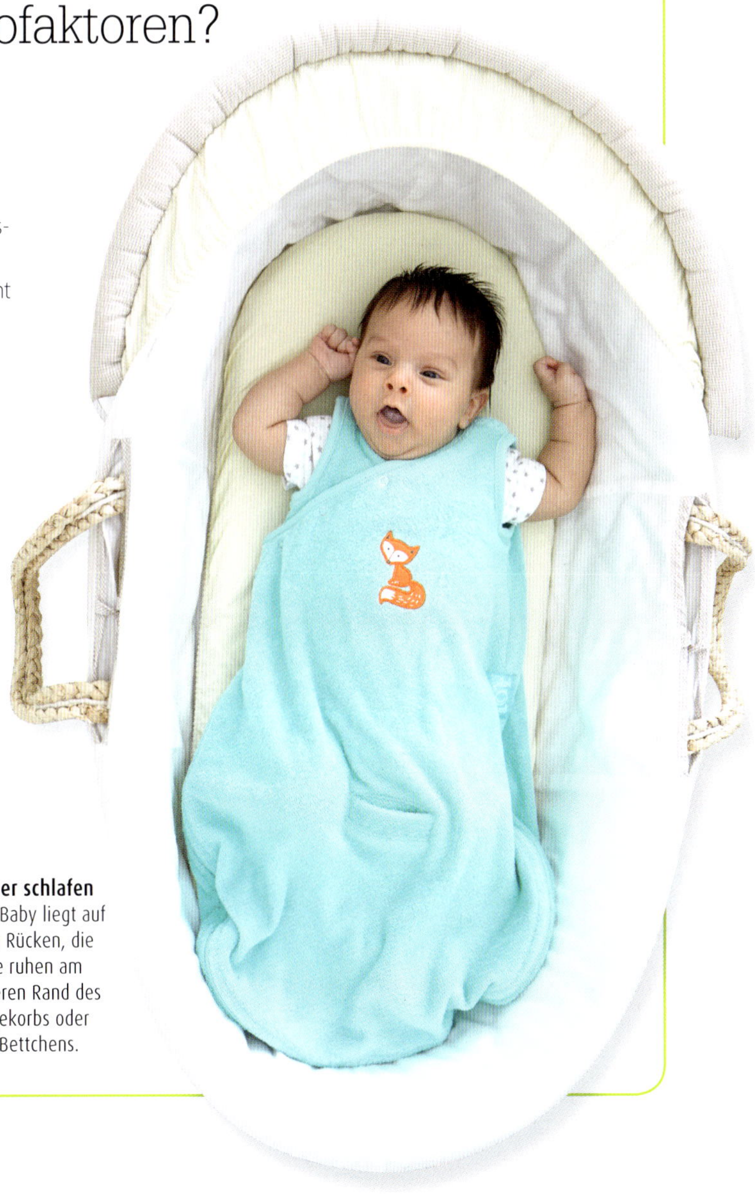

Sicher schlafen
Das Baby liegt auf dem Rücken, die Füße ruhen am unteren Rand des Tragekorbs oder des Bettchens.

F Wie kommuniziere ich mit meinem Baby? Es ist so klein und kann noch nicht viel!

In den ersten Wochen schläft das Baby die meiste Zeit, oder es trinkt – das ist wichtig für sein Wachstum. Aber es ist auch schon empfänglich für den Austausch mit Ihnen und erste Entdeckungen. Spielen und Anregungen sind unerlässlich für seine Entwicklung. Dabei lernt es seine Welt, seine Bezugspersonen und seinen Platz in dieser neuen Umgebung kennen.

Erste Lernerfahrungen

Sie sind der erste Spielgefährte Ihres Babys: Ihre Spiele und Reaktionen leiten Ihr Baby an und geben ihm das Zutrauen, dass es neue Dinge ausprobieren kann. Anfangs kommuniziert es mit Ihnen durch Blicke, Gurren und Lallen, Mimik, Berührungen und Greifen. Altersgemäße Anregungen ermöglichen es ihm, immer weitere neue Fertigkeiten zu erwerben und zu trainieren, die es zum nächsten Entwicklungsstadium führen. Widmen Sie ihm kleine Spielphasen – beispielsweise fünf Minuten »Guckguck« spielen, zehn Minuten ein Tastbilderbuch erkunden – oder zeigen Sie ihm immer wieder einen neuen Gegenstand oder ein Spielzeug. Hauptsächlich findet Ihr Austausch jedoch im normalen Alltag statt: wenn Sie beim Wickeln mit ihm sprechen, es auf Dinge in der Wohnung aufmerksam machen, beim Anziehen spontan auf sein Bäuchlein schnauben. Jede Form der Kommunikation ist gleichermaßen wertvoll.

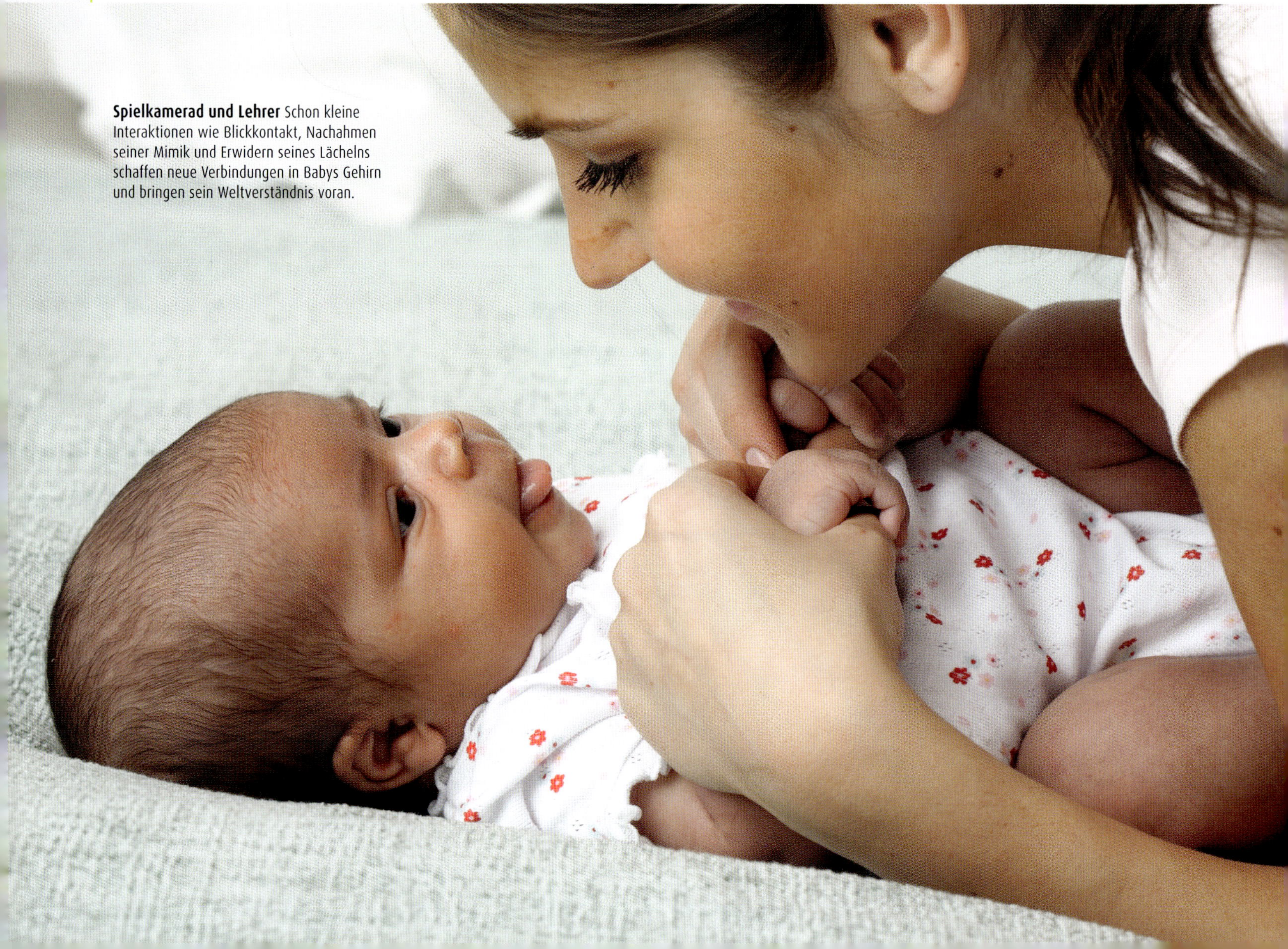

Spielkamerad und Lehrer Schon kleine Interaktionen wie Blickkontakt, Nachahmen seiner Mimik und Erwidern seines Lächelns schaffen neue Verbindungen in Babys Gehirn und bringen sein Weltverständnis voran.

WIE SICH IHR BABY ENTWICKELT

Wenn Sie wissen, wie die Entwicklung Ihres Babys in den ersten Monaten verläuft, können Sie seine Fortschritte durch gezielte Spiele unterstützen. So stellen Sie sicher, dass Sie es nicht mit zu schwierigen Spielen überfordern.

Körperliche Fähigkeiten

Ihr Baby braucht Zeit, bis es seine Gliedmaßen unter Kontrolle bekommt. Anfangs sind seine Bewegungen unkoordiniert. Doch allmählich strecken sich die Gliedmaßen nach der Embryonalhaltung im Mutterleib. Bieten Sie ihm Möglichkeiten, seine Arme, Beine und den Körper zu bewegen und dabei seine Muskeln zu kräftigen.

» **Legen Sie es auf den Rücken.** In dieser Position bewegt es die verschiedenen Körperteile – es schwenkt die Arme und strampelt mit den Beinen. Dabei entwickelt und kräftigt es seine Muskeln.

» **Legen Sie sich zu ihm auf den Boden** und benennen Sie seine Bewegungen. Unter einem Babytrapez schlägt und tritt es nach den herunterhängenden Objekten.

» **Legen Sie Ihr Baby auf den Bauch,** sobald es mehr Kraft hat. Wenn es etwas älter wird, bewegt es sich immer »wilder«, strampelt und wedelt aufgeregt mit den Armen. Tägliche kurze Phasen in Bauchlage kräftigen nun seine Rücken- und Halsmuskulatur und bereiten das Umdrehen und Krabbeln vor.

» **Schaffen Sie einen Anreiz für Ihr Baby, sich weit auszustrecken,** sobald seine Kraft und das Koordinationsvermögen zunehmen. Legen Sie es in Bauchlage auf den Boden und platzieren Sie vor ihm ein buntes Spielzeug, nach dem es greifen kann. Lassen Sie ein kleineres Baby aber nie allein auf dem Bauch liegen. Wird ihm die Bauchlage unangenehm, legen Sie es wieder auf den Rücken.

Soziales und Wahrnehmung

Vorlesen, Singen und Sprechen mit dem Baby schaffen die Grundlage für seinen Spracherwerb. Bei Ihren ersten »Unterhaltungen« – wenn Sie sein Gurren und Babbeln mit Ihren eigenen Lautbildungen beantworten – beobachtet es Ihre Mundbewegungen, es lernt und imitiert Laute und erwirbt auch soziale Fertigkeiten: So lernt es zum Beispiel, wie Dialoge aufgebaut sind.

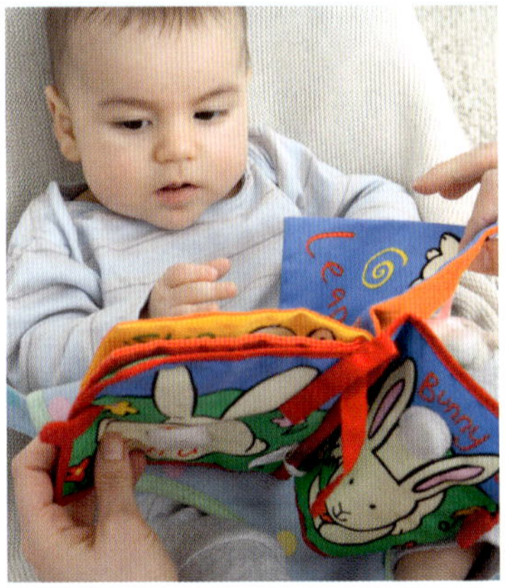

Die Sinne Ihres Babys

Sinnesanregungen sind in diesen frühen Monaten unglaublich wichtig. Ihr Baby erfährt durch Berührungen seine Umgebung und findet Trost in Umarmungen, Zärtlichkeiten und Hautkontakt. Anfangs sieht es zwar nur auf kurze Distanz gut, es nimmt aber bald alles auf, was es sieht.

» **Bieten Sie seinen Augen visuelle Reize:** Schwarz-Weiß-Muster, Spiegel, Gegenstände in leuchtenden Farben.

» **Tastbücher** mit verschiedenen Materialien vermitteln ihm die Vorstellung von glatt und rau, weich und hart, pelzig und faltig.

» **Beschreiben Sie Beschaffenheiten** und machen Sie es auf Kontraste bei Alltagsgegenständen aufmerksam.

» **Kommentieren Sie Geräusche,** die drinnen und draußen zu hören sind, und sprechen Sie über die Aromen in der Küche.

Erkundungen draußen

Ausflüge mit dem Baby bieten Ihnen beiden viele neue Eindrücke: Ein Ladenbummel, ein Ausflug in den Park oder einfach Zeit im Garten verschaffen einen Tapetenwechsel und neue Anregungen. Beschreiben Sie, was man alles sieht und hört: die Bewegung der Blätter im Wind, das Muster der Wolken oder der Schatten auf dem Boden, die Busse, Züge und Flugzeuge, die vorüberziehen.

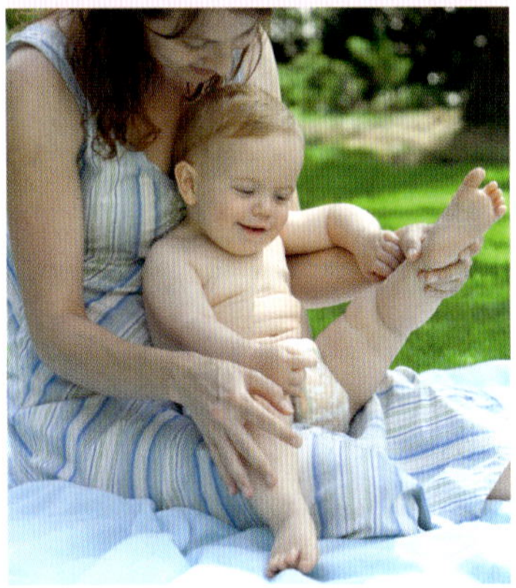

WENN IHR BABY GENUG HAT

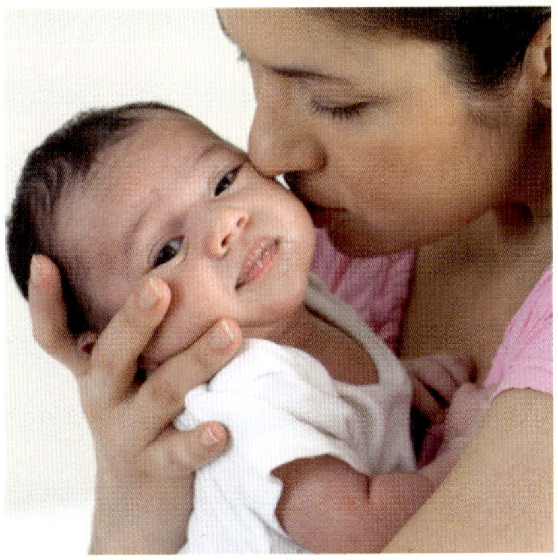

Ruhezeiten Selbst Familienbesuche sind für ein Baby anstrengend, wenn es von Arm zu Arm gereicht wird.

Jeder Tag bietet Ihrem Baby neue Anblicke, Geräusche und Informationen. Es ermüdet aber auch schnell. Wenn es keine Gelegenheit zum Abschalten findet, wird es durch die vielen Klänge, Aktivitäten und Eindrücke überfordert.

Planen Sie den Tag Ihres Babys so, dass es auch ruhige Phasen gibt. Achten Sie auf Anzeichen der Überforderung. Zu den Symptomen einer Überreizung und Ermüdung gehören:

» Unruhe und Quengeln.
» Abwenden des Kopfes – von Personen, Spielzeug und Aktivitäten.
» Der Eindruck, dass es sich zurückzieht.

Wenn Ihr kleines Baby etwa zwei Stunden lang wach war, sollte es wieder schlafen. Vielleicht genügt ihm auch schon eine Ruhephase in seinem Bettchen oder in Ihren Armen.

F Mein Baby ist irgendwie anders als sonst, aber ich weiß nicht, was ihm fehlt. Soll ich zum Kinderarzt gehen?

Beim ersten Kind ist man oft unsicher, ob das Baby zum Arzt muss oder ob man einen harmlosen Schnupfen dramatisiert. Vielleicht hat Ihr Baby zwei Tage lang nicht gut getrunken oder es ist nicht so munter wie sonst. Kleine Babys zeigen oft kaum Symptome, wenn sie krank sind. Deshalb weiß man nicht, ob es einfach ein wenig kränkelt oder eine ernste Krankheit ausbrütet. Verlassen Sie sich im Zweifelsfall auf Ihren Instinkt und stellen Sie es bei Bedarf dem Arzt vor. Gut möglich, dass ihm nichts weiter fehlt. Bei kleinen Babys geht man jedoch besser auf Nummer sicher. So ist etwa leichtes Fieber bei einem älteren Kind meist nichts Ernstes. Bei Babys unter drei Monaten ist Fieber jedoch relativ selten und manchmal das einzige Symptom einer ernsteren Infektion. Daher sollte man es nicht ignorieren. Da das Immunsystem des Babys noch unausgereift ist, ist es anfälliger für bakterielle Sekundärinfektionen. Zudem kann sich sein Zustand rasch verschlechtern. Es ist sehr gut möglich, dass der Arzt Entwarnung gibt. Doch er wird Ihnen auch sagen, dass es richtig war, das Baby vorzustellen. In jedem Fall ist es sehr hilfreich, wenn Sie dem Arzt Ihre Beobachtungen möglichst detailliert mitteilen können: Wie ist der Fieberverlauf? Inwieweit haben sich Trink- und Schlafverhalten verändert? Wie ist sein allgemeines Verhalten?

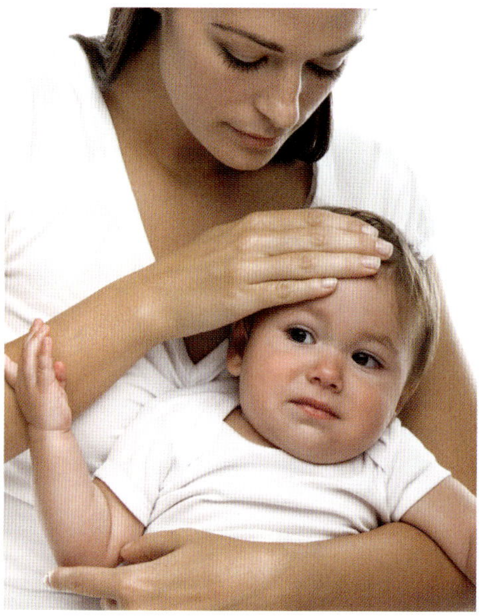

Ruhe bewahren Versuchen Sie ruhig zu bleiben – Ihr Baby spürt Ihre Reaktionen und nimmt Ihre Anspannung auf.

F Bei welchen Symptomen muss ich mit meinem Baby zum Arzt?

Bestimmte Anzeichen dürfen nicht ignoriert werden und erfordern eine rasche Behandlung. In bestimmten Fällen liegt sogar ein Notfall vor (siehe unten).

ANZEICHEN ERNSTERER ERKRANKUNGEN

Folgende Auffälligkeiten können bei einer Krankheit auftreten und machen einen Arztbesuch notwendig. Informieren Sie bei diesen Symptomen den Kinderarzt:

» **Verhaltensveränderungen** sind oft das erste Anzeichen, dass etwas nicht stimmt – das Baby ist apathisch, schläfrig oder ohne erkennbare Ursache unruhig, es trinkt nicht gut.

» **Verändertes Schreiverhalten,** zum Beispiel ausbleibendes oder ungewöhnlich schrilles Weinen.

» **Verändertes Trinkverhalten,** mangelnder Appetit oder Verweigerung mehrerer Mahlzeiten.

» **Schweres Erbrechen oder Durchfall,** der länger als zwölf Stunden andauert (Seite 295) oder mit Blut- oder Schleimschlieren durchzogen ist.

» **Anzeichen einer Augeninfektion** oder Ausfluss aus den Augen.

» **Wenn das Baby nicht auf Geräusche reagiert** oder bei Ausfluss aus den Ohren.

» **Fieber über 38 °C** bei Babys unter drei Monaten oder über 39 °C bei Babys zwischen drei und sechs Monaten.

» **Eine eingesunkene oder gewölbte Fontanelle.** Die Hautmembran oben auf dem Kopf sollte fest, höchstens leicht eingedellt sein. Sie kann sich wölben, wenn das Baby schreit, liegt oder sich erbricht. Wenn es ruhig und in aufrechter Position ist, sollte sie jedoch wieder flach sein.

» **Ein unklarer Ausschlag,** insbesondere in Verbindung mit Fieber oder Durchfall.

» **Anzeichen einer Dehydrierung** (Seite 294).

» **Symptome einer Verstopfung** wie harter, knotiger Stuhl. Das Baby hat seltener Stuhlgang als gewöhnlich.

RUFEN SIE DEN NOTARZT

Wenn Sie eines der folgenden Symptome beobachten, sollten Sie immer den Notarzt rufen:

» **Atemstillstand** oder Atemnot.

» **Bewusstlosigkeit** oder Benommenheit.

» **Ein Krampfanfall,** auch wenn es sich erholt.

» **Anzeichen einer Meningitis** (Seite 295).

BRINGEN SIE IHR KIND IN DIE NOTAUFNAHME

Bringen Sie Ihr Kind sofort in die Notaufnahme des nächsten Krankenhauses, wenn es eines der unten angeführten Symptome zeigt:

» **Wenn es trotz Medikation Fieber hat und dauerhaft lethargisch ist.**

» **Wenn es Atemprobleme hat,** auch bei beschleunigter Atmung, bei Hecheln oder Keuchen.

» **Bei starken Bauchschmerzen.**

» **Wenn eine Blutung nicht gestillt werden kann** oder bei einer klaffenden Wunde.

» **Bei einem schweren Sturz** oder einer Kopfverletzung.

» **Wenn es bläulich anläuft.**

Schon gewusst?

Wichtig bei der Pflege eines kranken Babys: Informieren Sie sich über mögliche Symptome und Anzeichen, weichen Sie bei Bedarf von der Alltagsroutine ab. Geben Sie dem Baby viel zu trinken, ziehen Sie es nicht zu warm an und achten Sie auf eine zugfreie Umgebung. Strahlen Sie viel Ruhe aus.

F Was muss ich den Arzt fragen oder ihm sagen?

Um die meist begrenzte Zeit beim Arztbesuch optimal zu nutzen, überlegen Sie im Voraus, was der Arzt wissen sollte und welche Fragen Sie haben. Damit Sie im Gespräch mit dem Arzt nichts vergessen, schreiben Sie Ihre Fragen zu Hause auf. Notieren Sie sich Anweisungen und Empfehlungen, die Ihnen der Arzt zur Pflege Ihres Babys gibt. Informieren Sie ihn über Art und Beginn der Symptome. Er wird wissen wollen, ob Ihr Baby gut trinkt und ob es nasse Windeln hat. Schreiben Sie auf, wie der Fieberverlauf war und wann Sie jeweils Fieber gemessen haben. Falls Sie Ihrem Baby Medikamente gegeben haben, sagen Sie dem Arzt unbedingt, um welches Präparat es sich handelt und wann und wie viel Ihr Baby bekommen hat. Am besten nehmen Sie das Medikament mit, ebenso den Impfausweis Ihres Babys. Fragen Sie genau nach, wie Sie Ihr Baby pflegen sollen, wie viel es trinken muss und wann mit einer deutlichen Besserung zu rechnen sein sollte.

F Was sind die Anzeichen von Fieber und wie behandelt man es?

Wenn Ihr Baby sehr erhitzt wirkt, eine feuchte, schweißige Haut hat und sich Stirn, Rücken oder Nacken heiß anfühlen, messen Sie Fieber und überprüfen Sie, ob seine Temperatur erhöht ist (Seite 292). Vielleicht ist Ihr Baby auch unleidlicher und schläfriger als sonst.

Fieber ist bei Babys meist in wenigen Tagen überstanden. Wenn der Arzt Ihr Baby untersucht hat und Sie es zu Hause pflegen können, beobachten Sie seinen Zustand so lange genau, bis sein Verhalten wieder so ist wie vor der Krankheit. Geben Sie ihm viel zu trinken und achten Sie auf Anzeichen einer Dehydrierung – beispielsweise weniger nasse Windeln als sonst oder eine eingesunkene Fontanelle (Seite 294). Lassen Sie Ihrem Baby Zeit, wieder zu Kräften zu kommen, bevor Sie Ihre normalen Aktivitäten erneut aufnehmen. Babys erholen sich meist erstaunlich schnell von kleineren Erkrankungen. Sobald jedoch eine Verschlechterung eintritt, etwa dass es schläfriger oder dehydriert ist, einen Ausschlag bekommt oder Sie sich einfach Sorgen machen, vertrauen Sie Ihrem Instinkt und wenden Sie sich an den Arzt.

WIE MAN FIEBER BEHANDELT

Mit folgenden Maßnahmen können Sie das Fieber Ihres Babys senken. Sprechen Sie beruhigend mit ihm und versichern Sie ihm, dass Sie ihm helfen.

» **Gehen Sie als Erstes zum Arzt,** wenn Ihr kleines Baby Fieber hat. Darüber hinaus sollten Sie sicherstellen, dass es nicht austrocknet. Bei Fieber schwitzt es stärker und verliert über die Haut Wasser. Geben Sie ihm daher häufig die Brust oder Flasche. Flaschenbabys bekommen zusätzlich etwas frisches Wasser zu trinken, das abgekocht und anschließend wieder abgekühlt wurde.

» **Achten Sie auf eine mäßige Raumtemperatur.** Sie sollte etwa 18 °C betragen.

» **Wenn Ihr Baby unter dem Fieber leidet,** älter als zwei Monate ist und mindestens 4 kg wiegt, können Sie ihm die altersgemäße Dosis Paracetamol geben – Babys über drei Monate und mit mehr als 5 kg Gewicht bekommen entsprechend Ibuprofen. Wenn das Fieber auf ein Medikament nicht anspricht, können Sie das andere versuchen. Lassen Sie sich dazu aber ebenfalls vom Arzt beraten.

» **Sie müssen Ihr Baby nicht** mit lauwarmem Wasser abwaschen oder es ausziehen – kontrollieren Sie jedoch, ob ihm nicht zu warm ist. Falls ihm zu dicke Kleidung unangenehm ist, können Sie es bis auf die Windel ausziehen.

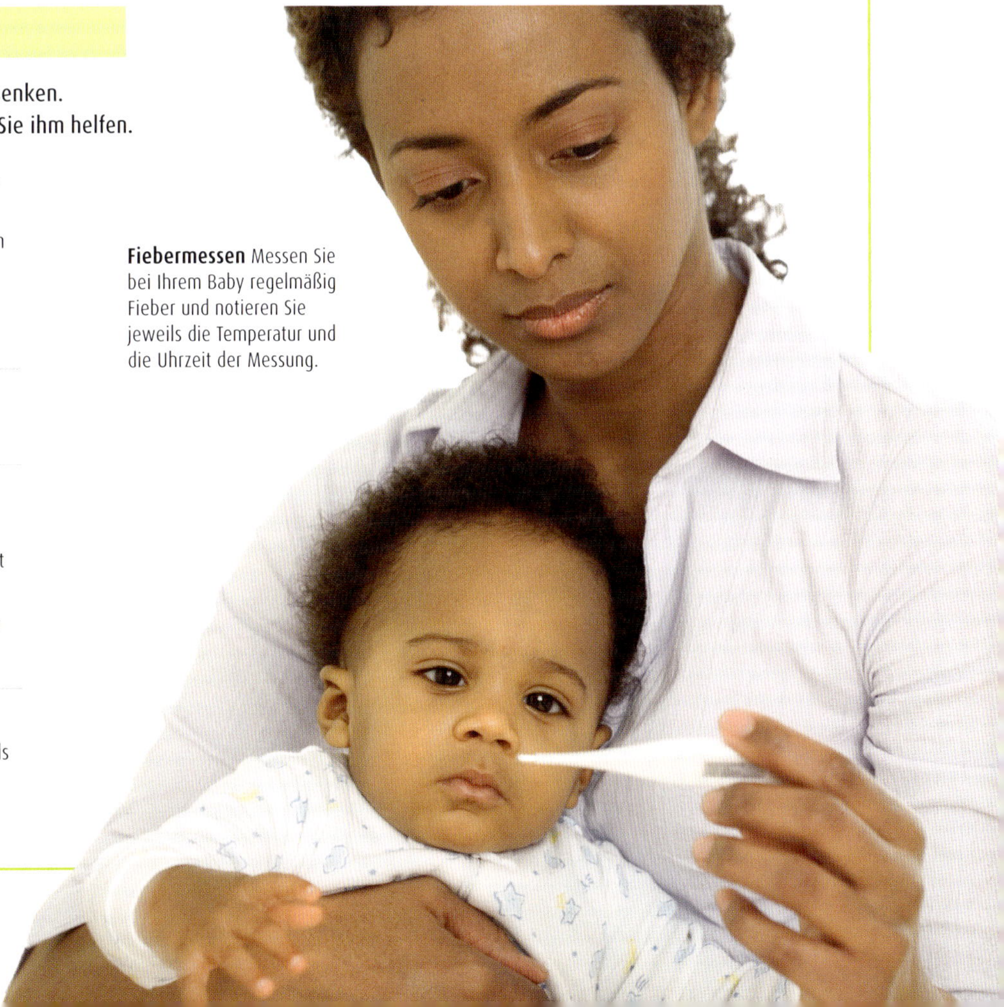

Fiebermessen Messen Sie bei Ihrem Baby regelmäßig Fieber und notieren Sie jeweils die Temperatur und die Uhrzeit der Messung.

F Wie messe ich bei meinem Baby Fieber und was ist der Normalwert?

Die normale Körpertemperatur des Babys liegt bei etwa 37 °C. Geringfügige individuelle Abweichungen von Kind zu Kind sind normal.

Von Fieber spricht man, wenn die Körpertemperatur mehr als 37 °C beträgt. Steigt das Fieber bei Ihrem Baby unter drei Monaten auf über 38 °C oder zwischen drei und sechs Monaten auf über 39 °C, wenden Sie sich unverzüglich an den Arzt.

Gibt Fieber immer Anlass zur Sorge?

Bei Babys über sechs Monate, bei Kleinkindern und Kindern allgemein ist Fieber allein kein Alarmzeichen. Hier dienen andere Symptome als Maßstab für den Gesundheitszustand. Bei älteren Säuglingen ist eine erhöhte Temperatur ein positives Zeichen: Es zeigt, dass der Körper eine Infektion bekämpft. Bei kleinen Babys jedoch ist Fieber seltener. Da bei ihnen weitere Symptome oft schwerer zu erkennen sind, muss eine erhöhte Temperatur immer ernst genommen werden. Sie kann das einzig klare Indiz dafür sein, dass etwas nicht stimmt. Gehen Sie bei hohem Fieber sofort zum Arzt oder auch in die Notaufnahme, wenn Sie den Kinderarzt nicht erreichen können. Dies gilt auch, wenn weitere Krankheitszeichen hinzukommen oder bei älteren Babys trotz fiebersenkender Maßnahmen keine Besserung eintritt.

FIEBER MESSEN BEIM BABY

Durch Ihre Beobachtungen oder das Befühlen der Haut können Sie einschätzen, ob Ihr Baby Fieber hat. Um die Temperatur jedoch genau zu bestimmen, müssen Sie Fieber messen. Es gibt verschiedene Arten von Fieberthermometern, die Sie verwenden können.

THERMOMETERTYP	BESCHREIBUNG
Stirnthermometer	Sehr bequem und einfach anzuwenden, besonders bei zappeligen Babys. Sie halten es einfach an Babys Stirn. Es ist allerdings nicht sehr genau, da die Temperatur der Hautoberfläche gemessen wird.
Digitales Fieberthermometer	Diese Thermometer sind preiswert und recht genau. Schieben Sie die Thermometerspitze unter die Achsel des Babys und pressen Sie sanft seinen Arm an seinen Körper. Wenn die Temperatur ermittelt ist, gibt es einen Signalton. Am schwierigsten ist es dabei meist, das Baby ruhig zu halten. Tragen Sie es und sprechen Sie besänftigend mit ihm, bevor Sie beginnen. Bei Kindern unter fünf Jahren niemals im Mund Fieber messen!
Digitales Ohrthermometer	Es ist zwar teurer, jedoch sehr einfach in der Anwendung. Bei ungenauer Platzierung ist das Ergebnis allerdings nicht exakt.

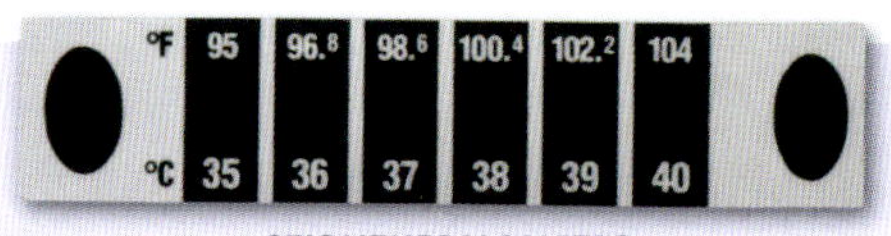

STIRNTHERMOMETER

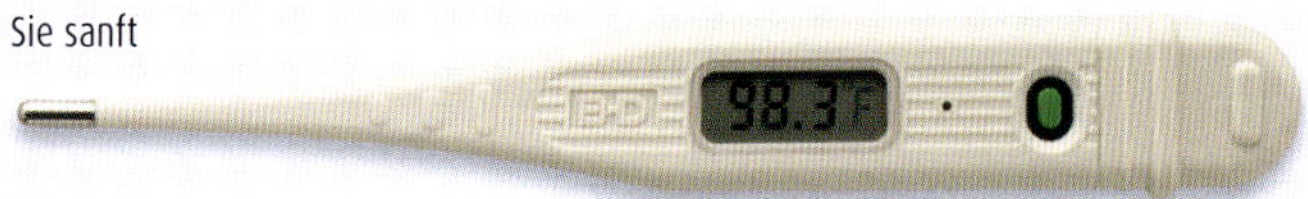

DIGITALES FIEBERTHERMOMETER

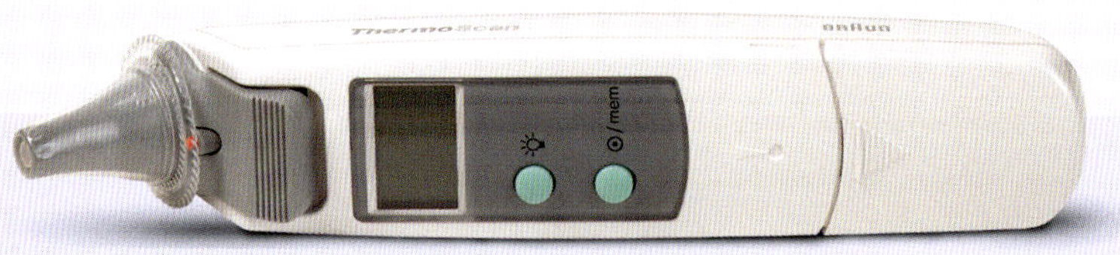
DIGITALES OHRTHERMOMETER

Mit dem digitalen Thermometer können Sie die Temperatur bei Babys auch im Po (rektal) messen. Das ist genauer als die Messung unter der Achselhöhle oder an der Stirn.

F Erhöht hohes Fieber das Risiko eines Krampfanfalls?

Ja, Fieberkrämpfe werden durch eine hohe Körpertemperatur ausgelöst. Sie wirken zwar erschreckend, sind aber meist harmlos. Am häufigsten treten Fieberkrämpfe zwischen sechs Monaten und drei Jahren auf, bei Babys unter sechs Monaten sind sie sehr selten. Bei einem Anfall versteift sich der Körper, das Kind kann das Bewusstsein verlieren, die Gliedmaßen zucken. Wenn Ihr Baby einen Fieberkrampf hat, legen Sie es in Seitenlage, halten Sie es sanft und entfernen Sie alles aus seinem Mund, etwa einen Schnuller. Es könnte sonst daran ersticken. Drehen Sie seinen Kopf zur Seite, damit es nicht an Erbrochenem ersticken kann, und bleiben Sie bei ihm. Wenn ein Baby das erste Mal einen Fieberkrampf hatte, sollte es danach immer im Krankenhaus untersucht werden. Auch bei weiteren Anfällen sollte es anschließend zum Arzt. Allerdings bestehen nur in seltenen Fällen schwerwiegendere Ursachen.

F Wie gebe ich meinem zappelnden Baby ein Medikament?

Einem Baby Arznei oder Augentropfen zu verabreichen bringt Eltern oft zur Verzweiflung. Bleiben Sie aber möglichst ruhig.

Im Bemühen, ihrem kranken Baby zu helfen, geraten Eltern oft unter Stress. Dies wiederum verstärkt die Unruhe des Babys. Versuchen Sie daher trotz aller Sorge, viel Ruhe und Zuversicht auszustrahlen. Geben Sie ihm Arznei dann, wenn es dafür am empfänglichsten ist, zum Beispiel nach dem Kuscheln oder vor einer Mahlzeit, wenn es Hunger hat und bereitwillig schluckt.

ARZNEI UND TROPFEN VERABREICHEN

Bevor Sie Ihrem Kind ein Medikament geben, kontrollieren Sie bitte immer das Verfallsdatum. Bewahren Sie Arzneien entsprechend den Herstellerangaben auf.

» **Medizin:** Sie kann mit einer Spritze oder dem beigelegten Dosierlöffel gegeben werden. Bei sehr kleinen Babys ist eine Spritze gut geeignet, da auf diese Weise wenig daneben geht. Eine Spritze ist zudem praktischer, weil Babys unter vier Monaten wegen ihres angeborenen Reflexes einen Löffel wieder aus dem Mund schieben. Ziehen Sie die angegebene Menge mit der Spritze auf. Halten Sie Ihr Baby aufrecht auf Ihrem Schoß und streicheln Sie gegebenenfalls seine Wange, damit es den Mund öffnet. Legen Sie die Spitze in seinen Mund, lassen Sie es daran saugen oder drücken Sie den Inhalt langsam seitlich in den Mund – nicht mitten in Mund oder Rachen, damit es sich nicht verschluckt. Einen Löffel legen Sie vorsichtig an seine Lippen und kippen die Arznei in kleinen Mengen in den Mund.

» **Augentropfen:** Am besten gelingt dies zu zweit – einer hält das Baby, der andere gibt die Tropfen. Damit Ihr Baby nicht zappelt, können Sie es auch in eine Decke wickeln (sofern dies es nicht noch mehr aufregt). Waschen Sie sich die Hände. Ihr Baby liegt flach oder geneigt. Ziehen Sie vorsichtig das untere Augenlid nach unten und geben Sie einen Tropfen ins Unterlid – berühren Sie nicht das Auge mit der Pipette. Wenn Ihr Kleines anschließend blinzelt, wird die Flüssigkeit verteilt. Bei starker Gegenwehr geben Sie den Tropfen seitlich der Nase auf das geschlossene Auge. Wenn Ihr Baby dann das Auge öffnet, gelangt zumindest ein Teil davon – hoffentlich – ins Auge hinein.

» **Kochsalz-Nasentropfen:** Diese Tropfen können bei Schnupfen, der das Trinken oder Atmen behindert, angeraten sein. Auch dabei gehen Sie am besten zu zweit vor. Waschen Sie sich die Hände und putzen Sie zunächst Babys Nase. Legen Sie es dann flach hin, halten Sie die Pipette in das Nasenloch und geben die angegebene Menge Tropfen hinein. Das Baby möglichst eine Minute in dieser Stellung halten, damit sich die Tropfen in der Nase verteilen.

» **Ohrentropfen:** Die kalten Tropfen können das Baby erschrecken, sodass es zappelt. Um dies zu verhindern, wickeln Sie es in eine Decke. Waschen Sie sich dann die Hände. Legen Sie es mit geneigtem Kopf hin, ziehen das Ohrläppchen vorsichtig nach unten und geben die Tropfen ins Ohr. Halten Sie Ihr Kleines ein paar Minuten so, damit sich die Tropfen im Ohr verteilen.

Wenn es zu schwierig ist, Ihrem Baby Arznei oder Tropfen zu verabreichen, besprechen Sie das Problem mit dem Kinderarzt und überlegen Sie gemeinsam, wie Sie vorgehen. Manchmal lässt sich viel erreichen, wenn er Ihrem Baby beispielsweise ein anderes Mittel oder eine andere Verabreichungsform verschreibt.

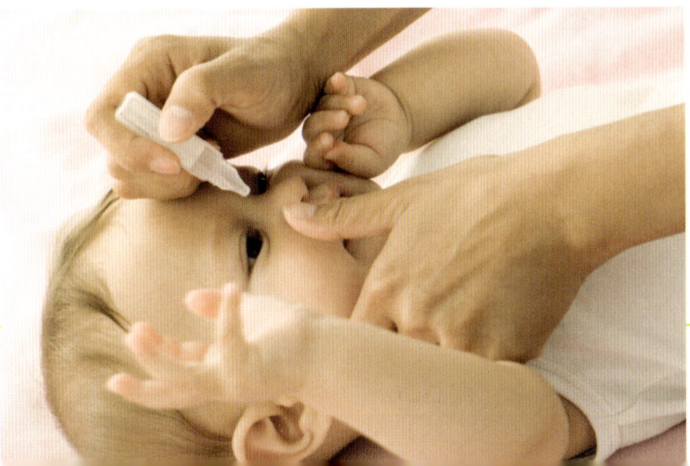

Augentropfen anwenden Gehen Sie möglichst rasch und umsichtig vor. Sprechen Sie dabei mit Ihrem Baby, um es zu beruhigen.

Schon gewusst?

Stillbabys erkranken im ersten Lebensjahr seltener an Infektionen wie Magen-Darm- oder Atemwegsinfekten und wiederkehrenden Mittelohrentzündungen. Studien zeigen zudem, dass die Infektionen bei Stillbabys meist weniger schwer verlaufen als bei anderen Babys. Stillbabys werden weitaus seltener als Flaschenbabys wegen Atemwegserkrankungen stationär behandelt. Auch Entzündungen der Harnwege sind seltener. Zudem senkt Stillen das Risiko für ein späteres Übergewicht des Kindes.

F Wie kann ich verhindern, dass mein Baby krank wird?

Infektionen sind bei Babys und kleinen Kindern unvermeidlich, da ihr Immunsystem erst im Laufe der Zeit Abwehrstoffe entwickelt. Durch bestimmte Maßnahmen können Sie jedoch die Anzahl der Infektionen, die Ihr Kleines bekommt, begrenzen. Die beste besteht darin, möglichst lange zu stillen, da Muttermilch Antikörper auf das kleine Baby überträgt. Bei sehr kleinen Babys ist es sinnvoll, den Kontakt zu erkälteten Menschen zu vermeiden. Ab etwa zwei Monaten schützen es dann die verschiedenen Impfungen (Seite 254) vor einer ganzen Reihe schwerer Krankheiten.

F Wie tröste und versorge ich mein krankes Baby am besten?

Die Pflege eines kranken Babys ist für viele Eltern eine ganz neue Erfahrung – natürlich gibt es dabei Ängste. Denken Sie daran, dass Ihre Anwesenheit Ihr Baby tröstet. Diese Ruhe hilft seinem Körper auch bei der Bekämpfung der Krankheit. Ihr krankes Baby ist zudem verunsichert – Ihre Nähe, Ihre Zärtlichkeiten und Ihr Zuspruch beruhigen es.

Mit umsichtiger Pflege und Zuwendung erholen sich kleine Babys meist rasch von Infekten. Wenn Sie mögliche Symptome und Pflegemaßnahmen kennen und wissen, wann ein Arztbesuch nötig ist, werden Sie es sicherlich richtig versorgen. Ihre Sicherheit und Zuversicht wirken sich zudem positiv auf die Heilung aus.

F Wie erkenne ich Krankheiten und Beschwerden?

Oft ist es eindeutig, dass das Baby krank ist: Es ist gereizt oder teilnahmslos, hat keinen Appetit. Fieber ist ein klares Zeichen dafür, dass es eine Infektion bekämpft (Seite 291). Nicht alle Krankheiten lassen sich so einfach feststellen wie Schnupfen oder Husten. Vielleicht ist Ihr Kind auch sehr anhänglich oder trinkt schlecht. Bei Verdacht auf eine Erkrankung suchen Sie den Arzt auf.

Dehydrierung

» Symptome:
Weniger nasse Windeln als sonst, dunkler Urin, harter Stuhlgang oder Verstopfung sind Zeichen einer Dehydrierung (Austrocknung), ebenso Lethargie, Weinen ohne Tränenfluss, ein trockener Mund und/oder eine eingesunkene Fontanelle.

» Was Sie tun sollten:
Bei Erbrechen, Durchfall oder Fieber (Seite 291) geben Sie Ihrem Baby viel zu trinken, um einer Austrocknung vorzubeugen. Bieten Sie ihm häufig die Brust oder die Flasche an – selbst wenn es jedes Mal nur wenig trinkt. Dazwischen geben Sie eine Elektrolytlösung (erhältlich in Apotheken) oder abgekochtes und wieder abgekühltes Wasser. Wenn Sie die oben beschriebenen Symptome einer Dehydrierung beobachten, wenden Sie sich an den Arzt.

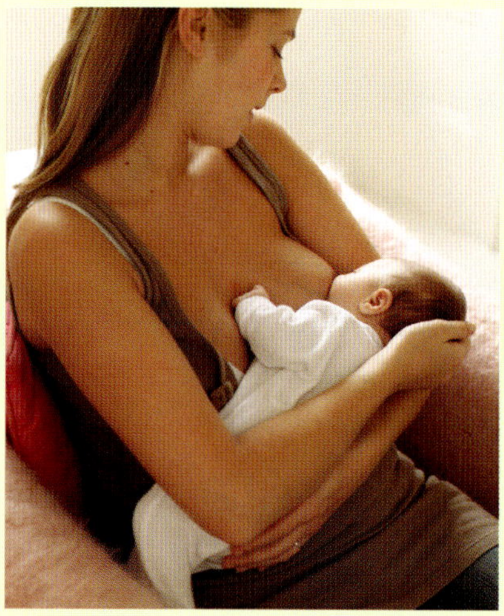

Häufig stillen Häufiges Stillen stellt eine ausreichende Flüssigkeitszufuhr sicher.

Milchschorf

» Symptome:
Schuppige Stellen auf dem Schädel, eventuell dick und verkrustet; sie sind Folge einer Überproduktion der Talgdrüsen. Milchschorf ist gewöhnlich harmlos und verursacht weder Juckreiz noch Schmerzen.

» Was Sie tun sollten:
Milchschorf gibt sich meist nach einiger Zeit und kann zu Hause behandelt werden. Waschen Sie Babys Haare regelmäßig mit Babyshampoo, um Verkrustungen vorzubeugen, und lösen Sie die Schuppen mit einer Babyhaarbürste. Das abendliche Einmassieren von etwas Olivenöl weicht die Schuppen auf, sodass Sie sie morgens abbürsten können. Kratzen Sie die Schuppen nicht ab – dies kann Hautverletzungen und eine Infektion verursachen. Bei hartnäckigem Milchschorf, Schorf im Gesicht oder am Körper oder bei entzündeten Stellen wenden Sie sich an den Arzt.

Ekzem/ Neurodermitis

» Symptome:
Gerötete, trockene und juckende Haut im Gesicht oder an Ellbogen, Kniekehlen oder Hals, beginnend meist ab dem zweiten bis vierten Monat, die sich eventuell in Verbindung mit einer Milchallergie zeigt.

» Was Sie tun sollten:
Lassen Sie sich vom Arzt beraten. Er empfiehlt Ihnen feuchtigkeitsspendende Pflegeprodukte und verschreibt gegebenenfalls eine Cortisonsalbe. Ziehen Sie Ihrem Baby Handschuhe an, damit es sich nicht kratzt, und schneiden Sie seine Nägel kurz. Bei entzündeter Haut verzichten Sie auf Badezusätze. Verwenden Sie Spezialwaschmittel für Babys Kleidung. Bei hartnäckigen Ekzemen berät Sie der Arzt zu weiteren Pflegemaßnahmen wie nasse Umschläge.

Soor

» Symptome:
Mundsoor wird von dem Hefepilz Candida albicans verursacht. Dabei zeigen sich im Mundbereich ein weißlicher Zungenbelag sowie quarkähnliche Flecken, die sich nicht abwischen lassen. Wenn sie sich entzünden, können sie das Trinken behindern. Auch ein entsprechender Windelausschlag kann auftreten. Beim Stillen kann die Infektion zwischen Mutter und Kind übertragen werden und entzündete, schmerzende Brustwarzen verursachen.

» Was Sie tun sollten:
Vereinbaren Sie einen Arzttermin. Die Erkrankung ist zwar nichts Ernstes, muss aber meist mit einem Antimykotikum sowohl beim Baby wie auch bei der stillenden Mutter behandelt werden.

Bindehautentzündung

» Symptome:
Bei dieser Augeninfektion ist die dünne Membran, die das Augenweiß überzieht, entzündet. Das Auge ist gerötet, entzündet, trocken, klebrig, wässrig und nach dem Schlafen oft verkrustet. Ursache kann eine Infektion, eine Allergie oder ein Reizstoff wie Zigarettenrauch sein. Neugeborene können sich im Geburtskanal mit den Bakterien angesteckt haben.

» Was Sie tun sollten:
Säubern Sie die Augen mit feuchten Wattepads (abgekochtes, abgekühltes Wasser) – nehmen Sie für jedes Auge ein neues, damit die Infektion nicht übertragen wird. Waschen Sie sich nach der Berührung des Babys die Hände und verwenden Sie zum Abtrocknen ein extra Handtuch. Bei Babys unter 28 Tagen, einer schweren Entzündung oder bei ausbleibender Besserung wenden Sie sich an den Arzt – eine bakterielle Infektion muss behandelt werden.

Durchfall und Erbrechen

» Symptome:
Wässriger, flüssiger Stuhl, eventuell mit Schleimspuren, übelriechend. Bei Erbrechen spuckt das Baby eine größere Menge Milch. Ursachen sind eine Magen-Darm-Entzündung, Reflux oder eine Allergie.

» Was Sie tun sollten:
Um einer Dehydrierung vorzubeugen, geben Sie Ihrem Baby häufig die Brust oder Flasche und zusätzlich eine Elektrolytlösung oder abgekochtes, abgekühltes Wasser. Bei mehr als sechs wässrigen Stuhlgängen oder dreimaligem Erbrechen in 24 Stunden wenden Sie sich an den Arzt – auch wenn zusätzlich ein Ausschlag, Fieber oder Dehydrierung auftritt oder Blut im Erbrochenen oder Stuhl zu sehen ist.

Reflux

» Symptome:
Wiederholtes Spucken von Milch und Magensäure. (Geringe Mengen sind normal, da das Muskelband, das den Magen verschließt, erst mit 12–18 Monaten ausgereift ist.)

» Was Sie tun sollten:
Geben Sie häufig kleinere Mahlzeiten. Lassen Sie Ihr Baby oft aufstoßen und halten Sie es nach dem Trinken aufrecht. Verwenden Sie einen Sauger mit kleinerem Loch. Bei häufigem Reflux mit Husten, Würgen, Schreien und schwacher Gewichtszunahme wenden Sie sich an den Arzt.

Erkältungen und Grippe

» Symptome:
Schnupfen, Husten, gerötete Augen, eventuell leichtes Fieber. Bei Grippe zusätzlich plötzlicher Temperaturanstieg auf über 38 °C. Weitere Symptome sind Lethargie, Appetitlosigkeit, Erbrechen, Durchfall.

» Was Sie tun sollten:
Bei Babys unter drei Monaten gehen Sie zum Arzt. Geben Sie Ihrem Baby viel zu trinken (s. Dehydrierung, links). Bei Schnupfen und erschwertem Trinken hilft oft erhöhte Luftfeuchtigkeit. Stellen Sie eine Schüssel warmes Wasser ins Zimmer oder gehen Sie mit Ihrem Baby in einen feuchten Raum. Kochsalz-Nasentropfen aus der Apotheke verflüssigen den Schleim. Ihr Baby sollte auch viel schlafen.

Ohrentzündungen

» Symptome:
Wenn Ihr Baby am Ohr reibt oder klopft, reizbar und appetitlos ist, erbricht, auf leise Geräusche nicht reagiert und bei einer Erkältung nach einigen Tagen Fieber bekommt, kann eine Ohrentzündung vorliegen. Das Ohr kann eitern.

» Was Sie tun sollten:
Ohrentzündungen heilen oft innerhalb von drei Tagen ohne weitere Behandlung von selbst ab. Bei Babys unter drei Monaten gehen Sie in jedem Fall zum Arzt, bei älteren Babys dann, wenn das Fieber über 39 °C steigt. Der Arzt kann Antibiotika verschreiben. Warme Auflagen lindern die Schmerzen. Wiederholte Mittelohrentzündungen werden mit eingesetzten Paukenröhrchen behandelt, die die Flüssigkeit ableiten.

Bronchiolitis

» Symptome:
Ähnlich wie bei einer fieberhaften Erkältung: Nach einigen Tagen tritt zudem ein trockener, rauer bronchialer Husten auf, eventuell besteht eine laute oder schnelle Atmung und das Baby hat weniger eingenässte Windeln.

» Was Sie tun sollten:
Eine Ausheilung erfolgt meist innerhalb von zwei Wochen. Bei Babys unter drei Monaten gehen Sie zum Arzt, bei älteren Babys dann, wenn das Fieber auf über 38 °C steigt. Wichtig ist viel Flüssigkeit, eine aufrechte Haltung erleichtert das Atmen. Stellen Sie einen Luftbefeuchter oder eine Schüssel warmes Wasser ins Zimmer. Bei Atemnot, schneller Atmung, schwachem Trinken, trockenen Windeln, ausbleibenden Reaktionen oder starker Unruhe rufen Sie den Arzt (oder den Notarzt). In schweren Fällen, vor allem bei starken Atembeschwerden und hohem Fieber, kann ein Krankenhausaufenthalt erforderlich sein.

Krupp

» Symptome:
Atemnot und ein charakteristischer keuchender Husten. Krupp tritt überwiegend bei Kindern zwischen sechs Monaten und drei Jahren auf, manchmal auch schon früher.

» Was Sie tun sollten:
Leichte Kruppanfälle werden zu Hause behandelt. Geben Sie Ihrem Baby viel zu trinken, halten Sie es aufrecht und beruhigen Sie es. Der Arzt kann ein Cortisonpräparat zur Abschwellung des Rachens verschreiben.

Keuchhusten (Pertussis)

» Symptome:
Ein anhaltender, trockener Husten mit langen Hustenanfällen, dazwischen Luftschnappen, eventuell auch Schnupfen, Fieber und Erbrechen. Keuchhusten kann Monate andauern.

» Was Sie tun sollten:
Ihr Baby wird zum ersten Mal mit zwei Monaten gegen Keuchhusten geimpft. Die beiden nächsten Impfungen sollten dann im Abstand von jeweils vier Wochen folgen. Bei Keuchhustensymptomen wenden Sie sich sofort an den Arzt, bei Atemnot rufen Sie den Notarzt.

Meningitis

» Symptome:
Eine virale oder bakterielle Entzündung der Membranen, die das Gehirn und die Wirbelsäule umschließen (der sogenannten Hirnhäute). Symptome sind eine gewölbte Fontanelle, Fieber mit kalten Händen und Füßen (kleine Babys können auch normale oder Untertemperatur haben), Schlaflosigkeit, schnelles Atmen, schrilles oder bellendes Schreien, Schüttelfrost, Gliederzucken oder Schlaffheit, Reizbarkeit, Durchfall und Erbrechen, Nackensteifigkeit, Lichtscheu oder Krampfanfälle. Blaue Flecken in der Haut, die beim Aufdrücken eines Glases nicht verschwinden, sind ein Hinweis auf eine Blutvergiftung (Sepsis) – dann liegt ein Notfall vor.

» Was Sie tun sollten:
Warten Sie nicht, bis ein Ausschlag auftritt. Bei Verdacht auf eine Hirnhautentzündung rufen Sie sofort den Notarzt.

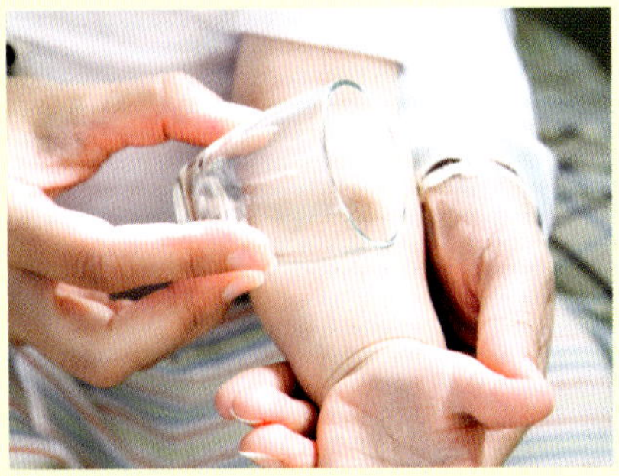

Glastest Einblutungen, die bei Druck nicht verblassen, weisen auf eine Blutvergiftung hin.

Das Leben mit **Ihrem Baby** ist reich an neuen Erfahrungen, intensiven Gefühlen und **positiven Veränderungen.** Es bringt auch neue **Verantwortung** und neue Überlegungen mit sich. Sie werden feststellen, dass Sie weit mehr **vorausplanen** müssen als in der Vergangenheit.

Die Zukunft planen

Die Berufstätigkeit

Zentral ist zunächst schon die Überlegung, wie lange Sie Elternzeit nehmen wollen und ob Sie sich diese mit Ihrem Partner teilen wollen oder können. Die Elternzeit, die an die achtwöchige Mutterschutzfrist anschließt, kann bis zur Dauer von drei Jahren in Anspruch genommen werden. Sie muss spätestens sieben Wochen vor ihrem Beginn beim Arbeitgeber schriftlich angemeldet werden. Während der ersten 14 Monate der Elternzeit können Mutter und Vater Elterngeld beantragen. Wenn Sie direkt nach dem Mutterschutz wieder arbeiten wollen, sollten Sie sich frühzeitig – schon in der Schwangerschaft – um die Betreuung Ihres Kindes und andere organisatorische Dinge kümmern.

Weiterer Familienzuwachs

Vielleicht denken Sie nach einer gewissen Zeit, wenn sich das neue Familienleben eingespielt hat, über ein Geschwisterchen für Ihr Baby nach. Jeder Altersunterschied zwischen Geschwistern hat bestimmte Vor- und Nachteile, manche sind für Sie vielleicht bedenkenswert. Entscheidend ist jedoch: Wenn Sie und Ihr Partner sich emotional, körperlich und finanziell für ein weiteres Kind gerüstet fühlen, dann ist es wohl der richtige Zeitpunkt. Bleiben Sie diesbezüglich miteinander im Gespräch, damit Sie gegenseitig Ihre Gefühle und Erwartungen kennen und mögliche Meinungsverschiedenheiten besprechen können.

Sicherlich spielen bei Ihren Überlegungen zur weiteren Familienplanung auch die berufliche Situation sowie die längerfristige Rollenverteilung eine wichtige Rolle.

Kindgerecht wohnen

Wenn Sie nun zu dritt sind, werden Sie Ihre Wohnsituation natürlich mit neuen Augen sehen und überlegen, wie gut sie Ihren Bedürfnissen als Familie entspricht. Vielleicht wollen Sie in eine größere Wohnung umziehen. Viele Eltern erwägen dies in der Vorschulzeit ihres Kindes. Wenn ein Umzug kein Thema ist, möchten Sie vielleicht Ihre bestehende Wohnung familiengerecht umgestalten. Für Ihr Kind ist es allerdings am wichtigsten, dass es in einer Atmosphäre der Liebe und Fürsorge groß wird. Es besteht keine Notwendigkeit, die Wohnsituation gravierend zu verändern, wenn dies Stress oder finanzielle Belastungen bedeutet.

F Wie kann ich schon jetzt für die Zukunft meines Kindes vorsorgen?

Mit verschiedenen Themen haben Sie sich bisher, als Sie noch kein Baby hatten, wohl kaum intensiv beschäftigt. Doch verantwortungsbewusste Eltern setzen sich auch mit den folgenden Punkten auseinander.

Viele dieser Überlegungen sind finanzieller Natur, beispielsweise ob Sie bereits ein Sparbuch für die spätere Ausbildung Ihres Kindes anlegen wollen. Daneben gibt es ganz praktische Fragen, etwa ob Sie ein Testament aufsetzen und einen Vormund für Ihr Kind bestimmen wollen, falls Ihnen und Ihrem Partner etwas zustoßen sollte. Vielleicht wollen Sie Ihrem Kind auch ein »kulturelles Vermächtnis« hinterlassen – Chroniken, Briefe oder Erbstücke, die Ihr Kind später kennen, lesen oder besitzen sollte. Hier finden Sie eine Übersicht.

VORSORGE FÜR DIE ZUKUNFT

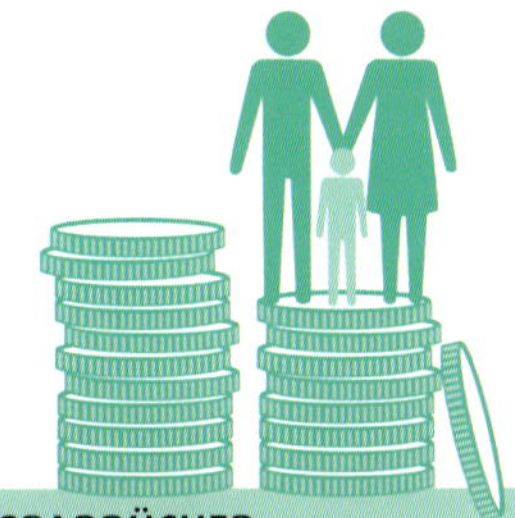

SPARBÜCHER UND FONDS

Egal ob Sie schon jetzt für die Ausbildung Ihres Babys sparen, für seine erste Wohnung Geld beiseite legen möchten oder ob Sie durch die Vorsorge für Ihr Kind Ihre eigenen Steuern reduzieren wollen – Sie können ihm bereits ein Sparkonto einrichten.

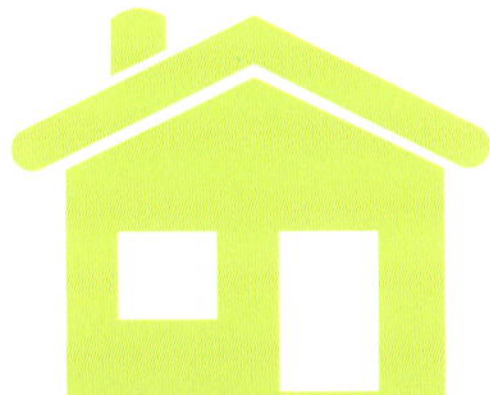

VERSICHERUNG

Mit einer Lebensversicherung können Sie Ihre Familie finanziell absichern, falls Ihnen etwas zustoßen sollte. Auch in die Krankenkasse oder weitere medizinische Versicherungen sollte Ihr Baby jetzt mit aufgenommen werden.

TESTAMENT UND VORSORGEVOLLMACHT

Setzen Sie ein Testament auf und bestimmen Sie einen möglichen Vormund für Ihr Kind, damit im Notfall schnell gehandelt werden kann. Der Vormund wäre dann bis zur Volljährigkeit für Bereiche wie seine Erziehung und Ausbildung verantwortlich.

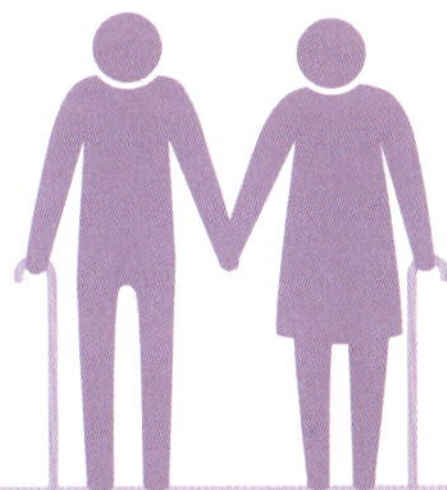

ALTERSVORSORGE

Es mag noch lange hin erscheinen, doch wenn Sie auch nach dem Berufsleben finanziell abgesichert sein wollen, sollten Sie schon heute beginnen, sich über Ihre Altersvorsorge Gedanken zu machen.

F Wir wollen sicher noch ein Kind. Welches ist der ideale Altersabstand bei Geschwistern?

Bei jedem Altersunterschied gibt es Vor- und Nachteile. Die Entscheidung für ein weiteres Baby wird meist stärker davon beeinflusst, wie man den Alltag als junge Familie meistert. Bei geringem Altersabstand gehe, so sagen manche Eltern, »alles in einem Aufwasch«. Die Kinder sind Spielgefährten und entwickeln eine starke Beziehung zueinander. Sie können auch im Schulalter noch viel miteinander anfangen. Falls Sie eine größere Familie planen, wollen Sie sicher bald ein zweites Kind haben. Andere meinen, dass Geschwister mit geringem Altersabstand stärker um Spielsachen und Zuwendung konkurrieren. Vielleicht wollen Sie abwarten, bis Ihr erstes Kind aus dem Windelalter heraus ist, damit Sie mehr Zeit haben, sich in den ersten Lebensjahren ganz auf das jeweilige Kind einzustellen. Auch körperlich mag das günstiger sein – so kann sich Ihr Körper nach der Geburt des ersten Babys besser erholen und Sie haben dann mehr Kraft für den Neuankömmling. Finanziell bedeutet ein größerer Abstand eine geringere Belastung, weil man weniger in doppelte Anschaffungen wie Buggy, Wiege und Ähnliches investieren muss.

F Welcher Abstand zur nächsten Schwangerschaft ist gesundheitlich optimal?

Mutter wie Baby profitieren von einer angemessenen Erholungszeit zwischen den Schwangerschaften. In Schwangerschaft und Stillzeit werden die mütterlichen Reserven an wichtigen Nährstoffen wie Eisen und Folsäure verbraucht. Deshalb ist es für Mutter und Kind von Vorteil, wenn der Körper Zeit hat, diese Reserven erst wieder aufzufüllen, bevor Sie erneut schwanger werden. Neue Studien haben zudem ergeben, dass das Risiko einer Frühgeburt beträchtlich höher ist, wenn die Entbindung weniger als 18 Monate nach der vorhergehenden erfolgt. Mit einer Wartezeit von mindestens 12–18 Monaten vor einer neuen Schwangerschaft verringern Sie vermutlich dieses Risiko. Natürlich spielt auch der individuelle Gesundheitszustand eine Rolle. Besprechen Sie das Thema am besten mit Ihrem Arzt.

Es gibt andere **Faktoren** als den Altersabstand, etwa **Persönlichkeit** und **Geschlecht**, die bestimmen, wie gut Ihre **Kinder miteinander auskommen.**

F Ich weiß nicht, ob ich wieder arbeiten soll. Was sollte ich bedenken?

Für viele Familien sind die finanzielle Situation sowie die Abwägung des Einkommens mit den Betreuungskosten zentrale Überlegungen.

Am wichtigsten ist, dass Sie das tun, was für Sie und Ihren Partner das Richtige ist. Sie werden beide Ihre berufliche Situation betrachten, die kurz- wie langfristigen Verdienst- und Karriereaussichten sowie Ihre Ansichten und Gefühle dazu, als Hauptbetreuungsperson zu Hause beim Kind zu bleiben. Auf dieser Basis können Sie entscheiden, wer die Hauptbezugsperson sein soll. Bleiben Sie aber in jedem Fall flexibel. Einstellungen und Gefühle können sich verändern, ebenso wie wohl durchdachte Pläne. Vielleicht stellen Sie fest, dass Sie gerne länger zu Hause bleiben oder doch früher wieder arbeiten wollen. Vielleicht gefällt es Ihnen zunächst zu Hause gut, aber auf längere Sicht vermissen Sie doch Ihren Beruf und wollen Ihre Karriere nicht vernachlässigen. Wenn beide Eltern zufrieden und erfüllt sind und die Kinderbetreuung stimmt, schadet auch die Berufstätigkeit beider Eltern dem Kind keineswegs.

DISKUSSIONSPUNKTE

Wenn Sie die Wahl haben zwischen Babybetreuung und Beruf, tauschen Sie sich untereinander aus und stellen Sie sich einige wichtige Fragen:

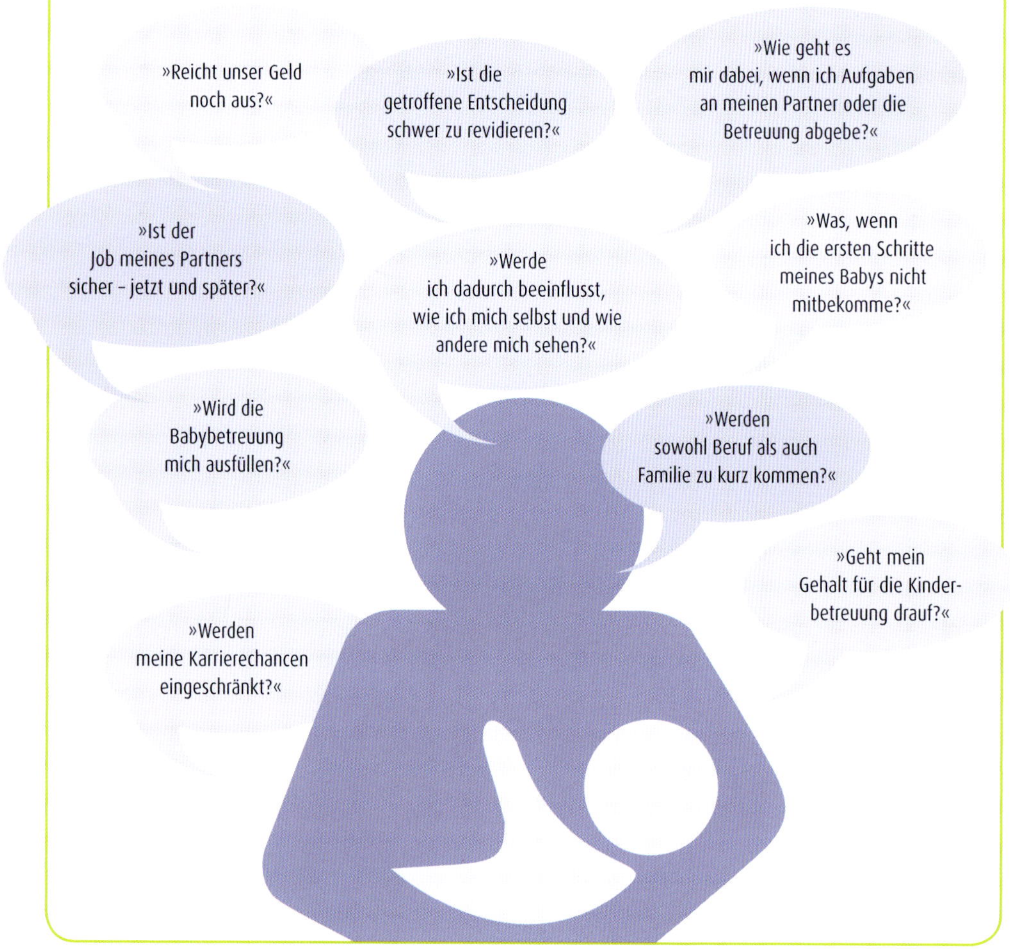
»Reicht unser Geld noch aus?«
»Ist die getroffene Entscheidung schwer zu revidieren?«
»Wie geht es mir dabei, wenn ich Aufgaben an meinen Partner oder die Betreuung abgebe?«
»Ist der Job meines Partners sicher – jetzt und später?«
»Werde ich dadurch beeinflusst, wie ich mich selbst und wie andere mich sehen?«
»Was, wenn ich die ersten Schritte meines Babys nicht mitbekomme?«
»Wird die Babybetreuung mich ausfüllen?«
»Werden sowohl Beruf als auch Familie zu kurz kommen?«
»Geht mein Gehalt für die Kinderbetreuung drauf?«
»Werden meine Karrierechancen eingeschränkt?«

F Ich will wieder arbeiten gehen, wenn mein Baby ein Jahr alt ist. Wann muss ich mich um die Betreuung kümmern?

Zwar erscheint die Berufstätigkeit noch weit weg und Sie wollen nun, wenn Ihr Baby gerade erst da ist, kaum an eine Fremdbetreuung denken – doch setzen Sie sich unbedingt bereits jetzt mit diesem Thema auseinander. Bestimmt haben Sie sich schon gegen Ende der Schwangerschaft über die Art der Betreuung Gedanken gemacht – falls nicht, dann ist es höchste Zeit. Welche Betreuungsform würde am besten zu Ihrer Familie passen? Welche finanziellen Möglichkeiten haben Sie? Informieren Sie sich über die Angebote an Ihrem Wohnort, nehmen Sie Kontakt mit Kinderkrippen und gegebenenfalls mit Tagesmüttern auf. Fragen Sie andere Eltern und Freunde mit älteren Kindern nach ihren Erfahrungen.

F Mein Partner und ich wollen uns die Betreuung teilen, zusammen mit einer weiteren Betreuungsperson. Ist das empfehlenswert?

Wenn sich alle einig und damit zufrieden sind, ist dies eine gute Lösung. Väter bedauern oft, dass sie nicht genügend Zeit mit ihrem Kind verbringen können. Viele finden es daher äußerst bereichernd, ein oder zwei Tage in der Woche die Kinderbetreuung zu übernehmen. Teilzeitarbeit bietet auch Vätern einen guten Ausgleich zwischen Beruf und Familie und das Baby erhält so von beiden Eltern »Qualitätszeit«. Wichtig ist sicherzustellen, dass alle Beteiligten den gleichen Tagesablauf beibehalten und in Grundfragen der Erziehung und des Sauberkeitstrainings übereinstimmen, damit Ihr Baby nicht verunsichert wird.

Etwa 72 %
der Familien mit beiden Elternteilen und **60 Prozent** der alleinerziehenden Mütter sind **berufstätig.**

F Wie erleichtere ich meinem Baby die Gewöhnung an die Betreuung?

Wichtig ist, dass Sie selbst mit der Tagesmutter oder der Krippe zufrieden und damit möglichst entspannt sind, sonst spürt Ihr Baby Ihre Unruhe.

Lassen Sie Ihrem Baby Zeit, sich an die neue Bezugsperson und den veränderten Tagesablauf zu gewöhnen. Beginnen Sie die Eingewöhnung bereits mehrere Wochen vor Ihrer geplanten Berufstätigkeit. Babys sind anpassungsfähiger, als wir meinen: Mit genug Zeit und Geduld gewöhnen sie sich gut an Neues.

Halten Sie sich zunächst gemeinsam mit Ihrem Baby bei der neuen Betreuungsperson auf, bevor Sie es für kurze Zeit allein dort lassen. Verlängern Sie diese Phasen schrittweise. Wenn Sie dann wieder arbeiten gehen, sind alle bereits mit der Situation vertraut und Ihr Baby bleibt zufrieden in der neuen Umgebung.

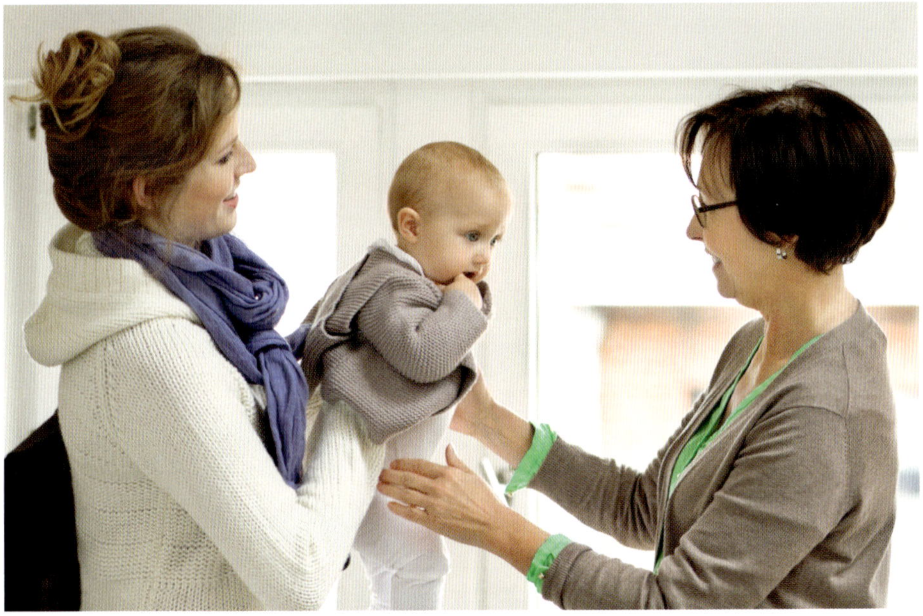

Sanfter Übergang Seien Sie möglichst entspannt, wenn Sie Ihr Baby einer neuen Betreuungsperson übergeben.

TIPPS ZUR EINGEWÖHNUNG

Hier einige Hinweise, die Ihnen und Ihrem Kind die Umstellung erleichtern:

» **Bleiben Sie ruhig:** Auch wenn Ihnen mulmig zumute ist bei dem Gedanken, Ihr Baby zurückzulassen: Bleiben Sie entspannt – Ihr Baby spürt Ihre Unruhe. Denken Sie positiv!

» **Hausbesuch:** In seiner vertrauten Umgebung ist Ihr Baby vermutlich entspannter und offener für andere Menschen. Deshalb kann es für eine Tagesmutter oder Krippenerzieherin sinnvoll sein, Sie zum ersten Kennenlernen zu Hause zu besuchen.

» **Ein Spielzeug mitnehmen:** Für Ihr Baby kann es hilfreich sein, etwas Vertrautes bei sich zu haben, zum Beispiel ein Kuscheltier oder ein Schmusetuch.

» **Kurzer Abschied:** Seien Sie beim Abschied konsequent, auch wenn Ihr Baby weint. Natürlich geht Ihnen das sehr nahe, doch wenn Sie immer wieder zurückkehren, verlängert dies seinen (und Ihren) Kummer. Babys lassen sich meist gut ablenken, wenn die Mutter außer Sichtweite ist. Vielleicht kann die Betreuerin Sie später zur Beruhigung anrufen.

» **Austausch:** Für Sie wie für Ihr Baby ist diese Situation neu und schwierig, doch die Betreuungsperson hat das vermutlich schon viele Male erlebt. Besprechen Sie mit ihr Ihre Sorgen und Gefühle. Sie hat sicher ein offenes Ohr und hilft Ihnen, mit dem Kummer, den Sie beide erleben, umzugehen. Schließlich haben Sie alle dasselbe Ziel: dass Ihr Baby zufrieden und glücklich ist.

F Ich habe Bedenken, mein Baby in Fremdbetreuung zu geben. Wird es mich vermissen oder die Betreuerin mehr lieben als mich?

Keine Sorge: Ihr Baby profitiert davon, neue Beziehungen zu anderen Erwachsenen einzugehen. Natürlich entsteht zu diesen Menschen eine Beziehung und es wird sie auch lieben – aber deshalb liebt es Sie nicht weniger. Fremdbetreuung kann bei Müttern ein ganzes Spektrum an Gefühlen hervorrufen – Schuld, Traurigkeit, aber auch Erleichterung. Ihr Baby wird sich sehr freuen, wenn Sie es abholen, auch Sie werden sich auf diese Momente freuen. Es besitzt mehr als genug Liebe für Sie alle.

F Die Zukunft ist ungewiss, aber aufregend! Wie gehe ich damit um, wenn ich nicht weiß, was vor uns liegt?

Das Elternsein bringt ständig neue Herausforderungen mit sich. Gerade wenn Sie meinen, jetzt laufe alles glatt, erreicht Ihr Baby ein neues Entwicklungsstadium und Sie müssen sich wieder umstellen. Familie und Beruf zu vereinbaren sowie die richtige Kinderbetreuung zu finden, das sind große Aufgaben. Manchmal drückt auch die Verantwortung des Elternseins: Werden Sie in der Lage sein, das Beste für Ihr Kind zu tun, und wird es glücklich sein? Es gibt weniges im Leben, das einen selbst so verändert wie die Umstellung auf das Leben als Eltern. Gute Organisation, Freude am Alltag mit dem Kind und Flexibilität sind die wichtigsten Voraussetzungen, um das neue Dasein mit einem Kind gut zu meistern. Es wird intensive Höhen und Tiefen geben, Müdigkeit und Erschöpfung. Aber meistens ist Elternsein einfach toll: Sie erfahren eine neue Art von Liebe und einen neuen Sinn im Leben.

Je mehr Menschen Ihr Baby betreuen, zu denen es eine feste Beziehung aufbaut, umso **liebesfähiger wird es selber werden.**

F Worauf muss ich bei der Kinderbetreuung achten?

Die Wahl einer Betreuungsperson oder einer Kinderkrippe, der Sie Ihr Kind anvertrauen, ist eine sehr wichtige Entscheidung, die Sie sicher sorgfältig treffen. Beachten Sie Ihre Prioritäten: Was ist Ihnen wichtig und was wollen Sie für Ihr Baby? Suchen Sie dann die Betreuungsform, die diese Anforderungen erfüllt.

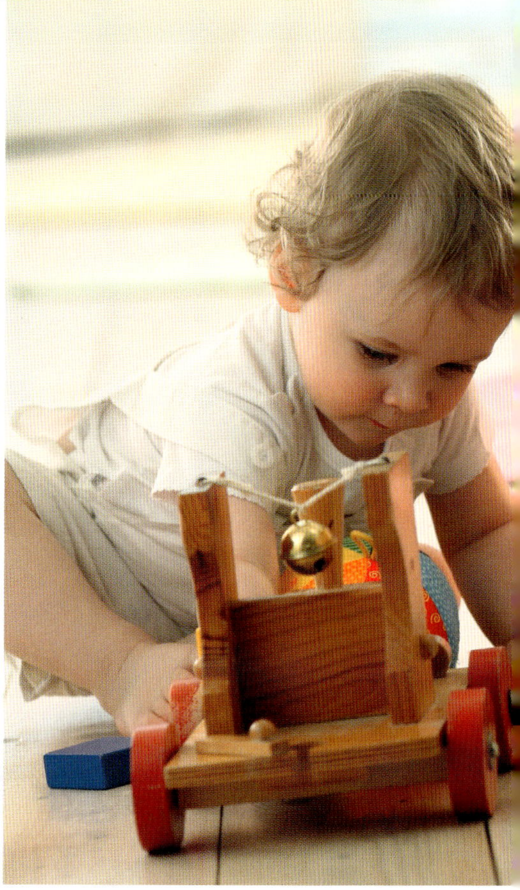

Persönliche Eindrücke

Hilfreich für eine Entscheidung ist das Gespräch mit anderen Eltern. Bedenken Sie aber, dass die Form der Betreuung, die für die eine Familie richtig ist, nicht zwangsläufig auch für eine andere passt. Persönliche Empfehlungen sind zwar wertvoll, doch Sie haben vielleicht andere Vorstellungen. So betrachtet eine Familie vielleicht die sozialen Kontakte in einer Krippe als besonderen Vorteil, während Sie Ihr Kind lieber in einer familiäreren Umgebung betreut haben möchten.

Schauen Sie sich verschiedene Betreuungsmöglichkeiten persönlich an und beobachten Sie, wie die Erzieherinnen mit den Kindern umgehen. Ist die Umgebung sauber und freundlich? Gibt es geplante Angebote, gute Spielsachen und genügend Ruhephasen? Wirken die Kinder zufrieden und entspannt? Gibt es ein Außengelände? Informieren Sie sich über die Konzeption der Einrichtung und über Betreuungszertifikate. Sie können auch mit anderen Eltern sprechen, die ihr Kind momentan dort betreuen lassen.

VERSCHIEDENE FORMEN DER BETREUUNG

Hier finden Sie Informationen über die verschiedenen Betreuungsmöglichkeiten. Die rechtlichen Vorgaben sowie die Richtlinien zur Betreuung können sich je nach Bundesland unterscheiden.

Kinderkrippe

Organisationsform: Diese Einrichtung in städtischer, kirchlicher oder privater Trägerschaft hat klare Vorgaben zu Ausstattung und Personal sowie zur Intensität der Betreuung. Betreut werden Kinder von etwa drei Monaten bis zu drei Jahren von pädagogischen Fachkräften. Die Kosten variieren je nach Träger und Bundesland.

Was Sie bedenken sollten: Ihr Baby erhält vielfältige Anregungen und hat viele soziale Kontakte zu anderen Kindern, aber wenig Einzelbetreuung. Es gibt feste Öffnungszeiten sowie Ferien, in denen die Einrichtung geschlossen ist. Die Kosten können beträchtlich sein. Ist das Kind krank, brauchen Sie eine Alternative.

Tageseltern

Organisationsform: Bei der Kindertagespflege betreut eine Frauen oder ein Mann eine kleine Gruppe Kinder (meist bis zu fünf) bei sich zu Hause. Die Betreuungsperson braucht dazu eine Pflegeerlaubnis vom Jugendamt, die eine Qualifizierung voraussetzt. Adressen von Tageseltern erhalten Sie vom Jugendamt oder dem Landratsamt Ihres Wohnortes.

Was Sie bedenken sollten: Ihr Kind wird in einer familiären Umgebung betreut. Es erhält viel individuelle Zuwendung, hat aber weniger soziale Kontakte. Die gleichbleibende Betreuung über längere Zeit fördert eine sichere Beziehung. Falls die Pflegeperson erkrankt, brauchen Sie eine Alternative, wo Ihr Kind bleiben kann, während Sie arbeiten.

Kinderfrau

Organisationsform: Eine pädagogische Fachkraft betreut Ihr Kind in Ihrer Wohnung.

Was Sie bedenken sollten: Ihr Kind wird individuell bei Ihnen zu Hause betreut. Kinderfrauen sind häufig in die Familie integriert, sie sind oft flexibel und stehen bei Bedarf auch einmal abends oder am Wochenende zur Verfügung. Natürlich ist dies die teuerste Option. Als Arbeitgeber müssen Sie außerdem Sozialabgaben abführen, darüber hinaus hat eine Kinderfrau auch Anspruch auf Jahresurlaub. Eventuell müssen Sie ihr ein Auto zur Verfügung stellen. Sofern die Kinderfrau nicht entsprechende Treffen organisiert, hat Ihr Kind in der Betreuungszeit keine Kontakte zu anderen Kindern.

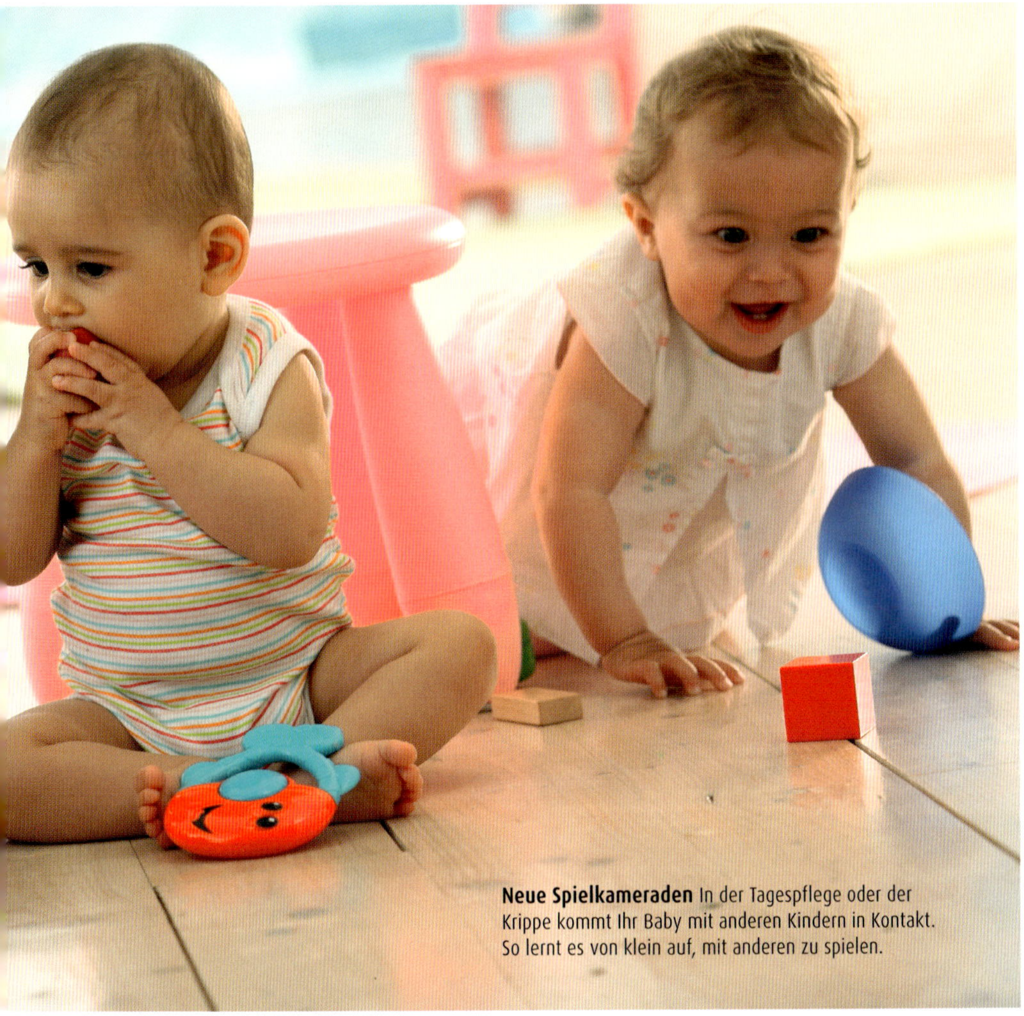

Neue Spielkameraden In der Tagespflege oder der Krippe kommt Ihr Baby mit anderen Kindern in Kontakt. So lernt es von klein auf, mit anderen zu spielen.

Angehörige

Organisationsform: Verwandte wie Großeltern, Onkel oder Tanten betreuen das Kind. Hierzu zählt auch die gemeinsame Betreuung durch beide Elternteile.

Was Sie bedenken sollten: Dies ist möglicherweise die günstigste Form der Betreuung – aber sie ist natürlich nur dann umsetzbar, wenn die Angehörigen in der Nähe wohnen. Ihr Kind wird in einer familiären Umgebung von Menschen betreut, die es lieben. Die Betreuung kann auch zwischen den Eltern aufgeteilt werden. Bei allen Formen familiärer Betreuung ist es unerlässlich, dass alle Beteiligten einen gleichbleibenden Tagesablauf sicherstellen und übereinstimmende Erziehungsgrundsätze verfolgen.

Au-pair

Organisationsform: Au-pair-Kräfte sind in der Regel junge Menschen, die in Deutschland ihre Sprachkenntnisse verbessern wollen. Sie leben in der Familie, haben ein eigenes Zimmer und erhalten Verpflegung und Taschengeld.

Was Sie bedenken sollten: Die Betreuungsperson gehört zur Familie, lebt bei Ihnen, ist bei den Mahlzeiten dabei und begleitet Sie auf Ausflüge. Im Gegenzug übernimmt sie Hausarbeiten und Kinderbetreuung, gewöhnlich nicht mehr als 30 Stunden pro Woche. Viele Au-pairs haben kaum Erfahrung in der Kinderbetreuung und keine pädagogische Ausbildung. Meist lernt man sie vorab auch nicht kennen. Lassen Sie sich eine seriöse Vermittlungsagentur empfehlen.

WICHTIGE FRAGEN

Bevor Sie eine Kinderkrippe oder eine Tagesmutter besuchen, sollten Sie sich wichtige Fragen notieren. Über folgende Themen wollen Sie sicher sprechen:

» Wie ist der Tagesablauf meines Babys? Üblicherweise übernimmt eine Tagesmutter gerne so weit wie möglich die Gewohnheiten des Babys. In der Krippe sollte Ihr Baby behutsam an die dortige Routine gewöhnt werden.

» Was bekommt mein Baby zu essen? Wo wird es schlafen? In der Krippe werden die Mahlzeiten (Milch und Beikost) bereitgestellt, Sie sollten die dortigen Betreuungspersonen also über mögliche Allergien informieren. Ein Schlafraum muss in jeder Einrichtung vorhanden sein.

» Wie werde ich über die Fortschritte meines Babys informiert? Sowohl die Tagesmutter als auch die Krippenerzieherinnen sollten ein Entwicklungstagebuch des Kindes führen, das Sie jederzeit einsehen können. Vielleicht können Sie es auch regelmäßig mitnehmen und zu Hause ergänzen.

» Welche Erziehungsrichtlinien und pädagogischen Grundsätze gelten? Kinder brauchen Grenzen, damit ihnen nichts passiert. Besprechen Sie die pädagogischen Richtlinien und Erziehungsgrundsätze, die in der jeweiligen Einrichtung gelten.

» Wie wird bei Krankheiten verfahren? Meist werden Kinder mit leichten Erkältungen in einer Einrichtung aufgenommen. Bei Fieber, Übelkeit und ernsteren Erkrankungen muss das Kind jedoch zu Hause bleiben. Bitten Sie um genaue Informationen über die entsprechenden Richtlinien.

» Welche Ausbildung haben die Betreuungspersonen? Sie müssen fachlich, also pädagogisch, qualifiziert sein. Fragen Sie nach, ob das Krippenpersonal, die Tagesbetreuer oder Kinderfrauen staatlich anerkannte Abschlüsse sowie gültige Erste-Hilfe-Zertifikate haben.

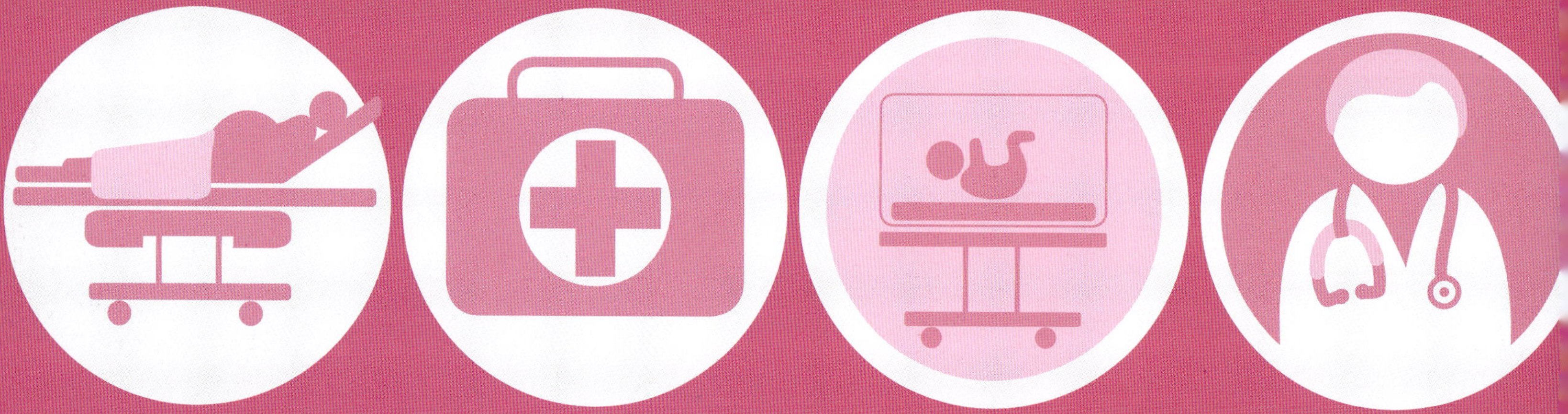

» In diesem Kapitel ...

Besondere Situationen

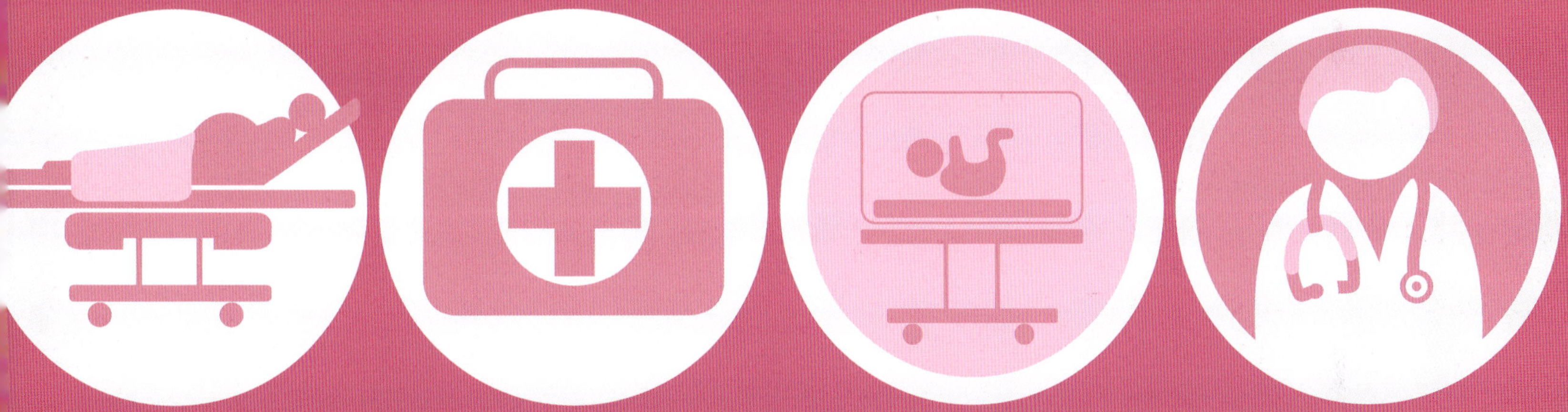

Während der Schwangerschaft und der Geburt können **unerwartete Ereignisse** eintreten – Ihr Frauenarzt und Ihre Hebamme werden Sie in diesem Fall genau im Hinblick auf Ihre spezielle Situation beraten. In diesem Kapitel beantworten wir einige der Fragen, die sich dabei stellen können. **Unterstützung und fachliche Betreuung** sind unverzichtbar, um wichtige Entscheidungen treffen zu können, die Situation zu bewältigen und wieder zuversichtlich in die Zukunft zu schauen.

Es gibt zwar keine genauen Zahlen, doch etwa 15 Prozent aller Schwangerschaften enden mit einer Fehlgeburt, fast immer in den ersten zwölf Wochen der Schwangerschaft. Wenn man mögliche Ursachen, **Symptome** und den Verlauf einer Fehlgeburt **kennt,** kann man mit dieser Situation – sollte sie tatsächlich eintreten – besser umgehen.

Fehlgeburt

Was ist eine Fehlgeburt?

Als Fehlgeburt bezeichnet man den spontanen Verlust der Schwangerschaft während des ersten oder zweiten Trimesters, bevor das Baby die 24. Woche erreicht hat. Nach der 24. Woche wird ein Baby als »lebensfähig« betrachtet – es ist so weit ausgereift, dass es mit frühgeburtlicher Intensivbetreuung überleben kann. Der Verlust des Babys nach der 24. Woche wird als Totgeburt bezeichnet (Seite 307).

Während sich manche Fehlgeburten auf eine bestimmte Ursache wie eine Fehlbildung der Gebärmutter oder eine Muttermundschwäche (siehe Tabelle gegenüber) zurückführen lassen, geht man davon aus, dass die meisten Fehlgeburten im ersten Trimester die Folge einer Chromosomenabweichung beim Fötus sind. Das Risiko für eine Fehlgeburt sinkt mit fortschreitender Schwangerschaft und liegt zu Beginn des zweiten Trimesters nur noch bei etwa einem Prozent.

Es gibt unterschiedliche Anzeichen einer Fehlgeburt, die auch von der Art der Fehlgeburt abhängig sind (siehe Tabelle gegenüber). Möglich ist ein dumpfer Schmerz mit leichten Blutungen, aber auch starke Schmerzen wie bei einer Regelblutung, eventuell begleitet von einer starken Blutung und Gewebeklümpchen. Manchmal verläuft eine Fehlgeburt unbemerkt ohne Symptome und erst der Ultraschall bei der Vorsorgeuntersuchung zeigt, dass sich der Fötus nicht weiterentwickelt.

Gründe für eine Fehlgeburt

Jede Fehlgeburt bedeutet eine hohe Belastung. Doch die meisten Paare erleben danach eine völlig normale Schwangerschaft. Bei etwa einem von 100 Paaren treten drei oder mehr aufeinanderfolgende Fehlgeburten auf, was man als wiederholte Fehlgeburt bezeichnet. In diesem Fall kann durch Tests versucht werden, eine Ursache herauszufinden (Seite 305). Dann lassen sich gegebenenfalls durch eine entsprechende Behandlung die Chancen auf eine spätere erfolgreiche Schwangerschaft erhöhen. Manchmal jedoch findet man keine Ursache und die Fehlgeburten bleiben ungeklärt.

Nach vorne blicken

Nach einer Fehlgeburt brauchen betroffene Paare Zeit, um zu trauern und den Verlust zu verarbeiten. Es dauert vielleicht eine Weile, bis sie körperlich und seelisch dazu bereit sind, wieder an ihren Babywunsch zu denken. Andere wollen es so schnell wie möglich wieder versuchen. Falls Tests oder eine Behandlung durchgeführt werden, beeinflussen diese oft das weitere Vorgehen. Doch wenn es keine Komplikationen gibt, können Sie, sobald die Blutung aufgehört hat, wieder versuchen, schwanger zu werden. Mit einem gesunden Lebensstil (Seite 29) lassen sich die Chancen auf eine neue Schwangerschaft zusätzlich erhöhen.

Formen der Fehlgeburt

Es gibt verschiedene Arten der Fehlgeburt, die mit unterschiedlichen Begriffen charakterisiert werden. Das kann in dieser Situation, in der man besonders verletzlich und verunsichert ist, zusätzlich verwirren. Medizinisch wird eine Fehlgeburt als »Abort« bezeichnet, dabei gibt es je nach Verlauf und Stadium der Schwangerschaft folgende Formen:

» **Drohende Fehlgeburt** (Abortus imminens): Dabei treten leichte Blutungen auf, der Gebärmutterhals (Zervix) ist aber noch geschlossen. Die Schwangerschaft ist noch intakt und kann unter Umständen aufrechterhalten werden, wenn sofort eine Therapie eingeleitet wird.

» **Beginnende/unvermeidbare Fehlgeburt** (Abortus incipiens): Der Muttermund ist geöffnet, die Wehen haben eingesetzt und der Verlauf der Fehlgeburt ist nicht mehr aufzuhalten. Vor der achten Woche äußert sich diese Art der Fehlgeburt als schwere, schmerzhafte Regelblutung.

» **Unvollständige Fehlgeburt** (Abortus incompletus): Der Muttermund ist geöffnet, es besteht eine Blutung, aber der Fötus beziehungsweise die Plazenta geht nicht vollständig ab.

» **Vollständige Fehlgeburt** (Abortus completus): Hierbei werden der Embryo oder Fötus und die Plazenta vollständig ausgestoßen.

» **Verhaltene Fehlgeburt** (Missed abortion): Der Embryo oder Fötus entwickelt sich nicht weiter, verbleibt aber in der Gebärmutter. Diese Art der Fehlgeburt kommt in den ersten zwölf Wochen der Schwangerschaft am häufigsten vor. Das Baby stirbt ohne klare Warnzeichen für die Mutter, dass etwas nicht stimmt, und verbleibt noch Tage, manchmal sogar Wochen im Uterus. Die Mutter ist alarmiert, weil sie keine Kindsbewegungen mehr spürt oder weil die typischen Anzeichen einer frühen Schwangerschaft plötzlich verschwinden. Falls Sie zu irgendeinem Zeitpunkt das Gefühl haben, dass etwas nicht in Ordnung ist, wenden Sie sich an Ihren Frauenarzt.

UNVERMEIDBARE UND VERHALTENE FEHLGEBURT

Wenn man weiß, was bei den verschiedenen Formen einer Fehlgeburt geschieht, kann man die Situation besser bewältigen und die Möglichkeiten einer Behandlung verstehen.

FORM	VERLAUF	SYMPTOME
Unvermeidbare Fehlgeburt (vollständig oder unvollständig)	Zervix und Muttermund öffnen sich, bevor das Baby lebensfähig ist. Die Gebärmutter reagiert durch Kontraktionen (Wehen) und beginnt, den sich entwickelnden Fötus oder Embryo auszustoßen. Dabei kann das gesamte Schwangerschaftsgewebe ausgeschieden werden (Embryo, Fruchtblase, Plazenta) oder nur Teile (unvollständige Fehlgeburt), sodass Reste des Gewebes im Uterus verbleiben.	Eine unvermeidbare Fehlgeburt kann von starken, periodenähnlichen Schmerzen begleitet werden. Oft besteht eine Blutung und Gewebeklümpchen gehen ab.
Verhaltene Fehlgeburt (Missed Abortion)	Der Embryo oder Fötus entwickelt sich nicht weiter, verbleibt aber in der Gebärmutter. Er stirbt ohne erkennbare Anzeichen ab. Die Schwangere glaubt, dass die Schwangerschaft weiter bestehe.	Symptome können ganz ausbleiben, manchmal tritt ein bräunlicher Ausfluss auf. Schwangerschaftssymptome wie Übelkeit, Brustspannen und Müdigkeit verschwinden plötzlich.

Ursachen der Fehlgeburt

Etwa 80 Prozent der Fehlgeburten in den ersten zwölf Schwangerschaftswochen gehen auf eine Chromosomenabweichung beim sich entwickelnden Embryo zurück. Das Baby besitzt zu viele oder zu wenige Chromosomen und kann sich aufgrund dieser unzureichenden genetischen Information nicht richtig entwickeln. Bei einer Fehlgeburt im zweiten Trimester, einer sogenannten späten Fehlgeburt, gibt es häufiger andere Auslöser. Häufig liegt die Ursache in einer Erkrankung der Mutter. Mögliche Gründe für eine späte Fehlgeburt sind unter anderem:

» Eine Infektionskrankheit.

» Eine Grunderkrankung, etwa Schilddrüsenprobleme, Eierstockzysten oder Diabetes. Diese Krankheiten erhöhen die Gefahr einer Fehlgeburt.

» Eine Muttermundschwäche.

» Eine Fehlbildung der Gebärmutter.

» Eine immun- oder endokrine Störung.

Risikofaktoren

Bestimmte Faktoren erhöhen die Gefahr einer Fehlgeburt. Dazu gehören das Alter der Mutter – nach dem 35. Lebensjahr steigt das Risiko an – sowie ihre Lebensweise. So ist das Risiko für eine Fehlgeburt beispielsweise bei starkem Übergewicht höher, ebenso bei Rauchen während der Schwangerschaft, Drogen- oder Alkoholkonsum. Auch hoher Kaffeekonsum wird als Risikofaktor vermutet.

F Ist eine Blutung in der Schwangerschaft immer gefährlich?

Nein, nicht in jedem Fall. Es kommt immer wieder vor, dass in der Frühschwangerschaft eine Blutung auftritt, die sich aber erklären lässt, und später ein gesundes Baby termingerecht geboren wird.

Manchmal gibt es zwar eine Blutung, aber der Gebärmutterhals bleibt weiterhin geschlossen, die Symptome gehen vorüber und die Schwangerschaft schreitet normal voran. Man bezeichnet das als »drohende Fehlgeburt« (siehe oben). In diesem Fall wird Bettruhe verordnet, wobei es keine ausreichenden Belege gibt, dass diese Maßnahme den Fortgang der Schwangerschaft beeinflusst. Wenn sich die Zervix weiter öffnet, kann dies durch keinerlei Maßnahmen verhindert werden und es kommt unvermeidlich zur Fehlgeburt.

Eine Blutung in der Frühschwangerschaft kann auch ein Anzeichen für eine ektopische Schwangerschaft (Seite 306) sein. Bei jeder Blutung, egal in welchem Stadium der Schwangerschaft, sollten Sie sich daher immer unverzüglich an Ihren Arzt wenden.

Maßnahmen bei einer Fehlgeburt im ersten Trimester

Bei Symptomen wie einer Blutung führt der Frauenarzt eine Ultraschalluntersuchung durch. Wenn er dabei feststellt, dass sich die Schwangerschaft nicht weiterentwickelt, wenn also kein Herzschlag erkennbar ist, besteht zum einen die Möglichkeit, eine natürliche Fehlgeburt abzuwarten. Alternativ kann eine medizinische Behandlung erfolgen, entweder durch eine medikamentöse Einleitung der Fehlgeburt oder durch eine Ausschabung (Kürettage), bei der das Schwangerschaftsgewebe entfernt wird.

Das Abwarten, die sogenannte konservative Methode, ist aus ärztlicher Sicht im ersten Trimester vorzuziehen, denn diese Variante ist für den Körper – insbesondere den Uterus – schonender. Die Gefahr, dass die Gebärmutter verletzt wird, ist geringer und es besteht zudem kein Narkoserisiko. Hinzu kommt, dass die betroffene Frau mit dem Geschehen meist besser umgehen kann, wenn sie spürt, wie der Körper hormonell auf den Verlust reagiert. Durch diese allmähliche Umstellung lässt sich die Fehlgeburt oft körperlich wie seelisch besser verarbeiten.

Der genaue Verlauf einer Fehlgeburt lässt sich nur schwer voraussagen. Meistens kommt es nach Tagen, manchmal sogar erst nach Wochen zu einer Blutung, die mit schmerzhaften Krämpfen verbunden sein kann. Dies geschieht oft zu dem Zeitpunkt, an dem ohne Schwangerschaft die Regelblutung eingesetzt hätte. Es kann sinnvoll sein, nach zwei bis drei Wochen einen Schwangerschaftstest durchzuführen, um festzustellen, ob sich der Hormonspiegel normalisiert hat. Bestehen danach immer noch Symptome, wenden Sie sich bitte an Ihren Arzt – gegebenenfalls muss die Ausstoßung von Schwangerschaftsgewebe medikamentös unterstützt werden. Bei einer medikamentösen Einleitung werden lokale Prostaglandine verabreicht, damit sich der Muttermund öffnet. Dies dauert einige Tage und erfolgt meist in der Klinik, da es zu starken Blutungen kommen kann.

Bei einer Ausschabung werden – üblicherweise unter Vollnarkose – Reste des Embryos und der Plazenta aus der Gebärmutter entfernt, dazu wird ein löffelartiges Instrument oder ein elektrisches Absauggerät (Saugkürettage) verwendet. In beiden Fällen handelt es sich um eine ambulante Operation.

Maßnahmen bei einer Fehlgeburt im zweiten Trimester

Bei einer späten Fehlgeburt (nach der 14. Woche) ist das Baby bereits zu groß für eine Ausschabung und das tote Baby muss auf natürlichem Wege zur Welt kommen. Diese Geburt kann medikamentös mit Hilfe künstlicher Hormone eingeleitet werden. Es ist für betroffene Frauen zwar zuerst erschreckend, wenn sie erfahren, dass sie das Kind gebären müssen, doch Studien zeigen, dass der Geburtsvorgang meist dabei hilft, das Ereignis sowohl körperlich als auch seelisch besser zu verarbeiten. Manchmal beginnt die Geburt auch von selbst, entweder durch einen Fruchtblasensprung oder indem sich der Muttermund öffnet. In jedem Fall können die Eltern ihr Baby nach der Geburt sehen, wenn sie das wünschen. Dies wird in vielen Kliniken nicht automatisch angeboten, die Eltern können aber darauf bestehen und sich auf diese Weise bewusst verabschieden. Ebenso ist es natürlich völlig in Ordnung, wenn die Eltern dies nicht wünschen. Hier sollte jedes Paar das tun, was nach dem eigenen Gefühl richtig ist.

F Erfahre ich den Grund für die Fehlgeburt?

Manchmal lässt sich die Ursache für den Tod des Babys durch einen Bluttest bei der Mutter, eine Untersuchung der Plazenta oder eine Autopsie des Babys feststellen. In der Regel findet dies aber nur bei sogenannten »wiederholten Fehlgeburten« statt, wenn es bereits dreimal nacheinander zu Fehlgeburten gekommen ist. Manchmal werden bei einem Bluttest zum Beispiel hormonelle Störungen als Ursache erkannt, die dann schon im Vorfeld einer weiteren Schwangerschaft behandelt werden können. Durch einen Abstrich vom Gebärmutterhals wird festgestellt, ob eine Infektion besteht. Eine Autopsie des Babys kann Aufschlüsse über seinen Entwicklungsstand geben sowie über mögliche Gesundheitsprobleme. Zudem lässt sich abklären, ob bei den Eltern eventuell eine genetische Ursache, also eine Erbkrankheit, besteht. Doch nicht immer kann der Grund der Fehlgeburt festgestellt werden – darauf sollte man sich ebenfalls einstellen.

Ektopische Schwangerschaft

Eine ektopische Schwangerschaft, auch als Extrauteringravidität bezeichnet, ist recht selten (etwa bei jeder 100. Schwangerschaft). Dabei nistet sich die befruchtete Eizelle außerhalb des Uterus ein – in den allermeisten Fällen im Eileiter (Eileiterschwangerschaft), vereinzelt auch im Gebärmutterhals, an einem Eierstock oder im Bauchraum (Bauchhöhlenschwangerschaft). Meist stirbt der Embryo nach wenigen Wochen ab, weil sich keine Plazenta bildet und er damit nicht versorgt wird. Da er jedoch nicht auf natürlichem Wege ausgestoßen werden kann, kommt es in der Folge zu lebensbedrohlichen Vergiftungserscheinungen bei der Mutter, es können auch schwere innere Blutungen auftreten. Bei einer ektopischen Schwangerschaft ist daher eine sofortige Operation erforderlich, sie erfolgt meist durch eine Bauchspiegelung.

Symptome einer ektopischen Schwangerschaft können unter anderem sein:

- » Krampfartige Schmerzen.
- » Schmerzen und Empfindlichkeit auf einer Seite des Bauches.
- » Vaginale Blutung.
- » Magenbeschwerden wie Durchfall und Übelkeit.
- » Schmerzen beim Stuhlgang.

Bei der Ultraschalluntersuchung wird eine ektopische Schwangerschaft fast immer erkannt.

Risikofaktoren für eine ektopische Schwangerschaft können vorangegangene Fehlgeburten oder ein Schwangerschaftsabbruch sein. Frühere Operationen am Uterus (auch ein Kaiserschnitt) oder im Bauchraum können zu Verwachsungen führen, die den Transport der Eizelle in die Gebärmutter verhindern. Ebenso sind angeborene Fehlbildungen des Eileiters, hormonelle Störungen oder eine hormonelle Fruchtbarkeitsbehandlung manchmal die Ursache dafür, dass sich der Embryo außerhalb der Gebärmutter einnistet.

Nach einer ektopischen Schwangerschaft besteht zwar ein leicht erhöhtes Risiko, dass diese wieder eintritt, doch in aller Regel verläuft die nächste Schwangerschaft normal.

Wieder schwanger werden

Biologisch gesehen ist es möglich, bereits beim nächsten Eisprung nach einer Fehlgeburt wieder schwanger zu werden. Ärzte raten jedoch dazu, möglichst einige Monate Geduld zu haben, damit sich der Körper erholen kann und beide Partner das Ereignis auch seelisch verarbeiten können. In jedem Fall sollte die Blutung aufgehört haben, da sonst ein erhöhtes Infektionsrisiko besteht. Ebenso ist es ratsam, vor einer erneuten Schwangerschaft mindestens eine Regelblutung abzuwarten – so kann die neue Schwangerschaft klarer datiert werden. Bei einer sehr späten Fehlgeburt findet nach sechs Wochen eine Nachuntersuchung statt, die in jedem Fall bereits erfolgt sein sollte. Besprechen Sie Ihren weiteren Kinderwunsch mit Ihrem Frauenarzt – auch er kann Sie beraten, wie Sie aus körperlicher Sicht am besten vorgehen. Ansonsten liegt es natürlich an Ihnen: Manche Frauen beziehungsweise Paare wollen möglichst schnell wieder schwanger werden, andere brauchen Zeit zur Bewältigung des Verlusts.

Achten Sie auf jeden Fall auf eine gesunde Lebensweise: Essen Sie ausgewogen, verzichten Sie auf Tabak und auch auf Alkohol, reduzieren Sie Stress. Empfehlenswert ist es zudem, ein Folsäurepräparat einzunehmen – dazu wird Sie Ihr Frauenarzt beraten. So legen Sie die Grundlagen für eine gesunde neue Schwangerschaft.

Die Trauer bewältigen

Die Trauer nach einer Fehlgeburt, insbesondere einer späten Fehlgeburt, kann sehr ausgeprägt und belastend sein. Es ist völlig normal, dass man nach dem Verlust dieser Schwangerschaft verzweifelt, deprimiert, aber auch wütend ist oder Schuldgefühle hat. Manche Frauen ziehen sich dann völlig zurück, haben Schlafstörungen und finden kaum wieder in ihren normalen Alltag hinein. Diese Trauer und auch Verzweiflung ist sehr verständlich – hat man sich doch sehr auf dieses Kind gefreut, bereits eine Beziehung zu ihm hergestellt und sich auf das Leben mit ihm vorbereitet. Besonders schwer ist es meist, wenn Freunde und Verwandte schon von der Schwangerschaft wussten und man ihnen nun von dem Verlust berichten muss. Manchmal ist es sogar so, dass sie die Trauer gar nicht richtig nachvollziehen können, da für sie die Schwangerschaft noch ganz abstrakt und das Baby bisher noch gar nicht »greifbar« gewesen ist.

Lassen Sie selbst alle Ihre Gefühle zu und nehmen Sie den Verlust an – dieses Kind, das Sie nicht bekommen konnten, wird immer auch ein Teil Ihres Lebens sein. Gehen Sie aktiv mit Ihrer Trauer um, damit sie Sie nicht überwältigt. Mit der Zeit werden Sie darüber hinwegkommen und lernen, mit dem Verlust zu leben. Dann können Sie auch wieder positiv in die Zukunft schauen. Folgende Schritte helfen Ihnen dabei:

» **Geben Sie sich Zeit** – Zeit für Ihre Gefühle, Zeit, um zu trauern. Lassen Sie sich krankschreiben und gehen Sie erst wieder zur Arbeit, wenn Sie Ihr körperliches und seelisches Gleichgewicht wiedergefunden haben.

» **Nehmen Sie durch eine persönliche Zeremonie bewusst Abschied** von Ihrem Baby. Vielleicht wollen Sie im Garten einen Baum pflanzen für dieses verlorene Kind. Manche Eltern errichten eine kleine Grabstätte oder finden eine andere Form des Gedenkens.

» **Lassen Sie alle Ihre Gefühle zu,** aber befreien Sie sich von Schuldgefühlen. In aller Regel liegt die Ursache für den Verlust des Kindes nicht in einem Fehlverhalten der Schwangeren.

» **Führen Sie ein Tagebuch.** Das Aufschreiben der Gefühle und Gedanken trägt dazu bei, dass man sich über vieles klarer wird, die Gedanken ordnet und eine gewisse Kontrolle über seine Gefühle bekommt.

» **Bleiben Sie mit Ihrem Partner im Gespräch** – verarbeiten Sie den Verlust und die Trauer gemeinsam.

» **Ziehen Sie sich nicht völlig zurück,** kapseln Sie sich nicht ab. Im Gespräch mit anderen Menschen werden Sie erfahren, wie viele Frauen einen solchen Verlust ebenfalls schon erlitten haben – und danach gesunde Kinder bekommen haben.

» **Schließen Sie sich einer Selbsthilfegruppe an** oder tauschen Sie sich im Internet mit anderen Betroffenen aus.

» **Nehmen Sie gegebenenfalls ärztliche oder psychologische Hilfe in Anspruch.** Ihr Frauenarzt kann Ihnen hierzu weitere Auskünfte geben.

Totgeburt

Von einer Totgeburt spricht man, wenn das Baby im Mutterleib oder während der Geburt stirbt und mindestens 500 g wiegt – dieses Gewicht erreicht ein Baby in der 22.–24. Woche. Wenn es jetzt lebend geboren worden wäre, wäre es »lebensfähig«, also weit genug entwickelt gewesen, dass es möglicherweise (mit Intensivpflege) überlebt hätte. Totgeburten, auch als stille Geburt bezeichnet, sind selten: Statistisch gesehen kommen in Deutschland auf 1000 Geburten 2,4 Totgeburten. Die Ursachen bleiben in 30 Prozent der Fälle ungeklärt. Gründe können Wachstumsstörungen des Fötus, genetische Defekte oder eine vorzeitige Plazentaablösung sein, ebenso eine Rhesusunverträglichkeit, eine Präeklampsie, chronische Erkrankungen wie Diabetes oder Infektionen wie Toxoplasmose bei der Mutter. Erste Anzeichen dafür, dass das Kind nicht mehr lebt, sind fehlende Kindsbewegungen oder Blutungen. Ist das Baby im Mutterleib gestorben, wird die Geburt meist künstlich eingeleitet, man kann aber auch abwarten, bis sie innerhalb weniger Tage von selbst einsetzt.

Für tot geborene Kinder, die auch als Sternenkinder bezeichnet werden, besteht in Deutschland eine Bestattungspflicht. Zudem muss eine Totgeburt von den Eltern bis zum dritten Tag nach dem Tod des Kindes dem Standesamt gemeldet werden. Dort wird eine Geburtsurkunde mit dem Namen des Kindes ausgestellt.

Der Verlust eines Kindes durch eine Totgeburt ist für die Eltern eine sehr schwere, traumatische Erfahrung, die bewusst bewältigt beziehungsweise verarbeitet werden muss. Viele Eltern wollen bewusst Abschied nehmen von ihrem Kind. Auch Geschwisterkinder können von dieser Trauer – und ihrer Auswirkung auf die Eltern – sehr betroffen sein. Inzwischen gibt es viele Beratungsstellen und Selbsthilfegruppen, die Unterstützung in dieser schwierigen Zeit anbieten. In schweren Fällen sollte man sich auch nicht scheuen, therapeutische Hilfe – etwa durch einen Psychologen – in Anspruch zu nehmen. Adressen von Selbsthilfegruppen finden Sie im Anhang.

Vielleicht benötigt Ihr Neugeborenes eine **Intensivbetreuung,** bevor es nach Hause entlassen werden kann. Dies kann der Fall sein, wenn das Baby **zu früh geboren** wurde oder wenn es während der Schwangerschaft oder bei der Geburt Schwierigkeiten gab. In diesem Kapitel erfahren Sie, **in welchen Situationen** eine besondere Betreuung erforderlich ist und was dabei geschieht.

Babys in Intensivpflege

Nach der Geburt

Kam es während der Schwangerschaft zu Komplikationen oder wurde in der Vorsorge bei einem Ultraschallscan ein Problem beim Baby erkannt, sind Sie möglicherweise darauf vorbereitet, dass Ihr Kleines direkt nach der Geburt auf der Intensivstation betreut wird. Ärzte und Hebammen haben Ihnen schon vor der Geburt erklärt, welche Maßnahmen notwendig sein werden, sodass Sie sich an den Gedanken gewöhnen konnten. Vielleicht durften Sie sogar die Intensivstation besichtigen. Tritt jedoch unvorhergesehen ein Problem auf, ist das meist ein Schock und es ist äußerst beängstigend, wenn das Baby direkt nach der Geburt medizinisch versorgt werden muss. Das Klinikpersonal hat in diesem Fall meist keine Zeit, die Situation und die Erfordernisse genau zu erklären, da das Wohlergehen des Babys oberste Priorität hat. So bald wie möglich werden Sie jedoch über den Zustand Ihres Babys informiert und die zuständigen Ärzte werden Ihnen die erforderliche Behandlung erläutern.

Die Rolle der Eltern in der Intensivpflege

Es widerspricht jedem natürlichem Instinkt der Eltern, wenn ihnen das Baby sofort nach der Geburt »weggenommen« und von Ärzten und Krankenpflegern versorgt wird – als würden einem die wichtigsten ersten Augenblicke des Elternseins buchstäblich entrissen. Doch auch wenn Ihr Baby medizinische Betreuung benötigt, hängt sein emotionales und psychisches Wohlergehen von Ihnen, den Eltern, ab. Schon im Mutterleib hat es Ihre Stimmen gehört – also sprechen Sie mit ihm, streicheln und tragen Sie es, wann immer es möglich ist. Das unterstützt seine Gesundung am besten.

Wo werden kranke und frühgeborene Babys betreut?

Jedes Krankenhaus mit einer Geburtsstation besitzt eine Neugeborenenstation, aber nicht immer auch eine Neugeborenen-Intensivstation. In diesem Fall muss das Neugeborene, wenn eine Intensivbetreuung erforderlich ist, in eine andere Klinik (Perinatalzentrum) verlegt werden. Oft steht jedoch bereits im Kreißsaal ein spezieller Kinderversorgungsraum zur Verfügung, in dem Neugeborene direkt nach der Geburt optimal betreut werden können.

Die Betreuung kranker Neugeborener oder extrem unreifer frühgeborener Kinder erfolgt – im Anschluss an die Erstversorgung im Kreißsaal – auf einer speziellen neonatologischen Intensivstation. Hier stehen alle Gerätschaften zur Verfügung, die für eine Beatmung sowie weitere intensivmedizinische Maßnahmen und die umfassende Überwachung des Kindes erforderlich sind: Inkubatoren (Brutkästen), Wärmebetten, Beatmungsgeräte und Überwachungsmonitore für alle wichtigen Körperfunktionen (Seite 312).

Formen der Perinatalzentren

Manche Geburtskliniken werden auch als Perinatalzentren bezeichnet. In Deutschland werden die Kliniken in vier Stufen eingeteilt: Perinatalzentren mit dem Level 1 oder 2, Krankenhäuser mit perinatalem Schwerpunkt und ganz normale Entbindungskliniken. Entsprechend ihrem Level haben sie strenge Vorgaben und müssen verschiedene Voraussetzungen und Auflagen erfüllen, die auch internationalen Standards entsprechen.

» **Level-1-Zentren** werden von Neonatologen und ärztlichen Geburtshelfern geleitet. Hier sind die Entbindungsstation, ein Operationssaal und die Neugeborenen-Intensivstation mit mindestens sechs Plätzen räumlich miteinander verbunden. Die Zentren verfügen über eine ständige Arztbereitschaft und einen Neugeborenen-Notarzt. Sie sind vorbereitet auf die Versorgung von Frühchen, die vor der 30. Schwangerschaftswoche geboren werden oder leichter als 1500 g sind. Bei besonderen Risikoschwangerschaften, zum Beispiel Mehrlingsschwangerschaften ab drei Kindern, soll die Entbindung nur in Level-1-Zentren erfolgen.

» **Level-2-Zentren** müssen bei sonst ähnlichen Kriterien nur vier Intensivpflegeplätze für Neugeborene haben. Sie sind für einfache Risikogeburten, etwa bei Zwillingen, eingerichtet. Hier können Frühchen etwa ab der 30. Schwangerschaftswoche versorgt werden.

» **Perinatale Schwerpunkte** besitzen Einrichtungen, mit denen sie plötzliche Notfälle aus der normalen Geburtsabteilung für begrenzte Zeit versorgen können. Sie werden von Kinderärzten geleitet und haben Beatmungsplätze, aber keine spezielle Intensivstation.

» **Normale Neugeborenenstation:** Hier werden sowohl gesunde Babys als auch solche, die kleinere gesundheitliche Probleme oder Anpassungsschwierigkeiten haben, betreut. Etwa 90 Prozent aller Geburten finden in einer normalen Klinik statt.

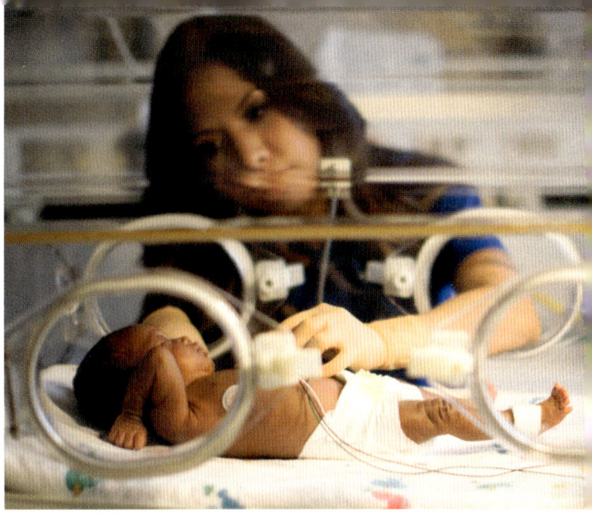

Liebevolle Zuwendung Bleiben Sie bei Ihrem Baby, sprechen Sie mit ihm, streicheln Sie es. Das beruhigt Ihr Kleines und schenkt auch Ihnen Trost.

Gründe für eine Intensivbetreuung

Es gibt viele Gründe, warum ein Neugeborenes medizinisch versorgt werden muss. Häufig sind sie Folge einer Frühgeburtlichkeit, aber auch bei termingerecht geborenen Babys kann eine Behandlung erforderlich sein. Die häufigsten Ursachen sind:

» **Atemprobleme:** Das Baby benötigt kurzzeitig Sauerstoff oder Atemhilfe, weil die Atemwege noch nicht ganz ausgebildet sind, eine Infektion der Lunge besteht oder weil Mekonium in die Lungen gelang ist.

» **Temperaturüberwachung:** Auch reif geborene Babys haben nach der Geburt manchmal Schwierigkeiten, ihre Körpertemperatur aufrechtzuerhalten. In einem Inkubator (Brutkasten) wird das Baby versorgt, bis seine Organe besser funktionieren.

» **Unterzuckerung:** Bei Frühgeborenen oder Babys von Diabetikerinnen kann der Blutzuckerspiegel stark abfallen, Gehirn und Körper benötigen jedoch Glukose. Kann das Baby seinen Blutzuckerspiegel nicht über die Nahrung erhöhen, wird ihm über eine Sonde Glukose zugeführt.

» **Gelbsucht** (Seite 315): Bei dieser häufigen Erkrankung baut die Leber des Babys das Bilirubin (ein Abbauprodukt der roten Blutkörperchen) nicht ab, rund 60 Prozent der reifen Neugeborenen und 80 Prozent der Frühgeborenen leiden daran. Meist verläuft die Gelbsucht harmlos. Eine Behandlung kann bei Frühgeborenen oder bei einem sehr hohen Bilirubinspiegel erforderlich sein – sie erfolgt durch eine spezielle Lichttherapie.

» **Weitere mögliche Gründe** sind Herzprobleme, Infektionen, Augenprobleme, Verdauungsstörungen oder Hirnblutungen, insbesondere bei Frühgeborenen.

Frühgeburt

Von einer Frühgeburt spricht man, wenn das Baby vor der 37. Schwangerschaftswoche geboren wird oder bei der Geburt weniger als 2500 g wiegt. Etwa sieben Prozent aller Kinder sind Frühgeborene. Ein Prozent der Kinder wird vor der 32. Schwangerschaftswoche geboren und etwa fünf bis sechs Prozent kommen zwischen der 32. und der 36. Woche zur Welt. Nur selten gibt es einen einzigen, eindeutigen Grund dafür, dass ein Baby zu früh zur Welt kommt, meist wirken mehrere Faktoren zusammen. Bei bis zu 30 Prozent der Fälle bleiben die Ursachen unklar. Besonders häufig sind Frühchen bei Mehrlingsschwangerschaften. Bei etwa 25 Prozent der Frühgeburten werden die Wehen medizinisch ausgelöst und die Geburt eingeleitet, weil beim Baby ein Gesundheitsproblem erkannt worden ist und eine sofortige Entbindung die sicherste Option für die Mutter und/oder das Kind ist.

Folgende Ursachen können einer Frühgeburt zugrunde liegen:

» **Eine Schwangerschaftskomplikation** bei der Mutter wie Präeklampsie (Seite 144) oder Schwangerschaftsdiabetes (Seite 145).

» **Plazentaprobleme** wie Placenta praevia (Seite 147) oder eine Plazentaablösung, dann muss die Geburt früher eingeleitet werden.

» **Muttermundschwäche** (Zervix-Insuffizienz).

» **Blasensprung.**

» **Vorangegangene Frühgeburt.**

» **Mehrlingsschwangerschaft.**

» **Bestehende Grunderkrankungen** der Mutter wie Bluthochdruck, Diabetes, Nierenerkrankungen oder Fehlbildungen des Uterus.

» **Ein Alter der Mutter** unter 25 oder über 35 Jahre.

» **Ungesunde Lebensweise** wie Rauchen, Alkoholkonsum, Drogenkonsum und schlechte Ernährung.

Erscheinungsbild des Frühgeborenen

Nach der 36. Schwangerschaftswoche sieht das Frühchen meist ähnlich aus wie ein termingerecht geborenes Baby, es ist nur kleiner. Noch früher geborene Babys haben meist eine sehr rötliche, durchschimmernde Haut, weil sich noch kein Fettgewebe entwickelt hat. Sie können mit Lanugohaar bedeckt sein. Der Kopf ist im Verhältnis zum Körper sehr groß, die Augen bleiben oft geschlossen. Ohr- und Nasenknorpel sind häufig noch nicht vollständig ausgebildet. Die Schädeldecke ist noch weich, da die Knochen sich noch nicht verbunden haben. Die Gliedmaßen wirken zerbrechlich und die Muskelspannung ist sehr gering.

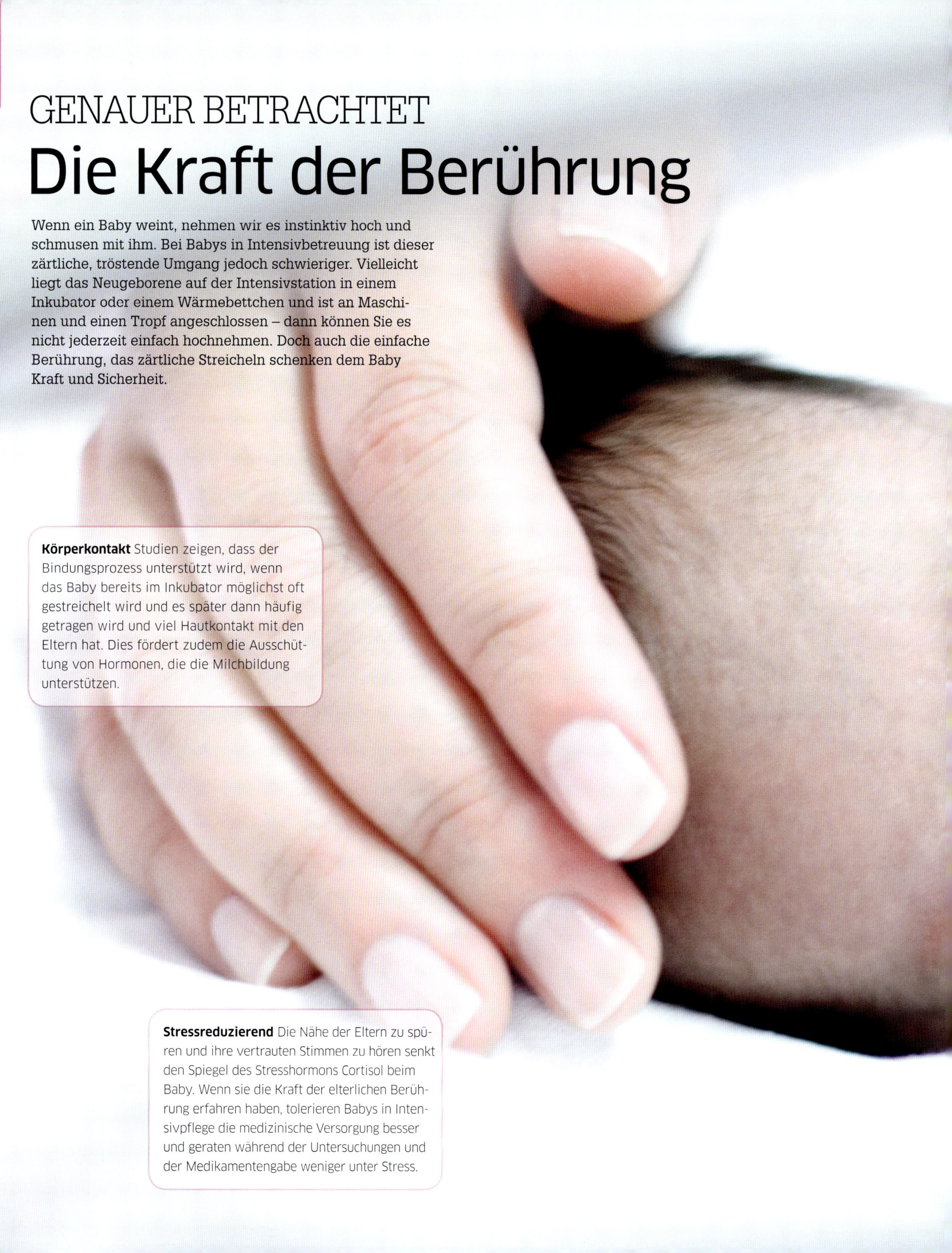

GENAUER BETRACHTET

Die Kraft der Berührung

Wenn ein Baby weint, nehmen wir es instinktiv hoch und schmusen mit ihm. Bei Babys in Intensivbetreuung ist dieser zärtliche, tröstende Umgang jedoch schwieriger. Vielleicht liegt das Neugeborene auf der Intensivstation in einem Inkubator oder einem Wärmebettchen und ist an Maschinen und einen Tropf angeschlossen – dann können Sie es nicht jederzeit einfach hochnehmen. Doch auch die einfache Berührung, das zärtliche Streicheln schenken dem Baby Kraft und Sicherheit.

Körperkontakt Studien zeigen, dass der Bindungsprozess unterstützt wird, wenn das Baby bereits im Inkubator möglichst oft gestreichelt wird und es später dann häufig getragen wird und viel Hautkontakt mit den Eltern hat. Dies fördert zudem die Ausschüttung von Hormonen, die die Milchbildung unterstützen.

Stressreduzierend Die Nähe der Eltern zu spüren und ihre vertrauten Stimmen zu hören senkt den Spiegel des Stresshormons Cortisol beim Baby. Wenn sie die Kraft der elterlichen Berührung erfahren haben, tolerieren Babys in Intensivpflege die medizinische Versorgung besser und geraten während der Untersuchungen und der Medikamentengabe weniger unter Stress.

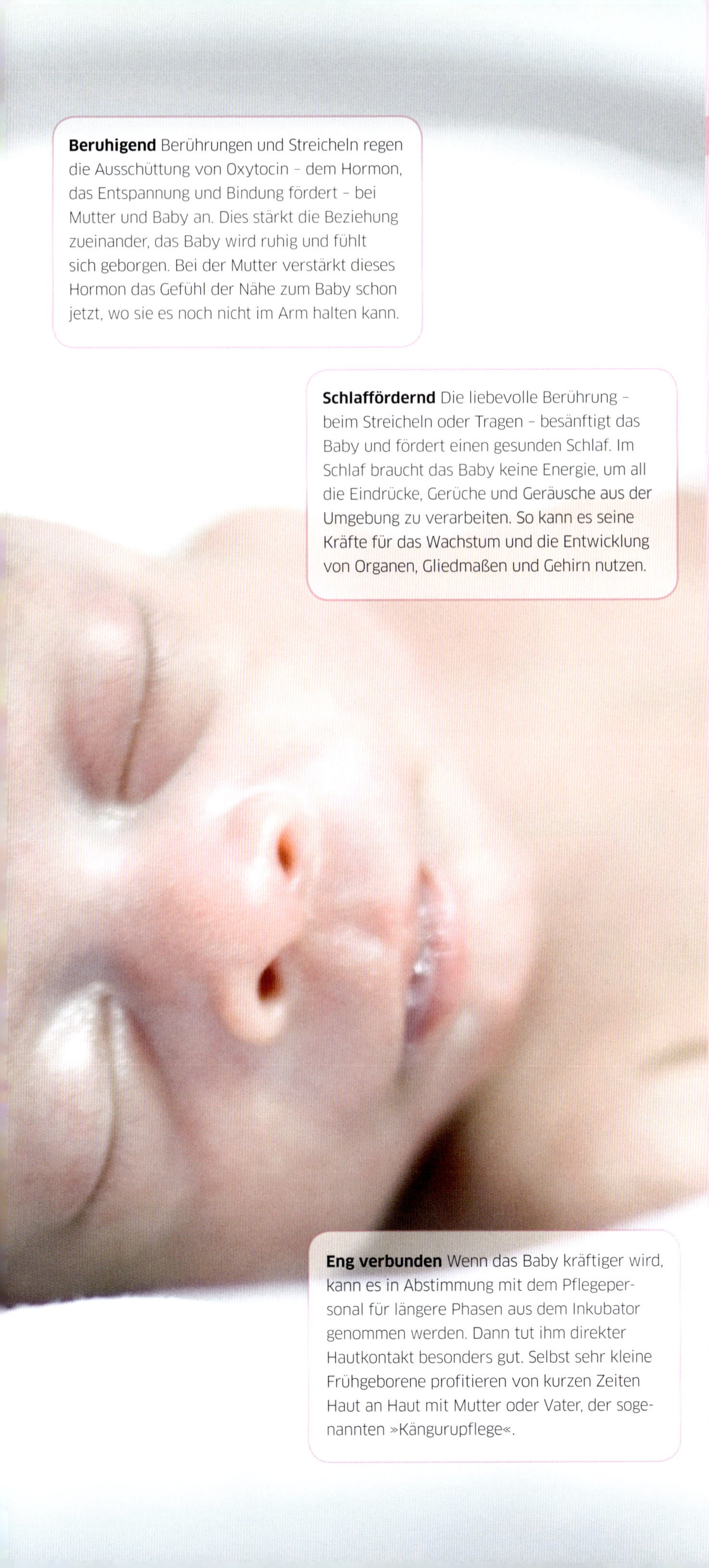

Beruhigend Berührungen und Streicheln regen die Ausschüttung von Oxytocin – dem Hormon, das Entspannung und Bindung fördert – bei Mutter und Baby an. Dies stärkt die Beziehung zueinander, das Baby wird ruhig und fühlt sich geborgen. Bei der Mutter verstärkt dieses Hormon das Gefühl der Nähe zum Baby schon jetzt, wo sie es noch nicht im Arm halten kann.

Schlaffördernd Die liebevolle Berührung – beim Streicheln oder Tragen – besänftigt das Baby und fördert einen gesunden Schlaf. Im Schlaf braucht das Baby keine Energie, um all die Eindrücke, Gerüche und Geräusche aus der Umgebung zu verarbeiten. So kann es seine Kräfte für das Wachstum und die Entwicklung von Organen, Gliedmaßen und Gehirn nutzen.

Eng verbunden Wenn das Baby kräftiger wird, kann es in Abstimmung mit dem Pflegepersonal für längere Phasen aus dem Inkubator genommen werden. Dann tut ihm direkter Hautkontakt besonders gut. Selbst sehr kleine Frühgeborene profitieren von kurzen Zeiten Haut an Haut mit Mutter oder Vater, der sogenannten »Kängurupflege«.

Faszinierende Fakten

Von Körperkontakt profitieren Baby und Eltern in vielfältiger Weise – er fördert auch den Aufbau einer engen Bindung.

Immunsystem stärken Beim direkten Kontakt wandern Bakterien von der Haut der Eltern auf Babys Haut und schützen es vor Keimen.

Wochenbettdepression vorbeugen Mütter von Babys in Intensivpflege leiden häufiger an einer postnatalen Depression. Oxytocin, das beim Kuscheln mit dem Baby ausgeschüttet wird, wirkt vorbeugend.

Frühere Entlassung Babys, die Hautkontakt genießen dürfen, sind meist weniger lange im Krankenhaus. Studien zeigen auch eine bessere neuronale Entwicklung im Alter von sechs und zwölf Monaten bei Babys, die eine Kängurupflege erhielten.

Haut an Haut Babys, die eine Kängurupflege bekommen (siehe unten), können ihre Körpertemperatur besser regulieren, sind besser mit Sauerstoff versorgt und auch das Stillen gelingt leichter.

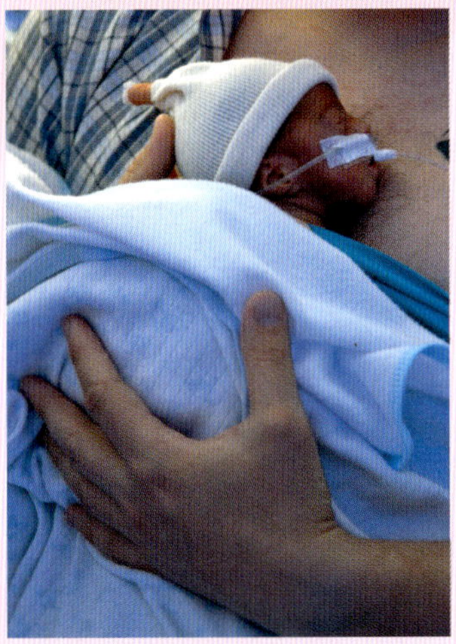

Kängurupflege Das unbekleidete Baby liegt auf dem nackten Oberkörper der Mutter oder des Vaters und wird mit einer leichten Decke oder der Kleidung des Elternteils zugedeckt. Das Gesicht des Babys ist dabei zur Seite gewandt, sodass es gut atmen kann. Diese Methode des direkten Hautkontakts wurde in den 1980er Jahren in Kolumbien entwickelt, wo es in den Kliniken nicht genügend Inkubatoren zum Wärmen der Frühchen gab. Sie fördert nachgewiesenermaßen die Entwicklung des Frühgeborenen.

Die Pflege des Neugeborenen auf der Intensivstation

Auf der Neugeborenen-Intensivstation (neonatologischen Intensivstation) wird das Baby rund um die Uhr von speziell ausgebildeten Krankenpflegern betreut, individuell abgestimmt auf seine besonderen Bedürfnisse. Zum Team der Neugeborenen-Intensivstation zählen neben Kinderärzten mit der Zusatzqualifikation Neonatologie (Neugeborenenmedizin) noch Kinderkrankenschwestern, welche in der Betreuung von Neugeborenen besonders qualifiziert sind.

Einbeziehung der Eltern: Auf der Intensivstation wird großer Wert auf den Kontakt zwischen Eltern und Baby gelegt. Beratung und Mitarbeit der Eltern sind dabei wichtige Aspekte. Die Eltern sollen von Anfang an vollständig, für sie verständlich und respektvoll informiert sowie in Behandlungsentscheidungen einbezogen werden. Ebenso sollen sich die Eltern so früh wie möglich an der täglichen Pflege ihres Kindes – etwa beim Waschen und Wickeln – beteiligen. Dabei werden sie von den Krankenschwestern angeleitet. Oft stehen auch speziell eingerichtete Eltern-Kind-Zimmer zur Verfügung. Je nach Klinik werden darüber hinaus verschiedene Möglichkeiten der Betreuung durch die Eltern angeboten, zum Beispiel die Kängurupflege (Seite 311). Die Eltern dürfen ihr Kind meist rund um die Uhr besuchen. Für Angehörige und Geschwisterkinder gelten in der Klinik jeweils spezielle Regelungen.

Angeboten werden meist auch eine Stillberatung, eine Elternschule sowie psychologische Begleitung.

Sanfte und entwicklungsfördernde Pflege: Das Ziel der Intensivbetreuung ist eine individuelle und ganzheitliche Pflege: Das Kind soll nicht nur medizinisch optimal versorgt werden, sondern auch die speziellen Bedürfnisse eines Früh- oder Neugeborenen nach Nähe, Beziehung und Ruhe werden geachtet. Daher versucht man heutzutage sehr bewusst, trotz der auf einer Intensivstation bestehenden Reizüberflutung durch all die Gerätschaften und das medizinische Personal Ruhe und Sicherheit zu vermitteln (etwa durch die Einhaltung eines Tag-Nacht-Rhythmus, durch ein Kuscheltuch sowie die Reduzierung von Licht und Lärm). Diese sogenannte »sanfte Pflege« soll ein »Nest« für das Kind schaffen, sodass sein Übergang in die Welt trotz aller Technik möglichst schonend erfolgt. Entsprechend werden die pflegerischen und ärztlichen Maßnahmen an den eigenen Rhythmus des Babys angepasst. Ein weiterer Grundsatz ist das »Minimal Handling«, das heißt, die Beschränkung pflegerischer und ärztlicher Maßnahmen sowie insbesondere schmerzhafter und belastender Eingriffe auf das für eine sichere Behandlung des Kindes unerlässliche Minimum.

Ernährung des Babys in Intensivpflege, Stillen: Wie das Baby auf der Intensivstation ernährt wird, hängt von seinem Alter und seiner gesundheitlichen Verfassung ab. Grundsätzlich wird in den Kliniken das Stillen sehr gefördert und unterstützt. Sehr früh (vor der 34. Woche) geborene Kinder, deren Saug- und Schluckreflex noch nicht genügend ausgebildet ist, müssen jedoch zunächst oft intravenös ernährt werden oder mit Hilfe eines dünnen Plastikschlauches, der über Nase oder Mund direkt in den Magen führt (enteral), denn diese Babys verbrauchen für das Schlucken mehr Kalorien, als sie durch die Nahrung erhalten. Ein anderer Grund für die Sondenernährung sind Probleme des Verdauungstraktes, weil der Darm noch zu unreif ist und die Nahrung nicht verwerten kann. Durch eine ungenügende Blutzirkulation innerhalb der Verdauungsorgane sowie durch Infektionen könnten zudem Teile des Darmes absterben. In der Regel bekommt das Früh- oder Neugeborene zunächst eine zuckerhaltige Nährlösung, anschließend so bald wie möglich Muttermilch oder adaptierte Säuglingsnahrung. Der Übergang von der Sondenernährung zum Saugen an der Mutterbrust oder zum Fläschchen erfolgt schrittweise. Dabei wird die Anzahl der Mahlzeiten täglich gesteigert, bis die künstliche Ernährung nicht mehr notwendig ist. Da das Baby möglichst bald Muttermilch erhalten sollte, sollte die Mutter von Anfang

Technische Ausstattung der Intensivstation

Der Anblick der winzig kleinen Früh- oder Neugeborenen auf der Intensivstation wirkt wohl auf jeden erschreckend und beängstigend. Alleine in einem Inkubator liegend, angeschlossen an Schläuche und Kabel kämpft sich dieser winzige Mensch ins Leben. Doch so furchteinflößend es auch wirken mag: All diese Geräte helfen dem Baby, einen gesunden Start ins Leben zu finden – so lange, bis seine eigenen Körperfunktionen stabil genug sind, um sein Gedeihen zu sichern.

Nachfolgend sind die wichtigsten Geräte auf der neonatologischen Intensivstation beschrieben:

» **Wärmebett/Inkubator:** Frühgeborene (meist mit einem Geburtsgewicht unter 1800 g) und auch kranke Neugeborene liegen in der Regel in einem geschlossenen Inkubator (Brutkasten). In diesem kann man die Umgebungsluft des Babys anwärmen und stärker befeuchten sowie automatisch in einem für das Kind angenehmen Bereich halten. Daneben ist es möglich, zusätzlichen Sauerstoff in den Inkubator zu leiten, um die Atmung des Neugeborenen zu unterstützen. Ab einem Gewicht von 1800 g kann das Frühgeborene dann in ein Wärmebett umziehen. Das Wärmebett hat keinen Deckel, hier wird die Wärme durch warme Unterlagen wie Heizkissen gespeichert.

» **Überwachung/Monitore:** Um die wichtigsten Lebensfunktionen des Kindes jederzeit und schmerzlos überwachen zu können, wird es durch verschiedene Messfühler an ein Überwachungssystem angeschlossen. So können laufend verschiedene Werte wie Herzschlag, Atmung, Blutdruck, Sauerstoff- und Kohlendioxidgehalt im Blut sowie die Körpertemperatur erfasst werden. Die gemessenen Daten sind auf einem Bildschirm (Monitor) am Behandlungsplatz grafisch dargestellt. Werden bestimmte Werte über- oder unterschritten, geben die Geräte ein optisches und akustisches Warnsignal, sodass sofort jemand kommen und das Baby versorgen kann.

» **Atemhilfen und Beatmung:** Bei vielen Frühgeborenen und auch bei manchen kranken Neugeborenen muss in den ersten Tagen oder Wochen die Atmung unterstützt werden. Häufig genügt es, wenn das Baby im Inkubator oder über zwei kleine Nasenröhrchen (»Nasenbrille«) direkt in seine Nase zusätzlichen angewärmten und angefeuchteten Sauerstoff erhält. Bei Kindern, die zu krank dazu sind, wird die Atmung mit einer Maschine über Nasenröhrchen oder mit Hilfe eines Beatmungsgerätes über einen in die Luftröhre eingeführten Schlauch (Tubus) unterstützt.

» **Absauggerät:** Mit einem Absauggerät wird Schleim aus dem Beatmungsschlauch (Tubus) sowie aus dem Mund und der Nase entfernt.

an Muttermilch abpumpen, selbst wenn das aktive Stillen noch nicht möglich ist. Dazu wird sie vom Klinikpersonal angeleitet. Sobald das Baby kräftiger wird, kann es auch direkt gestillt werden.

Medikamente und Therapien: Für die Behandlung frühgeborener und kranker Babys gibt es eine Vielzahl an Medikamenten, die ganz spezifisch auf das jeweilige Entwicklungsstadium und die spezielle Erkrankung (etwa eine Infektion) abgestimmt sind. Hierbei ist es von höchster Bedeutung, dass die Arzneien exakt dosiert und sorgfältig verabreicht werden und dass das Personal präzise Kenntnisse besitzt, wie verschiedene verabreichte Medikamente untereinander wirken. Manchmal sind auch zusätzliche Therapien erforderlich, sie werden jeweils individuell auf die Bedürfnisse des Kindes abgestimmt. Die Ärzte und Pflegekräfte informieren die Eltern hierzu detailliert.

Mit dem Baby zu Hause

Sobald die Prognose gut ist und das Baby stetig zunimmt, kann es aus der Klinik entlassen werden. Es ist tröstlich zu wissen, dass die überwältigende Mehrheit – neun von zehn Frühgeborenen – ohne weitere Gesundheits- oder Entwicklungsbehinderung heranwächst. Normalerweise erleben Frühgeborene ein sogenanntes »Aufholwachstum« (siehe rechts): Die Kinder wachsen dann während der ersten Lebensjahre in den Normalbereich hinein, sodass die meisten mit etwa drei bis vier Jahren genauso groß und schwer sind wie Gleichaltrige. Eine gute Ernährung und Versorgung unterstützt dieses Aufholwachstum.

Stillen/Milchnahrung: Stillen Sie Ihr Baby, sofern Sie das in der Klinik getan haben, weiterhin nach Bedarf. Wenn Sie es mit Formulamilch ernähren, wird man Ihnen in der Klinik Empfehlungen dazu geben. Eventuell erhält Ihr Baby für die ersten paar Monate zu Hause eine besondere Milchnahrung verschrieben, die sogenannte Post-Entlassungs-Milch – sie ist reicher an Nährstoffen als normale Säuglingsmilch. Einige Babys brauchen extra Vitamine und Mineralien, Stillbabys bekommen ein Vitamin-D- und oft auch ein Eisenpräparat.

Abstillen, Einführung von Beikost: Reife Neugeborene sollten bis mindestens zum fünften Monat Muttermilch erhalten. Frühgeborene bekommen normalerweise fünf bis sieben Monate nach dem errechneten Geburtstermin erste Beikost. Erst dann ist ihr Verdauungssystem reif genug, um feste Nahrung zu verarbeiten. Lassen Sie sich von Ihrer Hebamme und Ihrem Kinderarzt individuell beraten, wann bei Ihrem Kind die beste Zeit für einen Wechsel ist.

Aufholwachstum: So nennt man das beschleunigte Wachstum, durch das ein zu klein geborenes Kind Körpergröße und Gewicht gesunder Kinder desselben chronologischen Alters und Geschlechts erreicht. Eine energiereiche Ernährung ist erforderlich. Das Aufholwachstum erfolgt etwa bis zum Alter von drei Jahren.

Weitere Maßnahmen: Die Förderung guter Schlafgewohnheiten ist sehr wichtig für die Entwicklung und das Gedeihen des Frühgeborenen. Es braucht viel Schlaf, um zu wachsen und die Eindrücke des Tages zu verarbeiten. Darüber hinaus helfen ihm leichte Aktivitäten bei der ganzheitlichen Entfaltung seiner Kräfte und Fähigkeiten: Eine sanfte Anregung der Sinne und kleine Spiele zur Übung der Motorik machen dem Baby schon bald viel Spaß und unterstützen seine weitere Entwicklung.

Vielfältige Gefühle und Ansprüche

Die ersten Tage und Wochen zu Hause stellen für Eltern und Kind nochmals eine besondere Herausforderung dar. Auf der einen Seite sind Sie glücklich, endlich »normal« als Familie leben zu können, auf der anderen Seite verspüren Sie die große Verantwortung für dieses besondere kleine Wesen und die damit verbundene Unsicherheit. Stellen Sie sich diesen Gefühlen, auch dem Kummer, den es bedeutet (hat), dass Ihr Baby keinen unbeschwerten Start ins Leben hatte. Sprechen Sie mit Ihrem Partner, mit Angehörigen und Freunden über Ihre Sorgen und Ängste, aber auch die Erleichterung darüber, wie weit Sie es bis jetzt schon geschafft haben. Nehmen Sie die Fortschritte wahr, die Ihr Kleines bisher gemacht hat, freuen Sie sich an kleinen Schritten seiner Entwicklung. Stecken Sie sich keine zu großen Ziele und nehmen Sie Ihr Kind so, wie es ist – vergleichen Sie es nicht mit anderen Babys, vor allem auch in den kommenden Monaten und Jahren nicht. Ihr Kleines entwickelt sich auf seine eigene Weise und es wird alles lernen, was andere auch können – in seinem Tempo.

Geschwister

Für Geschwisterkinder stellt die Geburt eines Babys immer eine besondere Situation dar, auf die sie sehr heftig reagieren können. Welche Herausforderung ist es dann erst, ein neues Familienmitglied zu bekommen, das so intensive Aufmerksamkeit erhält! Es ist eine große Aufgabe, als Eltern in dieser Situation den anderen Kindern, die bereits in der Familie leben, gerecht zu werden. Versuchen Sie die Geschwister möglichst gut in die Betreuung einzubeziehen, ohne sie zu überfordern und zu erwarten, dass sie immer »groß« und vernünftig sind. Natürlich müssen sie Rücksicht nehmen, aber sie sollten auch manchmal an erster Stelle stehen. Sehr hilfreich hierbei können Großeltern oder andere Verwandte sein. Lassen Sie sich von den Geschwisterkindern bei der Pflege des Babys helfen: Sie können Windeln reichen, Kleidung für das Kleine heraussuchen und Ähnliches. Schön ist es, wenn Sie gemeinsam dem Baby vorsingen. Machen Sie Ihren älteren Kindern auch ganz deutlich, dass es nicht an ihnen liegt, wenn Sie manchmal traurig oder gereizt oder müde sind. Loben Sie die Geschwister für ihre Unterstützung und versuchen Sie, jedem Kind täglich wenigstens ein klein wenig alleinige Zeit zu widmen.

Hilfe und Unterstützung

Besonders wichtig ist es, in dieser neuen anstrengenden Lebensphase, Hilfe von Angehörigen und Freunden anzunehmen. Bitten Sie sie, Ihnen alltägliche Aufgaben im Haushalt oder Einkaufen abzunehmen, damit Sie sich auf Ihr Kind konzentrieren und selbst einmal ein bisschen Ruhe finden können.

F

Wann können wir unser Kind mit nach Hause nehmen?

Ihr Baby wird dann nach Hause entlassen, wenn keine akuten medizinischen Probleme mehr bestehen, die stationär behandelt werden müssen. Zudem muss es selbstständig atmen und trinken sowie seine Körpertemperatur aufrechterhalten können. Frühgeborene bleiben meist so lange in der Klinik, bis sie das errechnete Geburtsdatum erlangt haben. Ein weiteres Kriterium ist ein erreichtes Körpergewicht von 2200–2500 g. So liegt der Klinikaufenthalt bei Frühgeborenen in einem Bereich von sechs Tagen bis zu sechs Monaten.

In der Klinik werden Sie auf die häusliche Pflege und Versorgung Ihres Kindes intensiv vorbereitet. Schon in der Klinik werden Sie es verstärkt selbst füttern, wickeln und ihm – falls nötig – auch Medikamente geben. Kümmern Sie sich beizeiten darum, einen Kinderarzt zu finden, der Ihr Kind zukünftig weiterbetreut.

Nach der großen Freude und Erleichterung, dass das ersehnte Baby endlich da ist, lautet die zentrale Frage meist: **»Ist es gesund?«** oder »Ist alles in Ordnung?« In diesem Kapitel erhalten Sie wichtige Informationen über mögliche Gesundheitsprobleme, die bei Neugeborenen häufiger vorkommen, sowie verschiedene angeborene chronische Krankheiten.

Wenn das Neugeborene krank ist

Die Untersuchung des Babys

Direkt nach der Geburt findet die Erstuntersuchung des Babys statt (Seite 238–239). Dabei wird begutachtet, ob Ihr Kleines die Geburt ohne Verletzungen überstanden hat und in welchem Gesundheitszustand es sich befindet. Zwischen dem dritten und zehnten Lebenstag folgt dann, oft noch in der Klinik, die Neugeborenen-Basisuntersuchung – ein sehr gründlicher körperlicher Check, bei dem unter anderem die Reflexe sowie das Nervensystem genau überprüft werden und etwas Blut auf eventuelle Stoffwechselerkrankungen hin getestet wird. Bei diesen Untersuchungen werden in der Regel mögliche Krankheiten oder Probleme erkannt – sofern sie sich nicht bereits während der Schwangerschaft abgezeichnet haben. So kann bei Bedarf sofort eine Behandlung beginnen. Auch wenn die Hebamme Sie während der folgenden Wochen zu Hause besucht, beobachtet sie genau das Wohlergehen und die gesundheitliche Verfassung des Babys. Ebenso sollen die weiteren Vorsorgeuntersuchungen beim Arzt sicherstellen, dass keine Krankheiten unerkannt bleiben, die sich vielleicht erst im Laufe der Zeit entwickeln oder zutage treten.

Vertrauen Sie Ihrem Instinkt

Niemand ist so vertraut mit Ihrem Baby wie Sie selbst – Sie haben ganz besondere »Antennen«, wenn es um sein Wohlbefinden geht. Wenn Sie das Gefühl haben, dass etwas nicht stimmt, besprechen Sie dies mit der Hebamme oder dem Kinderarzt. Befürchtungen im Hinblick auf Neugeborene werden immer ernst genommen und niemand hält Ihre Sorge für übertrieben.

Mit möglichen Gesundheitsproblemen umgehen

Es ist natürlich erschreckend, wenn man erfährt, dass das Baby nicht ganz gesund ist. Falls dies schon während der Schwangerschaft diagnostiziert wurde, hatten Sie etwas Zeit, sich darauf einzustellen und sich über Behandlungsmöglichkeiten zu informieren. Werden die Schwierigkeiten erst bei der Geburt erkannt, gibt es viele Fragen und Ängste. Manche Beschwerden lassen sich leicht behandeln, andere erfordern eine längerfristige Therapie. Manchmal ist eine Operation erforderlich und mitunter besteht eine angeborene Krankheit, mit der Sie alle zurechtkommen müssen.

In diesem Kapitel geht es um verschiedene Komplikationen sowie angeborene Krankheiten, die bei Neugeborenen vorliegen können. Manche werden bereits in der Schwangerschaft bei Ultraschalluntersuchungen oder aufgrund des Wachstumsverlaufs beim Baby diagnostiziert oder vermutet. Andere zeigen sich in den Tagen oder Wochen nach der Geburt. Dabei reicht die Spanne von teilweise recht häufigen Erkrankungen wie der Neugeborenen-Gelbsucht bis hin zu seltenen angeborenen Krankheiten.

Probleme und Erkrankungen bei Neugeborenen

In Anbetracht der unzähligen Zellteilungen und biologischen Prozesse, aus denen letztlich ein Baby entsteht, ist es nicht verwunderlich, dass manchmal etwas schiefläuft und ein Baby mit einer Erkrankung geboren wird, die in den ersten Lebensmonaten oder auch längerfristig behandelt werden muss. Je früher eine Schwierigkeit erkannt wird, umso früher kann eine Behandlung beginnen und umso besser ist meist die Prognose für das Baby.

Atemnotsyndrom

Damit das Neugeborene richtig atmen kann, müssen sich seine Lungenbläschen (Alveolen) ausdehnen und dürfen beim Ausatmen nicht zusammenfallen. Die dafür notwendige Spannung in den Alveolen wird durch das Surfactant aufrechterhalten. Fehlt dieses, hat das Baby Atemprobleme und leidet unter Sauerstoffmangel. Dies wird als Atemnotsyndrom (Respiratory-Distress-Syndrom, RDS) bezeichnet. Hiervon betroffen sind vor allem Frühgeborene, da die Lungen erst ab der 32. Woche ausreichend Surfactant produzieren, oder auch Kinder von Diabetikerinnen, wenn der Blutzuckerspiegel der Mutter nicht richtig eingestellt war. Erforderlich ist in diesem Fall eine sofortige intensivmedizinische Betreuung, bei der die Atemtätigkeit unterstützt und Surfactant zugeführt wird. Gegebenenfalls können schon vor der Geburt Cortisonpräparate gegeben werden, um die Lungenreifung zu unterstützen. Je nach Entwicklungsstand der Lungen ist eine Behandlung nur für wenige Tage oder über mehrere Wochen nötig.

Infektionskrankheiten

Bestimmte Virus- oder Bakterieninfektionen können während der Schwangerschaft über die Plazenta oder bei der Entbindung im Geburtskanal auf das Kind übertragen werden. Die häufigeren dieser Krankheiten sind nachfolgend beschrieben. Als weitere Infektionen beim Baby kommen Toxoplasmose, Hepatitis, HIV-Infektion und Zytomegalie vor.

» **Gruppe-B-Streptokokken (GBS)** Bei der Geburt können Streptokokken von der infizierten Mutter auf das Baby übertragen werden. Für die Mutter sind diese Bakterien ungefährlich, doch beim Baby können sie zu einer Blutvergiftung mit schweren weiteren Komplikationen führen. Frühgeborene haben ein höheres Infektionsrisiko. Viele infizierte Babys zeigen bereits einige Stunden nach der Geburt erste Symptome. Sie sind blass und atmen unregelmäßig. Durch eine rasche Antibiotikagabe kann man dann Langzeitschäden wie Lungen- und Hirnhautentzündungen oder neurologischen Schäden vorbeugen. Wird die Infektion allerdings nicht erkannt, besteht bei erkrankten Babys eine erhöhte Sterblichkeitsrate.

» **Das Herpes-simplex-Virus (HSV)** existiert in zwei Formen. Während HSV 1 Lippenherpes auslöst, verursacht HSV 2 genitale Infektionen, die bei der Geburt auf das Neugeborene übertragen werden und bei ihm lebensbedrohlich verlaufen können. Bei Verdacht auf eine Infektion der Mutter wird in der Regel ein Kaiserschnitt durchgeführt, damit keine Übertragung auf das Kind möglich ist. Falls das Baby die Infektion dennoch bekommt, zeigen sich anfangs oft keine Symptome. Sobald das Virus jedoch aktiv wird, ist das Baby teilnahmslos, zeigt keine Reaktion, trinkt nicht und bekommt Fieber. Erforderlich ist eine intravenöse Antivirustherapie für bis zu drei Wochen.

» **Röteln** Diese Virusinfektion kann beim Baby schwere Komplikationen verursachen (Seite 139). Bei einer Infektion im ersten Schwangerschaftsdrittel kann es zu angeborenen Erkrankungen des Herzens sowie des Nerven- und Muskelsystems kommen. Eine Rötelninfektion lässt sich nicht bekämpfen, man kann nur versuchen, die Auswirkungen möglichst gering zu halten. Bei manchen Babys können infektionsbedingte Fehlbildungen des Herzens durch eine Operation behoben werden.

Neugeborenen-Gelbsucht

Die sogenannte Neugeborenen-Gelbsucht tritt bei über der Hälfte der gesunden Neugeborenen ab dem zweiten oder dritten Lebenstag auf, von den Frühgeborenen ist ein noch höherer Prozentsatz betroffen. Es handelt sich dabei um eine Anpassungsstörung der Leber, nicht um eine echte Gelbsucht wie bei Erwachsenen. Ursache ist die große Menge an roten Blutkörperchen, die nach der Geburt im Körper des Neugeborenen vorhanden ist. Diese Blutkörperchen werden nicht mehr gebraucht und zerfallen. Das dabei entstehende Bilirubin, ein Abfallprodukt des roten Blutfarbstoffs Hämoglobin, kann in dieser Menge von der Leber des Babys noch nicht verarbeitet werden. In der Folge lagert sich der Farbstoff in der Haut und im Augenweiß ab – die typische Gelbfärbung entsteht. Weitere Symptome sind eine Braunfärbung des Urins und ein heller Stuhl. Normalerweise ist diese Gelbsucht ohne Behandlung innerhalb von zehn bis 14 Tagen überwunden. Werden jedoch bestimmte Grenzwerte im Blut überschritten, muss eine Behandlung eingeleitet werden, da sonst eine Bilirubin-Enzephalopathie entstehen kann, die schwere Hirnschäden zur Folge hat und zum Tod führen kann. Behandelt wird durch eine Phototherapie mit speziellem blauem Licht. Dieses bewirkt, dass der gelbe Farbstoff Bilirubin in der Haut in eine wasserlösliche Substanz umgewandelt wird, die dann über den Urin ausgeschieden werden kann.

Lippen-Kiefer-Gaumen-Spalte

Während sich das Baby im Mutterleib entwickelt, wachsen die Hälften von Schädel, Gesicht und Kopf allmählich zusammen. Spalten entstehen, wenn manche dieser Bereiche vor der Geburt nicht vollständig verschmelzen – dann klafft eine Lücke in der Oberlippe und im Gaumen. Diese Spaltenbildungen gehören zu den häufigsten Fehlbildungen und können in der Familie »weitergegeben« werden. In Deutschland wird etwa eines von 500 Kindern mit einer Gaumen- oder Lippenspalte geboren. Eine Lippenspalte wird normalerweise operiert, sobald das Baby zwei oder drei Monate alt ist, eine Gaumenspalte dagegen meist erst im Alter von einem Jahr, damit das Kieferwachstum möglichst wenig gestört wird. Manchmal sind später weitere Operationen erforderlich. Nur selten ist nach einer Operation die Sprachentwicklung beeinträchtigt – dann wird das Kind logopädisch unterstützt.

Nabelbruch

Wenn der Nabel nach dem Abfallen des Nabelstumpfs verheilt, bleibt manchmal eine kleine Lücke in der Bauchmuskulatur. Wenn das Kind dann beim Schreien oder bei Anstrengung Druck auf den Bauch ausübt, kann Gewebe oder der Dünndarm durch diese Lücke im Nabel gedrückt werden und eine kleine Beule verursachen – den sogenannten Nabelbruch. Gewöhnlich bildet sich diese Beule von selbst zurück und die Lücke in der Muskulatur und im Bindegewebe schließt sich.

Leistenbruch

Bei einem Leistenbruch drückt Gewebe oder ein Teil eines Unterleibsorgans, zum Beispiel der Darm, in den Leistenkanal (zwischen Unterleib und Oberschenkel) und es entsteht hier eine Wölbung. Auch ein Leistenbruch kommt – wie ein Nabelbruch – gar nicht so selten vor. Jungen sind dabei häufiger betroffen. Manchmal ist in diesem Fall eine Operation erforderlich. Dazu wird Sie der Kinderarzt bei der Vorsorgeuntersuchung beraten.

Hüftdysplasie

Bei dieser Fehlbildung der Hüfte sind die Gelenke nicht ausreichend ausgeformt, die Hüftgelenkpfanne ist zu flach und bietet daher dem Hüftkopf des Oberschenkelknochens keinen stabilen Halt. Im schwersten Fall einer Hüftdysplasie, der Hüftluxation, rutscht der Kopf des Oberschenkelknochens ganz aus der Gelenkpfanne heraus. Betroffen sind ungefähr zwei bis vier Prozent der Neugeborenen, Mädchen häufiger als Jungen. Eine Hüftdysplasie verursacht zwar zunächst keine Beschwerden, später kann es jedoch zu Schäden an Hüftgelenkpfanne und -kopf (etwa einer Hüftarthrose) oder zu einer Hüftluxation kommen. Bei den Vorsorgeuntersuchungen wird daher jedes Kind auf eine Hüftdysplasie untersucht. Durch eine spezielle Breitwickeltechnik oder das Tragen einer sogenannten Spreizhose lässt sich diese Fehlstellung frühzeitig korrigieren. Manchmal ist auch eine Operation erforderlich.

Hodenhochstand

Bei etwa drei Prozent der Jungen haben sich die Hoden bis zur Geburt noch nicht in den Hodensack gesenkt. Sie befinden sich meist in der Leiste (Leistenhoden) oder im Bauchbereich (Bauchhoden). Sehr häufig treten sie im ersten Lebensjahr von selbst tiefer, andernfalls wird später eine Operation durchgeführt.

Verkürztes Zungenbändchen

Dieses kommt bei zwei bis fünf Prozent der Neugeborenen vor und schränkt die Beweglichkeit der Zunge ein. Dadurch kann es zu Still- bzw. Trinkproblemen kommen. Mit einem kleinen Eingriff wird das Zungenbändchen vom Arzt durchtrennt – diese Behandlung ist in den ersten drei Monaten unkompliziert durchzuführen.

Pylorusstenose (Magenpförtnerkrampf)

Beim Magenpförtnerkrampf besteht eine Verengung des Magenausgangs. Betroffen sind etwa drei von 1000 Kindern. Dadurch kommt es etwa eine halbe Stunde nach jeder Mahlzeit zu einem schwallartigen Erbrechen. Manchmal sind auch kleine Blutmengen beigemischt. Das Baby ist danach gleich wieder hungrig, kann aber auch die nächste Mahlzeit nicht bei sich behalten – so schreit es viel, weil es ständig Hunger hat, und es gedeiht schlecht. Meist erfolgt eine Operation, manchmal ist auch eine langfristige medikamentöse Therapie möglich.

Klumpfuß

Bei dieser angeborenen Fehlstellung des Fußes sind die Fußsohlen nach innen gedreht, da die Fuß- und Wadenmuskulatur nicht ausreichend ausgebildet ist. Jungen sind doppelt so häufig betroffen wie Mädchen. Durch eine sofortige Therapie mit einem Gipsverband oder Schienen können die nach der Geburt noch sehr biegsamen Füße meist gut korrigiert werden.

Angeborene Herzfehler

Etwa acht von 1000 Neugeborenen kommen mit einem Herzfehler zur Welt, dabei gibt es ganz unterschiedliche Formen. Schwere Herzfehler sind direkt bei der Geburt festzustellen oder werden schon vor der Geburt erkannt, andere bleiben manchmal jahrelang unentdeckt. Viele Fehlbildungen des Herzens sind heutzutage gut behandelbar. Am häufigsten ist der Kammerseptumdefekt – ein » Loch« in der Scheidewand zwischen der rechten und der linken Herzkammer, sodass sich das sauerstoffhaltige Blut aus der einen Kammer mit dem sauerstoffarmen Blut der anderen Kammer mischt –, gefolgt vom Vorhofseptumdefekt. Hier besteht ein Loch zwischen den beiden Vorhöfen des Herzens, auch dies bringt den Blutkreislauf durcheinander. Wie ein angeborener Herzfehler behandelt wird, hängt vom Schweregrad sowie vom Alter und Gesundheitszustand des Kindes ab. Rund 80 Prozent der Betroffenen werden operiert oder der Defekt kann mittels Herzkatheter korrigiert werden.

Frühkindliche Hirnschädigung (Zerebralparese)

Die Zerebralparese ist eine seltene (eines bis sieben von 1000 Neugeborenen sind betroffen) Bewegungsstörung aufgrund einer frühkindlichen Hirnschädigung – wahrscheinlich als Folge eines Sauerstoffmangels, der vor, während oder nach der Geburt aufgetreten ist. Aufgrund der Schädigung ist das Gleichgewicht zwischen Erregung und Hemmung der Nervenfunktion, die einer normalen Muskelfunktion zugrunde liegt, gestört. Deshalb kommt es zu nicht willentlich steuerbaren Bewegungsabläufen oder einer Bewegungsunfähigkeit. Bei einer minimalen zerebralen Dysfunktion (MCD) besteht ebenfalls eine Hirnschädigung, wobei die Bewegungsstörung jedoch nicht sehr auffallend ist. Die betroffenen Kinder und Jugendlichen wirken beispielsweise »tollpatschig« in ihren Bewegungen. Im Vordergrund stehen hierbei Wahrnehmungsstörungen und Leistungseinschränkungen in einigen Teilbereichen.

Down-Syndrom (Trisomie 21)

Bei dieser Chromosomenstörung haben Betroffene in jeder ihrer Zellen ein Chromosom mehr als andere Menschen, also 47 statt 46 Chromosomen: Das Chromosom 21 ist dreifach vorhanden (»Trisomie 21«). Die weitere Bezeichnung »Morbus Down« geht auf den Arzt John Langdon-Down zurück, der das Syndrom im 19. Jahrhundert erstmals beschrieb.

» **Merkmale und Entwicklung** Es bestehen bestimmte körperliche Besonderheiten in Größe, Gewicht sowie bei der Kopfform, den Augen und den Ohren. Typisch sind schräg gestellte Augen, ein rundes Gesicht und breite Hände mit kurzen Fingern. Auch Herzfehler oder Magen- und Darmstörungen treten häufig auf.

» **Häufigkeit** Auf 650 Geburten kommt etwa eine mit Trisomie 21. Mit zunehmendem Alter der Mutter steigt das Risiko, ein Kind mit dieser Krankheit zu bekommen: Bei 35- bis 40-jährigen Müttern wird eines von 260 Kindern mit einem Down-Syndrom geboren, bei 40- bis 45-jährigen Müttern bereits eines von 50.

» **Gesundheitliche Einschränkungen** Häufig sind Herzanomalien und Störungen im Verdauungstrakt, auch das Immunsystem ist unterentwickelt mit der Folge häufiger Infektionen. Es kann zu Funktionsstörungen der Schilddrüse kommen, meist bestehen auch Hör- und Sehschäden. Eine mögliche Einschränkung der Lebenserwartung hängt vorwiegend von der Schwere des Herzfehlers und der Ausprägung der Immunschwäche ab.

» **Auswirkungen** Die zu große Zunge und die Gaumenform können beim Baby zu Trinkschwierigkeiten führen. Meist verzögert sich die Sprachentwicklung und die Sprache ist häufig schwer zu verstehen. Die gesamte Entwicklung der Kinder verläuft oft langsamer, die Körpergröße bleibt unter dem Durchschnitt der Bevölkerung.

Die geistigen Fähigkeiten der Kinder mit Trisomie 21 sind sehr unterschiedlich. Nur etwa acht Prozent sind hochgradig geistig behindert, viele besitzen eine fast durchschnittliche Intelligenz.

» **Prognose** Die gesundheitlichen Beeinträchtigungen können meist gut behandelt werden. So lassen sich Herzfehler und Darmfehlbildungen operativ korrigieren. Bei der Sprachentwicklung hilft eine logopädische Therapie. Intensive Krankengymnastik stärkt die Muskulatur, Infektionen sind durch Medikamente behandelbar.

Die Lebensperspektiven sind sehr unterschiedlich. Manche Betroffene können später selbstständig leben, andere sind aufgrund schwerer geistiger Behinderung zeitlebens auf eine Betreuung angewiesen. Wichtig für eine gute Entwicklung der Kinder sind immer eine individuelle Frühförderung und eine sorgfältige medizinische Betreuung von Geburt an.

Mukoviszidose (zystische Fibrose)

Die Erbkrankheit Mukoviszidose führt dazu, dass der Salz- und Wassertransport der Zellen gestört ist. Dadurch sind die Sekrete der Körperdrüsen zähflüssiger als normalerweise. Besonders betroffen ist meist die Lunge. In den Bronchien staut sich der Schleim, er lässt sich nur schwer abhusten. Dadurch kommt es zu häufigen Atemwegsinfekten und auch Lungenentzündungen. Betroffen sind zudem Bauchspeicheldrüse, Galle und Leber, was bei ausbleibender Behandlung zu einer Mangelernährung führt. Um Untergewicht und Mangelerscheinungen vorzubeugen, ist eine spezielle Ernährung mit der Gabe von Enzymen erforderlich.

Mukoviszidose ist nicht heilbar, durch eine frühzeitige Therapie kann der Verlauf der Krankheit jedoch positiv beeinflusst werden. Zentral sind dabei eine Atemtherapie, die Anwendung schleimlösender Verfahren sowie die konsequente Behandlung von Infekten. Betroffene haben eine Lebenserwartung von etwa 40 Jahren. Die Behandlung sollte in einem speziellen Mukoviszidosezentrum erfolgen.

Phenylkentonurie

Die Phenylketonurie (PKU) ist eine ererbte Störung im Eiweißstoffwechsel. Das defekte Gen verursacht einen Mangel an dem Enzym, das die Aminosäure Phenylalanin zu Tyrosin abbaut. Dadurch kann der Körper das Phenylalanin nicht ausreichend abbauen, es reichert sich an und führt zu Schädigungen, vor allem im Gehirn. Andererseits fehlt dem Körper durch die Störung das Tyrosin, das Bestandteil vieler wichtiger Botenstoffe – unter anderem der Schilddrüsenhormone – ist. Betroffen ist etwa jedes 10 000. Neugeborene. Bleibt eine PKU unbehandelt, kommt es nach etwa zwei bis vier Monaten zu einer Gedeihstörung, die geistige und motorische Entwicklung verzögert sich. Die betroffenen Kinder leiden unter Unruhezuständen, Übererregbarkeit und Krampfanfällen. Daher werden alle Neugeborenen im Rahmen der Vorsorge auf PKU untersucht. Durch eine strikte Diät, die lebenslang eingehalten werden muss, lässt sich die PKU behandeln.

Sichelzellkrankheiten

Es gibt verschiedene Formen der Sichelzellkrankheit, die alle erblich bedingt sind. Aufgrund einer genetischen Mutation werden die roten Blutkörperchen fehlerhaft gebildet: Sie sind spitz und starr statt rund und biegsam. Diese sogenannten Sichelzellen können in den Blutgefäßen aller Organe steckenbleiben und die Sauerstoffzufuhr zum Gewebe unterbrechen. Dadurch entstehen Knochenschmerzen, Organschäden und – da Sichelzellen sehr schnell abgebaut werden – eine chronische Blutarmut (Anämie). Sichelzellpatienten sind zudem außerordentlich infektgefährdet. Diese chronische Erkrankung ist eine der weltweit am häufigsten vorkommenden Erbkrankheiten. Sie bleibt lebenslang bestehen und kommt bei Menschen aus dem östlichen Mittelmeerraum, aus Asien und Afrika vor. Die einzige Therapie, die eine Sichelzellkrankheit heilen kann, ist die Knochenmarktransplantation. Da dieser Eingriff jedoch meist mit Komplikationen verbunden ist, wird er nur bei sehr stark betroffenen Patienten durchgeführt. Ansonsten werden die Symptome medikamentös behandelt.

HILFE UND UNTERSTÜTZUNG FÜR DIE ELTERN CHRONISCH KRANKER KINDER

Wenn das eigene Kind lebensgefährlich oder chronisch krank ist oder eine Behinderung hat, ist das für Eltern ein großer Schock. Von höchster Bedeutung ist es dann, während der Diagnosezeit und der Behandlung Verständnis, Hilfe und Unterstützung zu erfahren.

Das Sorgen für ein chronisch krankes Kind oder ein Kind mit Behinderung bringt immer wieder aufs Neue unerwartete Herausforderungen. Die ersten Jahre sind oft ein ständiger Lernprozess. Mutter und Vater müssen nicht nur ihre neue Rolle als Eltern meistern, sondern auch die besonderen Bedürfnisse des Babys erkennen und befriedigen. Hinzu kommt die Bewältigung der eigenen Gefühle. Hilfe und Unterstützung sind hier unerlässlich. Dazu gehören sowohl praktische Hilfen als auch emotionale Unterstützung, die Beratung durch Fachleute und der Austausch mit ihnen ebenso wie mit anderen betroffenen Eltern, außerdem ein Netzwerk von Angehörigen und Freunden, die einem zur Seite stehen. Folgende Punkte sind in dieser Situation wichtig:

» **Bleiben Sie mit Ihrem Partner im Gespräch.** Auch wenn Sie manchmal unterschiedlich mit der Situation umgehen, kennt doch niemand die Gegebenheiten besser als Sie beide. Hören Sie Ihre gegenseitigen Standpunkte an und finden Sie auch immer wieder ein wenig Zeit für sich als Paar.

» **Beziehen Sie Ihre Angehörigen mit ein** – sie wollen wissen, wie es Ihnen und dem Baby geht. Und es ist sehr beruhigend, wenn das Kind Großeltern und weitere Verwandte hat, die über seine besonderen Bedürfnisse Bescheid wissen und die Sie immer wieder entlasten können.

» **Pflegen Sie einen Freundeskreis,** auch wenn Sie meinen, das sei angesichts all der Belastung nicht möglich. Freunde verschaffen Ihnen ein wenig Abstand und bringen ein Stück Normalität in den Tagesablauf. Sie können gelegentlich auch Einkäufe erledigen, eine Mahlzeit vorbeibringen oder Sie anderweitig im Alltag entlasten.

» **Selbsthilfegruppen** sind eine wichtige Form der Unterstützung. Hier finden Sie den Austausch mit Menschen in der gleichen Situation. Sie erkennen, dass Sie nicht alleine sind, zudem erhalten Sie hier oft viele hilfreiche Ratschläge und Informationen. Selbsthilfegruppen bestehen in zahlreichen größeren Städten. Darüber hinaus gibt es Austauschmöglichkeiten zu Ihrer Lage natürlich auch im Internet.

» **Wenden Sie sich an eine Beratungsstelle.** Dort finden Sie erfahrene Ansprechpartner, die mit Ihnen planen, wie Sie den Alltag mit Ihrem Kind bewältigen können, welche besonderen Maßnahmen beispielsweise zur Frühförderung es gibt, aber auch, wie Sie selbst mit der Situation leben lernen.

» **Suchen Sie sich einen Kinderarzt,** dem Sie vertrauen. Er wird einer der wichtigsten Begleiter in den kommenden Jahren sein.

» **Nehmen Sie zu den Gesprächen** mit Ärzten, Beratungsstellen und anderen Ansprechpartnern eine Vertrauensperson mit. Das kann Ihr Partner sein, eine Angehörige oder Freundin. In der Aufregung, alleine mit dem Kind, vergisst man oft, wichtige Fragen zu stellen oder sich Wesentliches zu merken.

Glossar

Aktive Geburt Gebärmethode mit aufrechten Stellungen und Bewegung.

Alveolen Die Lungenbläschen, die den Sauerstoffaustausch ermöglichen.

Amnion Die dünne innere Eihaut, die den Fötus und das Fruchtwasser umgibt. Sie wird auch Fruchtblase genannt.

Amniotomie Die künstliche Sprengung der Fruchtblase. Sie erfolgt meistens, um die Geburt zu beschleunigen.

Amniozentese Die operative Entnahme einer kleinen Menge Fruchtwasser durch die Bauchdecke, um es auf mögliche fötale Anomalien zu untersuchen.

Anämie Ein Mangel an Hämoglobin (Blutfarbstoff) in den roten Blutkörperchen. Er wird durch die Gabe von Eisen behandelt.

Anästhesie Ausschaltung des Schmerzempfindens, entweder als Vollnarkose in Form eines künstlichen Tiefschlafs oder lokal für bestimmte Körperbereiche.

Anästhetikum Medikament, mit dem eine teilweise oder vollständige Schmerzunempfindlichkeit erreicht wird.

Antenatal Vor der Geburt.

Antibiotika Substanzen, die das Wachstum von Mikroorganismen (speziell von Bakterien) hemmen oder abtöten.

Anti-D-Prophylaxe Sie wird rhesusnegativen Schwangeren verabreicht, damit sie keine Antikörper bilden, wenn sie mit dem rhesuspositiven Blut ihres Ungeborenen in Kontakt kommen.

Antikörper Proteine (Eiweißstoffe), die der Körper zum Bekämpfen fremder Stoffe, Bakterien oder Keime bildet.

Apgar-Score Test, der eine, fünf und zehn Minuten nach der Geburt durchgeführt wird und den Gesundheitszustand des Neugeborenen anhand von Kriterien wie Atmung, Durchblutung, Reflexe und Puls bewertet.

Areola Der pigmentierte kreisförmige Warzenhof rund um die Brustwarze.

Äußere Wendung Die Manipulation des Fötus durch sanften Druck auf die Bauchdecke, um ihn in Schädellage zu bringen. Sie kann am Ende der Schwangerschaft von professionellen Geburtshelfern durchgeführt werden, wenn das Baby in Beckenend- oder Querlage liegt.

Beckenboden Das Muskel- und Bindegewebe im Becken, das Blase und Uterus stützt und durch das sich das Baby bei der Geburt hindurchschieben muss.

Befruchtung Das Verschmelzen von Eizelle und Spermium, durch das neues Leben entsteht. Siehe auch Konzeption.

Besenreiser Kleine erweiterte Venen, die vor allem an Wangen, Brüsten und Beinen sichtbar werden. Der Körper reguliert mit ihnen die zusätzliche Wärme, die während der Schwangerschaft entsteht.

Bilirubin Abbauprodukt des Blutfarbstoffs Hämoglobin, das normalerweise in der Leber in ungiftige Substanzen umgewandelt wird. Bei manchen Neugeborenen ist der Bilirubinspiegel so hoch, dass ihre Leber mit der Aufgabe überfordert ist und es zur Neugeborenen-Gelbsucht kommt.

Blastozyste Frühes Entwicklungsstadium in der Embryogenese: ein Zellball aus etwa 100 Zellen, der sich in die Gebärmutterschleimhaut eingräbt.

Braxton-Hicks-Kontraktionen Übungswehen des Uterus, die während der gesamten Schwangerschaft auftreten, oft aber erst im letzten Trimester wahrgenommen werden.

Chloasma (Melasma) Unbedenkliche dunkle Pigmentflecken, oft im Gesicht.

Chorion Die äußere Schicht der Eihäute, sie umgibt Fötus und Plazenta.

Choriongonadotropin Siehe humanes Choriongonadotropin (hCG).

Chorionzottenbiopsie Invasiver Test zum Nachweis von Erbkrankheiten, bei dem Gewebe von der Außenseite der Fruchthöhle analysiert wird, das mit dem Fötus genetisch identisch ist und sich später zur Plazenta entwickelt.

Chromosomen Stabförmige Gebilde, die die Gene enthalten. Sie treten paarweise in jedem Zellkern auf. Jede menschliche Zelle enthält 23 Paare.

Cordozentese Diagnostisches Verfahren, bei dem Blut aus der Nabelschnur auf genetische Besonderheiten getestet wird.

Dehnungsstreifen Silbrig glänzende Linien, die manchmal auf der Bauchhaut entstehen, wenn diese während der Schwangerschaft stark gedehnt wird.

Diabetes Die Unfähigkeit des Körpers, Glukose zu verstoffwechseln, was zu einem erhöhten Blutzuckerspiegel im Blut und zur Ausscheidung von Zucker im Urin führt.

Dilatation Das Öffnen oder Erweitern des Muttermundes.

Dizygotisch Siehe Zwillinge.

Doppler-Sonicaid Tragbares Gerät, mit dem fötale Herztöne mittels Ultraschall abgehört werden können.

Dottersack Die erste Nahrungsquelle eines Embryos, bis etwa ab der 12. Woche die Plazenta diese Funktion übernimmt.

Doula Professionelle Begleiterin für die Zeit vor, während und nach der Geburt.

Durchschneiden Der Moment, in dem der Kopf des Babys während einer Wehe am Eingang der Vagina sichtbar wird und nicht wieder zurückrutscht.

Eierstöcke Keimdrüsen an den Eingängen zu den Eileitern, die regelmäßig in jedem Monatszyklus eine Eizelle reifen lassen.

Eihäute Zwei schützende Hüllen, die den Fötus umgeben. Sie heißen Amnion und Chorion.

Eileiter Zwei schlauchförmige Gebilde (eines auf jeder Seite des Uterus), die von den Eierstöcken zum Uterus führen und das befruchtete Ei in die Gebärmutter leiten.

Eileiterschwangerschaft Siehe ektopische Schwangerschaft.

Ektopische Schwangerschaft Schwangerschaft, die sich außerhalb des Uterus entwickelt, z.B. im Eileiter oder in der Bauchhöhle.

Embryo Die früheste Entwicklungsstufe des Babys im Uterus, etwa zwischen der 4. und der 10. Schwangerschaftswoche. Danach wird das Ungeborene Fötus genannt.

Endometrium Die Gebärmutterschleimhaut.

Episiotomie (Dammschnitt) Chirurgischer Schnitt in den Damm (Perineum), um die Vaginaöffnung zu vergrößern.

Fehlgeburt Vorzeitige Beendigung der Schwangerschaft durch Ausstoßen des Fötus vor der 24. Schwangerschaftswoche.

Fontanelle Die weiche Stelle zwischen den Schädelknochen oben am Kopf des Babys, die es ermöglicht, dass sich der Kopf dem Geburtskanal anpasst. Sie schließt sich erst mit etwa anderthalb Jahren.

Fötaler Disstress Oberbegriff für Gefahrenzustände, in denen sich der Fötus vor oder während der Geburt befindet.

Fötus Die Bezeichnung für das Ungeborene ab etwa der 10. Woche bis zur Geburt.

Fruchtwasser Die Flüssigkeit, in der der Fötus im Uterus schwimmt. In der Spätschwangerschaft kann per Ultraschall gemessen werden, ob genug Fruchtwasser vorhanden ist.

Frühgeburt Entbindung vor der 37. Schwangerschaftswoche.

Fundus Der nach oben gewölbte muskuläre Rand der Gebärmutter.

Fundusstand Die Entfernung zwischen dem Schambein und dem oberen Rand des Uterus. Sie wird während der Schwangerschaft regelmäßig gemessen und gibt Aufschluss über das Wachstum des Babys.

Geburtseinleitung Das künstliche Auslösen und Aufrechterhalten der Wehen, um die Geburt in Gang zu bringen.

Geburtszange Instrument zur Geburtshilfe mit zwei löffelähnlichen Backen, die an beiden Seiten des kindlichen Kopfes angelegt werden, um das Kind während einer Wehe sanft herauszuziehen.

Harnwegsinfektion Entzündung der Nieren und/oder der Blase.

Hepatitis Entzündung der Leber, z.B. durch Viren (A, B, C, E und andere), die eine Gelbsucht sowie ein allgemeines Krankheitsgefühl verursachen kann.

Hintere Hinterhauptslage Die Position des Babys im Uterus, in der sein Hinterkopf zum Rücken der Mutter zeigt.

Hormone Chemische Botenstoffe im Blut, die verschiedene Prozesse im Körper auslösen.

Humanes Choriongonadotropin (hCG) Hormon, das die Blastozyste nach ihrer Einnistung im Uterus in den Blutkreislauf der Mutter abgibt. Das Vorhandensein des Hormons im Blut zeigt an, dass eine Schwangerschaft besteht.

Hyperemesis gravidarum Übermäßige Übelkeit und Erbrechen in der frühen Schwangerschaft, die verhindern, dass die Schwangere ausreichend isst und trinkt.

Hypertonie Bluthochdruck. Besteht er während der Schwangerschaft bei der Mutter, kann die Blutversorgung des Fötus verschlechtert sein.

Hypnogeburt Geburtstechnik, die durch Selbsthypnose und Atemtechniken einen Zustand tiefer Entspannung anstrebt, in dem die Wehenschmerzen weniger stark empfunden werden.

Hypotonie Niedriger Blutdruck.

Implantation Das Einnisten der befruchteten Eizelle in der Uteruswand.

In-vitro-Fertilization (IVF) Form der assistierten Reproduktion, bei der die Befruchtung außerhalb des Körpers stattfindet und die Embryonen später in den Uterus eingesetzt werden.

Infusion Das Zuführen von Flüssigkeiten direkt ins Blut durch einen dünnen Schlauch (Katheter), der in eine Vene geschoben wird.

Kaiserschnitt (Sectio caesarea) Die operative Beendigung einer Schwangerschaft, bei der das Baby durch einen Schnitt in die Bauchdecke und die Gebärmutterwand entbunden wird.

Kängurupflege Technik speziell für Frühgeborene, bei der der ausgiebige Hautkontakt zwischen Eltern und Baby im Mittelpunkt steht. Man nimmt an, dass dadurch Entwicklung und Wohlbefinden des Babys gefördert werden.

Kardiotokograph (CTG) Elektronisches Gerät, mit dem die Wehen der Schwangeren und die Herztöne des Ungeborenen während der Geburt überwacht werden.

Karpaltunnelsyndrom Taubheitsgefühl und Missempfindungen in den Händen, die durch Druck auf die Nerven im Bereich des Handgelenks entstehen. Ursache ist meist die verstärkte Flüssigkeitseinlagerung in der Schwangerschaft.

Kindslage Die Position, in der das Ungeborene im Uterus liegt.

Kolostrum Die sehr protein- und nährstoffreiche Vormilch, die schon in der Spätschwangerschaft produziert wird und als erste Nahrung des Neugeborenen dient.

Kontraktionen (Wehen) Das regelmäßige Zusammenziehen der Uterusmuskeln während der Geburt. Die Wehen öffnen Gebärmutterhals und Muttermund und schieben das Baby in den Geburtskanal.

Konzeption (Empfängnis) Die Befruchtung der reifen Eizelle durch das Spermium und ihre anschließende Einnistung in die Gebärmutterwand.

Krampfadern (Varizen) Geschwollene Beinvenen, die gegen Ende der Schwangerschaft auftreten können.

Lachgas Gemisch aus Stickstoffgas und Sauerstoff, das während der Wehen eingeatmet werden kann und Schmerzen lindert.

Längslage Die Wirbelsäule des Fötus in der Gebärmutter verläuft nahezu parallel zur Wirbelsäule der Mutter.

Lanugo Die feine weiche Körperbehaarung des Fötus.

Linea nigra Dunkel pigmentierte Linie am Bauch, die bei manchen Schwangeren sichtbar wird. Sie verläuft senkrecht in der Mitte des Bauches entlang des geraden Bauchmuskels.

Lippen-/Kiefer-/Gaumenspalte Angeborene Fehlbildung des Gaumens, Oberkiefers und/oder der Oberlippe, die oft operativ beseitigt werden kann.

Lochien (Wochenfluss) Postnataler Ausfluss aus der Vagina.

Mekonium (Kindspech) Der erste Darminhalt des Fötus, der sich schon vor der Geburt ansammelt und in den ersten Tagen nach der Geburt ausgeschieden wird. Findet sich Mekonium im Fruchtwasser, gilt das als Anzeichen für fötalen Disstress.

Melasma Dunkle, unregelmäßige Flecken auf Wangen, Stirn, Nase und Kinn während der Schwangerschaft. Siehe auch Chloasma.

Meningitis Ernste Entzündung der Hirnhäute, d. h. der Bindegewebsschichten, die das Gehirn umgeben.

Milchflussreflex Er löst das Fließen der Milch in die Brustwarzen aus.

Milchpumpe Gerät, mit dem Milch aus der Brust abgepumpt werden kann.

Milchstau Wenn zu viel Zeit zwischen den Stillmahlzeiten liegt oder das Baby nicht richtig angelegt wird, kann es zu einem schmerzhaften Milchstau kommen. Linderung verschafft ein häufigeres Anlegen des Babys oder das Abpumpen der Milch.

Monozygotisch Siehe Zwillinge.

Moro-Reflex (Klammerreflex) Bei Neugeborenen wird dieser Reflex getestet, um festzustellen, ob das Nervensystem ordungsgemäß funktoniert.

Morula Entwicklungsstadium der Eizelle, wenn sie sich 3–4 Tage nach der Befruchtung in 16 Zellen unterteilt hat.

Multigravida Frau, die zum zweiten oder vermehrten Mal schwanger ist.

Myom Gutartige Wucherung in der Muskelschicht der Gebärmutter.

Nabelschnur Der Strang aus Bindegewebe und Blutgefäßen, der den Fötus mit der Plazenta verbindet.

Nackentransparenztest Ultraschalltest zur Ermittlung des Risikos für ein Down-Syndrom.

Neonatal Das Neugeborene betreffend.

Neugeborenen-Gelbsucht Gelbfärbung von Haut und Augenweiß aufgrund eines erhöhten Bilirubinspiegels (Substanz, die in der Leber beim Abbau von roten Blutkörperchen entsteht).

Niedriges Geburtsgewicht Geburtsgewicht unter 2500 g.

Ödem Schwellung, die durch die Ansammlung von Flüssigkeit im Gewebe entsteht. In seltenen Fällen kann sie ein Anzeichen für eine Präeklampsie sein.

Opioide Schmerzstillende Medikamente, die Benommenheit und Schläfrigkeit auslösen können.

Östrogen Hormon, das zu Beginn der Schwangerschaft vermehrt ausgeschüttet wird. Es bewirkt eine Verdickung und bessere Durchblutung der Uterusschleimhaut, damit sich die befruchtete Eizelle gut einnisten kann, sowie das Anschwellen der Brüste und eine verlängerte Wachstumsphase von Haaren und Nägeln.

Ovulation (Eisprung) Das Freisetzen einer reifen Eizelle aus dem Eierstock.

Oxytocin Hormon, das in der Eröffnungsphase der Geburt Uteruskontraktionen auslöst und bei einer Geburtseinleitung als synthetisches Hormon über eine Infusion verabreicht wird.

Palpation Das Abtasten von Körperteilen zu Untersuchungszwecken.

Periduralanästhesie (PDA) Die Betäubung der Nerven der unteren Wirbelsäule für eine schmerzarme Geburt. Sie wird auch als Epiduralanästhesie bezeichnet.

Perinatal Der Zeitraum um die Geburt herum, d. h. von der 24. Schwangerschaftswoche bis zu einer Woche nach der Geburt.

Perineum (Damm) Das weiche Gewebe zwischen Vagina und Darmausgang.

Placenta praevia Plazenta, die über oder in der Nähe des Eingangs zum Gebärmutterhals liegt. Sie macht eine vaginale Geburt unwahrscheinlich oder sogar unmöglich.

Plazenta Das flache, scheibenförmige Organ, das den Fötus über die Nabelschnur mit Sauerstoff und Nährstoffen versorgt.

Plazentaablösung Vorzeitige Lösung der Plazenta von der Gebärmutterwand bereits vor oder während der Geburt.

Postnatal Nach der Geburt.

Postpartal Nach der Entbindung.

Postpartale Hämorraghie (PPH) Übermäßig starke Blutung nach der Geburt.

Präeklampsie Schwangerschaftsbedingte Erkrankung, die unter anderem mit Bluthochdruck einhergeht. Sie kann in leichter oder schwerer Form auftreten.

Primigravida Frau, die mit ihrem ersten Kind schwanger ist.

Progesteron Hormon, das zuerst in den Eierstöcken und später von der Plazenta produziert wird. Es sorgt für die Aufrechterhaltung der Schwangerschaft.

Prolaktin Hormon, das die Milchproduktion anregt.

Prostaglandine Natürliche Substanzen, die wehenfördernd wirken. Prostaglandin-Gel wird verwendet, um die Zervix weicher zu machen und die Geburt einzuleiten.

Querlage Der Fötus liegt waagrecht im Uterus.

Rhesusfaktor (rh) Unterscheidungsmerkmal der roten Blutkörperchen. Alle Menschen haben entweder rhesuspositives oder rhesusnegatives Blut. Ist die Mutter rhesusnegativ und der Fötus rhesuspositiv, kann es in einer Folgeschwangerschaft zu einer Rhesus-Unverträglichkeitsreaktion kommen, bei der Antikörper die roten Blutkörperchen zerstören. Diese schwere Komplikation wird durch die Gabe von Anti-D-Immunglobulin verhindert.

Röteln Viruserkrankung, die schwere Fehlbildungen beim Fötus hervorrufen kann, wenn die Schwangere in den ersten 12 Wochen der Schwangerschaft daran erkrankt.

Saugglocke (Vakuumextraktor) Gerät zur Geburtshilfe als Alternative zur Geburtszange. Die Saugglocke wird durch ein Vakuum am vorangehenden Körperteil des Babys befestigt, sodass es damit bei einer Wehe vorsichtig aus dem Geburtskanal gezogen werden kann.

Schädellage Das Baby liegt kopfunter im Uterus. Dies ist die häufigste und normale Lage des Babys vor der Geburt.

Schallkopf Gerät, das hochfrequente Schallwellen aussendet, die von den Geweben des Fötus im Uterus reflektiert werden, und diese danach in ein Ultraschallbild umwandelt, das man auf dem Monitor betrachten kann. Siehe auch Ultraschallscan.

Scheitellage Kindslage, bei der der Oberkopf des Fötus am nächsten zur Zervix liegt.

Sectio caesarea Siehe Kaiserschnitt.

Senkwehen Wenn das Baby kurz vor der Geburt tiefer ins Becken hinabsinkt, kann es zu leichten Wehen kommen.

Sonografie Bildgebendes Verfahren mittels Ultraschall.

Soor Infektion der Schleimhäute mit Hefepilzen, vor allem im Mund, an den Genitalien oder an den Brustwarzen.

Spinalanästhesie Die Injektion eines Betäubungsmittels in die Wirbelsäule zur Schmerzlinderung bei der Geburt.

Steißlage Auch Beckenendlage genannt. Das Ungeborene liegt längs mit dem Po nach unten im Uterus.

Suchreflex Die instinktive Suche des Babys nach der mütterlichen Brust.

Surfactant Feuchtigkeitsfilm in den Lungenbläschen, der verhindert, dass diese beim Ausatmen zusammenfallen. Frühgeborene haben Probleme mit der Atmung, wenn sich noch nicht genügend Surfactant in der Lunge bilden konnte.

Thrombose Blutgerinnsel, das sich vor allem in den Beinen bildet und gefährlich werden kann, wenn es in die Lunge gerät (Lungenembolie).

Totgeburt (stille Geburt) Die Geburt eines toten Babys mit mindestens 500 g Körpergewicht.

Toxoplasmose Infektion durch Parasiten, die von Haustieren, aber auch durch Kontakt mit kontanimierter Erde etwa bei der Gartenarbeit oder durch verunreinigtes Obst und Gemüse übertragen werden. Die Erreger überwinden die Plazentaschranke und können beim Ungeborenen schwere Schäden unter anderem der Augen und des Zentralnervensystems hervorrufen.

Transkutane elektrische Nervenstimulation (TENS) Methode zur Schmerzlinderung während der Geburt, bei der die Schmerzweiterleitung mittels Reizstrom verringert oder verhindert wird.

Ultraschallscan Bildgebendes Verfahren, das Objekte durch die Reflexion von hochfrequenten Schallwellen darstellt. In der Schwangerschaft wird Ultraschall eingesetzt, um die Entwicklung des Fötus im Uterus zu verfolgen. Siehe auch Schallkopf.

Uterus (Gebärmutter) Muskuläres Hohlorgan, in das sich die befruchtete Eizelle einnistet, um sich zuerst zu einem Embryo, später zum Fötus zu entwickeln.

Vagina Der Kanal zwischen dem Uterus und den äußeren Genitalien, den das Baby während der Geburt passieren muss (Geburtskanal).

Vernix (Käseschmiere) Dicke, cremige Substanz, die die Haut des Fötus im Uterus bedeckt und schützt.

Verstreichen der Zervix Das Dünner- und Weicherwerden des Gebärmutterhalses, bevor und während er sich öffnet.

Vordere Hinterhauptslage Position des Babys im Uterus, in der sein Hinterkopf zum Bauch der Mutter zeigt.

Vulva Der äußere Teil der weiblichen Geschlechtsorgane.

Wassergeburt Die Geburt eines Babys unter Wasser.

Zervix Medizinischer Fachbegriff für den Gebärmutterhals, den Eingang in den Uterus, der vom Muttermund verschlossen wird.

Zervix-Insuffizienz (Muttermundschwäche) Aufgrund einer Muskelschwäche verkürzt und öffnet sich die Zervix vorzeitig. Um das zu verhindern, wird manchmal ein weicher Gummiring (Pessar) über den Muttermund geschoben.

Zwillinge Die gleichzeitige Entwicklung von zwei Babys im Uterus. Werden zwei Eizellen von zwei Spermien befruchtet, entstehen zweieiige (dizygotische) Zwillinge. Seltener entstehen eineiige (monozygotische) Zwillinge durch die vollständige Teilung einer einzigen befruchteten Eizelle.

Zygote Die Zelle, die durch das Verschmelzen von Eizelle und Spermium entsteht.

Zystitis Entzündung der Harnblase.

Hilfreiche Adressen

WEBSEITEN UND BERATUNGSSTELLEN

Hier finden Sie die Kontaktdaten von Organisationen, die Hilfe und Beratung zu Empfängnis, Schwangerschaft und Familienthemen anbieten.

Fruchtbarkeit

Frauenärzte im Netz
www.frauenaerzte-im-netz.de

Kinderwunsch
www.kinderwunsch.de

Beratungsnetzwerk Kinderwunsch
www.bkid.de

IVF-Gesellschaft Österreich
www.ivf-gesellschaft.at

Schweizerische Gesellschaft für Reproduktionsmedizin
www.sgrm.org

Schwangerschaft

Gynäkologen
www.frauenaerzte.de

Schwangerschaftskalender
www.frauenaerzte-im-netz.de

Appella Telefon- und Onlineberatung
www.appella.ch
(+41) 02730660

Pränataldiagnostik
www.praenataldiagnostik-info.de

Pilates für Schwangere
www.pilates.de

Yoga für Schwangere
www.yoga-vidya.de

Gestose, Präeklampsie
www.gestose-frauen.de
www.gestose-frauen.at
www.gestose-frauen.ch

Rauchentwöhnung
www.tabakfrei.de

Wehen und Geburt

Deutscher Hebammenverband
www.hebammenverband.de
(+49) 0721 98189-0

Geburtsallianz Österreich
www.geburtsallianz.at
(+43) 0650 41 32888

Hebammenzentrum Österreich
www.hebammenzentrum.at
(+43) 1 4088022

Schweizerischer Hebammenverband
www.hebamme.ch
(+41) 031 3326340

Hebammensuche
www.hebammensuche.de

Bundesverband Geburtsvorbereitung
www.gfg-bv.de

Pro Familia
www.profamilia.de
www.profamilia.ch

Doula
www.doulas-in-deutschland.de
www.doula-info.de
www.doula.ch

Kaiserschnitt
www.kaiserschnitt-netzwerk.de

Geburtshäuser
www.netzwerk-geburtshaeuser.de
geburtshaus.ch

Stillen

La Leche Liga
www.lalecheliga.de
(+49) 0571 48946
www.lalecheliga.at
(+43) 0650 8712196
www.lalecheliga.ch
(+41) 044 9401012

Stillgruppen
(+49) 0228 3503871

Rat und Hilfe

Kindergesundheit
www.kindergesundheit-info.de
(+49) 0221 8992-0

Familienberatung Österreich
www.familienberatung.gv.at
(+43) 0800 240262

Erziehungsberatung
www.bke.de
(+49) 0911 97714-0

Mutter-Kind-Kur
www.muettergenesungswerk.de
(+49) 030 33002929

Zwillinge
www.twins.de
(+49) 08191 966739

Frühgeborene
(Dachverband der Elterninitiativen und Fördervereine für Frühgeborene und kranke Neugeborene)
www.fruehgeborene.de
(+49) 01805 875877

Stille Geburt
www.engelskinder.de
(+49) 0500 618140

Down-Syndrom
www.down-syndrom.org
(+49) 0521 442998

Handicap
www.myhandicap.de

Psychische Erkrankungen
www.schatten-und-licht.de

Asthma
www.asthma.de

Inkontinenz
www.inkontinenz-selbsthilfe.com

Diabetes
www.diabetes-ratgeber.net

Haut und Allergien
www.dha-hautpflege.de

Fehlgeburt
www.schmetterlingskinder.de

Plötzlicher Kindstod (SIDS)
www.geps.de

Lernbehinderung
www.lernbehinderung.com

Mukoviszidose
www.muko.info

Selbsthilfegruppe gründen
www.nakos.de
(+49) 030 31018960

Eltern

Familie
www.familie.de

Gleichgeschlechtliche Eltern
www.ilse.lsvd.de
(+49) 0221 925961-0

Alleinerziehende
www.vamv.de
(+49) 030 6959786

Berufstätige Mütter
www.vbm-online.de
(+49) 01803 221826

Mütter
www.netmoms.de

Väter
www.vaterfreuden.de
www.vaterglueck.de

Zwillinge
www.leben-mit-zwillingen.de

Drillinge und Mehrlinge
www.abc-club.de

Rechte und Leistungen

Fördermöglichkeiten
www.bmfsfj.de
(+49) 0180 1907050

Mutterschutzgesetz Deutschland
www.gesetze-im-internet.de/muschg/

Mutterschaftsrichtlinien
www.g-ba.de

Gesetzliche Leistungen Österreich
www.help.gv.at

Gesetzliche Leistungen Schweiz
www.ch.ch

Sonstige Themen

Babysitter
www.babysitter.de
www.babysitter.at
www.betreut24.ch

Kinderernährung
www.fke-do.de

Kinderlieder und -spiele
www.kleinkind-online.de

Akupunktur
www.akupunktur-patienten.de

Chiropraktik
www.chiropraktik.de

Homöopathie
www.vkhd.de

Osteopathie
www.osteopathie.de

Reise- und Sicherheitshinweise
www.auswaertiges-amt.de

Suchthilfe
www.suchthotline.info
(+49) 089 282822

APPS

Es gibt eine Vielzahl an Apps zum Herunterladen für das Smartphone, die Sie in allen Belangen rund um Schwangerschaft, Geburt und das Leben mit einem Neugeborenen unterstützen. Denken Sie aber daran, dass die Apps zwar nützlich sind, aber niemals den ärztlichen Rat ersetzen können.

Schwangerschaft Die Auswahl an Apps, die Sie durch die Schwangerschaft begleiten, ist groß. Einige enthalten ein persönliches Tagebuch, in das Sie Fotos von Ihrem Babybauch und Ultraschallbilder hochladen können. Andere bieten ein Community-Netzwerk an, das in einem Forum den Austausch mit anderen werdenden Müttern ermöglicht.
Es gibt Apps, bei denen Sie Erinnerungen für die Schwangerschaftsvorsorgetermine einstellen können. Manche liefern Ihnen täglich oder wöchentlich Informationen rund um die Schwangerschaft, andere überwachen die Bewegungen Ihres Babys, dokumentieren Ihre Gewichtszunahme und den Schwangerschaftsfortschritt und erinnern Sie an Ihre täglichen Beckenbodenübungen.

Wehen und Geburt Apps, die Sie und Ihren Geburtspartner auf den großen Tag vorbereiten, erklären Ihnen detailliert den Ablauf der Geburt. Bei den meisten Geburts-Apps mit Wehen-Timer müssen Sie das voraussichtliche Geburtsdatum Ihres Babys eintragen. Manche Apps liefern Tipps, wie man eine natürliche Geburt am besten meistert, etwa durch Geburtspositionen zum Ausprobieren oder Videos zu verschiedenen Geburtstechniken. Solche Apps listen häufig die Vor- und Nachteile der verschiedenen Geburtsmethoden auf, sodass Sie selbst entscheiden können, welche für Sie geeignet ist. Viele Apps helfen Ihnen auch, sich mental auf die Geburt vorzubereiten, indem Sie Ihnen verschiedene Meditations-, Entspannungs- und Visualisierungstechniken zeigen. Andere bieten eine Checkliste zum Abhaken für die Dinge an, die Sie in Ihre Kliniktasche packen wollen. Bei einigen Apps können Sie Ihre Familie und Freunde über die Ankunft des Neugeborenen informieren und Fotos mit ihnen teilen.

Leben mit dem Baby Wenn das Baby angekommen ist, können Ihnen Apps das Leben als frischgebackene Eltern ebenfalls etwas erleichtern. Einige geben tägliche Tipps für die ersten sechs Monate. In vielen Apps gibt es die Möglichkeit, sich mit anderen jungen Eltern in Foren auszutauschen. Fühlen Sie sich erschöpft, müde oder vergesslich, dann greifen Ihnen manche Apps unter die Arme, indem sie die Essgewohnheiten, Schlafveränderungen und Schlafmuster Ihres Babys verfolgen. Apps mit einer Abspielmöglichkeit von weißem Rauschen oder mit einer Schlafliedfunktion beruhigen Ihr Kleines. Wird das Baby größer, helfen Ihnen Apps mit Tipps und Rezepten bei der Umstellung des Babys auf feste Nahrung oder zum Erlernen der Babyzeichensprache.

Register

C

F

G

H

I

J

K

L

M

N

O

P

T

U

V

Dank

Dank des Verlags

Creative Publishing Manager Anna Davidson
Lektorat Jemima Dunne, Claire Cross und Jamie Ambrose
Art Direction Fotografie Isabel de Cordova, Peggy Sadler
Models Adam Dicuru, Raquel Dicuru, Abby Dorrian, Indiana Dorrian, Myles Dorrian, Justyna Duggan und Adele Roche
Location-Agentur www.1st-Option.com

Bildnachweis

Die meisten Scans und Bilder des Ungeborenen in diesem Buch wurden mit Hilfe von Ultraschall- und Endoskopietechnik im Uterus aufgenommen. Wo das nicht möglich war, wurden Bilder aus wissenschaftlich und medizinisch fundierten Quellen verwendet.

Der Verlag dankt folgenden Personen und Institutionen für die freundliche Genehmigung zum Abdruck ihrer Bilder:

(Abkürzungen: o-oben; u-unten; m-Mitte; l-links; r-rechts; go-ganz oben)

4 Photolibrary: Digital Vision. **12 Maxine Pedliham:** (gor). **Science Photo Library:** P. Saada/Eurelios (ur). **37 Corbis:** MedicalRF.com (gor). **49 Science Photo Library:** Anatomical Travelogue (mo). **82 Dreamstime.com:** Monkey Business Images/Monkeybusinessimages (ul). **93 iStockphoto.com:** M_a_y_a. **94 Dreamstime.com:** Ngo Thye Aun/Ngothyeaun. **95 Dreamstime.com:** Monkey Business Images/Monkeybusinessimages (ul). **Getty Images:** RJ Sangosti/The Denver Post (ml). **96 Science Photo Library:** Dr. G. Moscoso (gor); Sovereign, ISM (ul, ur). **99 Wellcome Images**. **100–101 LOGIQlibrary**. **100 Science Photo Library:** Living Art Enterprises, LLC (um, ur). **101 Getty Images:** LM Photo/The Image Bank (gol). **102 Dreamstime.com:** Natasnow. **103 Science Photo Library:** Dr. Najeeb Layyous (mro, ul, um, ur). **107 Corbis:** Tomas Rodriguez. **110 Alamy Images:** View Stock. **111 Alamy Images:** Jose Luis Pelaez Inc/Blend Images. **113 Alamy Images:** Jose Luis Pelaez Inc/Blend Images. **121 Corbis:** B2M Productions/Ocean (ul). **127 Alamy Images:** OJO Images Ltd (l). **130 Dreamstime.com:** Ana Blazic Pavlovic (m). **134 Corbis:** Tomas Rodriguez (gol). **136 iStockphoto.com:** momcilog (u). **140 Corbis:** JGI/Tom Grill/Blend Images (mru). **141 Getty Images:** Westend61 (ur). **142 Getty Images:** Caroline Purser (ml). **143 Science Photo Library:** (ur). **145 Corbis:** B. Boissonnet/BSIP (gor). **146 Science Photo Library:** Gustoimages (mu). **158–159 Science Photo Library:** Edelmann. **163 Science Photo Library:** Neil Bromhall (go). **164–165 Science Photo Library:** Neil Bromhall. **167 Corbis:** Bernd Vogel (mr). **Getty Images:** Marc Romanelli (mo). **iStockphoto.com:** PonyWang (mro). **193 Dreamstime.com:** Indigolotos (ur). **209 Mother & Baby Picture Library:** Ian Hooton (l). **218–219 Alamy Images:** Lionel Wotton. **220 Corbis:** Juergen Effner/dpa (mr). **221 Corbis:** Rune Hellestad (ur). **223 Alamy Images:** Chloe Johnson (ur). **225 Science Photo Library:** David Parker (r). **228 Science Photo Library:** Ian Hooton (l). **229 Science Photo Library:** Ian Hooton (mu). **230 Alamy Images:** Phanie (mro). **234 Alamy Images:** Martin Valigursky (u). **237 Alamy Images:** philipus (gor). **243 Alamy Images:** Purestock (mru). **245 Getty Images:** Layland Masuda (ml). **246 Alamy Images:** Phanie (ul). **247 Getty Images:** Siri Stafford (mro). **248–249 Dreamstime.com:** Aynur Shauerman (u). **249 Alamy Images:** Family (gol). **Science Photo Library:** Dr. P. Marazzi (mro, mro/Erdbeere, mr, mr/Hautfleck); (mru, mru/Muttermal). **253 Getty Images:** Comstock (mr). **255 Alamy Images:** Phanie (gor). **258–259 Getty Images:** Alistair Berg. **264–265 Getty Images:** LWA. **272 Dorling Kindersley:** Antonia Deutsch (ur, mr, gor). **273 Getty Images:** Jamie Grill (gor). **276 Getty Images:** Mecky (ur). **290 Getty Images:** Science Photo Library (ul). **291 Getty Images:** Tetra Images (ur). **293 Getty Images:** Frederic Cirou (ul). **295 Science Photo Library:** Gustoimages (ur). **299 Getty Images:** ONOKY - Eric Audras (ml). **300–301 Getty Images:** Marina Raith. **309 Corbis:** ERproductions Ltd/Blend Images (or). **310–311 Getty Images:** Science Photo Library.